LES

GRANDS ÉCRIVAINS

DE LA FRANCE

NOUVELLES ÉDITIONS

PUBLIÉES SOUS LA DIRECTION

DE M. AD. REGNIER

Membre de l'Institut.

MÉMOIRES

DE

SAINT-SIMON

TOME XVI

PARIS. — TYPOGRAPHIE A. LAHURE
Rue de Fleurus, 9

MÉMOIRES

DE

SAINT-SIMON

NOUVELLE ÉDITION

COLLATIONNÉE SUR LE MANUSCRIT AUTOGRAPHE

AUGMENTÉE

DES ADDITIONS DE SAINT-SIMON AU JOURNAL DE DANGEAU

et de notes et appendices

PAR A. DE BOISLISLE

Membre de l'Institut

AVEC LA COLLABORATION DE L. LECESTRE

TOME SEIZIÈME

PARIS

LIBRAIRIE HACHETTE ET Cie

BOULEVARD SAINT-GERMAIN, 79

—

1902

MÉMOIRES

DE

SAINT-SIMON

Le hasard apprend souvent par les valets des choses qu'on croit bien cachées. Il[1] s'en trouva des miens amis d'un sellier, à Paris, qui travailloit secrètement aux équipages de Mgr le duc de Bourgogne pour la guerre, et qui eut l'indiscrétion de le leur dire, et de les[2] leur montrer en leur recommandant fort le secret que lui-même ne gardoit pas. Ils me le contèrent : cela m'ouvrit les yeux sur un voyage fort bizarre que Chamillart étoit allé faire en Flandres avec Chamlay et Puységur[3]. Il partit de Ver-

(Fin de 1708.) Voyage de Chamillart vers l'électeur de Bavière en Flandres.

1. Ici, un changement dans l'écriture indique qu'il y a eu arrêt, puis reprise du travail.

2. *Les* est en interligne.

3. Nous l'avons déjà vu aller en Flandre après le désastre de Ramillies : tome XIII, p. 380-381. Il expliqua le but de son nouveau voyage au maréchal de Villars dans une lettre du 4 avril 1708 : Guerre, vol. 2091, n° 194, avec les réponses, n°s 210 et 211. Quoique nos deux journaux ne parlent pas de ses compagnons, nous voyons dans la *Gazette d'Amsterdam*, n°s XXXI-XXXIV, qu'il emmena effectivement, sous prétexte de visiter les magasins comme M. de Vendôme l'avait demandé, Puységur, Chamlay, et, en outre, le munitionnaire Berthelot de Pléneuf. C'est alors que Chamlay rédigea sur place les projets ou rapports publiés par le général Pelet dans les *Mémoires militaires*, tome VIII, p. 359-376, d'après le volume 2486 du Dépôt de la guerre, qui contient les mémoires de 1708.

sailles le soir même du jour de Pâques[1], et il en arriva à Marly le soir du 20 avril[2], et fut douze jours en ce voyage. Sa santé très languissante le rendit remarquable[3], et plus encore le temps où il partit : on étoit lors dans la plus grande inquiétude de l'entreprise d'Écosse, et le roi d'Angleterre arriva à Saint-Germain le même soir que Chamillart revint à Marly de Flandres[4]. Ce jour étoit le vendredi, veille de celui où la duchesse du Lude vint apprendre au Roi, à sa promenade, que Mme la duchesse de Bourgogne étoit blessée, et où se passa ce que j'en ai raconté[5]; elle accoucha le lundi suivant[6] : toutes ces époques méritent d'être marquées. Je fis mes réflexions sur la destination de M. le duc de Bourgogne[7]; je ne vis pour lui que le Rhin ou la Flandres, et ce voyage de Chamillart me décida pour la Flandres[8]. Il y étoit allé en effet, comme je le sus de-

Mgr le duc de Bourgogne secrètement destiné à armée de Flandres, et le duc de Vendôme sous lui; l'électeur de Bavière au Rhin, et le duc de

1. Le 8 avril : *Journal de Dangeau*, tome XII, p. 114; *Mémoires de Sourches*, tome XI, p. 58; lettres de Mme de Maintenon à Mme des Ursins, dans le recueil Bossange, tome I, p. 241 et 248.

2. *Dangeau*, p. 121; *Sourches*, p. 68. En arrivant, il alla travailler avec le Roi chez Mme de Maintenon.

3. Tome XV, p. 360. D'après les *Mémoires de Sourches*, le Roi trouva, à son retour, « que sa santé étoit beaucoup meilleure qu'avant son départ. »

4. Tome XV, p. 426-427 et 431-432. — 5. *Ibidem*, p. 469-473.

6. *Dangeau*, p. 122; *Sourches*, p. 70 et 71.

7. Nous avons vu (tome XV, p. 216, note 5) qu'il avait été question, en 1707, sur la proposition de M. de Vendôme, d'envoyer le jeune prince à la défense de la Provence.

8. On avait cru, à la fin de l'hiver (ci-après, p. 544), que le Roi pourrait bien lui-même aller en Flandre; voici d'ailleurs, d'après les *Mémoires de Sourches*, p. 65-66, quelle « infinité de bruits » courut parmi les courtisans quand Chamillart allait reparaître : « Les uns disoient qu'on traitoit quelque chose avec le duc de Savoie; les autres soutenoient que cela auroit été bon, si l'entreprise d'Écosse eût subsisté, et même que les troupes qu'on faisoit marcher de Dauphiné en Allemagne avoient eu un contre-ordre. Les uns assuroient qu'on faisoit sourdement un équipage pour le duc de Bourgogne, qui iroit certainement commander en Flandre; les autres disoient que cela étoit impossible à cause de l'électeur de Bavière, qui ne voudroit pas obéir au duc de Bourgogne. A cela, les premiers répondoient que l'Électeur

Berwick* sous lui; Villars au Dauphiné.

puis[1], pour disposer l'électeur de Bavière à aller sur le Rhin, pour laisser à M[2]. le duc de Bourgogne l'armée de Flandres dans une conjoncture où on espéroit la révolte des Pays-Bas espagnols de la révolution d'Écosse[3] : en quoi on faisoit la faute de se priver du secours qu'on se devoit promettre de l'affection de ces provinces pour l'Électeur, qui les avoit si longtemps gouvernées, qui en étoit adoré, et qui eût été l'instrument le plus propre à donner vigueur à cette révolte une fois commencée. Chamillart rencontra Hough[4] en chemin, qui lui apprit le contretemps de la traversée du roi d'Angleterre, et le peu d'espérance d'aucun succès, dont le ministre fut tellement touché, qu'il en demeura une partie de la nuit, sur son lit, immobile sans pouvoir se remuer. Il dépêcha au Roi, et continua son voyage, mais avec d'autres pensées que celles qu'il avoit eues jusqu'alors. Mais ce changement de face des affaires n'en produisit aucun dans la destination des généraux. L'Électeur eut grand peine à quitter la Flandres. Il y étoit avec décence dans les restes de son gouvernement, et, par là même, il y commandoit avec décence l'armée françoise ; là, il n'agissoit directement que contre la Hollande et l'Angleterre, les Impériaux n'y étoient qu'auxiliaires. Sur le Rhin, il étoit dépaysé, hors de son gouvernement, aux mains directement avec[5] l'Empereur et l'Empire, dans la situation si personnellement fâcheuse où il se trouvoit, qu'il étoit de son intérêt de n'aigrir pas dans la perspective d'une paix tôt ou tard à faire. C'étoit, de géné-

iroit commander l'armée sur la Moselle, ou qu'il commanderoit seulement l'armée d'observation pendant que le duc de Bourgogne feroit le siège de Menin, etc. » Tout cela était donc de bruit public.

1. Et comme il le lit, actuellement, dans le *Journal de Dangeau*, aux dates du 30 avril et des 1er et 2 mai, p. 126-128.

2. Les mots *à M.* corrigent *au*. — 3. Tome XV, p. 408-410.

4. Nathaniel Hooke : *ibidem*, p. 405 et 424-431.

5. *Avec* surcharge d'autres lettres effacées du doigt.

* *Berwick* surcharge *Bavieres*, écrit ainsi, comme à la première manchette.

ral naturel[1] dans son gouvernement, devenir général à gages et mercenaire, allant où on l'envoyoit, et avilir sa dignité, que, dans ses disgrâces, il avoit si fort rehaussée. D'autre part, c'étoit avilir encore plus celle de l'héritier nécessaire de la couronne, par montrer, en déplaçant l'Électeur, que ce prince ne voudroit pas lui obéir[2]. Après bien des représentations d'un prince sans ressource, Chamillart eut recours à l'argent, quelque court qu'il en fût, et l'Électeur, faute de pouvoir mieux, en prit pour sauter le bâton[3] de l'armée du Rhin[4]. Il eut huit cent mille francs[5] payés comptant de gratification extraordinaire outre ses pensions, ses subsides, et tout ce qu'il tiroit du Roi; encore se repentit-il d'avoir cédé : il dépêcha un courrier après Chamillart pour se rétracter, qui, dans l'embarras où cela le jeta, le lui renvoya avec promesse d'autres quatre cent mille, qui firent les huit, parce qu'il n'en avoit donné d'abord que quatre; et cette augmentation fixa enfin la résolution forcée de l'Électeur[6].

1. Servant dans son propre pays.

2. En raison de cette nécessité d'éviter un contact entre les deux princes, on se décida à envoyer l'Électeur sur le Rhin, tandis que lui-même eût voulu que nos troupes restassent de ce côté-là sur la défensive et pussent ainsi fournir les éléments d'une seconde armée, qu'il eût commandée sur la Moselle ou en Flandre. Chamillart fit prévaloir sa combinaison, que le maréchal de Berwick qualifiait de ridicule et d'absurde, même devant le Roi. Quant à l'Électeur, dépité, il demanda que, tout au moins, on déclarât qu'il avait sollicité lui-même son envoi sur le Rhin, et qu'il retournerait ensuite à son poste de vicaire général. (Esnault, *Michel Chamillart*, tome II, p. 191; *Correspondance de Louis XIV avec M. Amelot*, tome II, p. 39; *Mémoires de Berwick*, tome II, p. 1-4.)

3. Emplois déjà rencontrés d'*être court de* et de *sauter le bâton*.

4. Le Roi lui expliqua ses intentions dans une lettre du 21 avril, et Chamillart dans une lettre du 26 : Guerre, vol. 2091, n°s 237 et 252.

5. Il y a *francs* dans le texte de Dangeau, et le participe *payés*, au masculin pluriel, indique que c'est ainsi qu'il faut lire l'abréviation [lt] employée par notre auteur, quoique signifiant réellement *livres*.

6. Dangeau (p. 127-128) dit seulement que l'Électeur eut « quelque regret de quitter la Flandre pour six mois, » et que le don du Roi

Berwick étoit de retour[1] et publiquement destiné à l'armée du Dauphiné, où Tessé commandoit dans ces provinces et pressoit fort son retour[2]. Villars étoit à Strasbourg[3], méditant le siège de Philipsbourg, si l'affaire d'Écosse eût réussi, pour favoriser celle des Pays-Bas[4]. On a vu à quel point il s'étoit brouillé en Bavière avec l'Électeur[5]. Il en étoit demeuré en ces termes depuis[6] : nul moyen par conséquent de les remettre ensemble; aussi Chamillart avoit eu ordre de lui proposer Berwick[7], qu'il accepta, et de lui promettre qu'on alloit faire revenir tout présentement Villars, à qui on donneroit l'armée de Dauphiné[8]. J'explique ces choses un peu à l'avance; je les sus bientôt, avant leur déclaration[9], et je les préviens[10] ici pour

était pour l'aider à payer ses dettes avant de quitter Bruxelles. Voyez ci-après, p. 20, note 3.

1. Quoiqu'on eût prétendu que ce maréchal avait fait mauvais ménage avec le duc d'Orléans et avec la princesse des Ursins, leur séparation se fit en si bons termes, que Mme de Maintenon dut s'excuser sur la nécessité de le rappeler sans attendre le retour du prince à Madrid (notre tome XV, p. 348; *Dangeau*, p. 34, 40, 73 et 79). Quand le maréchal arriva à Versailles le 13 mars, on remarqua, non seulement que le Roi le fit attendre, mais qu'après une audience d'une demi-heure dans le cabinet, il en sortit tout rouge et échauffé (*Dangeau*, p. 96; *Sourches*, p. 42; comparez la *Gazette d'Amsterdam*, n° XXIV, les *Mémoires de Noailles*, p. 204, les *Lettres de la princesse des Ursins*, recueil Geffroy, p. 329). Peu de jours après, le 18 mars, il remit au Roi un mémoire sur les forces respectives des armées (Affaires étrangères, vol. *France* 448, fol. 78 et suivants).

2. On a vu dans le tome XV, p. 286-287, que ce maréchal avait demandé à ne plus servir, et cela pour des raisons de santé.

3. Il y avait passé l'hiver avec sa femme : tome XV, p. 347.

4. *Ibidem*, p. 410. — 5. Dans la campagne de 1703 : tome XI, p. 154.

6. Dans celles de 1706 et 1707 : tome XIV, p. 1-2 et 300.

7. Ce maréchal avait été désigné en 1707 (tome XV, p. 216) pour commander l'armée de Provence, et Dangeau remarquera, à la fin de l'année 1708 (tome XII, p. 293), qu'en quatre mois il eut des patentes pour commander cinq armées différentes.

8. Ci-après, p. 133.

9. Ci-après, p. 21.

10. Emploi de *prévenir* que l'*Académie* donnait alors comme aujourd'hui.

n'en pas embarrasser le récit que je vais faire, dans lequel il auroit fallu mettre ces destinations que j'y sus. Pour le marché d'argent de l'Électeur, je ne l'appris qu'après[1].

Conversation curieuse avec le duc de Beauvillier sur la destination de Mgr le duc de Bourgogne. [*Add. S^t^S. 806*]

Un des premiers soirs que nous fûmes arrivés à Marly[2], et qu'il faisoit fort beau, M. de Beauvillier, qui avoit envie de causer avec moi, me mena dans le bas du jardin vers l'Abreuvoir[3], où tout est à découvert, et où on ne peut être entendu de personne. J'avois résolu de lui parler de la destination de Mgr le duc de Bourgogne, et ce fut là où je l'exécutai[4]. Il fut étonné que je le susse[5]; je lui en dis le comment[6]. Il me l'avoua, et me demanda si je ne trouvois pas cela fort à propos; et tout de suite m'en fit l'éloge en gros comme de la seule bonne résolution à prendre. Ce fut alors que j'appris par lui l'objet du voyage de Chamillart en Flandres, et la disposition des généraux telle que je l'ai racontée[7], et là aussi où je lui fis les objections sur l'électeur de Bavière[8] que j'ai expliquées[9] : sur quoi, il me répondit qu'il avoit fallu tout faire céder à la nécessité d'envoyer Mgr le duc de Bourgogne en Flandres. De là[10] il se mit à enfiler les raisons en détail[11] : il me dit que, dans

1. Il le retrouve dans le texte du *Journal* qui est sous ses yeux.
2. Le voyage de Marly dura du 18 avril au 11 mai.
3. C'est en 1698 que le Roi avait fait creuser dans le bas des jardins de Marly un grand bassin avec abreuvoir, qu'on orna de fontaines jaillissantes et devant lequel il fit placer en 1702 les deux statues équestres de la Renommée et de Mercure, par Coysevox, qui furent plus tard rapportées aux Tuileries, auprès du pont Tournant. En 1699, on avait aplani de petites hauteurs qui se trouvaient au delà. (*Dangeau*, tomes VI, p. 462, 463 et 465, VII, p. 6, et VIII, p. 466 et 473.)
4. Un résumé de l'épisode qui suit se trouve dans la notice sur la maison de SAINT-SIMON imprimée au tome XXI de 1873, p. 106.
5. Nous avons vu que le bruit en courait dans le milieu d'avril : ci-dessus, p. 2, note 8.
6. Ci-dessus, p. 1-2. — 7. *Racontés* corrigé en *racontée*.
8. Encore ici *Bavieres*. — 9. Ci-dessus, p. 3-4.
10. *De là* est écrit en interligne, au-dessus d'*alors*, biffé.
11. Les deux premières lettres d'*enfiler* sont en interligne, au-dessus d'un premier *en*, qui surchargeait *la* ou *les*. — Nous avons déjà rencontré *enfiler des plaintes*, et nous aurons *enfiler un discours*. « On

le découragement des affaires, il étoit important de les remonter, et de donner une nouvelle vigueur aux troupes par la présence de l'héritier nécessaire; qu'il étoit indécent qu'il languit dans l'oisiveté à son âge, tandis que sa maison brûloit de toutes parts; que le roi d'Angleterre alloit à la guerre[1]; qu'il étoit plus que temps que M. le duc de Berry la connût[2], et qu'il ne seroit pas soutenable de l'y envoyer, et, en même temps, de retenir son frère; que la licence étoit montée en Flandres, et par ceux-là même qui la devoient le plus empêcher, à un point qu'il n'y avoit plus de remède à y espérer que de l'autorité de ce prince; que cette licence étoit la cause principale de tous les malheurs, puisque la discipline et la vigilance sont l'âme des armées; qu'il étoit infiniment utile de profiter de tout ce que ce prince avoit montré, en ses deux uniques campagnes[3], de goût et de talent pour la guerre, afin de l'y former et de l'y rendre capable; que, le Dauphiné et l'Allemagne n'étant pas dignes de lui, par le rien ou le peu qu'il y avoit à y faire, il n'y avoit que la Flandres où il pût aller; que ces raisons étoient toutes si fortes, qu'elles avoient enfin très sagement déterminé.

J'approuvai fort ce qu'il me dit sur l'oisiveté des princes et l'utilité de les former à la guerre; mais j'osai contester tout le reste. Je dis qu'il eût été fort à souhaiter que Mgr le duc de Bourgogne eût continué de commander les armées, et je m'étendis là-dessus; mais je soutins qu'après une discontinuation de plusieurs campagnes, après tant de pertes et de malheurs, dans une nécessité de toutes choses, avec des troupes si accoutumées à se défier de la capacité de leurs généraux, et qu'à force de mauvaise conduite on avoit mises dans l'habitude de [ne] plus tenir devant l'ennemi, et de se croire d'avance toujours battues, un temps

dit figurément *enfiler un discours*, pour dire s'engager, s'embarquer dans un long discours » (*Académie*, 1718).

1. Il revient de l'expédition d'Écosse. — 2. Il va avoir vingt-deux ans.

3. En 1702 en Flandre, en 1703 en Allemagne.

de défensive, et si triste, ne me sembloit pas propre pour remettre Mgr le duc de Bourgogne à la tête d'une armée qui croiroit beaucoup faire que de ne pas reculer et de n'essuyer pas de fâcheuses aventures, dont les moindres deviendroient, avec lui, très embarrassantes et très affligeantes ; que ce prince s'étoit accoutumé à un particulier qui ne convenoit point à la vie de l'armée, et duquel il se déferoit malaisément ; que la raison contraire y feroit briller Monsieur son frère à son préjudice, chose infiniment dangereuse, mais que le pire de tous les inconvénients étoit celui de la présence du duc de Vendôme[1]. « Eh ! c'est précisément pour cela, interrompit le duc de Beauvillier, que la présence de M. le duc de Bourgogne est nécessaire. Il n'y a que lui dont l'autorité puisse animer la paresse de M. de Vendôme, émousser son opiniâtreté, l'obliger à prendre les précautions[2] dont la négligence a coûté souvent si cher, et a pensé si souvent tout perdre ! Il n'y a que la présence de M. le duc de Bourgogne qui puisse réveiller la mollesse des officiers généraux, tenir en crainte l'exactitude[3] de tous, en respect la licence effrénée du soldat, rétablir l'ordre et la subordination dans l'armée, que M. de Vendôme a totalement ruinés[4] depuis qu'il commande en Flandres. » Je ne pus m'empêcher de sourire de tant de confiance, ni de lui répondre avec assurance que rien de tout cela n'arriveroit, mais bien la perte de Mgr le duc de Bourgogne.

Il seroit difficile de rendre quel fut l'étonnement du duc à cette repartie. Je me laissai interrompre ; je demandai après[5] d'être patiemment entendu, et je m'expliquai ensuite à mon aise.

1. Notre auteur a déjà exposé les déplorables effets de tant de mollesse et d'abandon dans la campagne de 1707 : tome XV, p. 174-175.

2. Le *t* de *précautions* surcharge un *c*.

3. *Exactide* surchargé en *exactitude*.

4. *Ruinées*, au féminin pluriel, dans le manuscrit.

5. *Aprés* (sic) a été ajouté en interligne, et, plus loin, *ensuitte* est en interligne, au-dessus d'*apres* (sic), biffé.

Je lui dis donc que, pour en juger comme je faisois, il n'y avoit qu'à connoître ces deux hommes, et à cette connoissance joindre celle de la cour, et d'une armée qui deviendroit cour au moment que Mgr le duc de Bourgogne y seroit arrivé; que le feu et l'eau n'étoient pas plus différents, ni plus incompatibles, que l'étoient Mgr le duc de Bourgogne et M. de Vendôme : l'un, dévot, timide, mesuré à l'excès, renfermé, raisonnant, pesant et compassant toutes choses, vif néanmoins et absolu, mais, avec tout son esprit, simple, retenu, considéré, craignant le mal et de former des soupçons, se reposant sur le vrai et le bon, connoissant peu ceux à qui il avoit affaire, quelquefois incertain, ordinairement distrait, et trop porté aux minuties; l'autre[1], au contraire, hardi, audacieux, avantageux, impudent, méprisant tout, abondant en son sens avec une confiance dont nulle expérience ne l'avoit pu déprendre, incapable de contrainte, de retenue, de respect, surtout de joug, orgueilleux au comble en toutes les sortes de genres, âcre et intraitable à la dispute, et hors d'espérance de pouvoir être ramené sur rien, accoutumé[2] à régner, ennemi jusqu'à l'injure de toute espèce de contradiction, toujours singulier dans ses avis, et fort souvent étrange, impatient à l'excès de plus grand que lui, d'une débauche également honteuse et abominable, également continuelle et publique, dont même il ne se cachoit[3] pas par audace; ne doutant de rien, fier du goût du Roi si déclaré pour lui et pour sa naissance, et de la puissante cabale qui l'appuie, fécond en artifices avec beaucoup d'esprit, et sachant bien à qui il a affaire; tous moyens bons, sans vérité, ni honneur, ni probité quelconque, avec un front d'airain qui ose tout, qui entreprend tout, qui soutient tout, à qui l'expérience de l'état où il s'est

1. Comparez les portraits réunis dans le tome XIII, p. 564-567.
2. Ayant d'abord écrit : *accoustumer*, il a corrigé en participe.
3. Les trois dernières lettres de *cachoit* sont en interligne, au-dessus d'*oit*, corrigeant *e*.

élevé par cette voie confirme qu'il peut tout, et que, pour lui, il n'est rien qui soit à craindre[1]; que cette ébauche de portrait de ces deux hommes étoit incontestable, et sautoit aux yeux de quiconque avoit un peu examiné l'un et l'autre par leur conduite et par les occasions qu'ils ont eues de se montrer tels qu'ils sont; que, cela étant ainsi, il étoit impossible qu'ils ne se brouillassent, et bientôt, que les affaires n'en souffrissent, que les événements ne se rejetassent de l'un sur l'autre, que l'armée ne se *partialisât*, que le plus fort ne perdît le plus foible, et que ce plus fort seroit Vendôme, que nul frein, nulle crainte ne retiendroit, et qui, avec sa cabale, perdroit le jeune prince, et le perdroit sans retour; que le vice, incompatible avec la vertu, rendroit la vertu méprisable sur ce théâtre de vices; que l'expérience accableroit la jeunesse, que la hardiesse dompteroit la timidité, que l'asile de la licence, et l'asile par art pour se faire adorer, en rendroit odieux le jeune censeur; que le génie avantageux, audacieux, saisiroit tout; que les artifices soutiendroient tout; que l'armée, si accoutumée au crédit et au pouvoir de l'un et à l'impuissance de l'autre, abandonneroit en foule celui dont rien n'étoit à espérer ni à craindre, pour s'at-

1. Ce portrait est à rapprocher de celui que Fénelon traçait dans ses lettres à son élève, et cela d'après les gens du métier le mieux autorisés (*Correspondance*, tome I, p. 241-242) : « Paresseux, inappliqué, présomptueux et opiniâtre. Il ne va rien voir, il n'écoute rien, il décide et hasarde tout. Nulle prévoyance, nul avisement, nulle disposition; nulle ressource dans les occasions qu'un courage impétueux; nul égard pour ménager les gens de mérite, et une inaction perpétuelle de corps et d'esprit.... Il ne prévoit guère, il hasarde beaucoup, il croit tout possible et facile, il est souvent surpris, il ne croit ni n'écoute personne, et il a été en Italie tel qu'il est en France, avec une grande valeur, une très bonne volonté, et une inapplication incorrigible. » Les *Mémoires de Noailles* disent de même (p. 206) : « Vendôme joignoit à ses talents militaires et à son courage héroïque des défauts très dangereux, la négligence et la mollesse hors de l'action, et une excessive confiance qui l'empêchoit de prévoir les dangers, de prendre toutes les mesures convenables. »

tacher à celui dont l'audace seroit sans bornes, et dont la crainte avoit tenu[1] glacée toute l'encre d'Italie tant qu'il y avoit été[2].

M. de Beauvillier, qui, avec toute sa sagesse et sa patience, commençoit à en être à bout, voulut ici prendre la parole ; mais je le conjurai de vouloir bien m'écouter jusqu'au bout, sur une affaire qui en entraînoit tant d'autres. « Mais est-il possible, me dit-il, qu'il vous reste encore quelque chose ? — Et quelque chose, répondis-je[3], de plus important encore, si vous voulez bien m'en donner le temps. » Je lui dis qu'après avoir traité l'armée, il falloit venir à la cour. Mais, pour m'entendre ici, il faut se souvenir de sa situation, et surtout de ce que j'ai expliqué p. 275[4] de Mlle de Lillebonne, de Mme d'Espinoy, des mêmes encore, de leur oncle de Vaudémont, p. 613 et suivantes[5], de leur union avec Mlle Choin et Madame la Duchesse d'une part, avec MM. du Maine et de Vendôme de l'autre, de leur autorité sur Chamillart, de Mme de Soubise et[6] de Mme de Maintenon à l'égard de toutes ces personnes.

Je dis donc à M. de Beauvillier qu'il falloit ajouter à tout ce que je venois de lui représenter la part qu'y pouvoient prendre les cabales de la cour[7] : « Le Roi, Monsieur, a soixante-dix ans, et vous savez qu'on se porte toujours sur le futur, surtout quand on n'espère pas de changer le présent. Mlle Choin n'a que de la sécheresse pour Mgr et Mme la duchesse de Bourgogne ; elle gouverne Monseigneur. Entre M. le prince de Conti et M. de Vendôme, qui ont, toute leur vie, été les deux émules de l'amitié de ce prince, vous jugez bien pour qui elle est, après ce qui lui est arrivé[8]. Madame la Duchesse le veut aussi gouverner, et

1. Par mégarde, *tenue*, au féminin.
2. Tomes XII, p. 123, XIII, p. 292, XIV, p. 14-15, etc.
3. *Répondis je* est en interligne. — 4. Pages 39-43 du tome IX.
5. Tome XV, p. 1-23. — 6. Le mot *et* a été ajouté en interligne.
7. Dans l'Addition, il s'était excusé de parler sobrement, à noms et mots couverts, sur ce que trop de personnes vivaient encore.
8. Allusion à l'aventure de 1694, tome II, p. 183-191.

vous voyez tout ce qu'elle fait et combien elle réussit auprès de lui. Vous n'ignorez pas aussi qu'elle ne peut souffrir Mme la duchesse de Bourgogne[1]. Mlle de Lillebonne et Mme d'Espinoy sont les dominantes à Meudon; Monseigneur passe presque tous les matins seul chez elles : vous pensez bien qu'elles le veulent gouverner, et M. de Vaudémont par elles. Quant[2] à présent, toutes ces personnes vivent entre elles dans la plus intime union ; c'est un groupe qui ne fait qu'un, c'est leur intérêt pour posséder seuls Monseigneur, et en écarter tout autre pour le solide, et cet intérêt subsistera tant que le Roi vivra, sauf[3], après que Monseigneur sera sur le trône, à tirer chacun pour soi aux dépens des liaisons anciennes, et ce sera à qui demeurera en principale possession d'un prince trop borné pour choisir, et plus encore pour voir rien par soi-même; mais, en attendant, l'union subsistera par le même intérêt de n'y laisser ancrer personne. Excepté Madame la Duchesse, qui n'a jamais aimé que pour le plaisir[4], vous n'ignorez pas les liaisons de tous ces autres personnages avec M. de Vendôme; vous en avez eu les plus grandes preuves d'Italie et depuis. Voilà donc des personnages sur qui il peut solidement compter aujourd'hui, et lui par lui-même, et chacun de ces autres personnages chacun par soi, à plus forte raison[5] tous ensemble, sont les maîtres de Chamillart, et vous ne pouvez vous dissimuler à vous-même qu'ils lui feront voir tout dans le point précis qu'ils voudront, et que leur autorité sur lui et leur artifice prévaudra sur lui et à vous et à toute autre considération. Chamillart, de plus, est livré à M. du Maine, et M. du Maine, par Vendôme, est à eux. Mais ce n'est pas tout. Mgr le duc de Bourgogne touche à vingt-six ans. A cet âge, son esprit, sa vertu, son application lui ont acquis une réputation en

1. Ci-après, p. 260-261 et 267.
2. Il écrit toujours *quand* pour *quant*. — 3. *Sauf* surcharge *ma[is]*.
4. Tome XV, p. 88 et 105-106.
5. *Forte* est au singulier, *raisons* au pluriel.

Europe, et les plus grandes espérances des François. Il a réussi en ses deux seules campagnes ; il réussit plus encore dans le Conseil. La cour le regarde avec une vénération dont elle ne se peut défendre, quoique en crainte de l'austérité de ses mœurs, laquelle a déjà importuné le Roi en plus d'une occasion, et qui met avec lui Monseigneur en une sorte de malaise qui se fait souvent sentir. Un héritier de la couronne devenu dauphin avec ces avantages, et continuant de réussir comme il a commencé, initié dans tous les conseils et dans toutes les affaires, n'est-il pas tout naturellement l'âme du gouvernement et de la[1] distribution des grâces sous un père devenu roi vieux, sans s'être jamais instruit ni appliqué? Qui, des ministres, des princes, des courtisans, osera être son émule? Qui d'eux, au contraire, n'en dépendra pas pour le présent, et osera tirailler rien[2] contre lui auprès du Roi son père? Qui, de plus, à la taille et à l'âge de ce père, ne redoutera pas une prompte fin de son règne, qui mettra entre les mains du fils la souveraine puissance à découvert, et les livrera tous à son bon plaisir? Je conviens que cette dernière raison devroit retenir tout le monde; mais que ne peut point l'audace et l'ambition, qui veut toujours agir, parvenir, acquérir, gouverner, qui s'enivre du présent, qui espère et s'étourdit sur l'avenir, qui se mécompte[3] sur sa puissance et sur l'étroit et le timide d'une vertu dont ils ignorent l'étendue et la lumière, en un mot de gens entraînés par la violence de leurs desirs! Tels sont ceux dont il s'agit ici, qui, pour gouverner Monseigneur devenu roi, ont l'intérêt le plus pressant d'empêcher que son fils ne le

1. Il a écrit deux fois *de la*, et a biffé le second.

2. Le *Dictionnaire de l'Académie* de 1718 ne citait que des exemples de *tirailler quelqu'un*, et *tirailler* au neutre, sans régime direct.

3. « Se tromper en quelque chose qu'on croit, » dit l'*Académie* de 1718, qui ne cite d'exemple qu'avec la préposition *dans*. Notre auteur emploiera souvent ce verbe, comme le faisaient Corneille (*Œuvres*, tome II, p. 317), Mme de Sévigné (tome III, p. 173), la Rochefoucauld, etc.

gouverne, qui n'en seront plus à temps, si la mort du Roi trouve ce prince dans la réputation où nous le voyons, et qui, pour cela, n'ont d'autre ressource qu'à tout hasarder pour la lui arracher du vivant du Roi, et pour le mettre dans le plus triste état[1] où il leur soit possible de le réduire. Je pense, Monsieur, continuai-je, avoir démontré leur intérêt; ce ne seroit pas les connoître que de douter de leurs desirs, quand leur conduite explique si parfaitement leurs vues, et ce seroit être aveugle sur l'intérêt de tout ce qui est monstrueux à l'égard de Dieu, et même des hommes, que de douter du tremblement des bâtards à l'égard d'un prince aussi religieux que Mgr le duc de Bourgogne, pour leurs rangs[2], qui blasphèment[3], et leurs établissements, qui effrayent. Vous connoissez l'esprit, le manège, les artifices, l'application continuelle de M. du Maine; elles[4] n'ont de contradictoire[5] que la timidité, la passion pour lui de Mme de Maintenon, et le foible du Roi pour l'un et l'autre[6]. Les ténèbres, de plus, de ses manèges le[7] rassurent; l'audace et l'esprit, la position, les succès de M. de Vendôme le fortifient[8]; la fougue et l'impétuosité de sa femme le pousse[9]. Toutes ces vérités sont si claires, que vous n'en sauriez nier pas une. Vous n'avez qu'un retranchement[10] : c'est la possibilité d'une exécution aussi étrange à concevoir qu'un anéantissement d'un prince tel en tout genre qu'est Mgr le duc de Bourgogne.

1. *Estat* est en interligne, au-dessus d'un premier *estat*, biffé.
2. *Leur* au singulier, et *rangs* au pluriel.
3. *L'Académie* de 1718 ne cite pas ce verbe au figuré et employé comme intransitif sans régime.
4. Féminin tout à fait incorrect.
5. Nous aurons encore plus loin, p. 455, un autre emploi de *contradictoire* pris substantivement, comme Littré l'indique.
6. Tome XV, p. 19-20 et 23. — 7. On lirait plutôt *la*.
8. *Fortifie* corrigé au pluriel.
9. Tome XV, p. 21.
10. « On dit figurément *forcer quelqu'un dans ses retranchements*, *dans ses derniers retranchements*, pour dire détruire les dernières raisons, les plus fortes raisons de quelqu'un » (*Académie*, 1718).

« Le monstrueux, Monsieur, est qu'un[1] tel projet se puisse présenter à l'esprit. Quelque difficile qu'en soit l'exécution, elle l'est moins que d'oser se la mettre dans la tête : il faut, pour arriver à ce but, des conjonctures qui ne se peuvent rencontrer dans l'uni[2] de la vie ordinaire de la cour; mais, à la guerre, à la tête de troupes découragées, sans discipline, manquant de force choses, dans la funeste habitude des plus tristes revers, avec un général dont la licence, la puissance, l'habitude lui ont acquis le cœur du soldat et du bas officier, la terreur des autres[3], et personnellement intéressé à perdre le jeune prince, avec toute l'audace et les appuis qui le peuvent assurer, les occasions s'en peuvent trouver, et creuser de ces[4] abimes auxquels il n'est guères naturel de s'attendre, et qui font l'étonnement des nations. Rendre la vertu importune, puis ridicule, dans une armée où personne ne la connoît plus; montrer en odieux le jeune censeur de la licence qui a lié à soi les officiers généraux et particuliers; faire redouter les exemples sans lesquels on ne peut arrêter les désordres, et les donner comme cruauté; tourner l'application et l'exactitude si nécessaires en petitesse, en ignorance, en défaut des premières notions et de toute lumière; présenter les précautions comme timidité, comme crainte déplacée, qui dispose à mal juger du courage d'esprit et du caractère du jugement; proposer des partis téméraires qu'on seroit bien fâché qu'on prît, mais dont on dispute avec opiniâtreté pour s'en avantager avec les ignorants et les sots, qui font le plus grand nombre, pour ne pas dire le total, à fort peu près, en[5] ces matières, et rejeter sur le jeune prince les

1. L'abréviation *qu'* surcharge un *d*.

2. Le *Dictionnaire de l'Académie* ne donnait pas ce participe comme pouvant être pris substantivement; mais notre auteur en use ainsi avec quantité d'adjectifs ou de participes.

3. Déjà dit au tome XIII, p. 286, et ci-dessus, p. 7 et 8.

4. *Ces* est en interligne, au-dessus de *des*, corrigé en *de*, et, plus loin, le manuscrit porte *auxquelles,* au féminin.

5. La première lettre d'*en* surcharge une *s*.

conseils qu'on appelle timides, et qu'on donne bientôt pour lâches, avec le contraste du bouillant de l'âge et du[1] desir de gloire d'un jeune homme qui devroit avoir besoin d'être retenu, et qui retient au contraire un général plein de capacité et d'expérience ; avoir des émissaires qui, sans être dans le secret, débitent tout ce qu'on veut, écrivent, crient; en avoir à la ville, à la cour, qui font l'écho[2]; susciter des disputes, des contrariétés qui produisent des dits, des contredits[3], des procès pour ainsi dire, qui se répètent et se déguisent avec artifice en se débitant : en un mot, vouloir toujours le contraire de ce que veut le prince, pour se plaindre, pour jeter toute faute sur lui, pour faire crier[4], et surtout vouloir se battre contre toute raison, et en manquer l'occasion quand elle se présente, pour affubler le prince de poltronnerie et le déshonorer après y avoir préparé par tout ce que je viens d'exposer, et ne se pas mettre en peine des suites pour l'armée et pour l'État, afin d'écraser mieux le prince sous le poids : voilà, Monsieur, ce qui se présente à moi de très possible à un homme aimé, gâté, révéré, appuyé, maître passé en audace, en artifice, et en sacrifices de tout à soi-même. Alors le cri de l'armée retentira[5] dans la ville, dans le Royaume, dans la cour. Monseigneur sera paqueté[6] contre son fils, et le premier à lui jeter la pierre; le courtisan, qui craint déjà son austérité, sera ravi de pousser[7] de main en main cette pierre, qu'il ne craindra plus maniée par Monseigneur même. Si cela arrive, que jugez-vous que[8] feront les personnes que j'ai nommées? Quel parti n'en tireront-elles pas, et avec quel art ne feront-elles pas jouer tous leurs ressorts de derrière

1. *Des* corrigé en *du*. — 2. Il a écrit : *eco*.

3. Termes de procédure : voyez notre tome III, p. 61, et Delachenal, *Histoire des avocats au parlement de Paris*, p. 104-106.

4. La première lettre de *crier* surcharge un *p* ou un *q*.

5. *Retentit* corrigé en *retentira*, dont la dernière lettre surcharge un premier *d*.

6. Expression déjà rencontrée dans le tome XI, p. 103.

7. *Pousser* surcharge *lu*[*i*]. — 8. L'abréviation de *que* surcharge une *f*.

les tapisseries[1]? Mme la duchesse de Bourgogne pleurera; mais il faudra des raisons, non des larmes : qui les produira contre ce torrent? qui osera se montrer à la cabale, pour en être sûrement la victime tôt ou tard? Mme de Maintenon sera affligée pour sa princesse, mais persuadée par M. du Maine. Le Roi, outré, écoutera les traits adroits, ménagés, obscurs, de ce cher fils de ses amours, et les principaux valets intérieurs, séduits par la familiarité de Vendôme, par les caresses de M. du Maine, et de tout temps blessés du sérieux du jeune prince avec eux, si fort en contraste avec les manières du Roi et de Monseigneur pour eux. La mode, le bel air, sera d'un côté, avec un flux de licence, le silence de l'autre, et la solitude. Tout cela, Monsieur, ne me paroît ni impossible ni éloigné, et, si, indépendamment de tant de machines manifestement dressées par l'intérêt le plus pressant, il arrive une aventure malheureuse en Flandres, de celles dont l'Italie, l'Allemagne, la Flandre même n'ont[2] que trop, et trop fraîchement, donné les plus cruelles expériences, vous verrez M. de Vendôme en sortir glorieux, et Mgr le duc de Bourgogne perdu, et[3] perdu à la cour, en France, et dans toute l'Europe. »

M. de Beauvillier, avec toute sa douceur et sa patience, eut grand peine à me laisser dire jusqu'à la fin; puis, avec une gravité sévère, me reprit de me laisser aller de la sorte à des idées bizarres et sans possibilité, dont le fondement n'étoit en moi que le dégoût des défauts de M. de Vendôme, l'aversion de son rang et de sa naissance, et l'impatience de la faveur dans laquelle je le voyois[4]; que, tel qu'il pût être, il ne s'aveugleroit pas assez pour se risquer en lutte contre l'héritier nécessaire de la couronne,

1. Cette locution au figuré manque dans le *Dictionnaire de l'Académie* de 1718. — Saint-Simon a écrit, par mégarde : *derrieres*, au pluriel.

2. *N'ont* corrige *ne*. — 3. La plume a changé ici.

4. Comparez la réplique analogue que lui a faite M. de Beauvillier à propos de l'abbé de Polignac : tome XV, p. 177.

dont la réputation étoit la consolation des François, l'espérance de la cour, la surprise du monde, tout ennemi qu'il est[1] de la vertu, que le Roi, malgré ce que j'avois remarqué, aimoit avec quelque chose de plus encore que de l'estime, et que tous respectoient, dont l'épouse faisoit tout son plaisir intérieur et celui de Mme de Maintenon, un prince enfin que tout le monde ne pouvoit s'empêcher de respecter, et dont ce peu qu'il disoit dans le Conseil, ou dans des occasions, étoit recueilli avec une attention surprenante et portoit un véritable poids. Le duc revint encore, et avec un peu d'amertume, sur mes préventions, sur l'excès où mon imagination et mes aversions les portoient, et sur, non pas l'ineptie, car il étoit trop mesuré pour employer ce terme, mais il m'en fit bien sentir la valeur, de se laisser aller à l'idée qu'il fût possible de concevoir le projet, et plus encore de pouvoir l'exécuter, de perdre le fils aîné et héritier de la maison, qui le demeureroit toujours quoi qu'on pût faire, et qui régneroit à son tour. Je lui répondis que, sans être persuadé par ses raisons contre les miennes, je me soumettois à ses lumières, surtout pour un parti pris et arrêté, et sur lequel il n'y avoit plus à délibérer, mais que je me serois reproché de [ne] lui avoir pas confié mes craintes, que personne ne souhaitoit plus ardemment que moi qui n'eussent pas lieu. Il se rasséréna[2], et se mit à me parler de la conduite que Mgr le duc de Bourgogne devoit se proposer à l'armée, dont nous convînmes aisément comme très importante, comme de s'appliquer et de s'instruire beaucoup, mais hors de son cabinet, par la conversation avec les meilleurs officiers généraux, des promenades pour reconnoître les pays, les marches, les fourrages, les camps, les positions des gardes et des postes; se communiquer fort aux officiers, parler aisément à tous; distinguer ceux qui le méritoient à divers égards; entrer dans le détail des troupes, avec un

1. Les deux mots *il est* sont écrits, par surcharge, l'un sur l'autre.
2. *Rassereina*, conformément à l'étymologie.

grand soin d'éviter le petit et la minutie[1]; se montrer familièrement et souvent à elles; être gracieux en tout temps, et, à table, être gai sans donner lieu à une liberté peu respectueuse, et à la tenir trop longtemps; témoigner à M. de Vendôme toutes sortes d'égards et de confiance, l'apprivoiser, ne rien voir de ce qui ne devoit pas être aperçu, beaucoup moins en ouvrir la bouche, ni la laisser ouvrir en sa présence, mais conserver parmi ces manières dignité, gravité, supériorité et autorité. Nous déplorâmes le plus que pitoyable accompagnement de ces princes[2]: d'O et Gamaches pour Mgr le duc de Bourgogne, desquels j'ai suffisamment parlé ailleurs pour n'avoir rien à y ajouter[3]; et, pour M. le duc de Berry, Rasilly[4] seul, bon homme, droit, vrai, plein d'honneur, mais d'un esprit médiocre, et qui, élevé pour l'Église, marié par la mort de son frère aîné[5] trop tard pour entrer dans le service, faisoit, à la lettre, sa première campagne avec ce prince. Un particulier[6] auroit eu soin de mieux accompagner[7] ses fils[8]. Nous nous séparâmes de la sorte, moi toujours si persuadé, que je ne pus pas m'empêcher de témoigner en gros

1. Il écrit : *minucie.*

2. Voyez le détail de leur suite, des gardes, des tables, etc., dans la *Gazette d'Amsterdam*, n°s XXXVIII, XL et XLI. Notre auteur a déjà protesté en 1702 (tome X, p. 183) contre les choix « indécents » faits alors.

3. Tomes III, p. 201-203, VI, p. 357, et X, p. 179-181, en 1702.

4. Tome XV, p. 225.

5. Il avait même perdu trois frères aînés dans le service, Claude, Charles et Amador, et, auparavant, avait été ordonné sous-diacre.

6. La dernière lettre de *particulier* surcharge une lettre illisible.

7. C'est l'emploi primitif d'*accompagner*, au sens de faire accompagner.

8. Gamaches, d'O et Rasilly, ainsi que M. de Denonville, avaient déjà été nommés pour accompagner les princes lors de l'invasion de la Provence, l'année précédente (tome XV, p. 225). Ni Dangeau, ni l'auteur des *Mémoires de Sourches* ne parlent de leur désignation en 1708, tandis que tous deux, le 5 mai, énumèrent les six aides de camp. Paris la Montagne devait diriger le service de trésorerie, sur lequel on trouve des documents dans les Papiers du Contrôle général, cartons G[7] 1013, 1097 et 1787, et le secrétaire du cabinet Hennequin de Charmont fit la correspondance; il y gagna gratification et pension.

mes craintes au duc de Chevreuse, je dis en gros, en le renvoyant là-dessus à M. de Beauvillier, parce qu'à la façon dont j'étois avec eux, parler à l'un, c'étoit aussi parler à l'autre : aussi le trouvai-je plein des mêmes espérances que son beau-frère, et dans la même conviction que lui sur cette campagne de Mgr le duc de Bourgogne, et plus encore, s'il se pouvoit, par son penchant naturel à tout voir en bien et à tout espérer. L'un et l'autre contèrent cette conversation aux duchesses leurs femmes, pour qui ils avoient peu de secrets, et M. de Beauvillier, plus scandalisé encore qu'il n'avoit voulu me[1] le paroître, s'en plaignit à la duchesse de Saint-Simon. Je lui promis, pour l'apaiser, que je ne lui en parlerois plus, à condition aussi qu'il me promettroit de n'oublier rien de tout ce que je lui avois dit là-dessus. Chamillart ne faisoit qu'arriver de Flandres, où, sur le courrier de repentir de l'Électeur, on envoya Saint-Frémond l'exorciser avec les quatre cent mille livres de plus dont j'ai parlé[2]. Enfin il consentit de nouveau ; le courrier de Saint-Frémond en arriva la nuit du dimanche au lundi 30 avril[3]. Chamillart[4] en porta la nouvelle au Roi ce même lundi matin à Marly, où nous étions encore, où, le jour même, de peur de variation, le Roi

Déclaration des généraux des armées.

1. *Me* est en interligne. — 2. Ci-dessus, p. 4; *Dangeau*, p. 128 et 131.

3. *Sourches*, p. 73 : « Le soir (du 2 mai), on vit arriver à Marly le comte de Saint-Frémond, lieutenant général, que le Roi avoit envoyé exprès, en poste, à Mons, pour persuader au duc de Bavière de partir pour l'armée d'Allemagne, ce qu'il n'avoit pas obtenu sans beaucoup de peine, ce prince remettant son départ de jour en jour; et l'on disoit même qu'il n'en étoit venu à bout qu'en lui faisant toucher quatre cent mille livres d'argent comptant et en lui promettant une pareille somme dans trois mois. » L'annotateur a ajouté : « On prétendoit que le ministre d'État de Chamillart n'avoit été en Flandre que pour persuader cela au duc de Bavière; qu'il en avoit tiré parole de lui, mais que bien des raisons l'obligeoient à essayer de détourner le coup. » Mêmes renseignements dans la lettre de l'ambassadeur vénitien à son gouvernement, datée du 11 mai. Saint-Frémond eut un corps d'armée sur la Moselle, pour seconder l'Électeur (*Sourches*, p. 97-99).

4. Le *C* de *Chamillart* surcharge une *l*.

déclara les généraux de ses armées comme je les ai dits ci-dessus[1], et fit dépêcher un courrier à Villars pour le faire revenir de Strasbourg et lui apprendre sa destination nouvelle[2]. Le duc de Noailles retourna en Roussillon commander une poignée de monde avec titre de général et un seul maréchal de camp sous lui[3]. Le Roi déclara en même temps que M. le duc de Berry, mais comme volontaire seulement, accompagneroit Monseigneur son frère, et les trois seuls hommes de leur suite que j'ai dits[4]. Il déclara aussi que le roi d'Angleterre feroit la campagne en Flandres, mais dans un entier *incognito* sous le nom de chevalier de Saint-Georges[5]. Villars, attaché à ses sauvegardes, ne se contraignit point sur son déplaisir de quitter l'Allemagne[6]. Berwick, plus mesuré, n'en eut pas moins de se voir un maître[7], et un maître si différent de lui en mœurs, en conduite, en vie journalière, environné d'une petite

1. Ci-dessus, p. 5.
2. *Dangeau*, p. 126; *Sourches*, p. 72.
3. Ce n'est pas à Dangeau que Saint-Simon emprunte ce détail. Les *Mémoires de Sourches* (p. 103) nomment quatre maréchaux de camp pour le Roussillon. Il ne s'y passa rien d'ailleurs, cette armée étant condamnée à l'inaction.
4. Ci-dessus, p. 19.
5. Notre tome XV, p. 430; *Mercure* de mai 1708, p. 401-404; *Gazette d'Amsterdam*, n°s XXXIII, XXXIV, XXXVI, XXXVIII et XXXIX; *Sourches*, tome XI, p. 126; *Mémoires du baron de Breteuil*, ms. Arsenal 3864, p. 349.
6. Il songeait déjà à pénétrer jusqu'à Fribourg, aux lignes d'Ettlingen et à Donaueschingen, pour étendre ses courses et ses contributions, lorsqu'une lettre du Roi, en date du 26 avril, lui expliqua les motifs de l'envoi de l'Électeur. Répondant qu'il partait, voici ses propres expressions : « Il est un peu rude, après avoir servi comme j'ai fait et rétabli plus d'une fois une frontière ouverte et délabrée, que l'on m'en ôte le commandement pour me donner un emploi que tout le monde a refusé jusques à présent, même dans des temps que Suse au Roi et la moitié plus de troupes rendoit la défensive moins difficile, à moins que, suivant la plupart des lettres de Dauphiné et de la cour, il n'y ait un traité avec M. de Savoie. » (Guerre, vol. 2091, n°s 252, 257, 264 et 285.) Comparez le tome III de ses *Mémoires*, p. 241-243.
7. L'électeur de Bavière.

cour qu'il falloit ménager[1], et l'un et l'autre[2] de fort mauvaise humeur de quitter la Flandres[3].

Grand Prieur en France, avec défense d'approcher de Paris et de la cour plus près que quarante lieues.

Quatre jours avant cette déclaration[4], M. de Vendôme, qui étoit dans le secret, et qui avoit travaillé deux heures avec Chamillart, chez Mme de Maintenon, avec le Roi, s'en alla passer quatre jours chez Duchy[5], frère de Pléneuf[6], à Bélébat[7], avec ses plus familiers, d'où il poussa chez lui à la Ferté-Alais[8], où son frère le Grand Prieur se rendit, nouvellement revenu de Gênes, d'où l'ennui l'avoit chassé, et le peu de satisfaction sur ses prétentions de rang et de distinctions[9]. Il avoit eu permission de revenir en France où il voudroit, à condition de n'approcher de Paris ni de la cour plus près de quarante lieues, excepté pour voir son frère un jour ou deux à la Ferté-Alais[10]. L'entrevue fut assez fraîche, et la séparation avec peu de satisfaction réciproque : ils ne se sont guères revus depuis. M. de Vendôme revint à Marly le 1er mai, et y demeura jusqu'au 4[11]. Ces bagatelles de dates sont importantes[12]. Dans ce court intervalle, il travailla plusieurs fois avec[13] Chamillart, tantôt chez Mgr le duc de Bourgogne, tantôt avec le Roi et le

1. M. de Berwick reçut un mémoire du cérémonial à observer : Guerre, vol. 2091, n° 326.

2. *Autres*, au pluriel, dans le manuscrit. — L'un et l'autre, c'est-à-dire l'Électeur et sa cour.

3. Voyez ci-après, p. 133.

4. Le mercredi 25 avril : *Dangeau*, p. 123-124.

5. Jean-Baptiste Berthelot de Duchy, né le 5 novembre 1672, receveur général des finances de Paris en 1705, intendant des vivres à l'armée d'Italie en 1706, devint fermier général de 1718 à 1721, puis intendant des Invalides, et mourut le 20 janvier 1740.

6. Jean-Étienne Berthelot : tome XIII, p. 426. — 7. *Ibidem*, p. 307.

8. *Ibidem*, p. 105. La *Gazette d'Amsterdam* de 1708, nos XXXVI et XL, parle des deux séjours à Bélébat et à la Ferté.

9. Tome XIV, p. 130.

10. Voyez ci-après, Additions et corrections, p. 659.

11. *Dangeau*, p. 129 et 130; *Sourches*, p. 74. Comparez la *Gazette d'Amsterdam*, nos XXXIII et XXXIV.

12. Même idée que plus haut, p. 2.

13. Dans le manuscrit, il y a un *chez* entre *avec* et *Chamillart*.

même ministre chez Mme de Maintenon, et Puységur fut admis en ces conférences[1]. Le 4 mai, au matin[2], le Roi, sortant de son cabinet, trouva le maréchal de Matignon, à qui il dit qu'il commanderoit l'armée de Flandres sous le duc de Vendôme, au nom duquel, comme au sien, il le cajola avec toutes les flatteries dont il savoit si bien assaisonner de si étranges nouveautés. Ce dix-huitième maréchal de France[3] n'eut pas honte de se répandre en actions de grâces, et, pour combler l'ignominie, en respects pour le maître qui lui étoit donné[4]. On peut juger qu'il étoit arrivé tout préparé, et que Chamillart, à qui il devoit son si léger bâton, lui avoit bien fait sa leçon. Il n'est pas croyable avec quelle liberté on s'expliqua publiquement sur cette destination. Les maréchaux de France, ceux qui aspiroient à l'être, les gens même qui ne[5] regardoient que de loin le bâton, ne purent se retenir[6] : le fait de Tessé à

Maréchal de Matignon* sert sous le duc de Vendôme ; éclat et réflexion sur cette nouveauté.

1. *Dangeau*, p. 129, jeudi 3 mai : « Le soir, le Roi donna audience à M. de Vendôme chez Mme de Maintenon. Ce prince, qui revint ici mardi, a été souvent enfermé avec Mgr le duc de Bourgogne. Puységur, qui est ici depuis quelques jours, a été appelé quelquefois à ces conférences-là. »

2. Le 2 mai selon *Dangeau*, p. 128-129, et *Sourches*, p. 73.

3. Nous l'avons vu élever à cette dignité au retour de l'expédition d'Écosse (tome XV, p. 429-430), et il y avait alors dix-sept maréchaux.

4. Voici la lettre, déjà signalée, qu'il avait écrite à M. de Vendôme lors de sa promotion : « A Dunkerque, le 7e avril 1708. La dignité de maréchal de France dont le Roi m'a fait la grâce de m'honorer est une suite, Monseigneur, des bons offices que vous m'avez rendus auprès de S. M. Je ne puis exprimer à Votre Altesse combien je suis pénétré de reconnoissance et sensible à une marque aussi essentielle de l'honneur de votre amitié. Vous ne pouvez compter, Monseigneur, sur personne dans le monde qui vous soit dévoué au point que je le suis, et, avec un plus fidèle et respectueux attachement, votre très humble et très obéissant serviteur. Le maréchal de Matignon. » (Copie de Bellerive, ms. Fr. 14178, fol. 212 v°.)

5. Après *ne*, Saint-Simon a biffé *le*, et il a ajouté plus loin *le baston* en interligne.

6. Les *Mémoires de Sourches* disent (p. 73) : « On sut certainement

* Saint-Simon a écrit : *Mattign-non*, en passant d'une ligne à l'autre.

l'égard de Vendôme que j'ai raconté p. [430][1] ne fut pas oublié : on parla de la patente de M. de Turenne offerte et du billet informe pour l'Italie seulement[2]. Matignon fut maltraité : on parla du bâton comme étant déshonoré, et du métier qui l'a pour but comme ne pouvant plus mener à rien qu'à la flétrissure; les commentaires les plus amers et les plus libres n'y furent pas épargnés, et tout haut en plein salon. De sept ou huit maréchaux de France qui étoient ce voyage-là à Marly, aucun, tant qu'il dura, ne parla au maréchal de Matignon, et, à leur exemple, qui que ce soit, à la lettre; son approche dissipoit les pelotons[3] et désertoit[4] les sièges : je n'ai rien vu de si marqué. Le maréchal de Noailles, le plus valet de tous les hommes[5], ne laissa pas de se recrobiller[6]. Quoique je ne fusse avec lui que très médiocrement en mesure, il s'avisa de me demander ce que je pensois d'une si étrange nouveauté : je lui répondis froidement que, puisque ces sortes de princes nous précédoient, nous autres pairs, depuis quelques années, au Parlement, il ne devoit plus sembler surprenant qu'ils commandassent les maréchaux de France dans les armées[7]. Je sais[8] l'exemple de Louis de la Tré-

que le maréchal de Matignon alloit servir dans l'armée du duc de Bourgogne, et qu'il obéiroit au duc de Vendôme. » Et l'annotateur, ami particulier de ce dernier, a ajouté : « Cela ne faisoit pas de difficulté; mais les maréchaux de France n'en étoient pas moins fâchés contre le maréchal de Matignon. »

1. Indication en blanc. Ce sont les pages 23 et 24 de notre tome XII.
2. Tomes XIII, p. 296-297 et 345-346, et XIV, p. 16, 222 et 223.
3. Nous avons déjà eu, tome I, p. 72, cet emploi de *pelotons*. Comparez le *Mercure* de juin 1693, p. 259, et les *Mémoires de M. de ****, p. 193.
4. Dans le sens de rendre désert, qui était le premier donné par le *Dictionnaire de l'Académie* de 1718. Comparez ci-après, p. 116.
5. Ci-après, p. 377.
6. Pour *recroqueviller*, qui « ne se dit guère qu'en parlant de l'effet que le feu fait sur du parchemin qui se retire et qui se replie lorsqu'on l'en approche trop près » (*Académie*, 1718).
7. Comparez son apostrophe au Chancelier sur l'introduction d'un traitant parmi les intendants des finances : tome XV, p. 387.
8. Il faut rapprocher de ce qui va suivre le mémoire du duc du

moïlle[1], qui n'avoit aucune prétention par naissance ni par rang; je n'ignore pas ceux de la maison de Lorraine, et de quelque chose de pareil pour M. d'Angoulême[2]; mais ces abus ne doivent pas tourner en règle. Je doute que, du temps de Louis de la Trémoïlle[3], les maréchaux de France fussent encore bien nettement officiers de la couronne comme ils le sont devenus depuis[4]. Leur petit nombre fixé

Maine donné dans notre tome XII, p. 517-522, celui de 1747 publié dans notre tome XIII, p. 551-563, celui de Jean du Bouchet indiqué dans la note 3 de la page 296 du même tome XIII, et le début du tome II de la *Chronologie historique militaire*, par Pinard, p. 1-84. Le mémoire de J. du Bouchet (que Ludovic Lalanne avait publié, avant le comte de Cosnac, dans l'Appendice du tome II de la *Correspondance de Bussy*, p. 467-471, et qu'Expilly avait cité dans son *Dictionnaire géographique*, tome III, p. 227) se retrouve en original dans les Papiers de Saint-Simon (Affaires étrangères, *France* 167, fol. 80-84) : on peut supposer que les pages que nous avons ici en sont inspirées.

1. Louis II de la Trémoïlle, surnommé le Chevalier sans reproche, né le 20 septembre 1460, d'abord page du roi Louis XI, commanda en 1488 l'armée qui opéra contre le duc de Bretagne et les princes coalisés, et de même en Poitou, Saintonge et Aunis en 1490, et en Italie en 1498. Charles VIII l'avait créé premier chambellan le 9 novembre 1495; Louis XII le fit amiral de Guyenne et de Bretagne en 1502. Il combattit à Fornoue, à Agnadel, à Novare, à Marignan, fit lever le siège de Marseille en 1523, et fut tué le 24 février 1525, à la bataille de Pavie. Jean Bouchet a fait de lui un panégyrique qui a été publié en dernier lieu (1881) par feu L. Sandret, et M. le duc de la Trémoïlle actuel lui a consacré une partie de son tome II des *La Trémoïlle pendant cinq siècles*, puis un volume spécial, en 1875, sur la guerre de Bretagne en 1488.

2. Charles de Valois, fils naturel de Charles IX et de Marie Touchet: tome III, p. 61. Voyez l'explication de ce qui se passa au siège de la Rochelle dans le mémoire du duc du Maine, tome XII, p. 518-519.

3. Ses pouvoirs pour commander l'armée de Bretagne en 1488 sont imprimés dans le tome II des *La Trémoïlle*, p. 111-112.

4. Sur l'origine et les progrès des maréchaux de France, on peut voir Du Tillet, *Recueil des rois de France*, p. 389-399, Claude Fauchet, *Origine des dignités*, p. 67-69, la notice mise par les continuateurs du P. Anselme, dans leur tome VI, en tête de l'*Histoire généalogique des maréchaux de France*, p. 615 et suivantes, le tome II, p. 15-19, de la *Milice françoise* du P. Daniel, etc. Brantôme a fait ressortir la grandeur de la dignité de maréchal (ses *Œuvres*, tome V, p. 184-185). — Du Bou-

les rendoit plus considérables que leurs offices, qui à peine quittoient[1] leurs premières fonctions militaires au sortir de l'écurie du Roi, et très subalternes au connétable, qui en étoit sorti avant eux[2]; et ces premières fonctions militaires étoient des chevauchées par le Royaume, qu'ils partageoient entre eux pour visiter les troupes, en faire les revues et pourvoir à leur discipline et à leur subsistance. L'office de connétable n'étoit presque jamais vacant[3]; il offusquoit[4] étrangement le leur. On sait quels[5] étoient la faveur, la puissance, les établissements et le mérite personnel de Louis de la Trémoïlle, sous qui tout ployoit alors, et qui s'en prévalut[6]. Pour la maison de Lorraine, on aura répondu à tout en alléguant la tyrannie[7] des Guises et de leur formidable Ligue[8]; qui fait des maréchaux de France peut bien les commander : M. de Mayenne en fit cinq ou six[9], parmi lesquels MM. de la Chastre et de Brissac[10] furent reconnus pour tels par Henri IV à leur

chet disait : « Lorsque Louis de la Trémoïlle a commandé Baudricourt et Trivulce en Italie, la charge de maréchal n'étoit pour lors qu'une commission à temps, et non pas à vie, et qui cessoit quand il plaisoit au Prince, sans ternir l'honneur de celui qui en avoit été honoré. »

1. *Quittoient* est en interligne, au-dessus de *sortoient de*, biffé.

2. Tome XIV, p. 221-222.

3. Voyez la suite des CONNÉTABLES dans l'*Histoire généalogique*.

4. Verbe déjà relevé, dans ce sens propre, au tome XI, p. 41.

5. Il y a *quelle*, par mégarde, dans le manuscrit.

6. Voyez le *Panégyrique* cité ci-dessus de Jean Bouchet, p. 67-68 et 131. En 1495, Louis de la Trémoïlle avait signé le traité de Nantes avant les maréchaux de Gyé et de Baudricourt, et il commanda à différentes reprises au-dessus des maréchaux, notamment à Agnadel. Guichardin l'appelait « le plus grand capitaine du monde, » et Paul Jove « la gloire de son siècle, l'ornement de la monarchie française. »

7. La première lettre de ce mot surcharge un *p*.

8. Voyez les exemples énumérés dans le mémoire du duc du Maine, tome XII, p. 518. Du Bouchet parle du duc de Guise sous Henri II, au temps du connétable de Montmorency, et de MM. de Mayenne, de Guise et d'Elbeuf sous Louis XIII.

9. Déjà dit au tome V, p. 271-272.

10. Claude de la Chastre (tome XI, p. 190), et Charles II de Cossé (tome VI, p. 69).

accommodement. Quant à M. d'Angoulême, ce fut le fruit d'un gouvernement odieux et étranger. Il étoit confiné en prison pour le reste de ses jours, en commutation de la perte de sa tête à quoi il avoit été juridiquement condamné plusieurs années avant la mort d'Henri IV[1]; la tyrannie de Marie de Médicis et de son maréchal d'Ancre souleva tout et arma les princes : le maréchal d'Ancre[2], éperdu, ne put leur opposer que M. d'Angoulême, qui, du cachot, passa subitement à la tête de toutes les forces du Roi[3], et qui s'en prévalut dans les suites[4]. C'est l'exemple qui blessa M. d'Épernon[5], qui ne voulut plus obéir aux maréchaux de France, et qui, toujours depuis, commanda des corps séparés dans une entière indépendance, et qui, se trouvant avec eux, comme à Saint-Jean-d'Angely, à la Rochelle et ailleurs, eut son quartier et son commandement à part, sans prendre ni jamais recevoir leurs ordres. Mais, entre les disparades trop familières à notre nation, celle qui regarde l'office des maréchaux de France est difficile à

1. Il avait été arrêté en novembre 1604 pour des intrigues avec la marquise de Verneuil, sa sœur utérine (*Mémoires de Bassompierre*, tome I, p. 157-158; *Mercure françois*, tome I, fol. 8-10). Il portoit alors le titre de comte d'Auvergne. Des copies de son procès existent dans plusieurs de nos dépôts de manuscrits.

2. Tomes II, p. 30, et XIV, p. 180.

3. C'est le 26 juin 1616 que M. d'Angoulême sortit de prison (*Mercure françois*, tome IV, 2e partie, p. 139), et, dès le milieu d'août, il fut envoyé à la tête de quatorze compagnies des gardes françaises et d'un corps de cavalerie pour reprendre Péronne, dont le duc de Longueville s'était emparé (*Mémoires de Bassompierre*, tome II, p. 76-77). Du Bouchet rappelle les conflits du duc d'Angoulême avec Bassompierre et Schönberg au siège de la Rochelle. Lorsque le duc mourut en 1650, la *Gazette* compta (p. 1320) qu'il avait commandé vingt-quatre fois les armées royales; c'est à ce titre que Pinard a donné la suite de ses services dans le tome I de la *Chronologie militaire*, p. 382-388.

4. Voyez les *Mémoires de Bassompierre*, tome III, p. 301, 307-319 et 346-349, le mémoire du duc du Maine, dans notre tome XII, p. 518-519, et aussi notre tome XIII, p. 552.

5. Jean-Louis de Nogaret : tome II, p. 22. Pinard a donné un abrégé de sa carrière dans le tome I de la *Chronologie militaire*, p. 325-343.

comprendre. C'est le seul qui ait continuellement acquis, et qui se soutienne dans les honneurs les plus marqués et les plus délivrés de toute dispute; et c'est aussi le seul que les princes étrangers ou bâtards dédaignent comme au-dessous d'eux, jusque-là qu'il n'y a point d'exemple d'aucun qui ait été maréchal de France, tandis qu'ils courent tous après tous les autres offices de la couronne. En même temps, quelles différences de fonctions! Le grand chambellan[1] n'a plus que celle de servir le Roi quand il s'habille, ou qu'il mange à son petit couvert; il est dépouillé de tout le reste[2], et n'a nulle part aucun ordre à donner, ni qui que ce soit sous sa charge. Le grand écuyer[3] met le Roi à cheval, et commande uniquement à la grande écurie : en quoi, pour la réalité, il n'est pas plus que le premier écuyer. Le colonel général de l'infanterie[4] et le grand maître de l'artillerie[5] commandent, à la vérité, à des gens de guerre; mais, s'ils se trouvent dans les armées,

1. Tome VI, p. 401. Voyez les provisions de Louis de la Trémoïlle, en 1495, dans le tome II des *La Trémoïlle pendant cinq siècles*, p. 124-126. La suite de ces grands officiers est donnée dans le tome VIII de l'*Histoire généalogique*, p. 437-462.

2. Voyez *ibidem*, p. 395-436, les Grands Chambriers.

3. Tome I, p. 182; *Histoire généalogique*, tome VIII, p. 463-512.

4. Créé vers 1544 par François Ier, le colonel général de l'infanterie eut à l'origine la nomination de tous les officiers, et il devint officier de la couronne en 1589 selon de Thou. Les deux derniers ont été le duc d'Épernon, dont il vient d'être parlé, puis son fils, après lesquels la charge a été supprimée en 1661; elle ne ressuscitera qu'en 1721. On peut voir ce qu'en disent le P. Daniel, dans sa *Milice françoise*, tome I, p. 267-288, Pinard, dans sa *Chronologie*, tome III, p. 507-559, et les auteurs de l'*Histoire généalogique*, tome VIII, p. 213-222.

5. *Milice françoise*, tome II, p. 523-528. A l'origine, cet officier, sous le titre de maître général des artilleries de France, était subordonné au grand maître des arbalétriers. Lorsque cette dernière charge eut été supprimée, en 1477, on en créa quatre de maîtres de l'artillerie, qui, dès 1493, furent réunies en une seule sous le titre de grand maître; celle-ci ne fut érigée en charge de la couronne que pour Sully, en 1601. Ses privilèges et ses avantages pécuniaires étoient fort considérables. (*Histoire généalogique*, tome VIII, p. 125-194.)

ils obéissent sans difficulté aux maréchaux de France. L'office de ceux-là est plus ancien que ces trois derniers, et même que celui de l'amiral[1], et les fonctions des maréchaux de France sont bien autrement nobles, puisqu'ils n'en ont d'autres que de commander les armées, de donner l'ordre partout où ils se trouvent avec des gens de guerre, et d'être les juges de la noblesse sur le point d'honneur[2]. Jusqu'au grand maître de France[3], qui depuis longtemps

1. Tome IV, p. 45; *Histoire généalogique*, tome VII, p. 731-920.

2. Il a déjà été dit un mot de cette fonction, honorable entre toutes, des maréchaux de France : tome V, p. 140, note 1. Le « point d'honneur » nous venait très probablement du *punto* que les Espagnols et les Italiens tenaient des Arabes. Le *Dictionnaire de Trévoux* dit que, « dans la morale du monde, c'est ce en quoi on fait consister l'honneur, c'est-à-dire certaines règles, certaines manières d'où les hommes croient que leur honneur dépend; » et Montesquieu a complété la définition en ces termes : « C'est proprement le caractère de chaque profession; mais il est plus marqué chez les gens de guerre, et c'est le « point d'honneur » par excellence. Si l'on suit les règles du point d'honneur, on périt sur l'échafaud, et, si l'on suit celles de la justice, on est banni pour jamais de la société des hommes. » Le moraliste Antoine de Courtin avait écrit un traité du *Point d'honneur;* Lesage en a fait le sujet d'une comédie imitée de l'espagnol, et le P. du Cerceau en composa une autre, en 1718, pour les élèves des Jésuites. Quant au « tribunal du point d'honneur, » nous avons déjà vu qu'il était composé des maréchaux de France, sous la présidence de leur doyen, avec des lieutenants dans chaque province, mais que les ducs ne voulaient pas reconnaître sa juridiction. Il date du règne d'Henri IV, et un édit d'octobre 1704 y a créé des offices de conseillers-rapporteurs, de secrétaires-greffiers et d'archers-gardes de la connétablie, mais sans qu'on ait pu en faire le débit (Papiers du Contrôle général, G7 1552). Saint-Simon aura lieu d'en parler longuement en 1713, et, au même propos, de revenir sur les prétentions des maréchaux de France à juger les ducs et pairs. Le tome II des Portefeuilles militaires de Cangé, à la Bibliothèque nationale, renferme une suite de pièces relatives à des accommodements de querelles par eux; voyez aussi une procédure de l'année 1684, dans la *Revue du Centre*, année 1891, p. 428-432.

3. Le grand maître de France s'appela d'abord souverain maître d'hôtel du Roi, et il commandait à tous les officiers de l'hôtel; de 1526 à la Révolution, cette charge fut successivement occupée par des Mont-

est un prince du sang[1], il ne commande qu'aux maîtres d'hôtel, ne se mêle que des tables, et encore, depuis Henri III, à cause du dernier Guise[2], qui l'étoit, a-t-il perdu toute inspection sur tout ce qui regarde la bouche[3] du Roi, et, à cet égard, le premier maître d'hôtel[4] est indépendant de lui. J'ajoute que les princes du sang même sont colonels, maréchaux de camp, lieutenants généraux, et servent et roulent par ancienneté avec ceux qui ont les mêmes grades. A quoi mènent-ils, et que se propose-t-on en les acquérant? le bâton de maréchal de France; et c'est ce bâton dont aucun prince ne veut! Il faut avouer que c'est une manie, et qu'elle est tout à fait inintelligible. Les princes allemands, même souverains, n'ont pas cette fantaisie : ils sont ravis d'être faits feld-maréchaux[5], qui est la même chose que nos maréchaux de France, au jugement près du point d'honneur, qu'ils n'ont pas, et toutefois je doute qu'on fût bien reçu à leur proposer de céder à nos princes bâtards, ni à pas un de la maison de Lorraine.

Vendôme à Clichy. Son étrange réception à Bergeyck, etc.*, que le Roi lui envoie.

Vendôme en usa en cette occasion comme il avoit fait lorsqu'il avoit obtenu ce billet informe du Roi pour commander les maréchaux de France en Italie[6] : il partit sur-le-champ, *ne varietur*[7]. Le compliment du Roi au maréchal de Matignon lui avoit été fait le vendredi matin à Marly, 4 mai; ce même jour, Vendôme s'en alla de Marly à Clichy, pour en[8] partir le lundi suivant pour la Flandres[9] : il ne voulut pas être témoin du vacarme d'une telle nouveauté. Il n'y eut pas moyen de l'arrêter jusqu'au lendemain

morency, des Guise, des Bourbon-Soissons et des Condé (*Histoire généalogique*, tome VIII, p. 309-392).

1. Depuis 1589, où la charge fut donnée au comte de Soissons.
2. Henri Ier, tué en 1588 : tome V, p. 232. — 3. Tome VIII, p. 162.
4. Tomes VIII, p. 162, et XII, p. 86.
5. Tomes VI, p. 25, et XII, p. 205. — 6. Ci-dessus, p. 24.
7. De peur de variation, comme ci-dessus, p. 20.
8. Les mots *p^r^ en* surchargent *d'ou i[l]*, effacé du doigt.
9. *Dangeau*, p. 130-131; *Sourches*, p. 74-76; ci-après, p. 34.

* Cet *etc.* a été ajouté après coup.

samedi, 5 mai, que Bergeyck, de nouveau mandé pour prendre avec lui de nouvelles et dernières mesures, devoit arriver tout droit à Marly pour s'en retourner tout court en Flandres, après avoir donné seulement un jour à Marly, où il fut logé dans le pavillon où étoit Chamillart[1]. Il ne s'agissoit plus de la révolte des Pays-Bas depuis le malheureux succès d'Écosse[2] : le Roi voulut, dans ce changement des mesures, consulter Bergeyck sur celles à achever de fixer pour la campagne, où l'envoi de son petit-fils lui faisoit prendre un double intérêt, et Bergeyck, qui étoit l'âme de toutes les affaires en Flandres[3], ne pouvoit s'en absenter, en ce point surtout de l'ouverture si prochaine de la campagne, sans beaucoup d'inconvénient. Il arriva tard le samedi 5[4]. Le dimanche 6, il travailla le matin avec le Roi et Chamillart avant le Conseil. L'après-dînée, le Roi s'amusa à lui faire les honneurs de ses jardins et à le promener partout; le soir, il travailla deux heures avec lui et Chamillart chez Mme de Maintenon[5]. Après le travail du matin, le Roi envoya à Clichy Bergeyck, Chamlay et Puységur[6], conférer avec M. de Vendôme, pour revenir dîner

1. Le troisième pavillon du côté des dames. Dangeau dit, le 5 mai (p. 130) : « M. de Bergeyck arriva ici de Mons; le Roi lui a fait donner l'appartement qui est au-dessous de celui de M. de Chamillart. Il ne demeurera ici qu'un jour, et compte être de retour à Mons mardi. C'est un homme qui gouverne les finances du roi d'Espagne en Flandre depuis longtemps, et qui est en grande réputation et de capacité et de probité. C'est chez lui que M. de Chamillart a logé pendant qu'il étoit à Mons, et ils sont en fort grande amitié. »

2. Tome XV, p. 408-409.

3. Déjà même il est engagé dans des négociations secrètes pour la paix, soit avec l'Angleterre, soit avec la Hollande.

4. « Le matin, on apprit que Bergeyck.... étoit arrivé le soir précédent à Clichy, en même temps que le duc de Vendôme, et, sur-le-champ, le Roi lui dépêcha le comte de Saint-Frémond pour l'amener à Marly, où il arriva le soir; mais il ne vit pas le Roi ce jour-là » (*Sourches*, p. 74-75).

5. Ces détails sont pris à Dangeau, p. 130-131.

6. Chamlay et Puységur ont accompagné Chamillart dans son mystérieux voyage de Flandre : ci-dessus, p. 1. L'annotateur des *Mémoires*

à Marly à trois heures, se promener ensuite comme je viens de dire, rendre compte du voyage de Clichy chez Mme de Maintenon le soir, et y résumer tout avec le Roi, et recevoir ses derniers ordres pour s'en retourner le lendemain 7 en Flandres[1]. On voit ici l'excès de la complaisance du Roi pour le duc de Vendôme, et l'orgueil démesuré de celui-ci : faire perdre tout ce temps à Bergeyck pour l'aller trouver à Clichy dans le seul jour qu'il a à demeurer ici, au lieu de retenir à Marly Vendôme vingt-quatre heures de plus pour y voir Bergeyck et y conférer, et résoudre tout sous les yeux du Roi ensemble. Voilà donc Bergeyck, Puységur et Chamlay courant à Clichy après M. de Vendôme : ils l'y trouvèrent dans le salon de la maison de Crozat[2], au milieu d'une nombreuse et fort médiocre compagnie, qui se promenoit les mains derrière son dos. Il fut à eux, et leur demanda ce qui les amenoit : ils lui dirent que le Roi les envoyoit vers lui. Sans les tirer seulement dans une fenêtre, et sans bouger de la même place, il se fit expliquer à voix basse de quoi il s'agissoit. La réponse du héros fut courte : il leur dit tout haut qu'il seroit sur la frontière presque aussitôt que Bergeyck à Mons, que, sur

de Sourches dira, en 1710 (tome XII, p. 157), que Chamlay ne faisait plus depuis longtemps sa charge de grand maréchal des logis de la maison du Roi, et ne s'occupait que d'affaires secrètes; cependant le Roi et Chamillart ne manquaient pas de le consulter sur la guerre dans chaque occasion embarrassante, et, comme il a été dit p. 1, une multitude de mémoires fournis ainsi par lui, et très importants, se retrouvent au Dépôt.

1. « Le 6, au matin, le ministre d'État de Chamillart amena Bergeyck chez le Roi, après son lever, et il lui donna une audience dans son cabinet. Sur les cinq heures du soir, le Roi lui fit voir les eaux de Marly, et il parut accompagné du comte du Monasterol et de Samuel Bernard. Le soir, il travailla chez la marquise de Maintenon avec le Roi, le duc de Bourgogne, le ministre d'État de Chamillart et Puységur, et l'on sut qu'il devoit partir le lendemain pour se rendre en deux jours à Mons. » (*Sourches*, p. 75.) C'est évidemment à cette conférence que notre auteur a fait une allusion prématurée dans le volume précédent, p. 408-412.

2. Tome VI, p. 199.

les lieux, il travailleroit avec plus de justesse; et, avec une demi-révérence et une pirouette, il alla rejoindre sa compagnie, qui s'étoit tenue éloignée par discrétion[1]. Leur surprise à tous trois fut sans pareille : quoiqu'ils le connussent bien, ils demeurèrent quelques moments immobiles d'un mépris si audacieux et si public pour des affaires de cette première importance, et pour des gens comme eux envoyés exprès par le Roi pour en conférer avec lui et en[2] rapporter au Roi le résultat le jour même. Le Roi, fort surpris de les voir si tôt de retour, leur en demanda la cause : ils se regardèrent; enfin Puységur, plus hardi, raconta le succès[3] du voyage. Le Roi ne put se contenir de laisser échapper un geste qui fit[4] connoître ce qu'il pensoit; mais ce fut tout, et, après un moment de silence, il les envoya travailler et dîner chez Chamillart, pour montrer après ses jardins à Bergeyck. La journée se passa comme je l'ai dit d'abord[5], et, le lendemain, 7 mai[6], Bergeyck, dès le matin, repartit pour Mons[7]. Ce trait de Vendôme fit grand bruit; enté si frais sur ce qui venoit de se passer du maréchal de Matignon[8], il en redoubla le vacarme, et, à moi, l'intime persuasion de tout ce que j'avois prédit[9] à M. de Beauvillier. L'audace de Vendôme à l'égard du Roi même et de ses affaires les plus importantes, et la foiblesse du Roi à un trait si public et si marqué, me devinrent des

1. L'annotateur des *Mémoires de Sourches* a ajouté à l'article du 6 mai sur Bergeyck (p. 75, note 9) : « On disoit, quelques jours après, qu'ayant été, le même soir, trouver le duc de Vendôme à Clichy, et lui ayant proposé les choses qui avoient été résolues le soir précédent, le duc lui avoit répondu : « Monsieur, je suis venu ici pour me reposer, et non pas pour parler d'affaires; nous verrons quand nous « serons sur les lieux. » On trouvera à l'appendice VI, p. 541-542, la version du secrétaire de Vendôme.

2. *En* surcharge une *l*. — 3. Le résultat.

4. En interligne, au-dessus de *laissa*, biffé. — 5. Ci-dessus, p. 31.

6. La date de jour a été placée en interligne, au-dessus d'un premier *7*, qui surchargeait un *6*.

7. *Dangeau*, p. 131. — 8. Ci-dessus, p. 23-24.

9. *Prédit* est en interligne, au-dessus de *dit*, biffé.

garants sûrs de tout ce que j'avois prévu. Je laissai à Puységur les réflexions à faire faire là-dessus au duc de Beauvillier[1]; je n'en voulus même suggérer aucune au premier, et je ne parlai pas même de Clichy à M. de Beauvillier, ni à M. de Chevreuse : il n'étoit plus temps de rien. M. de Vendôme partit de Clichy pour la Flandre le lundi 7 mai, comme il l'avoit résolu[2].

Le Roi coupe plaisamment la bourse* à Samuel Bernard.

Je ne veux pas omettre une bagatelle dont je fus témoin à cette promenade où le Roi montra ses jardins à Marly, et dont la curiosité de voir les mines et d'ouïr les propos du succès du voyage de Clichy m'empêchèrent[3] d'en rien perdre[4]. Le Roi, sur les cinq heures, sortit à pied, et passa devant tous les pavillons[5] du côté de Marly; Bergeyck sortit de celui de Chamillart pour se mettre à sa suite. Au pavillon suivant, le Roi s'arrêta : c'étoit celui de Desmaretz, qui se présenta avec le fameux banquier Samuel Bernard[6], qu'il avoit mandé pour dîner[7] et travailler avec lui[8]. C'étoit

1. On a vu dans notre tome V, p. 157-158, que c'est le duc de Beauvillier qui l'avait fait choisir, en 1698, comme gentilhomme de la manche du duc de Bourgogne. — Ici, *Puyssegur*.

2. *Sourches*, p. 76. Dangeau ne mentionne pas son départ. On trouvera ci-après, p. 542, la lettre que Chamillart lui adressa le même jour, pour le rassurer sur la portée de sa patente.

3. Il y a bien *m'empecherent*, au pluriel, dans le manuscrit, et *d'en*, qui suit, est en interligne, au-dessus d'un *de* biffé.

4. Nous avons déjà indiqué dans le tome V, p. 175, quel logement fut attribué au ménage Saint-Simon, au moins à partir de 1711.

5. Les pavillons de Marly (ci-dessus, p. 31) étaient au nombre de douze, placés sur deux lignes en avant du château, six du côté du bourg, six du côté de la chapelle, reliés entre eux par des berceaux de treillage, et de forme carrée comme le château. Le côté de la chapelle était pour les hommes, l'autre pour les dames. Les façades étaient décorées de sculptures et de fresques représentant des scènes mythologiques, qui servaient à désigner chacun; c'est ainsi qu'il y avait ceux de Vénus, de l'Abondance, etc. (Dussieux, *Château de Versailles*, tome II, p. 376-378.)

6. Tomes IV, p. 190, et XIII, p. 434.

7. L'initiale de *disner* surcharge un *v*.

8. C'est toujours la promenade du 6 mai 1708 : *Dangeau*, p. 131.

* *Bource*, par un *c*, et plus loin *bourse*, régulièrement écrit.

le plus riche de l'Europe, et qui faisoit le plus gros et le plus assuré commerce d'argent[1]; il sentoit ses forces, il y vouloit des ménagements proportionnés, et les contrôleurs généraux, qui avoient bien plus souvent affaire de lui qu'il n'avoit d'eux, le traitoient avec des égards et des distinctions fort grandes[2]. Le Roi dit à Desmaretz qu'il étoit bien aise de le voir avec M. Bernard, puis, tout de suite, dit à ce dernier : « Vous êtes bien homme à n'avoir jamais vu Marly. Venez le voir à ma promenade, je vous rendrai après à Desmaretz. » Bernard suivit, et, pendant qu'elle dura, le[3] Roi ne parla qu'à Bergeyck et à lui, et autant à lui qu'à l'autre, les menant partout et leur montrant tout également avec les grâces qu'il savoit si bien employer quand il avoit dessein de combler[4]. J'admirois, et je n'étois

et *Sourches*, p. 75 (ci-dessus, p. 32, note 1); mais le premier de ces deux journaux ne prononce pas le nom de Samuel Bernard.

1. M. Victor de Swarte a consacré deux récentes études à Samuel Bernard considéré comme banquier de la cour ou du Trésor royal.

2. Nous avons sa correspondance avec eux dans le carton G⁷ 1120 des Papiers du Contrôle général. On a déjà vu, en 1697, Bernard fournir dans les vingt-quatre heures un million en or et dix en argent, pour les frais de l'élection du prince de Conti en Pologne, et cela lui a fait obtenir des lettres de noblesse en août 1699 (Arch. nat., X¹ᴬ 8694, fol. 79 v°), sur la demande de Mansart, beau-père de sa fille. En octobre 1705, il s'est joint aux trésoriers de l'extraordinaire des guerres pour aider Chamillart. Ce ministre, en 1707, a eu recours à lui (lettre à Vendôme, du 20 mai, dans le ms. Fr. 14178, fol. 174) pour fournir l'argent nécessaire à l'armée de Flandre et pour assurer les besoins du duc d'Orléans en Espagne (*Gazette d'Amsterdam*, 1708, n°ˢ LXXXIII et LXXXIV; Esnault, *Michel Chamillart*, tome II, p. 215-218; ci-après, p. 660). La *Correspondance des Contrôleurs généraux*, tome III, n°ˢ 155, 240, 277, 304, 379, 383, 422, 550, 646, 831, 870, etc., fait voir combien Desmaretz usa de son crédit après Chamillart.

3. Il y a *ne*, pour *le*.

4. Le Roi avait déjà fait les honneurs de Versailles, en 1698, à l'ambassadeur Portland (notre tome V, p. 67, note 6), et, de même, il montrera ses jardins à Mme Desmaretz et à son propre confesseur, en avril 1709 (*Dangeau*, tome VII, p. 391-392); mais, à l'habitude, et même pour des personnages importants, il chargeait Mansart de diriger ces promenades (*Sourches*, tome X, p. 187; ci-après, p. 40, note 6).

pas le seul, cette espèce de prostitution du Roi, si avare de ses paroles, à un homme de l'espèce de Bernard[1]. Je ne fus pas longtemps sans en apprendre la cause, et j'admirai alors où les plus grands rois se trouvent quelquefois réduits. Desmaretz ne savoit plus de quel bois faire flèche[2]; tout manquoit, et tout étoit épuisé. Il avoit été à Paris frapper à toutes les portes : on avoit si souvent et si nettement manqué à toutes sortes d'engagements pris, et aux paroles les plus précises, qu'il ne trouva partout que des excuses et des portes fermées[3]. Bernard, comme les autres, ne voulut rien avancer : il lui étoit beaucoup dû. En vain Desmaretz lui représenta l'excès des besoins les plus pressants, et l'énormité des gains qu'il avoit faits avec le Roi; Bernard demeura inébranlable. Voilà le Roi et le ministre cruellement embarrassés. Desmaretz dit au Roi que, tout bien examiné, il n'y avoit que Bernard qui pût le tirer d'affaires parce qu'il n'étoit pas douteux qu'il n'eût les plus gros fonds et partout, qu'il n'étoit question que de vaincre sa volonté, et l'opiniâtreté même insolente qu'il lui avoit montrée; que c'étoit un homme fou de vanité, capable d'ouvrir sa bourse, si le Roi daignoit le flatter[4].

1. « Juif, fils de juif, mort surintendant de la maison de la Reine, maître des requêtes, riche de neuf millions, et banqueroutier, » dit Voltaire dans une lettre à Helvétius, en 1761. Et cependant le même Voltaire, dans ses notes sur *l'Inégalité des conditions* de Rousseau (1755), avait écrit :

> Et ce Bernard qu'on vante est heureux en effet,
> Non pour le bien qu'il a, mais pour le bien qu'il fait.

2. « On dit proverbialement et figurément qu'un homme *ne sait de quel bois faire flèche* pour dire qu'il est dans un extrême embarras ou dans une grande nécessité » (*Académie*, 1718). Nous avons eu, dans le tome I, p. 250, *voir de quel bois on se chauffe*, et l'on trouve dans le tome XVI de l'édition de 1873, p. 269, *faire flèche de tout bois*.

3. Au lendemain de sa nomination, nous avons vu (tome XV, p. 561) un traitant de très basse catégorie, Miotte, lui faire des offres d'argent.

4. Baudrillart, dans son *Histoire du Luxe*, tome IV, p. 160, a reconnu à Samuel Bernard de l'ordre et de la probité, un caractère exempt d'insolence, libéral et bienfaisant.

Dans la nécessité si pressante des affaires, le Roi y consentit, et, pour tenter ce secours avec moins d'indécence et sans risquer de refus, Desmaretz proposa l'expédient que je viens de raconter. Bernard en fut la dupe : il revint de la promenade du Roi chez Desmaretz[1] tellement enchanté, que, d'abordée, il lui dit qu'il aimoit mieux risquer sa ruine que de laisser dans l'embarras un prince qui venoit de le combler, et dont il se mit à faire des éloges avec enthousiasme. Desmaretz en profita sur-le-champ, et en tira beaucoup plus qu'il ne s'étoit proposé[2].

Mort, fortune et caractère de Mansart. [*Add. St-S. 807*]

Pendant ce même voyage[3], Mansart y mourut fort brusquement[4]. Il étoit surintendant des bâtiments, et personnage sur lequel il faut s'arrêter un moment[5]. C'étoit un grand homme bien fait, d'un visage agréable[6], et de la lie du peuple, mais de beaucoup d'esprit naturel, tout tourné à l'adresse et à plaire, sans toutefois qu'il se fût épuré de la grossièreté contractée dans sa première condition[7]. D'abord

1. Avant *Desmarests*, Saint-Simon a biffé *Chamillar[t]*.

2. En février déjà, Bernard venait de fournir six millions en lettres de change pour l'armée du duc d'Orléans (*Dangeau*, p. 80). Nous verrons plus loin ce qu'il fera pour la défense de Lille.

3. A Marly.

4. Le 11 mai, sept heures du soir, à l'âge de soixante-trois ans : *Dangeau*, p. 134; *Sourches*, p. 77-78; *Gazette*, p. 240; *Mercure* de mai, p. 294-299; *Gazette d'Amsterdam*, n° XLI.

5. Le plus essentiel a déjà été dit dans notre tome VI, p. 95-97.

6. Les portraits de Jules Hardouin-Mansart sont nombreux : outre celui de Rigaud appartenant maintenant au musée Condé, l'Académie de peinture et de sculpture, dont il fut installé protecteur en février 1699, en commanda un autre à Fr. de Troy, qui fut gravé par Simonneau aîné, et Vivien en fit un troisième, au pastel, qu'Édelinck a reproduit par la gravure. Son buste, par Coysevox (1670), est aujourd'hui au musée de Versailles, n° 1674, et un autre, par Lemoyne, est au Louvre; un troisième, exécuté par Coustou le jeune, et très estimé, fut donné à la bibliothèque de l'abbaye Sainte-Geneviève, en 1738, par sa fille Mme de Montargis.

7. D'après une généalogie de d'Hozier qui se trouve au Cabinet des titres et dans le ms. Clairambault 754, fol. 192 v°, et d'après les textes

tambour, puis tailleur de pierre, apprentif[1] maçon, enfin piqueur[2], il se fourra auprès du grand Mansart[3] qui a laissé une si grande réputation parmi les architectes, qui le poussa dans les bâtiments du Roi, et qui tâcha de l'instruire et d'en faire quelque chose. On le soupçonna d'être son bâtard; il se dit son neveu[4], et, quelque temps après sa mort, arrivée en 1666, il prit son nom[5] pour se faire connoître et se donner du relief, qui lui réussit[6]. Il monta par degrés, se fit connoître au Roi, et profita si bien

du *Dictionnaire critique* de Jal, p. 832, Raphaël Hardouin, père de Jules, était un jeune peintre issu du mariage de Bertin Hardouin, peintre aussi, marié à une fille du célèbre sculpteur Martin des Jardins. Raphaël, baptisé le 27 juin 1612, épousa en 1637 Marie Gautier, fille de Germain Gautier, architecte nantais, et de Marie Manchard, laquelle était fille d'un premier François Manchard, dit Mansart, et celui-ci avait pour mère Michelle le Roi, sœur d'un maçon et belle-sœur d'un serrurier dont la petite-fille, pauvre mendiante, réclama en justice la succession du grand Mansart (1701). C'est donc de ce côté-là qu'il pouvait y avoir de la « grossièreté, » quoique pourtant il semble acquis que Jules Hardouin eut aussi des commencements très modestes (notre tome VI, p. 96, note 2, et ci-après, Additions et corrections, p. 660). Raphaël mourut avec le titre de peintre ordinaire du Roi, mais non de premier peintre du cabinet comme l'a dit l'abbé Lambert. Les lettres d'anoblissement qui furent accordées à son fils en septembre 1682 (Arch. nat., X^{1A} 8676, fol. 447 v°) rapportent que le père s'était acquis lui-même un mérite particulier auprès du Roi par une expérience consommée.

1. Nous avons déjà trouvé *apprentif* au tome X, p. 158; plus loin (p. 56), notre auteur écrira : *apprenti*.

2. « Dans les bâtiments, on appelle *picqueur* un homme qui a soin de tenir le rôle des maçons, des tailleurs de pierre, manœuvres et autres ouvriers qui servent, et de marquer quand ils sont absents » (*Académie*, 1718).

3. François Mansart : tome VI, p. 95.

4. La première fois (tome VI, p. 95), notre auteur a dit que Hardouin était bien neveu de Mansart, mais d'une autre famille. Il était réellement son petit-neveu par sa mère.

5. *Nom* est en interligne. — Dès 1671, il signait : HARDOUIN-MANSART. En 1666, il travaillait avec Libéral Bruant à l'hôtel, mais non à la place de Vendôme, et l'on dit que le Roi l'y distingua.

6. Son père le fit agréer pour les travaux de Clagny, en 1672, puis pour ceux de Saint-Germain, et il suppléa le Nostre pour les jardins.

de sa familiarité, passée des seigneurs aux valets et aux maçons, que, trouvant en lui les grâces de l'obscurité et du néant, il crut lui trouver aussi les[1] talents de son oncle[2], et se hâta d'ôter Villacerf malgré lui, comme on l'a vu en son lieu[3], et de mettre Mansart en sa place. Il étoit ignorant dans son métier; de Coste[4], son beau-frère[5], qu'il fit premier architecte[6], n'en savoit pas plus que lui[7]. Ils tiroient leurs plans, leurs desseins, leurs lumières, d'un dessinateur des bâtiments nommé l'Assurance, qu'ils tenoient tant qu'ils pouvoient sous clef[8].

1. *Les* corrige un *d*.

2. Hardouin-Mansart est généralement regardé comme fort inférieur à son grand-oncle. Celui-ci, dit Henri Martin (*Histoire de France*, tome XIII, p. 237), avait poussé à l'imitation servile de l'antique; son neveu fut le Lebrun de l'architecture. Voyez ci-après, p. 49, note 3.

3. En 1699 : tome VI, p. 93-97.

4. Robert de Cotte, et non *Coste*, né à Paris le 14 janvier 1657, prétendait descendre d'un Jean de la Coste, architecte-ingénieur au temps du siège de la Rochelle (Papiers du P. Léonard, MM 824, fol. 83). Il était depuis vingt-cinq ans dans les bâtiments, lorsque, en 1699, la protection de J. Hardouin-Mansart lui fit donner la place d'architecte ordinaire du Roi et directeur de l'Académie royale d'architecture. Vice-protecteur de l'Académie de peinture et de sculpture, intendant et ordonnateur général des bâtiments, il fut anobli en mars 1702 (X^{1a} 8696, fol. 140, et O^1 46, fol. 32), eut par la suite le cordon de Saint-Michel, fut pourvu de la place de premier architecte à la mort de son beau-frère, et mourut à Passy, le 14 juillet 1735. Son buste par Coysevox est au musée de Versailles, n° 799, et son portrait, par Rigaud (1713), au Louvre, n° 834. Le *Nouveau dictionnaire des architectes*, par M. Ch. Bauchal, contient (p. 158-159) la plus récente notice sur cet architecte. Une partie de ses papiers est au Cabinet des manuscrits.

5. Il avait épousé une sœur d'Anne Bodin, la femme d'Hardouin-Mansart, toutes deux filles d'un payeur des Suisses.

6. On vient de voir (note 4) que R. de Cotte ne fut premier architecte qu'à la mort de Mansart.

7. Ses principales œuvres sont à Notre-Dame, à la chapelle de Versailles, à Saint-Roch, à Trianon, etc.

8. Pierre Cailleteau, dit l'Assurance (ici, *l'Asseurance*), travailla d'abord sous Mansart, puis fut chargé d'édifier les voûtes de la chapelle du château de Clagny, et construisit un grand nombre d'hôtels et de maisons particulières à Paris, dont le Palais-Bourbon. On lui

L'adresse[1] de Mansart étoit d'engager le Roi, par des riens en apparence, en des entreprises fortes ou longues, et de lui montrer des plans imparfaits, surtout pour ses jardins, qui, tout seuls, lui missent le doigt sur la lettre. Alors Mansart s'écrioit qu'il n'auroit jamais trouvé ce que le Roi proposoit; il éclatoit en admirations, protestoit qu'auprès de lui il n'étoit qu'un écolier, et le faisoit tomber de la sorte où il vouloit, sans que le Roi s'en doutât le moins du monde[2]. Avec ses plans, il s'étoit frayé l'entrée des cabinets, et peu à peu de tous, et partout, et à toutes les heures, même sans plans et sans avoir rien à dire de son emploi[3]. Il en vint à se mêler dans la conversation en ces heures privées; il y accoutuma le Roi à lui adresser la parole sur des nouvelles, et sur toute matière. Il hasardoit quelquefois des questions; mais il savoit prendre ses moments : il connoissoit le Roi en perfection, et ne se méprenoit point à se familiariser, ou à[4] se tenir sur la réserve. Il montra aux promenades des échantillons de cette privance, pour faire sentir[5] ce qu'il pouvoit[6]. Il n'en abusa point pour mal faire à personne;

attribue aussi le château de Petit-Bourg (tome XV, p. 258) et la conception des plans primitifs de l'hôtel d'Évreux, aujourd'hui palais de l'Élysée. Il mourut en 1723. On peut consulter à son sujet l'article que M. Ch. Bauchal lui a consacré.

1. Ce qui va suivre est la reproduction, presque mot pour mot, de l'Addition placée ici, n° 807, et se retrouve aussi dans la grande Addition sur Louis XIV (*Journal de Dangeau*, tome XVI, p. 81).

2. Un mémoire autographe de Mansart sur les bâtiments, avec les observations de Louis XIV, a été publié dans le *Bulletin monumental*, année 1883, p. 195-200.

3. Il méritait sa fortune, disent les *Mémoires de Sourches*, tome VI, p. 107, « par son habileté et par l'assiduité prodigieuse qu'il avoit eue pour complaire au Roi, même dans les temps où sa mauvaise santé l'en devoit dispenser. »

4. La préposition *à* est en interligne.

5. *Faire sentir* est en interligne, au-dessus de *monstrer*, biffé.

6. Dans les occasions ordinaires (ci-dessus, p. 35), le Roi lui laissait faire les honneurs de ses jardins, même à des visiteurs du plus haut rang, et l'on voit ainsi dans les *Mémoires de Sourches*, tome VIII,

mais il eût été dangereux de le blesser[1]. Il acquit ainsi une considération qui subjugua non seulement les seigneurs et les princes du sang, mais les bâtards et les ministres, qui le ménageoient, et jusqu'aux principaux valets de l'intérieur[2]. Sans se méconnoître en effet, la grossièreté qui lui étoit demeurée le rendoit ridiculement familier : il tiroit un fils de France par la manche, et frappoit sur l'épaule d'un prince du sang ; on peut juger comme il en usoit avec d'autres. Le Roi, qui trouvoit fort mauvais que les courtisans malades ne s'adressassent pas à Fagon et ne se soumissent pas en tout à lui, avoit la même foiblesse pour Mansart, et c'eût été un démérite dangereux, à qui faisoit des bâtiments ou des jardins, de ne s'abandonner pas à Mansart, qui aussi s'y donnoit tout entier[3] ; mais il n'étoit point habile. Il fit un pont à Moulins, où il alla plusieurs fois ; il le crut un chef-d'œuvre de solidité, il s'en vantoit avec complaisance. Quatre ou cinq mois après qu'il fut

p. 381, que, le 8 juin 1704, à Marly, il donna un repas magnifique au duc de Richelieu, puis ouvrit les jardins à plus de cinq cents personnes, et que le Roi l'en loua fort.

1. Certain jour que Louis XIV visitait l'avenue de Versailles plantée par Mansart en une nuit, il le fit couvrir par crainte du soleil, et dit à des gens qui s'étonnaient : « Je puis, en un quart d'heure, faire vingt ducs et pairs ; il faut des siècles pour faire un Mansart » (Cabinet des titres, *Pièces originales*, vol. 1480, dossier 33536, fol. 5).

2. L'annotateur des *Mémoires de Sourches* nomme (tome VI, p. 161) les principaux officiers de la maison du Roi qui étaient liés avec lui : la Salle, Sourches, Livry, Cavoye, Dangeau, Courtenvaux, et le duc de Lauzun, beau-frère de notre auteur. Une lettre de lui à Desmaretz, nouvellement nommé contrôleur général, est dans le *Musée des Archives nationales*, n° 926.

3. Outre ses travaux à Versailles, à Marly, à Saint-Germain, à Clagny, à Saint-Cyr, au Palais-Royal, etc., Mansart construisit les châteaux de Navarre, de Chamarande, de Sablé, de Laigle, augmenta ou modifia ceux de Dampierre, de Boufflers, de Pinon, de Serrant, de Gaillon, et les hôtels de Lorge, de Chimay, de Pennautier ; il édifia la flèche de la cathédrale d'Orléans, la façade de l'hôtel de ville de Lyon, le grand autel de la cathédrale de Narbonne, le dôme des Invalides ; il dessina le parc de Sourches, etc. Le duc de Lorraine, en 1700, lui fit commencer à Nancy de grands travaux d'embellissement.

achevé, Charlus[1] père du duc de Levis[2] vint au lever du Roi, arrivant[3] de ses terres tout proches[4] de Moulins[5], et il étoit lieutenant général de la province[6]. C'étoit un homme d'esprit, peu content, et volontiers caustique[7]. Mansart, qui s'y trouva, voulut se faire louer, lui parla du pont, et, tout de suite, pria le Roi de lui en demander des nouvelles. Charlus ne disoit mot. Le Roi, voyant qu'il n'entroit point dans la conversation, lui demanda des nouvelles du pont de Moulins. « Sire, répondit froidement Charlus, je n'en ai point depuis qu'il est parti; mais je le crois bien à Nantes présentement. — Comment! dit le Roi, de qui croyez-vous que je parle? C'est du pont de Moulins. — Oui, Sire, répliqua Charlus avec la même tranquillité, c'est le pont de Moulins, qui s'est détaché tout entier la veille que je suis parti, et tout d'un coup, et qui s'en est allé à vau-l'eau[8]. » Le Roi et Mansart se trouvèrent aussi étonnés l'un que l'autre; et le courtisan à se tourner pour rire. Le fait étoit exactement vrai[9]. Le pont de Blois, bâti par Mansart quelque

1. Charles-Antoine de Levis, comte de Charlus : tome V, p. 25.

2. Charles-Eugène de Levis, duc et pair en 1723 : tome IV, p. 221.

3. *Arrivant* est en interligne, au-dessus de *venant*, biffé.

4. Le mot *proches* semble corriger *pres*.

5. Il habitait ordinairement le château de Pouligny, en Nivernais.

6. Tome V, p. 25.

7. Voyez ce que dit de son caractère le mémoire sur l'intendance de Moulins cité dans notre tome V, p. 25, note 4.

8. « On dit figurément qu'une entreprise *est à vau-l'eau*, pour dire qu'elle est ruinée » (*Académie*, 1718). Ici, l'expression est comme prise dans son sens littéral.

9. Quoique cette anecdote se trouvât déjà toute pareille dans l'Addition n° 807 indiquée plus haut, elle ne peut être exacte. Colbert, en 1678-1681, avait fait construire un pont à Moulins, auquel Mansart n'eut aucune part, et qui, étant en réparation, fut emporté par l'Allier en 1689 (*Lettres de Colbert*, tome IV, p. 474-475, 494, 507, 523 et 527). C'est seulement en 1706 qu'un nouveau pont, de trois arches en anse de panier, y fut commencé sur le dessin de Mansart, et il n'était pas achevé lors de la mort de celui-ci, ni même lorsqu'il fut emporté le 8 novembre 1710; la construction avait coûté huit cent mille livres (Vignon, *Histoire de l'administration des voies publiques*, tomes I,

temps auparavant, lui avoit fait le même tour[1]. Il gagnoit infiniment aux ouvrages, aux marchés, et à tout ce qui se faisoit dans les bâtiments[2], desquels il étoit absolument le maître, et avec une telle autorité, qu'il n'y avoit ouvrier, entrepreneur, ni personne dans les bâtiments, qui eût osé parler, ni branler le moins du monde. Comme il n'avoit point de goût, ni le Roi non plus, jamais il ne s'est rien exécuté de beau, ni même de commode, avec des dépenses immenses[3]. Monseigneur ne voulut plus se servir de lui pour Meudon, parce qu'il s'aperçut enfin, à l'aide d'autrui, qu'il le vouloit embarquer en des ouvrages prodigieux[4]. Le

p. 94, et II, p. 12-14 et 60-61; *Sourches*, tome XII, p. 399; *Dangeau*, tome XIII, p. 284; Expilly, *Grand dictionnaire géographique*, tome IV, p. 925; *Correspondance des Contrôleurs généraux*, tome III, n° 454). Baluze avait préparé une inscription commémorative de la reconstruction.

1. Il ne semble pas non plus que Mansart ait jamais travaillé au pont de Blois : celui-ci était fort ancien, du moyen âge, et il fut emporté aussi par la Loire en 1710; c'est seulement le 14 novembre 1716 que les travaux de réfection furent mis en adjudication (*Dangeau*, tome XVI, p. 490; *Vignon*, tome II, p. 61-64).

2. Sa place lui valait plus de cinquante mille écus de rente, sera-t-il dit plus loin, p. 49-50. En fait, il recevait environ cinquante mille livres comme surintendant des bâtiments, et dix-huit mille comme premier architecte, six mille comme intendant et ordonnateur, dix mille comme inspecteur général (notre tome VI, p. 96, note 2, et p. 527-528); avec cela, bien des avantages et la disposition de beaucoup d'emplois (*Dangeau*, tome XII, p. 134), puis les remises et pots-de-vin sur les marchés, et les bienfaits du Roi, qui étaient continuels : citons seulement, en 1699, le don de deux places à bâtir sur la rue Neuve-des-Petits-Champs, formant une surface de plus de sept cents toises (O^1 43, fol. 246 v°), en 1700 une gratification de cent mille livres et un assortiment des livres de l'Imprimerie royale (O^1 44, fol. 587). Il avait marié son fils à une fille de Samuel Bernard, et sa fille à M. de Montargis, qui put payer douze cent mille livres une charge de trésorier.

3. Les *Mémoires de Sourches* racontent (tomes I, p. 145 et 316, et III, p. 284) que Louis XIV préférait le neveu à l'oncle, comme plus docile, quoique bien inférieur, mais après tout le meilleur architecte, ou, pour mieux dire, le moins mauvais qu'il y eût alors en France, et le consultait même pour ses jardins, quoique ce ne fût pas son métier.

4. Mansart, cependant, mena depuis 1702 jusqu'à sa mort les tra-

Roi, qui en devoit savoir bon gré à Monseigneur, et mauvais à Mansart, fit au contraire ce qu'il put pour les raccommoder, jusqu'à vouloir entrer pour beaucoup, extraordinairement[1], dans cette dépense : Monseigneur étoit piqué d'avoir été pris pour dupe, et s'en excusa. C'est de du Mont[2] que j'ai su ce fait, qui en étoit toujours en colère. Cette belle chapelle de Versailles[3], pour la main-d'œuvre et les ornements, qui a tant coûté de millions et d'années[4], si mal proportionnée, qui semble un enfeu[5] par le haut et vouloir écraser le château[6], n'a été faite ainsi que par artifice. Mansart ne compta les[7] proportions que des tribunes, parce que le Roi ne devoit presque jamais y aller en bas, et il fit exprès cet horrible exhaussement par-dessus le château, pour forcer, par cette difformité, à élever tout le château d'un étage[8], et, sans la guerre qui arriva,

vaux de Meudon, et notamment la construction du château neuf, dont le compte de revient a été publié par M. le vicomte de Grouchy dans sa notice sur *Meudon, Bellevue et Chaville* (1893), p. 63-64. C'est ce château qui a été détruit lors du siège de Paris par les Allemands.

1. Par extraordinaire.

2. Le gouverneur de Meudon : tome XIII, p. 322-323.

3. Notre auteur a déjà mentionné en 1698 (tome VI, p. 53) le commencement de cette construction, que Robert de Cotte termina en 1710.

4. Elle coûta deux millions deux cent dix-huit mille livres, d'après un état appartenant à la collection Destailleur (*Catalogue* de 1894, ms. 576; comparez Ossude, *le Siècle des beaux-arts et de la gloire*, p. 265-266). Les dépenses annuelles peuvent se vérifier dans le recueil des *Comptes des Bâtiments* que vient d'achever M. Guiffrey.

5. Le *Dictionnaire de l'Académie* ne donnait pas ce terme. « Cave ou caveau pour enterrer les morts; ce mot n'est d'usage que dans l'Anjou, » dit le *Dictionnaire de Trévoux*. Même définition dans le *Littré*. Comme on va le voir, c'est l'équivalent de catafalque : il subsiste encore dans bien des églises de France de ces niches en arcature creusées dans le mur des chapelles, au-dessus du caveau funéraire, et abritant la représentation du défunt sur une espèce de table basse d'autel.

6. « La chapelle, qui écrase le château, dira-t-il en 1715 (tome XII, p. 81), parce que Mansart vouloit engager le Roi à élever le tout d'un étage, a de partout la triste représentation d'un immense catafalque. »

7. *Les* corrige un *d*.

8. C'est le manque d'élévation de la partie centrale du château

cela se seroit fait, pendant laquelle il mourut[1]. Une colique de douze heures l'emporta, et fit beaucoup parler le monde. Fagon, qui s'empara de lui, et qui le condamna assez gaiement[2], ne permit pas qu'on lui donnât rien de chaud; il prétendit qu'il s'étoit tué à un dîner à force de glace[3] et de pois[4], et d'autres nouveautés des Potagers[5], dont il se régaloit, disoit-il, avant que le Roi en eût mangé[6]. On débita

qui soulevait les protestations indignées et virulentes de Colbert : voyez notamment le recueil des *Lettres* publié par P. Clément, tome V, p. 266-270, et le livre récent de M. de Nolhac, p. 40-41, 90-91. On sait (notre tome VI, p. 97, note 1) que Mansart proposait de placer deux gros pavillons entre le corps principal et les ailes.

1. La Martinière dit seulement qu'après avoir commencé un revêtement de tout l'intérieur en marbre, Louis XIV, en 1699, craignant le froid et l'humidité, fit refaire ce revêtement en pierre blanche et pleine.

2. « Fagon y employa tout ce que sa grande capacité lui put suggérer; mais ce fut inutilement » (*Sourches*, p. 78).

3. L'abus de la glace était extrêmement commun en ce temps-là. Louis XIV en consommait toujours et partout, et c'est par énormes quantités que le service de sa bouche la fournissait chaque jour. Une partie venait des Pays-Bas, et Olivier d'Ormesson rapporte (*Journal*, tome II, p. 513) qu'en 1667, le marquis de Castel-Rodrigo fit détruire toutes les glacières de Flandre pour en priver le Roi. La police faisait aussi réserver celle des environs de Paris (*Journal de Barbier*, tome I, p. 337). A Versailles, en 1701, on la payait six deniers la livre (*Gazette d'Amsterdam*, n° xxxv). L'*État de la France* de 1698, tome I, p. 134, mentionne un délivreur de glace pour la table du Roi. Un sieur Raymond Restaurant avait fait paraître à Lyon, en 1670, un petit volume intitulé : *Hippocrate, de l'usage de boire à la glace pour la conservation de la santé*. On fit un monopole privilégié, en 1703, de la vente de la glace à Paris.

4. Les pois verts de primeur constituaient un régal que les gourmets ne regardaient pas à payer jusqu'à cinquante écus le litron; ils jouèrent un grand rôle dans les embarras gastriques de Louis XIV, qui les aimait beaucoup, et auquel certains intendants de province en envoyaient en plein hiver. Mme de Maintenon protestait contre ce goût déréglé.

5. Le Potager, à Versailles, existe encore tel qu'il était au temps de Louis XIV. Il y en a une vue du temps dans un tableau de Vermeulen qui a été gravé. La Quintinye, Perrault, Santeul ont célébré ce fameux jardin. Il fournissait des primeurs exquises dès 1664.

6. C'est la cause que le public donna à sa mort rapide. « Je ne croyois point, écrivait la princesse des Ursins au duc de Gramont

que les fermiers des postes, qui, par un crédit aussi supérieur qu'inconnu[1], avoient toujours su parer aux coups portés à leurs gains immenses, et qui venoient tout nouvellement de faire refuser une prodigieuse enchère offerte sur[2] par gens très solvables présentés par M. le duc d'Orléans dans le court voyage qu'il étoit venu faire d'Espagne[3], furent avertis que Mansart s'étoit chargé de faire voir au Roi des mémoires contre eux qu'ils étoient venus à bout, depuis peu, de faire rejeter sans autre examen; qu'il avoit même obtenu sa permission de tirer un gros argent de l'avis de cette affaire, s'il se trouvoit bon, et qu'il avoit refusé jusqu'à quarante mille livres de rente que ces fermiers avoient[4] offert de lui assurer pour s'en désister[5]. L'enflure démesurée de son corps aussitôt après sa mort, et quelques taches qui se trouvèrent à l'ouverture, donnèrent cours à ces propos vrais ou faux. Ce qui est certain, c'est que, peu de jours avant sa mort, il avoit fort pressé le Roi sur ses avances dans les bâtiments, et sur celles des principaux de ceux qui étoient sous sa charge, et sur l'épuise-

le 4 juin, le pauvre M. Mansart capable de se tuer à force de boire et de manger. Il y a de la rage à faire des repas aussi forts et aussi fréquents que ceux que l'on fait en France : aussi y perd-on fort ordinairement sa taille et sa santé. » Les *Mémoires de Sourches* (p. 77) disent que Mansart fut pris la nuit d'une violente colique « à laquelle il étoit très sujet, » et que les premiers secours lui furent portés par le chirurgien Mareschal et par une partie de la Faculté. Louis XIV lui-même sera atteint pareillement en mars 1709. Voyez ci-après, p. 661.

1. Torcy est surintendant des postes depuis la mort de son beau-père : notre tome VI, p. 351; Belloc, *les Postes françaises*, p. 142.

2. Ainsi dans le manuscrit. Le régime aurait-il été omis par mégarde?

3. Entre les deux campagnes de 1707 et 1708 : voyez notre tome XV, p. 397. Peut-être Crozat, qui avait géré l'extraordinaire des guerres à l'armée d'Espagne en 1704, 1705 et 1706, était-il du nombre de ces « gens très solvables. »

4. *Avoit* corrigé en *avoient*, et, avant ce verbe, Saint-Simon a biffé un *luy* ajouté par mégarde dans l'interligne.

5. Voyez ci-après, aux Additions et corrections, p. 661-666, ce qu'on a pu recueillir de renseignements sur ce prétendu mystère et sur les relations de Mansart avec la ferme des postes.

ment de leur crédit et du sien; qu'étant allé faire les mêmes représentations à Desmaretz, celui-ci, qui, comme on vient de voir[1], ne savoit plus de quel côté se tourner, lui déclara qu'il n'auroit point d'argent qu'il n'eût rendu compte des derniers fonds qu'il avoit touchés. Mansart, piqué au dernier point d'une proposition si nouvelle, qui attaquoit la confiance en lui et le droit de sa charge de surintendant, qui étoit ordonnateur et point du tout comptable[2], se défendit sur cette raison : Desmaretz lui répliqua durement qu'il diroit tout ce qu'il voudroit, mais qu'il n'auroit pas un sou qu'il n'eût montré en quoi étoient passés les derniers quatre ou cinq cent mille francs qu'il avoit touchés[3] depuis très peu de temps, sans que la menace de s'en plaindre au Roi pût ébranler la fermeté du contrôleur général[4]. Là-dessus, Mansart fit en effet sa plainte; il trouva le Roi de même avis, et avec la même fermeté, que le contrôleur général : tellement qu'ayant voulu répliquer, il avoit été rudement tancé. On crut donc que cette première et si dure marque d'une chute prochaine, l'embarras où elle le jetoit, et l'effort qu'il se fit deux ou trois jours durant de cacher ses peines, causèrent en lui la révolution qui le tua. Pendant sa maladie, le Roi en parut fort en peine, et y envoyoit à tous moments. Une heure avant de mourir, Mansart se confessa[5], et pria le maréchal de Boufflers de recommander

1. Ci-dessus, p. 36. — 2. Ci-après, p. 50.

3. Le manuscrit porte : *4 ou 600000*#. Même observation que ci-dessus, p. 4.

4. Saint-Simon parlera encore (tome XII de 1873, p. 148) de son avidité et de son adresse à engager le Roi dans des dépenses qui étaient pour lui une source de profits. L'abbé Lambert, dans l'*Histoire littéraire du règne de Louis XIV*, plutôt favorable à Mansart, ne nie pas ses malversations, et parle même de son habileté à les dissimuler ou à les atténuer.

5. On n'eut pas le temps de lui administrer le saint viatique (*Sourches*, p. 78). Le billet d'enterrement est dans le ms. Clairambault 1245, p. 4328-4329. Le corps fut inhumé à Saint-Paul, où Coysevox éleva un monument, dont le médaillon funéraire a été récemment retrouvé au musée de Versailles par M. J. Marquet de Vasselot.

au Roi sa famille; et la veuve[1] eut une pension[2]. C'étoit, dans le salon, un mouvement indécent pour un particulier de cette espèce. D'Antin y pleuroit, et disoit que ce n'étoit pas tant Mansart que l'affliction et la privation du Roi d'un homme de ce mérite; il sécha et regretta bientôt ses larmes. A peine Mansart fut-il mort, que le Roi envoya chercher Pontchartrain, à qui il enjoignit bien expressément de faire mettre à l'instant le scellé partout à Marly, à Versailles, à Paris, et de prendre toutes les précautions possibles pour empêcher que rien pût être détourné. Deux heures après, il l'envoya querir encore, pour lui réitérer les mêmes ordres et savoir ceux qu'il avoit donnés[3]. Le lendemain samedi, 11 mai[4], le Chancelier étant venu à l'ordinaire au conseil des finances, le Roi le consulta là-dessus, et lui ordonna de contribuer de son ministère pour que tout se passât avec la dernière exactitude et vigilance. La surprise fut grande de voir le Roi si dégagé sur une perte qu'une si grande [et] si longue faveur devoit rendre sensible par celle[5] même du plaisir et de la commodité, sans mélange d'aucune humeur, ni d'une condition contraignante, qui lui avoit fait trouver du soulagement à la mort de ses ministres et de ses plus apparents favoris[6]. Il ne se trouva rien,

1. Anne Bodin (p. 39, note 5), qui ne mourut que le 30 août 1738, à Paris, âgée de quatre-vingt-douze ans, étant née en août 1646.

2. Cette dernière phrase a été ajoutée en interligne.

3. L'annotateur des *Mémoires de Sourches* dit (p. 78) : « Le surintendant des bâtiments ayant faculté de pouvoir donner de son autorité des ordonnances sur le fonds des bâtiments, comme faisoit autrefois le surintendant des finances, et la Chambre des comptes allouant sans difficulté le contenu de ses ordonnances, son scellé étoit très important au Roi, et ne devoit pas passer par les mains des officiers du Châtelet, non plus que celui d'un secrétaire d'État. » En effet, il ne se trouve pas parmi ceux du Châtelet, et l'ordre de sceller fut donné par un arrêt en dépêche du 12 mai (E 1943, fol. 264).

4. Il faut lire : *12 mai*. Nos journaux ne parlent pas de ce conseil.

5. Les deux premières lettres de *celle* surchargent *la*.

6. Par exemple à la mort de Louvois et à celle de Barbezieux : tome VIII, p. 14-15; *Parallèle des trois rois Bourbons*, dans les *Écrits*

à la levée des scellés[1], qui ternit la mémoire de Mansart[2]. Il étoit obligeant et serviable, et, comme je l'ai dit, ne se méconnoissoit point; mais sa grossièreté, malgré tout son esprit, et la familiarité qui en est la suite dans un homme de rien gâté par la faveur, avoit fait en lui un mélange d'impertinence de surface qui empêcha qu'il ne fût regretté[3].

Place des bâtiments fort diminuée, et fort singulièrement donnée

Sa place fut un mois sans être remplie, et fit les vœux de quantité de gens de tous états[4]. En appointements, logements, droits et commodités de toutes sortes, sans prendre quoi que ce soit, elle valoit à Mansart plus de cinquante

inédits, tome I, p. 110. On trouve dans le *Nouveau siècle* cette épigramme (tome III, p. 255) :

Les dieux redeviennent propices
Pour un roi qui fut leurs délices,
Et qu'ils ont longtemps délaissé.
En peu de jours, combien de grâces!
Voilà son Mansart trépassé,
Et Chamillart presque hors de place.

1. Les scellés furent maintenus pendant trente-deux jours par les officiers de la grande prévôté, et le maître des requêtes Turgot chargé par arrêt du Conseil de faire le triage et l'inventaire des papiers (*Sourches*, p. 80).

2. Cependant le Roi, dans la déclaration du 7 juin, dont il sera parlé ci-après (p. 50, note 5), dit : « Nous avons connu que l'on se seroit relâché depuis plusieurs années des formes prescrites à cet égard (pour les comptes des bâtiments) par les anciennes ordonnances. »

3. Loin de le regretter, on le déprécia. « Mansart est vilipendé, écrivait Mme de Maintenon à la princesse des Ursins (recueil Bossange, tome I, p. 265), jusqu'au point de lui refuser la qualité de bon architecte. » La valeur de Mansart a été appréciée par Dumesnil, dans l'*Histoire des plus célèbres amateurs français*, tome II, p. 69 et suivantes. Florent le Comte, dans le *Sommaire historique d'architecture* qui est en tête du tome Ier de ses *Singularités*, avait fait de lui un éloge constant, et l'abbé Lambert, auteur de l'*Histoire littéraire* déjà citée, a consacré une bonne partie de son X[e] livre à le défendre contre les calomniateurs.

4. C'était un poste très envié, parce qu'il n'y avait rien que le Roi aimât autant que les bâtiments et la décoration, écrivait Mme des Ursins au duc de Gramont, le 4 juin 1708.

à d'Antin.
[Add. St-S. 808]

mille écus de rente[1], et il fut offert trois millions au Roi de cette charge et de celles qui en dépendoient. Le Roi la voulut diminuer et la changer de nature pendant la vacance[2]. Il se déclara lui-même le surintendant et l'ordonnateur de ses bâtiments, dont il se réserva les signatures, en petit comme il avoit fait en grand lorsque, après la chute de Foucquet, il supprima la charge de surintendant des finances, dont il fit Colbert contrôleur général[3]. Il arriva de l'une comme de l'autre. Colbert, qui perdit Foucquet de concert avec le Tellier, se servit, entre autres grands ressorts, du danger et de l'abus de la charge de surintendant, à laquelle, d'intendant de la maison du cardinal Mazarin jusqu'à sa mort, il n'osoit prétendre, mais dont il vouloit se réserver toute l'autorité. C'est ce qu'il fit en accablant le Roi des[4] signatures que faisoit le surintendant : il lui fit accroire qu'il ordonnoit de tout par là, tandis que lui-même en conserva toute la puissance sous la sûreté de ces signatures du Roi, qu'il fit faire comme il voulut, et ses successeurs après lui. Il en arriva de même sur les bâtiments : le Roi déclara qu'il en feroit un directeur général[5], et ce di-

1. Ci-dessus, p. 43, note 2.

2. On a vu dans l'appendice VII de notre tome VI ce qu'était la surintendance en 1699, lorsque Mansart en fut nommé titulaire.

3. *Dangeau*, p. 137 et 141. Voici ce que disent les *Mémoires de Sourches* (p. 83) : « Le 22 (mai), on assuroit que le Roi avoit déclaré le matin, dans son conseil de finances, qu'il ne donneroit point la place de surintendant des bâtiments, et, sur cela, les courtisans concluoient qu'il créeroit un contrôleur général des bâtiments, à l'instar du contrôleur général des finances, qui lui apporteroit les mémoires de tout et les ordonnances toutes dressées, lesquelles il signeroit lui-même. D'autres disoient qu'il y auroit seulement un ordonnateur qui auroit seize mille livres d'appointements, et qui feroit les fonctions qu'on vient de dire; et la plupart croyoient que l'une ou l'autre commission tomberoit sur Desmaretz, contrôleur général des finances. » Et l'annotateur a ajouté : « On en jugeoit ainsi parce qu'on voyoit qu'il l'avoit consulté sur toute cette affaire, quoique, naturellement, il eût pu en consulter d'autres. » Voyez ci-contre, p. 51.

4. *Les* corrigé en *des*.

5. L'édit qui supprima la surintendance, connu le 28 mai (*Sourches*,

recteur, qu'il élagua[1] tant qu'il put, imita en tout Colbert, à la fidélité près, comme cela n'a que trop paru pendant sa gestion, et comme son testament l'a mis depuis dans la plus claire évidence[2].

Plusieurs candidats se présentèrent, ou le furent par le public[3] : Voysin, porté à tout par Mme de Maintenon[4], qui étoit fort occupée de l'approcher du Roi pour l'élever à tout ensuite; Chamillart, qui n'y pensa jamais, pour le consoler, disoit-on, des finances ; Peletier, comme un emploi qui se marieroit si bien avec le sien des fortifications, qui, par son travail réglé avec le Roi, lui ôteroit l'importunité d'une familiarité nouvelle; Desmaretz, qui, avec le même avantage, auroit encore celui d'épargner au Roi les contrastes des payements[5]. Les trois que je sais qui demandèrent furent le premier écuyer, qui ne s'en cacha pas à moi, la Vrillière, qui me le confia, et d'Antin. Le Premier[6] avoit l'estime et la familiarité du Roi, et sa confiance sur des détails d'argent qui n'avoient point[7] de tiers, indépendamment de ceux de la petite écurie; il entendoit les bâtiments, les

p. 87), est dans le registre O¹ 52, fol. 83. Le Roi y disait : « Ayant connu de plus en plus que cette charge n'est pas nécessaire à notre service,... nous avons éteint et supprimé.... le titre de ladite charge de surintendant et administrateur général de nos bâtiments, arts et manufactures de France,... nous réservant de commettre telle personne que nous jugerons à propos,... pour, en qualité de directeur général de nos bâtiments, en avoir sous nos ordres l'administration et la conduite. » Cet édit fut complété (fol. 84-86) par une déclaration du 7 juin réglant la manière dont devraient se faire à l'avenir les adjudications de travaux et les payements aux entrepreneurs.

1. Curieux emploi d'*élaguer*, au sens de diminuer.

2. C'est sans doute une allusion au don du château de Petit-Bourg que d'Antin fit à Louis XV en mourant, et que notre auteur semble regarder comme une restitution. Voyez ci après, p. 53-54.

3. Ni Dangeau, ni les *Mémoires de Sourches* ne parlent d'eux.

4. Déjà dit en 1707, pour la succession de Harlay (tome XIV, p. 380).

5. Ci-dessus, p. 50, note 3.

6. Peut-être avec intention, notre auteur a écrit, par une majuscule : *Premier*, comme il le fait d'ordinaire pour le premier écuyer.

7. Le mot *point* a été ajouté en interligne.

prix; il avoit du goût, de l'honneur, de la fidélité, de l'exactitude[1]. La confiance de Louvois, l'autorité qu'il s'étoit conservée dans cette famille, et qui lui étoit restée de la considération de son père, toutes ces choses lui en avoient fait oublier l'origine et la modestie[2]. Il étoit gendre et beau-frère des ducs d'Aumont[3]. Avec l'Ordre et une belle charge après son père, il s'étoit mis dans la tête de se faire duc : les bâtiments lui donnoient des entrées et des privances continuelles; il espéroit d'en profiter pour cette élévation. La Vrillière avoit une charge de secrétaire d'État qui, pour parler comme en Espagne, se pouvoit appeler caponne[4] : il étoit réduit aux provinces de son département depuis que la révocation de l'édit de Nantes, et ses suites, avoit anéanti les affaires de la religion prétendue réformée[5], qui avoit fait le département particulier de cette charge[6]. Nul n'y étoit devenu ministre d'État. Il étoit compté pour fort peu[7], parce qu'on ne compte guères les gens à la cour, surtout ceux dont tout l'état n'est que de se mêler d'affaires, que par celles qu'on peut avoir à eux. Son desir, au défaut

1. Ces éloges seront répétés dans la suite des *Mémoires*, tomes XII de 1873, p. 240, et XIX, p. 106.

2. Voyez ce qui a été dit de ces origines dans le tome I, p. 191-194, et ci-après, appendice I, la première rédaction de ce passage-ci.

3. Il avait épousé en 1677 Marie-Madeleine-Élisabeth-Fare d'Aumont (tome IV, p. 303), fille du duc Louis-Marie-Victor, mort en 1704 (tome II, p. 140), et sœur de Louis, duc actuel d'Aumont (tome I, p. 257).

4. Déjà expliqué dans nos tomes III, p. 129, et VIII, p. 180. Voyez aussi les *Instructions aux ambassadeurs en Espagne*, tome I, p. 377.

5. *De la R. P. R.*, dans le manuscrit.

6. La « cinquième roue d'un chariot, parce qu'il n'avoit aucun autre département que ses provinces depuis qu'il n'y avoit plus de huguenots, » a dit notre auteur, en 1700, de M. de Châteauneuf, père et prédécesseur de M. de la Vrillière (tome VII, p. 142). On a vu dans le tome IV, p. 254, note 2, l'énumération de ces provinces.

7. Le prince de Conti et Villars disaient, en parlant de lui : « le petit homme, » et son collègue Chamillart lui-même l'appelait « le petit ministre » (*Villars d'après sa correspondance*, tome I, p. 272, 277 et 278); mais c'était à cause de sa taille peu supérieure à celle d'un nain.

d'importance, étoit donc de relever sa charge par la privance et par la relation de toutes les heures avec le Roi qu'il auroit trouvées en faisant un département à sa charge des bâtiments et de tout ce qui en dépend, et qu'un secrétaire d'État en familiarité et en faveur sait bien étendre. Il avoit beaucoup de goût et de connoissance pour bien faire cette charge, et il[1] la souhaitoit passionnément. Le premier écuyer et lui craignirent d'Antin plus que nul autre. Il vouloit s'approcher intimement du Roi de quelque façon que ce pût être ; il vouloit aller à tout, et son esprit étoit capable de tout. Il avoit déjà, comme on l'a vu[2], tâché d'être fait duc à la mort de son père[3]. Sa naissance ne s'y opposoit pas; il n'avoit plus[4] Mme de Maintenon contraire depuis la mort de sa mère[5]; elle n'étoit pas même éloignée de l'approcher du Roi, par rapport aux bâtards. Ceux-ci le portoient à découvert, et les Noailles aussi, qui étoient lors dans la plus haute faveur[6] : chacun d'eux[7] croyoit y trouver[8] son compte, et le passage par Petit-Bourg[9] les encourageoit à le servir; mais il avoit beaucoup d'esprit, chose en général que le Roi craignoit et éloignoit de sa personne, et une réputation de prendre comme il pouvoit[10], bien dangereuse pour les bâtiments. Rien toutefois ne les rebuta, et Monseigneur, que cette dernière raison devoit[11] arrêter, comme on va voir[12], plus que personne, se laissa gagner par Madame la Duchesse et entraîner, par ce qu'il

1. Il a mis *ils* au pluriel. — 2. Tomes IX, p. 325, et XV, p. 110.
3. En succédant à la dignité d'Épernon; mais Mme de Maintenon s'y est opposée.
4. Après *plus*, Saint-Simon a biffé *l'opposition*, mais en oubliant de biffer ensuite *de*, et il a ajouté *contraire* en interligne.
5. Tome XV, p. 115.
6. Son fils Gondrin vient d'épouser une Noailles : tome XIV, p. 261-262.
7. *Deux*, sans apostrophe. — 8. *Trouver* corrige un *c*.
9. Tome XV, p. 257 et suivantes.
10. « Fort accusé d'aider la fortune, » a-t-il dit dans le précédent volume, p. 110.
11. *Auroit* corrigé en *devoit*. — 12. Ci-après, p. 54.

compta du crédit qui portoit d'Antin jusqu'auprès de Mme de Maintenon, à oser, pour la première fois de sa vie, témoigner[1] au Roi, à son âge, qu'il desiroit les bâtiments à d'Antin. L'affaire traînoit, et cela même donnoit espérance aux rivaux. Le premier écuyer vint une après-dînée dans ma chambre, venant de mettre le Roi dans son carrosse. Il nous trouva, Mme de Saint-Simon et moi, seuls; ce qui avoit dîné avec nous étoit déjà écoulé. Dès que la porte fut fermée, il me dit, d'un air de ravissement, que, pour le coup, il croyoit d'Antin solidement exclus, malgré tous ses appuis. Il nous conta qu'il savoit, par les valets intérieurs qui l'avoient vu, que le Roi avoit dit ce même jour-là à Monseigneur qu'il avoit une question à lui faire, sur laquelle il vouloit savoir la vérité de lui : « Est-il vrai, ajouta-t-il[2], que, jouant et gagnant gros, vous avez donné votre chapeau à tenir à d'Antin, dans lequel vous jetiez tout ce que vous gagniez, et que, le hasard vous ayant fait tourner la tête, vous surprîtes d'Antin empochant votre argent de dedans le chapeau? » Monseigneur ne répondit mot, mais, regardant le Roi en baissant la tête, témoigna que le fait étoit vrai. « Je vous entends, Monseigneur, dit le Roi; je ne vous en demande pas davantage. » Et, sur cela, se séparèrent, et Monseigneur sortit à l'instant du cabinet. Nous conclûmes, comme le premier écuyer, que cette question n'étoit faite que par rapport aux bâtiments, et que, après cet éclaircissement, d'Antin en étoit très certainement revenu[3]. Le lendemain, la Vrillière me dit la même chose, transporté de joie de se pouvoir compter délivré d'un compétiteur si dangereux[4]. Le quatrième jour, qui étoit un dimanche[5], tout à la fin de la matinée, le premier écuyer vint chez moi, et m'apprit que d'Antin

1. *Témoigner* est en interligne. — 2. *Ajousta t il* est en interligne.
3. Sens spécial de *revenir* qui n'a pas été relevé.
4. Comparez l'Addition n° 808, placée plus haut, et où se trouve la première rédaction de cette anecdote.
5. Le 10 juin : *Dangeau*, p. 158; *Sourches*, p. 90.

avoit les bâtiments[1]. Il étoit furieux, avec tout son froid et sa sagesse, peut-être moins de s'en voir éconduit, que de ce qui se pouvoit attendre d'une telle foiblesse après la réponse de Monseigneur. Et puis raisonnez conséquemment dans les cours! Le Roi eut l'égard pour Monseigneur de vouloir que ce fût de lui que d'Antin apprît sa fortune[2]. Son transport de joie fut plus fort que lui : il s'y livra ; il dit que c'étoit à ce coup que le sort étoit levé, qu'il n'étoit plus en peine de sa fortune[3]. Il eut toutes les entrées qu'avoit Mansart; il les élargit même, et bientôt il sut subjuguer le Roi et l'amuser. Il n'en fut pas moins assidu auprès de Monseigneur, ni[4] moins souvent avec les bâtards, surtout avec Madame la Duchesse, il n'en joua pas moins : en un mot, quatre corps n'eussent pas suffi à sa vie de tous les jours[5]. Il fut plaisant qu'un seigneur comptât, et avec raison, sa fortune assurée par les restes, en tout estropiés[6],

1. Sa commission de directeur général des bâtiments, datée du 10 juin, est dans le volume du secrétariat de la Maison du Roi coté O[1] 52, fol. 86-89, avec le texte du serment qu'il prêta le 22 juin, en présence de la Vrillière. On peut voir aussi le *Mercure* de juillet, p. 147-162, et une lettre de Mme de Maintenon à la princesse des Ursins, dans le recueil Bossange, tome I, p. 265. Le nouveau directeur ne fut déclaré protecteur de l'Académie de peinture et de sculpture qu'au mois de novembre (*Mercure* de décembre, p. 268-278).

2. Ni Dangeau, ni l'auteur du *Sourches* ne parlent de ce détail. Voici le récit de ce dernier : « Avant que le Roi allât entendre la messe, il déclara le marquis d'Antin pour directeur général de ses bâtiments, avec les mêmes appointements et les mêmes prérogatives dont avoit joui Mansart, à la réserve de la signature des ordonnances et de quelques autres choses peu considérables. »

3. Saint-Simon lui a déjà prêté les mêmes paroles lorsqu'il a reçu le gouvernement d'Orléanais, l'année précédente (tome XV, p. 263). Suivant un bruit rapporté plus tard dans le *Journal du commissaire Narbonne*, p. 11, d'Antin était ainsi récompensé d'avoir dénoncé les projets de l'entourage de Monseigneur contre Mme de Maintenon.

4. Le mot *ny* est en interligne.

5. « Un corps robuste, et qui sans peine fournissoit à tout » (tome XV, p. 109).

6. *Estropier*, au sens figuré, a déjà été relevé dans notre tome XI, p. 251, et nous le retrouverons.

d'un apprenti[1] maçon, en titre, en pouvoir, en appointements réduits à un tiers[2]. Ce fut une sottise; il eut bientôt après plus d'autorité et de revenu que Mansart, mais en s'y prenant d'une autre manière[3]. En bref[4], il devint personnage, et le fut toujours depuis de plus en plus.

Mort, état et caractère de la Frette. [*Add. St-S. 809*]

La Frette[5] mourut en ce temps-ci fort subitement[6]. J'ai parlé p. 282[7] du fameux duel qui le fit sortir du Royaume avec son frère[8]. C'étoient peut-être les deux hommes de France les mieux faits et les plus avantageux[9]. Leur nom étoit Gruel, et des plus minces gentilshommes de France[10], et la Frette un des plus légers fiefs du Perche[11]. Leur grand-père[12] s'attacha au premier comte de Soissons[13] prince du sang, dont il fut domestique principal, et qui obtint d'Henri IV le pénultième collier de la première

1. Ici, *apprenti*, et plus haut (p. 38), *apprentif*.

2. « Le Roi dégrada la charge d'un valet pour la donner à un seigneur, » a-t-il dit dans l'Addition n° 808. Le nouveau directeur général n'eut que trente-cinq mille livres.

3. Sur sa façon d'administrer les bâtiments, on peut voir le fragment de ses *Mémoires* inséré en 1821-22 dans les *Mélanges publiés par la Société des Bibliophiles françois*, p. 69 et suivantes. Il existe au Dépôt des affaires étrangères, vol. *France* 137, fol. 102-105, dans des papiers de Desmaretz, un mémoire sur la comptabilité des bâtiments telle qu'elle était à la mort de Mansart, et sur les réformes à y apporter. La dépense annuelle resta la même sous d'Antin.

4. *L'Académie* ne donnait *en bref* qu'au sens d'en peu de temps.

5. Nicolas Gruel, marquis de Warty et d'Amilly, puis de la Frette : tome V, p. 101, note 5. Il avait soixante-huit ans. Rigaud fit son portrait en 1688.

6. Dans la nuit du 13 au 14 mai : *Dangeau*, p. 137, avec l'Addition indiquée ci-contre; *Mercure* d'août, p. 161-165; *Gazette d'Amsterdam*, n° XLIII; lettre du 14 mai, dans les Papiers du Contrôle général, G⁷ 563.

7. Tome IX, p. 95-96. — 8. Tome V, p. 101.

9. Nous avons déjà eu cet adjectif au même sens, tome XV, p. 112.

10. Leur filiation est dans l'*Histoire généalogique*, tome IX, p. 116.

11. La Frette, dans la paroisse de Saint-Victor-de-Reno. Voyez l'*État de la généralité d'Alençon*, publié en 1890 par M. Louis Duval, p. 224-225.

12. Claude Gruel, gouverneur de Chartres, mort à Warty le 18 mai 1615. Voyez ci-après, appendice II, sa notice inédite.

13. Charles de Bourbon (1566-1612) : tome XV, p. 118.

promotion de l'ordre du Saint-Esprit qu'Henri IV fit depuis son sacre, en 1595, aux Augustins[1] à Paris. C'est de lui qu'on fait[2] le conte[3] que, disant, en recevant le collier : *Domine, non sum dignus*, qu'on ne dit plus, et qu'on n'a peut-être jamais dit[4], Henri IV lui répondit : « Je le sais bien, je le sais bien ; c'est pour l'amour de mon cousin de Soissons, qui m'en a prié. » La Frette le porta vingt ans, et il étoit gouverneur de Chartres[5]. Son fils[6] le fut aussi, et

1. Paris possédait trois célèbres couvents de religieux augustins voués à la prédication (tome XII, p. 38) : l'un, établi sur le quai de la rive gauche de la Seine, vis-à-vis le Palais, au temps de Philippe le Bel ; un second, bâti en 1606 par la reine Marguerite de Valois, et qui est aujourd'hui l'hôpital de la Charité ; un troisième, fondé en 1629 au bout de la rue Croix-des-Petits-Champs, sur les terrains contigus à la place des Victoires du maréchal de la Feuillade. Pour distinguer ces couvents les uns des autres, on appelait le premier Grands-Augustins, le second Petits-Augustins, et le troisième Augustins-Déchaussés ou Petits-Pères. C'est dans l'église des Grands-Augustins, datant du quatorzième siècle, mais qui fut modifiée et décorée intérieurement au dix-septième, que le roi Henri III avait célébré l'institution de l'ordre du Saint-Esprit en 1579 ; c'est là également que presque toutes les cérémonies, réceptions, chapitres, etc., eurent lieu jusqu'à la grande réception de 1661 incluse, et que se conservaient les archives de l'Ordre et les portraits des chevaliers, pour lesquels deux belles salles furent construites en 1733. Là aussi se tenaient d'ordinaire les assemblées du clergé, et se réunirent les états de 1614.

2. La première lettre de *fait* surcharge un *t* qui terminait le mot *ont*, ainsi écrit par mégarde.

3. Saint-Simon répétera en 1712 (tome IX de 1873, p. 279-280) cette anecdote, déjà insérée dans la notice. Tallemant des Réaux (*Historiettes*, tome I, p. 13) et les *Mémoires de M. le comte de R[ochefort]* (p. 79-80) racontent la même réponse d'Henri IV, mais adressée à M. de la Vieuville ; voyez aussi le ms. Nouv. acq. fr. 4529, p. 30.

4. C'était cependant la réponse réglementaire à l'allocution du Roi, prescrite par l'article xxxv des statuts primitifs de 1578.

5. Ce gouvernement rapportait près de quatre mille livres en 1702 (*Dangeau*, tome VIII, p. 505).

6. Pierre Gruel, capitaine des gardes du duc d'Orléans, maréchal de camp le 10 mai 1644, eut le gouvernement de Chartres et du pays Chartrain le 4 décembre de la même année, à la mort du marquis d'Aumont, et mourut le 12 juillet 1656 (Pinard, *Chronologie militaire*,

du Pont-Saint-Esprit[1]. Il fut encore capitaine des gardes de Gaston duc d'Orléans, frère de Louis XIII. Le comte de Saint-Aignan, depuis duc et pair et père du duc de Beauvillier[2], et lui épousèrent les deux sœurs, de même nom que Servien surintendant des finances[3]. Celle que la Frette épousa étoit veuve en premières noces d'un le Féron[4], dont une fille unique fort riche, veuve en premières noces, sans enfants, de Saint-Maigrin dont j'ai parlé ailleurs[5], tué au combat du faubourg Saint-Antoine, remariée au duc de Chaulnes[6] : tellement que ces la Frette dont il est question ici étoient frères de mère de la duchesse de Chaulnes et cousins germains du duc de Beauvillier, qui les servirent toute leur vie de tout leur pouvoir, ce qui leur fut d'une grande protection et considération. M. de Chaulnes, étant ambassadeur extraordinaire[7] à Rome en 1667 et 1670, y eut grand part aux

tome VI, p. 187; *Muse historique*, tome II, p. 219; *Historiettes de Tallemant*, tome IV, p. 289). Le cardinal de Retz, dans ses *Mémoires*, tome I, p. 147, 150 et 230, l'accuse d'avoir été un des séides de Gaston d'Orléans, et d'avoir même formé le projet d'assassiner le cardinal de Richelieu. A sa mort, son fils eut le gouvernement de Chartres (14 août 1656), qui fut donné au comte d'Orval lors de la condamnation d'avril 1662.

1. Au dix-huitième siècle, d'après le duc de Luynes (tome XI, p. 102), ce gouvernement rapportait huit mille livres. Pierre Gruel ne fut pas gouverneur en titre, mais seulement suppléa depuis 1647 jusqu'à sa mort le duc d'Orléans, qui avait le gouvernement.

2. Tome I, p. 134.

3. Antoinette Servien (tome XI, p. 3), et Barbe Servien, filles d'un cousin germain du surintendant (tome VI, p. 92, note 2). La seconde, mariée par contrat du 22 juillet 1636 (*Pièces originales*, vol. 1420, dossier 32104, fol. 12-16), mourut en juillet 1673. Voyez ci-après l'appendice II.

4. Dreux le Féron, reçu conseiller au Parlement le 15 mai 1626 (tome VI, p. 92, note 2), fils d'un maître des comptes et frère d'un prévôt des marchands. Notre auteur a écrit : *Ferron.*

5. Tome I, p. 204. — Ici, *S. Mégrin.*

6. Élisabeth le Féron : tomes I, p. 204, et VI, p. 91. Le contrat de ce mariage est aux Archives nationales, Y 192, fol. 147.

7. En abrégé : *Amb. Extr.*

élections de Clément IX[1] et Clément X[2], Rospigliosi et Altieri[3], avec qui il fut si bien, qu'il le pressa tant de l'employer pour lui auprès du Roi, qu'il ne put s'en défendre et le pria d'obtenir la grâce des deux la Frette. Le Pape le fit de si bonne grâce[4], et voulut si fortement dispenser le Roi de son serment des duels à leur égard[5], que le Roi, n'y pouvant consentir pour les conséquences, s'engagea au Pape de les laisser revenir en France sur sa parole, vivre en liberté à Paris et partout, jouir et disposer entièrement de leurs biens, mais sous d'autres noms[6]. Ils revinrent donc de la sorte, et alloient partout annoncés et appelés de leur nom, mais s'abstenant de livrées, d'armes[7], et de se trouver dans aucun lieu public. On leur écrivoit à leur adresse, sous leur nom, à Paris, chez eux et partout. Ils vécurent toujours ainsi sous la protection tacite du Roi, qui, pour la forme, fit toujours semblant de les ignorer[8].

1. Tome VII, p. 256. — 2. *Ibidem*, p. 192.

3. M. Hanotaux a publié et commenté dans le tome I du *Recueil des instructions données aux ambassadeurs de France à Rome*, p. 157-244, les trois instructions dressées pour le duc de Chaulnes en 1666 et 1669. On peut voir dans la *Gazette*, et surtout dans les ouvrages de feu Charles Gérin, quelle fut l'importance de son rôle durant ces deux ambassades successives.

4. Tome V, p. 102, note 3. Sur la demande de Clément IX, et non X, en 1668, et sur les difficultés faites par le Roi, on trouvera des renseignements dans la correspondance du duc de Chaulnes conservée à la Bibliothèque nationale, fonds Thoisy, vol. 52, fol. 98 et 106-107, et dans les volumes de la série *Rome* du Dépôt des affaires étrangères. Voyez aussi Ch. Gérin, *Louis XIV et le saint-siège*, tome I, p. 569-570.

5. Le serment prêté à son sacre de faire observer le récent et sévère édit de 1653. Voyez Leber, *Des cérémonies du sacre*, p. 232-249.

6. C'est la duchesse de Chaulnes, leur sœur de mère, qui en eut d'abord le dépôt, et, lorsqu'elle mourut en 1699, elle laissa tout à l'abbé de Scudéry, « ce qui sentoit terriblement un fidéicommis pour le marquis de la Frette, son légitime héritier, mais qui étoit inhabile à lui succéder parce qu'il étoit depuis longtemps condamné à mort pour crime de duel » (*Mémoires de Sourches*, tome VI, p. 105-106; comparez notre tome VI, p. 91, note 1, le *Journal de Dangeau*, tomes VII, p. 3, et XII, p. 137, et la *Gazette d'Amsterdam* de 1699, n° VII).

7. D'argent à trois fasces de sable. — 8. Tome V, p. 102, note 3.

Il arriva une affaire qui fit grand bruit, où Flamarens[1], lors premier maître d'hôtel de Monsieur, se trouva si mêlé, qu'on fouilla jusque dans le Palais-Royal pour le trouver. Monsieur se plaignit au Roi de ce manque de respect pour lui[2], et ajouta aigrement que cette recherche l'offensoit d'autant plus qu'on ne disoit mot aux deux la Frette qui, depuis plusieurs années, étoient dans Paris, et qui y[3] alloient partout à visage découvert. Le Roi répondit gravement que cela ne pouvoit être, et, sur ce que Monsieur insista, il l'assura qu'il s'en feroit informer, et les feroit arrêter dans les vingt-quatre heures, s'ils se trouvoient dans Paris. En même temps, il les fit avertir d'en sortir sur-le-champ pour deux ou trois jours, après quoi ils pourroient y revenir et vivre à leur ordinaire, et il ordonna qu'on fit d'eux par tout Paris une recherche éclatante; mais il enjoignit bien expressément qu'on ne la commençât pas sans être bien assuré qu'ils en étoient sortis[4]. Il ne tint qu'à Monsieur de voir ensuite que le Roi

1. Saint-Simon écrit ici : *Flamarin.* — François-Agésilan de Grossoles, comte de Flamarens, frère du duelliste nommé dans nos tomes V, p. 103, et IX, p. 95, acheta en octobre 1682 la charge de premier maître d'hôtel de Monsieur (Arch. nat., Y 242, fol. 409 v°), mais fut forcé de se démettre en janvier 1685, à la suite de l'affaire dont il va être question. Il mourut à Paris, le 9 février 1710. Cette mort est racontée par la marquise d'Huxelles, dans sa lettre du 12 février : « Ayant saigné du nez dimanche matin, il envoya querir un chirurgien et se fit saigner. On lui tira jusqu'à quatre ou cinq palettes de sang. Il vouloit aller à la messe ; mais sa femme l'en empêcha. Il dîna fort bien, d'une bonne poularde, avec quelqu'un, et prit du café; mais, à un instant de là, il perdit connoissance, et mourut à sept heures du soir. » Il avait épousé, par contrat du 11 mai 1678, Marie-Gabrielle le Tillier (Y 234, fol. 382), mais ne déclara son mariage que longtemps après : ce qui faisait dire à Benserade qu'ils n'avaient plus d'enfants depuis qu'ils étaient mariés (ms. Nouv. acq. fr. 4529, p. 44).

2. La demeure du frère du Roi étant lieu d'asile, il fallait un ordre spécial du Roi pour y faire des perquisitions et des arrestations.

3. L'adverbe *y* corrige *en*.

4. Voici ce qu'en dit l'annotateur des *Mémoires de Sourches*, tome I, p. 174 : « Il y avoit longtemps que le comte de Flamarens étoit mal

s'étoit un peu moqué de lui en lui donnant cette satisfaction apparente. L'aîné mourut longtemps avant le cadet[1]. Jamais gens ne surent mettre à si grand profit une mort civile[2], l'honneur d'un duel, et cette tacite protection du Roi, qui en effet, en tout son règne, a été une distinction unique[3], ni vivre si largement de procès et[4] de petites tyrannies. Ni l'un ni l'autre ne furent mariés, et ce dernier étoit vieux[5].

Il mourut peu[6] de jours après[7] un autre homme extraor- Mort de

dans l'esprit de Monsieur, et, n'y ayant que deux ans qu'il étoit son premier maître d'hôtel, il y avoit plus de dix-huit mois qu'il avoit envie de le tirer de cette charge. Ses ennemis écrivirent donc un billet au Roi, par lequel ils l'avertissoient que, la dernière veille des Rois, qui étoit un vendredi, le comte de Flamarens avoit donné un souper en viande, lequel avoit commencé dès neuf heures du soir, et ils nommoient ceux qui s'y étoient trouvés; mais le Roi, s'étant informé à fond de la chose, trouva que ce n'étoit qu'une pure calomnie, et, par cette raison, il différa de quelques jours la disgrâce du comte de Flamarens, afin qu'on ne crût pas qu'il étoit chassé à cause de ce souper, et sa disgrâce vint purement de Monsieur. » Voyez aussi la *Gazette de Leyde* du 13 février 1685, une Addition de Saint-Simon au *Journal de Dangeau*, tome I, p. 112, et la suite des *Mémoires de Sourches*, tome I, p. 176-177. Il ne semble donc pas que ce soit à cette occasion que Monsieur ait pu se plaindre au Roi d'un manque de respect des officiers de justice. D'ailleurs, c'est seulement en 1699 qu'on trouve dans le registre O[1] 43, fol. 28, un ordre du 15 janvier, à M. de la Frette, de sortir de Paris, s'il ne veut que l'on mette à exécution le jugement de 1662. Notre auteur a peut-être confondu époques et personnages. En 1704 encore, le secrétaire d'État de la maison du Roi écrit, le 3 septembre, au procureur général, que M. de la Frette paraît publiquement à Paris, et il ajoute : « Vous savez qu'il est prévenu du crime de duel; cela suffit pour vous exciter à faire ce que vous devez en pareille occasion » (registre O[1] 365, fol. 197 v°).

1. En 1686 : tome V, p. 101, note 5. — 2. Ci-après, p. 107.

3. Voyez ci-après, p. 666. — 4. Cet *et* surcharge un *d*.

5. Pour éviter au duc de Beauvillier, le plus proche héritier de la Frette, toute difficulté ou contestation, le Roi lui fit don, le 22 mai, de ses droits sur les biens du défunt (reg. O[1] 52, fol. 79).

6. Le mot *peu* surcharge les lettres *ap*, et, plus loin, Saint-Simon a écrit : *ho*[es], au pluriel, par mégarde.

7. *Dangeau*, p. 144.

Montgivrault; son caractère, son état, et de son frère le Haquais. [Add. StS. 810]

dinaire : on l'appeloit le chevalier de Montgivrault[1]. M. de Louvois l'avoit scandaleusement chassé du service, où il étoit ingénieur dans la première guerre de Flandres, en 1667, où il avoit acquis beaucoup de bien[2]. Malgré cette aventure et une réputation peu nette[3], il sut devenir un espèce d'important à force d'esprit, de galanterie, de commodité pour autrui, et d'excellente chère; il se fit ainsi beaucoup d'amis considérables à la cour et à la ville[4] : le maréchal de Tessé, le duc de Tresmes, Caumartin, Argenson[5], entre autres, étoient ses intimes. Il avoit acquis par là de la considération, et il avoit eu l'art de s'ériger chez lui un petit tribunal où beaucoup de gens étoient fort aises d'être reçus[6]. Il avoit acheté Courcelles auprès du Mans[7], qui a été depuis la retraite de Chamillart, qui

1. Augustin le Haguais, chevalier puis marquis de Montgivrault (ici, *Montgivrault* et *Mongivraud*), travailla longtemps sous Vauban, aux fortifications de Flandre, et notamment à la citadelle de Lille, en 1667-1668, et dans la campagne de 1672. Il eut en juin 1674 la lieutenance de Roi de Courtray, et le grade de brigadier le 6 juillet 1678. Il mourut le 22 mai 1708, dans la terre dont il va être parlé. En 1698, il demeurait rue des Postes. Rigaud avait peint son portrait en 1687.

2. C'est Dangeau qui dit : « C'étoit un gentilhomme qui avoit amassé beaucoup de bien dans le génie, dans la première campagne de Flandre en 1667, que M. de Louvois fit chasser, et qui avoit conservé jusqu'à la mort beaucoup d'amis considérables à la cour et à Paris. »

3. Un vrai chevalier d'industrie, qui s'était enrichi sous Louvois, selon les *Souvenirs du président Joly de Blaisy*, p. 87-88.

4. Vauban écrivait à Louvois, à son sujet, en août 1669 : « Quoiqu'il serve fort bien le Roi, il est sans charge et sans titre. Suspendez plutôt, Monseigneur, les bontés que vous exercez si libéralement envers moi, et faites quelque chose pour lui. Une lieutenance aux gardes l'accommoderoit fort. »

5. L'intendant des finances et le lieutenant général de police.

6. Comparez l'Addition indiquée ci-contre, n° 810.

7. A dix kilomètres N. E. de la Flèche et à vingt kilomètres S. O. du Mans. Cette ancienne baronnie, venue aux Champlais de Courcelles, en 1480, par un mariage, fut plus tard érigée en marquisat. La belle Sidonia de Lenoncourt y fut reléguée par son mari. Après la mort de celui-ci, le domaine, mis en décret, fut acheté par Montgivrault (24 sep-

l'acheta, où Montgivrault dépensa beaucoup, et où j'ai admiré sa folie d'avoir mis ses armes[1] jusque sur toutes les portes, les cheminées et les plafonds[2]. Il n'avoit jamais été marié, et laissa un gros bien[3]. Son frère, qui faisoit fort peu de cas de lui, s'appeloit le Haquais[4], et ne s'étoit point marié non plus. Il étoit son aîné, et étoit demeuré fort pauvre[5]. Il avoit été avocat général de la Cour des aides avec une grande réputation d'éloquence, de savoir et de probité. C'étoit un homme parfaitement modeste et

tembre 1688), dont le légataire universel, M. de Harville, le vendit en 1709 à Chamillart disgracié. Le château, magnifique, avait été bâti par le beau-père de Sidonia, mari d'une Villeroy, lequel s'y était ruiné.

1. Les armes des le Haguais étaient de gueules au dextrochère d'argent sortant d'une nuée de même mouvante de l'angle senestre du chef et tenant une pique d'argent en bande, et accosté de deux fleurs de lis d'or. C'était une famille de l'échevinage de Caen; le grand-père avait commencé par être receveur des tailles, puis valet de chambre d'Henri IV.

2. Le *Dictionnaire de l'Académie* écrivait à volonté ce mot *plafond* ou *plat-fond*, comme ici.

3. Ci-dessus, p. 62.

4. Telle est l'orthographe de Saint-Simon. — Ils étaient trois fils d'un avocat général à la Cour des aides de Normandie mort en 1666, très renommé pour son éloquence (*Moréri*, tome V, 2e partie, p. 487; Lambert, *Histoire littéraire du règne de Louis XIV*, tome I, p. 451). L'un des frères de Montgivrault, celui dont il est ici question, Jean-François le Haguais, avocat au Parlement dès 1670, puis premier avocat général à la Cour des aides en mai 1686, y devint conseiller d'honneur le 28 novembre 1700 (reg. O[1] 44, fol. 467), et mourut le 23 janvier 1723, dans sa quatre-vingt-quatrième année, mal marié. — L'autre, Nicolas-Antoine, sieur de Quéritot, aussi avocat au Parlement, ancien intendant de la duchesse de Nemours, eut le 20 mai 1691 une nouvelle charge d'avocat général à la Cour des aides (Arch. nat., G[7] 992), et fut nommé en janvier 1701 commissaire pour le commerce auprès du ministre de la marine (*Dangeau*, tomes VIII, p. 27-28, et X, p. 105; notre tome VII, p. 427, note 1). Il est mort en avril 1704 (*Mercure* de mai, p. 134-137), laissant des papiers sur le commerce et la marine, qui font partie aujourd'hui de la collection Joly de Fleury, vol. 1718 et 1719.

5. Cependant, le 14 février 1708, il donna cinquante mille livres, en rentes sur le clergé, à chacune des deux filles de François le Gendre, ne s'en réservant que l'usufruit (Arch. nat., Y 280, fol. 209 v° et 210).

parfaitement désintéressé. On ne pouvoit avoir plus d'esprit, un tour plus fin, ni, en même temps, plus aisé, avec beaucoup de grâce et de réserve; avec cela, salé, volontiers caustique, gai, plaisant, plein de saillies et de reparties, éloquent jusque par son silence. Ses lettres étoient charmantes; et, pour peu qu'il se trouvât à son aise, de la meilleure compagnie du monde[1]. Le chancelier de Pontchartrain et lui, à peu près de même âge, avoient été amis intimes dans leur jeunesse : galands, chasseurs; mêmes goûts, même sorte d'esprit et de sentiments en tout toute leur vie. Lorsque le Chancelier fut en fortune, il fit pour son ancien ami des bagatelles à sa convenance, parce qu'il ne voulut jamais mieux. Il étoit de tous les voyages de Pontchartrain, où je l'ai fort connu, et ce qui est respectable pour les deux amis, c'est que, sans s'y mêler de rien, ni sortir de son état de petit bourgeois de Paris, comme il s'appeloit souvent lui-même, il y étoit comme le maître de la maison : tout le domestique en attention et en respect, et tout ce qui y alloit en première considération. Le Chancelier, outre l'amitié et la confiance, lui en témoigna toujours une extrême, et toute sa famille aussi; il montroit vouloir que tout le monde lui en portât, et le Haquais étoit aimé de tous. Il vivoit avec grand respect pour les gens considérables qu'il y voyoit; il n'en manquoit point au Chancelier, ni à la Chancelière, qui

1. *Dangeau*, tome I, p. 337; l'abbé Lambert, *Histoire littéraire du règne de Louis XIV*, tome I, p. 458; *Gazette* de 1723, p. 72; ms. Arsenal 6113, fol. 20. Le président Hénault, qui le connut sur la fin de sa vie, dit, dans ses *Mémoires*, p. 9-10 et 181 : « Ce M. le Haguais, ami le plus intime de M. le chancelier de Pontchartrain et de Fontenelle, qu'il logeoit chez lui, étoit.... un homme du premier mérite.... Le discours qu'il prononça en présentant à sa compagnie les lettres de M. le chancelier de Pontchartrain a passé pour un chef-d'œuvre. M. Daguesseau, alors avocat général, le consultoit, et Despréaux ne lui pardonna pas d'avoir fait peu de cas de ses dernières épîtres. Il nous venoit voir quelquefois, et daignoit s'amuser de moi. » A sa mort en 1723, Saint-Simon refera son portrait, à peu près dans les mêmes termes qu'ici.

l'aimoient autant l'un que l'autre; mais il ne laissoit pas de vivre fort en liberté avec eux, et de laisser échapper des traits de vieil ami, qui ne lui messeyoient[1] pas, et qui étoient toujours bien reçus. Dans les dernières années, sa piété s'accrut tellement, que le Chancelier et sa femme ne l'avoient plus à Pontchartrain autant qu'ils l'y vouloient. Ils l'appeloient leur muet, parce que la charité avoit mis un cachet sur sa bouche[2], auquel on perdoit beaucoup[3]; je m'en plaignois souvent à lui-même. On ne le voyoit jamais qu'à Pontchartrain; il vivoit fort retiré à Paris[4].

Mort de la jeune marquise de Bellefonds.

Le marquis de Bellefonds[5], petit-fils du maréchal, perdit sa femme toute jeune et mariée depuis peu[6]; elle étoit Hennequin, fille d'Esgvilly[7] qui avoit le vautrait[8].

1. *Mésseioient*, corrigé en *mésseyoient*. Nous avons eu au tome V, p. 96, et nous retrouverons ci-après, p. 457, le substantif *messéance*. *L'Académie* de 1718 n'admettait pas *messeoir*.

2. *L'Académie* ne donnait pas cette locution figurée.

3. Fontenelle, son inséparable, en voyant le magnifique portrait peint par Rigaud, s'écria : « On dirait qu'il se tait » (P.-A.-J. de la Place, *Pièces intéressantes*, tome II, p. 418). Nous avons eu ci-dessus, p. 64 : « éloquent par son silence. »

4. S'il ne faisait pas grand cas de son frère Montgivrault (ci-dessus, p. 63), il semble qu'il ait eu une grande intimité avec son autre frère. Au début de leur carrière, étant tous deux avocats au Parlement, ils avaient habité ensemble rue de la Verrerie, et ils ne se séparèrent que plus tard. En 1670, 1682, 1684, 1685 et 1700, ils conclurent ensemble diverses transactions à propos des biens qui leur étaient venus de leur père, et se firent plusieurs donations mutuelles (Arch. nat., Y 220, fol. 67 v°; 242, fol. 242; 245, fol. 99 v°; 248, fol. 336; 274, fol. 81 v°).

5. Louis-Charles-Bernardin Gigault : tome III, p. 211.

6. Anne-Madeleine Hennequin, mariée le 18 février 1706, mourut le 31 mai ou le 1er juin 1708, à vingt-deux ans, laissant un fils unique (*Dangeau*, tome XII, p. 146 et 149; *Sourches*, tome XI, p. 84 et 91; *Mercure* de juin, p. 292-295).

7. André Hennequin, marquis d'Ecquevilly, né en 1643, avait été pourvu de la charge de capitaine des toiles ou du vautrait dès 1651; le 1er août 1711, il en obtint la transmission à son fils (O1 55, fol. 109 v°). Il mourut en 1723. Il signait, presque comme notre auteur a écrit son nom : DECQUILLY.

8. *Vautrait*, par une majuscule corrigeant une minuscule. — « On

Mort, naissance, conduite, famille et caractère de la comtesse de Gramont.

Quatre ou cinq jours après, c'est-à-dire le 3 juin, la comtesse de Gramont mourut à Paris, à soixante-sept ans[1]. Elle étoit Hamilton, de cette grande maison d'Écosse si puissante, si ancienne, si grandement alliée, et si souvent avec les Stuarts[2]. Marie[3], fille de Jacques Stuart II, roi d'Écosse[4], mariée 1468 à Jacques Hamilton, comte d'Arran[5], fut mère de Jacques II Hamilton, comte d'Arran[6], régent d'Écosse sous le roi Jacques Stuart V[7], et père de Jacques III Hamilton, régent d'Écosse[8] et tuteur de l'infor-

appelle ainsi l'équipage pour le sanglier; ne se dit qu'en parlant de la maison du Roi » (*Académie*, 1718).

1. *Journal de Dangeau*, tome XII, p. 146 et 150; *Mémoires de Sourches*, tome XI, p. 84 et 91-93; *Gazette*, p. 275-276; *Mercure* de juin, p. 302-309. La princesse des Ursins écrivait à Mme de Maintenon, le 9 juillet : « Voilà donc la pauvre Mme la comtesse de Gramont morte. C'est une triste chose que de perdre ses amis! Vous aviez passé une partie de votre vie avec elle, elle avoit beaucoup d'esprit et d'agrément: ainsi je ne doute pas que vous ne la regrettiez. » (Geffroy, *Lettres de la princesse des Ursins*, p. 338-339.) — L'écriture a changé après *à*.

2. La filiation historique des Hamilton a été établie dans le tome V de l'*Histoire généalogique*, p. 592-595, à cause de leur duché français, et notre auteur va la résumer, s'étant étendu beaucoup plus longuement dans sa notice Chatellerault (*Écrits inédits*, tome VII, p. 159-180). Tous les personnages qui vont suivre ont leurs articles dans les tomes XV et XXIV de la *National biography* d'Angleterre.

3. *M.*, en abrégé, dans le manuscrit.

4. Fils du roi poète, né en 1430, monté sur le trône en 1437, après l'assassinat de son père, et mort au siège de Roxburgh en 1460.

5. Arran (que notre auteur écrit *Aran* d'après l'*Histoire généalogique*) est une île de la côte O. de l'Écosse, à l'entrée de la Clyde, érigée en comté en 1503, par le roi Jacques III, pour ce Hamilton, qui avait épousé sa sœur Marie, séparée malgré elle d'un premier mari, Thomas Boyd, comte d'Arran.

6. Il mourut en 1529.

7. Né le 15 avril 1512, mort le 13 décembre 1542, après de longues guerres contre l'Angleterre, et ayant épousé en premières noces une fille de notre roi François Ier, en secondes la duchesse de Longueville, fille du duc Claude de Guise, dont il eut Marie Stuart (*Écrits inédits*, tome VII, p. 161). L'*Histoire généalogique*, p. 593, raconte dans quelles conditions le comte d'Arran eut la régence.

8. En 1542, comme plus proche parent de l'héritière de Jacques V

tunée Marie[1] Stuart, reine d'Écosse[2], épouse de notre roi François II[3], dont il fit le mariage[4]. Il[5] fut fait duc de Châtellerault, terre en Poitou qui lui fut donnée[6], et que lui[7] et sa postérité perdirent avec la dignité, pour s'être retiré en Écosse et y avoir quitté le parti françois par l'inimitié des Guises, qui, pour se rendre les maîtres des affaires d'Écosse, le voulurent faire périr et le persécu-

(*ibidem*). Il s'intitulait : « Par la grâce de Dieu comte d'Arran et lord Hamilton, gouverneur et prince d'Écosse. »

1. *M.*, en abrégé.

2. Tome II, p. 252.

3. L'abréviation *Fr.* surcharge *H. II.* — Ce roi, fils aîné d'Henri II, né le 19 janvier 1544, marié le 24 avril 1558, sacré le 17 septembre 1559, mourut le 5 décembre 1560.

4. C'est ce qui ressort, non pas du texte de l'*Histoire généalogique*, mais du brevet de don du duché de Châtellerault reproduit en tête de la filiation, p. 586-587.

5. *Il* surcharge *et*.

6. Résultat du Conseil et lettres patentes du 5 février 1548, concédés en exécution de la promesse qui avait été passée par le roi Henri II, le 27 janvier 1547 (ancien style), comme récompense des démarches et manœuvres faites par Arran pour conclure cette alliance entre les deux couronnes quoique lui-même, comme « le plus proche et présomptif héritier du royaume, s'il plaisoit à Dieu appeler à sa part ladite reine d'Écosse, » eût eu « quelque moyen de conduire le mariage d'icelle reine avec son fils. » Le duché de Châtellerault (tome XI, p. 110, note 1, et tome XV, p. 320) venait d'être réuni à la couronne après la mort du duc Charles d'Orléans en 1545. Notre auteur en a fait une notice dans les *Notes sur tous les duchés et comtés sans pairie*, et elle a été publiée par le continuateur de Faugère, comme je l'ai indiqué tout à l'heure. — Ici, *Chastelraud*.

7. Ce Jacques Hamilton, après avoir longuement lutté contre le parti anglais pour les catholiques et la faction des « amis du roi, » fut forcé de se retirer en Angleterre par la réaction violente au cours de laquelle son frère l'archevêque de Saint-André fut pendu. Il revint plus tard se mettre à la tête du parti des Stuarts, et s'empara d'Édimbourg et de Stirling, mais quitta la lutte lorsque son allié Morton fut parvenu à la régence, et il mourut aussitôt après, 1575. Rapin-Thoyras a parlé de lui, dans son *Histoire d'Angleterre*, comme des autres personnages qui vont suivre; Saint-Simon avait ce livre à côté de celui de Larrey et des traductions de Burnet et de Clarendon.

tèrent partout[1]. Sa postérité et lui-même ont souvent réclamé leur terre et leur dignité[2]. Sa mère[3] étoit tante paternelle du cardinal Béton[4]; son père l'avoit épousée du vivant de sa première femme, qui s'appeloit Humie, qui n'avoit point d'enfants, et qu'il avoit répudiée[5]. Ce duc de Châtellerault[6] laissa de sa femme, fille du comte de

1. Voyez la notice CHATELLERAULT, p. 164-174. Jacques Hamilton, fils du duc, ayant osé prétendre à la main de Marie Stuart et s'étant associé aux seigneurs factieux qui interdisaient à celle-ci la pratique du culte catholique, les Guises lui firent retirer Châtellerault en 1559, et l'on voit dans les *Œuvres de Brantôme*, tome V, p. 7-8, comment les fils d'Henri II en apanagèrent leur sœur légitimée, qui prit ce titre ducal avant de devenir duchesse d'Angoulême. J'ai dit dans le tome XV, p. 320, note 1, que le duché rentra alors, mais à titre d'engagement, dans la maison d'Orléans. Nous avons sur toute cette histoire un intéressant mémoire que les Hamilton présentèrent en 1684 : Arch. nat., Papiers du Contrôle général, G[7] 635.

2. Voyez Dupuy, *Droits du Roi* (1655), p. 773-776, l'*Histoire de Châtelleraud et du Châtelleraudais*, par l'abbé Lalanne (1859), le *Mémoire justificatif du droit qui appartient au duc d'Hamilton de porter le titre de duc de Châtellerault*, par A. Teulet (1865), une suite de documents énumérés dans le *Cabinet historique*, année 1872, 1re partie, p. 260-265, et année 1873, p. 40-59, etc. Les ducs d'Hamilton actuels portent encore officiellement le titre ducal de Châtellerault de par un décret du 20 avril 1864; mais ils ne sont que Douglas, comme on va le voir, et les Hamilton directs, issus du lord Paisley dont il va être parlé, ont revendiqué en 1865, devant nos tribunaux, des droits supérieurs.

3. Jeanne Beaton de Balfour.

4. David Beaton, né en 1494, fit ses études à Paris, y revint en 1534 comme ambassadeur du roi Jacques V, et eut de François Ier l'évêché de Mirepoix, puis la nomination au cardinalat en 1538, aida fortement à la conclusion des deux mariages français de son souverain, retourna comme légat en Écosse, et y succéda à un oncle de son nom comme archevêque-primat de Saint-André, mais fut assassiné le 29 mai 1546, par les hérétiques qu'il poursuivait avec une extrême rigueur. Notre auteur lui avait consacré plus de deux pages de la notice du duché de CHATELLERAULT (p. 162-164), en se servant d'une histoire de Marie Stuart.

5. « M. Humia, sœur de Guillaume Humius, » dit l'*Histoire généalogique*, fut répudiée par son mari, et, par suite, des annalistes ont traité Jacques III Hamilton de bâtard, né du vivant de la première femme.

6. Ici, *Chastellraud*.

Morton[1], trois fils : l'aîné fut insensé[2]; les autres, persécutés en Écosse, se réfugièrent en Angleterre[3]. La reine Élisabeth[4] les fit rétablir en Écosse par Jacques, roi d'Écosse, et depuis d'Angleterre après elle[5]. L'aîné fut comte d'Arran et créé marquis d'Hamilton[6], le cadet marquis de Pasley[7]. Celui-ci laissa plusieurs enfants. D'un d'eux, qui fut comte d'Albecorn[8], et de Marie Boid, sa femme[9], plusieurs enfants, dont Georges Hamilton, cheva-

1. L'*Histoire généalogique* n'en dit pas plus. C'était Marguerite Douglas, fille du comte Jacques et d'une bâtarde du roi Jacques Ier.

2. C'est Jacques IV, né en 1536 : l'amour et le désespoir lui ayant fait perdre la raison, son tuteur s'empara du comté d'Arran et des autres biens de la maison. Il ne mourut qu'en mars 1609.

3. *Histoire généalogique*, p. 594.

4. *Eliz.*, en abrégé. — Fille du roi Henri VIII et d'Anne Boleyn, née le 8 septembre 1533, montée sur le trône d'Angleterre à la mort de sa sœur Marie, le 17 novembre 1558, elle mourut le 5 avril 1603, sans s'être mariée, mais ayant désigné pour son successeur Jacques VI, qui suit, comme petit-fils d'une fille du roi Henri VII.

5. Jacques VI comme roi d'Écosse, et Ier comme roi d'Angleterre, né en 1566, fils de Marie Stuart et d'Henri Darnley, réunit la couronne d'Angleterre à celle d'Écosse, en 1603, sous le titre de roi de la Grande-Bretagne (tome II, p. 252). Il mourut en 1625, peu après avoir marié son fils Charles avec Henriette de France.

6. C'est en avril 1599 que ce Jean (1532-1604) fut créé marquis d'Hamilton ; lui et le frère qui suit ont eu Gilbert Burnet pour historien.

7. Claude Hamilton, chassé comme son frère en 1579, fut rétabli également dans ses biens d'Écosse en 1585, grâce aux bons soins de la reine Élisabeth, et créé marquis de Paisley (et non *Pasley*), grosse ville à l'ouest de Glasgow, dont il avait eu l'abbaye en commende en 1553. Le marquis reprit les réclamations de son oncle avec l'appui du roi d'Angleterre ; mais c'est seulement après la majorité de Louis XIII que la France y fit droit, et qu'une pension de douze mille livres lui fut constituée par brevet du 4 octobre 1616. Il mourut en 1622, et le brevet fut renouvelé en 1625, pour son fils, puis en 1649 et en 1657, sans d'ailleurs qu'il y eût jamais aucun payement effectif.

8. Jacques Hamilton, lord puis comte d'Abercorn (1603 et 1606), et non *Albecorn*. C'est de ce cadet que descendent les comtes qui ont revendiqué le titre de duc de Châtellerault en 1865.

9. *M. Boid.*, en abrégé. — « Marie Boid, » dit l'*Histoire généalogique*. C'est Boyd : *National biography*, tome VI, p. 95-96.

lier baronnet[1], eut d'une Butler[2], son épouse, la comtesse de Gramont et ses deux frères dont il a été parlé plusieurs fois[3]. De l'aîné, Jean Hamilton, comte d'Arran et marquis d'Hamilton[4], vint Jacques V, marquis d'Hamilton[5], chambellan et sénéchal de Jacques Ier, roi de la Grande-Bretagne, fils de l'infortunée Marie Stuart et successeur d'elle en Écosse, et d'Élisabeth en Angleterre[6]. Il donna aussi la Jarretière au marquis d'Hamilton[7]. Jacques VI, marquis d'Hamilton, son fils, fut fait duc d'Hamilton et chevalier de la Jarretière par le malheureux roi Charles Ier, pour lequel il mourut sur un échafaud, 1649[8]. Il ne laissa que des filles[9].

1. Titre inventé par le successeur d'Élisabeth, Jacques Ier, et que les simples chevaliers payaient un bon prix pour s'élever d'un rang, arriver aux qualifications de *sir* et de *lady*, et orner leur écusson de la « main sanglante » de l'Ulster. — Notre auteur écrit ici : *baronet*.

2. Marie Butler, sœur du duc d'Ormonde : *Histoire généalogique*, p. 594. Georges Hamilton, réfugié en France en 1651, fut créé baronnet d'Irlande à la Restauration de 1660, et mourut en 1679.

3. En dernier lieu, tome XV, p. 415, 416 et 427.

4. Ci-dessus, p. 69, note 6.

5. Ici, par mégarde, il a écrit : *Hamiton*. — 6. *M.* et *Eliz.*, en abrégé.

7. « Jacques VI, roi d'Écosse puis d'Angleterre, le créa comte de Cambridge et baron d'Ennerdale, par lettres du 16 juin 1619, et le fit son chambellan et sénéchal du palais. Il mourut le 2 mars 1624, non sans soupçon de poison, selon Johnston, liv. xx. » (*Histoire généalogique*, p. 564.) Comparez la notice CHATELLERAULT, p. 175-176.

8. La date a été ajoutée en interligne. — Ce Jacques VI, né le 19 juin 1606, et créé duc en 1643 après avoir fait la guerre sous Gustave-Adolphe, fut décapité le 9-16 mars 1649, dix jours après son maître le roi Charles Ier, pour lequel il avait vaillamment combattu en Écosse et en Angleterre (*Histoire généalogique*, p. 595 ; *Écrits inédits de Saint-Simon*, tome VII, p. 176-179 ; *Gazette* de 1649, p. 232-236 et 405-411). Cromwell supprima alors son titre ducal.

9. « Ainsi finit la maison d'Hamilton, au moins dans ce qu'elle avoit de plus illustre par la proximité à la succession à la couronne et par toute la grandeur qu'elle en reçut. Elle subsiste encore en Écosse, dans des branches éloignées de celle-ci, et qui n'ont point eu part à son lustre ; elles sont néanmoins en dignité convenable à l'ancienneté et à la distinction de ce grand nom. Les chefs de ces branches sont connus en Écosse sous les titres de comtes d'Abercon et d'Hadington, et de barons de Bargeny et de Bilhaven. » (*Écrits inédits*, p. 179-180.)

Anne, l'aînée[1], épousa Guillaume Douglas[2], comte de Selkirke[3], que Charles II, après son rétablissement, fit duc d'Hamilton[4], et c'est de lui que descendent les ducs d'Hamilton d'aujourd'hui[5]. Le père et la mère de la comtesse de Gramont étoient catholiques, vinrent passer quelque temps en France avec leurs enfants[6]; ils mirent la

1. *Histoire généalogique*, p. 595. Cette Anne ne mourut qu'en 1716.

2. D'une grande famille qui, précisément, avait été presque toujours en lutte avec les Hamilton; elle était comptée comme la quatrième de l'Écosse, et avait la première voix dans le Parlement. Il y en a une filiation dans le tome IX de l'*Histoire généalogique*, Additions, p. 399-414, comme dans le livre d'Imhof sur les rois et pairs anglais (1690).

3. Selkirk, au S. S. E. d'Édimbourg et tout près de la résidence de sir Walter Scott, qui a adapté en romans historiques tant d'épisodes où les premiers rôles sont joués par des Hamilton, des Arran, des Douglas.

4. Ce Guillaume, fils aîné du comte d'Angus et d'une Gordon de Huntley, né le 24 décembre 1634, fut créé duc d'Hamilton le 12 octobre 1660, en raison de son mariage avec l'héritière, et reçut de Charles II la Jarretière, un titre de conseiller d'État et la dignité de grand trésorier. Après la Révolution, il fut fait par Guillaume III président du conseil d'Écosse et grand amiral de ce royaume, et il mourut le 18 avril 1694.

5. L'aîné des enfants de Guillaume Douglas-Hamilton fut ce comte d'Arran, puis duc d'Hamilton, dont il a été parlé dans notre tome XV, p. 434, et qui reparaîtra plus longuement à sa mort en 1712 (éd. 1873, tome IX, p. 367). Il présenta en 1684 la réclamation mentionnée plus haut, et qui est analysée dans le livre de Francisque Michel intitulé : *les Écossais en France*, tome II, p. 370-374. Jacques II lui donna, par manière d'indemnité, le régiment des gardes à cheval de M. de Berwick, en 1688, et, dix ans plus tard, Guillaume III le créa quatrième duc d'Hamilton. On a des mémoires de lui-même et sur lui. — A l'époque où notre auteur écrivait, c'est-à-dire en 1742, sa postérité existait, et elle subsiste encore aujourd'hui; mais, en outre, lors de la conclusion de la paix d'Utrecht, un second fils d'Anne Hamilton, titré comte de Selkirk, a fait valoir ses droits au titre de Châtellerault, et même à la propriété du duché, par des manifestes ou mémoriaux qui se trouvent dans le ms. Clairambault 516, fol. 291, 351 et 383. Il est mort en 1739, sans postérité masculine; mais son titre a été relevé par un quatrième frère, dont la descendance subsiste en 1742, ainsi que celle de la branche des comtes d'Orkney.

6. Six fils et trois filles. Madame prétend (recueil Jaeglé, tome II, p. 105) que le père s'était ruiné à chercher la pierre philosophale.

comtesse de Gramont toute jeune à Port-Royal-des-Champs, où elle fut élevée, et elle en avoit conservé tout le goût et le bon à travers les égarements de la jeunesse, de la beauté, du grand monde, et de quelques galanteries, sans que, comme on l'a vu[1], la faveur ni le danger de la perdre l'aient jamais pu détacher de l'attachement intime à Port-Royal[2]. C'étoit[3] une grande femme qui avoit encore une beauté naturelle sans aucun ajustement, qui avoit l'air d'une reine, et dont la présence imposoit le plus[4]. On a vu ailleurs[5] comme se fit son mariage, le goût si marqué et si constant du Roi pour elle, jusqu'à inquiéter toujours Mme de Maintenon, pour qui la comtesse de Gramont ne se contraignit pas[6]. Elle avoit été dame du palais de la Reine. C'étoit une personne haute, glorieuse, mais sans prétention et sans entreprise[7], qui se sentoit fort[8], mais qui savoit rendre, avec beaucoup d'esprit, un tour charmant, beaucoup de sel, et qui choisissoit fort ses compagnies, encore plus ses amis. Toute la cour la considéroit

[Add. St S. 811 et 812]

1. Tomes VI, p. 215-218, et XI, p. 111.

2. A partir de 1684, elle fut dirigée par Fénelon, et les lettres spirituelles de celui-ci, offertes plus tard à l'impératrice Marie-Thérèse par sa fille lady Stafford (ci-après, p. 74), ont été publiées dans le tome VI de la *Correspondance*, p. 209-278.

3. Comparez les deux Additions placées ici. Saint-Simon a déjà fait son portrait en 1699 et en 1703.

4. « Je l'ai vue à la cour, qui m'a fait un froid dont je n'ai pu deviner la cause, » écrivait Scudéry en parlant d'elle (*Correspondance de Bussy-Rabutin*, tome V, p. 217).

5. Tome XIV, p. 264 et 562-563.

6. Déjà dit aux tomes VI, p. 216-217, et XI, p. 111. En 1707, Mme de Maintenon écrivait à la princesse des Ursins (recueil Bossange, tome I, p. 123-124 et 142-143) : « J'aurois de la peine à vous écrire toutes les sottises qu'on imputoit à Mme la comtesse de Gramont, qui se réduisent pourtant à attendre ma mort avec impatience pour remplir ma place. »

7. Au sens d'esprit d'entreprise et d'empiétement sur les autres.

8. Qui avait le sentiment de sa valeur personnelle, comme dans *l'École des femmes*, vers 1504 : « Petit serpent qui, dès qu'il se sent, cherche à faire du mal. »

avec distinction, et jusqu'aux ministres comptoient avec elle[1]. Personne ne connoissoit mieux qu'elle son mari : elle vécut avec lui à merveilles ; mais ce qui est prodigieux, c'est qu'il est vrai qu'elle ne put s'en consoler, et qu'elle-même en étoit honteuse[2]. Ses dernières années furent uniquement pour Dieu. Elle comptoit bien[3], dès qu'elle seroit veuve, de se retirer entièrement ; mais le Roi s'y opposa si fortement, qu'il fallut demeurer. Ce ne fut pas pour longtemps : de grandes infirmités la tirèrent de la cour, dont elle fit le plus saint usage, et le plus solitaire[4], et mourut ainsi avant ses deux années de deuil. Elle n'avoit que deux filles, toutes deux de beaucoup d'esprit, fort dangereuses, fort du grand monde, fort galantes[5], qui avoient été filles d'honneur de Mme la Dauphine de Bavière[6], et qui n'avoient rien[7]. [*Add. St-S. 818*]

1. « Quoique cette dame ait brillé par sa beauté, elle s'est encore plus fait admirer par sa vertu et par la solidité de son esprit : aussi étoit-elle considérée de tout ce que la cour a de plus élevé. Elle avoit toujours vécu d'une manière qui devoit empêcher qu'elle appréhendât les approches de la mort ; cependant elle a fait connoître que les plus justes la doivent craindre dans ces terribles moments. » (*Mercure* de juin 1708, p. 302-303.)

2. Depuis la mort de son mari (tome XIV, p. 262-268), elle était toute changée et diminuée par l'effet soit de la solitude, soit d'un mal interne qui tourna à la gangrène, et ses amies ne reconnaissaient plus « ni cet esprit supérieur, ni ce courage anglois » (lettre de Mme de Maintenon, dans le recueil Bossange, 10 avril 1707, tome I, p. 106 ; *Mémoires de Sourches*, tome XI, p. 71 et 84). Mme des Ursins répondait à sa correspondante (recueil Bossange, tome III, p. 463) : « On n'auroit pas cru autrefois que Monsieur son mari eût pu si fort contribuer à sa consolation, ni qu'elle dût se pouvoir croire abandonnée un jour, quand elle avoit tant d'amis qui sembloient lui être attachés. »

3. Ici, par mégarde, il a écrit et laissé un *que* inutile.

4. Nous avons vu cela, plus longuement, dans le tome XI, p. 110-113.

5. *Fort galantes* a été ajouté en marge, à la fin de la ligne.

6. En 1684 et 1685 : *Dangeau*, tome I, p. 39 et 228-229 ; *Sourches*, tome I, p. 313.

7. La comtesse n'étant pas « fort pécunieuse, » et son mari ne pouvant plus gagner l'argent des Anglais depuis que ceux-ci s'étaient

[Add. St-S. 814 et 815] L'une[1] épousa un vilain Mylord Stafford, qui étoit Howard[2], qui passoit sa vie à Paris aux Tuileries et aux spectacles, et que personne ne vouloit voir[3], avec qui

mis à jouer à la bassette au lieu des jeux « d'industrie, » le ménage n'eut pour vivre, pendant un temps, que la pension d'ancienne dame du palais, celle du mari, heureusement portée de six à douze mille livres, et les profits du gouvernement d'Aunis, jusqu'à ce que Mme de Saint-Chaumont, sœur de Gramont, fût morte en le faisant son légataire universel (*Dangeau*, tome I, p. 205; *Sourches*, tomes I, p. 188, 278 et 313, et II, p. 3, 128, 194, 195 et 290). Depuis 1690, la comtesse avait un logement au château de Versailles, outre la maison de Pontalie dans le parc.

1. Claude-Charlotte, chantée par Hamilton et par Chaulieu, avait manqué épouser en 1687 (*Dangeau*, tome II, p. 10) le fils aîné du marquis de Pianezze, neveu de M. de Monaco, et, peu après avoir quitté la chambre des filles avec l'indemnité de quatorze mille livres, elle avait dû également se marier avec M. de Gordes, neveu de l'évêque de Langres, mais alors détenu à Saint-Lazare (*Dangeau*, tome II, p. 129 et 193; *Lettres de Mme de Sévigné*, tome VIII, p. 240-241). On avait parlé aussi du marquis de Saissac, réfugié en Angleterre, et du marquis de Créquy (*Sourches*, tome I, p. 260 et 468). Elle fut mariée, par contrat du 2 avril 1694 (Arch. nat., Y 269, fol. 409), avec le lord Stafford qui suit (*Dangeau*, tome IV, p. 470-471; *Mercure* du mois, p. 274-276).

2. Henri Howard, vicomte de Stafford, fils cadet du lord catholique de la maison des ducs de Norfolk qui avait été condamné sur la dénonciation de Titus Oates et décapité le 8 janvier 1681, fut créé comte le 5 octobre 1688, et mourut le 27 avril 1719. A propos de son mariage, Mme de Sévigné écrivait, le 19 avril 1694 (*Lettres*, éd. Capmas, tome II, p. 510-511) : « Ma chère Pauline, je ne vous conseille pas de regretter le mylord qui a épousé Mlle de Gramont. S'il étoit joli comme ses laquais, il faudroit se pendre; mais, de l'humeur dont je vous connois, vous ne vous seriez point accommodée d'un si vilain mâtin, et votre aimable réputation auroit été mal récompensée d'un si bizarre établissement. » Ce Stafford, dont la mère, catholique fervente, avait eu le tabouret chez Marie de Médicis, ne quittait jamais Paris, et, quoique émigré, il recevait ses revenus d'Angleterre (*Sourches*, tome IV, p. 319 et 320). Les clefs des *Caractères* (tome I, p. 444) le présentent comme type de l'élégant PHILÉMON, « d'une grande dépense en habits, mais très pauvre d'esprit, et qui a toujours eu magnifique équipage. » En 1708 (*Mercure* de juin, p. 307-309), il était établi à Bruxelles.

3. Saint-Simon avait porté cette note dans la table de son exem-

elle se brouilla bientôt, et s'en sépara[1]. Depuis sa mort, elle alla vivre en Angleterre de ce qu'il lui avoit donné en l'épousant, et n'en eut point d'enfants[2]. L'autre[3] se fit chanoinesse et abbesse de Poussay[4], où elle s'est convertie, et a vécu dans une grand pénitence, et bien soutenue[5].

plaire du *Journal*, avril 1694 : « Vieux et riche, catholique, et presque toujours obscur à Paris, qu'on appeloit mylord Caca par sobriquet. » Comparez l'Addition n° 814.

1. *Dangeau*, tome V, p. 321, 13 décembre 1695 : « Mme de Stafford est séparée d'avec son mari, qui est convenu qu'il n'étoit son mari que de nom. Il lui rend le bien qu'elle avoit apporté, et ne lui a jamais voulu accorder qu'une pension de mille francs sur son bien à lui. Elle a mieux aimé l'accepter que de demeurer plus longtemps avec lui ; elle est retournée chez le comte de Gramont son père. »

2. Depuis sa séparation, elle continua à faire partie de la cour du Palais-Royal, habitant un des logements que le duc d'Orléans donnait à diverses amies de la comtesse d'Argenton. Après la rupture de 1710, elle alla s'établir, semble-t-il, à Avignon, n'en revint que pour se faire payer du douaire qui lui était dû par la mort de son mari, et obtint alors un logement au Luxembourg (*Dangeau*, tomes XIII, p. 209, et XVIII, p. 58 et 95). Le duc de Gramont lui faisait une pension de huit mille livres, et elle avait six mille livres de rente en terres. Enfin elle mourut en Angleterre, dans le courant de mai 1739, étant âgée de soixante-dix-sept ans (*Mémoires du duc de Luynes*, tome II, p. 443).

3. Marie-Élisabeth, née le 27 décembre 1667, morte en 1706. On l'avait d'abord connue sous le nom de Séméac, et c'est elle qui, retirée par ordre des écoles de Port-Royal, en 1679, avait si résolument répondu à Mme de Montespan (*Port-Royal*, tome V, p. 182-184). Antoine Hamilton fit des couplets galants pour elle.

4. Tome II, p. 41.

5. *Dangeau*, tome V, p. 140, 22 janvier 1695 : « Mlle de Gramont est revenue depuis quelques jours de Poussay, où elle étoit allée se faire élire abbesse en place de Mme de Neuchâtel (fille du maréchal de Luxembourg). Cette abbaye-là vaut à l'abbesse environ cinq cents écus, et il y a des exemples qu'elles se marient aussi bien que les chanoinesses. » Nous voyons dans les Papiers du P. Léonard (Arch. nat., MM 825, fol. 60) que le Roi refusa d'abord de solliciter les bulles parce que, selon lui, la demoiselle avait introduit à la cour des « sentiments de libertinage sur le sujet de la religion. » D'ailleurs, cette Gramont combla la maison de Poussay de ses libéralités, et l'on verra son oncle Richard Hamilton y aller mourir en 1717.

Comme[1] elles n'avoient rien, leur mère écrivit en mourant au Roi et à Mme de Maintenon pour leur demander pour elles sa pension du Roi[2]. L'une[3] fut dédaignée, l'autre négligée : tel est le crédit des mourants les plus aimés et les plus distingués durant leur vie. Il n'y eut ni réponse, ni pension.

Éclat entre Chamillart et Bagnols, qui en quitte l'intendance de Flandres et met

Chamillart s'étoit brouillé avec Bagnols[4], intendant très accrédité de Lille et conseiller d'État[5], dans le court voyage qu'il avoit fait en Flandres[6]. Il chassa d'autorité un principal commis de l'extraordinaire de la guerre[7] résidant en Flandres, pour friponnerie[8]. C'étoit un homme entière-

1. A partir d'ici, c'est une addition ajoutée après coup à la fin de l'alinéa et sur la marge intérieure du manuscrit.

2. On trouvera ci-après, p. 666-667, sinon ces lettres, du moins deux autres des derniers temps, adressées au contrôleur général.

3. L'une des lettres. — 4. Dreux-Louis Dugué : tome XIII, p. 377.

5. Il était entré au conseil d'État, comme semestre, grâce à la proche parenté de sa femme avec la chancelière le Tellier (*Sourches*, tomes I, p. 371, et II, p. 31 et 38, mars 1687); mais on l'y avait trouvé très laborieux, fort « réglé dans ses manières, » avec une attitude froide et taciturne (*les Savants Godefroy*, p. 276). En Flandre, comme intendant, il réussit tout de suite à doubler, et plus même que doubler le produit des impositions, et le roi d'Espagne lui donna le titre d'intendant des Pays-Bas catholiques en juillet 1701 (*Gazette*, p. 336; *Sévigné*, tome X, p. 463, note 6; notre tome X, p. 188, note 2). C'est lui également qui faisait ces fonctions dans les armées françaises. Fénelon, comme voisin, semble l'avoir mis en rapport avec le duc de Chevreuse, ministre *incognito*, et avoir apprécié ses lumières, quoique le soupçonnant d'adhérer aux opinions jansénistes qui n'avaient que trop fait remarquer sa famille, et qui, peut-être, nuisirent à son avancement (*Correspondance de Fénelon*, tome I, p. 132-135 et 145). Beaucoup de lettres de lui sont analysées ou reproduites dans la *Correspondance des Contrôleurs généraux*.

6. Ci-dessus, p. 1-2.

7. Voyez une note aux Additions et corrections, p. 667-669.

8. Le commis s'appelait Héron, et le trésorier de l'extraordinaire était Durey de Sauroy. Sur ce service, nous avons une lettre de Desmaretz à M. le Blanc, 25 février 1709, et une lettre de M. de Bernières au contrôleur général, 29 mars 1709, dans le carton G[7] 1783. La correspondance avec Chamillart, pour l'année 1708, remplit le volume 2085 du Dépôt de la guerre.

Chamillart en danger.

ment à Bagnols, qui fit auprès de Chamillart l'impossible pour le sauver, jusqu'à prendre fait et cause, et déclarer que, si cet homme avoit volé, il falloit qu'il fût de moitié[1]. Chamillart tint bon, l'autre aussi, qui leva l'étendard, et qui entreprit de faire rétablir ce commis malgré le ministre. Il y eut des lettres fortes[2]. Bagnols en demanda justice; tous ses amis se remuèrent, et tous les ennemis de Chamillart. Jamais on ne vit tant de vacarme pour si peu de chose, ni un intendant le prendre si haut contre un ministre son supérieur. Chamillart l'emporta, mais à force de bras, et y usa beaucoup de son crédit[3]. Alors Bagnols demanda à se retirer : nouvel éclat. Le Roi, qui en étoit content, le voulut retenir. On lui fit des avances, il y eut force pourparlers; Chamillart même, qui sentit le Roi fâché, se prêta. Plus on en faisoit pour Bagnols, plus il en étoit gâté, et plus il prétendoit. A la fin, Chamillart l'emporta encore; mais il s'éreinta[4], et Bagnols quitta l'intendance et vint[5] ameuter à Paris[6]. C'étoit une bonne tête, débauché, fort au

1. *Dangeau*, p. 122 : « M. de Bagnols.... a voulu justifier le commis des accusations qu'on faisoit contre lui, et cela a mis de l'altération entre ce ministre et cet intendant. »

2. La lettre très dure que Chamillart écrivit à l'intendant le 17 avril et celle que l'intendant adressa alors au nouveau contrôleur général sont reproduites dans le tome III de la *Correspondance des Contrôleurs généraux*, n° 43. Sachant cela à la cour, on crut à un rappel immédiat, demandé d'ailleurs par M. de Bagnols lui-même (*Dangeau*, p. 124); la *Gazette d'Amsterdam* démentit (n° xxxvii). Nous voyons du reste dans l'*Histoire de Louvois*, tome IV, p. 444, que ce ministre, quoique parent et ami de Bagnols, le gourmandait déjà, en 1691, de se laisser tromper par les commis de l'extraordinaire et de ne pas exiger des comptes.

3. Il écrivit, le 27 mai, une nouvelle lettre, fort vive, à l'intendant : Guerre, vol. 2085, n° 33.

4. Emploi d'*éreinter* relevé dans nos tomes X, p. 397, et XIII, p. 5.

5. Il a écrit par mégarde : *vit*.

6. *Dangeau*, p. 146, 26 avril : « M. de Bagnols, intendant de Flandre, qui ne veut plus servir en cet emploi, est parti de Valenciennes aussitôt après que nos princes en sont partis, et revient ici. » Il arriva en effet à Versailles, mais au moment même où le Roi partait

goût de tout ce qui avoit servi en Flandre par son esprit, sa bonne maison, sa grand chère et délicate, et le soin de plaire et d'obliger; d'excellente compagnie, toute sa vie du grand monde, avec beaucoup d'amis, et considérables, fort proche du Chancelier et[1] des Louvois par sa femme[2], et fort porté par ce qui en restoit, très capable et supérieur à son emploi, où il avoit servi avec une grand utilité et distinction. Mme de Maintenon[3] ne regardoit plus Chamillart, depuis le mariage de son fils[4], que comme un homme qui lui avoit manqué : l'aversion avoit succédé à l'amitié[5]. J'ai expliqué ailleurs[6] son intérêt pressant d'avoir un ministre à elle, et elle n'en avoit aucun depuis qu'elle ne comptoit plus sur Chamillart[7] : c'étoit donc à ses dépens qu'elle en

pour Marly, et n'eut audience qu'au retour, le 3 juin, où on le vit sortir du cabinet « avec un visage très serein » (*Sourches*, p. 92).

1. Ayant d'abord mis plus loin, en interligne, après *femme*, les mots *et du Chancelier*, il les a biffés et a remis ici *du Chancelier*, en ajoutant *et*.

2. Anne Dugué, sœur de Mme de Coulanges, mariée par contrat du 9 mai 1672 (Arch. nat., Y 225, fol. 278 v°; *Sévigné*, tome II, p. 507), était la cousine germaine de son mari et la nièce, par sa mère, de la chancelière le Tellier; femme très raisonnable et mère de filles très belles. Elle figure dans les estampes de modes de Bonnart, 1695, et son nom apparaît souvent dans la correspondance de Mme de Sévigné.

3. L'anecdote qui va suivre, sur Mlle de Choin et Chamillart, se trouve en première rédaction dans l'Addition de Saint-Simon au *Journal de Dangeau* sur la chute de Chamillart, 9 juin 1709, et reviendra à cette date dans les *Mémoires*.

4. Tome XV, p. 360 et suivantes.

5. Cependant elle écrivait alors à Mme des Ursins (recueil Bossange, tome I, p. 258-260) : « Je suis persuadée que M. de Chamillart mérite la bonne opinion que vous avez de lui.... Quand je n'aurois vu que ce qui s'est passé à l'égard de M. de Chamillart, je haïrois la cour : ses meilleurs amis se déchaînoient et le tournoient en ridicule, on alloit lui dire tout ce qui pouvoit le fâcher, et on réussissoit, car c'est l'homme du monde le plus sensible. Je ne finirois pas, Madame, sur ce chapitre, car, quelque peu que je sache, j'en sais assez pour desirer d'être ermite, si je le pouvois. »

6. Tome XV, p. 368.

7. Le temps n'est pas loin (nos tomes X, p. 28, et XI, p. 159 et 253) où Chamillart et Mme de Maintenon ne faisaient qu'un.

vouloit un autre à elle, et il étoit tout trouvé en la personne de Voysin[1]. Le Roi, contre toute coutume, alla de Versailles dîner le 4 juin à Meudon[2], avec Mme la duchesse de Bourgogne, plusieurs dames et Mme de Maintenon, qui y vit en particulier Mlle Choin[3], et Mlle Choin étoit outrée contre Chamillart[4], qui, naturellement opiniâtre, et devenu sujet à l'humeur par le mauvais état des affaires et de sa santé, n'avoit jamais voulu procurer un petit régiment d'infanterie au frère de Mlle Choin, qui servoit depuis longues années[5], quelque chose que Mlle de Lillebonne et Mme d'Espinoy[6] eussent pu lui dire, et qui, piquées du persévérant refus, et ne voulant pas qu'il tombât sur elles[7], expliquèrent à Mlle Choin tout ce qu'elles avoient dit et fait pour résoudre Chamillart. Je sus ce détail par sa fille Dreux, qui avoit de l'esprit, et qui, étant la seule de la maison qui eût du sens[8], en étoit fort peinée. Je sus encore, par le maréchal de Boufflers et par le duc et la duchesse de Villeroy, les mouvements de la cabale formée des amis de Bagnols et des ennemis de Chamillart ralliés au maréchal de Villeroy. Cette conversation si nouvelle, et si recherchée

1. Tome XV, p. 374 et 384. — 2. *Dangeau*, p. 151 ; *Sourches*, p. 93.

3. « Le bruit se répandit que, pendant que le Roi étoit à Meudon, Mme de Maintenon y avoit vu en particulier Mlle de Choin, en qui Monseigneur a beaucoup de confiance » (*Dangeau*, p. 152).

4. Tome IX, p. 43-44. Comparez la suite des *Mémoires*, éd. 1873, tome VI, p. 418-421.

5. Leur père, le baron de Choin, troisième bailli de Bresse de ce nom, avait eu trois fils, dont l'un fut gouverneur de Bourg comme aussi le père et l'aïeul, et l'on voit dans les *Mémoires de Mademoiselle*, tome III, p. 299, que cette princesse et son père avaient tenu sur les fonts, en 1658, un enfant du baron. Celui dont il s'agit ici doit être Jean-Melchior de Joly, baron de Choin, qui était en 1696 gouverneur de Bourg et, en 1720, lieutenant de Roi du pays de Bresse.

6. Deux bonnes amies de la Choin, comme on l'a vu dans le tome XV, et ci-dessus, p. 11-12.

7. Il a écrit : *elle*, au singulier, sans doute par mégarde.

8. Il a fait d'elle un éloge plus circonstancié dans notre tome VI, p. 310, et on la verra ci-après, p. 204 et 250, intervenir en faveur de son père.

par Mme de Maintenon avec Mlle Choin, jusqu'à aller exprès dîner à Meudon et s'y couvrir du Roi sans y coucher[1], m'effaroucha dans ces circonstances, car l'affaire du commis et de la rupture s'étoit passée dès les premiers jours de l'arrivée de Chamillart en Flandres, et avoit éclaté et fait de grands progrès avant même son retour. Je compris que Mme de Maintenon, qui jusqu'alors n'avoit tenu le moindre compte de Monseigneur, ni gardé la plus petite mesure avec la Choin, vouloit profiter de son dépit contre Chamillart, et qu'elle y étoit excitée par ce qui se passoit entre le Roi et Monseigneur sur les bâtiments, dont elle étoit informée par les Noailles[2]. Je craignis un coup de foudre subit pour Chamillart, et je ne crus pas m'en pouvoir reposer sur personne. Je l'en avertis, et je le trouvai instruit et embarrassé. Il n'étoit pas temps de contester avec lui, et de lui reprocher d'avoir pris son parti trop vite et trop haut sur Bagnols, ni sa folle opiniâtreté sur ce régiment pour Choin; il falloit aller au remède, et à temps. Je lui conseillai de parler dès le lendemain au Roi, de lui dire que, quelque honoré qu'il fût de sa place, il y tenoit peu dans le triste état présent, mais qu'il tenoit infiniment à sa personne par son cœur et par reconnoissance, qu'il n'y avoit biens ni fortune pour lesquels il voulût lui donner une minute de peine; qu'il voyoit avec douleur un orage se former contre lui qu'il n'avoit pas mérité[3], mais que, pour peu que le Roi fût embarrassé de lui, ou qu'il en aimât

1. Voyez notre tome XIV, p. 395 et 398.

2. Ci-dessus, p. 53.

3. Mme de Maintenon écrivait, le 3 juin (recueil Bossange, tome I, p. 265) : « J'attends M. Desmaretz... ; ce n'est pas sans quelque inquiétude.... Tout le monde tâche de les brouiller, M. de Chamillart et lui, et, si on n'y parvient pas, ce sera un miracle. » Cependant, comme elle le disait trois mois auparavant (p. 227), Chamillart avait « quitté en honnête homme, sans rien disputer, sans rien retenir, et avec une droiture qu'on ne sauroit trop louer. » Quoique le Roi lui eût offert de garder l'entrée au conseil des finances comme son prédécesseur le Peletier, il avait refusé d'entendre désormais parler de finances et de gens d'affaires en dehors de la guerre (*Dangeau*, tome XII, p. 83).

mieux un autre en sa place, il la lui remettroit de tout son cœur, uniquement pour lui plaire et pour mériter la conservation de ses bontés et de l'honneur de ses bonnes grâces, qui lui étoient plus chères que nuls établissements, et sans lesquelles il ne pourroit vivre. Je l'exhortai à n'en pas dire davantage, et sur ce ton et avec cette force et ce dégagement, de bien regarder cependant le Roi entre deux yeux, dont le plus léger mouvement seroit en ce moment très significatif, de saisir promptement ce qu'il lui répondroit, quand il ne seroit simplement qu'honnête, surtout de ne pas insister à la retraite, et de se bien garder de la sottise de se vouloir faire prier. J'ajoutai qu'avec cette conduite, et à temps comme il étoit encore, j'osois lui répondre, sans être grand clerc[1] à la cour, qu'il seroit bien reçu quand bien même il embarrasseroit le Roi, et que, de cette époque, ce seroit un nouveau bail passé avec lui, qui, sans en dire un seul mot, mais laissant faire le Roi à l'égard de ceux qui l'attaqueroient, leur feroit[2] tomber incontinent les armes des mains. Chamillart goûta ma pensée. Je n'eus pas besoin de l'exorciser; mais bien le dépit de se voir réduit là, et, par ce dépit, l'envie de ne rien faire et de se laisser culbuter, voilà ce que j'eus à combattre, et j'en vins à bout enfin avant de le quitter. Je lui recommandai bien que ce compliment se fît dans le cabinet du Roi, et point du tout chez Mme de Maintenon, où elle auroit été présente; il me le promit, et que ce seroit le lendemain. Il m'embrassa, me remercia, et me donna rendez-vous chez lui à son retour de cette espèce d'assaut. Moi-même j'en étois inquiet quelque bonne espérance que j'en eusse : je craignois le Roi, déjà peut-être circonvenu; de l'incertitude, de la froideur de sa part; le dépit du ministre, qui s'empêtreroit en allant trop loin, et

1. *Clerc* « signifioit autrefois un homme lettré, d'où sont venues ces façons de parler proverbiales : *il n'est pas grand clerc en cette matière*, etc. » (*Académie*, 1718). Ici, *clérc* (sic) surcharge d'autres lettres.
2. Il a écrit, par mégarde : *feroient*, au pluriel.

qui se feroit prendre au mot. Le temps me dura fort pendant quinze ou vingt heures que j'allai[1] au rendez-vous. Je fus soulagé du premier coup d'œil : je vis mon homme gai, léger, qui m'embrassa encore, et qui étoit assuré et ravi. Il me dit qu'il avoit parlé précisément comme je le lui avois conseillé; que le Roi s'étoit mis à sourire, et lui avoit répondu qu'il étoit bien simple de penser que tout ce bruit fît sur lui la moindre impression; qu'il continuât à le bien servir, comme il avoit toujours fait; que, pour lui, il l'aimeroit toujours, qu'il le soutiendroit, et qu'il vouloit qu'il prît confiance en ce qu'il lui disoit. Respects, remerciements, tendresses de Chamillart, bontés encore du Roi là-dessus; et puis parlèrent de leurs affaires. Chamillart en revint rajeuni, et une maison hors de dessus l'estomac[2]. Il n'en parla à qui que ce soit qu'aux ducs de Chevreuse et de Beauvillier, après la chose faite, qui ne la croyoient pas à ce point de danger, mais qui furent très aises du succès. Il est vrai que je m'en sus beaucoup de gré[3]. Très peu de jours après, tous ces bruits et les menées tombèrent : le Roi, apparemment, les avoit nettement éconduits; mais je crus devoir conjurer Chamillart de modérer sa confiance, de marcher la sonde à la main[4], et de comprendre, par cette affaire, qu'il n'étoit pas invulnérable, et que cet avortement de dessein ne feroit qu'irriter et raffiner[5] davantage les personnes à qui il venoit de le faire

1. Au bout desquelles j'allai....

2. Cet emploi d'*estomac* au figuré ne se trouve pas dans *l'Académie* de 1718, non plus d'ailleurs que dans nos lexiques modernes.

3. Comme des conseils donnés quelques mois auparavant (tome XV, p. 366-369 et 373-375) soit au même Chamillart, soit à Desmaretz, puis à M. de Beauvillier (ci-dessus, p. 6-20), sans plus d'opportunité ni de nécessité. Voyez encore p. 201, 241 et 250.

4. Comparez un même emploi dans les *Écrits inédits*, tome IV, p. 452. *L'Académie* ne l'admettait qu'au propre en 1718 : « Dans ce détroit, il faut toujours *avoir la sonde à la main*. »

5. « Rendre plus délicat, plus subtil, plus fin, » dit le *Littré*, 3°; et aussi plus sensible. On ne trouvait pas cet emploi dans *l'Académie*.

péter dans la main[1]. Par ce changement d'intendant de Lille[2], il se fit un mouvement[3] qui porta le Blanc de l'intendance d'Auvergne[4] à celle d'Ypres[5] : je le remarque à cause de tout ce qu'il lui arriva depuis[6].

Mariage de Courcillon avec la fille unique de Pompadour ; leur caractère et leur situation. [Add. St-S. 816]

Dangeau[7] maria son fils unique[8] à la fille unique de Pompadour, qui avoit treize ans, d'une taille et d'une beauté charmante, qui dure encore[9]. Courcillon avoit vingt et un ans ; j'ai assez parlé de lui et de son père et de sa mère[10] pour n'avoir rien à y ajouter. Ils ne pouvoient pas trouver un plus grand parti pour leur fils, ni M. et Mme de Pompadour un plus dans leur goût pour leur fille, qu'ils vendirent. Ils étoient riches, mais fort obérés, et n'avoient rien à donner à leur fille[11] ; ils étoient sans crédit et dans

1. Cette locution triviale, que Littré a relevée d'autres fois dans les *Mémoires*, et qui se rencontre aussi dans les *Écrits inédits* (tome VI, p. 380), ne paraît pas plus portée que les précédentes dans les lexiques.

2. Il n'a pas dit que la permission de se retirer avait enfin été accordée à M. de Bagnols. Dangeau le sut le 9 juin : « M. de Bagnols.... ne va plus en ce pays-là. On donne sa place à M. de Bernières, qui étoit intendant à Ypres, et on envoie à Ypres M. le Blanc, qui étoit intendant en Auvergne. L'intendance d'Auvergne est donnée à M. Turgot de Saint-Clair. » Le Roi s'était décidé à la suite de l'audience de la veille : ci-dessus, p. 77, note 6. Les *Mémoires de Sourches*, qui enregistrent de même la nouvelle (p. 99), rapporteront, quelques mois plus tard, en janvier 1709 (tome XI, p. 250), que M. de Bagnols est alors un de ceux qu'on désigne comme pouvant remplacer Chamillart à la guerre ; mais il mourra peu après.

3. Vers le 10 juin : *Dangeau*, p. 156 ; *Sourches*, p. 106 ; *Gazette d'Amsterdam*, n° L.

4. Nous l'avons vu (tome XII, p. 157) devenir intendant d'Auvergne en 1704.

5. Ou de Flandre maritime : tome XIII, p. 394. Cette intendance rapportait plus de quarante mille livres selon Dangeau (tome X, p. 415).

6. Son ministère, sa disgrâce, etc., de 1722 à 1725.

7. Changement d'écriture. — 8. Courcillon : tome XIV, p. 131-133.

9. Tome VII, p. 37. « Une des plus belles femmes de France » (*Sourches*, tome XIII, p. 235) ; « la plus belle femme de France, » selon Madame (recueil Jaeglé, tome II, p. 122). Elle ne mourut qu'après 1756.

10. Dans notre tome III, p. 182-192.

11. Comme les beaux-parents Navailles, chez qui filles et gens « mouroient de faim » (notre tome VII, p. 38).

l'obscurité. Loin de pouvoir raccommoder leurs affaires, c'étoient des gens qui, avec de l'esprit l'un et l'autre, avoient sans cesse laissé tout fondre entre leurs mains, jusqu'aux biens de la fortune, à leurs alliances, à leur naissance, sans cesser d'être fort glorieux. Pompadour, avec un esprit orné de beaucoup de lecture, l'avoit de travers et sans justesse, et, toute sa vie, avoit fait autant de sottises que de pas[1]. Son grand-père[2], qu'on appeloit Laurière[3], étoit frère cadet et oncle des deux marquis de Pompadour chevaliers de l'Ordre en 1633 et 1661[4], le dernier mort[5] en 1684[6], père de Mmes de Saint-Luc et d'Hautefort[7], en qui la branche aînée finit. Le fils de ce premier

1. Comparez la suite des *Mémoires*, éd. 1873, tome XVI, p. 143. Ce qui va venir ici est pris de l'*Histoire généalogique*, tome VIII, p. 246-248.

2. *Grd* a été ajouté en interligne.

3. Jean de Pompadour, chevalier de l'ordre du Roi, baron de Laurière, marié à Charlotte de Fumel le 14 novembre 1610, et fils d'une Laguiche. Laurière est un bourg de l'arrondissement actuel de Limoges.

4. Léonard-Philbert, vicomte de Pompadour, lieutenant général au gouvernement du Limousin en 1621, maréchal de camp en 1622, chevalier des ordres en 1633, mort le 26 octobre 1634, à cinquante ans; et Jean IV, marquis de Pompadour, chevalier des ordres en 1661, lieutenant général au gouvernement du Limousin après son père, en 1634, capitaine aux gardes, puis colonel d'un régiment de cavalerie, maréchal de camp en 1649, lieutenant général des armées en 1653, mort dernier mâle de sa branche en 1684 (*Chronologie militaire*, tomes IV, p. 169, et VI, p. 81). Son portrait au lavis est dans le ms. Clairambault 1236, fol. 193, et celui de Philbert dans le ms. 1234, fol. 83. Sur le premier, voyez un article de M. G. Clément-Simon, dans la *Revue des Questions historiques*, avril 1897, p. 364 et suivantes, et les *Historiettes de Tallemant*, tome IV, p. 400-401. Saint-Simon a fait leur notice dans les *Chevaliers du Saint-Esprit* : ci-après, appendice III.

5. *Mort* surcharge un *p* effacé du doigt.

6. *Dangeau*, tome I, p. 30-31.

7. Marie, marquise de Saint-Luc, vicomtesse de Rochechouart par sa mère : tomes I, p. 211, et VI, p. 169; Marie-Françoise, marquise d'Hautefort : tome VI, p. 169. L'aînée fut déshéritée, d'où un grand procès : *Sourches*, tome I, p. 235.

Laurière[1] épousa une sœur de M. de Montausier depuis duc et pair et gouverneur de Monseigneur[2], et de ce mariage vint le marquis de Pompadour dont il est ici question[3]. Il étoit cadet, et porta longtemps le petit collet; son aîné mourut[4], et M. de Montausier l'approcha de Monseigneur, et lui fit donner un régiment d'infanterie, et succéder à son père, qui étoit sénéchal et gouverneur de Périgord[5]. C'étoit un homme bien fait, qui avoit même de beaux traits, mais dont la physionomie, le maintien, et toute la figure serroit le cœur de tristesse ; elle étoit toute faite pour être crieur d'enterrement[6]. Cet extérieur ne

1. Philbert de Pompadour, marquis de Laurière, sénéchal et gouverneur de Périgord en mai 1672, fut noyé dans le Weser, auprès de Minden, le 30 juin 1679, étant brigadier de cavalerie (*Gazette*, p. 328).

2. Catherine de Sainte-Maure, mariée en 1645, fille de Léon, baron de Montausier, et veuve en premières noces d'un Lenoncourt, marquis de Blainville.

3. Léonard-Hélie : tome VII, p. 37.

4. L'*Histoire généalogique* compte trois frères, sans donner leurs noms, mais nomme deux oncles paternels, dont l'un, titré marquis du Bourdeix, périt au siège de Thionville, et l'autre, seigneur de Nontron, qui est porté comme n'ayant pas eu de femme, est sans doute Philbert-Hélie, marquis de Laurière, gouverneur et grand sénéchal de Périgord, qui épousa, fort vieux, le 22 septembre 1680, Charlotte-Philiberte de Fayolles, demoiselle de Saint-Front (Cabinet des titres, *Pièces originales*, vol. 2324, dossier POMPADOUR 52446, fol. 54).

5. Après avoir été enfant d'honneur de Monseigneur de 1666 à 1672, il était capitaine d'infanterie dans son régiment quand M. de Montausier, son oncle, lui fit donner le régiment d'infanterie de Beauce, en septembre 1684. Il suivit Monseigneur, comme volontaire, à la campagne de 1688, mais vendit son régiment en mai 1692, pour acheter la lieutenance générale de Guyenne, qui rapportait vingt-quatre mille livres et fut payée deux cent cinquante-cinq mille (*Dangeau*, tome IV, p. 55 et 71). Le gouvernement du Périgord (tome XIV, p. 352) avait été donné au père, sur la prière de Montausier, en mai 1672 (*Œuvres de Louis XIV*, tome V, p. 497-498). Le fils en fut pourvu à son tour le 8 août 1683.

6. « Officiers qui alloient autrefois crier par la ville pour avertir qu'il y avoit quelque chose à vendre, que l'on avoit perdu quelque chose, ou que l'on eût à prier Dieu pour quelqu'un et à se trouver à

trompoit pas : rien de si ennuyeux, ni de si affligeant que tout le reste[1]. Il se mit à jouer gros jeu et à perdre. Il devint amoureux de la troisième fille de M. et de Mme de Navailles[2], qui ne voulurent point de lui. Sa persévérance, le desir de la fille, qui y répondoit, les instances de ses deux sœurs, celles du duc de Montausier vainquirent enfin la résistance[3]. La première nuit des noces ne fut pas modeste : ils passèrent au lit trois jours et trois nuits, et

ses funérailles. On les appeloit jurés-crieurs de corps et de vins. Leurs principales fonctions sont présentement d'inviter aux funérailles et d'avoir soin de la tenture et de la plupart des cérémonies. » (*Académie*, 1718.) Un arrêt du 25 septembre 1696 (Arch. nat., E 1896) avait réglé leurs fonctions. — Nous avons déjà eu (tome VIII, p. 15) une comparaison avec les pleureuses à gages.

1. Deux autres portraits viendront en 1712 et en 1718.

2. Gabrielle, dite Mlle de la Vallette : tome VII, p. 37.

3. *Dangeau*, tome I, p. 79, 11 décembre 1684 : « On sut que Mlle de la Vallette, dernière fille de Mme de Navailles, avoit déclaré qu'elle vouloit épouser son cousin M. de Laurière, et que la mère étoit fort mécontente et de sa fille et du garçon, qui est son neveu à la mode de Bretagne. » *Ibidem*, p. 331, 7 mai 1686 : « Le soir, Mme de Navailles vint à Versailles, et Mme la Dauphine la pria, après son souper, d'entrer dans son cabinet, et lui parla si obligeamment et si fortement, qu'enfin elle la fit consentir que M. le marquis de Laurière songeât à épouser Mlle de la Vallette, sa fille; il y a déjà longtemps que la demoiselle et le cavalier s'entr'aiment. Madame la Dauphine a fait cette démarche-là pour obliger M. de Montausier, de qui M. de Laurière est neveu. » C'est aussi ce que disent les *Mémoires de Sourches*, tome I, p. 386-387, et l'annotateur a ajouté, comme notre auteur : « Le marquis de Laurière étoit fort riche; mais Mlle de la Vallette étoit un très grand parti. Du temps qu'il avoit un frère aîné, il étoit abbé, et il étoit élevé chez son oncle M. le duc de Montausier, auprès de Mgr le Dauphin, et l'on peut dire qu'il étoit alors assez désagréable de sa personne; mais, quand son frère, qui étoit mestre de camp de cavalerie, eut été tué, il quitta le petit collet, et, ayant pris une grande perruque et des habits magnifiques, tout le monde commença de le trouver bien fait, et il donna dans la vue de Mlle de la Vallette, qui voulut absolument l'épouser. » Nous avons le contrat, du 28 mai 1686, aux Archives, registre Y 254, fol. 483. C'est sans doute le Pompadour dont parlent les *Mémoires de Sourches*, tome V, p. 264-265, comme ayant perdu en avril 1697 un fils de huit jours, et plusieurs autres auparavant.

cela se réitéra souvent dans la suite. Pompadour abandonna la guerre et puis la cour, fit le plongeon[1] au grand monde, et s'enterra dans une entière obscurité[2]. Il vendit son gouvernement, et mit ses affaires dans le plus grand désordre. Sans se lasser l'un de l'autre, l'ennui[3] leur prit enfin de leur état : leur fille leur parut propre à les en tirer, en la mariant, non pour elle, mais pour eux[4]. La duchesse douairière d'Elbeuf[5], qui les aimoit par les respects infinis qu'ils lui rendoient, vivoit beaucoup avec Mme de Dangeau à la cour, et lui faisoit la sienne par rapport à Mme de Maintenon[6] : elle imagina ce mariage pour leur plaire, et pour s'ancrer de plus en plus. Dangeau, riche et jouissant de gros du Roi[7], étoit en état d'attendre les biens d'une belle-fille dont l'alliance l'honoroit infiniment, et à laquelle il ne seroit pas parvenu, s'il y avoit eu du bien présent. C'étoit, à l'âge de Mme de Maintenon[8], une occasion à ne

1. *Faire le plongeon* se dit figurément d'un homme qui baisse la tête de peur, s'évade, s'esquive par crainte, par faiblesse, ou « qui, après avoir voulu soutenir quelque chose, se relâche tout d'un coup par foiblesse, ou n'allègue que foiblement de mauvaises raisons » (*Académie*, 1718). Nous retrouverons plusieurs fois cet emploi.

2. Notre auteur a raconté (tome XII, p. 243-246) que le duc de Mantoue, lorsqu'il courtisait Mlle d'Elbeuf, nièce de Mme de Pompadour, et que celle-ci lui amena sa belle à Nevers, demanda l'Ordre pour le marquis ; mais il fut toujours éconduit.

3. Il a écrit, par mégarde : *enuy*.

4. Au contraire, Mme de Maintenon écrivait alors à Madrid (recueil Bossange, tome I, p. 266) : « Mlle de Pompadour est fille unique, et très riche. Son père et sa mère songent à la rendre heureuse et préfèrent cet intérêt à un tabouret, qui ne pouvoit lui manquer.... Elle est d'une très jolie figure. »

5. Sœur de Mme de Pompadour.

6. Mme de Maintenon constata qu'elle n'était pour rien dans ce mariage, œuvre de Mme d'Elbeuf (recueil Bossange, tome I, p. 277-278).

7. Voyez notre tome III, p. 185-187 et 454. Outre douze mille livres de chevalier d'honneur, autant de pension, trente mille livres du gouvernement de Touraine, cinq mille livres environ du Conseil, il avait obtenu des privilèges industriels fort lucratifs, et, disait-on, gagnait plus que deux fermiers généraux à créer des chevaliers de Saint-Lazare.

8. Elle était dans sa soixante-treizième année.

pas perdre pour obtenir des grâces qui lui fissent faire un mariage sans s'incommoder. Mme de Maintenon aimoit extrêmement Mme de Dangeau[1], et plût à Dieu qu'elle n'eût approché d'elle que des femmes de ce caractère! Elle n'osoit oublier d'avoir été recueillie par la mère de Mme de Navailles, et chez elle longtemps, en arrivant d'Amérique[2], et elle se piquoit d'amitié pour Mme d'Elbeuf; par la même raison, elle ne pouvoit ne pas favoriser Mme de Pompadour, sa sœur[3]. Le mariage se fit donc sans rien donner à la fille, seule héritière[4], en tirant le père et la mère d'obscurité, qu'on vit naître à la cour, à leur âge, comme des champignons[5]. Dangeau, avec l'agrément du Roi et de Monseigneur, céda sa place de menin à Pompadour[6], et son gouvernement de Touraine[7] à son fils, et Mme de Dangeau sa place de dame du palais[8] à sa belle-fille, que, depuis longtemps, sa santé et ses privances ne lui laissoient plus guères exercer[9], et le Roi lui fit la

1. Tomes III, p. 192, et XIII, p. 233. Comparez la Préface du tome I du *Journal de Dangeau*, p. LXXX-LXXXIII. C'était le seul défaut que Madame reprochât à Mme de Dangeau; mais celle-ci demeura fidèle, même après 1715.

2. Rappelé, en dernier lieu, dans notre tome XIV, p. 346.

3. La princesse des Ursins goûtait beaucoup aussi Mlle de Pompadour, et elle avait songé, en 1707, à la marier un jour avec son neveu Chalais (recueil Bossange, tomes III, p. 428, et IV, p. 358).

4. Elle pouvait espérer de grands biens de la comtesse d'Hautefort et de Mlle de Saint-Luc (*Sourches*, tome XI, p. 94).

5. C'est une locution au figuré que nous retrouverons souvent, et qui était d'usage courant: « On dit proverbialement, d'un homme qui s'est élevé en peu de temps, qu'*il est venu en une nuit comme un champignon* » (*Académie*, 1718). « Champignons d'une nuit sont les meilleurs, » disait *le Ménagier*, cité par Littré. Le nom d'espèce *potiron* s'employait de même.

6. « C'étoit un exemple tout nouveau qu'on donnât au père de la fille, au lieu que c'étoit à lui de donner, et on fit sur cela une plaisanterie disant que la mode alloit venir qu'on donneroit le douaire aux pères des filles qui se marieroient » (*Sourches*, p. 94, note 4).

7. Tome XIII, p. 259-260. — 8. Tome III, p. 187-192.

9. Dès 1699 (*Dangeau*, tome VII, p. 90), elle avait demandé à ne plus suivre la princesse, pour travailler à rétablir sa santé.

galanterie de lui conserver sa pension de six mille livres de dame du palais sans qu'elle les demandât, et sans préjudice de celle de sa belle-fille[1]. Voilà donc les Pompadours initiés tout à coup à la cour, à Marly, à Meudon, chez Mme de Maintenon quelquefois. La femme, qui avoit été belle, avoit toujours été désagréable. Jamais elle n'avoit ouvert les yeux qu'à moitié[2]; c'étoit une précieuse de quartier[3], avec un esprit guindé et une politique[4] accablante, toutefois avec de l'esprit, et fort polie. Ils ne bougèrent de chez Dangeau; l'union entre eux fut continuelle : ceux-là y mettoient la protection, les autres les respects et les adorations, jusque des escapades de leur gendre, qui se moquoit d'eux avec peu de ménagement. Parmi tout cela, leur contentement à tous fut extrême et durable[5].

1. Naturellement, Dangeau s'est étendu sur les préliminaires et sur la conclusion de ce mariage (tome XII, p. 149, 152-153, 155 et 160-161), avec des détails intéressants, d'où il ressort que le Roi lui-même, la duchesse de Bourgogne, Mme de Maintenon, quoi qu'elle en pût dire, et Monseigneur s'y prêtèrent tous de la meilleure grâce. Le contrat fut signé le 15 par le Roi; nous en avons le texte au Cabinet des titres, dans les *Carrés de d'Hozier*, vol. 208, dossier COURCILLON, fol. 42. La célébration eut lieu le dimanche 17 juin, le matin à l'église Saint-Sulpice, et le soir à l'hôtel de Navailles (*Mercure* du mois, p. 356-362 et 413-414). La mariée de treize ans fut présentée au Roi, par la duchesse de Bourgogne, le 28 juin (*Sourches*, p. 94, 107 et 115).

2. Il a déjà été parlé de « son art et ses minauderies, » à propos du mariage Mantoue-Elbeuf, dans notre tome XII, p. 244.

3. Comme la maréchale d'Humières : tome II, p. 180. Sur les Précieuses, voyez la 10e satire de Boileau, les *Mémoires sur Mme de Sévigné*, tomes I, p. 231-232, 238, 276, et IV, p. 82-84, et surtout le livre de Somaise (1661) et celui de feu Charles Livet. Quant à l'épithète de *quartier*, Littré a bien expliqué, à l'article 12° de ce mot, comme d'ailleurs le *Dictionnaire de l'Académie* de 1718, qu'elle s'employait ainsi pour délimiter et restreindre à une petite société, à une coterie d'ordre inférieur, la réputation d'esprit ou de distinction faite à une personne qui y brillait.

4. Une manière de raisonner doctoralement.

5. Au lendemain du mariage, Mme de Maintenon écrit (recueil Bossange, tome I, p. 274) : « Nous avons ici (à Fontainebleau) la petite

Mariage, état, caractère de Lanjamet et de sa femme. [*Add. StS. 817 et 818*]

On sut presque en même temps le mariage de Lanjamet[1] avec la fille d'un procureur à Paris[2] qu'il avoit longtemps entretenue, puis épousée, il y avoit trois ou quatre ans, secrètement[3]. Elle avoit eu de la beauté; mais de l'esprit et de l'intrigue comme quatre démons[4], de la méchanceté et de la noire scélératesse comme quatorze diables. Ce Lanjamet avoit aussi beaucoup d'esprit[5], quelque petite

belle-fille de Mme de Dangeau. Elle a treize ans et demi; jolie, délicate, polie, timide, modeste, noble, et faite en tout comme une nymphe. Voilà de jolies qualités à gâter; mais je ne doute pas que les bons exemples n'en viennent à bout malgré les soins de sa belle-mère. » Elle devint grosse à treize ans et cinq mois (*ibidem*, p. 311).

1. Charles-Calliope de Vaucouleurs, dit le baron de Lanjamet, qui mourut le 16 janvier 1711 (*Mercure* d'avril, p. 79-80). Il est parlé de lui dans le livre d'Allaire sur *Jean de la Bruyère*, tome II, p. 242, et dans *les Cours galantes*, tome II, p. 209-211.

2. L'initiale de *Paris* est une minuscule corrigée en majuscule.

3. Les *Mémoires de Sourches* annoncent ce mariage dès le 25 mai 1708 (p. 84): « On parloit à la cour de Lanjamet (*en note*: gentilhomme de Bretagne qui étoit depuis longtemps à la cour, étant reçu dans toutes les bonnes maisons comme un homme d'esprit), lequel avoit déclaré son mariage avec Mlle de Rais, fille d'un avocat de Paris, qui faisoit profession de bel esprit. » C'est seulement au 6 juin que notre auteur en a trouvé mention dans le *Journal de Dangeau*, p. 154: « Le mariage de Lanjamet est déclaré depuis quelques jours. Il y a déjà longtemps qu'il a épousé par amour une fille qui lui donnera peu de bien, et il avoit confié son secret au Roi et à quelques dames de la cour de ses amies; mais il ne l'a rendu public que depuis quatre ou cinq jours. » Mathieu Marais, parent de Mme de Lanjamet, nous apprend, dans ses *Mémoires*, tomes II, p. 87, 88, et III, p. 214, que cette dame était peut-être bien, en 1721, la bonne amie du prince Charles de Lorraine, et que, quatre ans plus tard, le 25 août 1725, à Nointel, elle se remaria avec François de Brilhac, ancien capitaine aux gardes, lui âgé de cinquante-cinq ans, et elle de quarante-six. Marais dit aussi que le père de Mlle de Rez (*sic*) était avocat, et non procureur.

4. Nous avons rencontré déjà (tome XV, p. 19) *avoir de l'esprit comme un démon*, et aurons ci-après, dans l'Addition n° 813, *comme deux démons*.

5. C'est à ce titre qu'il fut l'ami de J. de la Fontaine et l'un des habitués du Temple. En annonçant sa mort, les *Mémoires de Sourches* (tome XIII, p. 17) disent: « Il fut fort regretté de tous ceux qui le connoissoient, étant un fort brave homme, poli et de bon commerce. »

intrigue et de la valeur. Il avoit été longtemps lieutenant au régiment des gardes[1]. C'étoit de ces insectes[2] de cour qu'on est toujours surpris d'y voir et d'y trouver partout, et dont le peu de conséquence fait toute la consistance. C'étoit un fort petit homme, vieillot, avec grand nez de perroquet étrangement élevé et recourbé, qui lui tenoit tout le visage, qui parloit, s'intriguoit, décidoit, et se fourroit partout où il trouvoit des maisons ouvertes, et fort peu d'autres le vouloient recevoir[3]. Je ne sais par quel prodige il avoit fait une campagne aide de camp du Roi[4], qui lui avoit donné un petit gouvernement en Bretagne[5]. Il tenoit

1. Il fut blessé en 1678 à la prise d'Ypres, mais n'eut jamais de lieutenance.

2. Emploi d'*insecte* que nos lexicographes n'ont pas relevé ici, à ma connaissance, comme dans Voltaire et Rousseau. La Bruyère l'avait également appliqué aux mauvais plaisants.

3. C'est précisément ce que dit le 179e couplet du noël de 1696 (Chansonnier, ms. Fr. 12 692, p. 152) :

Dans la divine étable
Apparut Lanjamet,
Ayant un air capable
Et nez de perroquet,
Et, d'un ton de fausset
Commençant son ramage,
Fatigua le Poupon, don, don,
Si fort qu'il ordonna, là, là,
Qu'on le remit en cage.

4. En mai 1692 (*Dangeau*, tome IV, p. 70 et 76; *Sourches*, tome IV, p. 32). Étaient aides de camp en titre, avec lui, les princes d'Elbeuf et de Turenne et le comte de Fiesque, surnuméraires et d'occasion le comte de Toulouse, le marquis de Comingés et le chevalier de Nogent. Il fut encore nommé en 1693. Voyez, sur ces emplois, les Additions et corrections, p. 669. A l'occasion de la première nomination, l'annotateur des *Mémoires de Sourches* dit de Lanjamet : « Gentilhomme de Bretagne, dont le frère aîné y étoit conseiller. Il avoit autrefois été enseigne au régiment des gardes, et, après avoir vendu sa charge de bonne heure, il avoit passé plusieurs années ne songeant qu'à son plaisir. Ensuite il revint à la cour, où, étant homme d'esprit et de courage, il fut bien reçu dans les meilleures maisons. On croyoit que le secrétaire d'État de Pontchartrain lui avoit procuré l'honneur d'être aide de camp du Roi. »

5. Les mots *en Bretagne* sont en interligne, au-dessus d'*à Versailles*, biffé. C'est au retour de la campagne de 1692, le 26 août, que le Roi

ses assises[1] chez Mme de Ventadour, chez la duchesse du Lude, et chez Monsieur le Grand. Il ne sortoit point de ces lieux-là, et fort peu[2] en d'autres. Sa fatuité se rebéquoit à l'écart en insolence, mais ménagée avec art, quand il n'étoit pas content des gens. Il étoit familier à manger dans la main[3]. Avec tout cela, c'étoit un Breton qui n'étoit pas gentilhomme[4], et à qui les états en firent un jour l'affront. M. de la Trémoïlle, qui présidoit[5], me le conta. Il voulut faire opiner la noblesse : les voix s'élevèrent confusément, et crièrent qu'on fît sortir qui n'avoit pas droit d'opiner, qu'ont les plus pauvres et les plus jeunes gentilshommes. M. de la Trémoïlle jeta les yeux partout, et dit qu'il ne voyoit là personne qui n'eût droit d'opiner. A ce mot, toutes les voix se mirent à crier : « Lanjamet! Lanjamet! qu'il sorte, ou nous n'opinerons point. » Et, tout de suite, Lanjamet sortit sans se défendre et sans prononcer un mot. Son effronterie de s'être fourré là pour s'en faire après un titre fut payée de cet affront. Il ne parut plus depuis aux états; mais il n'en revint pas moins impudent à la cour, c'est-à-dire à Versailles, car il n'étoit pas sur le pied de Marly, ni de Meudon[6]. Cette aventure apprit à

lui donna le gouvernement de Guérande, valant quatre ou cinq mille livres (*Dangeau*, tome IV, p. 159; *Sourches*, tome IV, p. 114). Il eut aussi une pension de trois mille livres en 1692 (*Sourches*, tome IV, p. 1).

1. Locution relevée dans le tome XV, p. 51. — 2. Et allait fort peu.

3. Cette locution familière n'était pas dans le *Dictionnaire de l'Académie*. Comparez ci-dessus, p. 83, note 1.

4. Selon le *Nobiliaire de Bretagne* de P. de Courcy (tome II, p. 153), c'était une branche cadette des Vaucouleurs qui avait pris des lettres de noblesse en 1577 et fait reconnaître son ancienne extraction en 1679. Selon l'état du parlement de Bretagne donné par Depping dans le tome II de la *Correspondance administrative*, p. 74, le père était un ancien lieutenant de prévôt, brave, agissant, violent, placé dans ce parlement par le maréchal de la Meilleraye. Un fils qui y fut aussi conseiller passait pour être débauché, et même criminel. Le fief de Lanjamet était dans la paroisse Saint-Melaine de Lamballe. Les arrêts obtenus à la réformation de la noblesse, par le père et les fils, sont au Cabinet des titres.

5. Tome XV, p. 341.

6. On le voit, en septembre 1686 (*Dangeau*, tome I, p. 387), accom-

M. de la Trémoïlle qu'il n'étoit pas gentilhomme. Sa femme, galante, et veuve aussi d'un procureur, fut pour lui, quelque néant qu'il fût, un mariage honteux[1]. Il ne laissa pas de la produire chez Monsieur le Grand, dont, par la suite, elle brouilla toute la famille[2], et s'en fit chasser, et de presque partout où son mari l'avoit fourrée. Depuis la mort du Roi, je ne sais ce qu'ils sont devenus[3], et je n'en ai ouï parler que sur cette brouillerie qui la fit chasser avec éclat de chez Monsieur le Grand[4].

Mariage de Louville avec la fille de Nointel conseiller d'État.

Louville se maria aussi dans ce temps-ci[5]. Depuis son retour d'Espagne[6] il n'avoit songé qu'à raccommoder ses affaires, se bâtir très agréablement, mais sagement, à Louville, et vivre à Paris avec ses amis, sans regret à la fortune, et comme si elle ne lui eût jamais présenté des cours et des royaumes à gouverner[7]. Il chercha à se marier sagement aussi[8] : il épousa une fille de Nointel conseiller

pagner Monseigneur à Anet, et même manger avec lui ; quant à Marly, il y alla pour la première fois le 30 juillet 1692, avec ses camarades de campagne Lassay et Fiesque (*ibidem*, tome IV, p. 135).

1. Par mégarde, il a écrit : *honteaux*.

2. Voyez les passages des *Mémoires de Marais* cités p. 90, note 3.

3. Lanjamet étant mort, sa veuve se remaria, comme on l'a vu plus haut, avec un Brilhac.

4. On a vu cependant comment elle resta en familiarité et en crédit chez le prince Charles, fils cadet du grand écuyer.

5. Dangeau dit seulement, le 10 juin 1708 (p. 157) : « M. de Louville, à qui le roi d'Espagne avoit donné le gouvernement de Courtray, dont les ennemis sont maîtres présentement, épouse Mlle de Nointel, fille du conseiller d'État et nièce de M. Desmaretz. »

6. En 1703 : tome XI, p. 247-249.

7. Déjà dit au même endroit. Nous avons vu aussi (tomes II, p. 4, et X, p. 451-452) quelles étaient les relations de parenté et d'intimité de notre auteur avec Louville.

8. On a vu, dans une lettre de lui (tome X, p. 452), qu'il avait été question, antérieurement au voyage d'Espagne, de le marier avec une demoiselle de Chastenay. Quand il quitta Madrid, son intention de chercher femme était bien connue, et même la princesse des Ursins y fait allusion dans les lettres à M. d'Harcourt publiées en 1862 pour l'Académie de Caen, p. 411 et 427. Depuis, il a perdu sa mère le

d'État, frère de la duchesse de Brissac et de la femme de Desmaretz[1], contrôleur général, et dans une grande liaison avec lui[2]. La noce s'en fit à Bercy, chez le gendre de Desmaretz[3], qui, outre les familles, fut honorée de la meilleure compagnie. Il eut le bonheur d'épouser une femme bien faite, vertueuse, sensée, gaie, entendue, qui vécut comme un ange avec lui, et qui ne songea qu'à ses devoirs et à entretenir ses amis, quoique beaucoup plus jeune, et qui se fit aimer, estimer et considérer partout[4]. Nointel étoit [fils] de Béchameil surintendant de Monsieur, duquel j'ai parlé ailleurs[5].

Enlèvement de Mlle de Roquelaure par le prince de Léon. [*Add. St-S 819*]

Le[6] prince de Léon, n'espérant plus de ravoir sa comédienne[7], et pris par famine, non seulement consentit, mais desira se marier. Son père et sa mère, qui avoient pensé mourir de peur qu'il n'épousât cette créature, ne[8] le souhaitoient pas moins. Ils songèrent à la fille ainée du duc de Roquelaure[9], qui devoit être extrêmement riche un

5 avril 1704, et son père est mort à Louville le 10 août 1707, âgé de soixante-dix-neuf ans.

1. Il a été parlé de Nointel, de la duchesse de Brissac et de Mme Desmaretz dans notre tome VI, p. 61-62.

2. Le mariage se fit le 18 juin, et le *Mercure* du mois en rendit compte (p. 352-356), ainsi que le *Journal de Verdun*, tome IX, p. 156-158. Hyacinthe-Sophie Béchameil de Nointel (tome XI, p. 98) ne mourut qu'en 1757. J'ai expliqué (tomes VIII, p. 571; note 6, et XI, p. 98, note 1) comment le château de Louville et ses archives passèrent, par des alliances, en diverses mains avant d'arriver dans celles de feu Mgr d'Hulst, qui daigna me permettre de publier une partie importante de la correspondance de son ancêtre.

3. Tome XIII, p. 124.

4. « Elle se trouva, a-t-il déjà dit (tome XI, p. 98), une personne très vertueuse et d'une très aimable vertu. » Rigaud fit, pour six cents livres, en 1708, les portraits des deux époux; mais Louville figure seul dans la toile dont une copie est placée au musée de Versailles.

5. En dernier lieu, tomes XI, p. 94-98, et XII, p. 86.

6. Changement d'écriture. — 7. Tome XV, p. 343-346.

8. *N'en* corrigé en *ne*.

9. Françoise de Roquelaure, née vers 1684, mariée le 6 août 1708, morte le 5 mai 1741. Voyez notre tome XIII, p. 182.

jour[1], et qui, bossue et fort laide, ayant dépassé la première jeunesse, ne pouvoit guères espérer un parti de la naissance du prince de Léon, qui seroit duc et pair, et à qui cinquante mille écus de rente étoient assurés[2], sans les autres biens qui le regardoient[3]. Une si bonne affaire de part et d'autre s'avança jusqu'à conclusion; mais, sur le point de signer, tout se rompit avec aigreur par la manière altière dont la duchesse de Roquelaure voulut exiger que le duc de Rohan donnât plus gros à son fils[4]. Il en étoit justement très mécontent, il étoit taquin encore plus qu'avare : lui et sa femme se piquèrent, tinrent ferme, et rompirent[5]. Voilà les futurs au désespoir : le prince de Léon, qui craignoit que son père ne traitât des mariages sans dessein de les faire, pour ne lui rien donner; la prétendue, dans la frayeur de l'avarice de sa mère, qui ne la marieroit point et la laisseroit pourrir dans un couvent. Elle avoit plus de vingt-quatre ans; elle avoit beaucoup d'esprit, de ces esprits hardis, décidés, entreprenants, résolus. Le prince de Léon en avoit plus de vingt-huit; on a vu, il n'y a pas longtemps[6], quel étoit son caractère. Mlles de Roquelaure[7] étoient au faubourg Saint-Antoine,

1. Deux fils, nés en 1689 et en 1698, étaient morts en naissant, ou peu après.

2. *Asseurés* est en interligne, au-dessus de *perpetuellem^t, substitués*, biffé.

3. Mlle de Chabot l'avait fait son légataire universel en 1691 (*Dangeau*, tome III, p. 346).

4. *Dangeau*, tome XII, p. 119 et 146, avril et mai 1708. On remarqua une audience donnée par le Roi à Mme de Roquelaure le 15 avril (*Sourches*, p. 65).

5. *Dangeau*, p. 146, 26 mai : « Le mariage du prince de Léon, qu'on croyoit sur le point d'être conclu avec Mlle de Roquelaure, est entièrement rompu, et les paroles de part et d'autre sont retirées. »

6. Lors de l'affaire de la Florence. En 1704, on l'avait accusé d'avoir voulu, à l'instigation de celle-ci, faire assassiner un de ses laquais (*la Marquise d'Huxelles*, p. 202-204).

7. L'aînée dont il s'agit, et la cadette, Élisabeth, née en 1688, qui parut encore plus laide que l'autre quand elle débuta à la cour. On la

aux Filles de la Croix[1], où M. de Léon avoit eu la permission de voir celle qu'il devoit épouser. Dès qu'il sentit leur mariage rompu, il courut au couvent : il l'apprit à Mlle de Roquelaure, fit le passionné, le désespéré, lui persuada que jamais leurs pères et mères ne les marieroient, et qu'elle pourriroit au couvent. Il lui proposa de n'en être pas les dupes; qu'il étoit prêt à l'épouser, si elle vouloit y consentir; que ce n'étoit point eux qui avoient imaginé leur mariage, mais leurs parents qui l'avoient trouvé convenable, et que leur avarice rompoit; que, dans quelque colère qu'ils entrassent, il faudroit bien qu'ils s'apaisassent, et qu'ils demeureroient[2] mariés et affranchis de leurs caprices : en un mot, il lui en dit tant, qu'il la persuada, et encore qu'il n'y avoit pas un moment à perdre. Ils convinrent de leurs faits pour que la fille pût recevoir de ses nouvelles, et il s'en alla donner ordre à l'exécution de ce projet[3]. Mme de Roquelaure et Mme de la Vieuville[4], qui fut

maria le 28 février 1714 à Louis de Lorraine, prince de Pons, et elle mourut à la Versine, le 25-26 mars 1752.

1. Maison établie dans la rue de Charonne en 1640, sous les auspices de la princesse de Condé, de la duchesse d'Aiguillon, de la maréchale d'Effiat et de sa fille, pour les religieuses du couvent Saint-Thomas. Il y avait un beau jardin, une église petite, mais jolie et bien décorée. C'est là qu'étaient inhumés Cyrano de Bergerac, l'ingénieur Pagan, la mère du maréchal de Marcin, la duchesse d'Arpajon, etc.

2. *Demeureroit*, au singulier, corrigé au pluriel.

3. Comparez le récit qui va suivre avec ceux du *Dangeau*, p. 148, du *Sourches*, p. 90-91, des *Mémoires du président Hénault*, p. 106-108, ou avec les pièces des *Archives de la Bastille*, tome XI, p. 398-399, avec les Papiers de d'Argenson, ms. Fr. 8124, p. 233-247, avec une lettre de Mme de Maintenon à la princesse des Ursins (recueils Bossange, tome I, p. 260-261, et Geffroy, tome II, p. 164-165). Comme personne n'ignorait les motifs particuliers de l'intérêt que Louis XIV pouvait porter à Mlle de Roquelaure, le prince, c'est du moins ce que le duc de Luynes a consigné en regard du récit de Dangeau, en note, p. 162, prétendit être allé confier ses projets de rapt au Roi lui-même, comme « au plus honnête homme de son royaume, » et le Roi se serait borné à répondre qu'il n'en voulait rien savoir.

4. M.-L. de la Chaussée-d'Eu d'Arrest, mariée en 1689, par amour,

depuis dame d'atour de Mme la duchesse de Berry, étoient de tout temps les deux doigts de la main[1], et Mme de la Vieuville étoit l'unique personne à qui ou à l'ordre de qui Mme de Roquelaure avoit permis à la supérieure de la Croix de confier ses filles, ensemble ou séparément, toutes les fois qu'elle les iroit prendre, ou qu'elle les enverroit chercher. M. de Léon, qui en étoit instruit, fit ajuster un carrosse de même forme, grandeur et garniture semblable à celui de Mme de la Vieuville, avec ses armes[2], et trois[3] habits de sa livrée, un pour le cocher, deux pour des laquais, contrefait une lettre de Mme de [la] Vieuville, avec un cachet de ses armes[4], et envoie cet équipage, avec un laquais, des deux, bien instruit, porteur de la lettre, aux Filles de la Croix, le mardi matin 29 mai, à l'heure qu'il savoit que Mme de la Vieuville les envoyoit chercher quand elle les vouloit avoir. Mlle de Roquelaure, qui avoit été avertie, porte la lettre à la supérieure, lui dit que Mme de la Vieuville l'envoie chercher seule, et si elle n'a rien à lui mander. La supérieure, accoutumée à cela, et la gouvernante aussi, ne prirent pas la peine de voir la lettre, et, avec le congé de la supérieure, sortent sur-le-champ, et montent dans le carrosse, qui marcha aussitôt, et qui s'arrêta au tournant de la première rue, où le prince de Léon attendoit, qui ouvrit la portière, sauta dedans. Et voilà le cocher à fouetter de son mieux, et la gouvernante, presque hors

au marquis de la Vieuville, duc à brevet et gouverneur du Poitou tome IV, p. 319.

1. « On dit proverbialement et figurément, de deux personnes extrêmement unies d'amitié : *Ils font comme les deux doigts de la main; ce sont les deux doigts de la main* » (*Académie*, 1718).

2. Les armes de Coskaer de la Vieuville étaient écartelées aux un et quatre fascé d'or et d'azur de huit pièces, les deux premières fasces chargées de trois annelets de gueules (la Vieuville, en Artois), aux deux et trois d'hermines au chef endenté de gueules (d'O), et sur le tout d'argent à sept feuilles de houx d'azur (Coskaer); celles de la Chaussée-d Eu : d'azur à trois besants d'or sur un semé de croissants d'argent.

3. *Trois* est en interligne, au-dessus de *deux*, biffé.

4. C'était une ancienne lettre restée aux mains de la demoiselle.

d'elle de ce qui arrivoit, à crier de toute sa force; mais, au premier cri, M. de Léon lui fourra un mouchoir dans la bouche, qu'il lui tint bien ferme. Ils arrivèrent de la sorte, et en fort peu de temps, aux Bruyères, près du Ménilmontant[1], maison de campagne du duc de Lorge, élevé et de tout temps ami intime du prince de Léon, qui les y attendoit, avec le comte de Rieux[2], dont l'âge et la conduite s'accordoient mal ensemble, et qui étoit venu là pour servir de témoin avec le maître du logis[3]. Il avoit là un prêtre interdit et vagabond, Breton, tout prêt à les marier : il dit la messe, et fit la célébration sur-le-champ; puis mon beau-frère mena ces[4] beaux époux dans une belle chambre. Le lit et les toilettes[5] y étoient préparées : on les déshabilla, on

1. *Près du Mesnilmontant* a été ajouté en interligne. — La maison du Ménilmontant, près Paris, avait été achetée en 1686 par le premier président Harlay, avec le secours du Roi, comme je l'ai raconté au tome XIV, p. 622. Il la revendit en 1696, et elle passa aux Peletier de Souzy et des Forts. — Selon Dangeau, les Brières (forme plus usitée du nom) n'étaient qu'une petite maison; mais il y avait un parc considérable, contigu à celui du Ménilmontant, entre Bagnolet et le Pré-Saint-Gervais, comme on le voit dans les plans de Jouvin de Rochefort (1672) et de Roussel (1731). En 1709, le duc de Lorge prêtera à son beau-père cette résidence, construite par lui-même, et Saint-Simon l'y accompagnera. Plus tard, M. de Lorge s'étant décidé à s'en débarrasser (Esnault, *Michel Chamillart*, tome II, p. 223, 230 et 232), le prince de Léon l'acheta, et il la revendit, à son tour, pour quatre-vingt-trois mille livres, à un particulier, qui démolit en partie le château.

2. Ce doit être Paul-Hercule, comte de Rieux et baron du Neubourg, fils aîné du marquis de Sourdéac, le célèbre inventeur de machines et de décorations de théâtre. Il n'était pas marié, et mourut le 30 octobre 1709, à soixante-quatre ans. « Le vieux comte de Rieux, seigneur de Bretagne, » dit l'annotateur des *Mémoires de Sourches*, p. 91.

3. Nous avons vu (tome XV, p. 345) le même prince de Léon « tenir » ainsi sa maîtresse la Florence dans une maison ou château de l'ouest de la banlieue de Paris, et ce château appartenait à un autre de ses amis, le duc d'Uzès. Sans doute, M. de Lorge avait compté sur le crédit de son beau-père Chamillart pour le cas où les choses tourneraient mal.

4. *Ses* corrigé en *ces*.

5. Les tables et meubles garnis d'ustensiles de toilette. Littré a re-

les coucha, on les laissa seuls deux ou trois heures; on leur donna ensuite un bon repas, après lequel ils mirent l'épousée dans le même carrosse qui l'avoit amenée, et sa gouvernante, qui se désespéroit. Elles rentrèrent au couvent. Mlle de Roquelaure s'en alla tout délibérément dire à la supérieure tout ce qu'il venoit[1] de se passer, et, sans la moindre émotion des cris, qui, de la supérieure et de la gouvernante, gagnèrent bientôt toute la maison, s'en alla tranquillement dans sa chambre écrire une belle lettre à sa mère pour lui rendre compte de son mariage, l'excuser, et lui en demander pardon. On peut juger de ce que la duchesse de Roquelaure put devenir à cette nouvelle. La gouvernante, toute éperdue qu'elle étoit, lui écrivit en même temps tous les faits, la ruse, la violence qu'elle avoit soufferte, sa justification comme elle put, ses désespoirs. Mme de Roquelaure, dans sa première fureur, ne raisonne point, croit que son amie l'a[2] trahie, court chez elle, la trouve, et dès la porte se met à hurler[3] les reproches les plus amers. Voilà Mme de la Vieuville dans un étonnement sans pareil, qui lui demande à qui elle en a, ce qui peut être arrivé, et, parmi les sanglots et les furies, n'entend rien, et comprend encore moins. Enfin, après une longue et furieuse quérimonie[4], elle commence à découvrir le fait: elle le fait répéter, expliquer, proteste d'injure, qu'elle n'a pas songé à Mlle de Roquelaure, fait venir tous ses gens en témoignage que son carrosse n'est point sorti de la journée, ni qu'aucun de ses gens n'est allé au couvent. Mme de Roquelaure toujours en furie, en reproches qu'après l'avoir

levé un passage des *Lettres de Mme de Sévigné* qui prouve que c'était la décoration obligatoire de toute cérémonie nuptiale.

1. Avant *venoit*, notre auteur a biffé *se*. — 2. *La*, sans apostrophe.

3. Ce verbe est écrit : *heurler*, quoique nous devions avoir, p. 146, *hurlement*. On remarquera le régime direct *reproches*.

4. Ce substantif, que n'admettait pas *l'Académie*, se retrouve cependant dans les *Lettres de Chapelain*, tome I, p. 526, dans les *Œuvres de Scarron*, éd. 1786, tome VII, p. 8, etc. Littré l'a relevé aussi dans Calvin. — Notre auteur a corrigé *querimomie* en *querimonie*.

assassinée, elle l'insulte encore et veut se moquer d'elle; l'autre, à dire et à faire tout ce qu'elle peut pour l'apaiser, et à se mettre en furie à son tour de la supercherie qu'on lui a faite. Enfin, après avoir été très longtemps sans s'entendre, puis sans se calmer, Mme de Roquelaure commença enfin à se persuader de l'innocence de son amie, et toutes deux à jeter feu et flammes contre M. de Léon et contre ceux qui l'avoient aidé à lui faire cette injure. Mme de Roquelaure étoit particulièrement outrée contre M. de Léon, qui, pour la[1] mieux amuser, l'avoit continuellement vue depuis la rupture avec des respects et des assiduités qui l'avoient gagnée, en sorte que, nonobstant l'aigreur avec laquelle l'affaire s'étoit rompue[2], l'amitié entre elle et lui s'étoit de plus en plus réchauffée avec promesse réciproque de durer toujours. Elle étoit enragée contre sa fille, non seulement de ce qu'elle avoit commis, mais de la gaieté et de la liberté d'esprit qu'elle avoit marquée aux Bruyères, et des chansons dont elle avoit diverti le repas. Le duc et la duchesse de Rohan, aussi furieux, mais moins à plaindre, firent de leur côté un étrange bruit[3]. Leur fils, bien en peine de se tirer de ce mauvais pas, eut recours à sa tante de Soubise pour s'assurer du Roi dans une affaire qui ne pouvoit pas lui être indifférente quelque mal qu'elle fût avec son frère[4]. Elle l'envoya à Pontchar-

1. *L'a* corrigé en *la*. — 2. Il a écrit, par mégarde : *rompus*.

3. *Dangeau*, p. 151, 3 juin : « M. le duc de Rohan et la princesse sa femme ne veulent point entendre parler du mariage du prince de Léon avec Mlle de Roquelaure. Ils sont plus animés que jamais. Le prince de Léon est sorti de Paris; ils veulent qu'il aille en Espagne, et lui, il emploie tous ses amis pour les apaiser et pour les faire consentir à un mariage. »

4. *Sourches*, p. 92-93, 4-5 juin : « On sut que la duchesse de Roquelaure avoit fait sa plainte du rapt de sa fille au lieutenant criminel de Paris; mais on doutoit qu'il eût voulu la recevoir sans savoir par lui-même les intentions du Roi. On apprit aussi que la princesse de Soubise, qui s'étoit retirée depuis longtemps à Paris à cause de ses infirmités, voyant le danger où se trouvoit le prince de Léon, son neveu, avoit passé par-dessus toutes les raisons qu'elle pouvoit avoir de n'être

train trouver le Chancelier : il y arriva le lendemain de ce beau mariage, à cinq heures du matin, comme le Chancelier s'habilloit, à qui il demanda conseil et secours. Il l'exhorta à faire l'impossible pour fléchir son père, et surtout Mme de Roquelaure, et cependant de tenir le large[1]. A peine avoient-ils[2] commencé à parler, que Mme de Roquelaure lui manda qu'elle étoit au haut de la montagne, où elle le prioit de lui venir parler[3]. Ils étoient de tout temps extrêmement amis. Elle avoit appris en chemin que le prince de Léon avoit passé pour aller à Pontchartrain : elle ne voulut pas se commettre à l'y voir; c'est ce qui la fit arrêter à un demi-quart de lieue, où le Chancelier vint aussitôt, à cheval, la trouver. Il monta dans son carrosse, et y trouva la fureur même : elle lui dit qu'elle n'étoit pas venue lui demander conseil, mais lui rendre compte, comme à son ami, de ce qu'elle alloit faire, et verser sa douleur dans son sein, et, comme au chef de la justice, la lui demander toute entière. Le Chancelier lui laissa tout dire, puis voulut lui parler à son tour; mais, dès qu'elle sentit qu'il la vouloit porter à quelque raison, elle s'emporta de plus en plus, et, de ce pas, s'en alla tout droit à Marly, où le Roi étoit, et dont elle n'étoit pas ce voyage. Elle y descendit chez la maréchale de Noailles, la grand mère paternelle du maréchal de Noailles étoit fille du maréchal de Roquelaure[4], et l'envoya dire son malheur à Mme de

pas contente de son frère le duc de Rohan, et avoit tant fait auprès de lui, qu'elle l'avoit obligé de faire partir son fils en poste pour se retirer en Espagne. »

1. *L'Académie* donnait, soit au propre, en termes de marine, soit au figuré, *gagner* ou *prendre le large*, mais non *tenir le large*. Nous allons avoir, p. 493, *se mettre au large*.

2. Par mégarde, il a écrit : *avoient t'ils*.

3. Sur cette topographie, voyez le compte rendu d'une excursion à Pontchartrain dans les *Mémoires de la Société archéologique de Rambouillet*, tome IX (1891), p. 34-125, avec une vue du château actuel et une notice par le comte de Dion. Nous avons déjà donné (tome VI, p. 556-557) une note sommaire sur cette résidence.

4. Rose de Roquelaure, fille du maréchal Antoine (tomes I, p. 205,

Maintenon, et la conjurer qu'elle pût voir le Roi en particulier chez elle. En effet, elle y entra sur la fin du dîner du Roi, par les fenêtres du jardin, qui étoient toutes des portes, et, comme, au sortir de table, le Roi y entra à son ordinaire, suivi de ce qui avoit coutume d'y être admis à ces heures-là, Mme de Maintenon alla[1] au-devant de lui contre sa coutume, lui parla bas, l'emmena sans s'arrêter dans sa petite chambre, dont elle ferma la porte aussitôt. Mme de Roquelaure se jeta à ses pieds, et lui demanda justice du prince de Léon dans toute son étendue. Le Roi la releva avec la galanterie d'un prince à qui elle n'avoit pas été indifférente, et chercha à la consoler; mais, comme elle insistoit toujours à demander justice, il lui demanda si elle connoissoit bien toute l'étendue de ce qu'elle vouloit, qui n'étoit rien moins que la tête du prince de Léon[2]. Elle redoubla toujours ses mêmes instances, quoi que le Roi lui pût dire : tellement que le Roi lui promit enfin que, puisqu'elle le vouloit, elle auroit justice toute entière, et qu'il la lui promettoit[3]. Avec cela, et force com-

et XIV, p. 263), épousa, le 9 septembre 1601, François, seigneur de Noailles et comte d'Ayen (1584-1645), gouverneur d'Auvergne, de Rouergue et de Roussillon, chevalier des ordres en 1633 et ambassadeur à Rome en 1634. Elle testa le 13 décembre 1605. — C'est à raison de cette parenté que le cardinal de Noailles interviendra.

1. Ce verbe *alla* surcharge une *l*.

2. Il y avait eu séduction, subornation et rapt, comme pour la Bourlie en 1703 (tome XII, p. 145, note 9). Aux termes de l'ordonnance de 1629, art. 169, et de la déclaration royale du 26 novembre 1639, le crime de rapt entraînait la peine de mort, et l'ordonnance criminelle d'août 1670, titre XVI, ne permettait pas que le coupable obtînt des lettres de rémission. M. l'abbé Vantroys a publié en 1889 une *Étude sur le consentement des parents au mariage*, où il a traité par conséquent, au point de vue historique, la question d'enlèvement et de rapt.

3. Mme des Ursins, dans une lettre inédite du 17 juin, au duc de Gramont, s'exprimait ainsi : « Je me représente Mme la duchesse de Roquelaure, avec beaucoup de raison, bien en colère; mais, quoique l'on me mande de la cour qu'elle veut poursuivre cette affaire et mettre en justice son prétendu gendre, je ne puis croire qu'elle persiste dans cette opinion, et qu'elle n'ait pas assez de sagesse, etc.... »

pliments, il la quitta et repassa droit chez lui, d'un air fort sérieux, sans s'arrêter à personne. Monseigneur, les Princesses, et ce peu de dames qui étoient dans le premier cabinet avec lui et elle, qui entroient toujours dans la petite chambre[1], et qui, cette fois, étoient demeurés avec les dames, ne pouvoient comprendre ce qui causoit cette singularité unique, et l'inquiétude se joignit à la curiosité en voyant repasser le Roi comme je viens de le dire. Le hasard avoit fait que personne n'avoit vu entrer Mme de Roquelaure, et ils en étoient [là] lorsque Mme de Maintenon sortit de la petite chambre, et apprit à Monseigneur et à Mme la duchesse de Bourgogne de quoi il s'agissoit[2]. Cela se répandit incontinent dans la chambre, où la bonté de la cour brilla incontinent dans tout son lustre : à peine eut-on plaint un moment Mme de Roquelaure, que les uns par aversion des grands airs impérieux de cette pauvre mère, la plupart saisis du ridicule de l'enlèvement d'une créature que l'on[3] savoit très laide et bossue par un si vilain galant[4], s'en mirent à rire, et promptement aux grands

1. Tome XV, p. 241.

2. Voici comment Dangeau (il n'y en a qu'un mot dans les *Mémoires de Sourches*) a rapporté cette scène, à la date du jeudi 31 mai (p. 149) : « Le Roi se promena le matin et l'après-dînée dans ses jardins, et, pendant qu'il étoit chez Mme de Maintenon, Mme de Roquelaure, qui n'est point de ce voyage, vint de Paris se jeter à ses pieds fort éplorée et lui demander justice du prince de Léon, qui avoit enlevé sa fille. Elle avoit été dès le matin parler à M. de Chamillart, qui est à Pontchartrain. Le Roi répondit à Mme de Roquelaure fort obligeamment, entrant fort dans sa peine et dans celle qu'aura M. de Roquelaure, quand il apprendra cette nouvelle. Elle va faire ses poursuites en justice; mais on espère que, les premiers chagrins étant passés et le mariage étant si sortable, les familles de part et d'autre les feront convenir de finir cette affaire à l'amiable et de les marier dans les formes, qui n'ont pas été observées. Mme de Roquelaure a envoyé à son mari M. de Montplaisir, lieutenant des gardes du corps, qui est fort de leurs amis »

3. Il a écrit : *son*.

4. On ne se serait pas attendu, dit le président Hénault, qu'un adorateur pût l'enlever.

éclats, et jusqu'aux larmes, avec un bruit tout à fait scandaleux. Mme de Maintenon s'y abandonna comme les autres, et corrigea tout le mal, sur la fin, en disant que cela n'étoit guères charitable, d'un ton qui n'étoit pas monté pour imposer[1]. Elle avoit ses raisons pour avoir des égards pour Mme de Roquelaure[2], et cependant pour ne l'aimer pas; du duc de Rohan, ni de son fils, elle ne s'en soucioit en façon du monde. La nouvelle gagna incontinent le salon, et y reçut tout le même accueil. Néanmoins, après avoir bien ri, la réflexion à l'intérêt propre, et il y avoit là bien des pères, des mères, et des gens qui le pouvoient devenir, rangea tout le monde du côté de Mme de Roquelaure, et, à travers les moqueries et la malignité, il n'y eut personne qui ne la trouvât fort à plaindre, et n'excusât sa première furie. Nous étions demeurés à Paris[3], Mme de Saint-Simon et moi, et nous savions, avec tout Paris, cet enlèvement fait la veille; mais nous ignorions tout le reste, surtout le lieu où le mariage s'étoit fait, et la part que M. de Lorge y avoit, lorsque, le surlendemain de l'aventure, je fus réveillé à cinq heures du matin en sursaut, et vis en même temps ouvrir mes fenêtres[4] et mes rideaux, et Mme de

1. Voici, plus exactement, d'après la lettre à Mme des Ursins datée du 3 juin (recueil Bossange, tome I, p. 261-262, et recueil Geffroy, tome II, p. 165), quel était le sentiment de Mme de Maintenon, qui s'exprima dans les mêmes termes que notre auteur emploie ici : « Vous connoissez, Madame, la charité des courtisans; cette aventure les a bien réjouis. Mme la duchesse de Bourgogne en étoit hors d'elle, avouant qu'elle aime les événements. Cette fille a près de vingt-cinq ans, ennuyée à la mort d'être dans des couvents. On dit qu'elle a beaucoup d'esprit; du reste, fort bossue et fort laide. On dit que M. de Roquelaure veut poursuivre la chose dans toute sa rigueur; beaucoup de gens prétendent qu'elle ne peut être traitée ni d'enlèvement, ni de rapt. J'espère qu'après tout ce grand bruit, chacun s'adoucira, et je crois que le meilleur parti seroit de les marier dans les formes. »

2. Cette duchesse passait pour avoir été visée, et plus que visée, par le Roi, avant son mariage (tomes II, p. 249, note 4, et XIII, p. 182; ci-dessus, p. 102).

3. A l'hôtel de la rue Taranne. — 4. Sans doute les volets des fenêtres.

Saint-Simon et son frère devant moi. Ils me contèrent tout ce que je viens de dire, au moins pour l'essentiel de l'affaire. Un homme de beaucoup d'esprit et de capacité qui avoit soin des nôtres[1] entra en robe de chambre, avec qui ils allèrent consulter, tandis qu'ils me firent habiller et mettre les chevaux au carrosse. Je ne vis jamais homme si éperdu que le duc de Lorge. Il avoit avoué le fait à Chamillart, qui l'avoit envoyé à Doremieu[2], avocat alors fort à la mode, qui l'avoit extrêmement effrayé. En le quittant, il accourut au logis pour nous faire aller à Pontchartrain; et, comme les choses les plus sérieuses sont très souvent accompagnées de quelques circonstances ridicules, il vint frapper de toutes ses forces à un cabinet qui étoit devant la chambre de Mme de Saint-Simon. Ma fille[3] étoit assez malade : elle la crut plus mal, et, dans la pensée qui la saisit d'abord que c'étoit moi qui frappois ainsi, elle accourut m'ouvrir. La vue de son frère l'épouvanta doublement : elle s'enfuit dans son lit, où il la suivit pour lui conter sa déconvenue. Elle sonna pour faire ouvrir ses fenêtres et voir clair, et, justement, elle avoit pris la veille une jeune fille de la Ferté de seize ans, qui couchoit dans le cabinet de l'autre côté joignant sa chambre[4]. M. de Lorge, pressé de son affaire, lui dit de se dépêcher d'achever d'ouvrir, de s'en aller, et de fermer sa porte. Voilà

1. De nos affaires. — Sans nul doute, il s'agit de l'abbé le Vasseur, de qui nous avons eu l'occasion de parler plusieurs fois.

2. C'est l'avocat au Grand Conseil nommé Henri Doremieulx dont parlent le *Mercure* de mars 1708, p. 344-346, de novembre 1708, p. 188, d'avril 1731, p. 810, et les *Mémoires de Mathieu Marais*, tomes III, p. 147, et IV, p. 230-231, comme intendant de la duchesse de Bourgogne, puis premier conseiller du duc de Berry, et comme conseil des plus grandes maisons. Il mourut, dit Marais, qui était parent de sa femme, dans les premiers jours d'avril 1731, à plus de quatre-vingts ans, et fit une fin stoïque. Il appartenait à une famille de magistrature, avait une sœur abbesse, et était entré au barreau en 1678. La terre dont il portait le nom est située à six lieues d'Arras.

3. Charlotte, née le 8 septembre 1696 : tome III, p. 250.

4. Voyez, au tome I, p. 186-187, la description sommaire de l'hôtel.

une petite créature troublée, qui prend sa robe et son cotillon, qui monte chez une ancienne femme de chambre qui l'avoit donnée, qui l'éveille, qui veut dire, qui n'ose, et qui enfin lui conte ce qui lui vient d'arriver, et qu'elle a laissé au chevet du lit de Mme de Saint-Simon un beau monsieur tout jeune, tout doré, frisé et poudré, qui l'a chassée fort vite de la chambre. Elle étoit toute tremblante et fort étonnée. Elles surent bientôt qui c'étoit[1]. On nous en fit le conte en partant, qui nous divertit fort malgré l'inquiétude. Le Chancelier nous raconta les visites matinales qu'il avoit eues la veille, et ce qu'il s'y étoit passé. Il nous conseilla fort l'évasion du prêtre et de tous ceux qui pouvoient témoigner, la soustraction des signatures, et une négative[2] bien résolue : avec quoi il nous assura que M. de Lorge n'avoit rien à craindre. De là nous allâmes à l'Étang, où nous trouvâmes Chamillart fort déplaisant d'une si désagréable affaire[3], mais peu alarmé. Le Roi avoit ordonné qu'on lui rendît compte de tout, et à mesure de chaque pas et de chaque procédure. Tout cela passoit par Pontchartrain, qui devenoit par là un peu le modérateur des juges[4], et, moyennant[5] sa femme, qui lui avoit écrit, peut-être beaucoup plus par le mouvement que Mme de Soubise s'étoit donné, nous étions sûrs de lui. Nous revînmes à Paris descendre chez Mme la maréchale de Lorge, fort persuadés que nous n'en aurions que la peine : nous y apprîmes que le prêtre et les valets étoient déjà évadés, et qu'on travailloit à faire disparoître l'acte et les signatures. Mme de Roquelaure avoit fait partir Mont-

1. Il a écrit : *s'estoit*.

2. Emploi de *négative* que nous avons eu déjà, et qui se trouve aussi dans Molière, Bossuet, Sévigné.

3. « On dit qu'un homme est *bien déplaisant de ce qui s'est passé*, pour dire qu'il en est bien fâché. Il est vieux. » (*Académie*, 1718.)

4. Nous avons déjà eu ce substantif au tome XI, p. 240. Il y avait un *modérateur* en titre dans les synodes protestants, faisant le rôle de directeur des débats.

5. *Moyennant* est écrit en interligne, au-dessus de *par*, biffé.

plaisir, lieutenant des gardes du corps, fort galant homme et leur ami particulier[1], pour aller porter cette fâcheuse nouvelle au duc de Roquelaure à Montpellier[2], qui fut, s'il se peut, plus furieux que sa femme. Toutefois, après de grands vacarmes, tant à Paris qu'en Languedoc, on commença à comprendre que le Roi, qui vouloit être si exactement et si continuellement informé de tout sur cette affaire, n'abandonneroit pas au déshonneur public la fille de Mme de Roquelaure, ni beaucoup moins à l'échafaud, ou à[3] la mort civile[4] en pays étranger, le propre neveu de Mme de Soubise[5]. Le duc et la duchesse de Foix[6], sœur de Roquelaure, commencèrent à adoucir sa femme, et lui ensuite. Eux et leurs amis leur firent peur de la difficulté des preuves juridiques, des volontés de porter l'affaire à la dernière extrémité de rigueur, de la honte et de la rage du démenti

1. Ci-dessus, p. 103, note 2. Guillaume Saulnier, marquis de Montplaisir, avait servi depuis 1668 dans le régiment de Foix, plus tard de Roquelaure, en était devenu lieutenant-colonel à la fin de 1688, et avait fait la campagne suivante sous le maréchal de Lorge, puis avait eu un régiment de cavalerie en 1692, s'en était démis pour devenir enseigne à la première compagnie française des gardes du corps, et avait obtenu le gouvernement de Morlaix le 8 décembre 1699, mais pour en faire argent, avait reçu le grade de brigadier en 1702, celui de maréchal de camp en 1704, et avait été fait prisonnier à Ramillies. Il n'était que premier enseigne, et non lieutenant comme le dit Dangeau. Celui-ci le fait mourir en décembre 1709, et non à Malplaquet, comme le raconte la *Chronologie militaire* de Pinard, tome VI, p. 569-570.

2. Il a été envoyé en Languedoc en 1706, pour tenir en bride les Fanatiques.

3. Cet *à* est ajouté en interligne.

4. Ci-dessus, p. 61. — La mort civile, « privation des droits et des fonctions de la société civile » (*Académie*, 1718), était une conséquence des condamnations à la mort, à la détention perpétuelle, à la déportation, même après obtention de la grâce ou après prescription, et elle entraînait immédiatement l'ouverture de la succession *ab intestat*.

5. Voyez ci-dessus, p. 103, note 2, l'article cité de Dangeau.

6. Tomes I, p. 191, note 4, et III, p. 116.

après l'avoir entreprise et suivie, et peu à[1] peu les rendirent capables d'entendre dire qu'il valoit encore mieux[2] faire un mariage convenable en soi, qu'eux-mêmes avoient voulu, que de[3] s'exposer à ces cruels inconvénients, et à déshonorer leur fille[4]. Le rare fut que le duc et la duchesse de Rohan se rendirent les plus épineux[5]. Le mari étoit plein de chimères : il n'eût pas été fâché de voir son fils, dont il avoit toujours été mécontent, aller tenter fortune et s'établir en Espagne[6]. La mère, qui avoit une grande prédilection pour le second[7], auroit été bien aise d'en faire l'aîné. Ils ne se soucièrent donc point d'hasarder le succès, ni de hâter la délivrance de leur fils, réduit à se tenir caché, et n'eurent point de honte de chercher à profiter du malheur de M. et de Mme de Roquelaure, et de leur tenir le pied sur la gorge[8] pour en tirer plus que ce dont ils s'étoient contentés lorsque le mariage avoit pensé

1. Cet *à* surcharge un *p*.
2. *Mieux* est en interligne, au-dessus de *moins*, biffé.
3. Il a écrit deux fois *de*, à la fin d'une ligne et à la ligne suivante.
4. *Dangeau*, 31 mai, à Marly (p. 149). Cet article a déjà été reproduit ci-dessus, p. 103. C'est sous cette date du 31 mai que l'enlèvement est raconté dans les *Mémoires de Sourches*.
5. Même emploi de cet adjectif que dans notre tome III, p. 323, au sens de difficultueux, difficile à vivre, encore usité aujourd'hui.
6. *Dangeau*, 3 juin (p. 151) : ci-dessus, p. 100, note 3.
7. *Dangeau*, 25 juin, p. 169 : « Mme la duchesse de Rohan arriva ici (à Fontainebleau), ayant laissé Monsieur son mari assez malade à Paris. On crut d'abord qu'elle venoit pour quelque difficulté sur le mariage de son fils avec Mlle de Roquelaure ; mais on sut le soir qu'elle n'étoit venue que pour demander au Roi que le chevalier de Rohan, son second fils, qui est ancien colonel, fût fait brigadier. » C'est le chevalier dont il a été parlé dans notre tome XIV, p. 142-143. Il passera brigadier en 1709. — Voyez ci-après, p. 110, note 3, le compte rendu, d'après les *Mémoires de Sourches*, de l'entretien de la duchesse de Rohan avec le Chancelier, puis avec le Roi lui-même, mais sous la date du lendemain 26 juin ; et tout cela est postérieur de quinze jours aux incidents qui vont suivre.
8. On dit figurément *mettre le pied sur la gorge à quelqu'un*, pour dire « le contraindre avec violence à faire quelque chose » (*Académie*, 1718).

être conclu, et qui ne s'étoit pas rompu sur le combien[1] de la dot[2]. Ils voulurent encore exiger des conditions plus fortes; il se fit plusieurs négociations là-dessus[3]. Le Chancelier, ami de Mme de Roquelaure, et le duc d'Aumont, à la prière du prince de Léon[4], s'étoient mêlés du mariage la première fois. La même raison les y fit entrer la seconde; mais, à bout avec des gens incapables d'aucune considération, la combustion entre les deux maisons devenoit inévitable, si le Roi, à la prière de Mme de Soubise, n'eût fait ce qu'il n'avoit fait de sa vie : il entra lui-même dans tous les détails particuliers; il pria, puis commanda en maître; il manda à diverses fois le duc et la duchesse de Rohan, qui n'y vouloit[5] point aller, leur parla tantôt séparément dans son cabinet, tantôt ensemble, et longtemps, avec une grande bonté, quoiqu'il ne les aimât guères, et une grande patience, et, finalement, leur donna le duc d'Aumont et le Chancelier, non plus pour arbitres, mais pour juges des conditions du mariage, qu'il leur déclara vouloir absolument être fait et célébré avant qu'il allât à Fontainebleau[6].

1. Le *Dictionnaire de Littré* cite un exemple, emprunté à Agrippa d'Aubigné, de cet emploi de *combien* pris substantivement au sens de fixation de prix, tarif.

2. Comparez le début de l'affaire, p. 95, et ci-après, p. 113, sa conclusion.

3. « Tout le monde s'empresse pour accommoder l'affaire; le Roi en a chargé M. le Chancelier, » écrit Mme de Maintenon à la date du 10 juin (recueil Bossange, tome I, p. 266).

4. *Sourches*, p. 100. Nous allons voir, p. 153, ce duc marier son fils avec l'héritière de Guiscard, au milieu de l'affaire Rohan et Roquelaure. C'est lui que le ravisseur avait chargé de prévenir Mme de Roquelaure qu'il venait d' « épouser » sa fille et qu'il l'avait remenée dans son couvent, où ils espéraient qu'on ne la tiendrait plus longtemps; Mme de Maintenon fit parvenir à la princesse des Ursins le texte du billet du prince de Léon (recueil Bossange, tome I, p. 261).

5. Ce verbe est bien au singulier, s'appliquant sans doute à la duchesse seule.

6. Dangeau dit, sous la date du 7 juin (p. 155) : « Le Roi veut que le mariage de M. de Léon avec Mlle de Roquelaure se fasse, et avant le voyage de Fontainebleau. M. le cardinal de Noailles a fait là-dessus

Sur le compte que le Chancelier et le duc d'Aumont rendirent[1] que le duc, et surtout la duchesse de Rohan ne vouloient demeurer d'accord de rien, ni finir, le Roi envoya chercher Mme de Rohan, et lui déclara, après tout ce qu'il put d'honnête, que les choses n'en étoient pas venues où elles en étoient pour en[2] demeurer là et qu'il en eût le démenti, et que, si elle et son mari ne consentoient, il sauroit bien achever validement le mariage sans eux, par son autorité souveraine, dans une conjoncture de cette qualité[3]. Il permit ensuite au prince de Léon de le venir remercier et lui demander pardon de toutes ses fautes, et, finalement, après tant de bruit, d'angoisses et de peines, le contrat fut signé par les deux familles assemblées chez la duchesse de Roquelaure, mais fort tristement[4]. Les

Mariage du prince de Léon et de

tout ce qu'un homme de bien, un galant homme et un homme en sa place devoit faire. Le Roi a ordonné à M. de Rohan de le venir trouver dimanche et d'amener avec lui Mme de Rohan, qui est aussi difficile que lui, et ni l'un ni l'autre n'y vouloient donner leur consentement. » Puis, sous la date du 17 (p. 161-162) : « On travaille aux articles du prince de Léon avec Mlle de Roquelaure, et le Roi veut que ce mariage s'achève; et, en cas que M. de Rohan et Mme de Roquelaure ne soient point d'accord sur les conditions, le Roi décidera. Le duc de Rohan, qui s'étoit aheurté à ne vouloir point faire finir cette affaire, en est tombé malade. Le prince de Léon est revenu à Paris, où il se tient caché; il fait tout ce qu'il peut pour fléchir Monsieur son père, mais fort inutilement jusqu'ici. Mlle de Roquelaure est demeurée dans le couvent de la Croix, faubourg Saint-Antoine, où elle est gardée par quatre ou cinq religieuses, qui ne lui permettent de parler à personne, ni d'écrire. »

1. *Rendirent* est en interligne. — 2. L'initiale d'*en* corrige un *d*.

3. Lettres de Mme de Maintenon, 23 et 30 juillet, dans le recueil Bossange, tome I, p. 285 et 290. « Le 26 juin, disent les *Mémoires de Sourches* (p. 113), le Chancelier vint au conseil royal de finances, et la duchesse de Rohan eut une grande conversation avec lui, pendant que le Roi étoit encore à la messe, où ils parlèrent en raillant des disputes qu'ils avoient eues l'un contre l'autre. Ensuite le Roi, étant venu, donna audience dans son cabinet à la duchesse, et l'on assuroit que l'affaire de son fils alloit se terminer pendant que son mari avoit encore une grosse fièvre à Paris. »

4. Le duc de Foix apporta à Fontainebleau le contrat de mariage,

bans furent publiés, et, avec la permission du cardinal de Noailles, qui ne se donne guères, les deux familles se rendirent à l'église du couvent de la Croix, où Mlle de Roquelaure étoit gardée à vue, depuis son beau mariage, par cinq ou six religieuses qui se relayoient. Elle sortit du dedans et entra dans l'église, le prince de Léon par une autre porte en même temps, sans compliments de personne; car cela avoit été concerté ainsi, et qu'ils ne se diroient mot[1]. Le curé dit la messe et les maria. La cérémonie finie, chacun signa, et, sans se dire une parole, chacun s'en alla de son côté[2]. Les mariés montèrent ensemble

Mlle de Roquelaure. [*Add. St-S. 820*]

qui fut signé par le Roi le 2 août, après la réprimande obligatoire au prince de Léon sur l'enlèvement, « mais accompagnée de tant de bontés, que le prince en fut charmé » (*Dangeau*, p. 192 et 194; *Sourches*, p. 147). Le duc de Beauvillier voulut bien lui servir de père.

1. C'est ce que Mme de Maintenon avait annoncé dès le 25 juin à son amie de Madrid (p. 270) : « Le Roi a terminé par son autorité les affaires de MM. de Rohan et de Roquelaure; mais, comme le mariage se fera sans raccommodement entre eux, toutes les parties entreront dans l'église par différentes portes; elles se trouveront au pied de l'autel, le mariage se fera, et chacun s'en retournera sans se dire mot. Les mariés auront douze mille livres de rente chacun. On dit que M. de Rohan est malade de la violence qui finit le scandale, l'animosité et les longueurs de cette affaire. »

2. C'est à l'église paroissiale de Saint-Paul que la célébration aurait eu lieu, selon Dangeau (p. 196), le 4 ou le 5 août, et voici comment Mme de Maintenon en rendit compte, le 12, à son amie de Madrid (recueil Bossange, p. 299-300) : « Enfin le mariage de M. le prince de Léon est fait. Il y a eu de belles scènes quand il a fallu signer le contrat. On proposa à M. de Rohan d'aller pour cela chez Mme de Roquelaure, et il répondit qu'il n'en feroit rien. On lui représenta que c'étoit la coutume, et que l'on signoit toujours le contrat chez la fille : il répondit qu'il iroit, mais ne parleroit pas à Mme de Roquelaure. Il y alla en effet, et se mit à une fenêtre, tournant le dos à toute la compagnie. M. le prince de Léon demanda qu'il lui fût permis de se jeter aux pieds de Monsieur son père et de Madame sa mère, pour leur demander pardon. M. de Rohan dit qu'il ne le vouloit pas, et Mme de Rohan le voulut bien. Il le demanda donc à sa mère, et, voyant Monsieur son père toujours auprès de la fenêtre, il crut que le respect l'obligeoit de se jeter à ses pieds. M. de Rohan lui dit cent injures; le prince de Léon sortit de la chambre. M. de Rohan dit

dans un carrosse pour se rendre à quelques lieues de Paris, chez un financier des amis du prince de Léon[1], en attendant qu'ils eussent une maison dans Paris, où ils payèrent leur folie d'une cruelle indigence, qui ne finit presque qu'avec leur vie, n'ayant presque pas survécu ni l'un ni l'autre le duc de Rohan et M. et Mme de Roquelaure[2].

qu'il protestoit contre le mariage, puisque son fils s'en alloit. On rassembla tout avec beaucoup de peine, et on donna la plume au prince de Léon pour signer. M. de Rohan dit qu'il vouloit signer le premier : il en fallut passer par là, quoi qu'on pût lui dire. D'un autre côté, Mlle de Roquelaure, en se jetant aux pieds de sa mère, s'évanouit, et Mme de Roquelaure tomba en foiblesse; elles revinrent l'une et l'autre, et soupèrent ensemble sans se parler. Chacun se rendit à Saint-Paul sur le minuit, où on les maria. M. et Mme de Léon allèrent coucher à deux lieues de Paris, chez Thévenin, fameux partisan. Comme ils alloient se coucher, on vint querir le maître de la maison et tout son domestique, parce que sa maison de Paris brûloit, qui en effet a été à moitié brûlée, et que touche celle de M. le Chancelier. M. le prince de Léon fit demander cinquante pistoles à son père, parce qu'il n'avoit pas un sou; elles lui furent refusées. On dit que Mme de Roquelaure en envoya sous main cent, et il me paroît qu'elle se pique de punir les mariés et ne veut pas que personne les voie. Ils ne savent où donner de la tête, etc. » Malgré les circonstances irrégulières de ce mariage, le *Mercure* ne manqua pas de publier un épithalame dans son volume de septembre, p. 122-127.

1. Pas si loin, comme on vient de le voir, mais bien à Courbevoie, dans la maison de feu Thévenin (notre tome XV, p. 441). Ils étaient là encore quand, le 7 septembre suivant, ils constituèrent une rente de deux cent cinquante livres à la fille Marguerite Vitu pour les services rendus par elle et les prêts qu'elle leur avait faits antérieurement au mariage (Arch. nat., Y 281, fol. 195 v°).

2. Après bien des tribulations, et même des misères, qui faisaient pitié à tout le monde (*Sourches*, p. 185), le duc de Roquelaure, pressé par la duchesse de Foix, consentit à pardonner « de tout son cœur » (lettre inédite de la marquise d'Huxelles, 6 février 1710); mais c'est seulement en 1715, à la suite d'une maladie du prince de Léon, que le raccommodement fut complet avec les deux familles (*Dangeau*, tomes XV, p. 422, et XVI, p. 169). Le duc de Rohan mourut le premier, en 1727, puis les parents Roquelaure en 1735 et 1738, le prince de Léon aussi en 1738, et sa femme en 1741; Mme de Rohan survécut jusqu'en 1743, et elle est donc seule vivante quand notre auteur écrit ce récit.

Ils ont laissé plusieurs enfants[1]. Pour être correct, il faut ajouter que tout fut signé et consommé avant Fontainebleau, mais que le duc de Rohan, qui étoit tombé malade de dépit, et qui ne voulut jamais donner que douze mille livres de rente à son fils quoique Mme de Roquelaure en offrît dix-huit si M. de Rohan vouloit aller jusque-là[2], profita de l'empressement du Roi pour en obtenir des lettres patentes qui, nonobstant toute règle du Royaume et toutes lois et coutumes de Bretagne, qui n'y permettent aucune substitution, lui permissent d'en faire une graduelle à l'infini de tous ses biens de Bretagne, où les cadets et les filles seroient fort maltraités[3]. Mme de

1. En 1709, il fut obligé de recourir aux bons offices du premier président de la Chambre des comptes, son oncle maternel à la mode de Bretagne, pour que ses propres parents, et surtout le chevalier son frère, se dispensassent de venir assister aux couches de la princesse ; les lettres écrites à cette occasion sont imprimées dans les *Pièces justificatives pour servir à l'histoire de la maison de Nicolay*, tome I, n° 402. Ce premier enfant, un fils, naquit le 17 janvier 1710, et le Roi chargea M. d'Aumont de veiller à ce qu'il n'y eût pas d'esclandre (*Sourches*, tome XII, p. 142-143). Deux autres fils et deux filles suivirent. Quant à la bâtarde née en 1707 pendant la détention de la Florence, elle se fit religieuse à Saint-Mandé.

2. *Dangeau*, p. 165, 22 juin. Mme de Maintenon écrivait, à la date du 1er juillet (recueil Bossange, tome I, p. 275) : « L'affaire de Mme de Roquelaure est terminée par l'autorité du Roi. M. et Mme de Rohan ne songent qu'à se venger de leur fils, et ne lui donnent présentement que douze mille livres de rente ; Mme de Roquelaure en fait autant pour sa fille, et lui en donne aussi douze. On fait des substitutions, et le mariage est différé jusqu'à ce qu'elles soient insinuées en Bretagne. Tout cela fera bien des procès dans la suite. Les nouveaux mariés seront incommodés présentement ; mais tout s'adoucira avec le temps. »

3. *Dangeau*, p. 165 ; *Sourches*, p. 114. Notre auteur a déjà dit (tome XV, p. 444) que les substitutions perpétuelles étaient interdites dans tout le Royaume, sauf autorisation et dispense spéciales. Il fallut des lettres patentes pour que l'entérinement de celle-ci se fit au parlement de Bretagne ; mais le prince refusa d'en demander l'enregistrement aux états bretons, lorsqu'il alla les présider à Saint-Brieuc. Cela mit son père en fureur. « Je suis bien fâché de voir, écrivait ce dernier, que le prince de Léon est toujours faux et menteur. Il n'est pas à

Soubise et Mme de Roquelaure emportèrent ce consentement, qui ne coûtoit rien au Roi : après quoi, il fallut faire la substitution. Il se passa encore deux mois à cet ouvrage[1], pendant lesquels le Roi envoya plus d'une fois le duc d'Aumont au duc de Rohan pour le presser de finir, et le manda à Fontainebleau pour l'en presser lui-même. Enfin cet ouvrage fut achevé au bout de deux mois, les lettres patentes expédiées et enregistrées comme il le voulut[2], et le mariage célébré immédiatement après en la manière que je l'ai rapportée[3].

Cardinal de Bouillon à Rouen et à la Ferté; sa vanité et ses misères. [*Add. St-S. 821*]

Le cardinal de Bouillon, outré de succomber dans toutes les entreprises qu'il avoit tentées pour se soumettre la congrégation réformée de Cluny, et des insultes qu'il en recevoit en personne[4], ne put durer[5] davantage à Cluny, à Paray[6], ni dans ces environs. Il obtint permission d'aller passer quelque temps à Rouen, où son abbaye de Saint-Ouen[7] lui donnoit[8] des affaires[9]; mais ce fut à condition de

présumer que je ne sache pas mieux que lui l'usage des états, puisqu'il y a quarante ans que j'y préside. » (*Pièces justificatives* déjà citées, n° 402, p. 426.)

1. Le duc de Rohan ne consentit à signer qu'à condition que son fils comprît dans la substitution les cent mille écus qui lui étaient venus du legs de Mlle de Chabot.

2. Les Rohan signèrent cet acte bien plus tôt, le 21 juin 1708 (Arch. nat., X^1A 8705, fol. 243-255, et Y 280, fol. 477 v°), et le Roi le confirma immédiatement (O^1 52, fol. 100 v° ; Affaires étrangères, vol. *France* 1157, fol. 372-392). L'enregistrement eut lieu au parlement de Paris le 13 juillet.

3. Ci-dessus, p. 111. Comme conclusion, voyez ci-après, p. 670, le tableau que, bien plus tard, le président Hénault traçait de l'existence des deux époux.

4. Tome XV, p. 450 et 451.

5. Les premières lettres de ce verbe surchargent *res[ter]*.

6. Tome XII, p. 466. — 7. Tome XI, p. 198.

8. Les dernières lettres de *donnoit* surchargent une finale *e* ou *a*, suivie d'un *d*.

9. C'est en mai 1707, et peut-être pour le récompenser de la part prise à la réconciliation du duc de Bouillon avec son fils Albret, que le Roi a permis au cardinal d'aller voir aux affaires de Saint-Ouen, sous la double condition de ne pas passer par Paris et de retourner en

prendre sa route de telle sorte qu'il n'approchât de nulle part plus près de trente lieues de Paris et de la cour. Il demanda la passade[1] à[2] plusieurs personnes dont les maisons étoient plus commodes que les méchants cabarets d'une route de traverse[3] : il eut le dépit d'être refusé de la plupart, entre autres de la Vrillière[4], qui ne crurent pas de la politique d'héberger un exilé qui avoit déplu au Roi avec tant d'éclat et d'opiniâtreté. Il me fit demander par l'abbé d'Auvergne[5] d'être reçu à la Ferté; je ne crus pas devoir être si scrupuleux : la parenté si proche de Mme de Saint-Simon avec les Bouillons, l'intimité qui avoit été entre eux et M. le maréchal de Lorge toute sa vie, la manière dont ils en avoient usé dans mon procès au Conseil, puis à Rouen, contre le duc de Brissac[6], les sollicitations publiques que j'avois faites avec eux au Grand Conseil pour la coadjutorerie de Cluny et ses suites[7], m'engagèrent d'en user autrement. Ils en furent fort touchés. Le cardinal

Bourgogne au bout de cinq ou six semaines (*Dangeau*, tome XI, p. 309, 346, 374; *Sourches*, tome X, p. 343). Cependant ce séjour s'est prolongé : après avoir passé quelque temps à Quevilly, château tout voisin de Rouen, appartenant aux Becdelièvre de Cany, et y avoir reçu ses familiers, et après avoir fait une excursion à Conches, afin d'y rencontrer le duc son frère, le cardinal a été appelé à Rouen par une désagréable affaire de banqueroute, et il y a passé l'hiver et une partie du printemps, jusqu'en mai, comptant toujours que son ban serait levé.

1. Comparez la même locution dans *Tallemant des Réaux*, tome IV, p. 234, dans le *Voyage de deux jeunes Hollandais*, p. 16, dans les *Mémoires de Gramont*, p. 281, dans la *Gazette* de 1635, p. 104, etc. Nous avons déjà eu *camp de passade* dans une Addition, tome XIII, p. 496, et *passade*, au sens de galanterie passagère, tome V, p. 255. On appelait aussi *passade* l'aumône que les consistoires protestants de Languedoc donnaient aux pauvres de passage.

2. Ayant d'abord écrit : *la passe à*, il a surchargé la fin en *ade*, et a ajouté un autre *à* en interligne.

3. *Traverse* ou *chemin de traverse* « se dit d'un chemin qui coupe d'un lieu à un autre par une route différente de l'ordinaire » (*Académie*, 1718).

4. Il a écrit : *Vrillére*. Voyez ci-après, p. 150. — 5. Son neveu favori.

6. En 1705 : tome XIII, p. 202. — 7. Tome XI, p. 78.

séjourna chez moi[1] quelques jours, d'où il s'en alla à Rouen, où la singularité du caractère et la proximité d'Évreux[2] le fit recevoir avec beaucoup d'empressement et de respects; mais sa vanité extrême gâta tout. Il eut une bonne et grande table, où il convia beaucoup de gens; mais il la fit tenir par deux ou trois personnes qui lui étoient là particulièrement attachées, et mangea toujours seul sous prétexte de santé; mais cette persévérante diète en démasqua bientôt l'orgueil : sa table devint déserte, bientôt après sa maison, et chacun s'offensa d'une hauteur inconnue même aux princes du sang. En même temps que cette fierté indigna, la foiblesse de ses plaintes ne lui attira pas l'estime[3]. Sa situation lui étoit insupportable, et il ne pouvoit s'en[4] cacher; elle le fit tomber dans un inconvénient tout à fait misérable. Il s'avisa de se faire peindre, et beaucoup plus jeune qu'il n'étoit[5]. Le monde ne l'avoit pas encore déserté à Rouen, et il y en avoit beaucoup dans sa chambre lorsqu'il dit au peintre qu'il falloit ajouter le cordon bleu à son portrait parce qu'il le peignoit dans un âge où il le portoit encore[6]. Cette petitesse surprit fort la compagnie[7].

1. Il a ajouté *chés moy* à la fin de la ligne.

2. Le comté d'Évreux appartenait aux Bouillons depuis l'échange de 1651 (tome XIV, p. 214), et le frère du cardinal avait tout à côté son château de Navarre.

3. C'est à la fin de ce séjour à Rouen qu'il adressa au contrôleur général Desmaretz les deux lettres du mois d'avril 1708 qui ont été imprimées dans l'appendice XV de notre tome XV, p. 575-577.

4. Par mégarde, il a écrit : *sans*.

5. Dans sa jeunesse, il avait été peint par Mignard en 1665, par Nanteuil en 1670, et nous avons des gravures de l'un et de l'autre portrait, plus une gravure de Claude Mellan, 1673, et la toile peinte à Rome qui est au musée de Versailles, n° 4272.

6. C'est sans doute le tableau commémoratif de l'ouverture de la porte sainte que Rigaud alla préparer à Rouen (tome VII, p. 5, note 1), et auquel il travailla pendant sept mois de 1708 ; mais une curieuse lettre du peintre (Charavay, *Revue des Documents historiques*, tome II, 1875, p. 167) prouve qu'il ne l'avait pas terminé en 1731, et ne voulait point le livrer avant d'être payé. J.-M. Preisler le grava en 1744.

7. Elle se souvenait que l'Ordre lui avait été retiré en même temps

Elle la fut bien davantage lorsque le cardinal, voyant qu'on se mettoit en soin d'en chercher quelqu'un pour le faire voir au peintre, dit qu'il n'étoit pas besoin d'aller si loin, et, se déboutonnant aussitôt, en montra un qu'il portoit par-dessous, pareil à celui qu'il portoit par-dessus avant que le Roi lui eût fait redemander l'Ordre. Le silence des assistants le fit apercevoir de ce qui se passoit en eux : il en prit occasion d'une courte apologie pleine de vanité, et d'une explication des droits de la charge de grand aumônier[1]. Il prétendit n'en être pas dépouillé parce qu'il n'en avoit pas donné la démission[2] ; que cela étoit si vrai, que, pour ne pas embarrasser la conscience des maisons religieuses et hôpitaux soumis à sa jurisdiction comme grand aumônier, il avoit donné tous ses pouvoirs aux cardinaux de Coislin et de Janson[3], comme à ses vicaires, lorsqu'ils étoient entrés dans sa charge; mais il n'ajouta pas qu'ils s'étoient bien gardés d'agir dans ces maisons en vertu de ces pouvoirs, qu'ils n'avoient jamais demandés, et qu'ils avoient parfaitement[4] méprisés. A l'égard de l'Ordre, il dit que, les deux charges de grand aumônier de France et de grand aumônier de l'Ordre étant unies[5], et ayant prêté le serment des deux, il ne s'étoit pas cru délié de l'obligation de porter le cordon bleu et la croix du Saint-Esprit, mais que, par déférence pour le Roi, il se contentoit de les porter

que la grande aumônerie, en 1700 : tome VII, p. 196-199, 245-246 et 503-510, appendice VIII.

1. *Ibidem.* — 2. Tome VII, p. 199.

3. Nommés tour à tour à la grande aumônerie sans qu'il se fût démis.

4. L'adverbe *parf^t* a été ajouté sur la marge.

5. Sa thèse était (Arch. nat., R^{a} 65, lettre du 25 juillet 1704) qu'on devait considérer le grand aumônier comme commandeur de l'Ordre, et non grand officier. Notre auteur, au contraire, soutiendra longuement, à l'année 1710 (éd. 1873, tome VIII, p. 64-65), et ailleurs encore, que le grand aumônier, dispensé de fournir des preuves tout comme les grands officiers, n'était autre chose qu'un de ceux-ci, et non point un neuvième prélat commandeur, les huit autres étant tous assujettis à prouver leur noblesse.

par-dessous et sans que cela parût. Avec cette délicatesse de conscience, ou plutôt avec cette misère de petit enfant, que faisoit-il donc de la croix brodée[1]? La portoit-il aussi sur sa veste et par-dessous? Cette platitude et tout son discours acheva de le faire tomber dans l'esprit de ceux qui en furent témoins, et de ceux qui l'apprirent. La privation de ces marques extérieures étoit une des choses du monde qui le touchoit le plus, et, comme il n'osoit continuer de les mettre à ses armes, il avoit cessé depuis d'en avoir nulle part: en sorte que, sa vaisselle et ses carrosses, tout n'étoit marqué que par des chiffres et des tours semées[2], sans écussons. C'étoit pour la même raison qu'il n'alloit plus qu'en litière[3] sous prétexte de commodité; il en avoit une superbement brodée dedans et dehors, qui avoit un étui pour la pluie et pour aller par pays. Il fut visité à Rouen par fort peu de gens de sa famille ou de ses amis[4]. Il s'y occupa des affaires de son abbaye de Saint-Ouen, mais beaucoup plus du sieur Marsollier[5], chanoine d'Uzès[6], à qui la *Vie du cardinal Ximenez*[7] avoit donné de la réputation, que celle qu'il fit depuis de Monsieur de la Trappe

1. Il a écrit, par mégarde : *broodée*.

2. En rappel des armoiries de sa maison : une tour d'argent sur champ de France ancien, c'est-à-dire d'azur semé de fleurs de lis d'or.

3. Véhicule de transport qui était tombé dans une désuétude presque absolue : voyez Havard, *Dictionnaire de l'ameublement*, tome III, p. 460-466. Cependant des litières figuraient encore sur les états de la maison de Louis XIV (*Sourches*, tomes IV, p. 214, et XI, p. 365) ou chez la duchesse de Bourgogne, pour les cas de maladie, de grossesse, etc.

4. Outre ceux qui vont être nommés ci-dessous et p. 121 et 126, il hébergea Coulanges, dom Mabillon et dom Ruinart.

5. Jacques Marsollier, né à Paris en 1647, d'une famille de robe, et entré d'abord dans la congrégation des Génovéfains, puis envoyé à Uzès pour rétablir le bon ordre dans le chapitre régulier de la cathédrale, en devint prévôt et archidiacre, et y mourut le 30 août 1724.

6. Le chapitre de Saint-Théodorit d'Uzès, composé de religieux de la règle de Saint-Augustin et possédant un quartier de la ville, fut sécularisé de 1708 à 1726 et réduit de nombre.

7. Cet ouvrage, publié en 1693 et réimprimé plusieurs fois, fut l'objet d'une critique fort vive en 1708.

n'a pas soutenue[1], et qu'il[2] faisoit travailler à celle de M. de Turenne[3]. Pendant ce séjour à Rouen, il perdit encore[4] un procès fort important contre les réformés de Cluny, et fort piquant[5]. Il ne put se rendre maître de son désespoir[6], et acheva de se faire mépriser en Normandie comme il avoit fait en Bourgogne. A la fin, il eut ordre de s'y en retourner. Nouvelle rage. Il me fit demander encore passage par la Ferté, et quelques jours de séjour pour y faire des remèdes plus en repos qu'il ne l'eût pu à Rouen. Tout étoit ruse, dessein, et fausseté[7]. Il revint donc à la Ferté, où je ne lui envoyai personne pour le recevoir, pour ne pas excéder dans ce qui ne devoit être qu'hospitalité à un exilé de sa sorte[8]. Il y montra autant de foiblesse sur sa santé que sur sa fortune : il étoit charmé du parc, où il se promenoit beaucoup ; mais il rentroit toujours avant l'heure

1. Cette *Vie* parut en 1703 ; mais, dit le *Moréri*, « elle est accusée de faux et de partialité, et cette accusation paroît prouvée dans l'ouvrage du R. P. dom Gervaise, imprimé..., en 1744..., et, dans la préface de cet ouvrage, on fait de la conduite de M. Marsollier un portrait fort désavantageux. » Voyez notre tome V, p. 388, note 4. Le *Moréri* indique les autres ouvrages du chanoine.

2. *Qu'il* surcharge un autre mot.

3. *Histoire de Henri de la Tour-d'Auvergne, duc de Bouillon*, publiée en trois volumes en 1719, et où la censure royale trouva à redire. C'est le grand-père du cardinal, et non l'illustre vicomte de Turenne.

4. *Encore* est en interligne.

5. C'est le procès dont il a été parlé dans notre tome XV, p. 450-451, et qui se termina au Conseil le 14 avril 1708, alors, en effet, que le cardinal était à Rouen.

6. Ayant écrit d'abord : *despoir*, comme cela lui était déjà arrivé, il a ajouté deux autres lettres *es* en interligne.

7. Dans l'Addition, il avait dit : « Le cardinal étoit cousin germain du feu maréchal de Lorge, et, quoique en nulle liaison avec le duc de Saint-Simon son gendre, il trouva commode de séjourner chez lui, à la Ferté, allant de Cluny à son abbaye de Saint-Ouen de Rouen et retournant de cette abbaye à celle de Saint-Vaast d'Arras ; mais, ce dernier séjour, demandé pour quelques jours, il le prolongea près de trois mois : tellement que, ce lieu n'étant qu'à vingt lieues de Versailles, le Roi s'en fâcha à la fin.... »

8. Ces trois derniers mots ont été ajoutés sur la marge.

du serein[1] et couchoit dans ma chambre, mangeoit avec deux ou trois de ses gens dans mon antichambre, et ne sortoit point de ces deux pièces parce qu'elles ne donnoient point sur l'eau comme toutes les autres[2]. Il disoit quelquefois la messe à la chapelle, quelquefois à la paroisse[3]. En sortant de l'église, il lui échappoit souvent de dire à ce qui s'y trouvoit : « Regardez, et remarquez bien ce que vous voyez ici. Un cardinal-prince, doyen du sacré collège, le premier après le Pape, qui dit la messe ici ! voilà ce que vous n'avez jamais vu, et ce que vous ne reverrez plus après moi. » Jusqu'au peuple rioit à la fin de cette vanité si déplorable[4]. Il alla à la Trappe, où l'amertume extrême de son état, qu'il témoigna sans cesse à l'abbé[5] et à M. de Saint-Louis[6], qui avoit été fort connu, aimé et estimé de M. de Turenne, et que lui-même connoissoit fort, leur fit grand pitié, et ne les édifia pas. M. de Saint-Louis, qui, après avoir mérité l'estime et les grâces du Roi, qui en parloit toujours avec bonté et distinction, s'étoit retiré là, où[7], depuis près de trente ans, il n'étoit occupé que de prière et de pénitence, essaya vainement de le ramener[8] un peu, et, à la fin, lui parla de la mort, de ce qu'on pense lorsqu'on y arrive, et de l'utilité de se représenter ce terrible moment. « Point de mort, point de mort! s'écria le cardinal. M. de Saint-Louis, ne me parlez point de cela; je ne veux point mourir. » Je m'arrête sur ces diverses bagatelles pour faire connoître quel étoit ce personnage si rapidement élevé au plus haut,

1. « Vapeur froide et maligne qui tombe au coucher du soleil » (*Académie*, 1718). Mme de Sévigné parle souvent de ses inconvénients. Le mot est écrit ici *serain*; nous avons eu, p. 18, *rassereina*.
2. Voyez la perspective coloriée que possède le Cabinet des estampes.
3. On n'en a pas trouvé mention dans les registres de cette église.
4. Cette anecdote sera rappelée en 1710, et même amplifiée.
5. Dom Jacques de la Cour.
6. Tomes VIII, p. 83-84, et XIII, p. 266-267.
7. Avant cette conjonction, il a biffé *et n*, mal corrigé en *ou d[epuis]*.
8. Sur *ramener* pris absolument, voyez ce verbe dans le *Littré*, 10°.

lui personnellement, et sa maison, par les grâces et la faveur de Louis XIV, un homme[1] qui a fait tant de bruit dans le monde par son orgueil[2], par son ambition, qui a paru si grand tant qu'il a été porté par cette même faveur, qui a donné le plus étonnant spectacle par ses fausses adresses, son ingratitude et la lutte de désobéissance qu'il osa soutenir contre ce même roi son bienfacteur[3], et[4] par ses propres bienfaits, et qui, depuis sa disgrâce, parut si petit, si vil, si méprisable jusque dans les pointes qu'il hasarda encore, d'où il tomba dans le plus grand mépris partout, et jusque dans Rome, où nous le verrons languir pitoyablement, et y mourir enfin d'orgueil, comme, toute sa vie, il en avoit vécu. De la Ferté il dépêchoit des courriers sans cesse : il lui est arrivé de s'y trouver avec trois ou quatre valets, tous les autres étant en course. Il y fut visité de quelques gens d'affaires. L'abbé de Choisy[5], si connu dans le grand monde, le même qui s'alla faire prêtre à Siam[6], dont on a une[7] si agréable relation de ce voyage[8],

1. *Un ho^e* est en interligne. — 2. Écrit ici *orgueuil*, comme p. 116.
3. Orthographe qu'on trouve dans Brantôme, dans Chapelain, dans la *Gazette* de 1684, p. 19, dans celle de 1711, p. 32, etc., et que d'ailleurs l'*Académie* admettait à côté de *bienfaicteur*.
4. Cet *et* est ajouté en interligne. — 5. Tome XIII, p. 306.
6. C'est précisément le cardinal de Bouillon, son ami d'enfance, qui le fit adjoindre par Seignelay à la mission de 1685-1686, sous les ordres du chevalier de Chaumont. Choisy a lui-même raconté tout cela dans le livre VI de ses *Mémoires*, tome I, p. 218-232, indépendamment de la relation qui va être indiquée. L'abbé avait reçu quelques fonds du cardinal de Bouillon ; mais il lui fallut, en outre, faire un emprunt usuraire, sur lequel nous possédons de lui un factum manuscrit.
7. Il a écrit : *un*, au masculin, et, plus loin : *voyages*, au pluriel.
8. Le *Journal du voyage de Siam fait en 1685 et 1686* figurait dans le *Catalogue des livres de feu M. le duc de Saint-Simon*, n° 469. Celui-ci en a parlé, comme ici, dans la notice CHAUMONT, qui a été publiée dans notre tome III, appendice VII. Nous en avons une copie, prise sur l'original par le P. Léonard, avec d'autres notes, dans les Papiers de ce religieux, Arch. nat., M 762, n° 2. Un abrégé en a été inséré dans les *Mémoires de Sourches*, tome I, p. 401-422, et Jal en a fait l'objet d'un article de son *Dictionnaire critique*, p. 34-41.

et des lambeaux assez curieux de Mémoires[1], étoit de ses amis de tous les temps[2]. Il passa plusieurs jours à la Ferté[3], d'où il fit un voyage à Chartres. Ce séjour à la Ferté dura plus de six semaines[4]. Il avoit projeté de faire entrer Monsieur de Chartres dans ses affaires malgré tout ce qui s'étoit passé dans celle de Monsieur de Cambray[5]. Il étoit de toute sa vie vendu aux jésuites, qui, de leur côté, lui étoient livrés[6] : il crut donc qu'en mettant Mme de Maintenon de son côté par Monsieur de Chartres, le Roi ne pourroit tenir, attaqué de ces deux côtés. Il fit ce qu'il put pour s'attirer une visite de Monsieur de Chartres, qui étoit à Chartres à dix lieues de la Ferté. N'ayant pu l'obtenir, il se borna à un rendez-vous quelque part, comme fortuit; il n'y réussit point encore. Il vouloit engager ce prélat à faire revoir par le Roi l'important procès qu'il venoit de perdre, et qui l'avoit si fort piqué, pour, de là, l'embarquer. Ce fut l'objet du voyage de l'abbé de Choisy, qui y perdit toute son insinuation, son esprit, et son bien-dire : il

1. Voyez ci-après, p. 671, la note.

2. Des lettres amicales du cardinal à cet ami ont été publiées en 1868 dans le *Cabinet historique*, 1re partie, p. 143-150. Il l'emmena au conclave de 1676, où l'abbé devint, grâce au cardinal de Retz, conclaviste général des cardinaux français. C'est sans doute M. de Bouillon qui lui avait conféré en 1675 le prieuré de Saint-Laud de Rouen.

3. C'est au retour de la Ferté que Choisy écrivit son livre x, sur le cardinal de Bouillon (éd. 1888, tome II, p. 108-183), qui a été publié seulement en 1828, par Monmerqué. J'ai déjà eu l'occasion de signaler (tome V, p. 285, note 2) des emprunts indéniables à ce livre.

4. On a plusieurs lettres écrites de là à Baluze pendant le cours du mois de juin 1708.

5. Voyez nos tomes IV et V sur l'attitude prise respectivement par le cardinal et par l'évêque dans l'affaire de Monsieur de Cambray. Notre auteur a dit (tome IV, p. 84) que « le crédit que Monsieur de Chartres commençoit à prendre sur le Roi à la faveur de cette affaire, porté par son intimité avec Mme de Maintenon, étoit insupportable à un homme qui vouloit tout, et qui, dédaignant de regarder cet évêque que comme un cuistre violet, se trouvoit néanmoins obligé à des égards et à des ménagements qui l'outroient. »

6. Tome IV, p. 75, etc.

revint à la Ferté avec force compliments, mais chargés de refus sur tout[1]. On ne peut exprimer quels furent les transports de rage avec lesquels ils furent reçus, ni tout ce que vomit le cardinal de Bouillon contre un homme si distant de lui, devant lequel il s'étoit humilié, et en[2] avoit inutilement imploré la protection contre ses prétendus ennemis, contre le Roi, contre les ministres, contre ses amis. Ce dernier trait de mépris acheva de lui tourner la tête : il comprit son exil sans fin, et les dégoûts journaliers inépuisables, sans secours, sans ressource, sans espérance d'aucun moyen d'adoucir sa situation, beaucoup moins de la changer. Je sus tout cela par le curé de la Ferté[3], qui étoit homme d'esprit et savant, avec lequel il s'étoit familiarisé dans ses promenades, qu'il avoit même fait manger quelquefois avec lui, lui qui n'avoit pas voulu manger avec ce qu'il y avoit de plus distingué à Rouen, et devant lequel il ne se cachoit pas. J'ai lieu de croire, mais sans en être certain, que ce fut l'époque de la[4] résolution qu'il exécuta près de deux ans après[5], parce qu'il lui fallut tout ce temps pour arranger dessus toutes ses affaires. Outre la consolation de se trouver [en] un lieu agréable[6], d'entière solitude, et de parfaite liberté, où, choqué ni contraint sur rien, il faisoit tout ce qu'il lui plaisoit à son aise, il attendoit, sans le dire, le départ de la cour pour Fontainebleau[7]. Ce long séjour, que je n'avois pu prévoir, ne laissoit pas de me mettre en peine, et je craignois que le Roi, si juste-

1. A la même époque, et à la même occasion, on peut rattacher deux mémoires assez amples que le cardinal adressa à Mme de Maintenon.

2. *En* est en interligne.

3. Ce curé s'appelait Lepeltier, comme le bailli de la châtellenie, et il resta en fonction jusqu'en 1710 : *Inventaire sommaire des archives du département d'Eure-et-Loir*, tome IV, p. 338-341.

4. *Sa* corrigé en *la*. — 5. En 1710.

6. Ayant d'abord écrit : *outre la consolio*, puis biffé les quatre dernières lettres, et ajouté *olation d'un lieu agreable*, il a biffé le mot mal écrit, a mis en interligne : *consolation de se trouver*, a omis d'ajouter la préposition *en*, et a laissé *d'un lieu*.

7. Cette année, le séjour durera du 18 juin au 27 août.

ment piqué contre lui, ne le trouvât mauvais. J'en parlai au Chancelier et à M. de Beauvillier : je leur dis mon embarras ; je leur fis aisément comprendre que je ne pouvois chasser le cardinal de Bouillon de chez moi, que, comme il étoit vrai, je n'avois jamais eu avec lui aucun commerce, et n'en avois encore actuellement aucun. Je me trouvai bien d'avoir pris cette précaution. A fort peu de jours de là il fut parlé au Conseil du cardinal de Bouillon, à propos de ses procès perdus contre ces moines. Là-dessus, le Roi dit qu'il étoit bien longtemps à la Ferté ; que, si on vouloit le chicaner, on ne l'y laisseroit pas ; qu'il n'avoit pas permission d'approcher plus près de trente lieues, et qu'il n'y en a que vingt de Versailles à la Ferté. Le Chancelier saisit ce mot, et, après lui, le duc de Beauvillier, pour me servir, et il parut que cela fut bien reçu. Enfin, la cour arrivée à Fontainebleau, le cardinal de Bouillon partit aussi de la Ferté, sans que pas un de ses gens sussent où il alloit[1]. Il prit des chemins détournés, et il arriva enfin, toujours dans le même secret réservé à lui seul, à Auny[2] près de Pontoise, où il demanda à coucher, et où il fut reçu[3]. C'étoit une maison de campagne du maréchal de Chamilly, qui étoit lors à la Rochelle[4] avec sa femme, où il

1. Il est à la Ferté le 28 juin, à Dreux le 30, et écrit de là à Baluze qu'il ne sait encore où aller.

2. Osny, à quatre kil. de Pontoise et trente-sept de Versailles.

3. Racontant, à la date du 21 juillet, que le Roi a jugé au Conseil l'affaire d'un prieuré dont il avait cru pouvoir disposer contre les droits du cardinal, Dangeau ajoute (p. 187) : « On avoit su, il y a quelques jours, que le cardinal avoit passé à Beaumont ; on avoit dit même qu'il avoit passé à son abbaye de Saint-Martin, ce qui n'étoit pas vrai ; mais, comme il avoit ordre de n'approcher de Paris que de trente lieues, cette démarche d'en venir à huit lieues avoit déplu. Cependant le Roi n'a pas laissé, quoiqu'il en fût mécontent, de se condamner lui-même et de lui laisser la nomination du bénéfice qui étoit en question. »

4. Avant *la Rochelle*, l'auteur a biffé *Strasbourg* surchargeant un premier nom de lieu illisible, peut-être *Fribourg*, où Chamilly commanda avant d'avoir l'Alsace, ou bien *Paris*.

commandoit et dans les provinces voisines[1], à qui il n'en avoit ni écrit, ni fait parler. C'étoit s'approcher de Paris bien plus que de la Ferté; la cause en fut pitoyable. Il avoit le prieuré de Saint-Martin de Pontoise, où il avoit dépensé des millions, et fait une terrasse admirable sur l'Oise et des jardins magnifiques. Il aima tant cette maison, et encore par vanité, car je lui ai ouï dire que tout ce qui étoit des dehors étoit royal, que, dans sa faveur, il obtint, moyennant un échange, de détacher cette maison et quelques dépendances du prieuré, et d'en faire un patrimoine, qui, en effet, est demeuré à M. de Bouillon[2]. Il n'avoit pu avoir permission d'y aller; il voulut au moins la revoir encore une fois par la chatière[3], et il donna le mi-

1. Tomes IX, p. 7-8, et X, p. 119.

2. Il en a déjà été parlé au tome II, p. 205. L'abbaye Saint-Martin valait sept mille livres de rente à l'abbé, six mille aux religieux, et, avant le cardinal, son prédécesseur le lord abbé de Montagu en avait déjà fait un lieu de délices. Comme notre auteur l'a dit, le cardinal, ayant entrepris des embellissements plus grands encore, trouva moyen de faire séculariser la maison et de la transformer en bien patrimonial pour son neveu d'Albret (arrêts des 8 juin 1694, 24 janvier et 27 octobre 1696, et confirmation du mois de mars 1697 : Arch. nat., E 1882, 1895 et 1896, et X[1a] 8692, fol. 476 v°). Depuis lors, ses amis y faisaient volontiers des séjours dans les conditions les plus agréables (*Lettres de Mme de Sévigné*, tome X, p. 272-274; *Lettre de Bourdaloue au cardinal de Bouillon*, par le P. Chérot, p. 45-46; l'abbé Trou, *Recherches historiques sur Pontoise*, 1841, p. 282-286); il y reçut Monsieur en 1682 (ms. Fr. 10 265, fol. 42 v°), et les jardins dessinés par le Nostre, qui servent aujourd'hui de promenade publique, valaient pour Baluze, un des habitués de la maison, les beautés de Frascati. Nous verrons le duc de Bouillon la prêter au premier président de Mesmes pendant la relégation temporaire du Parlement à Pontoise, en 1720. La bibliothèque de cette ville possède en manuscrit deux histoires de cette belle résidence, et une troisième, par dom Robert Racine, est à la bibliothèque Mazarine, ms. 3368. On trouve en imprimé, dans un portefeuille des Papiers du P. Léonard (Bibl. nat., ms. Fr. 22 239, fol. 120 et 121), une pièce de vers latins adressée au cardinal, sous ce titre : *Solitudinis in quam secessit commendatio et Sammartinianæ ad Pontisaram ipsius villæ amœnitas.*

3. Emploi de *chatière* déjà relevé dans notre tome VII, p. 60.

sérable spectacle de l'aller considérer[1] tous les jours pendant les sept ou huit qu'il demeura à Auny, tantôt de dessus la hauteur, tantôt tout autour[2] par les ouvertures des murailles des bouts des allées et à travers des grilles, sans avoir osé mettre le pied en dedans, soit qu'il voulût faire pitié au monde par cette ridicule montre d'un extrême desir dont la satisfaction lui étoit refusée, soit qu'il espérât toucher par le respect de n'être pas entré dans sa maison ni dans ses jardins. Cette bassesse[3] fut méprisée, et ce fut tout. De là il tira droit en Bourgogne[4], d'où il étoit venu, où il reçut enfin la permission de s'en aller tout auprès de Lyon s'établir dans une maison de campagne qui lui fut prêtée[5], pour n'être plus parmi[6] des objets qui l'outroient sans cesse de douleur[7].

Baluze publie son *Histoire de la maison d'Auvergne*, fondée surtout

Baluze, dont j'ai parlé, et de son *Histoire de la maison d'Auvergne* fondée sur les faussetés du cartulaire de Brioude, dont j'ai parlé p. 582 et 583[8], avoit presque toujours été avec le cardinal de Bouillon à Rouen[9]. Son livre,

1. *Spectacle* a été ajouté sur la marge, au bas de la page 707 du manuscrit, qui finit là, et, à la page suivante, *considerer* a été récrit en interligne, au-dessus de *voir*, biffé.

2. Il a écrit : *tout au autour*.

3. *Bassesse* est en interligne, au-dessus d'un premier *basse* biffé après un essai de correction par surcharge.

4. Par une lettre de lui à Fénelon datée du 31 août, on voit qu'après avoir passé par Beaumont, il était alors à Damery, près d'Épernay, dans la maison de son défunt avocat le Vaillant, et qu'il n'avait osé aller de là à Cambray, quoique la distance ne fût que de deux journées et qu'il eût séjourné un mois entier en cet endroit, malade ou se disant tel. Il devait se mettre en route le jour suivant, 1er septembre, pour retourner dans les limites qui lui avaient été prescrites, à soixante-dix lieues de Paris ; mais ce départ fut sans doute retardé, car une lettre de son fidèle Serte à Baluze est datée encore de Damery le 5 septembre. Des défenses très expresses lui avaient été faites d'aller à ses abbayes d'Artois et de passer à Cambray, comme à Pontoise. (*Correspondance de Fénelon*, tome III, p. 145, 147-149, 180, 183, 184.)

5. A la Claire, auprès de Lyon. — 6. *Parmis*, au manuscrit.

7. C'est-à-dire au voisinage de Cluny. — 8. Tome XIV, p. 236-245.

9. Ceci est inexact : Baluze ne vint que l'année précédente, en

prêt à paroître en 1706[1], avoit été remis sous clef alors par l'étrange vacarme qu'excita l'imposture du cartulaire de Brioude, et l'arrêt de mort de la Chambre de l'Arsenal contre le faussaire de Bar, convaincu[2] de l'avoir fabriqué, et dont les Bouillons eurent le crédit de faire commuer la peine en une prison perpétuelle à la Bastille, où[3] il avoua qu'ils le lui avoient fait faire[4]. Depuis quinze mois de cet événement il ne s'en parloit plus. L'ouvrage de Baluze, fait avec tout l'art possible, séparé de tout cet espace de temps de son ruineux fondement[5], parut aux Bouillons pouvoir enfin se montrer[6]. Le Chancelier, leur ami, et sujet quelquefois à traiter les choses un peu légèrement, leur en accorda le privilège. Il parut donc en public, et y renouvela toute la scène du faussaire. Savants et ignorants, le soulèvement fut[7] général, et le monde, indigné, ne se contraignit ni sur les Bouillons, ni sur le Chancelier qui leur avoit passé cette impression. Je ne pus m'empêcher de lui en dire mon avis : il en fut honteux à ne savoir où se mettre, et les Bouillons, avec toute leur hardiesse, fort embarrassés. Ce fut à propos de ce nouvel éclat que Ma-

sur le faux cartulaire de Brioude, dont le fabricateur se tue dans la Bastille.

juin 1707, à Quevilly, n'y resta qu'une quinzaine de jours, et repartit tout malade. Il fut remplacé par Mabillon, qui se trouva également malade et retourna mourir à l'Abbaye le 26 décembre.

1. La *Table généalogique* avait paru en 1705; mais l'*Histoire* elle-même, dont le travail avait commencé en 1696, ne fut achevée d'imprimer qu'au milieu de 1708, et distribuée qu'en 1709. En reprenant le chemin de l'exil, le cardinal constitua à Baluze une rente de mille livres.

2. Il a écrit : *convainqu*.

3. Avant cette conjonction, il a biffé *et*, et l'initiale d'*avoua* corrige une *l*.

4. Tout cela a déjà été raconté en partie dans notre tome XIV, et rectifié dans l'appendice VIII, p. 550 et 554-556.

5. C'est le premier sens de RUINEUX, au figuré, que donne le *Littré*; mais il manque dans le dictionnaire de feu M. Hatzfeld, quoiqu'on trouvât dans le *Dictionnaire de l'Académie* de 1718 *bâtir sur des fondements ruineux*, *une affaire ruineuse*, et, dans Bossuet, *ce que la grandeur humaine a de ruineux*.

6. *Enfin se monstrer* est en interligne, au-dessus de *paroistre*, biffé.

7. L'initiale de *fut* surcharge un *g*.

reschal me conta que de Bar, désespéré de se voir confiné en prison pour le reste de sa vie malgré les assurances de protection infaillible et des récompenses dont les Bouillons l'avoient repu pour lui faire exécuter cette insigne fausseté, et lassé de ses imprécations contre eux si inutiles, s'étoit cassé la tête contre les murailles; que lui, Mareschal, avoit été appelé pour le visiter dans cette furie et dans cette blessure, de laquelle il étoit mort deux jours après[1].

Départ des princes pour l'armée de Flandres. [*Add. St S. 822*]

Le Roi, qui avoit la foiblesse de ne partir jamais un vendredi[2], ne fut pas si scrupuleux pour son petit-fils : il fixa son départ au 14 mai[3]. Il sembleroit néanmoins qu'à qui observeroit les jours, celui de l'assassinat d'Henri IV et de la mort de Louis XIII devroit être réputé un[4] jour malheureux pour la France, pour ses Rois, et pour ceux qui en sont si récemment sortis; mais le Roi, qui n'a jamais compté que lui pour roi de France, put s'apercevoir, en cette occasion, que sa cour ne le comptoit

1. Tout cela est erroné par suite d'une confusion que j'ai expliquée dans le commentaire du tome XIV, p. 244.

2. L'abbé J.-B. Thiers a étudié cette question de jour néfaste dans son *Traité des Superstitions*, tome I, p. 285-310; mais nous voyons dans le *Dictionnaire critique* de Jal, p. 1241-1242, que Louis XIV, il est vrai en des temps plus anciens, était moins craintif du vendredi que ses marins bretons, contre qui Louis XV, après lui (*Mémoires de Luynes*, tome V, p. 405), essaya de réagir. Le bruit était que Guillaume III d'Angleterre craignait le lundi (*Sourches*, tome IV, p. 79).

3. Voyez ci-dessus, p. 6 et suivantes, la longue conversation de notre auteur avec le duc de Beauvillier. C'est le lundi 30 avril (*Dangeau*, p. 126, et *Sourches*, p. 72; *Gazette d'Amsterdam*, n° XXXVIII) que le Roi déclara que le duc de Bourgogne commanderait l'armée de Flandres, ayant avec lui son frère comme volontaire, et qu'ils partiraient tous deux le 14 mai. « Il y a un mois, dit Dangeau, que Mgr le duc de Bourgogne étoit dans le secret; mais cela n'étoit pas encore entièrement réglé. Le Roi ne le confia à Mgr le duc de Berry que jeudi dernier. Ces deux princes ont une joie extraordinaire de ce que le Roi a pris cette résolution. » C'est là que Saint-Simon a placé l'Addition indiquée ci-dessus, n° 806.

4. Avant *un*, il a biffé l'abréviation *p^r*.

pas seul, malgré ses adorations : la messe du Roi, qui, selon la coutume, fut de *Requiem*[1], frappa tout le monde, et l'attrista sur le départ du jeune prince, et ne s'en put contenir[2]. Je n'en fus pas témoin ; j'étois à Saint-Denis, à l'anniversaire de celui[3] dont, par mon père, je tiens toute ma fortune : c'est, à son exemple[4], un devoir qui l'emporte sur[5] tout autre, et auquel je n'ai jamais manqué[6]. Il est vrai que je m'y suis, toute ma vie, trouvé tout seul[7], et que

1. Nous avons quelques détails sur le cérémonial spécial de ces messes dans la relation, par Saint-Simon, des obsèques de la Dauphine en 1690 (appendice VI de notre tome I, p. 515 et suivantes), mais, ce jour-là, c'était un service solennel et pontifical. Dangeau ne mentionne pas la messe anniversaire du 14 mai 1708 ; selon la *Gazette*, p. 240, elle fut célébrée par l'évêque de Montauban, M. de Nettancourt, et chantée par la musique du Roi.

2. Et le monde ne s'en put contenir.

3. Louis XIII.

4. Voyez notre tome I, p. 224. On trouve dans la *Gazette* de 1656, p. 514-515, et dans celle de 1661, p. 476, mention de l'assistance du duc Claude à la messe annuelle, alors qu'il restait encore des anciens serviteurs de Louis le Juste pour rendre hommage à « ses bienfaits, sa vertu, sa gloire » (Loret, *la Muse historique*, mai 1656, tome II, p. 194). Plus anciennement, en 1651, à l'obit commun des deux Rois, où se rendirent le duc d'Orléans et le duc d'Angoulême, et que célébra l'archevêque de Bourges, Dubuisson-Aubenay dit (*Journal des guerres civiles*, tome II, p. 65-66) qu'il y avait une cinquantaine d'assistants de la cour.

5. L'initiale de *sur* semble surcharger un *t*.

6. Il dira encore plus tard (éd. 1873, tomes VIII, p. 386-387, et XII, p. 216) y être allé cinquante-deux fois, sans manquer un seul de ces anniversaires.

7. Il répétera aussi ceci, qui était déjà dans sa notice du duché de Saint-Simon (*Écrits inédits*, tome VIII, p. 304) : « Jamais rien de pareil à la vénération, à la vivacité, à la tendresse de la reconnoissance de M. de Saint-Simon pour ce prince, qu'il a transmise toute entière à son fils, qui, à son exemple, ne manque jamais d'assister à son anniversaire à Saint-Denis, où aucun autre ne se trouve de tant qui lui doivent leurs prodigieuses fortunes ; et le père n'y étoit pas moins seul que le fils. » J'ai eu l'occasion de signaler (tome X, p. 115, note 7) un passage des *Mémoires du duc de Luynes* d'où il semble ressortir que celui-ci, moins soucieux peut-être de témoigner de la gratitude

je n'ai jamais pu m'accoutumer à un oubli si scandaleux de tant de races comblées par ce grand monarque[1], dont plus d'une, sans lui, seroient inconnues et demeurées dans le néant[2]. A mon retour à Versailles, je trouvai qu'on y étoit encore blessé du choix de ce jour funeste. Mgr le duc de Bourgogne étoit parti à une heure après midi[3], pour aller coucher à Senlis chez l'évêque frère de Chamillart[4], dont toute la famille[5] étoit allée l'y recevoir[6].

Duc de Bourgogne à Cambray. [*Add. St-S. 823*]

Il passa à Cambray avec les mêmes défenses de la première fois[7]; mais il y dîna : à la vérité, ce fut à la poste même, où l'archevêque se trouva avec tout ce qui étoit à Cambray. On peut juger de la curiosité de cette entrevue, qui fut au milieu de tout le monde. Le jeune prince embrassa tendrement son précepteur à plusieurs reprises; il lui dit tout haut qu'il n'oublieroit jamais les grandes obligations qu'il lui avoit, et, sans jamais se parler bas[8], il ne parla presque qu'à lui, et le feu de ses regards lancés dans les

de sa race, trouvait les démonstrations de son ami Saint-Simon bien « excessives. »

1. Penserait-il, précisément, au duc de Luynes?

2. Voyez ci-après, p. 671-672, une note complémentaire.

3. *Dangeau*, p. 137; *Sourches*, p. 80; *Gazette*, p. 240; *Gazette d'Amsterdam*, n°s XL et XLI. On trouvera ci-après, p. 543, le détail des adieux du Roi à son petit-fils d'après le chevalier de Bellerive. Il y eut des pièces de vers, qu'on trouve dans le *Journal de Verdun* de juillet, p. 12-13, et dans le *Nouveau siècle de Louis XIV*, tome III, p. 258-262. Le voyage entier fut d'ailleurs raconté dans le *Mercure* du mois de mai, p. 389-407, et nous avons un itinéraire de l'écurie dans le ms. Arsenal 3215, p. 173-186. On voit dans une lettre du prince à son frère le roi d'Espagne, 29 mai, quelle fut sa joie de partir.

4. Devenu en 1704 premier aumônier de la duchesse de Bourgogne : tome XII, p. 54.

5. Y compris le jeune Cany et ses sœurs les duchesses de la Feuillade et de Lorge.

6. La veille et le jour même, il y avait eu une affluence « effroyable, » selon l'expression des *Mémoires de Sourches*, de gens « de tous états » venant prendre congé des princes.

7. Au voyage de 1702 : tome X, p. 183-185.

8. Tout ce qui précède, depuis *il luy dit*, est ajouté en interligne.

yeux de l'archevêque, qui suppléèrent à tout ce que le[1] Roi avoit interdit, eurent une éloquence, avec ces premières paroles à l'archevêque[2], qui enleva tous les spectateurs, et qui, malgré la disgrâce, grossirent[3] alors et depuis la cour de l'archevêque de tout ce qui étoit de plus distingué, et qui, sous divers prétextes de route et de séjour, s'empressoit à[4] mériter d'avance ses bonnes grâces présentes et sa protection future[5]. M. le duc de Berry partit le 15, dîna à Senlis chez l'évêque, ne passa point par Cambray[6], et joignit Mgr le duc de Bourgogne à Valenciennes le soir même qu'il y étoit arrivé[7]. C'étoit là

1. *Qui* surchargé en *que le*.
2. Les sept derniers mots sont en interligne.
3. Dans les verbes de cette phrase, le pluriel alterne sans raison valable avec le singulier.
4. La préposition *à* surcharge un *d*.
5. De même que le récit de 1702, celui-ci a sa première rédaction dans la notice Fénelon qui a été imprimée par Faugère au tome IV des *Écrits inédits*, p. 458-460. On remarqua un peu plus de liberté dans la seconde entrevue que dans la première. Le prince avait annoncé son passage par une lettre datée de Senlis le 15. « S'il m'avoit été possible, y disait-il, je me serois fait un plaisir d'aller coucher chez vous ; mais vous savez qu'il y a des raisons qui m'obligent à garder des mesures, et je crois que vous ne vous en formaliserez point. Je serai demain à Cambray sur les neuf heures ; j'y mangerai un morceau à la poste, et je monterai ensuite à cheval pour me rendre à Valenciennes. J'espère vous y voir et vous y entretenir sur diverses choses. » Et, après l'entrevue, il écrivit de Valenciennes, le 21 : « Vous faites très sagement de ne point venir ici, et vous en pouvez juger par ce que je n'ai point été coucher à Cambray ; j'y aurois été assurément, sans les raisons décisives qui m'en ont empêché. » (*Correspondance de Fénelon*, tome I, p. 213-216). Nous ne trouvons dans le *Journal de Dangeau*, à la date du 18, p. 140, que ceci, qui a été reproduit par Saint-Simon : « Mgr le duc de Bourgogne, en passant à Cambray, n'alla point manger à l'Archevêché, comme on le croyoit ; il dîna à la poste, où l'archevêque vint le saluer. » Les circonstances qui suivirent engagèrent sans doute l'ancien précepteur à reprendre toute son autorité morale, comme on le verra ci-après, et, au bout de dix années d'abstention, à user des droits que son ministère lui conférait.
6. Dangeau et les *Mémoires de Sourches* disent le contraire.
7. *Dangeau*, p. 138 et 140 ; *Sourches*, p. 80-82. Le régiment du fils

Conduite du roi d'Angleterre *incognito* à l'armée de Flandres.

qu'étoit M. de Vendôme depuis son arrivée de la cour[1], et là qu'étoit le rendez-vous de tout le monde. Le roi d'Angleterre ne tarda pas de s'y rendre[2] dans un *incognito*[3] si précis toute la campagne, qu'il en devint scandaleux[4]. Il mangea chez Mgr le duc de Bourgogne jusqu'à l'arrivée de son équipage; il eut après chez lui une table de seize couverts, où il invitoit et où il fut très gracieux, et mangea chez les officiers généraux qui l'en prièrent[5]. Il choisit son poste, bien que volontaire, à la tête des troupes de sa nation, qui en furent comblées[6]; jusqu'aux Anglois de l'armée ennemie s'en sentirent de la satisfaction, et la laissèrent échapper[7]. Ce prince vécut avec beaucoup de sagesse, mais fort parmi tout le monde, chercha à plaire, et y réussit[8]; il acquit même l'estime et l'affection des troupes et des généraux par son application, et par toute la volonté qu'il montra[9]. Il ne figura pas assez pour s'y

de Dangeau eut l'honneur de faire l'escorte pendant une partie du chemin.

1. Ci-dessus, p. 34.

2. Comme il l'avait demandé au retour de l'expédition d'Écosse : notre tome XV, p. 430-431.

3. Il porta depuis lors le titre adopté par lui de « chevalier de Saint-Georges. »

4. *Dangeau*, p. 140, 142 et 143; *Sourches*, p. 82 et 84; *Mémoires du baron de Breteuil*, ms. Arsenal 3863, p. 349.

5. Ce dernier membre de phrase, depuis *et mangea*, est en interligne.

6. Dangeau ne donne point ces détails, que nous trouvons dans les *Mémoires de Sourches*, p. 84 : « On avoit appris que le chevalier de Saint-Georges étoit arrivé à Valenciennes, où il mangeoit tous les jours à la table du duc de Bourgogne comme un particulier, et qu'ayant passé avec le duc de Bourgogne à la tête des troupes qui étoient campées sous Valenciennes, un régiment irlandois qui y étoit avoit jeté de grands cris de joie dès qu'il avoit reconnu son maître. »

7. Ci-après, p. 200.

8. Le *Mercure* lui consacra un article dans son volume de juin, p. 338-339. M. de Vendôme eut ordre de lui faire choisir des officiers réformés irlandais pour le suivre partout dans l'action.

9. Mme de Maintenon écrivait, le 3 juin (recueil Geffroy, tome II, p. 166) : « Il faut pourtant dire un mot du chevalier de Saint-Georges,

étendre davantage. L'Électeur gagna les bords du Rhin, où le duc de Berwick l'étoit allé attendre[1]. Villars arriva avec sa femme presque à ses journées[2], fort lentement[3]. Il parut outré de changer de pays et d'armée : il lui fâchoit fort de quitter de si abondantes sauvegardes[4], et n'étoit guères plus content de ne pouvoir traîner sa femme après lui[5]. Elle en étoit ravie, et il lui[6] échappa assez plaisamment qu'elle avoit quitté le service. Villars assura le Roi publiquement que tous ses bataillons en Allemagne excédoient le complet de cinquante hommes chacun[7], et qu'ils

Villars à la cour; son dépit et sa morale.

dont il me paroît que tout le monde est très content, et qui joue parfaitement son personnage.... Je comprends fort bien que le roi d'Angleterre fait un meilleur personnage à l'armée que s'il étoit pendant la campagne à Dunkerque. » Voyez ci-après, p. 478.

1. Ces changements furent connus à la fin d'avril : *Dangeau*, p. 125-127, 129, 142, etc.; *Sourches*, p. 72, 73, etc. Berwick partit le 10 mai, après avoir vainement attendu Villars (*Gazette d'Amsterdam*, n° XLI). Sa correspondance avec le duc de Bourgogne et avec Vendôme est reproduite dans l'Appendice du tome II de ses *Mémoires*, p. 402-507.

2. Emploi et tournure qui ne semblent pas avoir été relevés par les lexicographes.

3. Le 16 mai, selon *Dangeau*, p. 139, *Sourches*, p. 81, et la *Gazette d'Amsterdam*, n° XLII, quoique Villars dise le 17 dans ses *Mémoires*, tome III, p. 9. C'était une habitude pour lui de n'arriver qu'à son gré et en prenant ses aises; cette fois, il prétexta des accès de fièvre (Guerre, vol. 2091, n° 326). Il trouva son fils aîné atteint de la petite vérole, et ne fut rendu en Savoie que le 7 juin.

4. Tome XV, p. 180-183.

5. Ces deux reproches reparaissent à chaque fin de campagne. On voit dans ses *Mémoires*, p. 7-10, 26 et 243-246, quelles tentatives il fit pour faire révoquer les ordres du Roi : avec une armée de moitié moins forte que celle du duc de Savoie, il allait avoir à couvrir Lyon et garder près de cent lieues de frontières.

6. *Et* surcharge *à;* ensuite, il a biffé *qui* et ajouté *luy* en interligne.

7. Dans une lettre à Médavy que l'éditeur moderne de ses *Mémoires* a reproduite (tome III, p. 244-245), Villars se plaint que cet officier général ne lui ait laissé en Savoie que des bataillons de trois cent cinquante hommes, tandis que le Roi lui avait assuré, sans doute à son passage par Versailles, que les trois quarts en comptaient au moins cinq cents.

étoient tous beaux à merveilles[1]; puis, s'étant mis peu à peu sur la morale, et toujours en public et parlant au Roi, il dit tout haut que la meilleure maxime pour les Rois étoit de faire espérer beaucoup, et de donner peu : je laisse à penser comment ce mot fut reçu d'un compagnon[2] de sa sorte élevé et comblé au point où il se trouvoit[3]. L'Électeur et Berwick ne trouvèrent pas leur armée, à beaucoup près, telle que Villars la publioit; mais ce dernier ne s'étoit pas contraint de dire publiquement, et plus d'une fois, en parlant des Puissances, que, s'il ne leur falloit que du plat de la langue[4], il leur en donneroit tout leur saoul[5]. A cette fois, il tint exactement parole[6].

1. La *Gazette d'Amsterdam*, nos XLII et XLIII, parle de sa mortification et des discours qu'elle lui faisait tenir; mais il finit par promettre, moyennant soixante-dix-huit bataillons et vingt escadrons, de barrer la route à l'envahisseur.

2. « Un homme qui est capable de faire de mauvais tours est *un dangereux compagnon* » (*Académie*, 1718). Nous avons déjà eu de pareils emplois, notamment dans le tome XIII, p. 22 et 324.

3. Voici le discours qu'il s'est prêté à lui-même dans ses *Mémoires*, tome III, p. 9 : « Je pouvois faire des conquêtes très importantes. Vos complaisances pour M. l'électeur de Bavière ont coûté à ce prince tous ses États dans l'Empire; son retour en Flandres a fait perdre au roi d'Espagne toute la Flandre espagnole. Dieu veuille que ces derniers changements ne coûtent pas à Votre Majesté la plus grande partie de la Flandre françoise! Vous me donnez toujours les frontières les plus délabrées, et vous me retirez de celles que j'ai rétablies lorsque je puis faire un grand usage des places que j'ai prises aux ennemis. Je supplie Votre Majesté d'être bien persuadée que j'oublie mes intérêts, mais que les siens me donnent de très vives inquiétudes. » Le marquis de Vogüé a reproduit (*ibidem*, Appendice, p. 241-244) le texte d'une partie de la correspondance échangée à ce sujet.

4. « On dit *donner du plat de la langue* pour dire flatter bassement quelqu'un, *un homme fait merveilles du plat de la langue*, pour dire qu'il donne assez de belles paroles, mais qu'il n'exécute pas » (*Académie*, 1718 et 1878).

5. « Si vous aimez les procès, *il vous en donnera tout votre soul* (sic) » (*Académie*, 1718 et 1878).

6. M. de Vendôme nous a déjà fait connaître (tome XV, p. 609) quelques apophtegmes pareils de Villars.

Hannovre* général des Impériaux sur le Rhin. Orage sur la Moselle.

Les Impériaux furent lents à s'assembler. Le duc d'Hannover, depuis roi d'Angleterre[1], commandoit leur armée; il comptoit qu'elle seroit nombreuse, et que le prince Eugène l'y suivroit bientôt[2]. Ce dernier partit fort tard de Vienne, s'amusa chez divers princes en chemin, forma un puissant corps sur la Moselle, et, sourd aux cris d'Hannovre, se fit joindre par de gros détachements de son armée, par des ordres précis de l'Empereur, qui eut peine à apaiser M. d'Hannovre, piqué et voulant s'en retourner chez lui[3]. Pour le dire de suite, dès que cette armée de la Moselle ne put plus donner soupçon de torquets[4], l'Électeur et Berwick laissèrent à du Bourg la garde des lignes d'Haguenau, avec le nécessaire pour les défendre contre les entreprises du duc d'Hanovre, et marchèrent avec tout le reste sur la Moselle[5], où il se forma un gros orage dont on ne put deviner la cause, tandis que Marlborough, à la tête de l'armée de Flandres, se tenoit dans une grande tranquillité : on prétendit qu'il étoit convenu avec le prince Eugène d'attendre qu'il fût prêt, et de rien entreprendre sans lui[6].

1. Tome XV, p. 183. Voyez, sur le rôle de ce prince en 1708, les *Feldzüge des Prinzen Eugen*, tome X, p. 288-315, et l'ouvrage d'Alex. Schwencke : *Geschichte der hannoverschen Truppen im spanischen Erbfoldgekriege* (1862).

2. Eugène s'est refusé à aller commander en Catalogne, et on lui a substitué Stahremberg, au grand dépit des Hollandais.

3. *Dangeau*, p. 159 et 170; *Gazette*, p. 227-228.

4. Nous retrouverons cette locution, qui, selon *l'Académie* de 1718, n'avait d'usage que dans le parler populaire et bas « pour dire une chose contraire à ce qu'on pense et faire tomber dans le panneau. » Elle passe plusieurs fois dans les *Mémoires du chevalier de Quincy*. Actuellement, l'*Académie* la conserve encore, mais comme vieillie.

5. *Dangeau*, p. 159 et 170; *Sourches*, p. 97 et 107; *Mémoires de Berwick*, tome II, p. 8 et 9. Selon Berwick, Chamillart avait conçu un « ridicule » projet d'invasion en Allemagne par la Bavière. Les lettres de Berwick à M. du Bourg sont dans le ms. Arsenal 6616, fol. 1-62.

6. *Dangeau*, p. 169 et 172; *Sourches*, p. 112, 114, 115 et 119.

* Ici, *Hannovre*, et, dans le texte, *Hannover*, *Hannovre* et *Hanovre*.

Armée de Flandres de Mgr le duc de Bourgogne.

L'armée de Mgr le duc de Bourgogne étoit d'abord de deux cent six escadrons et de cent trente et un bataillons[1] en cinquante-six brigades[2]. Il avoit la maison du Roi, la gendarmerie, les carabiniers et le régiment des gardes, dix-huit lieutenants généraux et autant de maréchaux de camp en ligne, sans les gens du détail[3]. Dix sont devenus depuis maréchaux de France[4], dont quatre n'étoient lors que brigadiers[5], et nous en voyons aussi qui n'étoient pas de cette armée, et qui n'étoient alors que colonels[6]. L'armée se trouva complète, belle, leste, de la plus grande volonté[7];

1. Il a ajouté en interligne *et de 131 bataillons*.

2. Ces chiffres, qui ne se trouvent pas dans le *Journal de Dangeau*, sont conformes à l'état officiel : Guerre, vol. 2077, n° 103. On peut comparer les *Mémoires de Sourches*, p. 100-102, le *Journal de Verdun*, juillet, p. 47-53, la *Gazette d'Amsterdam*, n°s XXXVII et L, les *Lettres intimes d'Alberoni*, p. 71, le *Theatrum Europæum* de 1708, p. 145-147, etc.

3. Les états indiqués plus haut donnent seulement, au début, seize lieutenants généraux, mais, en revanche, vingt-trois maréchaux de camp.

4. Artagnan-Montesquiou, Guiche-Gramont, Biron, Puységur, Montmorency-Luxembourg, Coigny, Chaulnes, Nangis, Isenghien et Duras.

5. Les quatre derniers.

6. Au moment où il écrit, on compte six maréchaux de la promotion de 1734 : Biron, Puységur, Asfeld, Noailles, Montmorency et Coigny; huit de la promotion de 1741 : Broglie, Brancas, Chaulnes, Nangis, Isenghien, Duras, Maillebois et Belle-Isle. MM. de Maillebois et de Belle-Isle, que nous verrons se distinguer au siège de Lille, n'étaient que colonels en 1708; mais, de maréchaux n'ayant pas appartenu à l'armée du duc de Bourgogne, il n'y a, en 1742, que MM. d'Asfeld, de Noailles, de Broglie et de Brancas, et tous quatre étaient déjà maréchaux de camp en 1708.

7. Le Roi même l'avait crue supérieure en nombre à celle des ennemis; mais il y avait erreur (*Dangeau*, p. 146), puisque ses cent trente et un bataillons et deux cent six escadrons se trouvèrent en face de cent quarante-neuf bataillons et deux cent trente-neuf escadrons. De plus, l'effectif des bataillons et escadrons français était inférieur à celui des unités opposées, et il fallut rappeler Berwick, avec ses trente-quatre bataillons et soixante-cinq escadrons, pour que l'équilibre se trouvât à peu près rétabli à la fin de septembre. — En 1702, le petit-fils du Roi avait eu quatre-vingt-cinq mille hommes. En 1708, les *Feldzüge des Prinzen Eugen* calculent (p. 99) que Louis XIV et Phi-

jamais armée fournie avec plus d'abondance, ni d'amas de toutes les sortes avec un prodigieux équipage de vivres et d'artillerie. Tout ce qui y servoit se pressa d'arriver sur le départ des princes; il ne restoit plus qu'à se mettre en mouvement[1]. M. de Vendôme, qui prenoit aisément racine partout où il se trouvoit à son aise, montra peu de complaisance pour en sortir. Il fut seul de son avis; mais il se fit croire avec un air de supériorité dont Puységur prévit les suites, et les écrivit au long à M. de Beauvillier, qui ne me cacha pas ses alarmes. Je le fis souvenir de notre conversation de Marly; mais je le trouvai encore fort éloigné de penser que les choses pussent aller jusqu'où je les lui avois prédites[2]. Profitons de l'inaction de ce premier commencement de campagne pour raconter le peu qui se passa jusqu'à sa véritable ouverture[3], qui [ne] nous permettra guères, après, de la quitter.

Duc d'Enghien nommé à seize ans chevalier de l'Ordre.

Le Roi nomma à la Pentecôte[4] M. le duc d'Enghien chevalier de l'Ordre pour le premier jour de l'an. Il n'avoit que seize ans, et Monsieur le Duc n'y songeoit pas encore; mais il étoit fils de Madame la Duchesse[5].

lippe V avaient, au total et sur tous les points de la guerre, trois cent soixante-sept bataillons et quatre cent quatre-vingt-dix escadrons.

1. Suivant l'habitude, on avait demandé à Chamlay un aperçu des opérations à faire; ce document est imprimé dans les *Mémoires militaires*, p. 6 et 359-376.

2. Ci-dessus, p. 6 et suivantes. — 3. Ci-après, p. 171.

4. Non pas à la Pentecôte, qui, cette année-là, fut le 27 mai, et où il n'y eut que la déclaration du cardinal de la Trémoïlle pour une des deux places vacantes de commandeur ecclésiastique (*Dangeau*, p. 146), mais le dimanche 23 septembre; Saint-Simon le redira ci-après, p. 375, en rencontrant à cette date l'article du *Journal de Dangeau* qui suit.

5. *Dangeau*, p. 227 : « Le chapitre des chevaliers de l'Ordre est convoqué à demain. On croyoit que ce n'étoit que pour admettre les preuves du cardinal de la Trémoïlle; mais le Roi dit le soir à Monsieur le Duc qu'il vouloit faire M. le duc d'Enghien, son fils, chevalier, et qu'il le proposeroit au chapitre. Monsieur le Duc n'en avoit point parlé au Roi. M. le duc d'Enghien a seize ans. » Comparez les *Mémoires de Sourches*, p. 181-182. Le jeune duc (tome VI, p. 324) était né en 1692. On a vu dans notre tome I, Addition n° 6, p. 328,

Voyage de Fontainebleau par Petit-Bourg. État désespéré de Mme de Pontchartrain; son mari résolu à la retraite. [Add. StS. 824]

Le Roi alla coucher le 18 juin à Petit-Bourg, et le 19 à Fontainebleau[1]. Mme de Pontchartrain[2] étoit à Paris à l'extrémité. Ma liaison intime avec cette famille, et plus encore l'union et l'intimité plus que de sœurs qui étoit entre Mme de Saint-Simon et elle[3], nous arrêta à Paris[4]. Elle ne voyoit presque plus personne, et n'avoit de consolation qu'avec Mme[5] de Saint-Simon, qui n'en trouvoit aussi qu'auprès d'elle. Le caractère de cette femme accomplie tiendroit trop de place ici; il la trouvera mieux parmi les Pièces[6]. Il est trop beau, trop singulier, trop instructif pour le laisser ignorer. Il y avoit longtemps qu'une si grande perte étoit prévue. C'étoit une maladie de femme venue de trop de couches et trop près à près[7],

que les princes du sang n'attendaient pas l'âge fixé par les statuts; celui-ci sera reçu le 1er janvier 1709.

1. *Dangeau*, p. 162-163; *Sourches*, p. 109. Malgré la pluie, on se promena dans les jardins de Petit-Bourg.

2. Non la Chancelière, mais sa belle-fille, femme du secrétaire d'État.

3. Ce pronom *elle* a été, par mégarde, corrigé en *cela*.

4. Nous avons vu le mariage se faire en 1697 (tome IV, p. 46-59), et, dans l'année suivante (tome V, p. 375-379), Saint-Simon a déjà donné à entendre, avec une satisfaction évidente, que la famille de Pontchartrain choisit sa femme, entre toutes, pour se lier particulièrement avec cette nièce de Mme de Lorge. « Toute Roucy qu'elle étoit, » il a fait alors d'elle un très vif éloge, répété dans le tome XII, p. 324-326, et encore dans le tome XV, p. 247, comme l'unique femme de secrétaire d'État « qui avoit de la naissance » et cependant se tenait modestement sur la réserve. Ailleurs (tome VIII, p. 432, dans la Notice de Monsieur de Noyon), il a raconté que ce prélat se laissait reconduire cérémonieusement par la Chancelière, née Maupeou, mais non par sa belle-fille. Quand Saint-Simon mourra, on trouvera chez la princesse de Chimay, sa fille, un portrait de la comtesse (Armand Baschet, *le Cabinet du duc de Saint-Simon*, p. 5 et 40), peut-être copié de celui qui fut peint par Fr. de Troy, et dont l'original, appartenant au musée de Rennes, a figuré à l'exposition du Trocadéro en 1878.

5. Il a écrit, par mégarde : *M.*

6. Il est regrettable que cette Pièce n'ait pas été retrouvée; nous n'avons que l'Addition placée ici.

7. Elle avait eu : 1° une fille, Marie-Françoise-Christine, née le

de trop peu de ménagement d'abord, qui rendit tous les divers remèdes inutiles[1]. Pontchartrain, qui avoit là-dessus bien des reproches à se faire[2], en pouvoit combler la mesure par la contrainte continuelle dans tout et par son étrange humeur, qu'il lui avoit fait essuyer sans cesse[3]. La patience et la douceur dont elle ne s'étoit jamais lassée, jusqu'à être outrée lorsqu'on pouvoit s'apercevoir qu'elle en avoit besoin, avoit infiniment pris sur elle, et fort aigri son sang, qu'on ne put enfin calmer ni arrêter. Soit vérité, soit feinte, comme, dans les suites, cela ne parut que trop, Pontchartrain sentit toute la grandeur de sa perte, et, plus d'un an avant qu'elle arrivât, il me confia que, si ce malheur, qu'il ne prévoyoit que trop, lui arrivoit, il avoit pris le dessein de se retirer; que, dès qu'il la verroit diminuer, il tiendroit sa démission toute prête; que, dès que le malheur seroit arrivé, il l'enverroit au Roi, et se

17 janvier 1698, et morte le 21 septembre 1701; 2° un premier comte de Maurepas, né le 19 mai 1700, et mort le 23 janvier 1708; 3° un second Maurepas, né le 9 juillet 1701, celui qui fut ministre de Louis XV et de Louis XVI; 4° Paul-Jérôme, né le 25 avril 1703, et qui porta le titre de marquis de Pontchartrain; 5° Charles-Henri, qui fut évêque de Blois, né le 14 juin 1706. Cette dernière couche, se produisant après un accident du 11 mars 1704, fut particulièrement difficile, comme on le voit dans les *Mémoires de Sourches*, tome X, p. 102, où toutes les autres sont relevées avec un soin singulier : « La comtesse de Pontchartrain, qui avoit été obligée de garder le lit depuis plus de six mois à cause des incommodités de sa grossesse, et qui étoit en mal d'enfant depuis le soir précédent, accoucha enfin d'un garçon, mais avec des peines épouvantables et un danger évident pour sa vie, témoignant, dans un état si fâcheux, la même douceur et la même vertu dont toutes les actions de sa vie étoient accompagnées. »

1. Les divers incidents de cette dernière maladie sont relatés dans les *Mémoires de Sourches* à partir du 7 juin, tome XI, p. 95, 105, 111 et 112; le *Journal de Dangeau* en parle aussi, p. 155 et 157. Comparez le *Mercure historique et politique*, tome XLV, p. 45-47.

2. Faut-il rapprocher de cette ligne celles qui viendront plus tard, en 1713 (éd. 1873, tome X, p. 66) : « Sa figure, hideuse et dégoûtante à l'excès, mais agréable, et même charmante, en comparaison de tout le reste... »?

3. Déjà dit en 1704 : tome XII, p. 323-324.

retireroit aussitôt dans un petit appartement que son père avoit à[1] l'Institution de l'Oratoire[2], où il passoit les bonnes fêtes[3]; qu'il y demeureroit trois ou quatre mois jusqu'à ce qu'il se fût déterminé à un lieu et à un genre de vie qui lui convînt, et qu'il pût continuer : sur quoi il exigea de moi un secret inviolable. Il seroit inutile de rapporter ici ce que je lui dis pour détourner un homme de son âge, et chargé de famille, d'une résolution si téméraire. Je compris que je ne gagnerois rien que par degrés. Quoiqu'il n'eût rien que de très rebutant, et que je le sentisse tel plus souvent que personne, parce que je le voyois plus souvent et plus intimement[4], j'avoue que je suis[5] dupe, et qu'il me fit pitié. Je crus que la confiance de son père, qui ne me cachoit rien ni des affaires, ni de sa famille, et qui, cent fois, m'avoit déposé ses douleurs sur son fils, que celle de sa mère, qui n'étoit pas moindre, que cette intime liaison de sa femme avec la mienne, que l'intérêt de ses enfants demandoient également de moi tous les soins possibles pour détourner une résolution qui seroit un coup de mort pour le Chancelier et la Chancelière, et qui seroit la perte de leur famille. Bientôt après, je crus démêler que, outre que ces sortes de résolutions sont souvent le fruit des grandes douleurs, il[6] imaginoit en devoir une signalée à une si grande perte, et que, privé de l'appui qu'il tiroit de la considération de sa femme, il désespéroit de pouvoir se soutenir dans sa place. Ces mélanges, qui venoient de la sensibilité du cœur et de l'orgueil de l'esprit, me parurent former une résolution

1. Cette préposition est écrite deux fois, à la fin de la page 709 du manuscrit et au commencement de la page 710.

2. Comme du Charmel en 1687 : tome V, p. 383.

3. « Les quatre *bonnes fêtes* de l'année, » disait *l'Académie* en 1718; « les quatre grandes fêtes, » dit-elle aujourd'hui.

4. Voyez le portrait déjà donné dans notre tome XII, p. 323-324, avec l'Addition n° 591, mais qui se retrouvera en 1711 et en 1715.

5. Il y a bien *suis*, au présent, et non *fus*.

6. Avant ce pronom *il*, l'abréviation de *que* a été biffée.

bien difficile à rompre. Je ne crus donc pas faire une infidélité de communiquer ce secret à Mme de Saint-Simon, pour me servir de son sage conseil : elle en jugea comme moi. Lui-même, bientôt après, s'en ouvrit à elle. Cette inquiétude me fit quitter bonne compagnie et mes ouvrages de la Ferté et mes plants, que j'étois allé voir à Noël, sur un accident qu'on crut qui emporteroit Mme de Pontchartrain[1], pour accourir à temps d'empêcher la démission. J'avois résolu de tâcher à la faire passer par les mains du Chancelier : cela lui étoit dû par toutes sortes de raisons, et c'étoit le meilleur moyen de l'arrêter. La maladie, qui dura encore six mois, donna le temps à Pontchartrain de s'ouvrir au P. de la Tour, général de l'Oratoire, qui confessoit Mme de Pontchartrain depuis son mariage[2], et à l'abbé de Maulévrier, aumônier du Roi, grand intriguant avec de l'esprit et de l'ambition, grand ami des jésuites et de Monsieur de Cambray, de qui j'ai parlé quelquefois[3]. Celui-ci le détourna de se retirer à l'Institution, pour ne point faire cette peine aux jésuites, auxquels il étoit aussi livré que son père étoit éloigné d'eux, et pour ne point donner de soi des soupçons de jansénisme qui pourroient attirer des affaires au P. de la Tour, lequel aussi le détermina à s'en aller à Pontchartrain quand le malheur seroit

1. En 1707. Les *Mémoires de Sourches*, au 31 décembre, dans une espèce de récapitulation des maladies en cours, disent (tome X, p. 446) : « La comtesse de Pontchartrain et son fils aîné étoient tous deux si mal à Paris, que l'on n'en espéroit presque plus rien. » En effet, notre auteur a raconté qu'elle venait d'être soumise à un régime dangereux de bains d'eau de Forges (tome XV, p. 235-236), comme remède à une perte de sang, puis d'eau, qui datait de ses couches de 1706. Comme on l'a vu, son fils aîné mourut le 23 janvier 1708.

2. Mme de Maintenon, dans une lettre de 1695 (recueil Lavallée, tome IV, p. 27), parle de lui comme directeur de conscience de Mme de Pontchartrain la mère.

3. Une fois seulement, dans notre dernier volume, tome XV, p. 367. C'est l'oncle de cet abbé de Langeron, ancien lecteur des princes, qui s'est retiré en même temps que Fénelon à Cambray (tome V, p. 154-155). Nous aurons le portrait de l'oncle en 1710.

arrivé, puis à différer sa démission de quelques semaines, enfin de quelques mois. Il y en avoit près de deux que nous ne bougions presque point de cette funeste maison, lorsque Mme de Pontchartrain mourut enfin, sur les onze heures du matin, le 23 juin[1]. La cour étoit à Fontainebleau, le Chancelier aussi, qui n'avoit pu quitter, que sa femme désolée alla trouver aussitôt, qui le trouva dans la plus amère affliction, quoique prévue de si loin[2]. Mme de Saint-Simon, que j'avois eu soin de détourner adroitement d'un si douloureux spectacle, avoit, malgré sa vertu, besoin de toutes sortes de secours : je voulus demeurer auprès d'elle. Elle savoit où en étoit Pontchartrain, et l'importance pour ses enfants, ou plutôt pour ceux de son amie, d'empêcher les folies qu'il vouloit exécuter, et me pressa tellement de ne le point abandonner, que je la laissai avec Mme la maréchale de Lorge, Mme de Lauzun[3] et ma mère, et m'en allai, sur un message pressant du P. de la Tour, le trouver chez Pontchartrain, d'où, pour abréger beaucoup de choses, nous partîmes tous trois en même carrosse, et Bignon, intendant des finances[4], en quatrième, et nous en allâmes à Pontchartrain. Les trois belles-sœurs[5] y vinrent le jour même, et, peu à peu, la parenté[6] et les liaisons y introduisirent plus de monde.

Mort de Mme de Pontchartrain ; folies et faussetés de son mari.

1. *Dangeau*, p. 155 et 165; *Sourches*, p. 112, 115, 117 et 119; *Gazette*, p. 311; *Mercure* de juin, p. 373-391; *Journal de Verdun*, août, p. 159-163. La rechute datait du 7 juin, et les sacrements avaient été administrés le 11. Le corps ne fut transporté que le 13 avril 1713 de Versailles à l'église Saint-Germain-l'Auxerrois, dans la sépulture des Phélypeaux, et l'on y plaça une épitaphe rédigée par l'Académie des inscriptions, que rapportent les *Descriptions de Paris*.

2. Le jour suivant, le Roi envoya ses compliments au Chancelier et le dispensa de venir au Conseil (*Dangeau*, p. 169).

3. Ces trois mots sont ajoutés en interligne.

4. Le quatrième enfant de cette sœur tant aimée du chancelier Pontchartrain : tome VI, p. 274, note 2.

5. Les femmes des trois frères de la défunte, Mmes de Roucy (Arpajon), de Blanzac (Rochefort) et de Roye (Ducasse).

6. Il a écrit, par mégarde : *parrenté*.

Dans la situation où étoit toute cette famille, le Chancelier et la Chancelière, qui n'aimoient point les belles-sœurs, avec qui j'étois fort bien, n'avoient de confiance qu'au P. de la Tour et en moi, et Pontchartrain, qui vouloit toujours parler de sa retraite, qui n'étoit sue là que de nous, laissoit toute la compagnie pour être sans cesse avec nous. Cela me força à demeurer pour arrêter toujours cette résolution, jusqu'à ce que, Bignon prêt à partir pour Fontainebleau, cette résolution lui fut confiée pour la déclarer au Chancelier, mais sans porter de démission. Alors, voyant l'affaire entre les mains du Chancelier[1], je m'en revins à Paris, auprès de Mme de Saint-Simon, et le P. de la Tour retourna à ses affaires. Ce ne fut pas pour longtemps. Le Chancelier, outré de plus d'une douleur, et de colère contre son fils sur le rapport de Bignon, m'écrivit la lettre du monde la plus touchante pour me conjurer de n'abandonner pas ce fou dans ses transports, et pour me témoigner qu'il n'avoit de ressource qu'au P. de la Tour et en moi, ni de repos qu'il ne me sût à Pontchartrain. Je différai pourtant d'y retourner. Phélypeaux, cependant, frère du Chancelier[2], arrivant de Bourbon, avoit été à Pontchartrain, où son neveu lui avoit parlé comme à Bignon, et l'avoit aussi chargé de déterminer son père, qui lui avoit écrit très fortement et plusieurs fois, à le laisser faire. Phélypeaux, tout apoplectique qu'il étoit revenu des eaux[3], ne put rien gagner sur son neveu. Il se traîna à Fontainebleau, où il acheva d'effaroucher son frère par tous les détails qu'il lui rapporta, et de l'outrer contre son fils. Il m'écrivit, par son frère, une lettre si forte et si pressante pour retourner à Pontchartrain, que je ne pus m'en défendre, mais en même temps si précise d'en chasser les belles-sœurs et toute la compagnie, que je crus qu'elle

1. *Chancelier* surcharge un *P.* — 2. Jean Phélypeaux : tome IV, p. 9.
3. Peu de jours après, ce Phélypeaux eut une congestion, et, malgré les soins de Gendron, il perdit un œil (*Sourches*, tome XI, p. 125). Nous le verrons finir aveugle l'année suivante.

excédoit. Le fait étoit que, encore que le Chancelier travaillât avec le Roi en la place de son fils[1], les affaires périssoient faute de signatures et de manutention ordinaire; que le Roi, qui est l'homme du monde à qui les afflictions alloient le moins, commençoit à s'en lasser jusqu'à le trouver mauvais; que la cour en parloit fort et blâmoit en ridicule; que ce qui s'amassoit de gens à Pontchartrain, quoique parenté ou familiers, y donnoit un air[2] d'assemblée et de fête tout à fait déplacé, d'appareil de spectacle, et faisoit une sorte d'amusement à son fils, qui le retenoit où il ne devoit pas être, et qui scandalisoit par le contraste et le ridicule éloigné de toute la bienséance de son état. Surtout le Chancelier insistoit sur ce que son fils allât enfin à Fontainebleau, ce qu'il s'éloignoit entièrement de faire. Phélypeaux me fit une triste peinture de l'état où il avoit laissé son frère sur la ruine de sa famille et de sa fortune, et, outre la lettre qu'il m'avoit apportée, me conjura encore, de la part[3] du Chancelier, de vouloir bien retourner à Pontchartrain pour tâcher d'en arracher son fils. A tant d'instances Mme de Saint-Simon joignit ses représentations les plus fortes de ne pas refuser un service si important qui m'étoit demandé avec tant d'instance et de confiance. Je me résolus donc à y retourner, mais avec le P. de la Tour, et en nous faisant précéder par l'abbé de Maulévrier, à qui le Chancelier avoit parlé très fortement à Fontainebleau dès qu'il le sut instruit par son fils même. Cet abbé, qui aimoit tant à se mêler de tout, et si principalement chez les ministres, qui étoit sec[4], étoit chargé

1. Le Roi avait écrit une lettre très obligeante à Pontchartrain pour lui permettre d'aller quelque temps à l'Institution pendant que son père ferait l'intérim (*Gazette d'Amsterdam*, n° LIV). De tout temps, ils avaient signé l'un pour l'autre en cas d'empêchement.

2. *Un air* a été écrit deux fois, à la fin d'une ligne et au commencement de la suivante, et biffé en ce second lieu.

3. L'initiale de *part* corrige un *P* majuscule.

4. « Grand homme décharné, d'une pâleur de mort qu'on va porter en terre,... tout à fait ignorant, mais grand maître en manèges et en

d'essayer de ramener l'esprit de Pontchartrain aux volontés de son père, et d'insinuer à la compagnie de s'en aller, belles-sœurs et autres. Nous le laissâmes partir, et n'allâmes que le lendemain, le P. de la Tour et moi. Nous trouvâmes que l'abbé, armé des ordres du père et de la mère, ne les avoit adoucis ni à la compagnie, ni aux belles-sœurs mêmes, ni au fils. Ces trois femmes, qui ignoroient pleinement le dessein de leur beau-frère, ne cherchoient qu'à lui plaire, à profiter d'une douleur qui les réunissoit, peut-être à le soustraire tout à fait de père et de mère[1] pour disposer de lui plus à leur gré et en tirer plus gros qu'elles ne faisoient, bien qu'elles ne s'y fussent jamais épargnées : elles lui firent des plaintes amères du traitement scandaleux qu'elles recevoient pour l'amour de lui. Pontchartrain, de longue main impatient des moindres apparences de joug, frappé de l'idée de s'unir plus étroitement à ce qui étoit de plus proche à sa femme, piqué d'honneur de plus, s'emporta d'une façon étrange, s'opposa[2] nettement au départ, et n'eut pas peine à arrêter des personnes qui ne vouloient s'en aller que pour être retenues. L'abbé de Caumartin[3] nous vint conter l'histoire en descendant de carrosse : sur quoi, le P. de la Tour et moi jugeâmes qu'il n'étoit plus du tout question d'exécuter ce que le Chancelier m'avoit si précisément demandé par sa lettre et par son frère, mais d'adoucir l'irritation que l'abbé de Maulévrier avoit causée. Le P. de la Tour aborda Pontchartrain, tandis que j'allai trouver les dames. J'essuyai d'abord une sortie de la comtesse de Roucy ; je m'adressai à Mme de Blanzac comme plus liante, mais qui,

intrigues,... des amis de Pontchartrain, et honnêtement seulement avec le Chancelier, qui ne s'y fioit pas.... » (suite des *Mémoires*, éd. 1873, tome VIII, p. 102-103).

1. Emploi analogue à « soustraire de la puissance paternelle, » que donnait le *Dictionnaire de l'Académie* de 1718.

2. Le pronom élidé *s'* surcharge un *et*.

3. L'académicien, frère consanguin de l'intendant attaché de tout temps au Chancelier, leur parent proche : tome II, p. 193 et 194.

avec infiniment d'esprit et une apparente douceur, étoit encore bien plus fausse, et n'en alloit que mieux à ses fins[1]. Je leur abandonnai la sécheresse de l'abbé de Maulévrier tant qu'elles voulurent; je leur dis que le Chancelier, qui trouvoit toujours son fils si bien avec elles, espéroit de sa solitude un retour nécessaire à la cour : en un mot, je les apaisai, et leurs maris. L'abbé de Maulévrier s'en retournoit à Fontainebleau : je le chargeai d'une lettre pour le Chancelier, en secret, qui m'en écrivit plusieurs avec la même précaution. Les déclamations, les désespoirs, les égarements, les raisonnements sans raison et sans fin de Pontchartrain, ses fureurs, ses menaces, et, parmi tout cela, ses emportements contre son père, uniquement, mais sans cesse, partagés entre le P. de la Tour et moi, nous mettoient sans cesse aussi à bout d'expédient[2], de patience et de compassion. Je n'osois me laisser aller au soupçon de quelque feinte. Le P. de la Tour, moins scrupuleux que moi, m'en parla : nous nous y confirmâmes. Les belles-sœurs crurent y voir clair à des vapeurs, à des hurlements, à des transports qui leur parurent peu naturels; elles s'en ouvrirent même à nous. Jusqu'aux valets l'écumèrent[3], et ne s'en turent pas. Quoique nous eussions obtenu enfin qu'il fît des signatures pressées, son père s'impatientoit cruellement. Il m'écrivit une lettre si vive, si touchée de la perte commune, si éloquente sur ses malheurs, si offensée contre son fils et contre ses belles-sœurs, si remplie de confiance et de reconnoissance pour moi, que, m'ayant prié en même temps de la brûler après l'avoir montrée au P. de la Tour, je crus qu'il étoit de cette même confiance de la lui renvoyer. Je lui mandai nos pensées, au P. de la Tour et à moi, et j'obtins qu'il m'écrivit[4] une lettre

1. Comparez le portrait déjà donné en 1696 (tome III, p. 173-175) de cette fille de la maréchale de Rochefort.
2. Ce substantif est bien au singulier.
3. Emploi et sens déjà relevés plusieurs fois.
4. Ce verbe est bien à l'indicatif.

que je pusse montrer à son fils, qui, sur une réponse qu'il en avoit reçue, ne vouloit plus lui écrire. Enfin, comme le P. de la Tour et moi ne savions plus que devenir, un valet de chambre de Phélypeaux m'apporta[1] secrètement une lettre de la Chancelière par laquelle elle m'avertissoit qu'elle avoit pris le parti de venir elle-même sans que personne en sût rien que son mari, et qu'elle arriveroit le lendemain[2]. Ce parti nous plut extrêmement, au P. de la Tour et à moi, qui fut d'avis que je lui écrivisse pour l'instruire en chemin de la situation où elle trouveroit les choses, et de ce que nous croyions de la conduite qu'elle devoit tenir. Je l'envoyai attendre par un de mes gens fort sûr, avec ma lettre, à deux lieues de Pontchartrain, qui l'arrêta, et qui la lui donna. Elle m'en a souvent bien remercié depuis, comme de chose qui lui avoit été bien utile. Peu après le dîner il parut deux carrosses dans la montagne[3], qui surprirent fort tout le monde, parce qu'on ne veuoit plus guères à Pontchartrain, mais qui étonnèrent bien plus lorsqu'à leur approche on reconnut que c'étoit la Chancelière. Une bombe eût moins effrayé les belles-sœurs, qui furent sur le point de s'aller cacher. Le P. de la Tour et moi, seuls dans la confidence, fîmes si bonne contenance, que personne ne s'en douta, ni ne soupçonna

1. *M'aporta* corrige *me*.

2. Mme de Maintenon écrit à la princesse des Ursins, le 1er juillet (recueil Bossange, tome I, p. 274) : « M. de Pontchartrain est inconsolable ; il en est malade à Pontchartrain, et Madame la Chancelière est partie d'ici (Fontainebleau) pour l'aller trouver. Il a la fièvre avec de grandes foiblesses. » Les *Mémoires de Sourches* sont plus explicites (p. 115) : « Le 29, au matin, on sut que.... la Chancelière étoit partie de Fontainebleau pour aller trouver à Pontchartrain son fils, qu'on disoit être malade de chagrin et que le Chancelier n'avoit pu faire revenir à la cour, quoiqu'il lui eût écrit plusieurs lettres et qu'il lui eût envoyé son frère Phélypeaux, intendant de Paris, et son neveu Bignon, conseiller d'État. » Et le jour suivant : « Le 1er de juillet, on sut que le comte de Pontchartrain avoit la fièvre, et qu'il ne seroit pas encore sitôt en état de revenir à la cour. »

3. Ci-dessus, p. 101.

depuis que nous en sussions la moindre chose. Le P. de la Tour gagna doucement sa chambre, et moi un corridor, pour voir la réception sans contrainte : elle fut bonne, et à la porte du cabinet qui donne dans la cour. La mère et le fils s'enfermèrent d'abord seuls; Phélypeaux et les deux Bignons[1], venus avec elle, vinrent à la compagnie. Le P. de la Tour tâcha de remettre la tête fort étourdie aux belles-sœurs. La Chancelière leur fit au mieux[2], et dit qu'elle n'étoit point venue pour chasser personne, ni pour presser son fils sur Fontainebleau, mais pour être avec lui tant qu'il demeureroit à Pontchartrain, et en effet pour les importuner tous si bien de sa présence et de ses compliments, qu'elle fit finir un séjour si ridiculement poussé. Cela réussit bientôt. Je donnai encore une journée à la Chancelière, avec qui j'eus beaucoup d'entretiens, et je m'en revins enfin à Paris, pour ne plus retourner. Peu de jours se passèrent dans l'embarras que j'avois laissé. Les belles-sœurs, peut-être pour se raccommoder, ou pour abréger leur ennui, furent les premières à porter leur beau-frère au départ. Il capitula sur la réception que lui feroit son père, sur la vie particulière qu'il vouloit mener à la cour, où il ne vouloit, disoit-il, demeurer qu'une[3] année : qui l'eût pris au mot l'auroit bien fâché. Enfin tout le monde partit à la fois. La mère et le fils allèrent droit à Fontainebleau[4], où le Chancelier se con-

1. Le second est le conseiller d'État, désigné alors pour être élu prévôt des marchands en août : ci-après, p. 325.

2. *L'Académie* n'admettait que *faire du mieux* et *le mieux qu'on peut*.

3. Avant l'abréviation de *que*, intercalée après coup, il a biffé *seulemt*.

4. Le veuf reparut enfin, cédant aux supplications du Chancelier, le 3 juillet (*Sourches*, p. 117) : « Le comte de Pontchartrain arriva à Fontainebleau; mais on sut qu'il ne recevroit aucunes visites. Le lendemain, comme le Roi revenoit de la messe, il le trouva dans sa chambre, en grand manteau, accompagné du comte de Roucy et du marquis de Blanzac, ses beaux-frères; il lui parla fort obligeamment, et dit aussi un mot d'honnêteté aux deux autres. » Le 6, au matin (*ibidem*, p. 119), « la Chancelière vint saluer le Roi dans sa chambre,

traignit à bien recevoir son fils, mais outré de tout ce qu'il s'étoit passé, persuadé du jeu d'affliction, et que, de Pontchartrain, il avoit percé jusqu'à Fontainebleau, où on en parloit trop. La conduite qu'il y tint, les personnages ridicules et différents qu'il y fit, les affectations de parades[1], et cent sortes de singularités en public, achevèrent de l'y démasquer et de l'y faire mépriser, dont le Chancelier et sa femme étoient sans cesse désolés. Mme de Saint-Simon, plus simple, mais plus intimement touchée, eut grand peine à se résoudre à rentrer dans sa vie accoutumée, et à retourner à la cour. J'en étois d'autant plus pressé, que le Roi ne s'accommodoit ni des douleurs ni des absences, et que, sur les derniers temps de la vie de Mme de Pontchartrain, Mme de Saint-Simon s'étoit excusée d'une fête dont le Roi l'avoit nommée, qui l'avoit trouvé mauvais. Nous logions, à notre ordinaire à Fontainebleau, chez Pontchartrain, au château. Nous y fûmes presque continuellement occupés du Chancelier et de la Chancelière et de leur fils, avec eux et avec le monde. Un détail si long et si peu intéressant paroîtra sans doute étrange : aussi m'en serois-je bien gardé, sans ce qui se verra en son temps, et à quoi il étoit tout à fait nécessaire[2].

Je vais me promener vers la Loire.

Quelque occupé que j'eusse été et de cette perte et de ses suites, je ne l'avois pas moins été d'être au fait de bien des choses considérables en leurs moments, mais dont la plupart se fondent après comme les morceaux de glace, quoique bien des choses importantes dépendent souvent de celles qui se fondent ainsi[3]. J'étois dans l'intime confiance

comme il revenoit de la messe. Le Roi lui parla longtemps, avec toute l'honnêteté possible; mais elle étoit tellement touchée, qu'elle ne put répondre au Roi que par des sanglots. » Le fils ne reprit ses fonctions que le 11 (p. 126), pour une prestation de serment.

1. Ce pluriel ne serait-il pas un *lapsus*?

2. Ce veuf, « bientôt lassé de la comédie forcée de sa douleur, » se remariera avec Mlle de Verderonne en 1713.

3. On remarquera le verbe *se fondre*, au lieu du neutre, comme nous avons eu *se déborder* dans le tome XV, p. 191.

de M. le duc d'Orléans, et ses amis et sa position étoit[1] telle, qu'il n'y avoit que moi qui pusse y être pour tout ce qui concernoit la cour[2]. J'avois grand soin de l'informer aussi de bien des choses qui le pouvoient guider, ou qui lui pouvoient servir, et je lui écrivois en chiffres, mais par ses propres courriers, quand ils s'en retournoient, et, par-ci par-là, quelques lettres de paille[3] et en clair[4], pour amuser[5], par la poste ou par les courriers de la cour[6]. J'étois demeuré un peu en arrière de choses dont il falloit pourtant l'informer, et j'étois si excédé de la vie dont je sortois, que je fus bien aise aussi d'un peu de dissipation. La Vrillière s'en alloit presque seul à Châteauneuf[7]; il me pressa de l'y aller voir : j'y consentis. Je m'y enfermai une journée entière, matin et soir, à faire à M. le duc d'Orléans un volume en chiffres, que j'envoyai sûrement mettre à la poste d'Orléans pour être à l'abri de l'ouverture. De là j'allai voir Cheverny et sa femme[8] dans leur belle maison de Cheverny[9], Chambord, qui en est tout contre, dont j'entendois toujours parler[10], et que je n'enviai

1. Ce verbe est au singulier malgré les deux sujets, dont un pluriel.

2. Voyez nos tomes X, p. 207-212, XIV, p. 74-75 et 88, XV, p. 239, etc.

3. Comme « un homme de paille, » seule locution qui figurât dans l'*Académie* en 1718.

4. Cette locution, d'usage courant dans le langage diplomatique, a toujours manqué dans le *Dictionnaire de l'Académie*.

5. Pour dérouter l'indiscrétion du cabinet noir des postes.

6. Nous l'avons déjà vu correspondre en chiffre avec Gualterio.

7. Châteauneuf-sur-Loire : tomes VII, p. 143, XI, p. 214, et ci-dessus, p. 115. La belle terrasse dont il sera parlé en 1715 et les jardins avaient été ravagés par l'inondation de 1707 (*Sourches*, tome X, p. 413; notre tome XV, p. 191). M. P.-A. Leroy a publié en 1894 une série intéressante de *Notes sur les la Vrillière de Châteauneuf*.

8. Tome VI, p. 358-360.

9. Ce château est à quatorze kilomètres de Blois. Construit ou modifié sous Louis XIII, il a conservé à peu près intacte sa décoration extérieure et intérieure; mais, d'après une lettre du 29 juin 1703 (Arch. nat., Papiers du Contrôle général, carton G7 553), il était en mauvais état vers l'époque où Saint-Simon le vit.

10. *Parler* corrige *parlay*, et, ensuite, *et* surcharge une lettre illisible.

pas[1], et l'évêque de Blois[2], qui vint à Cheverny, m'engagea aisément d'aller voir Blois, où j'avois grande curiosité de voir la salle des derniers états, la prison du cardinal de Guise et de l'archevêque de Lyon[3], et le lieu où mourut Catherine de Médicis. Je trouvai que, pour bâtir le château neuf, Gaston avoit détruit la salle des états, et que le contrôleur qui occupoit l'appartement de cette funeste reine étoit sorti avec la clef[4]. Je vis aussi Ménars[5], et j'eus lieu d'être content de ma curiosité par la singulière beauté des terrasses de cette maison, de la situation de

1. Le château de François Ier avait été défiguré à l'intérieur, sous Louis XIV, de 1682 à 1684, par des travaux d'appropriation, puis par de nouvelles réparations en mars 1699 (*Gazette d'Amsterdam*, n° xxi).

2. David-Nicolas de Bertier, d'une famille du parlement de Toulouse qui avait fourni trois évêques de Rieux (*Mercure*, novembre 1697, p. 149-154), fut nommé le 22 mars 1693 à l'évêché de Blois, créé en 1690, mais n'eut son institution canonique et son sacre qu'en 1697, reçut l'abbaye de Relecq en 1706, et mourut dans son palais épiscopal le 29 août 1719, à l'âge de soixante-sept ans. Son portrait a été peint par Rigaud en 1701 et gravé par P. le Roi. Fort lié avec Fénelon, il fut des partisans de Mme Guyon.

3. Le cardinal fut assassiné vingt-quatre heures après son frère le duc, tandis que le Roi fit grâce de la vie à son compagnon de captivité Pierre d'Épinac (10 mai 1540-9 janvier 1599), archevêque de Lyon depuis 1574, orateur du clergé aux états et ligueur forcené.

4. On voit encore la salle des états, la chapelle et les appartements de Catherine dans l'aile construite sous Louis XII et François Ier; la façade de l'ouest, entreprise par Mansart pour Gaston d'Orléans, qui mourut là, n'avait pas été achevée (Expilly, *Dictionnaire géographique*, tome I, p. 659-660; *Œuvres de la Fontaine*, tome IX, p. 243-244). Les *Mémoires de Sourches*, à propos du séjour que Louis XIV y fit en 1682, ajoutent (tome I, p. 145) : « C'est une ancienne ville, qu'on ne sauroit regarder sans s'étonner qu'on ait pu la faire si effroyable dans la plus agréable situation qu'on puisse voir sur les bords de la rivière de Loire. »

5. Tome VI, p. 364. Le château du moyen âge dont une description se trouve dans l'*Histoire de Blois* de Bernier (1682), p. 90-92, existait encore quand notre auteur le visita. C'est seulement sous Louis XV que Mme de Pompadour et son frère y substituèrent le château actuel. La terre appartenait aux Charron dont il sera parlé en 1709, et ils la firent ériger successivement en vicomté et en marquisat (Arch. nat., X1A 8660, fol. 243, et 8672, fol. 354).

l'évêché à Blois, et du grand parti que ce premier évêque a su en tirer pour le bâtiment qu'il y a fait[1]. Après huit ou douze jours d'éclipse, je retournai à Fontainebleau.

Mort de la duchesse de Châtillon.

La duchesse de Châtillon mourut[2]. C'étoit Mlle de Royan, fille d'une sœur de la princesse des Ursins[3] et la Trémoïlle comme elle[4], qu'elle avoit élevée et mariée chez elle à Paris, dont j'ai parlé à propos de mon mariage[5]. Elle étoit devenue extrêmement grasse, et le Roi l'avoit fait prier de ne venir point à la cour quand Mme la duchesse de Bourgogne auroit des soupçons de grossesse, ni quand elle seroit grosse[6] : elle avoit acquis, en contrefaisant une religieuse du couvent[7] où elle avoit été avant de venir chez sa tante, un tic rare et peu perceptible jusqu'à quelque temps après son mariage, et qui, depuis, s'étoit augmenté à un point que, à toutes minutes, son visage se démontoit à effrayer, sans qu'elle-même s'en aperçût le plus souvent, par la continuelle habitude.

Mort de Mme de Rasilly *.

La femme de Rasilly[8] mourut aussi[9], et ce fut une perte

1. L'évêque Bertier l'avait fait construire au-dessous de la cathédrale, et y avait joint un séminaire en 1699.

2. Le 3 juillet 1708 : *Dangeau*, p. 173; *Mercure*, p. 270-276.

3. Elle fut au désespoir : recueil Bossange, tome I, p. 276, 277, 290, 294; vol. *Espagne* 181 des Affaires étrangères, fol. 128.

4. Yolande-Julie de la Trémoïlle, morte en mai 1693 : notre tome VII, p. 65; *Dangeau*, tome IV, p. 287.

5. Il a même failli l'épouser, mais a fait fi de ce « noble et riche mariage » (tome II, p. 260-261). Nous avons vu Mlle de Royan se marier avec le second fils du maréchal de Luxembourg en 1696 (tome III, p. 37), et, peu après, disputer le pas à Mme de Saint-Simon mère, comme plus proche parente des Condés (*ibidem*, p. 235-236).

6. Son mari, aussi, était tenu à l'écart par Louis XIV, « pour se dépiquer de l'avoir fait duc malgré lui » (tome III, p. 38). Fort impotent en outre, il n'avait de consolation qu'en sa femme, dit Dangeau.

7. Le Pont-aux-Dames : tome II, p. 260, note 9.

8. Colombe Ferrand, amie de Mme de Beauvillier : tome VII, p. 346. Nous venons d'avoir l'éloge de son mari, p. 19.

9. A Versailles, le 11 juillet 1708, âgée de quarante-deux ans : *Dangeau*, p. 180; *Sourches*, p. 125-126.

* Ici, *Rasilly*, qui est la vraie orthographe, et, dans le texte, *Razilly*.

pour son mari et pour sa famille, qui étoit fort nombreuse[1].

Mariage du fils du duc d'Aumont et de la fille de Guiscard.

Le duc d'Aumont[2], qui avoit beaucoup mangé, et qui n'étoit pas d'humeur à s'en contraindre[3], maria Villequier, son fils unique[4], à la fille unique de Guiscard, à qui Langlée, frère de Mme de Guiscard, avoit laissé un grand bien[5]. Guiscard, outre l'honneur de cette alliance, s'accrocha volontiers à M. d'Aumont : il étoit en disgrâce depuis Ramillies[6], et celle du maréchal de Villeroy ne lui pro-

1. Elle venait d'accoucher d'une fille. « Elle fut fort regrettée, disent les *Mémoires de Sourches*, p. 126, par tous ceux qui la connoissoient, étant une très bonne femme, très attachée à tous ses devoirs et très bonne amie. Ce qu'il y avoit encore de plus fâcheux, c'est qu'elle laissoit douze enfants à son mari, lequel, étant attaché au duc de Berry, ne pouvoit pas vaquer à leur éducation. » Dangeau en dit autant. Le mari va figurer à Audenarde, p. 211. L'aîné des enfants devint lieutenant général en 1748.

2. Il vient de s'entremettre dans l'affaire du prince de Léon, p. 109.

3. Comparez son portrait en 1713 : éd. 1873, tome IX, p. 429.

4. Louis-Marie d'Aumont, né le 26 septembre 1691 et fils d'Olympe de Piennes (tome II, p. 207), avait un corps d'infanterie levé sous son nom depuis 1706, mais n'entra qu'après ce mariage dans les mousquetaires, vendit en 1709 son régiment, eut la survivance de premier gentilhomme en 1715, et n'hérita de cette charge et du gouvernement du Boulonnais qu'à la mort de son père, sept mois avant de mourir lui-même, le 5 novembre 1723.

5. Catherine de Guiscard (tomes VI, p. 438, et XV, p. 392), devenue une des plus riches héritières de France par la mort de son frère unique, avait été grandement convoitée par Mme de Montespan pour le duc de Mortemart (*Dangeau*, tome IX, p. 84, 87 et 101; *Sourches*, tome VIII, p. 4 et 11), puis, en 1704, avait dû épouser le comte d'Évreux (*Sourches*, tome IX, p. 120), et enfin, comme je l'ai dit, le chevalier de Sully. Le marquis de Villequier était beaucoup plus jeune qu'elle. Leur contrat fut signé le 17 juin (Arch. nat., Y 281, fol. 170), après plusieurs mois de négociation; elle apportait cinquante mille livres de rente venant de son oncle, et devait en avoir presque autant après la mort de ses parents; au cas où elle mourrait sans enfants, cent mille écus de son bien iraient au mari (*Dangeau*, p. 120; *Sourches*, p. 99; *Mercure* de juin, p. 150-158). Le mariage n'eut lieu que le 3 juillet : *Dangeau*, p. 173; *Mercure* d'août, p. 152-160.

6. Tome XIV, p. 19-20 et 628.

mettoit pas sitôt la fin de la sienne. Villequier, avec tout ce bien, trouvoit des assaisonnements fâcheux : un beau-père disgracié, et ses deux frères roués ou pendus en effigie, passés aux ennemis, et qui faisoient parler bien mal d'eux, en attendant une fin qui fut encore plus triste[1].

Mariage du roi de Portugal avec une sœur de l'Empereur, et de l'Archiduc avec une princesse

L'Empereur avoit fait le mariage d'une de ses sœurs avec le roi de Portugal[2], qu'un frère de M. de Lorraine[3] conduisoit à Lisbonne[4], et de l'Archiduc son frère avec une princesse[5] de Brunswig-Blankenbourg-Wolfembuttel[6], conduite par le prince Max. d'Hannovre[7]. Toutes deux étoient en voyage, et cette dernière avoit passé Milan, où on lui

1. Voyez nos tomes VII, p. 67, et XII, p. 145. Mme de Maintenon, en annonçant le mariage prochain à la princesse des Ursins, le 22 avril, ajoutait (recueil Geffroy, tome II, p. 162) : « La fille de M. de Guiscard, par la mort de son oncle M. de Langlée, se trouve un parti de deux millions, bien faite et bien élevée; mais elle a pour oncle M. l'abbé de la Bourlie, qui est un endroit si triste, que plusieurs seigneurs n'ont pas voulu passer par-dessus. Elle a cinq ou six ans de plus que son mari ; je ne la connois point. »

2. Le roi Jean V (tomes VIII, p. 109, et XIV, p. 249, note 6) et Marie-Anne d'Autriche (tome XIII, p. 34), mariés par procuration à Closter-Neubourg, le 9 juillet : *Journal de Verdun*, septembre, p. 200-201 ; *Mercure* de juillet, p. 363-368 ; Du Mont, *Corps diplomatique*, Supplément, tome V, p. 385.

3. L'évêque d'Osnabrück : ci-après, p. 408.

4. Elle passa, en grande pompe, par la Haye et l'Angleterre, d'où l'amiral Byng l'amena à Lisbonne le 26 octobre, après un voyage de plus de trois mois, et l'entrée solennelle dans la capitale portugaise eut lieu le 24 décembre (*Journal de Dangeau*, p. 63, 199, 214 ; *Gazette d'Amsterdam* de 1709, nos XI et XII ; Lamberty, *Mémoires*, tome V, p. 165-166).

5. Avant *Princesse*, il a biffé *petitte fille*.

6. Il a écrit dans la manchette : *Wolfenbuttel*. — Voyez notre tome XIV, p. 113.

7. *D'Hannovre* est ajouté en interligne. — Maximilien-Guillaume de Brunswick, frère puîné du futur roi d'Angleterre, né le 13 décembre 1666, avait été général au service des Vénitiens en 1686, mais avait conspiré contre son frère en 1692 (*Gazette*, p. 41 et 53), et était général dans l'armée impériale depuis juillet 1694. On a son portrait, de cette époque, dans l'*État de la cour de Brandebourg* publié en 1887 par feu M. Schefer, p. 36-37.

avoit fait une magnifique entrée[1], pour passer ensuite à Barcelone, où étoit l'Archiduc, sur la flotte angloise commandée par le chevalier Leake[2]. M. de Savoie ne se pressoit point de mettre en campagne. Il se plaignoit d'avoir été trompé à la précédente guerre par l'empereur Léopold, qui ne[3] lui avoit pas tenu ce qu'il lui avoit promis[4] : il tint donc si ferme à demeurer les bras croisés jusqu'à ce qu'il eût reçu la satisfaction qu'il demandoit, que l'Empereur se vit forcé de finir avec lui. Il lui donna donc l'investiture du Montferrat[5], au grand regret et préjudice du droit de M. de Lorraine, et des promesses réitérées qu'il lui en avoit faites.

de Brunswig-Blankenbourg-Wolfenbuttel.

Investiture du Montferrat au duc de Savoie.

1. *Dangeau*, p. 164; *Sourches*, p. 118; *Gazette d'Amsterdam*, Extr. XXXIII, n° XXXVI et n° XLI; *Gazette*, p. 344; *Mercure historique et politique*, tome XLV, p. 7-9.

2. Ici, *Leacke*. C'est le commandant en chef de la flotte anglaise pour 1708 : tome XV, p. 420. — L'Archiduc avait dû épouser primitivement l'infante aînée de Portugal (tome XII, p. 23). Celle-ci étant morte à huit ans, la négociation d'une autre alliance avec la fille du duc de Brunswick-Wolfenbüttel s'est engagée dès 1705; mais le mariage par procureur n'a eu lieu que le 23 avril 1708 (notre tome XIV, p. 113; *Dangeau*, p. 4, 62, 63, 141 et 164). La différence de religion, dont notre auteur a parlé en 1706, et qui avait donné lieu à consulter un ministre luthérien sur la possibilité d'être sauvé en professant le catholicisme (*Journal de Verdun*, mars 1708, p. 186-193), n'existait plus, la princesse ayant abjuré; néanmoins, lorsqu'elle passa du Milanais dans les États de l'Église, Clément XI refusa de la faire traiter comme reine d'Espagne (*Gazette*, p. 245-246 et 248), et c'est un des griefs que l'empereur Joseph fera valoir ci-après, p. 268, etc. La flotte anglaise arriva à Barcelone le 19 juillet, et le mariage fut confirmé le 28 juillet (*Dangeau*, p. 186 et 210; *Sourches*, p. 145 et 154; *Gazette*, p. 425; *Gazette d'Amsterdam*, Extr. LXIV et LXV, et n° LXXII; Lamberty, *Mémoires*, p. 162).

3. L'initiale de *ne* surcharge une *l*.

4. Victor-Amédée lui avait demandé l'investiture après l'évacuation de l'Italie par les Français; mais l'Empereur l'a renvoyé au temps où la paix serait faite (*Dangeau*, tome XI, p. 289; *Gazette d'Amsterdam*, 1707, n° XCVIII).

5. *Dangeau*, tome XII, p. 168, 24 juin 1708 : « On a nouvelle que l'Empereur a donné l'investiture de tout le Montferrat à M. de Savoie, qui lui avoit fait déclarer que, sans cela, il ne se mettroit point en campagne. Cette investiture doit fort fâcher M. de Lorraine, car il n'y

Mort et deuil* du duc de Mantoue. Pension à la duchesse de Mantoue.

Monsieur le Prince ne le trouva pas[1] meilleur, qui y prétendoit aussi après la mort du duc de Mantoue, qui arriva le[2] 5 juillet à Padoue, assez promptement[3]. Il laissa beaucoup d'argent comptant, de vaisselle, de pierreries, de meubles magnifiques, et de beaux tableaux[4], mais pas un

avoit que lui et Madame la Princesse qui y eussent des prétentions raisonnables. » Cette affaire du Montferrat figure au premier rang dans presque toutes les instructions données aux envoyés extraordinaires de Louis XIV à Mantoue, et notre auteur a parlé des droits du duc de Savoie comme de ceux des Condés et du duc de Mantoue (tomes XII, p. 226-227, 230-232, et XV, p. 63). L'investiture ne fut donnée à Victor-Amédée qu'à condition qu'il traiterait l'Archiduchesse en reine d'Espagne et payerait cent cinquante mille livres par an au duc de Modène tant que celui-ci ne serait pas paisible possesseur du Ferrarais. Dès le début de la guerre, l'Empereur s'était offert à reconnaître le duc Léopold de Lorraine comme héritier présomptif du Montferrat et du duché de Mantoue, et à lui donner l'investiture du tout (lettre de Tessé au Roi, de Mantoue, 4 mars 1702) : aussi se trouva-t-il fort embarrassé quand il eut prononcé cette investiture au profit de Victor-Amédée, le 7 juillet, et il offrit de dédommager Léopold ; la reine Anne et l'Archiduc en firent autant en 1708, 1709 et 1711 (Du Mont, *Corps diplomatique*, tome VIII, 1re partie, p. 227-229, 237 et 271 ; *Journal de Verdun*, septembre 1708, p. 186-194 ; Arch. nat., K 1325, nos 17-26). Quand vint le congrès d'Utrecht, le duc Léopold fit paraître un volume de son procureur général Bourcier sur les droits ainsi méconnus. — Quant au duc de Savoie, le succès de ses habiles manœuvres fut considéré comme un acheminement à l'hégémonie de l'Italie (*Journal de Verdun*, 1708, 1re partie, p. 176-177, et 2e partie, p. 15-16 et 112-113).

1. *Pas* est ajouté en interligne.

2. Avant *le*, l'auteur a biffé *fort tost apres*.

3. *Dangeau*, p. 184 et 185 ; *Sourches*, p. 135 ; Dépôt des affaires étrangères, vol. *Mantoue* 45, fol. 94-97 ; *Gazette*, p. 358 et 372 ; *Mercure* d'août, p. 191-198 ; *Gazette d'Amsterdam*, nos LVIII et LX ; *Theatrum Europæum*, p. 239-240 ; Ottieri, *Istoria delle guerre*, tome IV, p. 319-320. Cette mort fut subite, et impressionna vivement l'esprit timoré du duc de Bourgogne ; on l'attribua à une vengeance de femme.

4. Dans une lettre du 28 septembre 1701, à la duchesse de Bourgogne (recueil Rambuteau, p. 65), Tessé raconte que le duc l'a reçue « au bout d'une galerie assez belle, fort ornée des plus beaux tableaux d'Italie, de quantité de bronzes et de statues antiques, au bout de

* *Et deuil* a été ajouté en interligne, et la manchette se trouve placée deux lignes trop haut.

pouce de terre depuis que l'Empereur s'étoit emparé de ses États. En lui finit la branche des souverains de Mantoue. Les Gonzagues l'avoient peu à peu usurpée, comme tous ces petits souverains d'Italie, et, comme eux, en avoient fait un État héréditaire[1]. Il y avoit encore deux branches de Gonzague[2], auxquelles l'Empereur n'eut aucun égard. M. de Mantoue ne fit point de testament[3]. Mme de Mantoue fit donner part au Roi par l'envoyé de Mantoue[4], de sa part à

laquelle, sur un piédestal élevé et fait exprès, il a fait placer, dans un lieu distingué, un buste du Roi d'un très beau marbre blanc. » Le portrait que Rigaud venait de faire du duc, pour cinq cents livres, était une des meilleures toiles de notre peintre.

1. Tome XII, p. 231. — Un historique sommaire de cette souveraineté a été intercalé par Saint-Simon dans la notice du duché de NEVERS (*Écrits inédits*, tome V, p. 183-190 et 198-204). C'est aussi le sujet d'un volume du Dépôt des affaires étrangères, n° 22 du fonds *Italie, mémoires et documents*, et les instructions aux résidents français ont été publiées par le comte Horric de Beaucaire dans le tome II du recueil *Savoie et Mantoue*, avec une introduction historique.

2. Il y en avait au moins trois : celle des ducs régnants de Guastalla et Sabioneta, princes de Bozzolo, à qui l'Empereur venait de donner l'investiture (*Gazette*, p. 270, 437 et 511); celle des princes de Gonzague-Vescovato, « qui se trouvèrent les plus proches héritiers du duc de Guastalla, en 1746, et par conséquent du duché de Mantoue, dont la succession a été établie par le diplôme d'investiture de l'empereur Sigismond de l'an 1433, en ligne masculine à perpétuité, en gardant l'ordre de primogéniture telle qu'elle est établie dans les électorats » (*Moréri*); enfin, la branche des princes de Luzzara, Castiglione et Solferino, qui subsista la dernière, mais dépossédée à partir de 1723.

3. « On a eu, par l'abbé de Pomponne, notre ambassadeur à Venise, la confirmation de la mort de M. de Mantoue, qui mourut le 5 à Padoue. Il n'a point fait de testament, son médecin l'assurant toujours qu'il n'étoit guère malade; mais il a reçu ses sacrements, parce qu'un médecin de Padoue lui fit connoître l'extrême danger où il étoit. On mande qu'il a laissé beaucoup d'argent comptant, de pierreries, de tableaux, de vaisselle et de meubles magnifiques. » (*Dangeau*, p. 185.) Selon la *Gazette d'Amsterdam*, Extr. LIX, il n'avait pensé qu'à régler le payement de ses dettes sur le produit du mobilier. Voyez ci-après, p. 524, une lettre du curé de Charleville.

4. Le comte Truzzi : tome XII, p. 243.

elle, qui fut traité, pour cette fois[1], en envoyé de souverain[2]. Le Roi en prit le deuil en noir, et le quitta au bout de cinq jours[3]. Il envoya un gentilhomme ordinaire[4] faire compliment à Mme de Mantoue, à qui il donna quarante mille livres de pension[5] comme elle les touchoit auparavant sur les quatre cent mille livres qu'il donnoit à M. de Mantoue jusqu'à son rétablissement dans ses États[6], et qui se retenoient dessus pour elle. Elle eut aussi les trente mille livres de pension du roi d'Espagne qu'il donnoit à son mari[7]. Ainsi elle eut, outre son bien, soixante-dix mille livres de pensions. M. de Lorraine prétendit hériter de Charleville[8], et fit demander au Roi de trouver bon qu'il en

1. Les mots *p^r cette fois* sont en interligne.

2. *Dangeau*, p. 193, 31 juillet; *Sourches*, p. 146; *Gazette*, p. 372. Ce fut la dernière fonction de Truzzi.

3. *Dangeau*, p. 193; *Sourches*, p. 149; *Gazette*, p. 384; registre de Desgranges, ms. Mazarine 2745, fol. 126. Notifiant cette nouvelle à l'ambassadeur Amelot (*Correspondance*, tome II, p. 66), Louis XIV disait : « Sa fidélité dans ses engagements mérite que je le regrette, et je suis persuadé que le roi mon petit-fils pensera comme moi sur le sujet de ce prince. J'avois bien résolu de ne le point abandonner et d'insister fortement, lorsqu'il seroit question de la paix générale, sur la restitution pleine et entière de ses États. » On croyait cependant qu'un accommodement avec l'Empereur avait été négocié sous main dans les derniers mois (notre tome XV, p. 37, note 7). — La cour de Versailles avait déjà pris le deuil de la première duchesse de Mantoue en 1703, son mari étant arrière-petit-fils d'une sœur de Marie de Médicis (*Dangeau*, tome IX, p. 370).

4. Jean-François Leriget de la Faye. Son instruction est imprimée dans le recueil des *Instructions de Savoie et Mantoue*, tome II, p. 373-375.

5. *Dangeau*, p. 193; *Sourches*, p. 142. Cette pension était accordée jusqu'à ce que la veuve eût fait régler ses conventions matrimoniales.

6. Depuis le commencement de 1707 : tome XIV, p. 450-452.

7. *Dangeau*, p. 210 et 212. Cette pension avait été établie par le 3e article secret du traité des 22 et 24 février 1700. Le brevet est du 10 décembre 1708 : Affaires étrangères, vol. *Espagne* 186, fol. 298.

8. Tome XII, p. 100. Le duc de Mantoue y avait établi un conseil indépendant; mais un arrêt du 1er août 1708 déclara que Charleville relevait du parlement de Paris (*Journal de Verdun*, novembre, p. 343-348; Arch. nat., KK 601, p. 1087-1092). Les mss. Fr. 8331-8332 renferment les comptes du domaine de 1708 à 1729.

prît possession; Monsieur le Prince s'y opposa fortement, pour les droits de Madame la Princesse, et l'emporta[1].

Indigence et négligence de l'Espagne.

M. le duc d'Orléans s'étoit arrêté à Madrid plus longtemps qu'il n'avoit cru[2] : rien de prêt d'aucune sorte, indigence de tout, négligence encore plus grande[3]; il fallut

1. *Dangeau*, p. 184-185 : « M. de Lorraine envoie ici le marquis de Lenoncourt pour demander au Roi permission de se mettre en possession de Charleville. Monsieur le Prince prétend que c'est Madame la Princesse qui doit hériter du Montferrat et des terres qui sont en France. Mme la duchesse de Mantoue a son douaire particulièrement hypothéqué sur Charleville. » Mme de Maintenon écrivit à la princesse des Ursins, le 23 juillet (recueil Geffroy, tome II, p. 172) : « Mme la duchesse de Mantoue est bien heureuse d'avoir perdu Monsieur son mari : M. de Lorraine et Monsieur le Prince vont disputer Charleville. Elle demande son douaire et ses conventions, qui montent, dit-on, à onze cent mille francs; le douaire est de quarante mille livres de rente. » Quoique les Condés convoitassent Charleville dès 1645, M. de Lorraine en prit possession, sans rien attendre, en août 1708 (*Gazette d'Amsterdam*, n° LXVIII; Dépôt des affaires étrangères, vol. *Lorraine* 70, fol. 245, 345 et 359). Les Vénitiens réclamant quatre millions qui leur étaient dus par le défunt, M. de Lorraine et M. de Savoie prétendant l'un et l'autre au Montferrat, les princes de Guastalla au duché même de Mantoue, et Monsieur le Prince à Charleville, ces adversaires s'en remirent aux Quarante de Venise, qui, d'abord, le 17 et le 23 juillet 1709, rejetèrent les prétentions de Madame la Princesse et du cardinal de Médicis à recueillir l'argent et les effets mobiliers, et en attribuèrent cinq sixièmes au duc de Lorraine, un sixième au bâtard du défunt; puis, en 1710, ils donnèrent raison aux princesses de Hanovre et de Condé contre le duc de Lorraine, et à celui-ci contre le prince de Guastalla (*Dangeau*, tome XIII, p. 11; *Gazette* de 1709, p. 390; *Gazette d'Amsterdam*, 1709, n°s LXII et LXIV, et 1710, n°s XLI et LXXV; Affaires étrangères, vol. *Mantoue* 45).

2. Voyez notre tome XV, p. 397.

3. Comme en 1707, avant Lerida : tome XIV, p. 427. Aussi, pendant son séjour en France, le prince avait-il pris toutes les mesures souhaitables avec les financiers, les fournisseurs et le ministre, ainsi qu'en témoigne le recueil de sa correspondance conservé aux Archives nationales, KK 1322, indépendamment des originaux de lettres à lui adressées, avec les minutes des réponses, qui se trouvent aux Affaires étrangères, vol. *Espagne* 186, fol. 413-431, et vol. *Espagne* (Supplément) 10 et 11. C'était la préoccupation constante de Mme des Ursins, quoiqu'on lui répétât qu'elle pouvait compter sur la coopération de Mme de Maintenon et de Chamillart avec le prince. Dans une lettre inédite

Haine de Monsieur le Duc et de Madame la Duchesse pour M. le duc d'Orléans, et sa cause.

chercher des moyens d'y suppléer, et cela n'étoit pas facile : c'est ce qui allongea son séjour[1]. On en prit occasion, à Paris, de faire courir le bruit qu'il étoit amoureux de la reine. Monsieur le Duc, enragé de son oisiveté et de la réputation que M. le duc d'Orléans acquéroit, Madame la Duchesse, qui le haïssoit pour avoir été trop bien ensemble[2], se rendirent les promoteurs de ce bruit à la cour, à la ville, et qui gagna les provinces et les pays étrangers, excepté l'Espagne, où il n'en fut pas mention parce qu'il n'y avoit ni vérité ni apparence[3]. M. d'Orléans y étoit

en date du 29 avril, Aubigny, le confident de Mme des Ursins, dit au duc de Gramont : « Jamais nous n'avons eu tant de troupes ; mais il manque un premier mobile qui ait assez de force pour faire agir tous les autres ressorts. Cette machine est trop grande, certainement, pour ceux qui la gouvernent. Pleins de bonne volonté, je crois qu'ils voudroient eux-mêmes être plus habiles. On travaille au jour la journée, les vues sont courtes, et l'on ne sait pas faire un assez bon usage des ressources qui nous viennent assez souvent, toujours par hasard, et jamais par l'industrie des hommes. » Cela était bien connu chez les ennemis (*Gazette d'Amsterdam*, n°s XXXV et XLVII), et cependant, comme le duc de Gramont ne cessait de l'écrire depuis 1706, c'eût été « un coup de partie » d'expulser l'Archiduc de « sa tanière, » et un « grand véhicule pour la paix générale » (*Michel Chamillart*, tome II, p. 178).

1. Dans une lettre exposée au musée des Archives nationales, n° 931, il se plaint à Desmaretz de n'avoir trouvé, au lieu du million convenu, que des billets qui n'ont pas donné deux cent mille livres ; ni artillerie, ni équipages, ni vivres. Comparez un mémoire d'Amelot, dans le recueil Girardot, tome II, p. 94-95.

2. On a vu déjà les deux époux manifester leur regret de la prise de Lerida (tome XIV, p. 431-432). Comparez la suite des *Mémoires*, tome VII, p. 32.

3. Mme des Ursins avait été la première à représenter au prince lui-même qu'on ne devait pas tenir compte d'une « histoire inventée d'un bout à l'autre » et que d'ailleurs le train ordinaire de la cour rendait absolument invraisemblable ; elle venait sans doute de certaines gens bien connus de l'entourage du duc d'Orléans, les mêmes qui avaient accusé les deux amies de s'entendre pour empêcher la prise de Lerida. Celles-ci s'accordèrent à ne point relever la calomnie en nommant les auteurs, et Mme la duchesse de Bourgogne n'en tint pas compte non plus. Cela se passait à la fin de la campagne de 1708 (recueil Bossange, tomes I, p. 359 et 370, et IV, p. 168-169 et 183-184).

occupé à des choses plus sérieuses[1]; et plût à Dieu eût-il été moins touché[2] de trouver des obstacles aux choses les plus urgentes, ou que sa douleur lui eût laissé plus d'empire sur sa langue[3]! Un soir que, après avoir travaillé tout le jour, comme il ne faisoit autre chose depuis son arrivée, à chercher des expédients pour subvenir à l'incurie extrême de tous préparatifs les plus indispensables pour mettre en campagne et y faire quelque chose, il se mit à table avec plusieurs seigneurs espagnols et des François de sa suite, tout occupé de son dépit, qui tomboit sur Mme des Ursins qui gouvernoit tout, et qui n'avoit pas songé à la moindre des choses concernant la campagne, le souper s'égaya, et un peu trop. M. le duc d'Orléans, un peu en pointe de vin[4], et toujours plein de son dépit, prit un verre, et, regardant la compagnie (je fais excuse d'être si littéral; mais le mot ne peut se masquer) : « Messieurs, leur dit-il, je vous porte la santé du con capitaine et du con lieutenant. » Le propos saisit l'imagination des conviés. Personne pourtant, ni le prince lui-même, n'osa faire de commentaire; mais le rire gagna chacun, et fut plus fort que la politique. On fit raison de la santé, sans toutefois répéter les mots, et le scandale fut étrange. Une demi-heure après, au plus, Mme des Ursins en fut avertie. Elle sentit bien qu'elle étoit le lieutenant, et Mme de Mainte-

Époque de la haine implacable de Mme des Ursins et de Mme de Maintenon pour M. le duc d'Orléans.

1. Le prince et Mme des Ursins ne voulaient pas que Philippe V retournât se mettre à la tête de son armée.

2. Inversion à comparer avec la tournure régulière ci-dessus, p. 88.

3. L'anecdote fort crue que l'on va lire nous est déjà connue par la grande notice sur Mme des Ursins imprimée dans l'Appendice de notre tome V, p. 507-508. On la retrouve également, en forme de digression incidente, dans la notice de la maison de Saint-Simon imprimée au tome XXI et supplémentaire de l'édition de 1873, p. 114-115. Elle est à rapprocher d'une anecdote de 1676, sur Charles II d'Angleterre, rapportée par Forneron dans *la Duchesse de Portsmouth*, p. 132.

4. Un jour, dit sa mère (recueil Brunet, tome II, p. 10-11), ayant mangé une seule grappe de raisin très enivrant, et étant allé dans un couvent ensuite, il « dit aux religieuses toutes sortes de folies. »

non le capitaine, et, si on se souvient de ce que j'ai raconté là-dessus, p. 403, etc.[1], on verra que cela ne se pouvoit entendre autrement. La voilà transportée de colère, qui mande le fait en propres termes à Mme de Maintenon[2], laquelle[3], de son côté, entra en furie. *Inde iræ*[4]. Jamais elles ne l'ont pardonné à M. le duc d'Orléans, et nous verrons combien peu il s'en est fallu qu'elles ne l'aient fait périr. Jusqu'alors, Mme de Maintenon n'avoit ni aimé ni haï M. le duc d'Orléans, et Mme des Ursins n'avoit rien oublié pour lui plaire. Ce fut aussi ce qui la piqua le plus, de voir que, avec ses soins, les manquements pour le service l'avoient[5] porté à une plaisanterie si cruelle, et qui, en un seul mot, révéloit toute sa politique avec un ridicule qui ne se pouvoit effacer. De ce moment, elles jurèrent la[6] perte de ce prince[7]. Il se peut dire qu'il la frisa de bien près; mais, échappé de ce péril, il ne cessa d'éprouver,

1. Pages 223 et suivantes de notre tome XI.

2. Comparez, en 1704, l'épisode de l'abbé d'Estrées : tome XII, p. 66 et 541-548.

3. *Laquelle* est en interligne, au-dessus de *qui*, biffé.

4. Juvénal, dans sa 1re satire.

5. Par mégarde, *avoit*, au singulier. — 6. *Sa* corrigé en *la*.

7. C'est probablement à la scène du souper que fait allusion une lettre de Mme des Ursins à Mme de Maintenon comprise dans le recueil Bossange, tome IV, p. 182 : « Je voudrois que ce prince eût autant de fermeté avec ses domestiques qu'il en a à la tête des armées.... Ils ne seroient pas si bien instruits de tout ce que S. A. R. dit en leur présence, et qu'ils vont redonner, souvent contre l'intention de leur maître; car, ayant autant d'esprit et de bonté qu'il en a, je sais qu'il se repent quand il lui est échappé de dire certaines choses qu'il convient lui-même n'être pas à propos. » Cette lettre, du 9 décembre 1708, peut être considérée comme le point de départ du ressentiment et de la défiance succédant à l'estime et à la gratitude. De son côté, il put être excité contre les deux amies par sa mère, qui, dix ans plus tard, expliquait comme il suit (recueil Brunet, tome II, p. 40) l'hostilité implacable de Mme des Ursins : « Ce diable incarné poursuivra mon fils jusqu'à sa mort, et le seul motif de sa haine, c'est qu'il l'a trouvée trop vieille pour vouloir être son amoureux. » On peut voir aussi une lettre de la princesse au duc de Noailles, ci-après, p. 633, et un grand mémoire de M. Amelot, 10 novembre 1708, recueil Girardot, tome II, p. 93-97.

tout le reste de la vie du Roi, et jusque dans sa mort, combien Mme de Maintenon lui fut une implacable et cruelle ennemie par toutes les sortes de persécutions qu'elle lui suscita. Ce fut encore merveilles comment il n'y succomba pas; mais ce n'en fut pas une moindre que l'étrange et triste état où elle sut réduire un prince de son rang, qui a même influé sur le reste de sa vie. Il ne tarda pas à s'apercevoir du changement de Mme des Ursins à son égard, qui n'accommoda pas les affaires, qu'elle eût voulu depuis voir périr entre ses mains. Il est des choses qui ne se peuvent raccommoder, et il faut convenir que ce terrible mot étoit supérieurement de ce genre; aussi M. le duc d'Orléans n'y songea-t-il pas, et alla toujours son chemin à l'ordinaire. Je ne sais même s'il a pu s'en repentir, quelque lieu qu'il en ait eu toute sa vie, tant il le trouvoit plaisant, et il m'a depuis impatienté plus d'une fois en m'en parlant, riant de tout son cœur. J'en sentois tout le poids et toutes les cruelles suites, et toutefois, ce qui m'en piquoit le plus, tout en le lui reprochant je ne pouvois m'empêcher d'en rire aussi, tant ce grand et funeste ridicule de gouvernement deçà et delà[1] les Pyrénées étoit en deux mots clairement asséné et plaisamment exprimé. A la fin, M. le duc d'Orléans trouva moyen d'entrer en campagne[2], mais sans voir jamais pour plus de quinze

Petits succès en Espagne.

1. Cet emploi de *deçà et delà* avec un régime direct était donné par le *Dictionnaire de l'Académie* de 1718.

2. Arrivé à Madrid le 11 mars, il en partit pour l'Aragon au commencement d'avril, mais n'entra en campagne que le 15 mai, à cause du retard des convois et approvisionnements (*Dangeau*, p. 139, 147, 150 et 157). L'état de ses forces et de celles des alliés fut publié dans le *Mercure* de mars, p. 283-288, dans le *Journal de Verdun*, 1708, 2e partie, p. 167-172, etc. Il avait sous ses ordres les officiers généraux français Bezons, d'Avaray, d'Estaing, de Labadie, et le général espagnol Medinilla. Notre *Gazette* et le *Mercure*, d'une part, d'autre part les gazettes de Hollande commencèrent aussitôt à donner le journal des opérations; on trouve même dans le *Mercure* quelques lettres du prince, à côté de celles de certains officiers et des relations. Des lettres d'un homme de sa maison, sur ce qui se passa dans les premières

jours à la fois, et non pas même toujours, de subsistances assurées. Il prit, au commencement de juin, le camp de Ginestar[1], d'où il envoya Gaëtano, lieutenant général[2], avec trois mille hommes de pied et huit cents chevaux, enlever à Falcete[3], à cinq lieues de Ginestar, douze cents hommes de pied, quatre cents chevaux et mille miquelets : ils furent surpris, et se voulurent sauver dans les montagnes ; mais ils furent suivis de si près, que leur cavalerie s'enfuit à toutes jambes, qu'on leur tua près de cinq cents hommes, et qu'on prit autre[4] cinq cents hommes prisonniers, beaucoup d'officiers, tout leur bagage, et toutes leurs munitions[5]. D. Joseph Vallejo[6], détaché du même

semaines, sont reproduites dans les *Mémoires de Sourches*, p. 95-97. La correspondance militaire, qui ne rentrait pas dans le cadre des *Mémoires militaires*, remplit les volumes 2104 à 2106 du Dépôt de la guerre ; les minutes des lettres du Roi sont dans le volume 2075.

1. Bourg voisin de Tarragone. On y arriva le 25 mai : *Gazette*, p. 284-286 et 296-297. Deux lettres de M. de Bezons et du duc de Gramont, et une du duc d'Orléans lui-même, datées de ce camp, sont comprises dans le recueil Esnault, p. 192-196. M. de Bezons disait au ministre : « Je ne puis trop vous répéter que la situation bizarre de ce pays-ci, où l'on ne sauroit voiturer, ni par eau ni par terre, qu'avec des peines infinies, rebuteroit tout autre que Mgr le duc d'Orléans. »

2. Notre auteur prend ce nom dans le récit de Dangeau, p. 160, qu'il reproduit presque textuellement. C'est le François Gaëtano y Aragon, qui, en 1702, avait été mis à la tête de la garde napolitaine de Philippe V, fils du duc de Laurenzana fait grand d'Espagne (notre tome X, p. 169, fin de note ; Ubilla, *Diario*, p. 520 ; *Gazette* de 1708, p. 332). En 1711, il figurera comme vice-roi de Valence.

3. Falcete ou Falcetta, à cinq grandes lieues de Ginestar : *Gazette*, p. 296 et 307. Cette localité, fermée de murs, avait déjà été, le 23 mai (*Sourches*, p. 96), l'objectif d'une opération heureuse du partisan Salcedo, mais sans qu'il y eût prise de contact.

4. *Autre* est encore au singulier, comme nous l'avons vu, en pareil cas, dans le tome XV, p. 282. Est-ce erreur d'écriture ?

5. Ces détails, pris au *Journal de Dangeau*, se trouvent pareils, avec quelques autres en plus, dans les *Mémoires de Sourches*, p. 108-109, mais deux jours plus tard, sous la date du 17 juin. Comparez la *Gazette d'Amsterdam*, nos LI-LIII, et le *Journal de Verdun*, tome IX, p. 84-87.

6. Joseph de Vallejo, capitaine au régiment des Asturies, ou lieutenant-

camp sur le chemin de Tortose[1] à Tarragone, défit la garde de tous les bestiaux du pays amassés en un lieu, battit les miquelets qui s'opposèrent à sa retraite, et ramena mille bœufs et six mille moutons, que M. le duc d'Orléans fit distribuer à ses troupes. Il fit enlever encore d'autres petits postes, dont on lui amena beaucoup de prisonniers[2]. Il en fit aussi beaucoup auprès de Tortose, enleva cinq barques qui y[3] portoient des farines et des chairs salées, et l'investit le 12 juin[4]. Il avoit établi deux ponts sur l'Èbre, l'un au-dessus, l'autre au-dessous de la place. Sa garnison étoit de neuf bataillons, deux escadrons et deux mille miquelets. La tranchée fut ouverte la nuit du 21 au 22, à demi-portée de mousquet. Le terrain, presque tout roc, causa bien de la difficulté; les vivres en causèrent beaucoup[5] davantage. Asfeld, longtemps depuis maréchal de France, y fit de grands devoirs d'homme de guerre,

Siège et prise de Tortose.

colonel, actif partisan, fut fait colonel de hussards en septembre 1709, brigadier et comte de Brihuega en janvier 1711. La *Gazette* de 1709, p. 437, 497 et 510, et les *Mémoires de Sourches*, tome XII, p. 386, 402, 403, 410, 417 et 425, rapportent plusieurs faits d'armes de lui.

1. Nous avons vu (tome XIII, p. 163) les Catalans révoltés, en 1705, se saisir de cette ville épiscopale, forte position sur l'Èbre.

2. Tout cela est pris à Dangeau. — 3. *Y* a été ajouté en interligne.

4. *Dangeau*, p. 170; *Sourches*, p. 113. Ce siège, projeté depuis 1707, et même étudié par Berwick, présentait de grandes difficultés : il ne fallut pas moins que l'activité du prince français pour en venir à bout. Voyez le *Philippe V* du P. Baudrillart, tome II, p. 29-31, la *Gazette*, p. 311-312, 319-321, 324, 329-333, 341, 348, 353-357, 365-369, 377 et 388-389, le *Mercure* de juillet, p. 285-351 et 381-386, la *Gazette d'Amsterdam*, n°s LIV, LXI et LXIV, le *Journal de Verdun*, tome IX, p. 81-83, 88-90, 93-94 et 167-179, les *Mémoires de Saint-Hilaire*, tome IV, p. 117-121, etc. Un journal du siège, tenu sans doute par le nouveau secrétaire Thésut, est aux Affaires étrangères, vol. *Espagne* 181, fol. 36-41, et Supplément, vol. 16, fol. 89-95, dans la correspondance du duc d'Orléans, à laquelle il faut aussi se reporter. Saint-Simon va suivre de tout près le texte de Dangeau, p. 170, 174, 177-178, 180, 185 et 186; mais celui des *Mémoires de Sourches* est généralement plus détaillé, p. 99, 107, 109, 113-115, 117, 121-122, 135-136, 143-144.

5. *Beaucoup* est en interligne, au-dessus de *bien*, biffé.

et de soins pour la subsistance; j'ai ouï dire à M. le duc d'Orléans qu'il n'en seroit jamais venu à bout sans lui, et qu'il étoit le meilleur intendant d'armée qu'il fût possible[1]. L'artillerie et le génie servirent si mal, que M. le duc d'Orléans se voulut charger lui-même de ces deux parties si principales, qui lui causèrent beaucoup de soins et de peine. Un de ses ponts se rompit; point de bateaux, de planches, de cordages : tout manquoit généralement[2]. La réparation de ce pont, outre le temps et l'inquiétude, coûta des peines infinies à ce prince, qui en vint enfin à bout[3]. La nuit du 9 au 10 juillet, on se logea dans le chemin couvert : les assiégés le défendirent fort valeureusement, et firent après une sortie pour en déloger les assiégeants, qui les repoussèrent. Le lendemain, ils capitulèrent pour livrer leurs portes et partir quatre jours après, et être conduits à Barcelone[4]. Ils firent rendre en même temps le château d'Arcès, au royaume de Valence, qui étoit une retraite de miquelets qui incommodoit beaucoup[5]. Ils perdirent environ la moitié de leur garnison, et

1. Le meilleur exposé de ses services est dans les lettres d'érection du marquisat d'Asfeld en 1730. On trouve un récit du siège dans ses propres *Mémoires*, conservés à Londres, ms. Addit. 9962, p. 133-135.

2. L'artillerie attendue de France n'arriva qu'après la reddition, et les grains du Languedoc manquèrent.

3. Les quatre phrases qui précèdent ne sont point empruntées à Dangeau. Celui-ci dit seulement (p. 186) : « M. le duc d'Orléans a acquis beaucoup d'honneur à ce siège, et le Roi en est content au dernier point; il a surmonté des difficultés presque insurmontables. »

4. *Dangeau*, p. 186, 189 et 191; *Sourches*, p. 144; *Gazette*, p. 356, 365-369 et 377. La capitulation du 11 juillet fut publiée dans les gazettes de Hollande, et un abrégé s'en retrouve dans les *Mémoires* de Lamberty, p. 162. Voyez aussi le récit du siège dans les *Feldzüge des Prinzen Eugen*, p. 240-249, et la lettre de félicitation de Mme des Ursins à Torcy, vol. *Espagne* 181, fol. 119.

5. C'est dans la capitulation même que le comte d'Efferen, défenseur de Tortose, s'engagea à faire rendre par son subordonné le château d'Arcès, ou plutôt Arnès, situé à cinq lieues plus au nord, sur l'Algas : *Dangeau*, p. 186 et 200; *Sourches*, p. 136 et 147; *Journal de Verdun*, tome IX, p. 177; *Gazette*, p. 365-366, 368, 369, 377-378.

M. le duc d'Orléans environ six cents hommes[1], et personne de connu que Monchamp[2], son major général, un des six aides de camp que le Roi envoya au roi d'Espagne en Italie pour veiller sur sa personne après la découverte de la conspiration dont j'ai parlé alors[3]. Ce fut une perte que ce Monchamp, en tout genre[4]. Lambert[5], dépêché par M. le duc d'Orléans, vint apprendre cette bonne nouvelle au Roi[6], qui en fut d'autant plus aise que M. le duc d'Orléans avoit surmonté toutes les[7] difficultés possibles[8]. En Estremadure, ni ailleurs en Espagne, il ne se passa rien de marqué[9]. M. le duc d'Orléans eut la gloire de resserrer, d'écarter, et de pousser même Stahremberg le reste de la

1. *Mercure* d'août, p. 44-54.

2. Jean de Castillon, comte de Mouchan (ce surnom d'une famille du Condomois est presque partout défiguré comme ici), créature du maréchal de Rochefort, d'abord sous-brigadier aux mousquetaires, puis lieutenant de la compagnie colonelle du régiment de Bourbonnais et capitaine de grenadiers, avait reçu, en venant prendre du service auprès de Philippe V, le grade de major général; il s'était très bien conduit à Luzzara, possédait depuis Almanza l'ancien régiment de Sillery, et était brigadier du 4 octobre 1705 (*Sourches*, tome X, p. 316; *Mercure* d'août 1708, p. 46-50; *Chronologie militaire*, tome VIII, p. 164-165). C'est le 24 ou le 25 juin qu'il fut tué à la tranchée (*Dangeau*, p. 178; *Sourches*, p. 121-122).

3. En mars 1702 : tome X, p. 176-177.

4. Louville l'appréciait peu : brave garçon et sage, disait-il quand il arriva, mais rusé, bas, incapable de dire deux mots, ne connaissant pas le monde, et peut-être espionnant pour le compte du ministre Chamillart (notre tome X, p. 450).

5. C'est le marquis de Lambert nommé dans notre tome V, p. 139. Il passera maréchal de camp en 1710.

6. *Dangeau*, p. 186; *Sourches*, p. 136; *Mercure*, juillet, p. 343-347.

7. *Les* est répété deux fois.

8. On ne fit qu'un reproche au prince, celui de s'exposer trop témérairement et de ne pas s'en tenir aux fonctions de général (*Lettres de Mme de Maintenon*, recueil Bossange, tome I, p. 279). Mme des Ursins (lettre à Chamillart, dans le recueil Geffroy, p. 342) loua fort « sa valeur, sa patience et sa grande capacité pour la guerre, » mais en regrettant qu'il n'eût pas retenu la garnison prisonnière de guerre.

9. Voyez les *Feldzüge des Prinzen Eugen*, p. 261-274.

campagne, quoique plus foible que lui[1]; mais il étoit dit que chaque année seroit fatale à l'Espagne, et que, semblable à un puissant arbre usé par les siècles, il lui en coûteroit ses plus grosses branches l'une après l'autre.

Perte de la Sardaigne.

J'ai parlé en son temps du duc de Veragua qui, vice-roi de Sardaigne à l'avènement de Philippe V, fut beaucoup plus qu'accusé d'avoir voulu, pour de l'argent, livrer cette île à la maison d'Autriche, et en perdit sa vice-royauté[2]. C'étoit un homme de beaucoup d'esprit, d'adresse et de souplesse[3], qui, de retour à Madrid, avoit trouvé moyen de se mettre si bien avec Mme des Ursins, que non seulement tout fut oublié[4], mais qu'il fut fait conseiller d'État[5], et de plus admis aux affaires dans le cabinet[6]. Il avoit un fils qui n'avoit pas moins d'esprit, d'art et de capacité que lui, mais dont l'extérieur tortu, grossier, sale et laid démentoit toutes ces qualités : il s'appeloit le marquis de la Jamaïque[7]. Il vint à je ne sais quelle occasion, chargé

1. *Dangeau*, p. 203-204, 207 et 210. Nous verrons, à la fin de l'année, p. 403, le général impérial échouer dans une tentative sur Tortose.

2. Pierre-Emanuel de Portugal-Colomb, duc de Veragua (tomes VII, p. 251, 259, 277 et 286-288, et VIII, p. 121, 186 et 543), était vice-roi de Sicile, et non de Sardaigne, lorsque Philippe II le rappela en 1701, et l'on trouve la même erreur, mais corrigée de la main du duc d'Orléans, dans le mémoire que notre auteur fit pour ce prince en 1714 (imprimé dans le tome XIX de l'édition de 1873, p. 280); elle n'existait ni dans le *Portrait au naturel de la cour d'Espagne* fait en 1701 même, et inséré dans notre tome VIII, p. 543, ni dans la partie correspondante des *Mémoires*.

3. Avec une grande avarice et une foi très douteuse, sera-t-il dit dans la nomenclature des grands d'Espagne (éd. 1873, tome XVIII, p. 48), comme dans notre tome VII, p. 259.

4. Mme des Ursins écrit à Torcy, le 14 décembre 1702, que, dès son arrivée à Madrid, Veragua s'est mis à sa disposition pour la renseigner sur les dispositions des grands, et lui a avoué galamment s'être conduit tout aussi mal en Sicile que les autres vice-rois du temps de Charles II.

5. Par Charles II, le 29 novembre 1699.

6. De février 1706 jusqu'à sa mort, en 1710.

7. Pierre-Nuño, troisième du nom : tome VIII, p. 121-122. Com-

d'un compliment au Roi[1], et il parut à tout le monde un gros vilain lourdaud[2], à qui le peu d'usage de notre langue augmentoit encore les désagréments naturels. Ils étoient embarrassés en Espagne à qui confier la Sardaigne[3] : elle fut offerte à la Jamaïque, qui la refusa. On capitula avec lui, on lui promit cent mille écus; mais il ne vouloit point partir sans les avoir touchés. Dans l'impossibilité de les lui compter, on eut recours aux expédients. La Sardaigne abondoit en blés : on lui permit d'en prendre jusqu'à concurrence du payement des cent mille écus; moyennant cela, il partit. Barcelone et toute la Catalogne[4] en souffroit une disette extrême, toute la côte en étoit dépourvue, Gênes se trouvoit hors de moyens de les secourir, et la défense d'y transporter des grains étoit exactement observée, de manière qu'on se promettoit tout en Espagne du murmure des troupes de l'Archiduc, et des pays qu'il avoit occupés, dans cette famine. La Jamaïque profita de la conjoncture, et leur fit passer des blés en abondance. Non content de se payer ainsi des cent mille écus qui lui avoient été accordés en blés de Sardaigne, il voulut profiter seul de cet étrange commerce qui rendoit la vie et les forces au parti de l'Archiduc. Cette tyrannie mit au désespoir la Sardaigne, qui ne peut vivre que de la vente de ses blés, et qui, ne pouvant fléchir l'avarice de son vice-

parez le portrait qui sera fait de lui en 1721 et dans les grandesses, sous le titre de Veragua (éd. 1873, tomes XVII, p. 313, et XVIII, p. 48-49). Saint-Simon l'a cité par avance (notre tome IX, p. 198) parmi ses amis de Madrid. Louville, en 1701, le traitait de grand sot, pour avoir tenté de le faire acheter par son valet de chambre (*Mémoires de Louville*, tome I, p. 156-157).

1. En mars 1701, puis en 1705 : tome VIII, p. 121, note 5.

2. Il écrit : *lourdaut*, comme le *Dictionnaire de l'Académie* de son temps.

3. Lors de l'unification de l'Aragon avec la Castille, en juillet 1707, la Sardaigne a conservé ses privilèges, mais s'est vu rattacher au conseil d'Italie (*Gazette* de 1707, p. 366).

4. Occupée par l'Archiduc et les alliés.

roi, lui préféra l'Archiduc, et traita secrètement[1], en sorte que cette conquête ne lui coûta que d'envoyer quelques vaisseaux se présenter devant Cagliari[2]. Le vice-roi, abandonné en vingt-quatre heures, remit[3] l'île au commandant des vaisseaux pour l'Archiduc, à une condition, qu'on lui tint : ce fut d'être porté libre, lui et tous ses effets, en Espagne, avec tous ceux qui le voudroient suivre[4]. Peu de seigneurs s'embarquèrent avec lui, et nuls autres. Le[5] merveilleux est qu'il fut reçu à Madrid avec acclamations[6].

Perte de Minorque et du port Mahon.

Disons d'avance que ce ne fut pas la plus considérable perte que fit l'Espagne cette année. Le chevalier Leake[7] se présenta au mois d'octobre à l'île de Minorque, qui se soumit aussitôt à l'Archiduc[8]; le port Mahon fit très peu

1. Une première tentative a échoué au commencement de l'année.
2. Il a écrit : *Caiglery*. — 3. Avant ce verbe, il a biffé *il*.
4. *Dangeau*, p. 218; *Sourches*, p. 174; *Gazette*, p. 475; *Gazette d'Amsterdam*, Extr. LXXII et LXXX, n° LXXXIII, de Madrid, et Extr. LXXXVIII; *Journal de Verdun*, octobre et décembre, p. 329-333 et 415-416; *Mémoires de Lamberty*, p. 94-95; *Feldzüge des Prinzen Eugen*, p. 256-258; Dépôt des affaires étrangères, vol. *Espagne* 181, fol. 257, et vol. 125 des *Mémoires et documents*, fol. 119-126. Voyez-ci après, p. 635, une lettre de la princesse des Ursins, et, appendice XII, les lettres de M. Amelot.
5. *Le* corrigé en *U*.
6. Mme des Ursins écrivait au duc de Gramont, le 22 septembre : « Nous sûmes hier l'infamie qu'ont faite les sujets du roi d'Espagne dans l'île de Sardaigne, qui s'est soumise entièrement aux ennemis d'abord qu'ils parurent sur leur flotte devant Caillée (*sic*).... Les gens les plus distingués de ce royaume, auxquels S. M. avoit fait des grâces de toute sorte de manières, ont été les premiers à rendre l'hommage à l'Archiduc.... Je crains que le général Leake ne pousse ses conquêtes plus loin, qu'il n'essaie de prendre Port-Mahon et Palma, qui n'est pas, comme vous savez, dans de trop bonnes dispositions. » La princesse, très favorable à M. de la Jamaïque, le défendit contre les courtisans et les libellistes.
7. Ci-dessus, p. 155.
8. *Dangeau*, p. 240 et 253; *Sourches*, p. 204 et 220; *Gazette*, p. 535; rapports du capitaine la Jonquière, dans les archives de la Marine, B⁴ 33, fol. 203-230; Affaires étrangères, vol. *Espagne* 182, fol. 187, 194-198, 200 et 202, et vol. 186, fol. 167; *Gazette d'Amsterdam*, Extr. LXXXVI et n°s XCI et CI; *Journal de Verdun*, tome IX,

de résistance[1] : tellement que, avec cette conquête et Gibraltar[2], les Anglois se virent en état de dominer la Méditerranée, d'y hiverner avec des flottes entières, et de bloquer tous les ports d'Espagne sur cette mer[3]. Il est temps de parler de la Flandre[4].

Prince Eugène en Flandres. Projet sur Bruxelles rejeté ; conspiration dans

Le prince Eugène passa la Moselle le dernier juin, embarqua son infanterie à Coblenz[5], et marcha sur Maëstricht[6]. On avoit eu, dans notre armée, quelque envie de surprendre Bruxelles[7], et il y avoit quatre mille échelles préparées pour ce dessein ; il fallut consulter le Roi, qui n'en fut pas

p. 416-417 ; *Mémoires de Lamberty*, p. 95-96 et 163-164 ; lettres d'Amelot, ci-après, p. 655, et *Correspondance de Louis XIV*, tome II, p. 86-88.

1. La capitulation fut signée le 29 septembre. Le vainqueur Stanhope garda prisonnière la garnison française, en représailles de ce qui s'était passé à Xativa et à Tortose, et refusa de laisser entrer les Espagnols. Nous verrons condamner les officiers qui avaient livré la ville.

2. Occupé par les Anglais depuis 1704 : tome XII, p. 215.

3. Voyez ci-dessus, p. 170, note 6, la lettre de Mme des Ursins, et le recueil Bossange, tome IV, p. 153 et 154. Cela, dit l'auteur des *Mémoires de Sourches*, p. 220, « changeoit terriblement les affaires de la Méditerranée, n'étant pas douteux que les ennemis n'y fissent dorénavant hiverner leurs flottes, et qu'elles n'y fissent leur résidence ordinaire pour se rendre maîtresses de tout le commerce du Levant. »

4. Ci-dessus, p. 137. La campagne de Flandre, qui commence ici, est racontée dans le tome VIII des *Mémoires militaires*, p. 3-168. Les relations du temps sont dans notre *Gazette*, dans les feuilles hollandaises, dans les recueils divers qui en dérivent, dans les volumes mensuels et supplémentaires du *Mercure*, dans les ouvrages de témoins oculaires tels que Berwick, Saint-Hilaire et Quincy, etc. Les documents originaux se trouvent au Dépôt de la guerre, vol. 2080-2087, outre trois volumes spéciaux, 2075, 2077 et 2078, consacrés à la copie de la correspondance avec le duc de Bourgogne, Vendôme, Berwick, Bergeyck, etc. On trouvera ci-après, appendices V et VI, des indications sommaires sur cette correspondance et sur les papiers du duc de Vendôme pour 1708, ainsi que le texte du récit de son secrétaire Bellerive.

5. Tome XII, p. 137.

6. Ici, *Coblentz* et *Mastricht*. — *Dangeau*, p. 139, 145, 150, 155, 159, 172 et 175 ; *Sourches*, p. 107, 112, 114-116 et 119.

7. Nous avons vu cette ville bombardée par le maréchal de Villeroy en 1695 (tome II, p. 326-327). Craignant une attaque, les tribunaux et les officiers des alliés se sont retirés à Anvers (*Gazette*, p. 262).

Luxembourg découverte.

d'avis, et ce projet demeura sans exécution[1]. En même temps, on découvrit une conspiration à Luxembourg[2]. Quelques ouvriers et des gens du peuple crurent pouvoir profiter de la maladie du comte d'Hostel, gouverneur de la place[3], qui étoit à l'extrémité, pour y faire entrer les ennemis. Le prince Eugène s'en étoit mis à portée[4]. Druy, lieutenant général et lieutenant des gardes du corps[5], très bon officier et fort galand homme, commandoit là sous le comte d'Hostel[6] : il fit arrêter un boulanger, qui découvrit tous les complices, qui furent pendus.

Gand et Bruges surpris par les troupes du Roi.

Bergeyck cependant cherchoit les moyens de tirer quelque reste de parti de ce grand soulèvement qu'il avoit si bien concerté, qui, selon toutes les apparences, auroit réussi, si le succès d'Écosse avoit répondu à notre attente[7]. Le grand bailli de Gand[8], fort accrédité dans la ville[9], y avoit continué ses pratiques, et mis les choses au point

1. *Dangeau*, p. 169. C'est le duc de Bourgogne qui, désapprouvant le projet de M. de Vendôme, avait provoqué l'opposition du Roi : Guerre, vol. 2077, p. 55, et 2078, p. 22, 25, 36 et 37. M. de Vendôme n'avait d'autre idée que de faire des sièges en règle.

2. *Dangeau*, p. 175 ; *Gazette d'Amsterdam*, n°s LVIII et LX.

3. Jean-Frédéric d'Autel (écrit souvent *Hostel*, comme ici), baron de Vogelsang, né à Luxembourg le 7 septembre 1645, avait quitté la magistrature de robe courte pour suivre le métier des armes et était devenu lieutenant général des troupes du Palatin, puis général de l'artillerie impériale et feld-maréchal, et, ayant assisté à toutes les grandes actions de guerre depuis Seneffe jusqu'à Nerwinde, il avait reçu de Charles II d'Espagne un titre de comte, puis, en 1698, la charge de gouverneur et capitaine général des ville et duché de Luxembourg. En cette qualité, et quoique soupçonné d'être une créature de la reine douairière et de l'Empereur, il a aidé les Français, en février 1701, à occuper sa ville. Philippe V l'a créé lieutenant général en mars 1702, chevalier de la Toison d'or en février 1705. Il mourra le 1er août 1716.

4. L'indécision des mouvements du prince Eugène avait beaucoup inquiété jusque-là.

5. Ci-après, p. 673. — 6. *Autel* surchargé en *Hostel*.

7. Tome XV, p. 408-412. Les minutes des lettres de Chamillart à M. de Bergeyck sont dans le volume Guerre 2075.

8. Le brigadier la Faye dont il sera parlé ci-contre, p. 173.

9. M. de Villeroy l'a abandonnée en 1706 : tome XIII, p. 381-382.

d'exécution, tandis que, à Bruges, Bergeyck procuroit aussi les mêmes menées pour réussir à la fois[1]. Il n'y avoit pas un bataillon entier dans ces deux places, et les bourgeois y étoient fort bien intentionnés pour l'Espagne. L'armée de Mgr le duc de Bourgogne sembloit ne songer qu'à subsister en attendant de voir ce que feroient les ennemis[2] : Artagnan[3] fut détaché le 3 juillet[4], avec un gros corps, sous prétexte de subsistance, et, le soir du même jour, Chemerault[5] partit du camp de Braine-Lalleu[6], avec deux mille chevaux et deux mille grenadiers, pour faire un fourrage sur Tubise[7], mais en effet pour marcher diligemment à Ninove[8]. Il s'y arrêta quelque temps, et continua après sa marche sur Gand. A six heures du matin, le 4, il s'en trouva à une lieue, où il reçut nouvelles de la Faye, brigadier des troupes d'Espagne[9] : il lui mandoit qu'il étoit

1. *Dangeau*, p. 177; *Sourches*, p. 121. C'était une opération réclamée dès le début par Chamlay.

2. Le marquis de Quincy a donné (*Histoire militaire*, p. 487-490) le détail des manœuvres des premiers jours. On avait remarqué certains préludes d'une expédition (*Dangeau*, p. 173).

3. Le futur maréchal de Montesquiou : tome XIII, p. 82. C'est lui qui avait mené le prince à la campagne de 1702 : « Homme désinvolte et qui n'entendoit pas moins bien les souterrains de la cour que son détail du régiment des gardes et de major général » (tome X, p. 182-183).

4. *Juillet*, qui n'était pas dans le texte de Dangeau, a été ajouté en interligne.

5. « Favori de M. de Vendôme » (tome XV, p. 397).

6. Braine-l'Alleud, à dix-neuf kilomètres de Bruxelles et onze de Nivelle, dans la province belge de Brabant. On était venu y camper le 1er juin, par une marche fort hardie, et même téméraire.

7. Tubize, à douze kil. O. de Braine.

8. Ville forte sur la Dendre, à huit grandes lieues de Braine.

9. M. de la Faye ou la Faille, brigadier d'infanterie, avait rempli les fonctions de grand bailli (ci-dessus, p. 172) pour le roi Philippe V jusqu'à l'évacuation de mai 1706, et était fort aimé de ses anciens administrés. Saint-Hilaire, dans le récit de cette surprise, prétend que la Faille était entré au service de la France et y avait un régiment de dragons; selon Bellerive et le général Susane, c'était un régiment

parti la veille de Mons, avec soixante officiers ou soldats de son régiment déguisés, et qu'il étoit maître de la porte de la chaussée, dont il avoit eu peu de peine à s'emparer. Là-dessus, Chemerault, avec ses troupes, poussa à Gand le plus diligemment qu'il put, mais non assez[1] pour ne pas laisser la Faye en grand danger, et le grand bailli[2] et ses bourgeois en grand peine. Enfin il arriva, et se rendit maître de la ville sans essuyer un seul coup, et le peuple en témoignant sa joie. Chemerault trouva dans la ville quantité d'artillerie et de munitions[3]. Il dépêcha le chevalier de Nesle[4] à Mgr le duc de Bourgogne, qu'il trouva sur le midi, faisant faire halte à son armée sur le ruisseau de Pepinguen[5], qui, à cette nouvelle, se remit aussitôt en

d'infanterie wallonne. Il pouvait être fils ou petit-fils d'un haut magistrat dont parle la *Biographie nationale belge*.

1. Avant *assés*, il a biffé *pas*. — 2. Il fait deux personnages d'un seul.

3. Le récit de la surprise des 4, 5 et 6 juillet est aux pages 175-179 du *Dangeau;* comparez *Sourches*, p. 119-125, la *Gazette*, p. 335-336, la *Gazette d'Amsterdam*, n°s LVI, de Gand, et LX, d'Anvers, une lettre de l'académicien Regnier-Desmarais à Desmaretz, ci-après, Additions et corrections, p. 676, les *Mémoires de Villars*, tome III, p. 8-9 et 13, l'*Istoria delle guerre* du comte Ottieri, p. 185-187, les *Mémoires de Lamberty*, p. 104-105, les *Mémoires militaires*, p. 24-27 et 381-385, le livre de l'abbé Proyart, tome I, p. 184-188, le recueil des *Feldzüge*, p. 325-330, l'*Histoire militaire*, p. 490-493. On lira ci-après, p. 553 et 638, la lettre que Mme de Maintenon écrivit au duc de Bourgogne et celle du duc du Maine. Le *Mercure* supplémentaire d'août, p. 33-111, renferme un récit détaillé de cette heureuse opération, et la relation même du duc de Bourgogne se retrouve aussi dans les copies du Dépôt de la guerre, avec le reste de la correspondance, vol. 2077, p. 41, 55, 93-95, 99-100 et 106-107. Une lettre de Vendôme à l'Électeur est dans le ms. Nouv. acq. fr. 496, fol. 32.

4. Ce chevalier, gentilhomme picard, major du régiment du Maine en 1691, a servi à l'armée du maréchal de Luxembourg, mais n'a pu acheter un régiment en 1693, faute d'argent pour payer (*Dangeau*, tome IV, p. 348 et 400). En 1705, il a rang de colonel à la suite du régiment Mestre-de-camp général, sous les ordres de Villars (*Sourches*, tome IX, p. 342). Il sera promu brigadier en janvier 1709.

5. Pepinghen-Beringhen, à neuf kil. N. O. de Tubize, sur un affluent de la Senne.

marche. Comme la tête arrivoit au moulin de Goiche, l'armée ennemie parut sur les hauteurs de Saint-Martin-Lennik[1]. On crut qu'elle venoit attaquer dans la marche : la cavalerie se mit en bataille pour donner le temps à l'infanterie d'arriver. Tout d'un coup on vit l'armée ennemie s'arrêter et commencer à camper : là-dessus, notre armée fila vers la Dendre[2]; les ennemis détendirent et marchèrent en arrière. L'arrière-garde de Mgr le duc de Bourgogne passa la Dendre à Ninove, le 6, à sept heures du matin, et toute l'armée vint camper, la droite sur Alost[3], la gauche à l'Escaut et à Schelebelle[4]. Deux jours après, la citadelle de Gand capitula, dont trois cents Anglois sortirent. Gacé, fils du maréchal de Matignon[5], apporta la première nouvelle au Roi[6]. Scheldon, mestre de camp réformé anglois, aide de camp de M. de Vendôme[7], et qui avoit fait

1. *Dangeau*, p. 176-177. — La première localité est Goyck, sur une colline à l'ouest de Pepinghen, et l'autre Lennick-Saint-Martin, à quatre kil. de Goyck.

2. La Dendre ou Dender, venue de Mons, va se jeter dans l'Escaut.

3. Dans la Flandre orientale, à vingt-sept kilomètres de Gand.

4. Schellebelle, sur l'Escaut; gros bourg à dix-huit kil. et demi de Gand, et vingt et un de Ninove.

5. Louis-Jean-Baptiste de Goyon, fils aîné du nouveau maréchal de Matignon (tome XV, p. 130 et 430), né le 29 janvier 1682, appelé comte de Gacé, puis comte de Matignon, mousquetaire en 1696, capitaine de cavalerie en 1697, mestre de camp-lieutenant du régiment du comte de Toulouse en 1702, s'est distingué à Ramillies et a eu, en récompense, le régiment Dauphin-étranger. Il succédera à son père, en 1710, comme gouverneur et lieutenant général des pays d'Aunis, la Rochelle, etc. Brigadier en 1709, il passera maréchal de camp en 1719, lieutenant général en 1734, avec le commandement de la Rochelle et du pays d'Aunis, sera reçu chevalier des ordres le 3 juin 1724, et mourra à Paris, le 29 août 1747. (*Chronologie militaire*, tome V, p. 133; *Mémoires de Luynes*, tome VIII, p. 285.)

6. *Dangeau*, p. 175; *Sourches*, p. 119 et 122. — Ces débuts de campagne donnèrent bon espoir, comme on le voit dans les lettres de Mme de Maintenon (recueil Geffroy, tome II, p. 165, 168 et 169) et du duc du Maine au duc de Bourgogne, ci-après, p. 638, 9 juillet.

7. C'est *Skelton*, comme dans notre tome XV, p. 415; *Schelton*, dans Dangeau. — Charles, comte de Skelton, après avoir servi en

la capitulation avec la citadelle, apporta la seconde[1], et, en même temps, Fretteville[2], dépêché par le comte de la Motte, apprit au Roi qu'il s'étoit rendu maître de Bruges avec la même facilité[3]. Il n'y avoit dans le secret de cette entreprise que Bergeyck, qui la procura, les deux fils de France, le chevalier de Saint-Georges, M. de Vendôme, Puységur, et, au moment de l'exécution, les conducteurs de l'entreprise[4]. Les deux fils de France, avec le chevalier de Saint-Georges, suivis de la principale généralité[5], entrèrent avec pompe à Gand, où, pour marquer leur confiance, ils descendirent à l'hôtel de ville, où ils furent magnifiquement festoyés[6]. Ce fut une joie à Fontainebleau, qui se put dire effrénée, et des raisonnements sur les fruits de ce succès qui passoient de bien loin le but. Je fus fort sensible à un si agréable début[7]; mais j'en crai-

France en 1688, en Irlande de 1689 à 1691, s'attacha comme aide de camp au duc de Vendôme, fut fait mestre de camp réformé à la suite du régiment irlandais de Nugent le 4 mars 1703, brigadier de cavalerie le 22 mars 1710, maréchal de camp le 1er février 1719, et mourut le 24 mai 1736, à soixante-deux ans (*Chronologie militaire*, tome VII, p. 68-69; O'Callaghan, *Irish brigades in the service of France*, p. 328-329; notre tome X, p. 473). Il était tout dévoué à M. de Vendôme, comme le prouve une lettre de remerciement qu'il lui écrivit en 1702 : ms. Fr. 14177, fol. 184 v° et 214.

1. *Dangeau*, p. 179; *Sourches*, p. 126; *Mercure*, volume supplémentaire d'août, p. 121-124.

2. Tome XV, p. 420. — 3. *Dangeau*, p. 178; *Sourches*, p. 123-124.

4. Cela est copié du *Journal de Dangeau*, p. 177.

5. Au tome I, p. 233, j'ai dit que Littré n'avait cité que d'après Saint-Simon lui-même cet emploi de *généralité;* on peut le relever aussi dans la *Gazette* de 1676, p. 711, dans la *Gazette d'Amsterdam* de 1697, n° XCI, correspondance de Vienne, dans la *Gazette de Leyde* de 1713, n° 60, dans les *Mémoires de Saint-Hilaire*, tome IV, p. 144, dans une lettre de Tessé (*Michel Chamillart*, tome I, p. 39), etc.

6. Cette entrée triomphale eut lieu le 10 août, en l'honneur de la prise de Tortose et malgré la défaite d'Audenarde : *Dangeau*, p. 200; *Gazette*, p. 407; *Gazette d'Amsterdam*, n° LXVI, d'Anvers; *Mercure*, p. 249-262. Le duc de Bourgogne en rendit compte : Guerre, vol. 2082, n° 130.

7. Voyez ci-après, p. 638, la lettre du duc du Maine, et, p. 673, celle de Regnier-Desmarais.

gnis l'ivresse, et je ne pus m'empêcher de mander à M. le duc d'Orléans ce que j'en pensois[1].

L'Électeur retourne sur le Rhin, et le duc de Berwick amène une partie de l'armée en Flandres.

La marche de l'armée du prince Eugène de la Moselle en Flandres fit séparer en deux celle de l'Électeur, qui l'avoit suivi quelque temps[2]. Il vint de sa personne passer quelques jours à Metz, retournant à Strasbourg[3]. Avec ce qu'il remenoit, l'armée du Rhin étoit de quarante-deux bataillons et de soixante-treize escadrons; le duc de Berwick mena en Flandres trente-quatre bataillons et soixante-cinq escadrons[4].

Paresse et funeste opiniâtreté du duc de Vendôme.

Il[5] paroissoit aisé de profiter de deux conquêtes si facilement faites en passant l'Escaut, brûlant Audenarde[6], barrant le pays aux ennemis, rendant toutes leurs subsistances très difficiles, et les nôtres, très abondantes, venant par eau et par ordre dans un camp qui ne pouvoit être attaqué[7]. M. de Vendôme convenoit de tout cela, et n'al-

1. Il affecte d'avoir prévu le revers prochain. On voit, par les documents de la Guerre (*Mémoires militaires*, tome VIII, p. 27-28), que l'armée, quoique inquiète du côté de l'Allemagne, se flattait cependant de reconquérir le reste de la Flandre espagnole et le Brabant.

2. *Feldzüge des Prinzen Eugen*, p. 275 et suivantes.

3. L'instruction dressée pour l'Électeur le 3 juillet est en copie dans le volume Guerre 2077, p. 70-75. En se rendant à Strasbourg, il avait eu une conférence avec un envoyé du duc de Lorraine (*Gazette d'Amsterdam*, n° XLV).

4. *Dangeau*, p. 181 et 183; *Sourches*, p. 129 et 131; *Journal de Verdun*, août, p. 123-125; *Mémoires de Berwick*, tome II, p. 10-14.

5. Ici, l'écriture change, sans doute après un temps d'arrêt.

6. Il y eut une tentative : *Dangeau*, p. 184; *Sourches*, p. 130-131. Audenarde, que l'on écrit à tort *Oudenarde*, était bien fortifié, et le seul passage qui restât aux ennemis sur l'Escaut. Nous avions eu cette place par la paix d'Aix-la-Chapelle, et Condé avait empêché Guillaume d'Orange de la reprendre en 1674; mais elle était tombée comme les autres en 1706. Selon la lettre d'Alberoni au ministre Rocca datée du 7 juillet, et selon les *Mémoires militaires*, p. 28-31, Vendôme proposa de marcher droit à ce but; mais le duc de Bourgogne et son grand-père l'en empêchèrent. Comparez une lettre de Philippe V à Vendôme, dans le catalogue de la collection Noël Charavay, n° 47106.

7. Villars s'exprime ainsi, dans ses *Mémoires* (tome III, p. 14-15) :

léguoit aucune raison contraire; mais, pour exécuter ce projet si aisé, il falloit remuer de sa place, et aller occuper ce camp : toute la difficulté se renfermoit à la paresse personnelle de M. de Vendôme, qui, à son aise dans son logis, vouloit en jouir tant qu'il pourroit, et soutenoit que ce mouvement, dont on étoit maître, seroit tout aussi bon différé. Mgr le duc de Bourgogne, soutenu de toute l'armée, et jusque par les plus confidents de Vendôme, lui représentèrent[1] vainement que, puisque, de son propre avis, ce qui étoit proposé étoit le seul bon parti à prendre, il valoit mieux pris qu'à prendre, qu'il n'y avoit aucun inconvénient à le faire, qu'il s'en pouvoit trouver à différer et à hasarder d'y être prévenu, qui[2], de l'aveu même de Vendôme, seroit un inconvénient très fâcheux. Vendôme craignoit la fatigue des marches et des changements de logis : cela renversoit le repos de ses journées,

« Le duc de Vendôme, qui, avec beaucoup de valeur personnelle et d'esprit, avoit le malheur de raisonner souvent très faux, et qui avoit pour l'ennemi un mépris très dangereux, après l'heureux succès de Gand n'avoit d'autre parti à prendre que de faire le siège d'Audenarde, pour lier cette conquête à nos places de Flandres. Il avoit tout le temps de se poster, et il lui étoit d'autant plus facile de le faire, que, mettant presque toute son armée devant Audenarde, cette place étoit investie par un côté de l'Escaut entièrement à lui; mais il négligea de marcher et de se donner deux jours pour se placer et se retrancher, en sorte qu'il n'arriva sur Audenarde que peu d'heures avant les ennemis. Il pouvoit même encore se placer très avantageusement après avoir passé l'Escaut : il est vrai qu'en ce cas, il ne faisoit plus le siège d'Audenarde; mais, par là, il empêchoit l'ennemi, même posté à Audenarde, de s'étendre devant lui, après quoi il faisoit prendre Menin sans peine. Au lieu de cela, il engagea une bataille dans les fonds d'Audenarde, dont le succès fut si malheureux, que son armée fut partagée.... » Feuquière prétend (tomes II, p. 165-169, et III, p. 88-89) que l'on eût pu avoir raison de cette place aussi facilement que de Gand et Bruges, ce qui aurait mieux valu que d'établir autour de l'armée alliée un cercle trop faible pour garder partout l'Escaut, et que la faute de M. de Vendôme, ignorant du pays et des mouvements de l'ennemi, fut de ne pas se joindre assez tôt à l'armée de M. de Berwick, avant que le prince Eugène eût fait sa jonction avec Marlborough.

1. Ce pluriel est bien au manuscrit, et peut se justifier. — 2. Ce qui.

que j'ai décrit ailleurs[1]; il regrettoit toujours les aises qu'il quittoit. Ces considérations furent les plus fortes[2]. Marlborough voyoit clairement que Vendôme n'avoit du tout de bon et d'important à faire que ce mouvement, ni lui que de tenter de l'empêcher. Pour le faire, Vendôme suivoit la corde, qui étoit très courte; pour l'empêcher, Marlborough avoit à marcher sur l'arc, fort étendu et courbé, c'est-à-dire vingt-cinq lieues[3] à faire, contre Vendôme six au plus. Les ennemis se mirent en marche avec tant de diligence et de secret, qu'ils en dérobèrent trois forcées sans que Vendôme en eût ni avis ni soupçon, quoique partis de fort proche de lui[4]. Averti enfin, il méprisa l'avis suivant sa coutume, puis s'assura qu'il les devanceroit en marchant le lendemain matin. Mgr le duc de Bourgogne le pressa de marcher dès le soir. Ceux qui l'osèrent lui en représentèrent la nécessité et l'importance : tout fut inutile, malgré les avis redoublés à tous moments de la marche des ennemis[5]. La négligence se trouva telle, qu'on n'avoit pas seulement songé à jeter des ponts sur un ruisseau qu'il falloit passer presque à la tête du camp; on dit qu'on y travailleroit toute la nuit[6]. Biron[7], maintenant

1. En dernier lieu, dans notre tome XV, p. 174-176.

2. Au lendemain de la défaite, Mme de Maintenon écrira (recueil Geffroy, p. 171) que ce duc, plein de bonne volonté pour la famille royale et pour l'État, incomparable au feu, a le tort irréparable de mépriser l'ennemi, tandis que son adversaire ne cherche qu'à bénéficier de son opiniâtreté, de sa paresse surtout, et cette fâcheuse réputation lui resta, comme on le voit dans les *Mémoires du duc de Luynes*, tome X, p. 124.

3. Douze ou treize, au plus. — 4. *Dangeau*, p. 181.

5. Les *Mémoires de Saint-Hilaire* (tome IV, p. 135-136) sont d'accord avec Saint-Simon sur la faute de M. de Vendôme. Dans son rapport du 19 juillet (*Mémoires militaires*, p. 389), celui-ci eut soin de rejeter sur Puységur le choix de la position prise à Gavre plutôt que de se porter sur Audenarde et de s'y retrancher.

6. Le duc de Bourgogne, dans sa lettre du 29 juillet au duc de Beauvillier, rejette la faute sur les officiers de l'artillerie.

7. Ce marquis, qui est de l'intimité de Monseigneur (tomes X, p. 302

duc et pair et doyen[1] des maréchaux de France[2], avoit pensé être mis auprès de la personne de M. le duc de Berry cette campagne. Il étoit lieutenant général, commandoit[3] une des deux réserves[4], et il étoit à quelque distance du camp, d'où il y communiquoit d'un côté, et, de l'autre, à un corps détaché plus loin. Ce même soir, il reçut ordre de se faire rejoindre par ce corps plus éloigné, et de le ramener avec le sien à l'armée. En approchant du camp, il trouva un ordre de s'avancer sur l'Escaut, vers où l'armée alloit s'ébranler pour le passer. Arrivé à ce ruisseau où on achevoit les ponts, et dont j'ai parlé, Motet, capitaine des guides[5] fort entendu, lui apprit les nouvelles qui avoient enfin fait prendre la résolution de marcher. Alors, quelque accoutumé que fût Biron à M. de Vendôme par la campagne précédente[6], il ne put s'empêcher d'être étrangement surpris de voir que ces ponts non encore achevés ne le fussent pas dès longtemps, et de voir encore tout tendu dans l'armée : il se hâta de traverser ce ruisseau, d'arriver à l'Escaut, où les ponts n'étoient pas faits encore, de le passer comme il put, et de gagner les hauteurs au

et 304, et XIV, p. 397), sert en Flandre depuis 1703 et s'est très bien conduit à la surprise des lignes, le 18 juillet 1705.

1. Depuis 1738. — 2. *De Fr.* est ajouté en interligne.

3. Avant *comandoit*, il a biffé un *et*.

4. *Dangeau*, p. 147. Le Roi avait exigé à plusieurs reprises qu'il commandât une des réserves plutôt que de rester auprès du duc de Berry, où Permangle et Bellefonds faisaient mieux, et de choquer Puiguion, qui se serait trouvé sous ses ordres. Il fut « écorné » par Marlborough en conduisant les équipages dans la direction de Gand.

5. Nous avons déjà rencontré, en 1694 (tome II, p. 174), un autre capitaine des guides nommé Marsal, et j'ai indiqué la nature de ce service, qui est expliquée d'ailleurs dans le *Dictionnaire militaire* de 1745, p. 193. Motet, ou Motté, comme l'ont écrit certains auteurs, devait être, ainsi que Marsal, commissionné par le capitaine général des guides, et cette charge, créée en 1602, appartenait aux Lhuillier de la Chapelle, qui se la transmirent de père en fils (ms. Clairambault 504, fol. 103; Arch. nat., O¹ 20, fol. 368 v°, 47, fol. 183, et 68, fol. 572).

6. Tome XV, p. 174 et suivantes.

delà. Il étoit environ deux heures après midi du mercredi 11 juillet[1], lorsqu'il les eut reconnues, et qu'il vit en même temps toute l'armée des ennemis, les queues de leurs colonnes à Audenarde, où ils avoient passé l'Escaut, et leurs têtes[2] prenant un tour, et faisant contenance de venir sur lui[3]. Il dépêcha un aide de camp aux princes et à M. de Vendôme, pour les en informer et demander leurs ordres, qui les trouva pied à terre et mangeant un morceau. Vendôme, piqué de l'avis si différent de ce qu'il s'étoit si opiniâtrément promis, se mit à soutenir qu'il ne pouvoit être véritable. Comme il disputoit là-dessus avec grande chaleur, arriva un officier par qui Biron envoyoit confirmer le fait, qui ne fit qu'irriter et opiniâtrer Vendôme de plus en plus. Un troisième avis confirmatif de Biron le fit emporter, et pourtant se lever de table, ou de ce qui en servoit, avec dépit, et monter à cheval, en maintenant toujours qu'il faudroit donc que les diables les eussent portés là, et que cette diligence étoit impossible[4]. Il renvoya le

1. La funeste journée du 11 juillet à laquelle le nom d'Audenarde reste attaché, mais que Chamlay appela d'abord de celui de Tyndeck, centre du combat, peut être reconstituée à l'aide des très nombreux documents, soit français, soit étrangers, qui seront indiqués dans l'appendice V, et des plans qui furent publiés alors en Hollande. Notre auteur n'a rien tiré des quelques lignes de Dangeau; peut-on supposer qu'il avait conservé des notes du récit que lui fit Biron, ci-après, p. 199?

2. *Leur*, au singulier, et *testes*, au pluriel.

3. Les auteurs du tome X des *Feldzüge des Prinzen Eugen* ont donné dans l'Appendice, p. 152-156, note, un journal de la marche des alliés depuis le 29 juin, qui parut alors dans le *Mercure historique et politique*, p. 166-180. Voyez aussi les *Mémoires militaires*, p. 29-34, sur la marche de Vendôme et sur les fautes commises par lui, les *Mémoires de Lamberty*, p. 102-103, la *Gazette*, p. 344-346, etc.

4. Dans le compte rendu que Vendôme envoya huit jours plus tard (*Mémoires militaires*, p. 389-390), il dit seulement : « A dix heures du matin, Mgr le duc de Bourgogne déjeunant au moulin de Gavre, un aide de camp du marquis de Biron vint me dire qu'il y avoit de l'infanterie et de la cavalerie des ennemis qui avoient passé à Audenarde, et qu'il étoit fort près d'eux. Je lui mandai de les attaquer, et que je marchois, avec la tête de l'armée, en toute diligence, pour le soutenir. Je

premier aide de camp arrivé dire à Biron qu'il chargeât les ennemis, et qu'il seroit tout à l'heure à lui pour le soutenir avec des troupes. Il dit aux princes de suivre doucement avec le gros de l'armée tandis qu'il alloit prendre la tête des colonnes et se porter vers Biron le plus légèrement qu'il pourroit. Biron cependant posta ce qu'il avoit de troupes le mieux qu'il put dans un terrain fort inégal et fort coupé, occupant un village[1] et des haies, et bordant un ravin profond et escarpé : après quoi, il se mit à visiter sa droite, et vit la tête de l'armée ennemie très proche de lui. Il eut envie d'exécuter l'ordre qu'il venoit de recevoir de charger, moins dans aucune espérance qu'il conçût d'un combat si étrangement disproportionné, que pour se mettre à couvert des propos d'un général sans mesure, et si propre à rejeter sur lui, et sur n'avoir pas exécuté ses ordres, toutes les mauvaises suites qui se prévoyoient déjà. Dans ces moments de perplexité, arriva Puységur avec le campement, qui, après avoir reconnu de quoi il s'agissoit, conseilla fort à Biron de se bien garder d'engager un combat si fort à risquer[2]. Quelques moments après survint le

Combat d'Audenarde.

montai à cheval, et j'allai gagner la tête des troupes.... » Ces faits furent travestis; deux mois et demi plus tard, Fénelon posait encore la question au vidame d'Amiens (*Correspondance*, tome I, p. 247) : « On persiste à soutenir que Mgr le duc de Bourgogne engagea l'attaque sans que M. de Vendôme en sût rien, ni eût fait sa disposition. Est-il vrai? » Voyez ci-après, p. 530 et 555, les récits de Saint-Hilaire et de Bellerive.

1. Le village d'Eyne, ou celui d'Heurne.

2. M. de Vendôme dit (p. 390) : « Lorsque je n'étois qu'à deux cents pas du village que M. de Biron occupoit, M. de Puységur, qui étoit allé au campement, vint à moi à toutes jambes, et me dit qu'il falloit prendre sur la droite, et qu'il étoit impossible de rien faire par là à cause d'un ruisseau impraticable. Je fus donc obligé de gagner une hauteur qui étoit sur ma droite, pour voir si nous pourrions, par là, entamer les ennemis. Le même M. de Puységur m'assura que cela étoit impossible à cause d'un ruisseau et d'un marais. » Et, continuant, il dit que le ruisseau soi-disant impraticable fut passé sans difficulté par les escadrons ennemis, et que la plaine n'avait ni fossés ni buissons capables d'arrêter les charges, quoi qu'en eût assuré Puységur. D'Artagnan, de même, dans son rapport au ministre (p. 386), se plaint

maréchal de Matignon, qui, sur l'inspection des choses et le compte que Biron lui rendit de l'ordre qu'il avoit reçu de charger, lui défendit très expressément de l'exécuter, et le prit même sur lui. Tandis que cela se passoit, Biron entendit un grand feu sur sa gauche au delà du village. Il y courut, et y trouva un combat d'infanterie engagé[1] : il le soutint de son mieux avec ce qu'il avoit de troupes, pendant que, plus encore sur la gauche, les ennemis gagnoient du terrain. Le ravin, qui étoit difficile, les arrêta, et donna le temps d'arriver à M. de Vendôme[2]. Ce qu'il amenoit de troupes étoit hors d'haleine ; à mesure qu'elles arrivèrent, elles se jetèrent dans les haies, presque toutes en colonne, comme elles venoient, et soutinrent ainsi l'effort des ennemis et d'un combat qui s'échauffa, sans qu'il y eût moyen de les ranger en aucun ordre : tellement que ce ne fut jamais que les[3] têtes des colonnes qui, chacune par son trou[4], et occupant ainsi chacune un très petit terrain, combattirent les ennemis, lesquels[5], étendus en ligne et en ordre, profitèrent du désordre de nos troupes essoufflées et de l'espace vide laissé des deux côtés de ces têtes de colonnes, qui ne se remplissoit qu'à mesure que d'autres têtes arrivoient, aussi hors d'haleine que les premières. Elles se trouvoient vivement chargées en arrivant et dou-

que, faute de connaître exactement le terrain, on laissa l'ennemi se saisir de tous les couverts et manœuvrer à son aise. Déjà, en 1707, nous avons vu Puységur s'efforcer de parer aux effets désastreux de la paresse et de l'insouciance de M. de Vendôme (tome XV, p. 174-175) ; on remarquera dans le récit de Bellerive que celui-ci a toujours soin d'omettre ou laisser en blanc le nom de Puységur, comme par un reste de respect, quand il accuse les conseillers du duc de Bourgogne.

1. « On crut que ce n'étoit qu'une tête : on les attaqua vigoureusement, et l'on renversa leurs premières troupes ; mais, comme ils avoient là toute leur armée, et que c'est un pays couvert, ils mirent troupes sur troupes, et il se donna en cet endroit un très rude combat d'infanterie, qui dura jusqu'à une heure de nuit » (*Sourches*, p. 129).

2. *A M. de Vendosme* est ajouté en interligne. — 3. *Des* corrigé en *les*.

4. Et non *tron*, comme on lisait jusqu'ici pour *tronc*.

5. *Lesquels* est en interligne, au-dessus de *qui*, biffé.

blant et s'étendant à côté des autres, qu'elles renversoient souvent, et les réduisoient, par le désordre de l'arrivée, à se rallier derrière elles, c'est-à-dire derrière d'autres haies, parce que la diligence avec laquelle nos troupes s'avançoient, jointe aux coupures du terrain, causoient une confusion dont elles ne se pouvoient débarrasser. Il en naissoit encore l'inconvénient de longs intervalles entre elles, et que les pelotons étoient repoussés bien loin avant qu'ils pussent être soutenus par d'autres, qui, survenant avec le même désordre, ne faisoient que l'augmenter, sans servir beaucoup aux premiers arrivés à se rallier derrière eux à mesure qu'ils se présentoient au combat. La cavalerie et la maison du Roi se trouvèrent mêlées[1] avec l'infanterie : ce qui combla la confusion au point que nos troupes se méconnurent[2] les unes les autres[3]. Cela donna loisir aux ennemis de combler le ravin de fascines assez pour pouvoir le passer, et, à la queue de leur armée, de faire un grand tour par notre droite pour en gagner la tête et prendre en flanc ce qui s'y étoit le plus étendu et avoit essuyé moins de feu et de confusion dans ce terrain moins coupé que l'autre. Vers cette même droite étoient les princes, qu'on avoit longtemps arrêtés au moulin de Royenghem-Capel[4] pour voir cependant plus clair à ce

1. Il a écrit : *meslés*, au masculin pluriel.

2. Ayant d'abord écrit : *ne se reconnurent pas*, il a biffé *ne* et *pas*, et changé *reconnurent* en *méconnurent*.

3. Rapport de d'Artagnan (p. 386-387) : « Tout devint combats particuliers, qui n'avoient nulle correspondance les uns avec les autres, et, comme notre cavalerie ne pouvoit point agir, par la difficulté du pays, cela faisoit que notre infanterie étoit abandonnée à ses forces ; et même, ayant employé beaucoup d'infanterie pour occuper beaucoup de pays, il ne nous restoit presque point de seconde ligne, de manière que toute la vigueur de notre première n'alloit plus qu'à faire plier leur infanterie, qui étoit chassée de ces premières haies au delà d'un petit ruisseau et des bois qui nous séparoient de la plaine où ils étoient en bataille. »

4. C'est Roygem, de son vrai nom, à côté d'une chapelle qui subsiste encore.

combat si bizarre et si désavantageusement enfourné. Dès que nos troupes de cette droite en virent fondre sur elles de beaucoup plus nombreuses, et qui les prenoient par leur flanc, elles ployèrent vers leur gauche avec tant de promptitude, que les valets de la suite de tout ce qui accompagnoit les princes tombèrent sur eux avec un effroi, une rapidité, une confusion, qui les entraînèrent avec une extrême vitesse, et beaucoup d'indécence et de hasard, au gros de l'action à la gauche. Ils s'y montrèrent partout, et aux endroits les plus exposés[1], y montrèrent une grande et naturelle valeur, et[2] beaucoup de sang-froid parmi leur douleur de voir une situation si fâcheuse, encourageant les troupes, louant[3] les officiers, demandant aux principaux ce qu'ils jugeoient qu'on dût faire, et disant à M. de Vendôme ce qu'eux-mêmes pensoient[4]. L'inégalité du terrain que les ennemis trouvèrent[5] en avançant après avoir poussé notre droite donna à cette droite[6] le temps de se reconnoître, de se rallier, et, malgré ce grand ébranlement, pour n'en rien dire de plus, de leur résister; mais cet

1. Dix jours plus tard, le duc de Bourgogne écrivait à M. de Beauvillier : « Je ne crois pas en avoir trop peu fait, et, quand j'arrivai près du combat, il étoit déjà dans une situation où j'aurois couru un risque évident d'être pris aussi bien que tout ce qui s'y trouva; car, pour moi, je ne demandois pas mieux que d'y aller le plus avant. » C'est confirmé par le récit de Bellerive lui-même, p. 558. L'auteur des *Mémoires de Sourches* cite ce fait (p. 130) : « On disoit que le duc de Berry avoit toujours été, pendant l'action, à la tête de sa compagnie de gendarmes, quoique la gendarmerie eût beaucoup souffert étant à l'égout de l'attaque sans pouvoir charger. » Le lieutenant de ces gendarmes y fut grièvement blessé, comme presque tous les chefs des autres compagnies.

2. *Et* est répété deux fois, à la fin d'une ligne et au commencement de la suivante.

3. L'initiale de *louant* surcharge un *p*.

4. Le Roi avait recommandé qu'ils fussent toujours bien entourés pendant l'action.

5. Avant *trouverent*, il a biffé *avoient*.

6. Avant *donna*, il a biffé *luy*, et il a ajouté *à cette droitte* en interligne.

effort fut de peu de durée[1]. Chacun avoit rendu[2] des combats particuliers[3] de toutes parts, chacun se trouvoit épuisé de lassitude et du désespoir du succès parmi une confusion si générale et si inouïe. La maison du Roi dut son salut à la méprise d'un officier des ennemis qui porta un ordre aux troupes rouges, les prenant pour des leurs; il fut pris, et, voyant qu'il alloit partager le péril avec elles, il les avertit qu'elles alloient être enveloppées, et leur montra la disposition qui s'en faisoit : ce qui fit retirer la maison du Roi un peu en désordre[4]. Il augmentoit de moment en moment. Personne ne reconnoissoit sa troupe : toutes étoient pêle-mêle, cavalerie, infanterie, dragons; pas un bataillon, pas un escadron ensemble, et tous en confusion les uns sur les autres[5]. La nuit tomboit, on avoit perdu un terrain infini, la moitié de l'armée n'avoit pas achevé d'arriver : dans une situation si triste, les princes consultèrent avec M. de Vendôme ce qu'il y avoit à faire, qui, de fureur de s'être si cruellement mécompté[6], brusquoit tout le monde[7]. Mgr le duc de Bourgogne voulut parler;

1. Saint-Hilaire (ci-après, p. 530) raconte tout particulièrement cette phase du combat et attribue la déroute à la faute d'un brigadier français qu'il ne nomme point.

2. Ce *rendu*, écrit en surcharge, est difficile à lire et douteux.

3. Racine a dit (*Iphigénie*, acte IV, scène 4) :

Où sont-ils, les combats que vous avez rendus?

4. D'Artagnan dit (p. 387) que, voyant l'infanterie sans munitions, et ne recevant aucun ordre, il prit le parti de battre en retraite avec la maison du Roi, la gendarmerie et six ou sept brigades d'infanterie, lesquelles avaient seules combattu et soutenu tout l'effort.

5. Voyez ci-après, p. 190 et 191. On remarqua plus tard, à Fontainebleau, qu'à l'heure même où la bataille se perdait, le Roi, étant allé se promener dans la forêt du côté de Moret, donnait une collation fort gaie à Mme de Maintenon, à la duchesse de Bourgogne et sa suite, et à Monseigneur (*Dangeau*, p. 179-180).

6. Nous avons déjà eu ce verbe ci-dessus, p. 13. L'usage en est encore conservé aujourd'hui, au moins dans le *Dictionnaire*.

7. Dans le rapport déjà cité, M. de Vendôme dit tout différemment (p. 390-391) : « Lorsque je vis l'affaire engagée, je mandai à Mgr le duc de Bourgogne qu'il falloit faire porter nos deux gauches d'infanterie

Insolence de Vendôme à Mgr le duc de Bourgogne.

mais Vendôme, enivré d'autorité et de colère, lui ferma à l'instant la bouche en lui disant d'un ton impérieux, devant tout le monde, qu'il se souvînt qu'il n'étoit venu à l'armée qu'à condition de lui obéir. Ces paroles énormes, et prononcées dans les funestes moments où on sentoit si horriblement le poids de l'obéissance rendue à sa paresse et à son opiniâtreté, et qui, par le délai de décamper, étoit cause de ce désastre, firent frémir d'indignation tout ce qui l'entendit. Le jeune prince à qui elles furent adressées y chercha une[1] plus difficile victoire que celle qui se remportoit actuellement par les ennemis sur lui : il sentit qu'il n'y avoit point de milieu entre les dernières extrémités et l'entier silence, et fut assez maître de soi[2] pour le garder. Vendôme se mit à pérorer sur ce combat, à vouloir montrer qu'il n'étoit point perdu, à soutenir[3] que, la moitié de l'armée n'ayant pas combattu, il falloit tourner toutes ses pensées à recommencer le lendemain matin, et, pour cela, profiter de la nuit, rester dans les mêmes postes où on étoit, et s'y avantager au mieux qu'on pourroit. Chacun écouta en silence un homme qui ne vouloit pas être contredit, et qui venoit de faire un exemple, aussi cou-

et de cavalerie pour tomber sur la droite de la cavalerie des ennemis, qui étoit séparée du reste de l'armée par un ruisseau. Mon aide de camp parla à Monseigneur; mais il se trouva des gens qui lui dirent que le ruisseau étoit difficile à passer, que sa gauche étoit dans un bon poste, et qu'il falloit se retrancher. Mgr le duc de Bourgogne se rendit avec grand peine, car je sais qu'il dit : « Que dira M. de Vendôme quand il saura que je me retranche, au lieu de charger? » Je ne sais point ceux qui ont donné ce pernicieux conseil; mais je sais bien que les ennemis eux-mêmes conviennent qu'ils étoient battus, si notre gauche les eût attaqués. » Et plus loin (p. 392) : « Je ne pouvois pas deviner que cinquante bataillons et près de cent quatre-vingts escadrons, des meilleurs de cette armée, se contenteroient de nous voir combattre pendant six heures, et regarderoient cela comme on regarde l'opéra des troisièmes loges. »

1. Le manuscrit porte : *un*. — 2. *Luy* corrigé en *soy*.

3. Avant *soustenir*, Saint-Simon a biffé *persuader*, qui surchargeait déjà un autre verbe effacé du doigt.

pable qu'incroyable dans l'héritier nécessaire de la couronne, de quiconque hasarderoit autre chose que des applaudissements. Le silence dura donc sans que personne osât proférer une parole, jusqu'à ce que le comte d'Évreux le rompit pour louer M. de Vendôme, dont il étoit cousin germain[1] et fort protégé[2] : on en fut un peu surpris, parce qu'il n'étoit que maréchal de camp. Il venoit cependant des avis de tous côtés que le désordre était extrême. Puységur, arrivant de vers la maison du Roi, en fit un récit qui ne laissa aucun raisonnement libre, et[3] que le maréchal de Matignon osa appuyer[4]. Souternon[5], venant d'un autre côté, rendit un compte semblable. Enfin Chéladet[6] et Puiguion[7], survenant chacun d'ailleurs, achevèrent de presser une résolution. Vendôme, ne voyant plus nulle apparence de résister davantage à tant de convictions, et poussé à bout de rage : « Oh bien! s'écria-t-il, Messieurs, je vois bien que vous le voulez tous; il faut donc se retirer! Aussi bien, ajouta-t-il en regardant Mgr le duc de Bourgogne, il y a longtemps, Monseigneur, que vous en avez envie. » Ces paroles, qui ne pouvoient

Parole énorme de Vendôme à Mgr le duc de Bourgogne. Retraite derrière le canal de Bruges.

1. Par leurs mères, les sœurs Mancini. — 2. Ci-après, p. 235.
3. Cette conjonction a été ajoutée en interligne.
4. Voyez ci-après, p. 673, le rapport de ce maréchal.
5. Tome XIII, p. 375 et 383. — 6. Tome XI, p. 266.
7. François de Granges de Surgères, marquis de Puiguion (il signait ainsi, tandis que notre auteur écrit : *Puyguyon*, et d'autres : *Pudion*), avait débuté dans la cavalerie, à partir de 1672, sous les ordres de Chamilly, de Turenne et de Luxembourg. Lieutenant-colonel en 1689, mestre de camp en 1691 d'un régiment de son nom qui a été détruit à Nerwinde, mestre de camp-lieutenant du régiment du duc de Bourgogne en 1693, brigadier en 1696, blessé à la bataille de Spire, où il perdit un fils et un neveu, maréchal de camp du 10 février 1704, il a combattu à Ramillies, puis a commandé à Lille pendant l'hiver de 1707, et est lieutenant général du 19 juin 1708. Il se retirera après Malplaquet, et mourra le 21 février 1723, âgé de soixante-quatorze ans. (*Chronologie militaire*, tome IV, p. 632 634; *Mercure* de mars 1723, p. 623-628.) On le disait parent de Mme de Maintenon. Il a obtenu l'érection du marquisat de la Flocelière en mars 1697 (Arch. nat., X^{1A} 8702, fol. 207); son petit-fils marquera sous Louis XV, comme menin du Dauphin.

manquer d'être prises dans un double sens, et qui furent par la suite appesanties, furent prononcées exactement telles que je les rapporte, et assénées, de plus, de façon que pas un des assistants ne se méprit à la signification que le général leur voulut faire exprimer. Les faits sont simples, ils parlent d'eux-mêmes : je m'abstiens de commentaires, pour ne pas interrompre[1] le reste de l'action. Mgr le duc de Bourgogne demeura dans le parfait silence, comme il avoit fait la première fois, et tout le monde à son exemple, en diverses sortes d'admirations muettes. Puységur le rompit à la fin pour demander comment on entendoit de[2] faire la retraite. Chacun parla confusément. Vendôme, à son tour, garda le silence, ou de dépit ou d'embarras; puis il dit qu'il falloit marcher à Gand, sans ajouter comment, ni aucune autre chose[3]. La journée avoit été fort fatiguante, la retraite étoit longue et périlleuse; chacun mettoit son espérance pour l'avenir dans l'armée que le duc de Berwick amenoit de la Moselle[4]. On proposa de faire avancer les chaises des princes, et de les mettre dedans pour les conduire plus commodément vers Bruges et au devant de cette armée. Cette idée vint de Puységur; d'O y applaudit fort, Gamaches ne s'y opposa pas. On les demanda, et, sur-le-champ, on commanda cinq cents chevaux d'escorte. Là-dessus, Vendôme cria que cela seroit honteux : les chaises furent contremandées, et l'escorte déjà commandée servit depuis à ramasser les fuyards[5]. Alors ce petit conseil tumultueux se sépara. Les princes, avec ce peu de suite qui les avoit accompagnés, prirent à cheval le chemin de Gand. Vendôme, sans plus donner nul ordre, ni s'informer de rien, ne parut plus en aucun lieu;

1. *Interrompre* est en interligne, au-dessus de *quitter*, biffé.
2. Emploi d'*entendre de* non signalé par les lexicographes.
3. Saint-Hilaire rend compte de ce conciliabule : ci-après, p. 531.
4. Ci-dessus, p. 177. Ce jour même, 11 juillet, il arrivait à Givet, et le lendemain sur la Sambre, d'où, apprenant la défaite, il se rendit en poste à Tournay pour recueillir les débris de l'armée.
5. On verra ci-après, p. 559, le récit de Bellerive.

ce qui s'étoit trouvé là d'officiers généraux retournèrent à leurs postes, ou, pour mieux dire, où ils purent, ainsi que le maréchal de Matignon, et firent passer en divers endroits de l'armée l'ordre de se retirer. La nuit étoit tantôt[1] close; on entendoit encore plusieurs combats particuliers en divers endroits. Enfin les premiers avertis s'ébranlèrent. Ce pendant les officiers généraux de la droite et ceux de la maison du Roi tenoient leur petit conseil entre eux, et ne pouvoient comprendre comment il ne leur venoit point d'ordre, lorsque celui de la retraite leur arriva; mais, tandis qu'ils demeuroient en cette attente et en suspens, ils se trouvèrent environnés et coupés de toutes parts. Chacun d'eux alors fut bien étonné. Ils recommençoient à raisonner sur les moyens d'exécuter leur retraite, lorsque le vidame d'Amiens, qui, comme tout nouveau maréchal de camp[2], ne disoit pas grand chose, se mit à leur remontrer que, tandis qu'ils délibéroient, ils alloient être enfermés; puis, voyant qu'ils continuoient en leur incertitude, il les exhorta à le suivre, et, se tournant vers les chevau-légers de la garde, dont il étoit capitaine: « Marche à moi! » leur dit-il en digne frère et successeur du duc de Montfort[3]; et, perçant à leur tête une ligne de cavalerie ennemie, il en trouva derrière elle une autre d'infanterie, dont il essuya tout le feu, mais qui s'ouvrit pour lui donner passage. A l'instant, le reste de la maison du Roi,

Belle action du vidame d'Amiens, et autre belle de Nangis.

1. *Tantost*, dans le style familier, « se prend aussi pour un temps plus indéterminé, et les verbes que l'on y joint se mettent ordinairement au présent.... *Il est tantost nuit. Ce livre est tantost fini....* » (*Académie*, 1718 et 1878.)

2. Capitaine de la compagnie des chevau-légers de la garde depuis 1704 (tome XII, p. 210), il n'est maréchal de camp que depuis le 20 juin 1708.

3. Tome XII, p. 206-210. Le vidame fut soutenu dans toutes les épreuves de la campagne par Fénelon, qui l'avait ramené au bien, et c'est par lui que les lettres de ce prélat, confiées à un homme sûr du nom d'Auguigne, arrivaient jusqu'au duc de Bourgogne (*Correspondance de Fénelon*, tome I, p. 276-277 et *passim*).

profitant d'un mouvement si hardi, suivit cette compagnie, puis les autres troupes qui se trouvèrent là, et toutes firent leur retraite ensemble, toute la nuit et en bon ordre, jusqu'à[1] Gand, toujours menés par le vidame, qui, par avoir su prendre à temps, et seul, son parti avec sens et courage, sauva ainsi une partie considérable de cette armée[2]. Les autres débris se retirèrent comme ils purent, avec tant de confusion, que le chevalier[3] du Rosel[4], lieutenant général, n'en eut aucun avis, et se trouva le lendemain matin avec cent escadrons qui avoient été totalement oubliés. Sa retraite, ainsi esseulée[5] et en plein jour, devenoit très difficile; mais il n'étoit pas possible de soutenir le poste qu'il occupoit jusqu'à la nuit: il se mit donc en marche[6]. Nangis, aussi tout nouveau maréchal de camp[7], aperçut des pelotons de grenadiers épars, il en trouva de traîneurs[8]; bref, de pure bonne volonté, il en ramassa jusqu'à quinze compagnies, et, par cette même volonté, fit avec ces grenadiers l'arrière-garde de la colonne du chevalier du Rosel, si étrangement abandonnée. Les ennemis passèrent les haies et un petit ruisseau, l'attaquèrent

1. *Jusqu'à* surcharge un mot illisible.

2. Cette belle action est racontée dans les *Mémoires de Sourches*, p. 132, d'après les lettres du vidame lui-même à sa femme et à son père.

3. Le *C* surcharge une *L* majuscule. — 4. Tome XIV, p. 30.

5. Ce féminin est bien au manuscrit.

6. *Sourches*, p. 133-134 : « Il n'étoit pas vrai que les ennemis n'eussent pas poursuivi le chevalier du Rosel, puisqu'il les avoit eus longtemps sur les bras, et que, dans sa retraite, les ennemis avoient fait plusieurs prisonniers. » Ces deux épisodes ne sont même pas mentionnés dans le récit insignifiant de Dangeau, non plus que le troisième, sur Nangis. Le combat de Rosel l'est dans le volume supplémentaire du *Mercure* d'août, p. 230, et il en rendit compte lui-même dans une lettre à son chef le duc du Maine, qui est à la Guerre, vol. 2108, n° 25.

7. De la même promotion du 20 juin 1708.

8. *Traîneurs*, « soldats qui ne marchent pas avec le corps des troupes dont ils sont, et qui demeurent derrière pour avoir occasion de piller dans les lieux où ils passent » (*Académie*, 1718). Il reviendra plus loin, p. 197. *Traînard* n'est entré dans le *Dictionnaire* qu'en 1835.

souvent : il les soutint toujours avec vigueur. Ils firent une marche de plusieurs heures, qui fut un véritable combat. A la fin, ils se retirèrent par des chemins détournés, que l'habitude d'aller à la guerre[1] avoit appris au chevalier du Rosel, grand et excellent partisan. Ils arrivèrent au camp après y avoir causé une cruelle inquiétude pendant quatorze ou quinze heures qu'on ignora ce qu'ils étoient devenus[2]. Mgr le duc de Bourgogne ne fit que traverser Gand sans s'y arrêter, et continua de marcher jusqu'à Lawendeghem[3], avec la tête des troupes, qui y arrivoit. Il y établit son quartier général, et son camp le long et derrière le canal de Bruges[4], pour y faire reposer ses troupes en sûreté avec l'abondance des derrières, en attendant qu'on prît un parti, et la jonction de Berwick[5]. M. de Vendôme, je continue de rapporter simplement les faits, arriva séparément à Gand entre sept et huit heures du matin, trouva des troupes qui entroient dans la ville, s'arrêta avec le peu de suite qui l'avoit accompagné, mit pied à terre, défit ses chausses[6], et poussa sa selle[7] tout auprès des troupes, en les voyant défiler. Il entra aussitôt

1. En parti, en reconnaissance, comme *à la petite guerre* (tome XII, p. 47, et *Mémoires de Bussy*, tome II, p. 71).

2. Cet épisode n'est mentionné que dans une note des *Mémoires de Sourches*, p. 134 : « L'affaire auroit été encore plus mal, si le marquis de Nangis ne s'étoit jeté, avec son corps de dragons, dans un château qui étoit sur un défilé, et s'il n'avoit pas arrêté la poursuite des ennemis par le grand feu de mousqueterie qu'il fit faire. » Saint-Hilaire aussi en parle de même (ci-après, p. 533), mais ajoute que M. de Vendôme envoya des dragons pour appuyer la retraite. Bientôt, p. 461, Nangis se distinguera dans une autre action.

3. C'est Lovendegem, gros bourg à dix kil. et demi O. de Gand.

4. Sur ce canal, voyez la *Gazette* de 1646, p. 662.

5. « Le duc de Bourgogne ne se retira sous Gand qu'à onze heures du soir, et, le lendemain, pour remettre en ordre son infanterie, qui avoit soutenu un grand feu avec vigueur, il fit passer son armée au travers de Gand et se campa derrière le canal de Bruges » (*Sourches*, p. 129). Comparez le *Journal de Verdun*, septembre, p. 218.

6. *L'Académie* de 1718 donnait la locution *mettre ses chausses bas.*

7. Tome VI, p. 122, et tome VIII, p. 274.

après dans la ville sans s'informer de quoi que ce fût, se jeta dans un lit, et y demeura plus de trente heures sans se lever, pour se reposer de ses fatigues. Ensuite il apprit par ses gens que l'armée étoit à Lawendeghem : il l'y laissa, continuant à ne s'embarrasser de rien, à bien souper et se reposer de plus en plus dans Gand plusieurs jours de suite, sans se mêler en aucune sorte de l'armée, dont[1] il étoit à trois lieues[2]. Peu de jours après, le comte de la Motte prit le fort de Plassendal[3], dont la garnison passa toute au fil de l'épée, qui fut un poste important à la communication des canaux[4]. Les ennemis allèrent prendre le camp de Warwick[5], et se rendirent maîtres de nos lignes, où il n'y avoit que de petits détachements d'infanterie[6].

On cacha tant qu'on put la perte qu'on fit en ce combat, où il y eut beaucoup de tués et de blessés[7] : Biron, lieutenant général[8]; Ruffey[9] et Filtzgerald[10], maréchaux

1. L'initiale de *dont* surcharge un *q*. — 2. Ci-après, p. 197.

3. Plasschendaele, dans la commune belge d'Adegem, sur une croisée de canaux entre Bruges et Nieuport, à une lieue et demie E. d'Ostende. Ce poste avait été détruit par Boufflers en 1691.

4. *Dangeau*, p. 182, 14 juillet : « On avoit appris le matin (avant de savoir la défaite du 11) que le comte de la Motte avoit pris, l'épée à la main, le fort de Plassendal. Toute la garnison a été tuée. Ce poste est de grande importance pour la communication des canaux. » Comparez les *Mémoires de Sourches*, p. 129, la *Gazette*, p. 346, et le *Mercure* supplémentaire, p. 289-290. Le rapport du comte est au Dépôt de la guerre, vol. 2081, n° 71.

5. Wervicq, ville à quinze kil. N. de Lille.

6. *Dangeau*, p. 187, 20 juillet : « L'armée des ennemis en Flandre est campée à Verwick (*sic*), où ils se sont rendus maîtres de nos lignes, où il n'y avoit que de petits détachements d'infanterie. Le prince Eugène y est; mais son armée est encore vers Bruxelles. » C'est de là que partit une des relations qui furent imprimées sur le moment même.

7. *Dangeau*, p. 182-183; *Sourches*, p. 131-132 et 134-136.

8. Ci-dessus, p. 179-180. Il est blessé et prisonnier : ci-après, p. 198.

9. Tome X, p. 56. Il fut renvoyé aussitôt par les ennemis, pour traiter de l'échange (*Gazette d'Amsterdam*, n° LXVII).

10. Ici, *Filtzgerarld*. — Nicolas de Filtzgerald, venu en France en 1691, avec son régiment d'infanterie irlandaise, a été fait brigadier

de camp; Croÿ, brigadier d'infanterie[1]; le duc de Saint-Aignan[2], le marquis d'Ancenis[3], ces deux derniers blessés; beaucoup d'officiers de gendarmerie, force officiers particuliers, prisonniers; Ximène, colonel du Royal-Roussillon infanterie[4], et la Bretauche, brigadier de cavalerie de ré-

en 1702, après Luzzara, est resté en Italie jusqu'en 1706, et a été envoyé à l'armée de Flandre en 1707, et nommé maréchal de camp en mars 1708 (*Chronologie militaire*, tome VI, p. 590-591). Blessé et pris, il mourut à Gand le 1er août : *Mercure* d'octobre, p. 116-130.

1. Philippe-Alexandre-Emmanuel, comte de Croÿ-Solre, puis prince de Croÿ, dont il sera parlé particulièrement en 1713, dans une digression sur cette maison, était né en 1677 et avait débuté en 1690 comme mousquetaire, était entré ensuite au régiment du Roi, avait eu le régiment d'infanterie de son père en 1696, avait servi en Italie depuis 1701, y était devenu brigadier le 10 février 1704, et avait vaillamment défendu Alexandrie en 1706. Fait prisonnier à Audenarde, il recevra le brevet de maréchal de camp le 20 mars 1709, mais ne sera échangé qu'après la paix, deviendra lieutenant général en 1718, et mourra le 31 octobre 1723. (Pinard, *Chronologie militaire*, tome V, p. 55-56.)

2. Le frère consanguin de M. de Beauvillier : tome XIV, p. 123. Il avait tenu bon avec une petite troupe jusqu'à ce qu'elle fût réduite à cinq ou six combattants (ci-après, p. 537), et le duc de Bourgogne, qui en félicita vivement Beauvillier, s'empressa de négocier secrètement son échange (recueil Vogüé, p. 236, 237, 311, 313, etc.)

3. Paul-François de Béthune, second fils du duc de Charost, né le 9 août 1682, entré d'abord aux mousquetaires, a eu une compagnie de cavalerie en 1701, a remplacé Puiguion à la tête du régiment de Bourgogne en février 1704, et l'a commandé à Hochstedt. Revenu de captivité, il succédera en 1709 à son père, comme gouverneur de Doullens, passera brigadier en 1710, aura la survivance de la compagnie des gardes du corps en novembre 1715, celle de lieutenant général des pays de Picardie, Boulonnais, etc., avec le gouvernement de Calais, en 1718, le grade de maréchal de camp en 1719, le titre de duc de Béthune en 1724, le cordon bleu en 1728, servira encore en 1734 et 1735, comme lieutenant général, fera les fonctions de premier écuyer de la Reine, pour son petit-fils Tessé, de 1742 à 1753, sera nommé chef du conseil des finances en 1745, et mourra le 11 février 1759 (*Chronologie militaire*, tome V, p. 172-174).

4. C'est Geoffroy de Ximenez, qui avait perdu son père en 1706 (tome XIII, p. 231). Le chevalier son frère, blessé à Audenarde, eut son régiment grâce au maréchal de Boufflers, quoique le duc de Ven-

putation[1], tués; quatre mille hommes et sept cents officiers prisonniers à Audenarde, sans ce qu'on en sut depuis, et la dispersion, qui fut prodigieuse[2].

dôme présentât un autre candidat : *Sourches*, p. 131-132; *Mercure* d'août, p. 264-266; ci-après, p. 561 et 565.

1. Un la Bretauche, officier de cavalerie distingué, passa brigadier six mois plus tard; mais il s'agit ici d'Hubert Jousseaume de la Bretesche, frère consanguin du lieutenant général dont notre auteur a raconté les hauts faits pour avoir servi sous ses ordres en 1694 et 1695. On le crut d'abord tué à Audenarde; mais il n'était que blessé et prisonnier; Marlborough le renvoya en octobre, comme beaucoup d'autres blessés : *Sourches*, p. 204; *Gazette*, p. 347; *Journal de Verdun*, tome IX, p. 219 et 223; *Feldzüge*, p. 347 et 349. Les *Mémoires de Sourches*, eux aussi, disent (p. 130, note 8) que c'était « un homme de réputation. » Il avait un régiment de dragons levé jadis par son frère.

2. Ces chiffres sont donnés par Dangeau, p. 183, et par les *Mémoires de Sourches*, p. 134, ayant été recueillis de la bouche du Roi lui-même d'après les premiers rapports. Alberoni, dans une lettre du 15, va jusqu'à mille morts et cinq mille prisonniers; mais les gazettes hollandaises et les documents officiels émanés de l'armée ennemie élèvent ces chiffres à 3020 morts, 4000 blessés, 3027 déserteurs, et comptent, comme prisonniers, 11 généraux et brigadiers, 705 officiers, 7620 soldats, avec quatre-vingt-huit étendards ou drapeaux et dix paires de timbales perdus : au total, près de dix neuf mille hommes manquants. La *Gazette d'Amsterdam*, Extr. LVII, et le *Journal de Verdun*, p. 247-249, racontent comment et par quelle ruse de guerre certains corps ennemis, aidés des réfugiés français (on verra ci-après, p. 559, que Bellerive en attribue l'idée à Owerkerke) et à la faveur de l'obscurité, firent donner dans le piège jusqu'à vingt escadrons, l'un après l'autre. Le même récit se retrouve, presque pareil, dans les *Mémoires de Saint-Hilaire*, p. 151. Mais, dès les premiers jours qui suivirent, plus de deux mille prisonniers purent s'échapper (*Dangeau*, p. 189). Comme de coutume, les faiseurs de vers lancèrent des épigrammes (*Nouveau siècle*, tome III, p. 266) :

Six mille tant morts que blessés,
Trois autres mille désertés,
Près de cinq mille prisonniers,
Et plus de neuf cents officiers,
Immortalisent la besogne
De M. le duc de Bourgogne.

Autrement, comme pertes réelles, la journée eût pu être tenue pour nulle, d'autant que l'armée française s'était presque retirée de son propre mouvement, et la *Gazette* (p. 346-348, 359, 360, 371 et 387)

Lettres au Roi et autres.

Dès que Mgr le duc de Bourgogne fut à Lawendeghem, il écrivit[1] au Roi en fort peu de mots, et se remit du détail au duc de Vendôme. En même temps il manda à Mme la duchesse de Bourgogne, en termes formels, que l'ordinaire opiniâtreté et sécurité du duc de Vendôme qui l'avoit empêché[2] de marcher deux jours au moins plus tard qu'il ne falloit, et que lui ne vouloit, causoit le triste événement qui venoit d'arriver; qu'un autre pareil lui feroit quitter le métier, s'il n'en étoit empêché par des ordres précis auxquels il devoit une obéissance aveugle; qu'il ne comprenoit ni l'attaque, ni[3] le combat, ni la retraite ; qu'il en étoit si outré, qu'il n'en pouvoit dire davantage[4]. Le courrier qui

s'efforça de réduire à de justes proportions, sous ce rapport, l'effet des relations triomphantes venues de l'étranger.

1. Par mégarde, il a mis : *écrivoit*.

2. *Empesché* est en interligne, au-dessus de *retardé*, qui valait mieux.

3. Les mots *l'attaque ny* ont été ajoutés en marge, à la fin d'une ligne et au commencement de la suivante.

4. A défaut de cette lettre, nous en avons une du 13, à Mme de Maintenon, publiée dans les *Mémoires de Noailles*, où le prince s'exprimait très catégoriquement sur le duc de Vendôme, aussi peu capable de commander dans une bataille que de préparer une action, et même de s'informer. Elle finit ainsi : « Comme le Roi m'a dit de m'en tenir à son avis quand il s'y opiniâtreroit (et M. de Vendôme me l'a dit avant-hier tout haut, quand il s'agissoit de retirer l'armée afin qu'elle n'achevât pas de se perdre le lendemain), je n'ai auprès de lui que la voix d'exhortation ; mais, si le Roi me vouloit donner celle de décision avec l'avis des maréchaux de France et de quelques officiers sages et habiles que nous avons ici, je tâcherois de n'en user que pour le bien de son service, et même de le faire le plus rarement qu'il me seroit possible. » Il revint encore à la charge dans les lettres suivantes, publiées également par l'abbé Millot, et obtint gain de cause. Mme de Maintenon porta tout le mal au compte de M. de Vendôme (lettre du 23, à Mme des Ursins, dans le recueil Geffroy, tome II, p. 168-169) : « La réduction de Gand nous avoit mis dans une situation bien avantageuse ; il n'y avoit plus qu'à s'y tenir tout le reste de la campagne : c'étoit aux ennemis à courre, et ils étoient désespérés. M. de Vendôme, qui croit tout ce qu'il desire, a voulu donner un combat, et il l'a perdu. » Chamillart, toutefois, essaya de la conciliation auprès du duc de Bourgogne (lettre du 23 juillet, au Dépôt de la guerre, vol. 2075,

portoit ces lettres en prit, en passant à Gand, une que Vendôme écrivit au Roi, de cette ville, en se mettant au lit[1], par laquelle il tâchoit de persuader, en une page[2], que le combat n'étoit pas désavantageux. Peu après, il en dépêcha un autre par lequel il manda au Roi, mais en peu de mots, qu'il auroit battu les ennemis, s'il avoit été soutenu, et que, si, contre son avis, on ne se fût pas opiniâtré à la retraite, il les auroit certainement battus le lendemain ; pour le détail, il s'en remettoit à M. le duc de Bourgogne[3]. Ainsi ce détail, renvoyé de l'un à l'autre, ne vint point, aigrit la curiosité, et commença les ténèbres dans lesquelles Vendôme avoit intérêt de se sauver. Un troisième courrier apporta au Roi une fort longue dépêche toute de la main de Mgr le duc de Bourgogne, une fort courte de M. de Vendôme, qui s'excusoit encore du détail sur divers prétextes[4] ; et, toutes les lettres que le courrier avoit pour des particuliers, le Roi les prit, les lut toutes, une, entre autres, jusqu'à trois fois de suite, n'en rendit que fort peu, et toutes ouvertes[5].

fol. 155, et 2082, n° 272) : « M. de Vendôme est persuadé que Monseigneur n'a pas en lui toute la confiance qu'il croit mériter. Je lui réponds, car il m'en écrit, qu'il n'y a qu'un seul moyen pour y parvenir : c'est de ne rien proposer qui ne paroisse capable de déterminer un esprit aussi solide que celui de Monseigneur, qui connoît les choses par lui-même et décide par la supériorité de son esprit. Je prends la liberté de dire à Monseigneur qu'il me paroit que M. de Vendôme est plus capable qu'aucun autre général qui seroit employé sous ses ordres de donner du cœur aux troupes. »

1. Ci-dessus, p. 193. — 2. *En une page* est en interligne.

3. On trouvera ci-après, dans le récit de Bellerive, p. 561-563, ces deux lettres du 12. Elles furent suivies, le 19, de celle, beaucoup plus longue, qui a été publiée dans les *Mémoires militaires*, p. 388-392. M. de Vendôme allait jusqu'à demander son rappel.

4. C'est sans doute la seconde des deux lettres du 12.

5. Comme après Hochstedt et après Ramillies (tomes XII, p. 186-189, et XIII, p. 100-101 et 380). Cette mesure fut maintenue pendant toute la campagne, puisque le duc de Bourgogne lui-même était obligé d'user de voies détournées pour faire tenir ses lettres à M. de Beauvillier. « Je crois, lui écrivait-il le 10 octobre, que vous savez que le Roi a ordonné à M. Chamillart de se faire remettre entre les mains, pour les lui

Ce courrier arriva après le souper du Roi[1] : tellement que toutes les dames qui suivent leurs princesses dans le cabinet le soir furent témoins de ces lectures, dont le Roi ne dit presque rien, parce que, à Fontainebleau, où il n'y a qu'un cabinet, elles sont toutes dans le même[2]. Mme la duchesse de Bourgogne eut une lettre de Mgr le duc de Bourgogne et une petite de M. le duc de Berry, qui lui mandoit que M. de Vendôme étoit bien malheureux, et que toute l'armée lui tomboit sur le corps[3]. Dès que Mme la duchesse de Bourgogne fut retournée[4] chez elle, elle ne put se contenir de dire que M. le duc de Bourgogne avoit de bien sottes gens auprès de lui ; elle n'en dit pas davantage.

Biron à Fontainebleau.

Biron, relâché pour quelque temps sur sa parole à condition de ne passer point par notre armée, arriva à Fontainebleau le 25 juillet[5]. Sa sagesse lui fut un bouclier utile à l'indiscrétion et à l'impétuosité des questions. Le Roi le

apporter, toutes les lettres qui vont par les courriers. » Encore mieux prenait-il la même précaution pour correspondre avec Cambray.

1. Le dimanche 15 (*Dangeau*, p. 183 ; comparez *Sourches*, p. 131-132). Les mêmes *Mémoires de Sourches* disent, le 16 (p. 133) : « Encore qu'il arrivât souvent des courriers et que divers particuliers eussent reçu des lettres de l'armée, on ne pouvoit encore éclaircir la vérité de l'action..., dont personne n'avoit aucune relation, et même, selon les apparences, ceux mêmes qui s'y étoient trouvés auroient eu bien de la peine à en faire une bien juste, tant cette affaire paroissoit embrouillée. » Nous avons les lettres d'Alberoni à son ami Rocca, dans la publication de M. Bourgeois, celles que Bergeyck écrivit, très réconfortantes, au ministre Chamillart, dans les *Mémoires militaires*, p. 397-398, et dans le recueil de l'abbé Esnault, p. 202-208, et aussi celles que Louis XIV adressa à l'ambassadeur Amelot, dans le recueil Girardot, tome II, p. 63. La plus intéressante serait celle que le vidame d'Amiens écrivit à sa femme, et qui est analysée dans les *Mémoires de Sourches*, p. 132.

2. Tome XV, p. 254, et ci-dessus, p. 103.

3. De l'avis de tous, le duc de Berry s'était très bien conduit dans la bataille (*Sourches*, p. 130). Deux lettres de lui à son frère Philippe V ont été retrouvées par le P. Baudrillart dans les archives d'Alcala-de-Henarès ; mais elles portent des dates antérieures, 23 juin et 7 juillet.

4. Ces deux mots surchargent *s'en retour*[*na*].

5. *Dangeau*, p. 189-190 ; *Sourches*, p. 139-140.

vit plusieurs fois en particulier chez Mme de Maintenon, où Chamillart ne fut pas toujours, et le Roi lui promit le secret, à quoi il étoit fort fidèle ; mais Biron, encore plus politique, ne lui mentit point, mais se sauva tant qu'il put de répondre sur le détachement qu'il avoit avant l'action et sur sa prise, qui lui faisoient ignorer beaucoup de choses[1]. Il étoit fort de mes amis[2], et je le vis tout à mon aise : il m'instruisit beaucoup ; outre ce qu'il me conta de l'armée et du combat[3], j'appris de lui deux faits qui méritent de trouver place ici. L'armée du prince Eugène n'avoit pas joint lors du combat[4] ; mais sa personne y étoit, et y commandoit partout où il se trouvoit, par courtoisie de Marlborough, qui conservoit l'autorité entière, mais qui n'avoit

1. Dangeau le raconte ainsi : « M. de Biron arriva ici. Il a été pris dans le dernier combat de Flandre, et les ennemis lui ont donné congé pour un mois. Il se loue fort de la politesse de leurs officiers généraux ; mais il se plaint fort des officiers subalternes et des cavaliers qui le prirent à la fin du combat, qui le dépouillèrent et le maltraitèrent cruellement.... Le Roi, après avoir parlé au maréchal de Boufflers, fit entrer chez Mme de Maintenon M. de Biron, qui nous dit, en sortant, que le Roi lui avoit parlé du combat de Flandre, comme nous nous l'imaginions bien ; mais il nous assura que le Roi ne lui avoit fait conter que ce qui le regardoit en son particulier, et ne lui avoit fait nulle autre question. »

2. Comme frère de Mmes de Nogaret et d'Urfé, les amies intimes du ménage Saint-Simon, et comme neveu de Lauzun, de chez qui il ne bougeait, peut-être aussi comme galant de Mme de Lauzun. Nous verrons cela en 1711.

3. Et ce que notre auteur retrouve dans le *Journal de Dangeau*, qui vient d'être cité.

4. On avait su en effet (*Dangeau*, p. 177) que le prince était arrivé auprès de Marlborough vers le 10, mais que ses troupes ne pouvaient joindre avant le 13 ou le 14. Le 16, cette nouvelle courut (p. 183) : « Les troupes de Marlborough sont campées, leur droite à Helchin, et leur gauche tirant vers Courtray, et le prince Eugène est avec son armée à Lessines. On avoit dit d'abord qu'il n'étoit point au combat, et l'on dit présentement qu'il y étoit ; mais ses troupes n'y étoient pas. » Le 20 (p. 187) : « L'armée des ennemis en Flandre est campée à Verwick.... Le prince Eugène y est ; mais son armée est encore vers Bruxelles. »

pas la même estime, la confiance, l'affection qu'Eugène s'étoit acquise[1]. Biron me dit que, le lendemain du combat, étant à dîner avec beaucoup d'officiers chez Marlborough, ce duc lui demanda tout à coup des nouvelles du prince de Galles, qu'on savoit être dans notre armée, ajoutant des excuses de le nommer ainsi. Biron sourit dans sa surprise, et lui dit qu'ils n'auroient point de difficulté là-dessus, parce que, dans notre armée même, il ne portoit point d'autre nom que celui de chevalier de Saint-Georges[2], et s'étendit sur ses louanges assez longtemps. Marlborough, qui l'écouta avec grande attention, lui répondit qu'il lui faisoit grand plaisir de lui en apprendre tant de bien, parce qu'il ne pouvoit s'empêcher de s'intéresser beaucoup en ce jeune prince, et aussitôt se mit à parler d'autre chose. Biron remarqua en même temps de l'épanouissement sur son visage et sur celui de la plupart de la compagnie[3].

Propos singulier de Marlborough à Biron sur le roi d'Angleterre.

L'autre fait est du prince Eugène. Parlant avec lui du combat, ce prince lui témoigna une grande estime de ce qu'il avoit vu faire à nos troupes suisses, qui, en effet, s'étoient fort distinguées. Biron les loua beaucoup; Eugène en prit

Audacieux mot à Biron, du prince Eugène, sur la charge des Suisses

1. Il faut faire remarquer, d'après les lettres du duc de Bourgogne à Beauvillier (éd. Vogüé, p. 321-326 et 331), d'après les *Mémoires de Berwick*, p. 51-53, et d'après sa correspondance, que Marlborough, alors ou peu après, essaya de renouveler les mêmes ouvertures de négociation que, trois ans auparavant, M. d'Alègre était venu faire avec l'aveu de Louis XIV; une réponse fort sèche, que le duc de Bourgogne parut regretter de la part du Roi, fit évanouir ces chances de paix.

2. Ci-dessus, p. 132.

3. On trouve mention de ce fait dans le volume supplémentaire d'août du *Mercure*, p. 314-317. Le 1er juillet, Mme de Maintenon écrivait à la princesse des Ursins (recueil Bossange, tome I, p. 272) : « La reine d'Angleterre est bien contente du roi son fils, et c'est avec raison; il se conduit à merveilles, et, si sa nation n'étoit pas si mauvaise qu'elle est, elle se déclareroit pour lui. Il mandoit, l'autre jour, à la reine sa mère, qu'il s'accommode à merveille de son *incognito*, qui lui donne lieu de voir continuellement les officiers. » Huit jours plus tard (p. 278) : « Le chevalier de Saint-Georges est tellement aimé, que, s'il vouloit retourner en Écosse, il y auroit autant de presse à le suivre qu'il y en auroit eu autrefois à éviter ce voyage-là. »

occasion d'en vanter la nation, et de dire à Biron que c'étoit une belle[1] charge en France que d'en être colonel général[2]. « Mon père l'avoit, ajouta-t-il d'un air allumé. A sa mort, nous espérions que mon frère[3] la pourroit obtenir; mais le Roi jugea plus à propos de la donner à un de ses enfants naturels[4] que de nous faire cet honneur-là. Il est le maître, et il n'y a rien à dire; mais aussi n'est-on pas fâché quelquefois de se trouver en état de faire repentir des mépris[5]. » Biron ne répondit pas un mot, et le prince Eugène, content d'un trait si piquant sur le Roi, changea poliment de conversation. Dans le peu que Biron fut parmi eux, il remarqua une magnificence presque royale chez le prince Eugène, et une parcimonie honteuse chez le duc de Marlborough, qui mangeoit le plus souvent chez les uns et les autres, un grand concert entre eux deux pour les affaires[6], dont le détail rouloit beaucoup plus sur Eugène, un respect profond de tous les officiers généraux pour ces deux chefs, mais une préférence tacite et en tout pour le prince Eugène sans que le duc de Marlborough en prît jalousie. Monseigneur entretint peu Biron quoique très familier avec lui[7], Mme la duchesse de Bourgogne beaucoup et souvent : il la mit en état de répondre à diverses choses qu'on avoit tâché d'embarrasser. On n'eut jamais un vrai détail; ce ne furent que morceaux détachés les uns après les autres[8]. Mgr le duc de Bourgogne ne fit pas assez de ré-

qu'avoit son père. [*Add. St-S. 825*]

1. *Belle* surcharge *jo*[*lie*]. — 2. Tomes VI, p. 316, et VIII, p. 37.

3. Le comte de Soissons, Louis-Thomas. — 4. Le duc du Maine.

5. Le ressentiment de ce qui lui semblait un déni de justice méprisant le poussa à une haine de la France que rien ne put assouvir. A propos du discours à Biron rapporté ici, Duclos, dans ses *Mémoires secrets* (éd. Michaud et Poujoulat, p. 451), dit avoir vu un plan préparé par le prince lui-même pour le démembrement de la France, et qui était sans doute conservé au Dépôt des affaires étrangères.

6. Voyez notre tome XV, p. 435, et les *Mémoires du chevalier de Quincy*, tome III, p. 51-52. Voltaire a fait ressortir l'heureux effet, pour les alliés, de ce concert de leurs deux principaux généraux; mais il n'en était pas toujours ainsi : comparez nos tomes XII, p. 139, et XIII, p. 76.

7. Tome XIV, p. 397. — 8. Voyez ci-dessus, p. 197.

flexion combien un détail effectif[1] lui importoit à donner, ce que Vendôme n'avoit garde de faire.

Situation de la cour rappelée.

Maintenant il faut se souvenir de la situation de la cour et de ses principaux personnages, de leurs vues, de leurs intérêts, que j'ai expliqués en divers endroits, et surtout de ma conversation avec le duc de Beauvillier, dans le bas des jardins de Marly, sur la destination de Mgr le duc de Bourgogne pour la Flandres[2]; on y a vu la liaison intime des bâtards avec Vaudémont et ses puissantes[3] nièces, et de Vendôme principalement, celle des valets intérieurs principaux avec eux, de Blouin surtout, le mieux de tous et le plus dans la confiance libre du Roi[4], celui de tous aussi qui étoit le plus délié, le plus hardi, le plus précautionné[5], qui avoit le plus d'esprit et de monde, qui voyoit le plus de bonne compagnie, et de plus choisie, le plus initié dans tout par ses galanteries[6], et qui, outre sa place de premier valet de chambre, avoit cent occasions de voir le Roi à revers[7] tous les jours, et de prendre tous ses moments par ses détails continuels de Versailles et de Marly, dont il étoit le gouverneur et le tout, par une assiduité sans quitter jamais, et par être sans cesse dans les cabinets à toutes les heures de la journée : il venoit à Fontainebleau, y passoit du temps, et, là comme ailleurs, disposoit des garçons bleus et de tout le subalterne intérieur, et de ces dangereux Suisses espions et rapporteurs dont j'ai parlé à

1. Comparez *effectif et sérieux*, dans notre tome IV, p. 233.
2. Ci-dessus, p. 6-20.
3. *Puissantes* surcharge un autre mot illisible.
4. Tomes V, p. 258, VIII, p. 47, etc.
5. Littré a relevé des emplois pareils de *précautionné* dans Bossuet, la Bruyère et Montesquieu. « *C'est un homme fort précautionné,* » disait *l'Académie* de 1718. Voyez ci-après, p. 235.
6. Nous savons (tome III, p. 34) qu'il entretenait cette fille de Mignard que le frère cadet de Feuquière a épousée en 1696.
7. « En termes de guerre, on dit qu'un ouvrage est *vu à revers*, pour dire qu'il est vu par derrière » (*Académie*, 1718). Nous avons déjà eu, tome XIV, p. 12, *découvrir à revers*.

propos de la scène terrible sur Courtenvaux[1]; de l'abandon de Chamillart, d'ailleurs si entêté, à M. de Vendôme, à M. du Maine, qu'il avoit pris pour protecteur, surtout à M. de Vaudémont, qui étoit son oracle[2], et qui lui faisoit faire tout ce qu'il vouloit à l'instant, même les[3] choses les plus contraires à son goût et à son opinion, dont il s'est plu quelquefois à montrer des épreuves qui jamais ne lui ont manqué : ce n'est point trop dire que ce ministre étoit une cire molle[4] entre ses mains, et Vaudémont en étoit si assuré, qu'il en a fait jusqu'à des essais inutiles, sinon pour s'en vanter à ses familiers. Il faut surtout ne pas perdre de vue l'intérêt de tous ces personnages de perdre et de déshonorer à fonds Mgr le duc de Bourgogne pour n'avoir point à compter avec lui du vivant du Roi, et, à sa mort, s'en trouver débarrassés pour gouverner Monseigneur sur le trône : c'étoit là l'intérêt général qui les réunissoit tous, quittes, comme je l'ai dit ailleurs[5], à se manger après les uns les autres à qui le gouvernement resteroit. Mlle Choin et ses intimes en étoient jusqu'au col, et par même raison, et le pauvre Chamillart, qui n'en voyoit rien, dont l'intérêt étoit tout opposé par mille raisons, et trop homme de bien et d'honneur pour tremper dans ce complot, s'il avoit pu le connoître, étoit leur instrument aveugle sans pouvoir être, je ne dis pas arrêté, mais enrayé le moins du monde par les ducs de Chevreuse et de Beauvillier, d'ailleurs ses amis de confiance et de déférence, ni par l'alliance si proche et

1. Tome XIII, p. 153-155.
2. Tome XV, p. 5.
3. Avant *les*, il avait mis une virgule, surmontée d'un *et*, mais a ensuite effacé cette conjonction.
4. Comparaison qui se dit « d'un jeune enfant ou de toute personne qui reçoit facilement toutes sortes d'impressions » (*Dictionnaire de l'Académie*, 1718). Voyez un emploi dans *les Folies amoureuses* de Regnard, Prologue, sc. II, et, dans les *Œuvres du cardinal de Retz*, tome IV, p. 433, un *homme de cire*, c'est-à-dire susceptible de prendre les premières impressions.
5. Dans notre tome XV, p. 12, et ci-dessus, p. 12.

si nouvelle qu'il venoit de contracter avec eux par le mariage de son fils[1]. A plus forte raison j'y pouvois bien moins encore, avec toute l'amitié et la confiance qu'il avoit pour moi. Sa femme et ses filles étoient dépourvues de tout sens, excepté la petite Dreux[2], mais qui étoit entraînée; ses frères, des stupides, et le reste de l'intime familier, des gens de peu, appliqués à leur fait, ineptes[3] à la cour, à n'en entendre pas même le langage. Madame la Duchesse s'unit intimement à ce redoutable groupe par les mêmes vues sur Monseigneur et par sa haine personnelle; mais cet arrière-recoin[4] s'expliquera mieux dans la suite. Il ne faut pas oublier l'intime liaison de Mme de Soubise avec Mlle de Lillebonne et Mme d'Espinoy[5], et les dangers de ses conseils dans[6] la prudence de sa conduite particulière, qu'elle mettoit aisément à part et à couvert dans le triste état où pour lors sa santé étoit réduite[7].

Conduite de la cabale de Vendôme.

La[8] cabale, d'abord étourdie du fâcheux événement, en attendoit plus de détail et de lumière, et, pour éviter les faux pas, s'arrêta dans les premiers moments à écouter. Sentant bientôt le danger de son héros, elle se rassura, jeta[9] des propos à l'oreille pour sonder comment ils seroient reçus, et, prenant aussitôt plus d'audace, s'échappèrent[10] tout haut par parcelles. Encouragés par cet essai, qui ne trouva pas de forte barrière parmi le monde étonné et sans détail de rien, ils poussèrent la licence, ils hasardèrent des louanges de Vendôme, des disputes vives contre quiconque ne se livroit pas à leurs discours, et, s'encourageant par le

1. Ci-dessus, p. 78. — 2. Ci-dessus, p. 79.
3. « *Inepte*, qui n'a nulle aptitude à certaines choses » (*Académie*, 1718 et 1878). *Inaptitude* n'était pas encore en usage.
4. *Recoin*, « ce qu'il y a de plus caché dans le cœur » (*Académie*, 1718). *Arrière-recoin* ne paraît pas avoir été relevé dans les lexiques.
5. Tome XV, p. 12. — 6. On voit une correction sous l'initiale de *dans*.
7. Nous la verrons mourir l'année suivante.
8. L'écriture change. — 9. *Jetta* surcharge *sonda*.
10. Il quitte le singulier pour le pluriel, comme si le sujet était les « gens de la cabale, » ou plutôt « les propos. »

succès, osèrent passer au blâme de Mgr le duc de Bourgogne, et tôt après aux invectives, parce que leurs premiers propos n'avoient pas été réprimés. Il n'y avoit que le Roi ou Monseigneur qui l'eussent pu : le Roi les ignoroit encore ; Monseigneur étoit investi[1], et n'étoit pas pour oser imposer[2]. Le gros des courtisans, dans les ténèbres sur le détail de l'affaire, et dans la crainte des personnages si accrédités et de si haut parage, ne savoient et n'osoient répondre ; ils se contentoient de demeurer dans l'attente et dans l'étonnement. Cela haussa de plus en plus le courage de la cabale. Faute de détails, que Vendôme n'avoit garde de fournir, on osa semer des manifestes, dont l'artifice, le mensonge, l'imposture ne gardèrent aucun ménagement et furent poussés jusqu'à ce qui ne peut avoir d'autre nom que celui d'attentat. Le premier qui parut fut une lettre d'Alberoni, personnage[3] duquel j'ai assez parlé[4] pour n'avoir pas besoin ici de le faire connoître. Elle est telle qu'elle ne peut être renvoyée parmi les Pièces[5] ; la voici :

Lettre d'Alberoni.

« Laissez, Monsieur, votre désolation, et n'entrez pas dans le parti général de votre nation, laquelle, au moindre malheur qui est arrivé, croit que tout est perdu. Je commence par vous écrire que tous les discours qui se tiennent contre M. de Vendôme sont faux, et il s'en moque. A l'égard des trois marches qu'on dit qu'il s'est laissé dérober, et

1. Même emploi que dans notre tome VI, p. 223.

2. Ci-dessus, p. 16. — 3. *Personage* est en interligne.

4. En dernier lieu (tome XV, p. 349), son maître lui a fait avoir une pension du Roi, et Philippe V lui en a donné une sur la ferme de l'*Assiento* : voyez le livre de M. Bourgeois, p. x-xv et 70.

5. Cette lettre parut dans les gazettes étrangères, reproduite à peu près exactement, et le duc de Bourgogne en eut communication par M. de Beauvillier. On pourra confronter le texte de notre auteur avec ceux de la *Gazette d'Amsterdam* et de l'historiographe de Vendôme lui-même : ci-après, appendice VI, p. 572-574. Elle est datée du camp de Lovendegem, le 24 juillet, et adressée à l'avocat Charles Ponthon d'Amécourt (1667-1713), associé de Crozat et conseiller au parlement de Metz, lequel devint secrétaire des commandements du duc de Berry, et faisait partie de la société de Boileau.

qu'il n'avoit qu'à défendre la Dendre, tout le monde sait ici que M. de Vendôme vouloit la défendre, et que, après trois jours, il lui a fallu se rendre au sentiment de ceux qui opinoient à passer l'Escaut pour éviter de combattre[1]; et c'est alors qu'ils y ont été obligés, comme S. A. le leur avoit prédit, leur disant que, toutes les fois qu'ils marqueront à M. le prince Eugène d'éviter d'en découdre, il les y obligera malgré eux. Touchant que S. A. devoit attaquer la tête qui étoit à l'Escaut, il avoit bien mieux pensé; car, d'abord qu'il eut avis par M. de Biron qu'une partie de l'armée ennemie avoit passé, il voulut l'attaquer pendant qu'il voyoit la poussière des colonnes de ladite armée, qui étoit au delà de la rivière, à une demi-lieue d'Audenarde; mais, comme son avis fut seul, il ne fut pas écouté. C'étoit à dix heures du matin; à quatre heures après midi, on donna ordre à M. de Grimaldi, maréchal de camp de S. M. Cath.[2], d'attaquer, à l'insu de M. de Vendôme, qui pourtant, voyant l'attaque faite, dit qu'il falloit la soutenir, et il donna ordre à M. Janet, son aide de camp[3], de porter

1. Ci-dessus, p. 178-179. Comparez le compte rendu du conseil de guerre par Saint-Hilaire, ci-après, p. 531.

2. Antoine Grimaldi, marquis de Ceva, de la même branche génoise que le duc de Telese qui a voulu soulever Naples contre la nouvelle dynastie en 1701 (tome IX, p. 301), et neveu du Grimaldi que nous verrons défendre Mons en 1709, ne doit pas être confondu avec le baron de Grimaldi qui servait aussi à Audenarde comme colonel d'infanterie et brigadier français, et qui ne gagnera le grade de maréchal de camp qu'au siège d'Aire en 1710 (*Chronologie militaire*, tome VI, p. 614), ni avec le colonel Grimaldi qui fut tué peu après à Wynendaele (*Gazette d'Amsterdam*, n° LXXXII; ci-après, p. 555, 569 et 573.) Le marquis Antoine, selon Dangeau, était maréchal de camp dans les troupes d'Espagne dès 1703, et il fut fait lieutenant général en août 1708. Est-ce le même qui, en 1710, releva le titre du duc de Telese, son neveu à la mode de Bretagne (*Gazette d'Amsterdam*, n° XXXII), et, en avril 1717, étant gouverneur de Cadix, fut nommé commandant de l'Estramadure? — Rigaud avait peint son portrait en 1696.

3. Jean-Baptiste Colin du Janet, fils d'un capitaine de la galère réale, frère d'un lieutenant-colonel du régiment de Bourgogne-cavalerie tué au service du Roi, et petit-neveu d'un écrivain de l'Oratoire

l'ordre à la gauche, afin qu'elle attaquât, qui, en retournant, fut tué. Cet ordre ne fut pas exécuté[1], par un mauvais conseil qui fut donné à M. le duc de Bourgogne, disant qu'il y avoit un ravin et un marais impraticable[2]; cependant M. de Vendôme, accompagné de M. le comte d'Évreux, y avoit passé avec trente escadrons une heure auparavant[3]. Pour ce qui regarde la retraite, M. de Vendôme opina de ne la point faire la nuit; mais, comme, de ce sentiment, il n'y avoit que lui et M. le comte d'Évreux[4], il fallut céder, et à peine eut-il dit à M. le duc de Bourgogne que l'armée n'avoit qu'à se retirer, que tout le monde à cheval, et, avec une précipitation étonnante, chacun gagne Gand, jusqu'à conseiller aux princes de prendre des chevaux de poste à Gand pour gagner Ypres. M. de Vendôme, qui fut obligé de faire une grande partie du temps l'arrière-garde avec ses aides de camp, arriva sur les neuf heures du matin, prit sur-le-champ sa résolution ferme de vouloir mettre l'armée derrière le canal qui est entre Gand et Bruges, malgré l'avis de tous les officiers généraux, qui l'ont persécuté trois jours durant de l'abandonner, disant qu'il falloit tâcher de joindre M. de Berwick. Une telle fermeté a sauvé l'armée du Roi et le Royaume, car l'épouvante qui étoit dans l'armée auroit

mort en 1691, était d'une famille noble du Comtat-Venaissin, amie des Grignan. En 1696, alors capitaine au régiment de Bourgogne dans l'armée de Villeroy, il était allé brûler, précisément, les fourrages d'Audenarde (*Dangeau*, tome V, p. 426; *Gazette*, p. 287), et le *Mercure* de décembre 1702, p. 355, parle de lui comme capitaine des gardes de M. de Vendôme. Bellerive (ci-après, p. 555) le qualifie lieutenant de ces gardes et premier aide de camp. Il devait avoir succédé à Cotron.

1. Quincy, dans l'*Histoire militaire*, p. 499, dit que Janet fut tué avant d'avoir transmis l'ordre, et que ce fut la cause de tout le mal.

2. Voyez ci-après, p. 555-556.

3. Vendôme dit, dans sa lettre du 19 au Roi (p. 391) : « Le ruisseau n'est pas une raison; car, vers le midi, j'y fis passer sur deux ponts vingt escadrons en moins d'un quart d'heure. M. le comte d'Évreux, qui étoit avec moi, en fut témoin. »

4. Ci-dessus, p. 188.

causé une esclandre[1] bien pire que celle de Ramillies, au lieu que, M. de Vendôme se mettant derrière le canal, il a soutenu Gand et Bruges, qui est un point essentiel, rassuré les esprits et donné confiance aux troupes, a donné lieu aux officiers de se reconnoître et de reconnoître leur terrain, enfin a mis les ennemis dans l'inaction ; et vous pouvez être sûr que, s'ils veulent faire un siège, il faut qu'ils fassent celui d'Ypres, de Lille, de Mons ou de Tournay. Or, voyez quelles places ! et, si jamais ils attaquent quelques-unes de celles-là, M. de Vendôme prendra Audenarde, se rendra maître de tout l'Escaut, et vous n'avez qu'à regarder la carte pour voir combien les ennemis seroient embarrassés. Voilà la pure vérité, la même que M. de Vendôme a mandée au Roi[2], et que vous pouvez débiter sur mon compte : je suis Romain, c'est-à-dire d'une race à dire la vérité, *in civitate omnium gnara, et nihil reticente*, dit notre Tacite[3]. Permettez-moi, après cela, que je vous dise, avec tout le respect que je vous dois, que votre nation est bien capable d'oublier toutes les merveilles que ce bon prince a faites dans mon pays, qui rendront son nom immortel et toujours révéré : *injuriarum et beneficiorum æque immemores ;* mais le bon prince est fort tranquille, sachant qu'il n'a rien à se reprocher, et que, pendant qu'il a suivi son sentiment, il a toujours bien fait. »

Voilà toute la lettre qui fut incontinent distribuée partout. Il s'agit maintenant d'en faire l'analyse, quoique le mensonge et l'artifice en sautent aux yeux[4].

1. Notre auteur fait toujours *esclandre* du féminin (Addition n° 541, tome XII, p. 478). La Fontaine l'employait à l'un et à l'autre genre. *L'Académie* n'admettait que le masculin, et les gazettes de même.

2. Ci-dessus, p. 197.

3. Le grand historien latin C. Cornelius Tacitus, né vers l'an 54 de notre ère, en Ombrie, questeur et tribun sous Vespasien, mort entre l'an 117 et l'an 120. C'est à ses *Annales*, liv. XI, 27, qu'est empruntée cette phrase. Saint-Simon avait une édition des *Opera* de 1684, et l'édition de 1682 avec commentaire à l'usage du Dauphin. Ci-après, p. 228.

4. Le biographe moderne d'Alberoni, M. Émile Bourgeois, dans un

Examen de la lettre d'Alberoni.

Il faut avouer que, pour insinuer mieux ses faussetés, elle commence par une vérité. Il n'est que trop vrai que, dès qu'il arrive un malheur aux François, ils croient tout perdu, et se conduisent de façon que tout l'est en effet. C'est ce qu'a démontré Hochstedt, Barcelone, Ramillies, Turin, et toutes les actions malheureuses de cette guerre, au contraire des ennemis, qui se soutiennent et savent réparer leurs malheurs, comme on l'a vu à Fleurus, à Nervinde, et en toutes les affaires qui nous ont réussi à la guerre précédente; mais ce n'est pas le vice de la nation, c'est celle[1] des généraux, à qui la tête tourna à Hochstedt et à Ramillies, et qui firent pis encore à Turin, où, de complot formé, ils empêchèrent par deux fois M. le duc d'Orléans[2], outré et fort blessé, de faire sa retraite en Italie, comme je l'ai expliqué alors[3]. Qu'il n'y ait mot de vrai dans les discours tenus contre M. de Vendôme, qui s'en moque, cela s'appelle une impudence tournée en lui en habitude et aux siens, avec un succès qui ne suppose pas qu'on ose le blâmer sans la plus grande évidence, à laquelle il faut venir.

On demeure si étonné de la hardiesse démesurée avec laquelle Alberoni[4] tâche de donner le change sur les trois marches des ennemis dérobées à M. de Vendôme, qui ont[5] causé tout le[6] désastre, qu'on seroit tenté de se reposer de la réponse sur la notoriété publique, qu'il ose lui-même s'approprier. Jamais il ne fut question de deux partis à prendre, jamais M. de Vendôme ne disconvint de celui seul qui étoit le bon et l'unique; il n'y eut de dispute que sur

article tout récent (*Annales des Sciences politiques*, 1er mars 1900, p. 173-177), a rejeté la critique qui va suivre, et reporté les responsabilités sur Biron et sur le duc de Bourgogne, tout comme Alberoni.

1. La faute?
2. La préposition *de* est surchargée de l'*O* initial, avec apostrophe.
3. Tome XIV, p. 56 et 68-69.
4. Ayant écrit : *Alberonie*, il a effacé du doigt la dernière lettre.
5. *Ont* est en interligne, au-dessus d'*a*, biffé.
6. *Tout le*, écrit une première fois à la fin de la page 721 du manuscrit, a été, par mégarde, répété au début de la page 722.

le temps[1]. Mgr le duc de Bourgogne, tous les officiers généraux en état de parler, jusqu'aux plus attachés et aux plus familiers de M. de Vendôme, furent tellement persuadés du danger de différer le mouvement à faire, qu'ils l'en pressèrent trois jours durant, et que leurs plaintes de n'être pas écoutés volèrent par toute l'armée. Biron, qui, dans son détachement, en étoit instruit, ne put cacher sa surprise à Motet de voir les ponts qui n'étoient pas encore faits sur ce ruisseau de la tête du camp, et de le voir encore tendu lorsqu'il le passa[2]. Il ne s'en cacha point à Fontainebleau; et pas une lettre de l'armée, quand, à la fin, on en reçut, qui ne rendit les mêmes témoignages, et sur l'unanimité du parti unique sans aucune dispute de M. de Vendôme, et sur sa[3] fatale opiniâtreté d'en avoir différé le mouvement de trois jours, et sur les trois marches que les ennemis lui dérobèrent, et sur son incrédulité à cet égard, poussée jusqu'au moment qu'il vit de ses yeux ce que Biron lui manda, qu'il méprisa avec emportement les deux premières fois, et qu'il crut à demi, et à peine, la troisième, qui le fit monter à cheval[4]. Il est donc clair que ce parti de défendre la Dendre, que cette réponse flatteuse sur le prince Eugène est une histoire en l'air, controuvée[5] après coup pour donner à son maître un air de héros, et pour faire malignement sentir que Mgr le duc de Bourgogne ne vouloit point combattre. Mais à qui Alberoni espère-t-il de persuader que M. de Vendôme fût assez peu compté dans son armée pour qu'elle ne se remuât qu'à la pluralité des voix? Ces voix, qui étoient-elles? Ce n'est pas celle de Mgr le duc de Bourgogne, à qui Vendôme sut dire bientôt après, devant tout le monde, qu'il se souvînt qu'il n'étoit venu à l'armée qu'à condition de lui obéir[6]. Étoit-ce le maréchal de Matignon,

1. Ci-dessus, p. 179. — 2. *Ibidem.*
3. *La* corrigé en *sa.* — 4. Ci-dessus, p. 181.
5. *Controuver*, « inventer une fausseté pour nuire à quelqu'un » (*Académie*, 1718). Ci-après, p. 216.
6. Ci-dessus, p. 187.

envoyé là uniquement pour profaner son bâton à l'obéissance de Vendôme[1], et dont on n'a jamais pensé que la capacité suppléât à la dignité[2]? Étoit-ce des lieutenants généraux? En quelle armée en a-t-on vu dont la voix fût prépondérante à celle du général, et quelle comparaison de l'autorité des maréchaux de France que nous avons vus à la tête des armées à celle du duc de Vendôme! Enfin y avoit-il là quelque mentor attaché par le Roi à son petit-fils, dont la sagesse, et la confiance du Roi en elle, suppléât au caractère, et fût en droit de balancer Vendôme? L'imagina-t-on de Gamaches, d'O, de Rasilly, ni d'eux, ni de pas un des officiers généraux des plus distingués de l'armée? C'est ce qui n'a été imaginé de personne, et que la cabale de Vendôme n'a aussi[3] osé l'avancer. Qui étoit donc en état, en droit, en moyen de le contredire? Et, quels que soient les conseils de guerre, en a-t-il tenu aucun[4]? Et qui de ses partisans a osé l'avancer? Que veut donc dire Alberoni quand il débite avec cette effronterie deux partis en dispute qui ne furent jamais, et l'élection[5] du plus mauvais, par[6] lequel on se flattoit d'éviter un combat, contre le meilleur, soutenu par Vendôme, mais qui ne passa point parce qu'il fut seul de son avis, tandis que ce fut, non son avis, mais son opiniâtrée[7] et seule volonté, qui, contre celle de Mgr le duc de Bourgogne et les efforts de tout ce qui, des généraux, osa lui parler, qui le retint trois jours sans

1. Ci-dessus, p. 23.
2. Tome XV, p. 419 et 429-430. Mme de Maintenon essaya de disculper Chamillart d'avoir « voulu élever son ami » (recueil Geffroy, tome II, p. 166-167).
3. *Aussy* est ajouté en interligne.
4. On peut considérer celui dont parle Saint-Hilaire comme un simple conciliabule en dehors des formes régulières.
5. *Élection*, au sens de choix, d'adoption par la pluralité des assistants, premier sens qu'on trouvât dans l'*Académie* de 1718, mais s'appliquant seulement à ce que nous nommons opération électorale. Voyez l'article 4° de ce mot dans le *Littré*.
6. Avant *par*, il a biffé *de celuy*.
7. Par mégarde, il a écrit : *opiniastré*.

s'ébranler, et sans pourvoir ni aux ponts ni à la marche, dont le succès fut si malheureux, bien loin qu'aucun avis ait prévalu sur le sien?

La même réponse servira au mensonge qui suit le premier, et qui se répand sur toutes les parties de ce qu'il avance. Il dit que son héros, qui avoit bien mieux pensé, on ne voit pas en quoi, voulut attaquer les ennemis sitôt qu'il eut avis d'eux par Biron, et qu'il vit la poussière de leur armée au delà de la rivière, à une demi-lieue d'Audenarde, à dix heures du matin, mais qu'étant demeuré seul de son sentiment, il ne fut point écouté. Sans rien répéter de ce qui vient d'être[1] dit sur l'autorité entière et sans partage de M. de Vendôme dans l'armée, discutons le reste de ce court récit, court, dis-je, et serré pour jeter de la poudre aux yeux[2] et cacher l'imposture par l'audace et l'air de simplicité. Qui est plus croyable en ces faits d'Alberoni, ou de Biron, de Puységur et du maréchal de Matignon, acteurs principaux dans le fait dont il s'agit, et de tout ce qui se trouva avec et autour des princes et de M. de Vendôme, qui mangeoit un morceau lorsqu'ils reçurent les trois avis coup sur coup de la part de Biron[3]? Mais démêlons les faits. Biron, détaché de l'armée avec sa réserve, à portée d'un autre corps plus éloigné, reçoit, le soir précédant l'action, ordre de se faire joindre par ce corps et de marcher[4], etc. Il faut un temps pour envoyer à ce corps, le plus éloigné, un second pour qu'il se mette en marche et qu'il joigne Biron, un troisième pour que Biron arrive au ruisseau de la tête de l'armée, où il trouve Motet qui travailloit aux ponts, et où Biron s'étonne de voir le camp encore tout tendu[5]. Quelle heure pouvoit-il donc être? De là il faut que l'armée

1. La préposition élidée, écrite déjà en fin de ligne, a été répétée par mégarde au début de la ligne suivante.

2. Locution au figuré, « pour dire imposer, éblouir par des discours et par des manières » (*Académie*, 1718). Elle a déjà passé dans nos tomes X, p. 31, et XII, p. 389.

3. Ci-dessus, p. 181.

4 et 5. Ci-dessus, p. 179-180 et 210.

détende, charge, prenne les armes et[1] monte à[2] cheval, se forme, se mette en marche, passe le ruisseau, en un mot arrive au lieu où les princes et M. de Vendôme mirent pied à terre pour manger. Aussi étoit-il deux heures après midi lorsque Biron vit l'armée des ennemis, et, par une conséquence sûre, bien plus de deux heures lorsque le premier avis de Biron arriva à la halte des princes et de Vendôme, et non pas dix heures du matin, comme Alberoni le glisse adroitement[3]. Or, qui ne sent de quelle conséquence sont, en pareilles circonstances, quatre heures de plus ou de moins? Qui nous en apprend l'heure? C'est Biron, c'est Puységur, c'est le maréchal de Matignon, qui le joignirent; ce sont les trois porteurs d'avis coup sur coup, ce sont tous ceux qui étoient autour des princes et de M. de Vendôme lorsqu'ils les reçurent. De poussière, Alberoni pardonnera la négative. Biron la vit de la hauteur qu'il avoit gagnée : elle étoit bien loin du lieu où Vendôme faisoit sa halte, et la hauteur entre lui et la poussière; quels yeux pouvoit[4] avoir Vendôme pour la découvrir? Il la découvrit en effet si peu, qu'il maintint faux le premier et le second avis de Biron, qu'il ne cessa de manger qu'au troisième, qu'il s'emporta, et qu'il dit qu'il falloit donc que ce fussent tous les diables qui eussent porté là les ennemis. Voilà donc une seconde fausseté aussi avérée que la première. A l'égard de l'avis de Vendôme de charger qui ne fut pas suivi, c'est un mensonge qui n'a pas même la moindre couleur, puisque tout ce qui étoit là présent, en si grand nombre, d'officiers généraux et autres, furent témoins de ce qu'il s'y passa, et l'ont tous dit, écrit et raconté. Vendôme, après cet emportement qui le fit sortir de table, que

1. Cet *et* est ajouté en interligne.

2. La préposition est écrite deux fois, à la fin de la ligne et au commencement de la suivante, comme ci-contre, p. 212.

3. Et comme le duc de Vendôme l'écrivit dans sa lettre au Roi, que répète, en somme, celle d'Alberoni, appropriée à sa destination spéciale pour le public.

4. L'initiale de *pouvoit* surcharge *av*.

lui causa le troisième avis de Biron, lui renvoya le premier des trois hommes qu'il lui avoit envoyés, et fit ce que j'ai rapporté ci-devant[1] sans que Mgr le duc de Bourgogne, ni qui que ce soit, lui dît un mot pour lui rien représenter. Il n'y eut donc point de partage d'avis, ni d'abord, puisque M. de Vendôme comptoit les ennemis encore bien loin, par conséquent hors de portée de pouvoir être chargés, ni depuis les avis, puisque, sur les deux premiers, il se débattit tout seul pour soutenir que les ennemis ne pouvoient être là, et que, sur le troisième, après sa première fougue, il prit les partis qu'on a vus tout haut, et sans réplique aucune, qui furent exécutés à l'instant, en présence de tout ce qui les environnoit de gens. Il ne put donc songer à faire charger qu'au moment qu'il en donna l'ordre, et on s'y opposa si peu, qu'on a vu que Biron le reçut, qu'en peine de l'exécution, Puységur, survenu avec le campement, l'en détourna, et que, un instant après, le maréchal de Matignon arriva, qui le lui défendit, et qui prit sur soi la défense. Voilà des témoins qui valent mieux qu'Alberoni, et qui le démentent sur toutes ses impostures. Celle qui suit pour rendre les autres vraisemblables est une supposition manifeste. C'est, à son dire[2], « à dix heures du matin que Vendôme reçoit avis de Biron que les ennemis paroissent, et que lui, duc de Vendôme, voyant aussi la poussière de leurs colonnes, etc., voulut les faire charger, et n'en fut pas cru; et tout de suite ajoute qu'à quatre heures après midi on donna ordre à Grimaldi, maréchal de camp de S. M. Cath., d'attaquer, à l'insu de M. de Vendôme, qui pourtant, voyant l'attaque faite, dit qu'il la falloit soutenir, et envoya Janet porter ordre à la gauche d'attaquer, qui ne fut pas exécuté par un mauvais conseil donné à Mgr le duc de Bourgogne, disant qu'il y avoit un ravin et un marais impraticable, que

1. Ci-dessus, p. 182-183.
2. Notre auteur a mis des guillemets de chaque côté des treize lignes qui finissent cet alinéa.

cependant M. de Vendôme avoit passé accompagné de M. le comte d'Évreux avec trente escadrons[1]. »

Disons[2] d'abord que Grimaldi envoya aux ordres de ce qu'il feroit, que celui qui y vint ne trouva plus M. de Vendôme, déjà parti pour aller à Biron, que cet[3] officier s'adressa à Mgr le duc de Bourgogne, qui, ayant été témoin de l'ordre que M. de Vendôme avoit envoyé à Biron d'attaquer les ennemis, renvoya l'officier de Grimaldi avec le même ordre d'attaquer, lequel, en arrivant à lui, le trouva déjà attaqué lui-même, et en lieu où il ne put être soutenu à temps par l'obstacle du ravin. Démêlons maintenant le petit roman d'Alberoni avec tout son artifice.

Il vient d'être démontré qu'il étoit deux heures après midi quand Biron aperçut l'armée des ennemis et qu'il en envoya le premier avis, que Vendôme n'en crut rien, et ne s'ébranla de son repas qu'au troisième avis du même Biron : on peut juger par là de l'heure qu'il pouvoit être; cependant Alberoni veut qu'il ne fût[4] que dix heures du matin. Mais que fit donc son héros jusqu'à quatre heures après midi, que, sur l'attaque de Grimaldi, il commença à donner des ordres? Voilà six heures d'une singulière patience depuis des nouvelles si intéressantes des ennemis, et un prodigieux temps perdu, que l'apologiste ne remplit de rien. Mais il falloit gagner quatre heures après midi parce que, en effet, M. de Vendôme n'arriva guères plus tôt au lieu où on combattoit[5]. Est-ce en y allant avec la tête des colonnes

1. Ci-dessus, p. 206-207.

2. Les dix lignes qui commencent étaient primitivement une addition écrite en interligne et sur la marge, et reliée par un *et* à ces mots, qui commençaient l'alinéa : *Demeslons encore ce petit roman avec tout son artifice*. Après coup, l'auteur a biffé ce commencement, ainsi que la conjonction *et*, et que le signe de renvoi qu'il avait placé à la fin de son addition, après *artifice*. Enfin, il a récrit, pour terminer son addition, la première phrase biffée : *Démelons*, etc.

3. Il a écrit : *ce cet*. — 4. Le manuscrit porte : *fut*, à l'indicatif.

5. Une relation ennemie, reproduite dans le recueil de Lamberty, p. 107, précise l'heure : « L'action commença à cinq heures et demie

qu'il passa si aisément ce ravin? Qu'est-ce que toute cette fable, sinon pour tomber sur Mgr le duc de Bourgogne, et pour montrer toujours Vendôme ardent à combattre, et le jeune prince toujours obstacle à l'empêcher? Il n'y a qu'à se[1] souvenir de ce qui vient d'être expliqué et démontré tout à l'heure de ce qui se passa sur le troisième avis de Biron, pour se convaincre que ce dernier récit d'Alberoni est une imposture controuvée de point en point. A l'égard du ravin, c'est Biron qui l'avoit reconnu, c'est les ennemis qui ne le passèrent qu'à force de fascines[2] : ce sont des faits, mais qui n'ont aucun trait à Mgr le duc de Bourgogne, qui n'imagina pas de défendre ni d'ordonner quoi que ce soit qu'avec et de l'avis de M. de Vendôme. Mais qui peut ignorer qu'un ravin, le plus creux et le plus difficile, ne soit souvent, à mille pas plus haut, qu'un fossé ou un enfoncement médiocre, et, plus loin encore, un rien qui se passe en escadron? Pour Grimaldi, il ne reçut d'ordre que des ennemis qui l'attaquèrent; c'est ce qui commença le combat. Pourvu que Mgr le duc de Bourgogne soit en faute, tout est bon à Alberoni. « On ordonna, dit-il, à Grimaldi d'attaquer à l'insu de M. de Vendôme, » c'est-à-dire Mgr le duc de Bourgogne; et, tout de suite, c'est ce prince qui, malgré l'ordre envoyé par Vendôme à la gauche d'attaquer, défend de l'exécuter. On ne peut être moins d'accord avec soi-même, ni moins conséquent dans l'appréhension de combattre qu'Alberoni prête si audacieusement à ce jeune prince, ni se souvenir moins de n'être venu à l'armée qu'à condition d'obéir à Vendôme, comme ce duc[3] osa le lui dire en face, et tout haut devant tout le monde[4], que ces contradictions si continuelles et si hautement exécutées.

du soir, et ce fut un si cruel feu d'infanterie des deux côtés, qui dura jusqu'à neuf heures et demie, que les officiers qui ont vu toutes les plus grandes actions de cette guerre assurent de n'en avoir jamais vu un plus violent. »

1. Par mégarde, il a écrit : *ce*. — 2. Ci-dessus, p. 184.
3. *Ce Duc* est en interligne, au-dessus d'*il*, biffé.
4. Ci-dessus, p. 186 et 210.

C'est aussi faire trop peu de cas des hommes de leur mentir si complétement et si grossièrement.

De ce joli petit conte, et[1] si bien inventé, Alberoni saute entièrement le combat, et vient tout d'un coup à la retraite. Il en a bien ses raisons; disons-en un mot.

Aux fautes si funestes que la paresse, l'orgueil et l'opiniâtreté avoient fait faire à M. de Vendôme, la rage de s'être si lourdement trompé, et à la face de toute l'armée et de tant de gens qui avoient osé l'avertir, mit le comble aux fautes précédentes, si des intentions plus criminelles n'y eurent point de part : au moins ce qui se passa dans la suite de cette campagne en put autoriser les soupçons[2]. Sans s'y arrêter, on ne peut guères, au moins, disconvenir que la tête lui tourna, et qu'il ne montra rien de capitaine en toute[3] cette journée. Dans la pensée où il étoit de l'éloignement des ennemis, rien ne le pressoit d'envoyer si fort à l'avance Biron et Grimaldi, qui ne s'étoient pas portés là sans son ordre, et il parut bien qu'il croyoit les ennemis encore bien éloignés, puisque le campement arriva avec Puységur aussitôt que Biron[4], suite de son opiniâtre prévention. Si, au contraire, il avoit cru les ennemis si à portée, c'étoit une folie de leur exposer un aussi petit nombre de troupes, qui de si longtemps ne pouvoient être soutenues. L'engagement pris, c'est où la tête lui tourna comme au maréchal de Villeroy à Ramillies[5], avec cette différence que le maréchal choisit pernicieusement son terrain, et que Vendôme ne fut pas le maître du sien; que le maréchal, après cette première faute, qui rendit toute sa gauche inutile, fit avec le reste tout ce qu'il étoit possible à un meilleur général que lui; que sa retraite se fit avec le plus grand ordre, sans

1. *Et* est en interligne.

2. On l'accusa d'avoir tout fait pour amener un échec, et notre auteur l'avait prédit à Beauvillier (p. 16 et 18). Réciproquement, la Beaumelle, plus tard, a osé dire que le jeune prince laissa prendre Lille de peur que son grand-père ne déclarât le mariage avec Mme de Maintenon.

3. *Toutte* est en interligne. — 4. Ci-dessus, p. 182.

5. Tome XIII, p. 385 et suivantes. Déjà dit ci-dessus, p. 209.

honte, sans dommage, et que la tête ne lui tourna qu'après, par ne se croire en sûreté nulle part, et abandonner des places à l'abri desquelles il eût pu réparer sa faute et son malheur, et qu'il céda aux ennemis un pays immense qu'ils n'auroient pu espérer qu'après bien d'autres succès et de dangereux sièges. Ici, M. de Vendôme[1], ivre de dépit et de colère, voit sa poignée de troupe avancée exposée seule à toute l'armée des ennemis, et, sans songer à ce qu'il veut entreprendre, enlève ce qu'il trouve sous sa main, autre poignée de monde en comparaison de l'armée opposée, va à perte d'haleine, les fait donner d'arrivée[2], de cul et de tête[3], sans ordre et sans règle, redouble de la même sorte de tout ce qui suit, à mesure que chaque troupe arrive, les fait battre toutes en détail et en confusion, n'a pas le tiers de son armée, puisque, de l'aveu de tous, et du sien même, la moitié n'en étoit pas arrivée à la nuit au lieu du combat, et qu'une partie de l'autre arrivoit encore à toute course, chacun à part comme il se trouvoit et pouvoit, accourant au feu, et donnant tout de suite là où il le rencontroit. De là le pêle-mêle que j'ai décrit, l'impossiblité de se remuer, de se reconnoître, de boucher les intervalles trop étendus, de discerner les endroits propres, d'avoir ni temps ni moyen de se remuer, de se démêler, de faire aucun mouvement utile : en un mot, un combat qui ne put être qu'un désordre, où il n'y eut que les fuyards qui pussent gagner. Nul ordre cependant de M. de Vendôme, nulle ressource de sa part que sa valeur, mais sans vue, sans dessein, sinon de vaincre, mais vaincre le triple de soi à force de bras, sans aucun moyen de guerre, et, dans ce chaos, sans pouvoir en[4]

1. Ayant omis les mots *de Vendosme*, il les a ajoutés sur la marge.

2. *D'arrivée* a été ajouté en interligne. — Cette locution, que ne donnait pas l'*Académie*, se trouve dans la 8e satire de Mathurin Regnier.

3. « On dit proverbialement, d'un homme qui se tourmente extrêmement pour venir à bout de quelque chose, qu'*il y va de cul et de tête*, ... comme une corneille qui abat des noix » (*Académie*, 1718).

4. Cet *en*, écrit d'abord avant *pouvoir*, a été biffé là pour le reporter après, en interligne.

exécuter aucun. M. de Vendôme commandoit seul ; toutes ces fautes ne se pouvoient mettre sur le compte de personne : voilà pourquoi Alberoni saute le combat à joint-pied[1]. Suivons-le présentement à la retraite.

« Pour ce qui regarde la retraite, dit-il, M. de Vendôme opina de ne la point faire de nuit ; mais, comme, de ce sentiment, il n'y avoit que lui et M. le comte d'Évreux, il fallut céder. »

Voilà la première et la seule vérité qui se trouve dans toute cette lettre, mais frauduleusement estropiée. Non seulement Vendôme opina à ne se point retirer de nuit, mais à ne se point retirer du tout, avec ses *sproposito*[2] ordinaires, à[3] disputer qu'il n'y avoit rien de perdu, qu'il se falloit tenir comme on pourroit chacun où il se trouvoit, et recommencer le combat dès ce[4] qu'il seroit jour. Au chaos qui étoit dans les troupes, qui ne pouvoit au moins diminuer pendant la nuit, sous le feu des ennemis au triple d'elles, mêlées avec eux en des endroits, enveloppées en d'autres, à portée de l'être encore plus[5] par la supériorité du nombre et l'audace du succès[6], sans qu'on pût y donner aucun ordre, ni peut-être s'en apercevoir[7], comme, avant la nuit, il se-

1. Locution déjà relevée dans notre tome XIII, p. 129.

2. Terme italien signifiant chose dite ou faite hors de propos, non admis par l'*Académie*. Littré a cru que nous avions ici le pluriel *spropositi*, que Saint-Simon n'emploiera jamais.

3. *Et* corrigé en *à*. — 4. On se demande si *ce* n'est pas un *lapsus*.

5. *Encore plus* est en interligne. — 6. Le manuscrit porte : *succez*.

7. C'est ce que rapporte la relation ennemie reproduite par Lamberty (*Mémoires*, p. 106-108) : « Notre gauche.... débordoit la droite des ennemis et eut ordre de gagner, s'étendant toujours sur les hauteurs pour prendre le flanc aux ennemis en descendant ensuite vers eux : ce qui fut fait si à propos, que non seulement leur flanc fut pris, mais même leur dos. C'étoit alors huit heures et demie, et le peu de jour qui nous restoit nous priva de l'avantage d'envelopper entièrement l'ennemi, puisque ce ne fut alors que massacre, et des troupes entières qui se rendoient prisonnières de guerre avec leurs officiers ; de ce nombre sont deux cents gendarmes et deux régiments de dragons. La nuit fit taire le feu,... puisqu'on étoit si mêlé qu'on se char-

roit arrivé à la maison du Roi sans l'avis de l'officier ennemi pris par les chevau-légers à qui il porta un ordre les prenant pour des siens[1], on laisse à penser ce que seroient devenues nos troupes pendant la nuit, et de quel avantage on se pouvoit flatter d'un combat si étrangement inégal à recommencer avec le jour. La moitié de l'armée n'étoit pas là, de l'aveu de M. de Vendôme[2], contre toute celle des ennemis ; cette moitié battue partout, et partout en détail ; combien de tués, de prisonniers, de fuyards, qui diminuoient encore ce petit nombre! peu de tués et de blessés, et point de fuyards, parmi les victorieux, comme il arrive toujours. L'autre moitié de l'armée seroit arrivée ; mais l'auroit-on su placer à propos de nuit? Elle n'auroit donc approché que de jour ; et cependant le combat recommencé avec tous les désavantages que je viens de remarquer. Malgré ce renfort, qui auroit démêlé la confusion de ce renouvellement de combat, puisque la journée qui finissoit n'avoit cessé de l'accroître? C'étoit donc achever de perdre cette première[3] partie de l'armée sans nulle espérance raisonnable d'en tirer aucun succès[4], et s'exposer ensuite avec l'autre moitié à la totalité de l'armée victorieuse. Voilà ce qui empêcha personne d'être de l'avis de M. de Vendôme, outre qu'il n'y eut aucun de ce qui l'entendit qui ne fût indigné de l'opiniâtreté avec laquelle il soutint qu'il n'étoit point battu, excepté le peu de ceux qui, comme le comte d'Évreux, lui étoient vendus sans réserve[5]. M. de Vendôme parloit tellement contre sa pensée, qu'il céda contre son orgueil et sa coutume. Il vouloit ou ce qu'il n'est pas permis de penser[6], ou, par une fanfaronnade si déplacée, montrer qu'il n'étoit point abattu[7], et faire accroire qu'il avoit des ressources

geoit déjà amis contre amis sans se connoître, la fumée et la grande poussière rendant la nuit encore plus sombre. Enfin le combat termina entièrement, faute de jour, à dix heures.... »

1. Ci-dessus, p. 186. — 2. Déjà répété p. 218.
3. Il a ajouté p^{re} en interligne. — 4. Ici, *succéz*.
5. Ci-après, p. 236. — 6. Perdre le prince : ci-dessus, p. 217 et note 3.
7. Et non *battu*, comme on l'avait imprimé dans la dernière édition.

dans sa capacité, quoique si éclipsée avant et pendant toute l'action. Il devoit bien sentir que qui que ce soit ne se laisseroit persuader qu'il n'y avoit rien de perdu, qu'il fût raisonnable, ni même possible, de demeurer toute la nuit comme on étoit[1], et de se commettre de nouveau, dès qu'il seroit jour, à recommencer un combat aussi désavantageux. Il ne chercha donc qu'à imposer sur son courage de cœur et d'esprit, et à se préparer pour la suite de quoi donner du spécieux[2] aux ignorants et[3] aux sots, et à sa cabale de quoi dire, et rejeter toute la honte sur Mgr le duc de Bourgogne par l'énorme propos qu'il osa lui tenir[4], et qu'Alberoni remet adroitement sous[5] les yeux par ces paroles : « A peine, continue sa lettre[6], eut-il (Vendôme[7]) dit à M. le duc de Bourgogne que l'armée n'avoit qu'à se retirer, que, tout le monde à cheval avec une précipitation étonnante, chacun gagne Gand, jusqu'à conseiller aux princes de prendre des chevaux de poste à Gand pour gagner Ypres. » Ce verbiage est bien artificieux ; mais Alberoni s'y trahit lui-même du premier mot : *A peine eut-il dit*, etc., cela montre bien que celui à qui il le[8] dit n'étoit le maître de rien, puisqu'il fallut attendre cette parole de M. de Vendôme pour que la retraite se fît. Par conséquent, c'étoit à lui à la régler, à l'ordonner, à prescrire[9] aux officiers généraux qui étoient là[10] les dispositions de cette retraite, et en envoyer les ordres à ceux qui n'y étoient pas. Attendoit-il cela de la capacité d'un prince de l'âge de Mgr le duc de Bourgogne, ou de son autorité, qu'il lui

1. Avant *estoit*, il a biffé *l'*.
2. Il a employé ainsi *spécieux*, pris substantivement, dans deux Additions au *Journal de Dangeau*, tomes XVII, p. 387, et XVIII, p. 107. La Bruyère s'en est servi de même. Nous le retrouverons ci-après, p. 234.
3. *Aux ignorans et* est en interligne.
4. Ci-dessus, p. 187 et 188. — 5. L'initiale de *sous* surcharge un *d*.
6. Il a écrit : *sa la lettre*. — 7. Ce nom est ainsi entre parenthèses.
8. *A* corrigé en *le*.
9. Avant *prescrire*, il a biffé *en*. — 10. Cet adverbe est en interligne.

avoit si nettement et si fraîchement déclarée être nulle en sa présence? L'attendoit-il du maréchal de Matignon, qui, à l'opprobre de son office, lui étoit subordonné en tout? L'attendoit-[il] des officiers généraux qui se trouvèrent là[1]? En un mot, on voit un homme qui ne sait plus depuis longtemps où il en est, qui ne conserve de sens que pour jeter de la poudre aux yeux, et rejeter ses fautes et sa honte sur Mgr le duc de Bourgogne, qui dit que l'armée se peut retirer et qu'il faut aller à Gand, qui n'ajoute[2] pas un mot de plus, et qui en laisse l'ordre et la manière à l'abandon et au hasard. Après cela, Alberoni a bonne grâce de dire que chacun s'en alla avec précipitation. Que peuvent devenir des gens qui n'ont point d'ordre, qui n'osent en demander à un général qu'ils[3] voient avoir perdu la tramontane[4] et ne savoir ce qu'il dit, être furieux jusqu'à insulter l'héritier nécessaire de la couronne? Il est aisé de comprendre que personne ne se hasarda à aucune question, que chacun se hâta de s'éloigner d'un homme aussi dangereux, mais aussi vuide à la repartie, et que, dans ce chaos nocturne où personne ne reconnoissoit ni sa division, ni même sa troupe, chacun devint ce qu'il put[5], regardant seulement Gand comme le lieu où se rassembler.

La proposition faite aux princes de gagner Ypres, de Gand, en poste, et celle de les mettre dans leurs chaises de poste avec une escorte pour gagner[6] Gand, contre laquelle M. de Vendôme cria, et qu'il empêcha, sont des choses qui, n'ayant pas[7] été goûtées d'eux, ni exécutées, ne peuvent aussi leur être imputées[8]. La première étoit tout à fait ridicule; mais elle n'étoit que cela, puisque, l'armée

1. Voyez ci-dessus, p. 210-211, le même argument.
2. Après l'élision *n'*, il a biffé *y*. — 3. *Il*, au singulier.
4. Nous avons déjà eu, dans le tome V, p. 371, cette locution figurée, signifiant, comme le disait *l'Académie* de 1718, qu'on se trouble, qu'on ne sait plus où on en est.
5. Il a écrit : *ce qui put*.
6. L'initiale de ce verbe corrige un *G* majuscule.
7. Ce *pas* est ajouté en interligne. — 8. Ci-dessus, p. 189.

se retirant sur Gand, la crainte du danger ne pouvoit causer ce[1] conseil. Celle des chaises de poste vint d'un homme dont on n'accusera pas la valeur, ni le courage[2] d'esprit, ni l'ignorance en matière d'honneur : l'idée en vint à Puységur, qui fait aujourd'hui l'honneur des maréchaux de France[3]. Trop[4] frappé en ce moment de la fatigue des princes, qui, après avoir passé toute la journée à cheval, avoient encore toute la nuit et la matinée à y être, voyant d'ailleurs la confusion inévitable avec[5] laquelle cette retraite s'alloit faire, qui ne s'exécuteroit que par parties séparées les unes des autres, il n'imagina pas que les princes dussent suppléer à ce que M. de Vendôme abandonnoit à l'aventure, ni entreprendre de mettre en ordre un si étrange chaos. Mais, sans pousser plus loin cette discussion, elle devient inutile dès qu'il demeure sans contestation certain que les princes n'adoptèrent ni n'exécutèrent ni l'une ni l'autre; retournons à la lettre. « M. de Vendôme, continue-t-elle, qui fut obligé de faire une grande partie du temps l'arrière-garde avec ses aides de camp, arriva sur les neuf heures du matin (à Gand[6]), prit sur-le-champ sa résolution ferme de vouloir mettre l'armée derrière le canal qui est entre Gand et Bruges, malgré l'avis de tous les officiers généraux, qui l'ont persécuté trois jours durant de l'abandonner, disant qu'il falloit tâcher de joindre l'armée de M. de Berwick. Une telle fermeté a sauvé l'armée du Roi et le Royaume, car l'épouvante qui étoit dans l'armée auroit causé une esclandre[7] bien pire que celle de Ramillies, au lieu que, M. de Vendôme se mettant derrière le canal, il a soutenu Gand et Bruges, qui[8] est un point essentiel, et a rassuré les esprits

1. *Le* corrigé en *ce*. — 2. *Courge* corrigé en *courage*.
3. Fait maréchal en 1734, il ne mourra qu'en 1743.
4. *Trop* est écrit en interligne, au-dessus de *plus*, biffé.
5. La première lettre d'*avec* corrige un *d*.
6. Ainsi écrit entre parenthèses.
7. Au féminin, comme la première fois, p. 208.
8. Avant *qui*, il a biffé *et ce*.

et redonné la confiance aux troupes, a donné lieu aux officiers de se reconnoître et de connoître leur terrain, et enfin a mis les ennemis dans l'inaction; et vous pouvez être sûr que, s'ils veulent faire un siège, il[1] faut qu'ils fassent celui d'Ypres ou de Lille, de Mons ou de Tournay. »

La transition est admirable! M. de Vendôme fut obligé de faire une grande partie du temps l'arrière-garde avec ses aides de camp; mais qui fait donc une arrière[2]-garde en se retirant de devant les ennemis, si ce n'est celui qui est chargé de l'armée? Mais où la fit-il, M. de Vendôme? que rassembla-t-il pour la faire? où parut-il? quels ordres y donna-t-il? S'il n'eut que ses aides de camp avec lui, qu'étoient devenues les troupes? Et pourquoi Alberoni omet-il de marquer quelles furent celles que son héros honora de sa présence en cette occasion? Voilà peut-être la première retraite où il n'ait été mention nulle part du général; mais celle-ci tint du reste de la journée : chacun fit la sienne à part comme il put et voulut, et il ne se peut une démonstration plus claire de cette vérité, outre le témoignage de toute l'armée, que l'oubli des cent escadrons à la tête desquels[3] le chevalier du Rosel se trouva le lendemain en sa même place, sans avoir reçu ni ordre ni avis de qui que ce fût, abandonné de toute l'armée retirée pendant la nuit[4]. Oublier cent escadrons, les laisser seuls à la merci de l'armée victorieuse, il est bien difficile de trouver une preuve plus évidente qu'un général a perdu absolument la tête, et qu'il n'est occupé que de la retraite de sa personne, qu'il fait seul avec ses aides de camp dans un oubli parfait de toutes ses troupes, et dans l'incurie entière de ce que son armée devient. C'est un fait qui ne se peut ni contester ni pallier, et qui prouve démonstrativement tout ce que je viens de dire : aussi

1. *Ils*, au pluriel, dans le manuscrit. — 2. Ici, il a écrit : *arrier*.
3. Ayant d'abord écrit : *avec lesquels*, il a biffé *avec* et ajouté *à la teste* en interligne, mais a oublié de corriger *lesquels* en *desquels*.
4. Ci-dessus, p. 191.

n'a-t-il été ni contesté ni pallié. M. de Vendôme, avec son audace accoutumée, n'a pas fait le moindre semblant de le savoir ; ses[1] défenseurs l'ont passé sous silence, et se sont flattés d'en étouffer la voix par le bruit et la hardiesse de leurs clameurs.

Alberoni a recours ici à la même ruse de la confusion des heures dont il s'étoit servi sur celle de l'arrivée des avis de Biron au duc de Vendôme[2]. Il le fait arriver ici à Gand sur les neuf heures du matin : c'est toujours près de deux heures de plus données à son arrière-garde imaginaire ; mais il se donne bien garde de faire mention de ce qu'il devint à Gand, ni de ce qu'il y trouva, ni combien il y resta. Trente heures de lit sans s'informer ni des princes, ni de l'armée, ni de ce que[3] chacun étoit devenu ni devenoit[4], tout cela est de même parure que tout le reste, et que l'oubli total du chevalier du Rosel et de ses[5] cent escadrons. Alberoni, qui le sent, coule rapidement, et se jette à la résolution d'un poste admirable malgré tous les officiers généraux ; mais la vérité est que ce poste étoit déjà pris avant que le duc de Vendôme y eût plus songé qu'à son armée, et qu'il ronfloit tranquillement dans son lit à Gand avant d'y avoir pensé, tandis que les princes étoient venus[6] dans ce même poste avec ce qui avoit pu y arriver de troupes, qui s'y rendirent successivement. Puységur, si longuement et si savamment maréchal des logis de l'armée de Flandres, et sur lequel M. de Luxembourg s'est toujours si utilement reposé de ses marches, de ses campements, de ses fourrages[7], et de tous les terrains[8], étoit bien l'homme à donner ce conseil à

1. Avant *ses*, il a biffé *et*.
2. Ci-dessus, p. 206 et 212-213.
3. L'abréviation de *que* est ajoutée entre *ce* et *chacun*.
4. Ci-dessus, p. 193.
5. *Ces* corrigé en *ses*.
6. *Venus* est écrit en interligne, au-dessus de *rendus*, biffé.
7. L'initiale de *fourrages* corrige une autre lettre.
8. Déjà dit dans nos tomes II, p. 230, V, p. 159-160, XI, p. 317, etc.

Mgr le duc de Bourgogne[1], et Vendôme et les siens à se l'approprier après. Il est vrai que, après que Vendôme fut arrivé à Lauwendeghem, il y eut des raisonnements sur ce que dit Alberoni, et qu'il fut résolu de s'arrêter dans ce camp ; mais le[2] choix et la fermeté à y rester sont des louanges gratuites, dont le bruit n'est bon qu'à couvrir tout ce qui vient d'être remarqué, et qui a été trop public pour oser être contesté. Alberoni[3] prétend que ce camp si savamment choisi a rendu la confiance aux troupes et réduit les ennemis à l'inaction. Il vit bientôt l'Artois sous[4] contribution, M. de Berwick tout occupé à le protéger, de gros détachements de la grande armée y marcher encore, et néanmoins n'y pouvoir empêcher le désordre : ce n'est pas là une inaction, et dans un pays jusqu'alors si fort éloigné de ces ravages[5]. A l'égard de la confiance, pas un officier supérieur[6] n'en eut en M. de Vendôme. La licence, le peu de subordination, la tolérance de tout, la familiarité affectée avec le menu[7] avoient gagné le soldat, le cavalier, le dragon, le menu officier, et la jeunesse débauchée, inappliquée, licencieuse. Tout cela adoroit M. de Vendôme, tout cela faisoit la multitude et le cri public[8], tout cela se répandoit dans les garnisons, dans les provinces, dans Paris, où la cabale savoit bien en tirer

1. Rentré à Versailles, nous le verrons s'exprimer très librement avec le Roi, comme le raconte le duc de Chevreuse dans une lettre à Fénelon (*Correspondance*, tome I, p. 288), disculper le duc de Bourgogne sur tous les faits de guerre, et rejeter la responsabilité sur M. de Vendôme et sur « son opiniâtreté à recourir au Roi et à laisser échapper l'occasion pendant ce retardement. »

2. Avant *le*, il a biffé *ny*, et la conjonction *et* qui suit est en interligne, au-dessus d'un autre *ny* biffé.

3. Avant ce nom, il a biffé *Suivons Alberoni*.

4. Et non *sans*, comme on l'avait imprimé, par le fait d'une mauvaise lecture, dans la dernière édition.

5. Ci-après, p. 270, etc.

6. *Supérieur* est en interligne.

7. Ces trois derniers mots sont ajoutés en interligne.

8. Ici, changement de plume.

toutes sortes d'avantages[1]. « Or, vous voyez, continue la lettre, quelles places! et, si jamais ils attaquent quelques-unes de ces places, M. de Vendôme prendra Audenarde et se rendra maître de tout l'Escaut; et vous n'avez qu'à regarder la carte pour voir combien les ennemis seroient embarrassés. »

Cela s'appelle payer bien hardiment d'effronterie. L'impossibilité de la négative force Alberoni de laisser glisser un aveu tacite que le succès de ce combat met les ennemis en moyen de[2] faire le siège de celle de ces quatre grandes places qu'ils voudront, et il tâche d'éblouir là-dessus en promettant les prouesses de son héros[3] sur Audenarde, en ce cas, et sur l'Escaut. Il sent bien ce que c'est qu'Audenarde pour être le juste équivalent d'une de ces places si importantes, dont les unes ferment toute entrée dans le pays ennemi, et les autres l'ouvrent entièrement dans le nôtre; il renvoie donc à la carte par une habile réticence[4], comptant bien que le très grand nombre, qui n'y connoît rien par rapport aux mouvements des armées, l'en croira sur sa parole, en les étourdissant de ce grand mot de devenir maîtres de l'Escaut. La suite de cette campagne infortunée a montré les avantages que M. de Vendôme sut tirer de sa défaite, et de vanteries prématurées de son valet. Je n'aurai que trop lieu de m'y étendre lorsqu'il en sera temps. Achevons la lettre. « Voilà, dit-elle, la pure vérité, la même[5] que M. de Vendôme a mandée au Roi, et que vous pouvez débiter sur mon compte. Je suis Romain, c'est-à-dire d'une race à dire la vérité, *in civitate omnium gnara, et nihil reticente*, dit notre Tacite[6]. »

1. Voyez notre tome XIII, p. 286-287, et le récit de Bellerive, ci-après, p. 556-559.
2. On ne trouve pas cette locution de *mettre en moyen de* dans l'*Académie*.
3. *Hera*, inachevé et corrigé en *heros*. — 4. Il écrit : *retiscence*.
5. *La mesme* est en interligne, au-dessus de *celle*, biffé.
6. Ci-dessus, p. 208.

Après avoir suivi mot à mot Alberoni, comme je viens de faire, et montré, avec une évidence à laquelle on ne se peut refuser, que sa lettre n'est qu'un tissu d'artifice et de mensonge, les uns adroits, les autres hardis, sans mélange d'aucune trace de vérité, il n'y a plus à répondre à cette forfanterie. Jusqu'à son origine, qu'il ose débiter en preuve, est fausse, outre qu'il y a bien loin de Rome du temps de Tacite, et de son Histoire, à Rome d'aujourd'hui, et des personnages peints dans cette Histoire à un homme de la lie du peuple tel qu'Alberoni. Avec un peu de jugement, il eût évité de citer celui qui nous a montré Sejan dans tous les vices, ses desseins pernicieux, sa superbe [1], l'abus si dangereux de sa faveur [2], et qui, en opposite [3], nous a laissé la Vie d'Agricola [4], également bon citoyen, et véritablement [5] grand dans la paix et dans la guerre [6]. On n'a pas peine à voir auquel des deux M. de Vendôme ressemble le

1. « Substantif féminin : orgueil, vaine gloire, présomption, arrogance ; n'a guère d'usage que dans les matières de dévotion : *La superbe est le premier des péchés capitaux* » (*Académie*, 1718).

2. Ælius Sejanus, d'origine toscane, commandant de la garde prétorienne, favori et ministre tout-puissant de Tibère, finit par se débarrasser de toute la famille impériale, mais, ayant voulu conspirer contre cet empereur lui-même, fut étranglé en prison le 18 octobre de l'an 31 de notre ère. Son élévation et sa chute sont racontées dans les *Annales* de Tacite, liv. III-VI. Sa mémoire resta abhorrée à Rome.

3. « Vis-à-vis l'un de l'autre » (*Académie*, 1718 et 1878).

4. Cnéus Julius Agricola, né à Fréjus en l'an 37, mort le 23 août 93, ayant peut-être été empoisonné par ordre de Domitien.

5. Cet adverbe est en interligne.

6. Agricola, tribun en Grande-Bretagne pour Vespasien, puis commandant de la légion, devenu patrice et gouverneur de l'Aquitaine à son retour, consul subrogé en 77, gouverneur de la Grande-Bretagne en 78, conquit le pays de Galles et l'Écosse, mais fut rappelé en 85 par le nouvel empereur Domitien, et passa ses huit dernières années dans la retraite. Il avait gagné par sa douceur et sa justice les peuples bretons. Sa *Vie* paraît avoir été le premier ouvrage de Tacite, qui avait épousé sa fille en 88, et nous la possédons en entier, tandis qu'il ne nous est parvenu qu'une quinzaine de livres des *Annales*, allant du règne d'Auguste à celui de Néron, et quatre ou cinq des *Histoires*, qui vont de Galba à Nerva.

plus. Mais Alberoni Romain[1] ! Il étoit[2] d'un petit village auprès de Bayonne, où ses parents vinrent[3] d'Italie s'habituer[4]. Pourquoi une transplantation si éloignée? Elle sent bien le crime et la fuite de la punition; mais je l'ignore parce qu'on ne s'est pas avisé encore de donner l'histoire des Alberoni[5]. Son père y vivoit de son métier de jardinier, et vendoit tous les jours des fruits, et plus encore des légumes, à Bayonne, où mille gens l'ont ouï dire à leurs pères, et où quelques-uns encore l'ont vu[6]. Celui-ci[7] s'en retourna dans son village originaire près de Parme. J'ai raconté ailleurs[8] comment il fut connu du duc de Parme, qui lui fit prendre le petit collet pour qu'il pût approcher de ses antichambres, à l'occasion de quoi il s'en servit auprès de M. de Vendôme, et par quelles bassesses et quelles infamies il le gagna, combien il fut le rebut des bas valets et de leur table, et les coups[9] de bâton

1. Ci-dessus, p. 208. Alberoni voulait dire, sans doute, que l'Italie romaine entière réclamait Tacite pour un de ses enfants; ce n'était pas un Romain, mais un Ombrien à ce qu'on croit.

2. *Est* corrigé en *estoit*. — 3. Par mégarde, il a écrit : *virent*.

4. Si certains détails de la vie première d'Alberoni sont encore obscurs, il est du moins prouvé que le vrai lieu de sa naissance est Fiorenzuola, près de Plaisance, dans les États du duc de Parme. Notre auteur n'aurait eu qu'à ouvrir son *Moréri* de 1735 pour voir que cette naissance était placée à Plaisance.

5. « Il se trouvera bien quelqu'un qui publiera sa Vie, » dit-il dans l'Addition n° 655, qui a été placée dans notre tome XIII. Ce souhait et l'assertion que nous avons ici prouvent que Saint-Simon n'avait pas connaissance du livre publié, comme traduction de l'espagnol, par J. Rousset, croit-on, sous le titre de *Vie d'Alberoni depuis sa naissance jusqu'en 1719*. Nous avons aussi une auto-apologie, ou prétendue telle, qui a été reproduite dans la *Biographie générale* de Didot; mais elle ne parle pas des origines. Les Archives nationales possèdent encore, sous la cote AA 34, une Vie en italien, et le Musée britannique en a plusieurs autres, mss. Addit. 16481 et 16482.

6. Où notre auteur a-t-il pris ces détails de pure fantaisie?

7. *Cy* est ajouté en interligne.

8. Tome XIII, p. 287-291. Comparez un passage de la Notice de Mme des Ursins publiée dans l'Appendice du tome V, p. 511.

9. *Coup*, au singulier, dans le manuscrit.

qu'il en reçut en pleine marche d'armée sans que M. de Vendôme fût ému de ses plaintes et de ses pleurs[1]. Le voici maintenant devenu son principal confident et son apologiste. Il continue : « Permettez-moi, après cela, que je vous dise, avec tout le respect que je vous dois (c'étoit une lettre faite pour courir, et qui n'étoit écrite à personne[2]), que votre nation est bien capable d'oublier toutes les merveilles que cē bon prince a faites dans mon pays, qui rendront son nom immortel[3] et toujours révéré : *injuriarum et beneficiorum æque immemores;* mais le bon prince est fort tranquille, sachant qu'il n'a rien à se reprocher, et que, pendant qu'il a suivi son sentiment, il a toujours fort bien fait. »

Alberoni ne pouvoit mieux terminer sa lettre[4]; il y dit

1. L'âpreté de notre auteur à poursuivre la mémoire d'Alberoni a engagé M. Lanson, en 1893, à intituler : *Une victime de Saint-Simon*, un article publié dans la *Revue politique et littéraire* (bleue), à l'occasion du recueil de *Lettres intimes d'Alberoni adressées au comte Rocca*, que M. Émile Bourgeois venait de faire paraître l'année précédente avec une préface apologétique. Le R. P. Baudrillart a donné aussi, en mars 1894, dans les *Études religieuses et historiques*, p. 88-96, un article sur le même sujet, mais contraire aux appréciations de M. Bourgeois, c'est-à-dire conforme à celles de feu M. Wiesener dans son ouvrage : *le Régent, l'abbé Dubois et les Anglais.*

2. Ceci est une erreur, et j'ai indiqué à qui la lettre était adressée.

3. Il a écrit : *imortel.*

4. Il est intéressant d'en rapprocher quelques fragments de la correspondance intime de cette même époque publiée par M. Bourgeois. C'est d'abord une lettre du 15 juillet (p. 74-75) : « Vous avez appris que la retraite a été celle qui a donné l'avantage à nos ennemis. Cependant il faut espérer que tout cela se raccommodera, pourvu qu'on laisse faire à notre homme, qui a beaucoup de peine à rassurer les esprits. Nous avons encore (compris le renfort de M. le duc de Berwick) cent trente bataillons et deux cent cinquante escadrons, sans compter les garnisons des places. Vous voyez qu'il y a encore pour découdre. Nous avons actuellement quatre-vingts bataillons qui n'ont point combattu.... Après, si le bon Dieu veut être toujours anglois et hollandois, tout cela ne servira à rien. Peut-être il veut se servir de ses ennemis pour se venger des autres; il faut adorer ses dispositions. » Et, le 26, il écrivait (p. 76) : « S. A. se moque de tout cela (courses dans le

enfin au moins une vérité : c'est que, de tout ce qui se disoit, M. de Vendôme n'en étoit pas moins tranquille. Son audace le soutenoit contre la clarté du jour. De plus, il connoissoit ses forces; il les avoit tant de fois si heureusement essayées[1], qu'il ne craignit pas de les éprouver contre l'héritier nécessaire de la couronne. Il avoit de forts croupiers[2], l'intérêt étoit grand et commun, les mesures bien prises. Pour cette fois, Alberoni a dit une vérité; mais, de nous parler de l'Italie et des merveilles de son héros, qu'en dirent le prince Eugène et Stabremberg, qu'en dirent tous les officiers principaux, quand, par son retour, le bâillon leur tomba de la bouche? Il y laissa tout perdu, et il le sentit si bien, que sa plus grande joie fut de quitter l'Italie. J'ai raconté tous ces faits en leur temps[3], et avec quelle précipitation il en partit sans avoir voulu donner quelques jours de plus à la nécessité la plus urgente, ni instruire et rendre raison de rien à M. le duc d'Orléans, qui lui succédoit, parce qu'il ne sut que lui dire.

pays et brûlements de villages), et ne veut pas bouger d'ici, et, malgré un siège qu'ils puissent faire, il n'en sortira que huit jours après de tranchée ouverte. Je vous réponds sur mon Dieu et sur mon honneur que, sans le courage et sans la fermeté de S. A., le malheureux combat d'auprès d'Audenarde, qui n'est presque rien, auroit eu une suite plus fâcheuse que celle de Ramillies. Je deviens fou quand j'y pense, et je ne pourrois pas m'imaginer tout cela sans l'avoir vu.... S. A. demeure ferme à vouloir soutenir Gand et Bruges, et on voit bien que notre situation embarrasse les ennemis, qui tâchent à faire toutes les feintes pour nous déposter d'ici. Tout le monde s'en vouloit aller le premier jour, et, sans sa fermeté ordinaire, nous serions délogés d'ici avec regret, car, présentement, il n'y a pas un qui ne connoisse l'importance de soutenir lesdites villes.... Voilà une armée bien différente de celle d'Italie! Il y a trop de gros seigneurs et trop de courtisans, perte des princes et des États. »

1. Les mots *si heureusem^t essayées* sont en interligne, au-dessus d'*eprouvées*, biffé.

2. Nous avons déjà eu, dans le même sens, que donnait *l'Académie*, *croupier* (tome VI, p. 297), après la locution *en croupe* (tome V, p. 247), qui n'était pas dans ce dictionnaire.

3. Dans notre tome XIV, p. 11-14.

Campistron*, et sa lettre.

Cette lettre d'Alberoni inonda en peu de jours la cour, la ville, les provinces[1]. Deux[2] jours après qu'elle eut commencé à se débiter et à étonner par sa hardiesse[3], il s'en distribua une autre, mais avec grande mesure. J'en vis une entre les mains du duc de Villeroy; il ne l'avoit que pour quelques heures, avec promesse de n'en point laisser tirer de copies, et je jugeai qu'elle lui venoit de Blouin, son grand ami de table et de plaisir. Elle étoit de Campistron[4], qui ne s'en cachoit pas, et qui en étoit donné pour auteur par ceux qui la montroient. Campistron étoit de ces poètes crottés[5] qui meurent de faim, et qui font tout pour vivre. L'abbé de Chaulieu l'avoit ramassé je ne sais où, et l'avoit mis chez le Grand Prieur, d'où, sentant que la maison crouloit, il en étoit sorti comme les rats, et s'étoit fourré chez M. de Vendôme[6]. Quoique son écriture ne fût

1. On verra ci-après, p. 571, ce que Chamillart en écrivit à M. de Vendôme, qui, sur cela, envoya Alberoni lui-même à Paris; mais le Roi refusa de lui donner audience et supprima sa pension, malgré les « acclamations du public. » Notre auteur racontera bientôt, p. 290, de quelle mission Alberoni était chargé en même temps.

2. Avant le chiffre *2*, il a biffé *mais*.

3. Elle parut dans la *Gazette d'Amsterdam* du 7 août, n° LXIII, comme envoyée par le correspondant de Paris le 30 juillet.

4. Jean Galbert de Campistron, né à Toulouse en 1656, mort dans la même ville le 11 mai 1723, dans sa soixante-septième année.

5. « On dit d'un méchant poète qui est gueux que c'est *un poète crotté* » (*Académie*, 1718).

6. Campistron avait été introduit au théâtre par Racine, dit-on, comme homme de lettres (il donna, de 1683 à 1693, une dizaine de tragédies, toutes mauvaises), et fut recommandé au duc de Vendôme pour écrire la pastorale héroïque d'*Acis et Galatée*, qui fut jouée ensuite devant le Roi. Cette œuvre le fit prendre par le duc comme secrétaire de ses commandements, ainsi que le Magnani qui bâtonna leur rival Alberoni (notre tome XIII, p. 290); puis, avec l'approbation du Roi (2 septembre 1694), il passa secrétaire général des galères, en place de Malézieu, quand le duc du Maine quitta ce généralat. Il y fut confirmé pour toujours le 18 janvier 1699, et ne s'en démit qu'en 1713. Il avait fait les paroles de l'opéra *la Mort d'Achille* ou *Achille et Polyxène* en 1687, et celles d'*Hercule* en 1693; mais la comédie *le Jaloux désa-*

* Il écrit : *Capistron*, comme beaucoup de contemporains.

pas lisible[1], il étoit devenu son secrétaire, inconvénient qui, dans la suite, valut toute la confiance de M. de Vendôme à Alberoni, auquel il dictoit les lettres qu'il ne vouloit pas exposer aux copistes de Campistron. Sa lettre étoit bien écrite pour le style, écrite même en homme de guerre à faire juger qu'un autre que lui y avoit mis la main[2]. Elle étoit comme celle d'Alberoni un tissu de men-

busé est le meilleur de ses ouvrages. L'Académie française l'élut le 29 avril 1701. M. de Vendôme, dont il devint tout de suite le familier et le confident en toutes choses, lui avait constitué une première pension de mille livres le 9 mai 1692, et une seconde le 22 avril 1697 (Arch. nat., Y 260, fol. 93 v°, et 269, fol. 253 v°). A la suite de son maître en Italie, il se montra aussi vaillant que lui. Un jour de bataille, Vendôme, le rencontrant dans la mêlée, s'écria : « Eh! que faites-vous ici? » L'autre riposta : « Monseigneur, voulez-vous vous en aller! » A l'issue de la journée de Luzzara, Philippe V tint à le faire chevalier de l'ordre de Saint-Jacques, et ensuite le duc de Mantoue le créa marquis de Penango, en Montferrat. En avril 1703, Campistron eut une mission à Naples (*Gazette de Bruxelles*, p. 305). M. de Vendôme l'employait au service de ses plaisirs, mais ne se gênait pas pour se moquer de son goût pour la dispute et pour les idées déraisonnables. On peut voir, sur ce poète, surnommé le « singe de Racine, » des mémoires imprimés dans le tome I de l'édition de ses *Œuvres* de 1750 (il avait été fait dix éditions de son vivant), le *Mercure* d'octobre 1734, p. 2131-2139, son éloge, par d'Alembert, dans l'*Histoire de l'Académie française*, tome IV, p. 131-171, *les Cours galantes*, par G. Desnoiresterres, tomes I, p. 222-226, et IV, p. 275, etc. Son portrait, de la collection de l'Académie, est maintenant au musée de Versailles, n° 2945. Il avait épousé à Toulouse une Maniban sœur de l'archevêque de Bordeaux, et eut d'elle, entre autres enfants, une fille qui devint Mme de Mauconseil. Sa veuve se remaria en 1727 avec un comte de Clermont, de la maison de Rochechouart-Faudoas, et mourut en 1751.

1. Il existe des lettres autographes de lui dans les Papiers du Contrôle général, G[7] 556; l'écriture en est moins mauvaise que celle de l'autre secrétaire, Bellerive, auquel nous devons les textes parfois indéchiffrables des mss. Fr. 14169-14178, comme il sera dit ci-après, p. 541. Une quittance de Campistron, de l'année 1703 (*Pièces originales*, vol. 580, dossier 13471), est même bien écrite.

2. Il faut noter que Campistron venait de faire paraître une ode à son maître dans le *Mercure galant* d'avril 1708, p. 23-35, et qu'il en avait donné lecture à l'Académie.

songe sans un seul mot de vérité, mais dont le profond artifice, adroitement conduit, se présentoit avec toute la délicatesse et le spécieux le plus propre à lui donner un air de vérité, en couvrant en même temps tout le vrai de ténèbres[1], et à rebuter de les vouloir percer. Tout l'art possible y est principalement employé, et on voit que c'est tout le but de la pièce, au dessein de tomber à plomb sur Mgr le duc de Bourgogne, de l'attaquer personnellement sur tout ce qui est le plus sensible, et de lui arracher ce que les hommes ont de plus précieux. Il ne se peut une pièce mieux faite dans cette vue, ni plus cruellement assénée. Ses moindres traits sont d'appeler Gamaches et d'O les gouverneurs des princes[2], de les nommer des marauds[3], de dire que le maréchal de Matignon méritoit d'être mis au conseil de guerre malgré sa dignité, pour avoir été de leur avis sur la retraite, que M. de Vendôme les avoit publiquement traités ainsi, et en face, et parlant à eux, et qu'il en avoit écrit au Roi en mêmes termes[4]. L'énormité de cette lettre, en comparaison de laquelle celle d'Alberoni n'étoit que fleurs et mesure, en fit faire les différents usages : celle d'Alberoni fut répandue à pleines mains, pour préparer, soulever, exciter; l'autre ne se confia qu'en mains sûres, pour la montrer partout, mais avec un air de mystère et de confiance qui ajoutât à la séduction, et qui fît valoir, aux[5] dépens de Mgr le duc de

1. *Obscuris vera involvens*, dans l'*Énéide*, liv. VI, vers 100.

2. Notre auteur a déjà sévèrement dépeint ces deux menins du prince : d'O (tome III, p. 202-203), pharisien austère, bigot et dédaigneux; Gamaches (tome VI, p. 357), fort honnête, homme d'honneur et de valeur, mais ne connaissant pas plus le monde que la cour, et ne sachant jamais ce qu'il disait ou faisait, comme d'ailleurs Cheverny et Saumery (tome VI, p. 360-366).

3. « On appelle *maraud*, par injure et mépris, un coquin fripon » (*Académie*, 1718). Notre auteur a écrit : *marauts*.

4. Dans sa lettre du 12 juillet, que l'on trouvera à l'Appendice, p. 562 : « Vil amas de guerriers qui abusent de la confiance qu'ils ont surprise, etc. » Voyez la suite ici, p. 248.

5. L'initiale d'*aux* surcharge une *l*.

Bourgogne, le malheur de l'État que M. de Vendôme n'eût pas été cru, et le sien d'avoir affaire à un prince contre qui, avec de si bonnes raisons, il ne lui étoit pas permis de se défendre en révélant tout ce qui s'étoit passé. Avec cette adresse, la pièce ne laissa pas d'être vue jusque dans les cafés[1], les spectacles, et les autres lieux publics de jeu, de débauche, et même de promenades publiques, et parmi les nouvellistes[2]. On eut soin qu'elle ne fût pas ignorée dans[3] les provinces, et jusque dans les pays étrangers, mais toujours avec tant de précaution qu'ils demeurassent[4] les maîtres de toutes les copies, également actifs à la répandre partout, et précautionnés à n'en laisser échapper aucune, dont ils auroient[5] trop craint l'usage contre eux[6].

Lettre du comte d'Évreux à Crozat ; son caractère*. [Add. St-S. 826]

Le comte d'Évreux fut le seul de tout état qui se mit de niveau avec ces deux valets[7]. Né quatrième cadet de M. de Bouillon avec une figure fort ordinaire et un esprit au-dessous, le jargon du monde, et surtout celui des femmes, et tout ce qu'il avoit en lui tourné à l'ambition, suppléa aux autres qualités, avec des vues et une certaine adresse. J'ai raconté dans le temps par quelles routes il parvint à la charge de la cavalerie[8], et le triste mariage qu'il fit[9], qui fut un nouveau lien, pour lui, au duc de Vendôme[10] : ils

1. Sur ces établissements et sur leur clientèle, voyez *le XVIII*e *siècle*, par Paul Lacroix, p. 184-186 et 189-191, *le Café, le thé et le chocolat*, par M. Alfred Franklin (1893), p. 61 et suivantes, et le livre de M. Édouard Drumont : *Mon vieux Paris*, p. 371-373.

2. Ci-après, p. 237 et 374. — 3. *Et des* corrigé par surcharge en *dans*.

4. Après ce verbe, il a biffé un second *toujours*. — 5. *Auroit*, singulier.

6. Aussi n'en connaissons-nous pas un exemplaire.

7. Comparez ce nouveau portrait avec celui que nous avons eu en 1703 (tome XI, p. 59-61) et avec celui qui viendra en 1718 (éd. 1873, tome XIV, p. 403-404).

8. Notre tome XI, p. 59-60.

9. En 1707, avec la fille de Crozat : tome XIV, p. 362-364.

10. C'est M. de Vendôme qui lui avait valu avant le temps le grade de lieutenant général (*Sourches*, tome XI, p. 110).

* Il a écrit, par mégarde : *carctére*.

étoient enfants des deux sœurs, et son beau-père s'étoit chargé des affaires de Vendôme[1]. Il s'attacha de plus en plus à lui, et il compta, par son secours, sur une rapide fortune. Il s'y livra d'autant plus entièrement que Vendôme lui donna tous les agréments qu'il put dans l'armée, et par charge, et personnellement[2], et qu'il l'avoit fort aidé, l'hiver précédent, aux décisions que le Roi fit en faveur de sa charge contre celle de colonel général des dragons qu'avoit Coigny[3]. Le comte d'Évreux, qui voyoit ses frères dans la disgrâce et hors de toute espérance du côté du Roi, et fort peu de celui de leur[4] père[5], ne visoit pas à moins qu'à sa charge de grand chambellan, et comptoit que, pour l'emporter, il ne lui falloit rien moins que toute la protection du duc de Vendôme. Telle fut la cause de son abandon à lui, du personnage qu'il crut faire en cette journée d'Audenarde, qu'il voulut couronner en se faisant son champion par un raffinement de politique. Il écrivit donc à Crozat une apologie de M. de Vendôme dans le même esprit des deux dont je viens de parler, et qui ne cédoit guères à Campistron sur le compte de Mgr le duc de Bourgogne, duquel il avoit toujours été traité avec une bonté marquée, mais de qui il n'espéroit pas comme de M. de Vendôme, auquel il jugea qu'il ne pouvoit[6] faire un sacrifice plus agréable, ni qui l'engageât plus puissamment à un grand retour. Cette lettre étoit faite pour être montrée, et Crozat n'avoit garde de la retenir captive. Touché de l'honneur du maître auquel il s'étoit donné, plus encore de se parer d'une lettre que lui écrivoit un gendre dont il se faisoit un si grand honneur, il la montra quatre jours durant à qui la voulut voir, et en laissa échapper

1. Tome VI, p. 198.

2. Le comte avait eu, dès 1705, à l'occasion de son titre de colonel général, des démêlés fâcheux avec les lieutenants généraux de l'armée d'Allemagne (*Sourches*, tome IX, p. 299), et, de plus, nous avons vu (tome XV, p. 289) qu'il était en froid avec Berwick et Villars.

3. Tome XIV, p. 259. — 4. *Leur* corrige *la*.

5. Tome XI, p. 59. — 6. *Pourroit* corrigé en *pouvoit*.

Grand sens de la duchesse de Bouillon, et son adresse.

quelques copies[1]. Le bruit qu'elle fit réveilla Mme de Bouillon, qui avoit infiniment d'esprit[2], et qui frémit des suites. Elle courut chez Crozat, lui chanta pouille d'avoir ainsi commis son fils, avec cette hauteur et cet air imposant dont elle savoit faire un si grand usage, n'eut point de repos qu'elle n'eût retiré le peu de copies que Crozat en avoit laissé glisser, et dépêcha à son fils pour lui faire honte et peur de sa folie, et lui demander une autre lettre à Crozat qu'on pût faire passer pour la première et l'unique, puisqu'il n'y avoit pas moyen de nier qu'il lui en avoit écrit une, et qui fût tournée de manière à pouvoir être montrée sans danger, et néanmoins passer pour la première. Je ne sais si elle lui en envoya le modèle; mais son courrier la rapporta telle qu'elle la desiroit. On verra bientôt[3] le grand parti qu'elle en sut tirer.

Succès de ces lettres.

En même temps que la lettre d'Alberoni et les extraits retenus des deux autres devinrent publics[4], la cabale se déchaînoit par degrés en cadence[5]. Leurs émissaires paraphrasoient[6] les lettres dans les cafés[7], dans les lieux publics, parmi la[8] nation des nouvellistes[9], dans les assem-

1. Nous n'en avons retrouvé aucune. Dangeau lui-même semble n'en avoir point vu sur le moment, puisqu'il dira seulement, en mars 1709 (tome XII, p. 358-359, avec Addition de Saint-Simon; comparez une Addition suivante, p. 387), apprenant que le duc de Bourgogne ne voulait plus avoir M. d'Évreux sous ses ordres : « On prétend qu'après l'affaire d'Audenarde, il avoit écrit une lettre imprudente. M. de Bouillon, son père, en avoit parlé au Roi à Fontainebleau, et croyoit l'avoir justifié là-dessus. » La marquise d'Huxelles en écrivait autant à la même époque (lettre du 22 mars 1709, dans le recueil d'Avignon).

2. Comparez son portrait, en 1714, dans le tome X de 1873, p. 195.

3. Ci-après, p. 244.

4. *Publiques*, au féminin, corrigé en *publics*.

5. Nous verrons dans le texte de Bellerive (ci-après, p. 589-593) une quatrième lettre; mais celle-là ne fut pas mise en circulation, sans doute à cause du signataire, vrai ou faux, qui était l'ancien premier président Harlay, et ce n'est même, probablement, qu'une pièce apocryphe.

6. *Paraphraser*, « amplifier, augmenter dans le récit » (*Académie*, 1718).

7. Avant *caffés*, il a biffé des lettres illisibles. — 8. *Les* corrigé en *la*.

9. Comme la lettre d'Alberoni, ci-dessus, p. 235. — Ici, *nouvelistes*.

blées de jeu, dans les maisons particulières. Les Halles mêmes[1], dont Beaufort fut roi si longtemps dans la minorité de Louis XIV[2], en furent remplies; les mauvais lieux, le Pont-Neuf[3] en retentirent, les provinces les plus éloignées en furent soigneusement remplies. Les vaux de ville[4], les pièces de vers, les chansons atroces sur l'héritier de la couronne, et qui érigeoient sur ses ruines Vendôme en héros, coururent par Paris et par tout le Royaume avec une licence et une rapidité qu'on ne se mit en aucun soin d'arrêter[5], tandis que, à la cour et dans le grand monde, les

1. Renommées pour la grossièreté de langage de leurs habitués ordinaires : tome I, p. 498, et tome XIV, p. 389. — Ici, *hales.*

2. D'où lui est resté son surnom de roi des Halles : *Mémoires de Retz*, tome II, p. 193-195; *Mémoires de Mme de Motteville*, tome II, p. 312; lettre de G. Patin à Falconet, 14 mai 1649; Chéruel, *Minorité de Louis XIV*, tome III, p. 278-282; *Histoire des princes de Condé*, tome V, p. 316-317. Comparez les *Écrits inédits de Saint-Simon*, tome V, p. 463 et 466-468.

3. L'article Pont-Neuf du *Dictionnaire de Littré* explique comment ce pont construit sous le règne d'Henri IV pour relier la rive gauche de Paris à la rive droite, en s'appuyant sur la pointe ouest de la Cité, était si bien devenu le rendez-vous des baladins, bouffons et plaisants de toutes sortes, que cette dénomination générique de pont-neuf resta attachée aux produits de la verve populaire et satirique, comme on le voit dans les *Historiettes de Tallemant*, tome VII, p. 534. En 1706, Mme de Maintenon écrit à la princesse des Ursins (recueil Bossange, tome I, p. 37) que les accusations dirigées contre celle-ci « sont regardées comme les discours du Pont-Neuf. »

4. Le *vaudeville*, disait le *Dictionnaire de l'Académie* de 1718, est une « chanson qui court par la ville, dont l'air est facile à chanter, et dont les paroles sont faites sur quelque aventure, sur quelque intrigue du temps. » Voyez aussi l'article de Ménage, celui de Furetière, et la définition donnée dans le *Mercure* de janvier 1708, p. 193. Boileau avait dit, dans *l'Art poétique :*

Le François, né malin, forma le vaudeville.

Les vaudevilles, selon Ménage, sont indispensables à qui veut bien connaître l'histoire. Quand Saint-Mars avait Lauzun sous sa garde, en 1672, et refusait de rien lui apprendre par ordre de Louvois, Lauzun réclamait pour le moins « des nouvelles de dessus le Pont-Neuf, de la basse-cour, du vaudeville » (*Archives de la Bastille*, tome III, p. 127).

5. Beaucoup de ces vers satiriques ont été recueillis dans le Chansonnier Gaignières-Clairambault (Fr. 12 694), et sont passés de là dans

libertins et le bel air applaudit, et que les politiques raffinés, qui connoissoient mieux le terrain, s'y joignirent, et entraînèrent si bien la multitude, qu'en six jours il devint honteux de parler avec quelque mesure du fils de la maison dans sa maison paternelle; en huit, cela devint dangereux, parce que les clefs de meute[1], encouragés[2] par le succès de leur cabale si bien organisée, commencèrent à se montrer, à prendre fait et cause, et à laisser sentir

le *Nouveau siècle de Louis XIV*, tome III, p. 261-281 et 288-304. Il y en a, entre autres, qui sont attribués à Madame la Duchesse. Les uns raillaient la prudence du « nouveau *Cunctator*, » sa dévotion et son obéissance aux conseils timides du P. Martineau ou du marquis d'O, la « besogne de M. le duc de Bourgogne, » son refus de reprendre le combat dès le lendemain d'Audenarde comme Vendôme le demandait, sa retraite dans un moulin pendant la bataille, son inertie pendant les mois qui suivirent et durant le siège de Lille, la nécessité de le mettre de côté; mais il en est aussi qui frappaient en même temps sur le duc de Vendôme :

Sans hasarder en combattant
Et vie et renommée,
L'un toujours jouant au volant,
L'autre en chaise percée,
Par une belle invention,
La faridondaine, la faridondon,
Ils vont accabler l'ennemi,
Biribi,
A la façon de Barbari,
Mon ami!

D'autres font ce parallèle entre le prince et le maréchal de Luxembourg :

Sais-tu bien la différence
D'un bossu à un autre bossu?
La sais-tu?
L'un a sauvé la France,
Et l'autre l'a perdue!
Le sais-tu?

Voyez ci-après, p. 674, ce que Bellerive en dit.

1. *Clef de meute* se dit figurément d' « un excellent chien qui relève le défaut des autres chiens de la meute, accoutumés à le suivre, » et, par extension, des gens « qui, dans les compagnies, entraînent ordinairement les autres dans leur avis » (*Dictionnaire de l'Académie*, 1718). — On trouve aussi *chef de meute*, comme dans une lettre de Mazarin, ms. Fr. 23202, fol. 64, ou, ci-après, p. 308, *chien de meute*.

2. Le masculin s'explique par ce qui vient d'être dit.

qu'ils la regardoient tellement comme la leur, que quiconque oseroit contredire auroit tôt ou tard affaire à eux.

Mesures pour Mgr le duc de Bourgogne.

Dès avant ce fracas, le duc de Beauvillier, rempli de tout ce que je lui avois dit dans les jardins de Marly sur la destination de Mgr le duc de Bourgogne[1], et informé par ses lettres de Flandres[2], étoit venu dans ma chambre me faire comme une amende honorable[3], le cœur pénétré de douleur. Je me contentai de le prier de comprendre qu'on ne gagnoit rien en place à ignorer tout ce qui se passoit à la cour, les intérêts, les liaisons, les vues, les motifs, et de se persuader enfin que mon éloignement du rang, des prétentions, des vices, des personnes, ne me faisoient[4] point bâtir des chimères. Je convins avec lui, lors du fracas, qu'il étoit hors du vraisemblable; mais je le priai de s'avouer aussi que les choses les moins croyables arrivoient plus souvent qu'on ne pensoit, et n'étoient pas au-dessus de la prévoyance quand, au temple de l'Ambition, on ne captive pas son esprit jusqu'à méconnoître les ambitieux, et à se faire un scrupule de croire des gens capables de tout ce qu'elle leur inspire dans des places, dans une faveur, et dans des apparences favorables à y réussir. Nous raisonnâmes beaucoup, et à bien des reprises, lui, le duc de Chevreuse et moi, sur les moyens d'ouvrir les yeux au Roi et d'arrêter cette furie. Ce n'étoit pas que tout fût corrompu à la cour en faveur du duc de Vendôme; mais la crainte arrêtoit, et la plus qu'apparente inutilité de s'opposer[5] au torrent persuadoit le silence et l'inaction. Boufflers et bien d'autres étoient de ceux-là. Nous convînmes, les deux ducs et moi, de ce qu'il falloit

1. Ci-dessus, p. 6 et 202.

2. Il y eut, pendant un temps assez long, manque d'accord entre les deux correspondants, l'élève et le gouverneur.

3. « Sorte de peine infamante ordonnée par justice, et qui consiste à reconnoître publiquement son crime et à en demander pardon » (*Académie*, 1718). — Saint-Simon écrit : *amande*.

4. Ce verbe est bien au pluriel.

5. Après ce verbe, il a biffé un *inutilem^t* qui faisait double emploi.

faire passer à Mgr le duc de Bourgogne sur sa conduite à tenir, tant là qu'ici, pour ses lettres; et cependant je faisois avertir Mme la duchesse de Bourgogne, par Mme de Nogaret[1], de tout ce je jugeois qu'elle devoit savoir et faire; elle-même m'envoyoit cette dame consulter avec moi, et me dire franchement où elle en étoit avec le Roi et Mme de Maintenon, ce qu'elle y pouvoit, et ce qu'elle n'y pouvoit pas. Je ne crois pas qu'elle eût de goût pour la personne de Mgr le duc de Bourgogne, ni qu'elle ne se trouvât importunée de celui qu'il avoit pour elle. Je pense aussi qu'elle trouvoit sa piété pesante, et d'un avenir qui le seroit encore plus; mais, parmi tout cela, elle sentoit le prix et l'utile de son amitié, et de quel poids seroit un jour sa confiance. Elle n'étoit pas moins touchée de sa réputation, d'où dépendoit tout son poids pendant bien des années, jusqu'à ce qu'il en pût avoir par lui-même, devenu roi, et que, jusque-là, succombant à cet orage, déshonoré, et par conséquent l'objet de la honte et de la peine du Roi et de Monseigneur, il n'en pouvoit résulter que les plus grands malheurs, au moins la plus triste vie, dont il étoit impossible qu'elle-même ne portât sa part[2]. Je lui fis comprendre, par la même dame, à qui elle avoit affaire. Elle étoit fort douce, et encore plus timide; mais la grandeur de l'intérêt l'excita par-dessus son naturel. Elle se trouva de plus cruellement piquée et offensée des insultes de Vendôme à son époux, parlant publiquement à lui, et de tout ce que ses émissaires publioient d'atroce et de faux[3]. Quelque mesuré, quelque en garde que la conscience de Mgr le duc de Bourgogne le retînt contre lui-même, il n'avoit pu s'empêcher de répandre son cœur

Duchesse de Bourgogne

1. Ci-après, p. 257. Voyez notre tome XV, p. 10.

2. On constate une amélioration sensible de jour en jour dans les lettres que le mari, au comble du bonheur, écrivait à M. de Beauvillier, et dont M. Rébelliau vient de faire l'objet d'une étude dans *la Semaine politique et littéraire*, 1er juin 1901, p. 743-751.

3. Voyez une lettre de Mme de Maintenon, 28 octobre, dans le recueil Bossange, tome I, p. 342.

dans ses lettres à son épouse, qui, avec ce qui lui revint d'ailleurs, furent pour elle de vifs aiguillons[1]. Elle fit donc tant et si bien, qu'elle l'emporta auprès de Mme de Maintenon sur les artifices voilés et les charmes, enchanteurs pour elle, de M. du Maine[2]; elle la gagna, elle l'émut, elle l'engagea de parler au Roi assiégé de toutes parts, et auprès duquel il n'y avoit qu'elle qui pût percer en faveur de la vérité et de son petit-fils[3]. La princesse y réussit jusqu'à opérer un miracle. Depuis l'éclat de l'affaire de l'archevêque de Cambray, Mme de Maintenon, qui avoit échoué à culbuter M. de Beauvillier[4], ne l'avoit vu que par des hasards rares, et encore plus rarement lui avoit dit quelques paroles générales, mais jamais un particulier d'un instant, et l'avoit toujours regardé[5] en ennemie. En cette occasion, le desir de servir la princesse et le prince lui fit vouloir un entretien particulier avec le duc, pour se concerter avec lui et se bien instruire des faits; elle en eut plusieurs, et lui confia ce qui se passoit d'elle au Roi là-dessus, à mesure, et raisonnoit avec lui sur ce qu'il y avoit à dire et à faire. Ce n'étoit pas qu'elle lui eût pardonné d'être demeuré en place[6] malgré elle : on le verra

1. Mme de Maintenon elle-même fut étonnée, autant que touchée, de cette ardeur de la princesse à partager en tout les douleurs et les souffrances du vaincu d'Audenarde, ainsi que de son attitude toute française et des démonstrations de son amour conjugal : voyez le recueil Bossange, tome I, p. 288-369, *passim*, et le recueil Geffroy, tome II, p. 169-170, 175-176 et 179. En 1702, c'est sur M. de Beauvillier que Fénelon avait compté pour rétablir la concorde entre les époux.

2. On trouvera ci-après, p. 641, sur ce sujet, une lettre du duc du Maine au prince, inspirée par Mme de Maintenon.

3. De lui-même, le duc de Bourgogne s'était épanché, dès le premier jour, dans les lettres à Mme de Maintenon dont quelques-unes ont été publiées jadis par Millot, et l'on voit, par celles de Mme de Maintenon à la princesse des Ursins, que cette confiance la toucha profondément, jusqu'à la faire abonder, dès le lendemain de la défaite, dans le même sens que le prince, et soutenir ses récriminations auprès du Roi.

4. Tome V, p. 144 et suivantes, et tome XV, p. 388.

5. *Regardée*, au féminin, corrigé au masculin.

6. *En place* a été ajouté en interligne.

en son lieu; mais, tant qu'elle eut besoin de ses lumières et de son concert pendant toute cette campagne, elle se livra à lui de bonne foi sur tout ce qui en concerna les événements et les suites, et lui aussi en profita dans les mêmes vues, et se concerta avec elle, en tout, avec la même confiance. Dans[1] tout cela, je ne fus pas seulement nommé à Mme de Maintenon, ni d'elle; mais je savois tout ce qui se passoit d'elle par M. de Beauvillier et par Mme de Nogaret. Mme de Maintenon ébranla le Roi, et le piqua ensuite en lui apprenant les lettres[2], et tout ce qui étoit répandu. Il en parla en plein conseil d'État, et demanda avec quelque chaleur si on n'en avoit pas ouï parler. On répondit, un peu en tâtonnant[3], qu'on n'avoit vu que celle d'Alberoni, et, comme le Roi témoigna curiosité de la voir, Torcy, qui, timidement, mais de tout son cœur, étoit indigné de tout ce qui se publioit, et qui, peut-être averti par Beauvillier, s'en étoit nanti à tout hasard, la tira de sa poche, et, par ordre du Roi, en fit la lecture[4]. Le Roi se récria, mais toutefois ménageant un peu M. de Vendôme, et demanda assez sévèrement à Chamillart pourquoi il ne lui avoit point parlé de ces lettres. Il s'en tira en niant qu'il les eût vues; mais, sur-le-champ, il reçut ordre du Roi d'écrire de sa part à Vendôme, à son Alberoni, ce fut son terme, à Crozat et à son gendre, ce fut encore son expression, des lettres fortes, et, aux trois derniers, qu'ils mériteroient punition, et ordre de demeurer dans le silence; à Crozat en particulier, défense de laisser voir à qui que ce fût la lettre du comte d'Évreux; et cela fut exécuté aussitôt[5]. Je ne comprends pas comment Campistron fut oublié : le

Le Roi impose à demi sur les lettres.

1. *Dans* est en interligne, au-dessus de *de*, biffé.

2. Les trois lettres Alberoni, Campistron et Évreux.

3. *Tâtonner*, « procéder avec timidité ou avec incertitude, faute d'avoir les lumières nécessaires » (*Académie*, 1718).

4. On regrette que le journal de Torcy publié par M. Frédéric Masson ne commence qu'à la fin de l'année suivante.

5. Ci-après, p. 571. Quant à Alberoni, le duc de Luynes raconte (tome XIV, p. 409-410), comme on le verra plus loin, p. 572, que sa

Roi sentit peut-être que la gravité de son crime demandoit plus que des paroles, et voulut éviter à Vendôme un châtiment qui retomboit sur lui. Les ministres, de leur côté, timides, se contentèrent de répondre, et n'osèrent rien dire de leur chef. Telle étoit la terreur de Vendôme et de sa cabale jusque dans le Conseil du Roi, et telle la réduction[1] de la vérité et de Mgr le duc de Bourgogne dans l'intimité du cabinet du Roi son grand-père.

Crozat sortit mieux d'affaire par la prévoyance que j'ai remarqué qu'avoit eue Mme de Bouillon[2]. M. de Bouillon arrivoit de Turenne, où il avoit fait un voyage dans lequel il s'étoit donné la plate satisfaction de brûler le maréchal de Noailles en effigie de paille et de carton à califourchon sur son petit château d'Ayen[3], comme les Anglois brûlent un pape de paille tous les ans à Londres[4]. Ils étoient alors dans la plus grande animosité de leur éternel procès sur la mouvance et les droits de Turenne[5]. Il trouva tout ce

pension de mille écus fut suspendue, et qu'on ne la lui rendit, avec les arrérages de six ans, qu'en 1714.

1. Emploi de ce substantif à rapprocher de celui que nous avons eu au tome II, p. 245 : « La réduction où se trouvoit la France. » Voyez ci-après, p. 298.

2. Ci-dessus, p. 237. Voyez ci-après, p. 545, ce que Bellerive dit d'elle.

3. La terre d'Ayen, entre Brive et Sarlat, achetée par l'évêque de Dax du roi de Navarre en 1581, et érigée en comté pour son neveu Henri de Noailles, en 1593, enfin devenue duché-pairie de Noailles en 1663, ne comprenait, sous cette dernière forme, que quatre châtellenies, vingt-quatre paroisses et cinquante-neuf fiefs mouvants. Il y avait dans la ville une collégiale et une commanderie. Noailles, Noaillac, Salaignac et Carlus furent érigés en duché non pairie d'Ayen en 1737.

4. Cette fête populaire du 16 novembre, anniversaire du complot papiste de 1604, était naguère encore très en faveur à Londres. Sur celle de 1711, voyez les *Mémoires de Sourches*, tome XIII, p. 254.

5. Voyez, en dernier lieu, notre tome XV, p. 408, et les documents de 1707-1708 réunis dans le ms. Clairambault 1161, fol. 145-161 et 167-179. Toute aux Noailles, Mme de Maintenon écrivait, le 1er juillet (recueil Bossange, tome I, p. 274) : « Je suis tout à fait en colère contre M. le duc de Bouillon, qui renouvelle les recherches qu'il a faites autrefois contre la maison de Noailles, ce qui ne fait rien au

Adresse des Bouillons.

vacarme. Instruit par sa femme de ce qu'elle avoit fait, ils distribuèrent la seconde lettre du comte d'Évreux, qu'ils assurèrent fermement être l'unique que leur[1] fils eût écrite, et la véritable, qui, sans parler des généraux, disoit seulement qu'il n'y avoit rien de gâté, et que l'armée étoit[2] de quatre-vingt mille hommes, pleine de courage, et s'en tenoit sur ces généralités, sans entrer en rien. Ils blâmèrent l'imprudence du comte d'Évreux, et M. de Bouillon alla porter cette lettre au Roi, et lui faire une apologie dont le besoin et le fréquent usage de sa race leur en ont donné à tous une grande expérience[3]; mais cette seconde lettre en disoit trop peu pour pouvoir passer pour la première. Il se trouva des gens charitables qui le firent sentir au Roi et à Mme de Maintenon, et qui leur contèrent le tour de politique et de sagesse de Mme de Bouillon : de sorte qu'ils n'en furent pas les dupes[4]. Pour Mgr le duc de Bourgogne, [il] le fut, ou le voulut bien être tout du long. Il reçut les apologies et les protestations du comte d'Évreux, et chercha à lui faire oublier le dégoût de la réprimande que le Roi lui avoit fait faire, par lui marquer des bontés et des distinctions qui scandalisèrent étrangement contre lui, et qui refroidirent à son égard l'armée, et beaucoup de ceux qui tenoient pour lui à la cour[5].

fond du procès, et qui marque seulement un grand acharnement contre cette famille. Je crains bien que ce ne soit M. le cardinal de Bouillon qui excite son frère, qui a toujours passé, ce me semble, pour très bon homme. »

1. *Il* corrigé en *leur*. — 2. *Estoit* surcharge un *qui* effacé du doigt.

3. Est-ce une allusion à la trop fameuse *Apologie* du cardinal de Bouillon, dont il sera parlé de nouveau en 1710 ? Voyez ci-dessus, p. 117.

4. Cette tentative de désavouer la lettre du comte d'Évreux était rappelée par notre auteur dans son mémoire de 1710 sur les maisons de Lorraine, de Rohan et de la Tour : *Écrits inédits*, tome III, p. 267.

5. Dans ses lettres à M. de Beauvillier, le jeune prince demanda à voir la lettre du comte d'Évreux. « Il est certain, disait-il, qu'il fut le seul avec M. de Vendôme d'avis d'attendre les ennemis sur la hauteur, la nuit de notre affaire, et qu'il va très vite en besogne. Je ne le crois pas un des meilleurs généraux qu'ait le Roi ; cependant je ne l'ai point

Vigueur de la cabale de Vendôme.

La cabale fut étourdie de voir Mme de Maintenon échapper à M. du Maine et se dévouer à Mme la duchesse de Bourgogne, de ce que le Roi avoit dit au Conseil, qui, avec raison, en étoit regardé comme le fruit, et des lettres que Chamillart avait eu ordre d'écrire; mais, réflexion faite, ils trouvèrent que le peu que le Roi avoit dit et fait répondoit peu à ce qu'il devoit à son petit-fils, et à ce qu'il donnoit toujours à l'empire qu'il avoit laissé prendre à Mme de Maintenon sur lui. Ils en conclurent que le Roi avoit été entraîné plutôt[1] qu'aigri, et que, en tenant ferme, ils l'embarrasseroient entre son goût si décidé pour M. du Maine, pour M. de Vendôme, pour la bâtardise en général, pour ses valets principaux en particulier, et sa déférence d'habitude pour Mme de Maintenon, et son amitié d'amusement pour Mme la duchesse de Bourgogne, et que, s'ils pouvoient tenir bon comme ils avoient commencé, le Roi se laisseroit moins aller à l'une et à l'autre qu'il ne s'en trouveroit importuné et fatigué, et assez peut-être pour leur fermer la bouche. Au pis-aller, ils virent aller leurs desseins en fumée par toute autre conduite : ils y sacrifièrent donc tout, et redoublèrent de jambes[2] à

vu chargé de grosses affaires : ainsi, je n'en puis rien dire davantage. » Aussitôt le coupable vint apporter les « pièces justificatives du contraire, » en faisant observer d'ailleurs qu'il ne pouvait avoir aucun intérêt à se brouiller avec le jeune prince, ni avec son grand-père. Le duc de Bourgogne accepta la justification; mais Monsieur de Cambray lui reprocha plus tard (*Correspondance*, tome I, p. 246) d'avoir paru croire un peu trop facilement à un désaveu fait contre la notoriété publique. Le prince répondit, le 3 octobre (p. 251) : « Je ferai usage de ce que vous me marquez sans affectation, mais aussi pour ne pas paroître dupe, car vous savez que c'est un personnage qu'il faut éviter. Je m'attends à bien des discours que l'on tient, et que l'on tiendra encore : je passe condamnation sur ceux que je mérite, et méprise les autres, pardonnant véritablement à ceux qui me veulent ou me font du mal, et priant pour eux tous les jours de ma vie. »

1. Avant *esté*, il a biffé *plustost*, et *entraisné* surcharge un premier *aigri*.

2. Cette locution figurée a déjà passé (tome XII, p. 494) dans l'Addition sur le mariage du duc de Mantoue; mais je ne trouve que

répandre ces lettres et tout ce qu'ils purent inventer de plus atroce sous l'artifice le plus captieux. Ils étoient trop bien conduits pour se méprendre : Blouin et M. du Maine connoissoient bien le Roi ; ils l'obsédoient, il se plaisoit à l'être par eux, le goût et l'habitude y étoit. Les cris de Mme la duchesse de Bourgogne redoublèrent à mesure que la cabale redoubla ses coups ; Mme de Maintenon l'appuya, et le Roi s'en rebuta[1] au point qu'il gronda durement plus d'une fois la princesse, et lui reprocha qu'on ne pouvoit plus tenir à son humeur et à son aigreur[2]. Ce coup porta jusqu'en Flandres. Chamillart, régenté par Vaudémont et ses nièces, et si enivré de M. du Maine et de M. de Vendôme, dont l'intérêt le plus vif étoit d'achever la perte radicale du jeune prince, d'autant plus nécessaire à achever qu'elle étoit si publiquement commencée, Chamillart, dis-je, se laissa induire à écrire à Mgr le duc de Bourgogne, par laquelle[3], oubliant ce[4] qu'ils étoient l'un et l'autre, il lui conseilloit de bien vivre avec M. de Vendôme[5].

Chamillart conseille mal Mgr le duc de Bourgogne pour tous deux

Cette lettre fit tout l'effet qu'en avoient espéré ceux qui l'avoient ménagée. Mgr le duc de Bourgogne, si brillant à Nimègue avec le maréchal de Boufflers[6], et à Brisach entre Tallard et Marcin[7], avoit été abattu dès l'ouverture de la campagne par les contrariétés et les procédés audacieux que Vendôme avoit affectés avec lui. Élevé dans la frayeur

« renouveler de jambes » dans le *Dictionnaire de l'Académie* de 1718, et encore est-ce au propre.

1. Avant *rebutta*, on voit une *f* effacée du doigt.

2. Ci-dessus, p. 241. — 3. Une lettre par laquelle.

4. *Ce* est en interligne, au-dessus d'un premier *ce* surchargeant *l'un*, qui avait été effacé du doigt.

5. Le Roi et Chamillart représentèrent au duc de Bourgogne la nécessité de toujours s'entendre avec M. de Vendôme pour empêcher que les ennemis fissent rien de considérable, et de lui témoigner égards et confiance : voyez les lettres déjà citées ci-dessus, p. 196, note 4.

6. En 1702 : tome X, p. 181-183, 186, 193 et 194.

7. En 1703 : tome XI, p. 217-219.

du Roi, ce seroit trop peu[1] dire la crainte, elle s'étendoit jusqu'à ceux qui avoient son affection et sa confiance au point qu'il ne pouvoit douter que Vendôme les[2] possédoit. Sa sagesse le rendoit défiant de soi-même, et sa dévotion extrême, mais encore peu éclairée jusqu'aux discernements nécessaires, le rapetissoit et l'étrécissoit[3]. Sensible au point où il l'étoit, la conduite de Vendôme à son égard et les deux propos qu'il avoit eu l'insolence de lui adresser en public le tenoient de court, par religion, à proportion[4] de la colère et de l'indignation qu'il en avoit conçue. Gamaches et d'O n'étoient pas ses confidents, et ne l'auroient pas même été bons, et il n'avoit personne dans l'armée à qui ouvrir son cœur, et par qui s'éclairer. Les lettres de M. de Beauvillier étoient, comme lui, remplies de piété, de modération, de mesure; celles de Mme la duchesse[5], il n'en avoit pas la même opinion[6]. Il n'en recevoit point d'autres, et il étoit abandonné à son chagrin et à ses réflexions. L'embarras où il se trouva changea l'extérieur, qui jusqu'alors avoit tant plu à l'armée : il se renferma dans son cabinet, à écrire de longues lettres, il se rendit peu visible; le sérieux et un air d'embarras succédèrent à l'air gai et ouvert qu'il avoit eu auparavant. Cette lettre de Chamillart, venue en cadence de cette aigreur du Roi à Mme la duchesse de Bourgogne, qu'elle ne lui laissa pas ignorer pour qu'il ne lui imputât pas de faire pour lui moins qu'elle ne pouvoit, le resserra de plus en plus, et le plongea dans une amertume qui fut visible. Il se rapprocha de Vendôme peu à peu, qui, à son

1. *Peu* est en interligne. — 2. Avant *les*, il a biffé *ne*.

3. Le *Dictionnaire de l'Académie* de 1718 ne donnait pas d'emploi de ce verbe au figuré, quoiqu'il y en eût des exemples dans Bossuet.

4. *Proportion* est en interligne, au-dessus de *propos*, biffé.

5. La duchesse de Bourgogne, et non la fille naturelle du Roi.

6. C'est avec anxiété que ces lettres étaient attendues par le jeune prince, et il manifestait à M. de Beauvillier une naïve satisfaction de voir peu à peu la princesse se mettre à l'unisson de ses propres sentiments (ci-dessus, p. 241, note 2). Elle se vantait de lui en écrire une

ordinaire, alloit chez lui tête haute, et qui, profitant de sa douceur, avoit l'audace d'y mener Alberoni à sa suite. Le jeune prince affecta de parler davantage à Vendôme, et même à Alberoni, quand l'occasion s'en présentoit. Ce changement solitaire d'une part, et de l'autre cette foiblesse, fit un fâcheux effet dans l'armée. Personne de ceux qui s'étoient le plus élevés en faveur de la vérité et de Mgr le duc de Bourgogne commencèrent[1] à craindre tout de bon et à se taire, à se présenter moins chez lui, et à se rapprocher de M. de Vendôme, et le gros de l'armée, qui ne voit que l'écorce, à blâmer le jeune prince, pour ne pas dire pis, ce qui en avoit toujours été contre lui à s'applaudir et à insulter, et la cabale à triompher[2] de sa fermeté, à profiter plus insolemment que jamais de la conjoncture, à répandre doucement le conseil de Chamillart à Mgr le duc de Bourgogne et la rebuffade du Roi à Mme la duchesse de Bourgogne malgré l'appui de Mme de Maintenon, à qui ils osèrent espérer d'imposer par leur audace, et la[3] forcer de se ménager avec eux. Mgr le duc de Bourgogne, qui sentit bien que son changement de conduite avec M. de Vendôme ne plairoit pas à Mme la duchesse de Bourgogne, ni à ceux qui s'intéressoient en lui, s'en excusa à elle sur le conseil de Chamillart, qui, selon lui, ne pouvoit être hasardé de sa tête, et qui lui avoit fait craindre, s'il n'y déféroit pas, d'être rappelé honteusement. A ce coup, je mis si bien le doigt sur la lettre[4] aux ducs de Beauvillier et de Chevreuse, que, avec tous leurs scrupules et leur charité, ils ne purent ne se pas rendre à l'évidence des vues et du but des chefs mâles et femelles de la cabale. Mme la duchesse de Bourgogne fut outrée

Époque de

chaque jour; mais le prince eut la précaution de les brûler, et nous ne les possédons pas plus que celles du duc de Beauvillier.

1. Ce pluriel est bien au manuscrit, et l'on peut croire que *personne* est pour *plusieurs* ou *certains*.

2. Cet infinitif est en interligne, au-dessus de *s'applaudir*, biffé.

3. *Les* corrigé en *la*.

4. Même locution que dans notre tome XI, p. 285, et ci-dessus, p. 40.

la haine pour Chamillart de Mme la duchesse de Bourgogne.

contre Chamillart, et ne lui pardonna jamais sa lettre à son époux et les funestes effets qu'elle causa. J'étois instruit à mesure, et de tout, comme j'instruisois de même le côté où je tenois, et je me gouvernai de façon à l'être aussi de l'autre par des conversations avec Chamillart, à qui toutefois je me montrois à découvert, et par des gens assez neutres, qui ne laissoient pas d'en savoir beaucoup, et qui ne se cachoient pas de moi, quoique je me montrasse tout publiquement tel que j'étois, jusqu'à disputer souvent avec beaucoup de chaleur. Parmi tout cela, j'étois fort peiné de Chamillart : son aveuglement me piquoit; je craignis pour lui, qui, bien que partie importante, ne laissoit pas, en comparaison des bâtards, des Lorraines et des valets, d'être la partie foible, et[1] déjà mal avec Mme de Maintenon, d'avec qui cette conduite l'éloignoit encore. La colère de Mme la duchesse de Bourgogne me fit peur pour lui : j'avertis ses filles de sa sottise et de la colère de la princesse. L'ivresse leur offusquoit l'entendement; elles me soutinrent que j'étois mal informé. A la fin, Mme Dreux s'aperçut de quelque chose[2] : elle parla à Mme la duchesse de Bourgogne, qui dissimula, et la petite Dreux crut tout en sûreté. Vendôme, qui en fut averti, ne raisonna pas de même, tout superbe qu'il fût : la piété et la timidité du prince le rassuroit[3]; mais il étoit inquiet de ce qu'il lui étoit revenu de Mme la duchesse de Bourgogne et de Mme de Maintenon, de nouveau outrées de cette lettre, et qui ne s'en prenoient pas à Chamillart seul. Il craignit une Italienne offensée, qui trouvoit tant d'honneur et d'applaudissement à l'être, qui avoit mis Mme de Maintenon dans ses intérêts, qui partageoit avec elle l'injure et le dépit d'avoir été surmontées en crédit, et qui, avec elle et sous sa conduite, étoit si libre avec le Roi, et si à portée de lui à toutes les heures. Ces réflexions eurent assez

Singulière

1. *Et* est en interligne.
2. C'est celle qu'il estimait la plus fine : ci-dessus, p. 79 et 204.
3. Ainsi au singulier.

de pouvoir sur le duc de Vendôme pour l'abaisser à témoigner à Mgr le duc de Bourgogne son déplaisir de ce que Mme la duchesse de Bourgogne gardoit si peu de mesures sur son compte, et, sans descendre dans aucune excuse ni justification sur quoi que ce fût, le prier de lui en écrire, parce qu'il n'osoit le faire lui-même. L'audace de ce trait fait voir ce que la timidité et la piété mal entendue attire de mépris même aux dieux[1] de ce monde. En même temps, il fut adroit et hardi : hardi, en ce que, ne se mettant en aucune sorte de devoir, il employoit celui à qui il en devoit tant, et en tant de sortes, celui par qui il avoit offensé la princesse, à lui conserver la porte d'une excuse marquée, ou d'un respect vague, comme il le voudroit; adroit, en ce que, après avoir subjugué le prince dans sa propre armée, avec[2] un scandale si éclatant, mis la ville, la cour, les provinces presque en entier de son côté à visage découvert, vaincu la princesse en crédit au milieu de la cour et dans l'intrinsèque du Roi, il lui présentoit une voie de réconciliation, au moins apparente, qu'il se flattoit d'autant plus qu'elle pourroit ne pas rejeter, qu'il n'ignoroit pas les reproches qu'elle avoit déjà essuyés, et que le refus de le recevoir par ce témoignage de respect lui en devoit faire craindre d'autres, tandis que le Roi lui sauroit gré de rendre à sa petite-fille cette soumission pleine de modestie apparente[3]. C'étoit, à vrai dire, un grand effort de politique. Le plus surprenant est que Mgr le duc de Bourgogne ne fit aucune difficulté de se charger du compliment[4]. Il fut reçu comme il méritoit de l'être : elle répondit à son époux qu'elle le prioit de se persuader que jamais elle n'aimeroit ni n'estimeroit Ven-

adresse du duc de Vendôme auprès de Mme la duchesse de Bourgogne

1. Par mégarde, il a écrit : *au*, singulier, et *Dieux*, pluriel.
2. L'initiale d'*avec* surcharge un *d*.
3. L'adjectif *apparente* a été ajouté après coup en interligne.
4. Dans une lettre du 7 août publiée par Millot à la suite des *Mémoires de Noailles*, p. 407, le duc de Bourgogne disait à Mme de Maintenon : « Il est revenu à M. de Vendôme que Mme la duchesse de Bourgogne s'étoit publiquement déchaînée contre lui, et il m'en a paru

dôme, et de lui dire de sa part qu'elle ne parloit point, et qu'elle ne savoit pourquoi on l'avoit entretenu d'elle. Elle ajouta ensuite à M. le duc de Bourgogne que rien ne lui feroit oublier tout ce que Vendôme avoit fait contre lui, et que c'étoit[1] l'homme du monde pour qui elle auroit toujours le plus d'aversion et de mépris. Nous verrons avec quel courage elle sut lui tenir parole[2]. Vendôme comprit de la sécheresse de la réponse à quoi il devoit s'en tenir : aussi n'alla-t-il pas plus loin; son orgueil put se repentir d'avoir été même jusque-là.

Intrigue d'Harcourt pour le ministère.

Ces capitales intrigues en enfantèrent de petites. Harcourt étoit en Normandie, refroidi avec Mme de Maintenon[3], dont l'humeur volage étoit de prendre en gré, puis en confiance sans raison, et de laisser là sans cause ceux qu'elle y avoit pris. Je n'ai point su s'il y avoit eu d'autres raisons; mais l'ambition d'Harcourt en étoit fort affligée. Il crut l'occasion bonne à saisir de ces étranges aventures, et s'en vint à Fontainebleau sans y être attendu[4]. D'entrer

extrêmement peiné. Parlez-lui-en, je vous en prie, Madame, afin qu'elle y prenne fort garde, et que son amitié pour moi ne la porte pas à chagriner, et même offenser les autres; car cette amitié, quoiqu'elle me ravisse, ne pourroit me plaire en ce cas. » Dans une lettre suivante, du 17 (*Dangeau*, p. 205, note), il parle encore de précautions à prendre contre cette intempérance de langue. Voyez ci-après, p. 289.

1. *C'est* corrigé en *c'estoit*.

2. Au retour de la campagne, et jusqu'en 1710.

3. Nous l'avons vu échouer dans ses tentatives pour entrer au Conseil par le secours de Mme de Maintenon, en 1702 et en 1705 (tomes X, p. 26-28 et 44-46, et XII, p. 396-398), puis cabaler encore contre M. de Beauvillier (tome XV, p. 388).

4. Dangeau ne parle de lui, le 5 juin, que pour dire que le Roi lui a accordé la jouissance de la jolie maison de Pontalie (tome XII, p. 152), vacante par la mort de la comtesse de Gramont; mais les *Mémoires de Sourches* nous apprennent (p. 155) qu'il parut à Fontainebleau, quoique malade, le 17 août, et ensuite (p. 176) qu'il prit le bâton à la place du duc de Villeroy, malade aussi. Dans les derniers jours de décembre, il obtint, peut-être comme consolation, un brevet de deux cent mille livres sur sa lieutenance générale de haute Normandie, n'ayant pu la vendre.

dans la cabale dominante n'étoit pas un moyen de rentrer en privance avec Mme de Maintenon; de s'y déclarer contraire, les ducs de Beauvillier et de Chevreuse l'y auroient trop incommodé. Il étoit au fait de tout, et de la situation présente de Chamillart, son but fut toujours le ministère : il se flatta d'y parvenir à ses dépens[1]; mais, pour y arriver, il ne falloit pas se rendre M. du Maine contraire, dont il avoit toujours été le client[2], et qui étoit[3] l'âme et le grand ressort de la cabale de Vendôme. Il résolut donc à faire le bon citoyen qui cède à ses alarmes, et qui accourt. Il trouva à Fontainebleau Catinat[4], qui y avoit été mandé, et avec qui le Roi eut plusieurs conférences[5], moins sur la Flandre que sur la Savoie, où le maréchal de Villars fut souvent embarrassé[6]. Harcourt, avec adresse, tâcha de laisser croire qu'il avoit été mandé aussi, et fut peiné au dernier point de n'y avoir pas réussi, et de n'avoir pu parvenir à voir le Roi en particulier. Mme de Caylus, sa bonne amie et cousine germaine[7], n'étoit point venue à Fontainebleau, et lui manqua beaucoup. A son défaut, il

1. Mme de Maintenon écrivait à la princesse des Ursins, le 20 mai précédent (recueil Bossange, tome I, p. 259) : « Je ne crois pas que M. d'Harcourt et M. de Beauvillier soient bien ensemble; mais je ne doute pas qu'ils ne gardent les bienséances. M. d'Harcourt voit M. de Chamillart sans aucune liaison avec lui; je le vois aussi toutes les fois qu'il me le demande, car, du reste, je n'ai aucune société avec personne.... » Notre auteur a parlé plusieurs fois de « l'impure mais puissante source » de cette affection pour le fils du marquis de Beuvron (tomes X, p. 27 et 39, et XI, p. 56).

2. Tomes X, p. 28, et XI, p. 56.

3. *Estoit*, oublié d'abord, a été écrit en interligne.

4. *Cattinat*, oublié aussi, a été écrit en interligne.

5. *Dangeau*, p. 194, 2 août : « Le Roi, après la messe, entra chez Mme de Maintenon, où il donna une longue audience au maréchal de Catinat, qui avoit eu ordre de venir ici, et qui y demeurera même quelques jours. » — *Sourches*, p. 148 : « Le Roi..., en allant à la messe, chercha des yeux le maréchal de Catinat, et, l'ayant aperçu, il lui ordonna de le venir trouver chez la marquise de Maintenon, où il travailla pendant une heure avec S. M. »

6. Ci-après, p. 341 et 404. — 7. Tome XIV, p. 278-279.

s'abaissa à courtiser Mme d'Heudicourt, et même[1] Mme de Dangeau, avec qui il lui fut aisé de faire le capitaine et le politique. Avec ses raisonnements, il les persuada si bien, et leur donna des alarmes si chaudes, qu'elles ne donnèrent point de repos à Mme de Maintenon qu'elle ne l'eut entretenu. De cette sorte, il ne perdit pas son voyage, et se remit comme il put à rapprocher ce sanctuaire.

Mouvements sourds du maréchal de Villeroy.

D'autre part marchoit sourdement un autre homme, qui, las de s'enfoncer dans le désespoir, reprenoit haleine jusqu'à la joie et à l'orgueil à la mesure du danger de la Flandre et des fautes du réparateur des siennes. De sa maison de Villeroy, où il s'étoit établi pendant Fontainebleau[2], il y faisoit de courts et de rares voyages, et il n'y en faisoit aucun sans que Mme de Maintenon l'entretînt chez elle, à la ville[3], avec le plus grand mystère. Elle avoit toujours conservé du goût et de l'estime pour lui, et elle étoit épouvantée sur la Flandres jusqu'à se prendre à tout. Elle lui demanda des mémoires sur cette guerre, qu'il lui faisoit donner par Desmaretz, son ami de tout temps[4]. Le maréchal, qui n'ignoroit pas où Vendôme et Chamillart en étoient avec elle, tomboit[5] rudement sur tous les deux : ainsi Harcourt et lui confirmoient, sans le savoir, ce qu'ils faisoient l'un et l'autre. Il fit beaucoup de mal à Chamillart, et plut plus[6] qu'Harcourt, parce qu'il ne garda aucune mesure sur le duc de Vendôme. Ce commerce secret se soutint pendant toute la campagne de Flandres, et flatta Villeroy des plus agréables espérances, quoiqu'il n'aperçût aucun changement favorable dans le Roi. Il avoit

1. L'initiale de *mesme* corrige un *j*. — 2. Tome XIV, p. 18 et 304.
3. Il est parlé de cette maison de ville dans la suite de nos *Mémoires*, éd. 1873, tome VIII, p. 237, et dans les *Lettres historiques et édifiantes*, tome II, p. 231 et 236. Voyez ci-après, p. 274.
4. Mme de Maintenon écrivait, le 4 mars précédent, lors de la demi-disgrâce de Chamillart (recueil Geffroy, tome II, p. 255) : « Le maréchal de Villeroy triomphe ; il est ami intime de M. Desmaretz. »
5. Avant cet imparfait, Saint-Simon a biffé *il*.
6. Ce *plus* est en interligne, au-dessus d'un premier *plus*, biffé.

encore pour lui Mme la duchesse de Bourgogne, liés[1] par la haine commune des deux hommes qui leur étoient odieux; il étoit appuyé de sa belle-fille, intimement, comme je le dirai bientôt[2], avec Mme la duchesse de Bourgogne, et il étoit instruit de tout par son fils, qui servoit alors de capitaine des gardes. Ainsi ce maréchal, si profondément abîmé, commençoit à voir de loin la clarté du jour, et ne renonçoit pas aux plus grands retours de la fortune[3].

Situation, vues et manèges de d'Antin.

D'Antin n'étoit pas celui qui formoit les moins hautes pensées[4]. Ancré par les facilités que lui donnoit sa charge, il ne bougeoit de l'intérieur des cabinets, et, hors les heures du lever et du coucher du Roi, ses premiers valets de chambre n'étoient pas plus privilégiés, ni guères plus assidus que lui. Dans ces temps[5] si particuliers, le Roi, souvent pressé par le silence qu'il s'imposoit ailleurs, se soulageoit par quelques mots sur les nouvelles, que d'Antin saisissoit, et, comme très bon homme de guerre qu'il étoit dans l'éloignement de ses périls, il n'avoit pas de peine à briller parmi les valets, ni même avec les deux bâtards, à s'emparer de la conversation, et à la prolonger, d'autant que le Roi, souvent inquiet, se plaisoit à l'entendre discourir pertinemment sur les mouvements et les discussions de la Flandre. Lors même que Chamillart apportoit des nouvelles à ces heures-là, d'Antin s'approchoit hardiment, et, si on déployoit une carte, il s'en saisissoit à l'instant[6], et y[7] montroit ce qu'on cherchoit, et souvent ce qu'on

1. Ce participe est bien au pluriel, s'appliquant au maréchal et à la princesse.
2. Ci-après, p. 263.
3. Nous ne le verrons rentrer en grâce, par Mme de Maintenon, qu'en 1712, le jour même de la mort du Dauphin.
4. Ci-dessus, p. 53-56. Il avait été longuement parlé de lui dans le volume précédent, et de ses progrès rapides depuis la mort de sa mère.
5. Par mégarde, il a écrit : *tempsi*.
6. On a vu (tome XV, p. 113) que c'était un de ses goûts favoris et une de ses aptitudes.
7. Cet *y* a été ajouté en interligne.

vouloit dire; et il n'en manquoit pas l'occasion de faire valoir ses talents, toujours au poids de la flatterie. Une situation si brillante le rendit bientôt considérable aux deux partis, pour savoir de lui les choses plus particulières, mais infiniment plus à Mme la duchesse de Bourgogne qu'aux partisans de M. de Vendôme, qui savoient aisément tout par les valets et par M. du Maine, à qui la foiblesse que le Roi avoit pour lui cachoit peu de choses. Mme la duchesse de Bourgogne voyoit le Roi en garde contre elle sur la Flandre, et que, à cause d'elle, il ne s'ouvroit pas là-dessus à Mme de Maintenon comme sur presque toutes les autres choses. Les valets étoient à M. du Maine, à Blouin, plusieurs directement à M. de Vendôme, presque aucun à Mme de Maintenon, qui ne les voyoit presque jamais, excepté Fagon, qui, en homme d'honneur, déploroit ce qu'il voyoit, mais qui, en politique, se renfermoit dans ce qui ne le commettoit point. La jeune princesse eut donc recours à d'Antin, elle le traita avec plus de distinction : il le sentit, et, en habile homme, il comprit qu'elle devoit être ménagée; qu'il le pouvoit sans choquer les chefs de l'autre parti, avec qui, tous, il étoit si anciennement ou si naturellement lié; que la princesse pourroit, dans les suites, le porter aux choses les plus hautes, s'il savoit se servir à propos de la passion qui l'occupoit alors toute entière[1], et qui méritoit d'autant plus toute son attention, à lui, que Mme de Maintenon partageoit cette même passion avec elle. Il se mit donc à lui rendre compte de ce qu'elle desira, et, en un moment, se mit sur le pied de l'avertir et d'entrer dans sa confidence. Ce manège lui réussit au point que la princesse, qui, avec raison, faisoit cas de son esprit et de sa capacité, s'ouvrit à lui des lettres de son époux, lui en montra même, et lui consulta ses plus importantes réponses[2]. Je

1. La passion contre Vendôme.

2. Un emploi analogue de *consulter*, avec un régime direct de nom de chose, a déjà passé dans le tome V, p. 400.

savois tout cela par Mme de Nogaret[1], qui, par ordre de Mme la duchesse de Bourgogne, me disoit souvent les avis de d'Antin, et me demandoit ce que j'en pensois. Il poussa sa pointe et ses louanges, mêlées avec ses conseils, jusqu'à hasarder de marcher, mais légèrement, sur les traces de l'abbé de Polignac[2]. Cette double conduite ne la toucha point, mais n'étoit pas aussi pour l'offenser. Il s'introduisit chez elle aux heures de privance, se rendit assidu à son jeu, et il essaya, par cette voie, de pénétrer jusque chez Mme de Maintenon, à quoi néanmoins il réussit peu, par l'extrême clôture de ce sanctuaire. Assuré des bâtards et des valets, sûr aussi que Mme la duchesse de Bourgogne, et Mme de Maintenon par elle, ne lui seroient point contraires, il ne pensa à rien moins qu'à la place de Chamillart, à portée, comme il étoit, d'entrer avec le Roi dans tout ce qui regardoit la guerre de plus inquiétant et de plus délicat, et, peu à peu, de s'y mettre de plus en plus et[3] culbuter un ministre malheureux en succès, déjà dépouillé des finances, tombé dans la disgrâce de Mme de Maintenon, et sans retour auprès de Mme la duchesse de Bourgogne. Harcourt et lui étoient ainsi rivaux sans le savoir; mais d'Antin avoit bien plus beau jeu par ce commerce direct et continuel avec le Roi où l'autre ne pouvoit atteindre, même par audiences rares. Quand je dis qu'ils en vouloient tous deux à la place de Chamillart, je m'explique : ce n'étoit pas à sa charge. Le Roi, accoutumé à les remplir de gens[4] de peu, pour les chasser comme des valets, s'il lui en prenoit envie, et pour empêcher que leur autorité ne les portât à des fortunes trop hautes et embarrassantes, n'auroit jamais fait un seigneur secrétaire d'État. Ils n'imaginoient pas aussi sortir le Roi de cette politique, et Harcourt étoit trop glorieux pour vouloir être le premier secrétaire d'État de l'ordre de la noblesse qu'il y eût

1. Ci-dessus, p. 241. — 2. Tome XV, p. 474-477.
3. *Plus en plus et* est en interligne.
4. L'initiale de *gens* surcharge un *p*.

jamais eu en France[1]; mais ils visoient tous deux à entrer dans le Conseil avec une inspection sur la guerre immédiate et[2] supérieure à celui qui succéderoit à Chamillart.

Caractère, vues, manèges de Madame la Duchesse, et son éloignement de Mme la duchesse de Bourgogne et de Mme la duchesse* d'Orléans.

Plein de ces espérances, d'Antin couroit légèrement sa carrière[3], lorsque Madame la Duchesse s'aperçut que sa liaison avec Mme la duchesse de Bourgogne passoit le jeu et le frivole, et s'en piqua extrêmement. Dans[4] une taille contrefaite, mais qui s'apercevoit peu, sa figure étoit formée par les plus tendres amours, et son esprit étoit fait pour se jouer d'eux à son gré sans en être dominée[5]. Tout amusement sembloit le sien. Aisée avec tout le monde, elle avoit l'art de mettre chacun à son aise; rien en elle qui n'allât naturellement à plaire, avec une grâce nompareille jusque dans ses moindres actions, avec un esprit tout aussi naturel, qui avoit mille charmes. N'aimant personne, connue pour telle, on ne se pouvoit défendre de la rechercher, ni de se persuader, jusqu'aux personnes qui lui étoient les plus étrangères, d'avoir réussi auprès d'elle. Les gens même qui avoient le plus lieu de la craindre, elle

1. Wicquefort disait, pour le temps de Louis XIV, en 1677 : « Les premiers emplois du Royaume, les charges des quatre secrétaires d'État et les plus importants postes du Conseil sont remplis par des personnages qui ont quelque chose de plus grand que le seul avantage de la naissance, et qui laisseront sans doute à leur postérité quelque chose de plus illustre que ce qu'ils ont reçu ou pouvoient recevoir de leurs prédécesseurs. »

2. *Imediate et* est en interligne, au-dessus d'*aus*[*sy*], biffé.

3. Le *Dictionnaire de l'Académie* de 1718 ne donnait que la locution *fournir sa carrière*, c'est-à-dire « le cours de sa vie ou le temps d'emploi. »

4. Voyez ci-dessus, p. 55. Il a déjà esquissé quelques traits du portrait qui va suivre dans notre tome II, p. 371, et en d'autres occasions. On pourra surtout comparer les *Souvenirs de Mme de Caylus*.

5. « Une belle chatte qui fait sentir ses griffes en jouant, » disait Madame (recueil Brunet, tome I, p. 304). Mme de Sévigné n'y voulait voir que les côtés agréables : « Le plus joli, le plus brillant, le plus aimable petit minois...; un esprit fin, amusant, badin au dernier point » (lettre de 1697, dans le tome X, p. 426-427).

* L'initiale de ce dernier *Duch.* surcharge un *C.*

les enchaînoit, et ceux qui avoient le plus de raisons[1] de la haïr avoient besoin de se les rappeler souvent pour résister à ses charmes. Jamais la moindre humeur en aucun temps; enjouée, gaie, plaisante avec le sel le plus fin, invulnérable aux surprises et aux contretemps, libre dans les moments les plus inquiets et les plus contraints, elle avoit passé sa jeunesse dans le frivole et dans les plaisirs, qui, en tout genre, et toutes les fois qu'elle le put, allèrent à la débauche[2]. Avec ces qualités, beaucoup d'esprit, de sens pour la cabale et les affaires, avec une souplesse qui ne lui coûtoit rien, mais peu de conduite pour les choses de long cours; méprisante, moqueuse, piquante, incapable d'amitié et fort capable de haine, et alors méchante, fière, implacable, féconde en artifices noirs et en chansons les plus cruelles, dont elle affubloit gaiement les personnes qu'elle sembloit aimer et qui passoient leur vie avec elle[3]. C'étoit la Sirène des poètes[4], qui en avoit tous les charmes et les périls. Avec l'âge, l'ambition étoit venue, mais sans quitter le goût des plaisirs, et ce frivole lui servit longtemps à masquer[5] le solide[6]. Les assiduités et l'attachement si marqué de Monseigneur pour elle, qu'elle avoit enlevé au peu d'esprit, aux humeurs et à l'aigreur de Mme la princesse de Conti, la rendoient considérable[7]. On a vu ailleurs[8]

1. Il a mis ici *raison*, au singulier, mais *les*, au pluriel, à la ligne suivante.

2. Il a déjà été parlé de parties fines au Désert dans notre tome III, p. 320-322.

3. Ces chansons, mentionnées dans nos tomes II, p. 371, et III, p. 35, abondent dans les recueils du temps.

4. Il a déjà appliqué cette comparaison à Mme de Blanzac, après un portrait tout pareil à celui que nous avons ici (tome III, p. 174), puis à l'abbé de Polignac (tome XIII, p. 220), et aussi à Mme des Ursins (tome XI, p. 228). — Il écrit : *syrene*.

5. L'initiale de *masquer* corrige une lettre effacée du doigt.

6. M. Servois a résumé les qualités et les défauts de Madame la Duchesse dans sa notice sur J. de la Bruyère, p. LXXXII et LXXXIII.

7. Elle « tenoit le dé » à Meudon : tome XIV, p. 399.

8. *Ibidem*, et tome XV, p. 5 et 11-12.

sa liaison intime avec la Choin et les nièces de Vaudémont, en attendant qu'elles se mangeassent les unes les autres à qui demeureroit l'entière autorité sur Monseigneur lorsqu'il seroit devenu le maître[1]. Elle ne pouvoit donc pas avoir, en attendant, des vues différentes des leurs, surtout à l'égard de Mgr le duc[2] de Bourgogne ; d'ailleurs, elle se voyoit en état de figurer grandement par là dans tous les temps. Elle en sentoit aussi le besoin par rapport à Monsieur le Duc, jaloux, brutal, farouche, d'une[3] humeur insupportable et féroce[4], que le desir de commander des armées pendant longtemps, et toujours la crainte du Roi, avoit retenu à son égard, et qu'elle avoit un si pressant intérêt de retenir toujours dans la même mesure. Mme la princesse de Conti étoit devenue tout à fait nulle, et Mme la duchesse d'Orléans à peu près de même, ayant néanmoins tout ce qui peut donner beaucoup à compter ; mais il n'est pas temps[5] de s'étendre sur elle. Il ne s'agissoit jamais, pour rien, de l'autre princesse de Conti, de Madame la Princesse, ni de Madame : aucune d'elles n'avoient[6] jamais existé pour rien. C'étoit donc Mme la duchesse de Bourgogne qui, seule, offusquoit Madame la Duchesse. Aimable et bien plus jeune qu'elle, il ne se put qu'elle ne fût regardée, et par des esclaves que Madame la Duchesse comptoit parmi les siens. Nangis, entre autres, devint quelquefois un spectacle pour qui avoit d'assez bons yeux pour profiter de ce

1. Il vient déjà de rappeler, p. 203, cette même pensée, dans les mêmes termes.

2. Après avoir écrit d'abord : *Me la Duch. de Be*, il a corrigé *Me* en *Mgr* et biffé la lettre finale de *Duch.*, mais a laissé, par mégarde, le féminin *la*.

3. Il a écrit, par mégarde, au masculin : *un*.

4. Ces deux mots sont en interligne. — Nous aurons un portrait bien plus complet du prince en 1709, lorsqu'il mourra ; mais il a déjà été donné quelques témoignages de sa furieuse jalousie dans nos tomes VIII, p. 400, IX, p. 310-311.

5. *Temps*, oublié d'abord, a été ajouté en interligne.

6. Ce verbe est bien au pluriel.

plaisir, qui n'étoit pas médiocre, et dont Marly fut le théâtre le plus commode et le plus ordinaire[1]. Un rang dans les nues rabaissoit bien proche de terre une divinité si fort accoutumée à l'être, et, quoiqu'elle eût négligé des privances gênantes, inalliables[2] avec la liberté et les plaisirs, celles que Mme la duchesse de Bourgogne s'étoit personnellement acquises avec le Roi et Mme de Maintenon mettoient sans[3] cesse Madame[4] la Duchesse au désespoir. Ses projets sur Monseigneur lui en étoient une autre source : elle craignoit tout, de ce côté-là, d'une jeune princesse toute occupée à lui plaire, qui y réussissoit, et qu'elle avoit lieu de craindre qui n'eût trouvé le chemin du cœur. Maîtresse d'elle, il n'y parut pas : elle ajouta aux recherches de devoir et de respect toutes celles qu'elle crut propres à la bien mettre avec Mme la duchesse de Bourgogne. Le grand défaut de celle-ci étoit la timidité ; on s'étendra ailleurs davantage sur elle[5]. On lui avoit fait peur de ce qui étoit caché sous les charmes de Madame la Duchesse : elle ne répondit donc à ses avances qu'en tremblant, avec beaucoup de politesse, mais sans passer au delà, et cette retenue fut un autre aiguillon à la vaincre. Une autre intrigue déconcerta ce projet. La duchesse de Villeroy avoit passé les premières années de son mariage[7] dans une sorte de retraite, et à la cour presque comme n'y étant pas, par des raisons qui ne méritent pas de trouver place ici[8].

Duchesse de Villeroy intime de Mme la duchesse d'Orléans, et

1. Voyez notre tome XII, p. 272 et suivantes.

2. Après avoir dit qu'*inaliable* (ainsi orthographié, comme ici) « n'a d'usage que pour les métaux qui ne peuvent s'alier l'un avec l'autre, » le *Dictionnaire de l'Académie* de 1718 ajoute cependant que cet adjectif s'emploie quelquefois figurément. Notre auteur écrit également : *aliable*.

3. La première lettre de *sans* corrige un *c*.

4. *Ma* corrigé en *Me*. — 5. Ci-dessus, p. 11-12.

6. Voyez, par exemple, le portrait qui viendra en 1712, dans la suite des *Mémoires*, tome IX, p. 195.

7. Ce mariage a eu lieu en 1694 : tome II, p. 131.

8. Il sera encore parlé d'elle à sa mort, en 1711, puis en 1715 : voyez d'ailleurs nos tomes VII, p. 54, note 3, X, p. 411-414, et XIV, p. 309-310.

fort en faveur de Mme la duchesse de Bourgogne.

Mme la duchesse d'Orléans menoit une vie fort régulière et fort éloignée de la dissipation et des plaisirs. Les dames, avant l'arrivée de Mme la duchesse de Bourgogne, se partageoient volontiers entre les trois filles du Roi, et s'adonnoient plus à une qu'aux deux autres. La maréchale de Rochefort[1], dame d'honneur de Mme la duchesse d'Orléans, avoit le grappin[2] sur la duchesse de Villeroy; l'amie si intime[3] de son père, de son frère, et de toute sa famille[4], et la liberté de sa maison[5], plaisoit bien plus à cette jeune mariée que la contrainte où elle croyoit être chez sa belle-mère, qui n'étoit pas même toujours à la cour. Cette liaison la mit naturellement dans celle de Mme la duchesse d'Orléans : elles se convinrent toutes deux, et lièrent une amitié étroite, qui dura toujours intime. Enfin le maréchal de Villeroy, comme s'il eût eu un pressentiment de sa disgrâce, mais en effet ennuyé de voir sa belle-fille renfermée chez Mme la duchesse d'Orléans, et jaloux de voir quelques jeunes femmes, et peut-être Mme de [Saint-]Simon et Mme de Lauzun, approchées de Mme la duchesse de Bourgogne, à qui on en laissoit voir très peu en cette familiarité, demanda la même faveur pour sa belle-fille à Mme de Maintenon, qui la lui accorda aussitôt[6]. La maréchale d'Estrées[7], qui toujours s'entêtoit de quelqu'un comme un

1. La grand'mère de Nangis.

2. *L'Académie* ne donnait d'emploi de *grappin* (ici, *grapin*) qu'au sens propre. Notre auteur a employé encore *mettre le grappin* dans le *Parallèle*, p. 252.

3. C'est de la maréchale qu'il s'agit.

4. Tome I, p. 81-87.

5. Tome V, p. 256.

6. La jeune duchesse a essuyé d'abord un refus (tome IV, p. 304), et c'est seulement en 1705 (*la Marquise d'Huxelles*, p. 208) qu'elle est devenue l'une des familières de Mme la duchesse de Bourgogne; Coulanges écrivait alors à Mme d'Huxelles : « La faveur de Mme la duchesse de Villeroy continue toujours auprès de Mme la duchesse de Bourgogne, au grand déplaisir de celles qui y prétendent. Elle se conduit fort bien, et Mme de Maintenon en est très contente. »

7. D'abord maréchale de Cœuvres : tome XV, p. 117.

amant d'une maîtresse[1], se prit là d'une telle amitié pour la duchesse de Villeroy, qu'elle ne la pouvoit quitter; les plus légères absences étoient réparées par des lettres et par des présents. Cette intimité lia la duchesse de Villeroy avec toutes les Noailles[2] et avec Mme d'O, et bientôt, par elles, avec Mme la duchesse de Bourgogne si fortement, que, le goût de la maréchale d'Estrées ayant changé bientôt après, comme cela lui arrivoit toujours, la duchesse de Villeroy demeura de son chef une espèce de favorite, et la demeura toujours depuis. Elle se ménagea avec soin, avec sagesse et prudence, et même avec dignité. C'étoit une personne de fort peu d'esprit, mais de sens, de vues, de conduite, haute, courageuse, franche et vraie, fort altière, fort inégale, fort pleine d'humeur, même volontiers brutale[3], qui aimoit fort peu de personnes, mais qui n'en étoit que plus attachée à ce qu'elle aimoit, et qui, à l'exemple de son oncle l'archevêque de Reims[4], se rendoit si nettement et si publiquement justice sur sa naissance[5], qu'elle en embarrassoit très souvent. Elle étoit grande, un peu haute d'épaules, de vilaines dents et un rire désagréable, avec le plus grand air, le plus noble, le plus imposant, et un visage très singulier et fort beau[6]. Personne ne paroit

Caractère de la duchesse de Villeroy, et ses chemins.

1. Nous avons vu (tomes IX, p. 276, et X, p. 151 et 423) que ses enfantillages plaisaient au Roi. Le duc de Luynes fera d'elle ce portrait à sa mort, en 1745 (tome VI, p. 265) : « C'étoit un caractère d'esprit léger et frivole. Elle avoit voulu plusieurs fois se mettre dans la dévotion, et n'avoit pas entièrement réussi dans ce projet. Elle étoit naturellement fort gaie, et même plaisante; peu d'esprit, mais parlant de tout, et de cent choses différentes tout de suite, sans s'arrêter à aucune.... Elle amusoit beaucoup Mme la duchesse de Bourgogne. »

2. La famille de Mme d'Estrées.

3. Ces trois mots sont en interligne.

4. Charles-Maurice le Tellier, dont le portrait sera fait à sa mort, en 1710.

5. On a vu (tomes II, p. 131-132, et XV, p. 244) que les le Tellier, et particulièrement l'archevêque, étaient aussi humbles sur l'origine de leur famille que les Colbert avaient de prétentions.

6. Il y a un portrait d'elle dans le ms. Clairambault 1146, fol. 108.

tant une cour et un spectacle, et elle dansoit fort bien. Le Roi, qui, avec des sentiments fort opposés à ceux de sa jeunesse, conservoit toujours un goût et un penchant pour les femmes aimables, mit la duchesse de Villeroy des fêtes et des voyages de Marly[1], d'abord par complaisance pour le maréchal de Villeroy, et, après sa disgrâce, pour elle-même. Madame la Duchesse n'avoit jamais pu pardonner à Mme la duchesse d'Orléans le rang et les honneurs qui la distinguoient[2] si fort des princesses du sang[3]. Quoi que celle-ci eût pu faire vers cette sœur, l'autre s'en étoit toujours éloignée. Leur rapprochement à la mort de Mme de Montespan[4] n'avoit pas duré. Ce même éloignement s'étoit bassement communiqué à leurs favorites. La duchesse de Villeroy ne s'étoit pas contrainte sur Madame la Duchesse, qui, à son tour, ne l'avoit pas ménagée. Sa faveur auprès de Mme la duchesse de Bourgogne ne lui inspira rien de favorable pour Madame la Duchesse[5]. Mme d'O desiroit depuis longtemps de former une liaison entre Mme la duchesse de Bourgogne et Mme la duchesse d'Orléans; mais sa politique, qui lui faisoit tout craindre et ménager, l'avoit ralentie dans les progrès. La duchesse de Villeroy, plus hardie, se mit en tête d'y réussir, et en eut tout l'honneur.

Convenances de liaison entre Mme la duchesse

Les deux princesses ne se convenoient guères, et néanmoins leur liaison très véritable dura toujours. La paresse, l'empesé, les mesures toujours compassées de l'une[6], la viva-

1. Elle ne figurait cependant pas très souvent aux soupers du Roi (*Sourches*, tomes VI, p. 121, VII, p. 103, X, p. 5, XI, p. 5, et XII, p. 232 et 262). Une fois, on l'y voit placée entre Mme la duchesse d'Orléans et la femme de notre auteur, deux fois à côté de Monseigneur.

2. *Distinguoit* corrigé au pluriel.

3. Voyez nos tomes II, p. 181-182, 369-374, et III, p. 139.

4. Tome XV, p. 117. Il y avait déjà eu un rapprochement momentané en 1695, contre la princesse de Conti : tome II, p. 372.

5. Ces quatre derniers mots sont en interligne, au-dessus d'un premier *pr Me la Duchesse*, biffé.

6. Nous l'avons vue se qualifier elle-même de « lendore » (tome XIV,

cité, la liberté de l'autre, l'extrême timidité de toutes deux, avoient besoin de tiers qui soutinssent cette liaison, dont nous verrons les progrès et les fruits; toutes deux y avoient déjà intérêt. Celle que l'attachement de Monseigneur pour Mme la princesse de Conti lui avoit fait desirer avec elle s'étoit bientôt changée en simples bienséances par le changement de Monseigneur. Elle sentoit le foible du Roi pour ses filles, elle n'osoit s'éloigner de toutes à la fois. Elle n'ignoroit pas que Madame la Duchesse cherchoit à lui faire une affaire avec le Roi et avec Monseigneur de n'avoir pas répondu aux avances qu'elle en avoit reçues, et à la faire passer dans leur esprit pour dédaigner les Princesses. Il ne restoit donc plus que Mme la duchesse d'Orléans dont l'amitié un peu particulière pût démentir ces plaintes; elle se trouvoit d'autant mieux placée que sa conduite avoit été sans reproche, et que M. le duc d'Orléans étoit frère de Madame sa mère. Mme la duchesse d'Orléans en avoit des raisons plus pressantes : isolée au milieu de la cour, épouse par force d'un prince si au-dessus d'elle, qui se piquoit d'indifférence pour elle, et d'être toujours amoureux ailleurs avec éclat, chargée de trois filles dont l'aînée commençoit à peser par son âge[1], auxquelles sa naissance[2] fermoit tout établissement en Allemagne, tout la pressoit de faire l'impossible pour la marier à M. le duc de Berry, et c'est à quoi l'amitié de Mme la duchesse de Bourgogne la pouvoit conduire. Madame la Duchesse, qui se trouvoit dans le même

de Bourgogne et Mme la duchesse d'Orléans.

Conduite de Madame la

p. 507), et notre auteur a parlé (tome II, p. 370) de sa « voix lente et tremblante. »

1. Marie-Louise-Élisabeth, que nous avons vue, dans le volume précédent (tome XV, p. 253), prendre rang à la cour, et qui a treize ans; Louise-Adélaïde, née le 11 août 1698, qui se fera religieuse, sera bénite abbesse de Chelles le 14 septembre 1719, et mourra retirée au Trainel, le 20 février 1743; et Charlotte-Aglaé, née le 22 octobre 1700, qui épousera, le 12 février 1720, le prince héréditaire de Modène, et mourra le 19 janvier 1761. Il naîtra encore trois autres filles.

2. Filles de bâtarde du Roi.

Duchesse à l'égard de Mme la duchesse de Bourgogne.

cas[1], et qui possédoit Monseigneur, osoit aussi lever les yeux jusqu'à cette alliance; elle ne pouvoit se[2] dissimuler que la situation où elle se trouvoit avec Mme la duchesse de Bourgogne ne l'en approchoit pas. Ce qui acheva de la piquer fut le personnage qu'elle lui vit soutenir sur le combat d'Audenarde. Toute la cour, jusque-là peu attentive à une jeune princesse dont toutes les faveurs ne pouvoient consister qu'à donner quelques légers agréments, entrevit d'abord de quoi elle étoit capable, et, quelque temps après, par la suite et le succès de sa conduite, comprit qu'elle pourroit bien vouloir et se mettre en état de devenir la maîtresse roue de la machine[3] de la cour, et peut-être encore de l'État. Ce fut le poignard qui perça le sein de Madame la Duchesse. Dès lors sa politique changea à l'égard de Mme la duchesse de Bourgogne : ce ne fut plus des soins et des empressements, mais une indifférence insolemment marquée. Elle espéra lui donner de la crainte du côté de Monseigneur, et l'amener ainsi à ce que ses avances n'avoient pu en obtenir. Elle ne s'en tint pas là : elle hasarda de se moquer d'elle, d'en parler licencieusement, de mêler des menaces sur Monseigneur, et cela devant des personnes qu'elle savoit liées avec d'autres par qui ces propos pourroient être rendus à Mme la duchesse de Bourgogne et lui faire peur. Elle les sut en effet ; mais ils ne réussirent pas mieux qu'avoient fait ses souplesses, sinon à exciter une haine dont il ne lui seroit pas aisé d'éviter les coups. La cour intérieure disposée de la sorte, il n'est pas étrange que Madame la Duchesse, fort unie avec d'Antin par les plaisirs, par ce qu'ils s'étoient[4], par la cour et les vues sur Monseigneur, peut-être encore plus

Embarras de d'Antin avec Madame la Duchesse sur

1. Elle a six filles, dont l'aînée vient de faire profession à Fontevrault.

2. *Se* est en interligne.

3. « Maîtresse pièce d'une machine, » dit seulement le *Dictionnaire de l'Académie* de 1718. Notre auteur s'est déjà servi (tome XIV, p. 314) des termes de *machine* et de *roue* à propos de Chamillart.

4. Enfants de la même mère.

Mme la duchesse de Bourgogne; il se conserve bien enfin avec toutes deux.

par la sympathie des mêmes vices[1] et des mêmes vertus, par l'habitation continuelle des mêmes lieux, se sentît offensée des ménagements si assidus de d'Antin pour Mme la duchesse de Bourgogne. Madame la Duchesse les reprocha à d'Antin comme une liaison prise avec son ennemie : d'Antin glissa, badina, mais ne se détourna point. Sa sœur s'en irrita davantage ; elle éclata, et se porta jusqu'à vouloir donner des ridicules à son frère et à Mme la duchesse de Bourgogne. Cela fit peur à d'Antin. Il craignit de reculer tout d'un coup pour avoir voulu marcher trop vite : il tâcha d'apaiser Madame la Duchesse par moins d'empressement pour Mme la duchesse de Bourgogne; il fut peut-être assez adroit pour le faire valoir à toutes les deux. Quoi qu'il en soit, ceux qui pénétrèrent[2] le fonds de cette bizarre intrigue se divertirent souvent des embarras de d'Antin, des hauteurs de Madame la Duchesse avec lui, et de le voir enrager plus à découvert qu'il n'eût voulu de ne pouvoir être en deux lieux à la fois. Cela dura tout pendant[3] Fontainebleau, et après encore[4]. A la fin, l'heureux Gascon fut assez habile pour en sortir sans avoir aliéné Mme la duchesse de Bourgogne, et sans s'être gâté avec Madame la Duchesse. Je ne voyois tout cela que par ricochet; mais les filles de Chamillart, qui le voyoient en plein chez Madame la Duchesse, qui ne se cachoit pas d'elles, surtout de ma belle-sœur, et qui y passoient presque toutes leurs soirées jusque bien avant dans la nuit, où d'Antin étoit souvent à ces heures-là, me contoient tout, et me[5] mettoient, par ce que nous rassemblions, en état de[6] tout savoir et à mesure.

1. Et non *voies*, comme on l'avait imprimé.

2. La quatrième lettre de *penétrérent* surcharge une autre lettre.

3. Cette manière de parler est à rapprocher de *toute la nuit*, que nous avons eu aux tomes II, p. 120, et VIII, p. 242, et ci-dessus, p. 191, et de *tous les premiers jours* qui a passé dans le tome VI, p. 91. Nous aurons de même *tout tard*, *tout sur le point*, etc.

4. On revint à Versailles le 28 août. — 5. *Me* est en interligne.

6. *En* surcharge *de*, et *estat de* a été ajouté sur la marge.

Décret violent de l'Empereur contre l'Italie; projets de la réunir en ligue contre lui.

L'Empereur avoit fait passer, dès le mois de juin, à la diète de Ratisbonne[1], un décret[2] qu'il fit incontinent après afficher dans Rome et par toute l'Italie. Il y déclaroit abusif l'hommage du royaume de Naples au saint-siège, que Naples et Sicile n'en relevoient point, que le Pape n'avoit aucun droit à la nomination des évêchés et des autres bénéfices de ces royaumes[3]. L'Empereur y déclaroit qu'il vouloit rentrer dans tous les droits de l'Empire en Italie, réunir les fiefs usurpés, examiner l'aliénation des autres, et qu'il prétendoit que le Pape fît raison au duc de Modène[4] des usurpations que la Chambre apostolique[5] avoit faites[6] sur lui[7]. La vérité est que les droits de l'Empire en Italie

1. Tome XIV, p. 251. — 2. *Un decret* est en interligne.

3. C'est seulement à la date du 1er août que Dangeau en parle (p. 193-194) : « L'Empereur déclare que le royaume de Naples ne relève point du saint-siège, et qu'on ne doit point, par conséquent, en demander l'investiture au Pape. Il prétend de plus que le Pape n'a aucun droit de nommer aux bénéfices de ce royaume-là. Il y a encore beaucoup d'autres choses dans ce décret, qui attaque directement l'autorité du saint-siège. » Les onze articles votés à Ratisbonne sont reproduits dans les *Mémoires de Sourches*, p. 142-143; l'Empereur en fit connaître la substance au sacré collège par une sorte de manifeste : *Gazette*, p. 390-392, 402-403; *Theatrum Europæum*, p. 220-222. Le décret était du 26 juin.

4. Renaud d'Este : tome I, p. 112. Il a été rétabli par les Impériaux dans ses États, à la suite de leur victoire de Turin (*Mémoires de Lamberty*, tome IV, p. 403-404), et l'Empereur lui a attribué la principauté de la Mirandole, pour récompense de ce qu'il a été le second à reconnaître la royauté de l'Archiduc.

5. Tribunal où le cardinal camerlingue, le gouverneur de Rome et plusieurs officiers de la cour pontificale jugeaient certains appels et les matières relatives au temporel du saint-siège, aux monnaies, fermes, impositions, etc. M. J. de Loye vient de publier une étude sur ses archives.

6. Par mégarde, il a écrit : *fait*, sans accord.

7. C'est antérieurement, le 10 juin, que Dangeau avait recueilli ce bruit (p. 157) : « Il paroît, par toutes les nouvelles qu'on a d'Italie, que les troupes de l'Empereur qui sont dans l'État de Milan et dans les pays circonvoisins veulent se rassembler pour assiéger Ferrare et le rendre ensuite au duc de Modène, qui a toujours conservé des prétentions sur cette ville, quoique, depuis assez longtemps, les Papes en

étoient la plupart fort clairs, qu'ils s'étendoient beaucoup, que les usurpations étoient grandes, et peu ou point fondées. Cet édit ou décret fit grand peur à Rome et à toute l'Italie : la puissance de l'Empereur y parut très redoutable; on s'y repentit de l'y avoir moins crainte que celle des François, et de l'avoir tant aidé à les en chasser[1]. Venise[2], qui y avoit le[3] plus contribué[4], fut la première à exciter le Pape sur le danger commun, à lui proposer une ligue de toute l'Italie avec la France, où on ne désespéroit[5] pas de faire entrer M. de Savoie, qui se pourroit laisser toucher du danger commun, et d'y attirer la France, pressée comme elle se trouvoit, qui, par cette puissante diversion, ne seroit[6] plus seule, et se reverroit comme avant la bataille de Turin[7]. Venise, qui, la première, avoit mis cette affaire sur le tapis, et qui ne cessoit d'en presser la conclusion[8], craignoit trop l'Empereur dans sa

soient maîtres; ils y tiennent même toujours un légat. » Ferrare, fort dévastée par les alliés pendant la guerre, avait été évacuée par eux depuis la retraite de l'armée française en mars 1707.

1. Le manifeste impérial de juillet 1708 était contraire à tous les actes précédents qui avaient reconnu le duché de Parme comme vassal de Rome, et aux droits établis des autres puissances; la Savoie elle-même fut mise en cause, puisque, le 16 octobre, l'Empereur révoqua le don que son prédécesseur avait fait au duc des fiefs impériaux des Langhes. Voyez l'article historique que notre *Mercure* donna en janvier 1709, p. 306-325.

2. A partir d'ici, l'écriture change. — 3. *Le* est en interligne.

4. La République se tenait dans une neutralité apparente depuis 1701, mais, en fait, avait favorisé les mouvements et la subsistance des Impériaux au détriment des Français. Avec l'Espagne, elle semblait toujours sur le point de rompre pour des futilités de cérémonial. Voyez, en dernier lieu, notre tome XIV, p. 445-446.

5. Écrit : *deseseperoit*.

6. Avant *seroit*, il a biffé *se trouverroit*.

7. Au commencement de la guerre précédente, une pareille coalition des intérêts italiens contre la Savoie et l'Empire avait été tentée par les soins du cardinal de Janson et du résident Dupré, avec Mantoue comme centre de l'action : Horric de Beaucaire, recueil des *Instructions aux ambassadeurs en Savoie et à Mantoue*, tome II, p. 310 et suivantes.

8. Venise, au contraire, par son apathie calculée, fit manquer tout.

terre ferme d'Italie et du Frioul[1] pour oser se montrer, mais vouloit paroître être entraînée[2]. Ce fut donc Rome qui en fit au Roi les premières ouvertures[3]. Il les reçut avec froideur, parce qu'il ne voyoit pas grande apparence que le duc de Savoie y voulût entrer, qu'il ne voyoit rien de la part de Venise, et qu'il n'a jamais bien goûté l'importance des diversions. On[4] fut donc longtemps à se résoudre de permettre au Pape d'acheter des armes, de lever des troupes dans son propre comtat d'Avignon[5], enfin de lui donner des officiers de nos troupes ses sujets[6]. On en étoit alors aux suites du combat d'Audenarde : l'Artois sous contribution[7], Arras, Dourlens[8], la Picardie menacée[9], les troupes que Berwick avoit amenées du Rhin

1. La domination vénitienne s'étendait sur ce qu'on appelait « l'État de terre ferme » et « l'État de mer ou *Dogado.* » Le premier comprenait la marche Trévisane, le Padouan, le Vicentin, le Véronais, le Bergamasque, le Crémasque, le Bressan, la Polésine ou pays de Rovigo, et enfin une partie du Frioul, dont l'Empereur, comme archiduc d'Autriche, possédait le reste, avec Aquilée, Trieste et Göritz.

2. Plutôt que de refuser, comme Gênes, de reconnaître l'Archiduchesse, quand elle passa sur son territoire, en qualité de reine d'Espagne, la République avait imaginé ce tempérament de tolérer que les magistrats, en tant que particuliers, lui en donnassent le titre.

3. C'est plutôt de Parme qu'il semble que vinrent les premières ouvertures : ci-après, p. 290 et 291. Louis XIV annonça ses intentions au cardinal de la Trémoïlle le 3 août, à Ottoboni le 16, au Pape le 31.

4. *Il* surchargé en *on.*

5. Le Comtat, ou plutôt le Comtat-Venaissin, qui ne comprenait pas Avignon, mais avait Venasque pour capitale, avait été cédé au pape Grégoire X par Philippe le Hardi, en 1274, tandis qu'Avignon, où Clément V prit asile en 1309, était un domaine des princes d'Anjou-Naples, et ne fut cédé à Clément VI qu'en 1348, par la reine Jeanne ; les papes français n'y résidèrent en souverains que durant le grand schisme, de 1377 à 1411. Le Comtat était gouverné par un vice-légat du Pape.

6. Ci-après, p. 277-278. — 7. Ci-après, p. 278-279.

8. Il conserve l'ancienne forme, quoique devenue *Doullens.*

9. *Gazette*, p. 360, 372 et 383 ; Dépôt de la guerre, vol. 2077, p. 152-163 et 171-173, lettres du Roi et de Chamillart. C'est le comte de Tilly qui commandait l'expédition (Quincy, *Histoire militaire*, p. 505-506 ; Sautai, *le Siège de Lille*, p. 8-9).

répandues pour couvrir ces pays, Chéladet[1], avec un gros détachement de la grande armée, occupé au même secours[2], et le Roi fort touché de ces ravages si proches, dont il n'avoit pas ouï parler depuis sa minorité. Le contrecoup de la mauvaise humeur en retomba naturellement sur l'affaire d'Audenarde. Mme de Maintenon, piquée au vif d'avoir vu son crédit foiblir sous celui de Vendôme, tira sur le temps, hasarda[3] de le faire[4] rappeler, et de lui substituer le prince de Conti, qui s'étoit toujours déclaré pour Mgr le duc de Bourgogne dans tout ce qui s'étoit passé en Flandres, dont la naissance et la réputation imposeroit et calmeroit tout[5]. La ligue d'Italie le demandoit pour chef pour ôter toute dispute entre les divers généraux par la supériorité de son rang, et donner par son nom plus de poids aux affaires[6]. Le Roi fut fort en balance[7]. Le maréchal d'Estrées, qui vouloit toujours figurer, poussé de plus par son frère, qui soupiroit ardemment après un chapeau[8], se proposoit pour l'ambassade de Rome comme un homme également propre aux négociations et au commandement

Prince de Conti desiré pour la Flandres, demandé pour l'Italie.

1. Ci-dessus, p. 188. — 2. *Dangeau*, p. 188 et 193.

3. Avant ce verbe, il a biffé un *et*.

4. *Faire* est ajouté en interligne.

5. Il avait été proposé pour le commandement de l'armée de Flandre en 1706, et cela par Chamillart lui-même, avec l'approbation de l'opinion publique : tome XIII, p. 391. En novembre 1708, Philippe V demandera qu'il soit envoyé en Espagne à la place du duc d'Orléans, et le Roi fera la plus singulière réponse, sacrifiant tous ses intérêts à l'antipathie dont il a déjà été parlé : voyez les *Mémoires de Noailles*, p. 206-207. Notre auteur reviendra sur ce point en 1709.

6. Selon les *Mémoires de Sourches*, p. 157-158, 20 août, « on savoit que le Pape demandoit à cor et à cri le prince de Conti pour général de la ligue, et il y avoit des gens, qui croyoient être bien instruits, qui assuroient que la marquise de Maintenon lui avoit écrit une lettre très obligeante, en suite de laquelle elle étoit venue le trouver à son hôtel de la ville (de Fontainebleau), où elle avoit été enfermée avec lui pendant trois heures, et qu'au sortir de cette conversation, il avoit dépêché un courrier à la princesse sa femme. » Voyez ci-après, p. 675.

7. Nous avons eu, dans le tome XV, p. 46, « cela balança. »

8. A défaut d'évêché, comme on l'a vu en 1704 : tome XII, p. 65-76.

des troupes[1]. Je sus par Callières, à qui Torcy l'avoit dit, que j'étois aussi sur les rangs. Cet avis m'engagea [à] renouveler les raisons que j'avois eues d'éviter cette ambassade la première fois que j'y avois été destiné, mais dont je ne fus délivré que par la promotion du cardinal de la Trémoïlle[2]. J'en parlai fortement au duc de Beauvillier, au Chancelier, à Chamillart. J'y ajoutai les raisons du commandement des troupes, que je leur fis valoir en faveur du maréchal d'Estrées, parce que peu m'importoit qui allât à Rome pourvu que ce ne fût pas moi, et je fis dire les mêmes choses à Torcy par Callières. Peu de jours après ces mesures, j'appris, par ce dernier, qu'on avoit changé de dessein sur un ambassadeur que le Pape ne seroit pas en puissance de protéger dans Rome, même contre les insultes de l'Empereur et celles que le cardinal Grimani, qui étoit par intérim vice-roi de Naples[3], lui voudroit faire faire, et qui commettroient trop la[4] dignité du Roi. M. du Maine écuma ce qui se passoit. Il prit l'alarme sur la froideur du Roi à l'égard de la ligue d'Italie, et sur l'envoi très possible du prince de Conti en Flandres, qui étoit l'unique chose à faire pour y prévenir tous les inconvénients d'une division devenue sans remède, et la moindre satisfaction raisonnablement due à Mgr le duc de Bourgogne. Les chefs de la cabale, avertis par celui-ci[5], qui en étoit l'âme, n'en furent pas moins effarouchés que lui. Après tant de grands pas faits, et si éclatants, pour réussir dans leur dessein, c'eût été pour eux le dernier désespoir de se voir privés de la massue qui avoit déjà si bien joué sur le jeune prince[6], et de laquelle ils se proposoient bien de l'atterrer[7] sans ressource avant la fin de la campagne. Vaudémont vint au

Ruse de Vaudémont au

1. Cependant il n'aura jamais d'emploi diplomatique.
2. Tomes XIII, p. 233-242, et XV, p. 77.
3. Ci-après, p. 406. — 4. Et non *de*, comme on l'avait imprimé.
5. L'initiale de *cy* corrige un *q*. — C'est le duc du Maine.
6. « En parlant de quelque accident qui est arrivé à quelqu'un, on dit qu'*il a un coup de massue sur la tête* » (*Académie*, 1718).
7. Abattre, renverser par terre (*Académie*, 1718).

secours : il fit un mémoire sur la ligue d'Italie qui ne laissa rien à desirer, sur son utilité, sa possibilité, et son exécution prompte[1]. Soit que Tessé, dans une fortune qui, ne pouvant plus croître, ne demandoit plus que le bon esprit d'en savoir jouir en repos[2], eût encore le desir[3] de faire, soit que Vaudémont l'eût entêté de l'emploi d'Italie, il lui donna comme par amitié son mémoire, à condition, pour se mieux cacher, et produire plus efficacement, que Tessé[4] le donneroit comme sien. Torcy, à qui il le remit, avoit toujours été d'avis de cette ligue : il trouva le mémoire frappant; il en fut d'autant plus surpris qu'il connoissoit la portée de Tessé[5]. Il le lut[6] au Conseil; il y fut applaudi, et il détermina le Roi[7]. Presque aussitôt après,

secours de Vendôme.

1. Ces préliminaires ont été exposés, au point de vue de l'active participation de Philippe V, dans le tome I de l'ouvrage du P. Baudrillart, p. 309-312, d'après nos *Mémoires* et d'après la *Correspondance de Louis XIV avec M. Amelot*.

2. Nous l'avons vu, dans le volume précédent (tome XV, p. 286-287), renoncer au service de l'armée sous prétexte de mauvaise santé. Il y a été parlé également de l'appui qu'il prêtait à M. de Vaudémont.

3. Par mégarde, il a écrit : *desire*.

4. Après avoir écrit d'abord : *pr Tessé qu'il le donneroit*, il a biffé *qu'il* et corrigé *pr* en *que*.

5. Tessé avait déjà fourni en 1698 un mémoire sur les affaires d'Italie, puis avait travaillé en 1701, avec M. de Vaudémont, Monteleon et Beretti, à rétablir l'union et l'action commune entre Rome et Venise. Comme le prouvent les fragments de sa correspondance publiés par M. de Rambuteau, il possédait à fond les caractères des princes et des peuples italiens, et voulait sincèrement leur unité.

6. *Leut* est en interligne, au-dessus de *porta*, biffé.

7. Ce mémoire d'août 1708 (Affaires étrangères, vol. *Rome* 493, fol. 144-147), imprimé dans le tome II des *Mémoires de Tessé*, p. 276-286, est bien de son style. L'auteur y exposait l'intérêt respectif et proportionnel de chaque puissance, Rome, Venise, Gênes, Florence et Parme, l'utilité surtout de Venise pour fermer le passage du Tyrol, et la nécessité de confier la négociation à un homme ayant à la fois du caractère et de l'esprit, patient, exempt d'humeur, capable tout ensemble de mener une mission diplomatique et de diriger les mouvements militaires. Autrement, « le Pape deviendra curé de Rome, les princes lombards trop heureux de rester tributaires et mourir domestiques de l'Empe-

le Roi donna audience particulière au Nonce[1], après à l'ambassadeur de Venise, enfin à M. le prince de Conti, qu'il fit entrer dans son cabinet. Le tête-à-tête y fut court. Le prince alla de là chez lui[2], où le Nonce vint, et fut longtemps enfermé avec lui. Dans le haut de l'après-dînée[3], il fut chez Mme de Maintenon, à la ville[4], fort longtemps[5]; c'étoit le lieu où, à Fontainebleau, elle faisoit venir ceux qu'elle vouloit entretenir à loisir sans être interrompue. Je ne crois pas qu'elle eût jamais entretenu M. le prince de Conti de la sorte, ni même guères reçu chez elle que des moments. Cette audience fit beaucoup parler. Sept ou huit jours après[6], Tessé fut déclaré plénipotentiaire du Roi à Rome

Tessé plénipotentiaire à Rome

reur; la république de Venise y perdra sa souveraineté, et la paix générale deviendra plus difficile. » Mantoue, actuellement sans maître, pouvait devenir le pivot de toute l'opération. — Saint-Simon prétend que ce mémoire était l'œuvre du prince de Vaudémont, qui le voulut bien donner à son ami pour en tirer bénéfice; cependant j'ai vu dans la correspondance inédite de Tessé que ce fut le duc de Beauvillier qui, ayant eu une conversation avec le maréchal à la suite du désastre d'Audenarde, lui demanda le projet en question, et l'auteur des *Mémoires de Tessé*, possédant plus tard la minute originale, affirme que le maréchal avait consigné à la fin une note d'où il ressortait que le Roi, ayant lu ce document avec plaisir, lui ordonna de le remettre à Torcy pour que le Conseil en pût délibérer : Tessé répliqua qu'il aurait scrupule de le faire passer par Torcy au risque de blesser les susceptibilités du ministre de la guerre; mais le Roi persista dans son ordre.

1. Cusani : ci-après, 675. — 2. *Luy* surcharge un autre mot.

3. « On dit *sur le haut du jour*, pour dire vers le midi » (*Académie*, 1718). Expression vieillie, dit aujourd'hui le même dictionnaire.

4. Ci-dessus, p. 254.

5. C'est l'audience rapportée plus haut, p. 271, d'après les *Mémoires de Sourches*. Dangeau n'en dit mot.

6. Tessé eut préalablement, le 12 août, une longue audience dans le cabinet du Roi (*Dangeau*, p. 201), et sa désignation, décidée le 17, fut connue le 19, après une autre audience pareille (p. 204; *Sourches*, p. 157). Le jour suivant, le Roi en informa Madrid par cette lettre, qui est publiée dans sa *Correspondance avec M. Amelot*, tome II, p. 73-74 : « L'aversion contre les Allemands augmente en Italie, et par conséquent les dispositions que les Génois témoignoient à se défendre augmentent aussi à proportion. Comme le Pape persiste à

et par toute l'Italie, avec pouvoir de prendre le caractère d'ambassadeur si et quand il le jugeroit à propos, et de général des troupes, s'il y en alloit[1]. Sa mission fut de traiter et de convenir des contingents de chacun en troupes, artillerie, munitions, vivres, fourrages, argent, des choses à faire, des temps à être prêts, et de ceux à exécuter, de[2] presser et veiller à tout, à commander partout en attendant le prince de Conti, promis, mais non encore déclaré, à lui préparer les voies, à servir sous lui, ou à part à ses ordres, à aller et venir par l'Italie comme plénipotentiaire où besoin seroit, ou à demeurer à Rome ambassadeur, comme il seroit jugé le plus à propos[3]. Il obtint une grosse somme pour son équipage, partit le 1er septembre[4], avec pouvoir d'offrir vingt mille hommes de pied et quatre mille chevaux[5]. Il s'embarqua à Antibes, d'où le marquis de Roye le passa à Gênes sur les galères du Roi[6]. Là il s'associa pour tout le reste du voyage de[7] Monteleon. C'étoit un homme de beaucoup d'esprit, et surtout d'intrigue, dévoué à Vaudé-

et en Italie; sa commission, son départ.

donner des marques de fermeté, j'ai cru qu'il convenoit à mes intérêts, et à ceux du roi mon petit-fils, de fortifier ces premières démonstrations et de faire connoître aux princes d'Italie qui voudront songer véritablement à leur défense qu'ils recevront de ma part les secours que la situation présente des affaires me permettra de leur donner. J'ai jugé qu'il étoit nécessaire de leur faire porter ces assurances par une personne distinguée, et capable, par son expérience, de traiter les plus grandes affaires.... »

1. Déjà, en 1704, Philippe V l'avait réclamé comme diplomate et comme général tout à la fois : tome XII, p. 226, note 1.

2. *A* corrigé en *de*, ici, mais non plus loin.

3. Le pouvoir pour traiter avec le Pape, daté du 30 août, est aux Affaires étrangères, vol. *Rome* 484, fol. 272-274, suivi des lettres que Tessé écrivit avant son départ ou pendant son séjour à Lyon. L'instruction pour négocier avec les autres États est du 31 : vol. 492, fol. 8-47.

4. *Dangeau*, p. 214, 31 août. La cour était rentrée à Versailles le 28.

5. Cet effectif est indiqué par Dangeau dès le premier jour; mais il n'entra jamais dans les projets de Louis XIV de le porter si haut, et Chamillart protesta qu'il n'y fallait pas compter.

6. *Dangeau*, p. 243; *Gazette*, p. 512; Affaires étrangères, vol. *Rome* 492.

7. *L'Académie* n'admettait que *s'associer avec*.

mont jusqu'à l'abandon, et que nous avons vu l'acteur principal du mariage du duc de Mantoue[1]. C'étoit de quoi soulager et éclairer Tessé, et tenir Vaudémont bien averti et en état d'influer[2]. De Gênes ils allèrent chez le grand-duc[3], ensuite à Venise, enfin à Rome[4], furent[5] reçus partout avec de grands honneurs et de grandes démonstrations de joie, et s'arrêtèrent assez longtemps en chacun de ces lieux. Par cette ligue, mieux concertée, l'Empereur se fût trouvé une puissance sur les bras, en Italie, formidable par comparaison à ses autres besoins, qui lui auroient rendu[6] la défensive[7] fort embarrassante, et nous un soulagement présent dont les suites pouvoient être les plus importantes pour une heureuse continuation de guerre ou pour une paix avantageuse, et cela par l'impétuosité de la cour de Vienne; mais il avoit fallu trop de machines et de temps pour nous mettre et nous arranger cette ligue dans la tête. Le Roi ne

1. Tome XII, p. 238. L'instruction de Philippe V pour Monteleon est aux Affaires étrangères, vol. *Espagne* 186, fol. 199-211. Torcy, qui le suspectait de travailler pour Chamillart, envoya bientôt une instruction secrète à Tessé : vol. *Rome* 492, fol. 353.

2. Tessé appréciait beaucoup ce diplomate. Le 2 novembre 1703, de Mantoue, il écrivait déjà à Torcy : « Il y a au monde un Espagnol honnête homme, fidèle, intelligent, point tracassier ni cabaleur, mais allant au bien et rapprochant tous les moyens possibles de bien servir son maître : c'est Monteleon... ; » et, à Chamillart, le 9 : « Il a, joint aux bonnes qualités des honnêtes gens de sa nation, toute l'industrie, le savoir-faire et la pénétration d'un Italien. » De Gênes, il écrivit à Mme des Ursins, le 24 septembre 1708 : « J'ai cru que, pour marquer à la nation espagnole la véritable union des Couronnes, il étoit à propos que je demandasse que le marquis de Monteleon vînt avec moi pour être témoin de ma conduite. » On trouve les lettres de Tessé et de Monteleon à la fois au Dépôt de la guerre, vol. 2101, et au Dépôt des affaires étrangères, vol. *Rome* 484-486.

3. *Dangeau*, p. 243; *Gazette*, p. 534. Ses lettres de Florence, avec un plaisant portrait du grand-duc, sont dans le recueil Rambuteau, p. 291-293.

4. *Dangeau*, p. 260; *Lettres* publiées par le comte de Rambuteau, p. 293 et suivantes; *Mémoires de Tessé*, tome II, p. 286-290; *Gazette*, p. 512, 534, 547-548 et 558; *Gazette d'Amsterdam*, n° LXXXVIII.

5. Avant *furent*, il a biffé *et*. — 6. *Rendue*, au féminin, corrigé en *rendu*.

7. Le *v* de *defensive* corrige une autre lettre.

fit qu'accepter tard, et avec peine, un projet qu'il eût dû former, proposer et presser[1]. Il perdit un temps le plus précieux à employer qu'il ait peut-être eu de tout son règne. La démarche éclatante qu'il en fit enfin, au lieu de[2] ne l'avoir apprise que par les effets, alarma les alliés. Ils sentirent tout le poids d'une diversion si puissante. Hormis la Flandres, où ils s'étoient trop engagés pour pouvoir[3] reculer, ils[4] cessèrent de songer à rien faire d'aucun autre côté jusqu'à ce qu'ils se fussent mis en sûreté de celui de l'Italie. Cependant le Pape, encouragé et fatigué de la lenteur de ses alliés d'Italie, leur voulut donner un exemple qui les pressât de l'imiter[5]. Il leva des troupes de tous côtés[6], munit ses places, fortifia divers postes, prit à son service des officiers généraux partout où il put[7]. Il tâcha de suspendre le luxe et de tirer de l'argent des cardinaux riches. Il obtint, quoique avec peine, les suffrages et les

1. Les articles du projet furent publiés le 27 novembre dans la *Gazette d'Amsterdam*, Extr. xcv. Les correspondances de cette négociation sont dans les volumes *Rome* 484 et 492.

2. *Ne* corrigé en *de*. — 3. *Pouvoir* en interligne. — 4. *Il*, au singulier.

5. Ci-dessus, p. 271, et ci-après, aux Additions et corrections, p. 675.

6. Surtout dans ses États du Comtat-Venaissin, où Louis XIV ne toléra pas sans peine que ces levées se fissent publiquement et allassent s'embarquer à Marseille (Guerre, vol. 2099-2101), et aussi dans les cantons catholiques suisses, auxquels le Pape adressa un pressant appel (*Dangeau*, p. 171, 194 et 271 ; *Sourches*, p. 115-116, 140, 149 et 160-161 ; *Gazette*, p. 308 et 311 ; *Mercure historique et politique*, tome XLV, p. 5-7, 119-121, 237-245, etc.). Déjà, en 1701, il avait essayé de donner l'exemple à l'Italie en levant six mille Suisses.

7. Le lieutenant général Julien, celui des Cévennes (tome XI, p. 67-68), fut demandé par le Pape, mais refusa parce qu'il prétendait commander en chef. Pour ce poste, le Vatican eût volontiers accepté le maréchal de Tessé ; on vient de voir que sa destination fut autre, et, en attendant, le comte de Marsiglii, ce condottiere d'origine bolonaise que nous connaissons déjà, organisa la petite armée pontificale, qui, dit-on, atteignit un effectif total de vingt-cinq mille hommes. Nous verrons aussi le vieux Feuquière mis en réquisition à la fin de l'année ; mais ce sera à la veille du jour où Clément XI renoncera à résister plus longtemps.

signatures du sacré collège pour tirer du château Saint-Ange[1] le trésor que Sixte V[2] y avoit amassé et laissé pour les plus grands besoins de l'Église. Il y avoit cinq millions d'or[3]; il s'en servit de cinq cent mille écus[4] à payer ses troupes, et aux préparatifs de guerre qu'il commença, et fit assez heureusement contre ce peu d'Impériaux épars par l'Italie; leur gros étoit dans l'armée du duc de Savoie[5]. N'allons pas maintenant plus loin de ce côté-là[6], et revenons à Fontainebleau et en Flandres.

L'Artois sous contribution.

Le duc de Berwick[7], établi dans Douay[8], étoit arrivé trop tard pour sauver l'Artois des courses et des contributions. Sa présence servit seulement à les en faire retirer avec plus d'ordre, sans leur faire rien perdre de leur butin[9]. Leur

1. *Dangeau*, p. 249, 21 octobre : « On mande de Rome que le Pape avoit fait un décret qui a été signé des cardinaux, dans lequel il a été résolu de prendre cinq cent mille écus d'or que Sixte V avoit fait mettre dans le château Saint-Ange pour s'en servir dans les besoins pressants ecclésiastiques. Le Pape paroît fort résolu à la guerre contre l'Empereur. » C'est dans un consistoire du 24 septembre que les cardinaux avaient approuvé cette résolution, à l'exception de deux opposants, Dada et Spinola (lettres du cardinal de la Trémoïlle, de Gualterio et de Polignac, aux Affaires étrangères, vol. *Rome* 482-486 ; *Gazette*, p. 478, 510, 523 et 547; *Gazette d'Amsterdam*, Extr. LXXXIII, n°s LXXXIV, LXXXVIII et XC). Le texte du décret par lequel les cardinaux avaient répondu au manifeste impérial, le 12 août, parut dans le *Journal de Verdun* de décembre, p. 429-435.

2. Félix Peretti (13 décembre 1521-27 août 1590), d'abord porcher, dit-on, puis cordelier en 1557, créé évêque et cardinal du titre de Saint-Jérôme en 1568, élu pape le 24 avril 1585.

3. Selon certains historiens, Sixte-Quint, dont l'administration fut aussi féconde qu'énergique, avait laissé sept millions, sans doute d'écus d'estampe ou de change, qui, au début du dix-huitième siècle, valaient plus de cinq livres pièce.

4. Ayant écrit : *s'en servit*, il a ajouté en interligne : *de 500 000 ecus*, mais n'a pas corrigé *s'en* en *se*.

5. Thaun commandait ce contingent. — 6. Voyez ci-après, p. 404.

7. Voyez cette partie de la campagne dans sa *Vie* par Townshend, p. 192-203, et ses propres *Mémoires*, tome II, p. 9 et suivantes.

8. Il y arriva vers le 20 juillet.

9. *Dangeau*, p. 188; *Sourches*, p. 137, 146-147; *Gazette*, p. 360, 372

gros s'étoit établi à la Bassée[1], d'où ils avoient pensé surprendre Dourlens[2], et s'étendre alors en Picardie[3]. Ils s'étoient aussi rendus maîtres d'un faubourg d'Arras, et avoient manqué heureusement cette place[4]. Ils eurent trois millions cinq cent mille livres[5] de ce malheureux pays ; ils l'exigèrent la plupart en provisions de toutes les sortes : ce qui montra leur dessein de faire un grand siège[6]. Le prince Eugène, retourné au-devant de son armée, s'étoit longtemps

et 384 ; *Gazette d'Amsterdam*, n° LXII et Extr. LXIII ; *Mercure*, Supplément d'août, p. 441-444 et 461-467 ; *Mémoires de Berwick*, tome II, Appendice, p. 445-448, etc. ; *Feldzüge des Prinzen Eugen*, p. 372-374. La contribution de l'Artois fut compensée, et bien au delà, par les opérations du chevalier de Rosel dans l'île de Cadsand : ci-après, p. 570-571.

1. A vingt-quatre kil. S. O. de Lille. Il y a une description historique de la Bassée dans la *Gazette* de 1647, p. 604-605, et dans le tome II des *Mémoires du chevalier de Quincy*, p. 333-334, où l'auteur rappelle que ce gouvernement fut l'origine de la fortune des Broglie.

2. *Sourches*, p. 148 : « On disoit, le 3 août, que les ennemis étoient campés entre Lens et la Bassée avec quinze bataillons et un gros corps de cavalerie ; que, s'étant rapprochés de Doullens avec cinq cents chevaux et deux mille cinq cents grenadiers, ils avoient d'abord paru aux portes habillés de bleu et ayant des cocardes blanches, disant que c'étoit le régiment du Roi de dragons qui vouloit entrer dans la ville, mais que, comme on ne les avoit pas voulu croire sur leur parole, ils avoient fait sommer cette place de se rendre ; qu'on s'étoit moqué d'eux, et qu'on leur avoit tiré du canon. »

3. *Dangeau*, p. 192, 195 et 196 ; lettre de Louis XIV à son petit-fils, dans les *Mémoires militaires*, p. 54-58, 30 juillet.

4. *Dangeau*, p. 188, 22 juillet : « Ils ont brûlé quelques maisons auprès d'Arras ; on ne leur a pas laissé le temps de faire de plus grands désordres. »

5. Quinze cent mille livres selon les *Mémoires militaires*, p. 47-51, ou dix-sept cent mille, ci-après, p. 570 ; ici, le mot *trois*, qui est une erreur, surcharge *un*. Voyez d'ailleurs les lettres de l'intendant dans la *Correspondance des Contrôleurs généraux*, tome III, n°s 108, 153 et 348, et la correspondance du Dépôt de la guerre, vol. 2082, n°s 28 et 62.

6. *Dangeau* dit, le 10 août (p. 199) : « Il arriva un courrier de Mgr le duc de Bourgogne. On croit présentement, dans son armée, que les ennemis vont faire le siège de Tournay ; mais on croit ici, par les lettres qu'on reçoit par M. le maréchal de Berwick et par M. le maréchal de Boufflers, qu'ils veulent faire le siège de Lille. »

arrêté à Bruxelles, et y avoit fait préparer un convoi immense, qui fut de plus de cinq mille chariots outre ceux des gros bagages de leur armée qu'ils envoyèrent à vuide pour revenir pleins avec ce convoi[1]. Lorsqu'il fut en état, le[2] prince Eugène l'escorta lui-même, avec son armée, jusqu'à celle du duc de Marlborough, avec une peine et des précautions infinies. On ne pouvoit ignorer, dans la nôtre, de si grands préparatifs et une marche si pesante et si embarrassée. Le duc de Vendôme en voulut profiter, et la faire attaquer par la moitié de ses troupes. Le projet en étoit beau, et le succès sembloit y devoir être favorable. En ce cas, l'action étoit également glorieuse et utile : elle ôtoit aux ennemis le fruit de leur victoire, leur causoit une perte infinie par celle de ce prodigieux amas, dont nous aurions profité en partie; leur siège étoit avorté, et ils ne pouvoient plus rien entreprendre que très difficilement du reste de la campagne. Ypres, Mons, Lille ou Tournay, une de ces places étoit leur objet, et rien de si important que d'en empêcher le siège. Néanmoins, Mgr le duc de Bourgogne s'opposa à l'attaque du convoi; il fut soutenu dans cet avis par quelques-uns, contredit par un bien plus grand nombre[3]. Pour moi, j'avoue franchement que

Faute de Mgr le duc de Bourgogne.

1. *Dangeau*, p. 197 et 198; *Sourches*, p. 146, 150-151 et 155.
2. *Il* surchargé en *le*.
3. *Dangeau*, p. 199, 11 août : « On ne doute plus ici du siège de Lille. Le convoi des ennemis a passé l'Escaut en trois endroits, sur des ponts qu'ils y avoient fait faire, et qu'ils ont rompus ensuite. » Le 14 (p. 201), on sut l'investissement de Lille et le retour de M. de Berwick dans l'île de Saint-Amand, pour y attendre les ordres du prince : « On croyoit, dans l'armée de Mgr le duc de Bourgogne, que les ennemis vouloient faire le siège de Tournay; Mgr le duc de Bourgogne se préparoit à marcher, et mande seulement à Mme la duchesse de Bourgogne qu'il va tâcher d'exécuter les intentions et les ordres du Roi. » — *Sourches*, p. 151, 10 août : « La plupart étoient fâchés qu'on laissât passer le convoi sans donner un combat; d'autres se moquoient même de la proposition qu'on en faisoit; quelques-uns disoient qu'il ne s'agissoit plus du siège de Lille, ni de celui de Mons, et que les ennemis en vouloient à Tournay pour empêcher le duc de Bourgogne

je ne[1] compris jamais quelles pouvoient être les raisons de ne le pas attaquer, et que je ne pus me satisfaire de ce peu qui en furent alléguées, encore moins par rapport à Mgr le duc de Bourgogne sitôt après la désastreuse affaire d'Audenarde, et tout ce qui s'en étoit suivi sur son compte. M. de Vendôme, si opiniâtre jusqu'alors, et si rempli de cette obéissance à ses vues sous[2] la condition de laquelle Mgr le duc de Bourgogne avoit le commandement honoraire de son armée, ne s'en souvint plus dans cette occasion décisive : il céda tout court, en protestant de son avis, et laissa tranquillement passer le convoi[3]. Il suivoit son projet, qui n'étoit pas de faire une belle et utile campagne, mais d'en faire faire une à ce prince qui le perdît sans retour. L'opiniâtreté et l'audace y avoient servi à Audenarde ; il n'espéra pas ici un moindre succès de sa déférence. Par tous les deux, il alla également à son but. Tel fut l'étrange malheur qu'il n'y eût personne que d'O et Gamaches auprès de Mgr le duc de Bourgogne : il écrivit ses raisons au Roi et à son épouse, dans la crainte d'être désapprouvé, laquelle eut le bon esprit d'en être très affligée, et de ne le laisser apercevoir qu'à ce qu'elle avoit de plus confidentes. Le Roi, voyant la chose manquée, fit semblant d'être satisfait des raisons de son petit-fils[4]. Ce

Conduite de Vendôme.

de prendre Audenarde pendant qu'ils feroient un autre siège ; enfin il y en avoit qui croyoient qu'ils tomberoient sur Namur.... » Comparez les lettres du duc de Bourgogne à M. de Beauvillier et à Mme de Maintenon, en date des 2 et 7 août.

1. *Ne* est en interligne. — 2. *Sous* surcharge un mot effacé du doigt.

3. Parti de Bruxelles le 6 août, c'est le 11 qu'arriva devant Lille cet immense convoi, comprenant deux mille chevaux et tout ce que Marlborough avait de disponible, quatre-vingt-quatorze canons de batterie, soixante gros mortiers, trois mille charrettes de munitions, etc. Voyez les lettres de l'intendant Bernières, vol. Guerre 2086, n°s 72, 78, 96, 107, 108, 110 et 118, et le récit de Bellerive, ci-après, p. 570.

4. Dans une lettre du 7 août à Mme de Maintenon, le prince s'expliqua d'abord sur la mésintelligence que produisait entre lui et M. de Vendôme la confiance outrée de celui-ci en soi-même, et sur l'impossibilité de faire obstacle aux projets des ennemis sans une préparation

qui me surprit fut que, traitant cela avec Chamillart tête à tête, il me soutint que Mgr le duc de Bourgogne avoit raison. Je le pressai de m'en dire les siennes; il me les promit dans un autre temps, qui n'est jamais venu. Ma conjecture est qu'il n'en avoit aucune, que l'affaire étoit manquée, qu'il étoit fort éloigné du projet de Vendôme, quoique entraîné par parties sans s'en douter, et que, fâché d'avoir eu à blâmer le jeune prince à Audenarde, quoique fort mal à propos, il voulut, tout aussi mal à propos, le défendre ici, pour ne pas paroître lui être toujours contraire[1].

Boufflers entre* dans Lille et remet à flot**

Boufflers n'étoit rien moins que content dans sa grande fortune. Il ne se consoloit point du panneau qui lui avoit

suffisante. Quand il fit valoir ces mêmes arguments à Fénelon, l'archevêque fut loin de les accepter. Au contraire, c'est au duc de Vendôme que Berwick a imputé, dans ses *Mémoires* (tome II, p. 14-16), la responsabilité de cette inaction : lui ayant proposé, ainsi qu'au duc de Bourgogne, de combiner leur marche sur la Dendre pour attaquer le convoi, M. de Vendôme refusa par deux fois, sous prétexte que sa présence à Gand suffirait pour immobiliser les ennemis, et une troisième proposition n'eut pas plus de succès. Marlborough et Eugène avaient décidé, soit de reprendre Gand, soit de faire le siège de Lille, dont la possession était nécessaire pour que, d'une part, les Hollandais fussent assurés d'avoir une barrière entre eux et la France, et que, d'autre part, il y eût possibilité de pénétrer jusqu'au cœur de notre pays. Il était donc urgent de faire obstacle à leur entreprise. La lettre du duc de Bourgogne à M. de Beauvillier datée du 13 août permet de croire que Bergeyck fut pour beaucoup dans la détermination inopportune de temporiser, parce que le jeune prince le considérait comme le conseiller le plus sage, le plus sensé, le plus sagace « sur tout ce qui regarde et la guerre et la paix. » De là sans doute cette opposition à l'attaque du convoi, que notre auteur déplore exceptionnellement. Une lettre du prince, en date du 23 juillet, qui a passé dans une vente faite par Ét. Charavay le 14 avril 1893, et les documents publiés par Pelet, p. 51 et suivantes, font connaître l'argumentation des généraux ; mais leur inaction valut des railleries au duc de Bourgogne (*Nouveau siècle*, tome III, p. 261) :

Il sied mal d'être Fabius
A l'âge d'Alexandre.

1. *Contraire* est en interligne, au-dessus d'*oposé*, biffé.

* Les deux premières lettres d'*entre* surchargent *se* à la fin de cette ligne, et, ensuite, Saint-Simon a biffé *jetté* et surchargé *av*[*ec*] en *dans*.

** Après *flot*, il a biffé *deux hommes perdus*.

Surville et la Frezelière cause de la disgrâce du dernier.

coûté son changement de charge[1]; il ne s'accoutumoit point à ne plus commander d'armées, tout aussi peu à[2] se trouver naturellement suspendu de ses fonctions de gouverneur de Flandres depuis que le théâtre de la guerre y étoit établi. Il étoit aussi gouverneur particulier de Lille[3]. C'étoit un homme fort court, mais pétri d'honneur et de valeur, de probité, de reconnoissance et d'attachement pour le Roi, d'amour pour la patrie[4]. Il crut que les ennemis préféreroient Lille aux autres places qu'ils étoient en état d'assiéger[5] : il en dit ses raisons au Roi, et, sans en avoir parlé à personne, il lui demanda la permission de s'y aller jeter, et de défendre la place qui seroit assiégée[6], puisque toutes étoient de son gouvernement général. Il fut loué et remercié, mais éconduit. Boufflers, qui s'étoit préparé en secret pour avoir de l'argent et ce qui lui étoit nécessaire, n'avoit pas fait cette proposition pour en demeurer à l'honneur de l'avoir faite : il revint à la charge dans une audience qu'il eut au sortir du lever du Roi[7], dans son cabinet, qu'il lui avoit demandée. Le Roi fut après à la messe, et de là chez Mme de Maintenon, où il fit entrer le maréchal, avec lequel il fut assez longtemps. Tout au sortir de cette seconde audience, c'étoit le jeudi 26 juillet, il partit[8]. En cette dernière audience, il fit deux actions d'un aussi galant homme qu'il étoit. Il demanda au Roi, et obtint avec peine, que Surville et la Frezelière allassent à Lille servir sous

1. Nous l'avons vu nommé capitaine des gardes du corps, au lieu de colonel des gardes françaises, par une machination des Noailles.

2. Cet *à* est en interligne, au-dessus de *de*, biffé. — 3. Ci-après, p. 485.

4. Notre auteur avait introduit un tableau de ses services militaires dans l'*Abrégé des ducs et pairs* daté de 1723 : Affaires étrangères, vol. *France* 206, fol. 97 v°.

5. Chamlay avait prédit ce siège dès le début de 1707.

6. Il a écrit, par mégarde : *assiégées*, au pluriel.

7. *Dangeau*, p. 190-191 ; *Sourches*, p. 140-141, 26 juillet.

8. Sans rentrer chez lui, ni prendre congé de sa famille (*Lettres de Mme de Maintenon*, recueil Bossange, tome I, p. 288 et 293-294). Il fut rendu à Lille le 28. Une lettre chiffrée du Roi, du 27, est dans le ms. Fr. 11 247, fol. 100 ; les minutes sont réunies dans le volume Guerre 2075.

lui. Il n'avoit avec eux ni parenté ni liaison particulière, ils étoient perdus sans retour : il saisit cette occasion de les remettre à flot, sans qu'eux, ni personne[1] pour eux, eussent pu le deviner. On a vu en son lieu l'étrange affaire qui perdit Surville[2]. La Frezelière[3], fils d'un père aimé et révéré de tout le monde et des troupes, mort fort vieux[4] lieutenant général, et lieutenant général de l'artillerie, lui avoit succédé en cette dernière charge[5], qu'il faisoit avec capacité et valeur[6]. Devenu maréchal de camp, il ne pouvoit prendre jour qu'une seule fois dans l'armée par campagne, seulement pour y être reconnu : il prétendit le prendre à son tour comme tous les autres, et il y avoit été

1. Par mégarde, il a écrit : *personnes*, au pluriel.

2. Dans nos tomes XIII, p. 118-121, etc., et XIV, p. 117-118 et 268.

3. Jean-François-Angélique Frezeau, second marquis de la Frezelière et autres lieux, né le 17 avril 1672, n'était que le dernier de cinq fils, dont trois morts jeunes au service du Roi, et un autre évêque de la Rochelle. Il a eu la survivance de la première lieutenance générale d'artillerie (département d'Alsace) dès 1685, a fait toute la guerre de 1688 à 1697 sous son père, a reçu le grade de brigadier d'infanterie le 29 janvier 1702, celui de maréchal de camp en octobre 1704, et a commandé l'artillerie de l'armée d'Allemagne jusqu'à la disgrâce dont il va être parlé. La défense de Lille lui vaudra le grade de lieutenant général, avec lequel il servira jusqu'à sa mort, 16 octobre 1711. (*Chronologie militaire*, tome IV, p. 638-639.) Le lieutenant Sautai vient de publier son journal du siège de 1708, avec une étude historique sur lui et sur son père : voyez ci-après, p. 286, note 2.

4. En 1702 : tome IV, p. 166.

5. Sur cette charge rendue héréditaire en 1703, voyez les *Mémoires de Sourches*, tome X, p. 18, et l'*Histoire de l'Artillerie*, par le général Susane, p. 156.

6. Vauban disait de lui en 1703, dans une lettre du 19 septembre au ministre Chamillart : « Plus intelligent que son âge ne porte, il s'acquitte autant bien de son emploi qu'on le puisse desirer, je dis mieux, qu'on ne le doit espérer d'un homme de son âge. S'il continue, ce sera bien sûrement le premier artilleur de son temps. Il est, de plus, très honnête homme, plein d'honneur et de probité. » (*Bulletin du Comité des travaux historiques*, 1888, p. 252.) Sa belle conduite à Hochstedt est racontée dans une relation du marquis de Quincy (*Mémoires militaires*, tome IV, p. 573-582).

favorisé, la campagne avant celle-ci[1], par le maréchal de Villars, dans l'armée duquel il commandoit l'artillerie. Celle-ci, il se mit dans la tête d'établir en droit ce qu'il n'avoit eu que par tolérance : il fut refusé; il insista, et le fut encore. Le toupet lui monta[2] : il envoya la démission de sa charge, sans que tout ce que M. du Maine pût lui dire et faire fût capable de l'arrêter. C'étoit vers la mi-mai, au moment du départ. La réponse à cette folie fut un ordre de se rendre à la Bastille[3]. Avant partir, Boufflers étoit allé de chez Mme de Maintenon chez Chamillart s'informer de ce qu'il trouveroit à Lille, et travailler courtement là-dessus avec lui, de chez qui il partit. Ce fut de dessus son bureau qu'il écrivit à la Frezelière en lui envoyant l'ordre, que Chamillart expédia sur-le-champ. Boufflers prit celui qu'il fit expédier en même temps pour Surville, passa en Picardie à une terre d'Hautefort[4] qui étoit sur son chemin, où Surville s'étoit retiré pour vivre, et l'emmena à Lille avec lui. Nous devions aller, Mme de Saint-Simon et moi, avec le maréchal et la maréchale de Boufflers, le lendemain de ce départ, à Villeroy, voir la maréchale[5]. Toute la cour, qui ne le sut que fort tard, applaudit fort à une si belle action, et décorée de tant de générosité[6]. La défense de Na-

1. En 1707.

2. Nous avons eu déjà (tome IX, p. 68 et 340) la locution *le toupet s'échauffe*, équivalent de cette autre, qui a passé dans notre tome III, p. 289 : *le cabasset s'échauffa*.

3. Le 12 mai 1708 : *Dangeau*, p. 136; *Sourches*, p. 78; *Archives de la Bastille*, tome XI, p. 434; Papiers du Contrôle général, carton G⁷ 563, 20 et 29 mai 1708.

4. François-Isaac, marquis d'Hautefort, frère aîné de Surville : tome II, p. 178, note 4.

5. Ci-dessus, p. 254.

6. *Dangeau*, p. 191, et *Sourches*, p. 141, 27 juillet. « On sut, disent ces derniers *Mémoires*, que lorsque le maréchal de Boufflers avoit pris congé du Roi le jour précédent, il lui avoit demandé en grâce de lui accorder de laisser servir sous ses ordres le marquis de Surville, le marquis de la Frezelière et la Lande, ingénieur, lesquels paroissoient tous trois disgraciés; que le Roi lui avoit accordé les deux derniers,

Troupes, etc., dans Lille.

mur[1] répondoit de celle que Boufflers feroit ailleurs. Il eut à Lille toutes sortes de munitions de guerre et de bouche[2], force artillerie, trois ingénieurs principaux[3], dix-neuf bataillons, deux autres bataillons d'invalides[4], quelque cavalerie, deux régiments de dragons[5], et il enrégimenta trois mille hommes de la jeunesse de la ville et des environs, qui voulut de bon gré servir au siège[6]. Les ennemis y amenèrent d'abord cent dix pièces de batterie et cinquante mortiers[7].

et qu'il avoit fait grande difficulté pour le marquis de Surville, mais que depuis il lui avoit fait mander qu'il le lui accordoit aussi. Cette action étoit très glorieuse au maréchal de Boufflers, lequel, au lieu de songer à ses propres intérêts dans une occasion où il auroit pu y réussir, n'avoit songé qu'à rétablir la fortune de trois malheureux qui avoient du mérite. » Mme de Maintenon s'intéressait à Surville.

1. En 1695.

2. A partir d'ici, nous n'aurons plus guère qu'à renvoyer à l'excellent ouvrage publié en 1899, sous les auspices du Ministère de la guerre, par le lieutenant Maurice Sautai : *le Siège de la ville et de la citadelle de Lille en 1708*. Il serait difficile d'y rien ajouter d'important. Saint-Simon suit généralement son *Journal de Dangeau*, dont il faut toujours rapprocher les *Mémoires de Sourches*; mais il eut aussi des informations particulières, qui vinrent peut-être de Boufflers lui-même, puisque nous verrons en 1711 qu'il y avait échange de communications entre eux. Nous nous servirons aussi de quelques séries de documents dont M. Sautai n'a pu avoir connaissance, comme la correspondance du duc de Bourgogne avec M. de Beauvillier, celle de Mme de Maintenon avec la princesse des Ursins, le récit et les papiers du chevalier de Bellerive, les recueils de gazettes étrangères, etc. Le *Theatrum Europæum* donna des plans gravés, qui se retrouvent, avec d'autres planches du temps, au Cabinet des estampes.

3. Ingénieurs : du Puy-Vauban, la Lande et Valory.

4. Dans les cas urgents, on formait des garnisons d'invalides anciens soldats, comme en 1688 (*Dangeau*, tome II, p. 197), en 1690 (*Sourches*, tome III, p. 196), en 1705 (Dépôt de la guerre, vol. 1899, nos 26 et 51), en 1709 (*Dangeau*, tome XIII, p. 2).

5. Le détail, avec les noms, est reproduit dans le livre du lieutenant Sautai, p. 47-48, 59-70 et 384-386; les états originaux sont dans les Papiers de Vendôme, à Chantilly, série S, tome XVI. Comparez les *Feldzüge*, p. 387-390 et 533.

6. *Sautai*, p. 51-52 et 381-383. — 7. *Dangeau*, p. 200.

Le Rhin tranquille.

L'électeur de Bavière étoit cependant à Langeandel[1], avec un pont sur le Rhin couvert d'une redoute, et le duc d'Hannovre dans ses lignes d'Ettlingen[2], delà le Rhin, avec un détachement commandé par Mercy derrière la forêt Noire[3]; tous ces côtés-là fort tranquilles.

Troupes mal choisies dans Lille, et autres fâcheux manquements. Dispositions de Boufflers.

Il étoit pourtant vrai que la plupart des bataillons qui étoient dans Lille se trouvèrent des nouveaux, dont la plupart n'avoient jamais entendu tirer un coup de mousquet[4], et qu'il n'y avoit que médiocrement de poudre. Il s'y trouva quantité d'autres manquements : Boufflers mit à profit le peu de temps qu'il eut libre depuis son arrivée à Lille. Il y avoit apporté cent mille écus du sien[5], qu'il avoit empruntés, répondit pour le Roi de tout ce qu'il prit ou emprunta en Flandres, ce qui alla à plus[6] d'un million[7], et enrégimenta quatre mille[8] fuyards d'Audenarde qu'il trouva encore relaissés dans la ville et dans les environs[9]. L'armée

1. Lisez : *Langenkandel;* localité située à trois lieues de Landau, en pays de fourrage, et où l'Électeur était allé s'installer le 22 juin.

2. Petite ville au N. de Fribourg-en-Brisgau, près du Rhin, résidence des évêques de Strasbourg.

3. Ces quatre lignes sont textuellement prises à Dangeau, p. 200.

4. Les *Feldzüge des Prinzen Eugen*, p. 388-389, estiment que l'effectif de la défense dépassait ce que Vauban avait toujours cru nécessaire, même sans compter les deux ou trois mille volontaires, qui ne furent utilisés que pour les travaux ou pour la distribution des munitions et des vivres, les soins à donner aux blessés, l'extinction des incendies, etc.

5. De son propre fonds : ci-dessus, p. 283.

6. *A plus* est en interligne, au-dessus de *bien*, biffé, et le *d'* de *d'un* surcharge un *a*.

7. Sur ce point, les *Mémoires de Sourches* contiennent (p. 217-218) d'édifiants et curieux détails. M. Sautai a publié (p. 40-41) le billet par lequel Samuel Bernard, le 31 juillet, offrit de fournir à M. de Boufflers « l'argent dont il aurait besoin, à en disposer quand il lui plairait, » et le ministre obtint que le Roi témoignât sa gratitude de cette générosité. Le puissant banquier rendit encore de plus grands services que dans la campagne précédente : voyez *Michel Chamillart*, par l'abbé Esnault, tome II, p. 207-208 et 215-218, l'étude de M. Victor de Swarte, p. 11-13, et les Papiers du Contrôle général, G[7] 1120.

8. Avant *4000*, notre auteur a biffé *encore*.

9. Deux ou trois cents selon le lieutenant Sautai, p. 54.

Sécurité de Vendôme.

du Roi étoit toujours à Lauwendeghem, tranquille derrière le canal de Bruges. M. de Vendôme s'y moquoit de l'opinion du siège de Lille comme d'une imagination folle et ridicule, et sa cabale faisoit l'écho à Paris et à la cour, qui en furent les dupes. On auroit pu, dans l'intervalle, jeter bien des choses très nécessaires qui manquoient dans Lille, si on l'avoit voulu croire l'objet des ennemis. M. de Vendôme avoit eu l'imprudence, ou la malice, de déclarer tout haut que Mgr le duc de Bourgogne avoit ordre de secourir à quelque prix que ce fût la place que les ennemis assiégeroient, mais que, pour Lille, il la prenoit sous sa protection, et répondroit bien que les ennemis ne se hasarderoient pas à une entreprise d'un si grand engagement dans notre pays[1]. Lille étoit investi le 12 août, à ce que le Roi apprit le 14 par plusieurs courriers de Flandres[2]; que, le même jour, il en arriva un de l'armée,

Lille investi, 12 août*.

1. Quarante ans plus tard, le duc de Luynes a consigné dans ses *Mémoires*, tome X, p. 127-128, ce souvenir de M. de Belle-Isle, qui prit part à la défense : « Le prince Eugène ne vouloit point faire ce siège; mais les Hollandois insistèrent si fortement auprès de l'Empereur, qu'il reçut ordre de se conformer à ce qu'ils desiroient. Un ingénieur hollandois, dont j'ai oublié le nom, avoit trouvé moyen d'avoir un plan fort exact de Lille, et avoit promis de s'en rendre maître en trente jours de tranchée ouverte. Le prince Eugène eut beau représenter qu'il seroit difficile de faire venir des convois à l'armée, et que les subsistances pourroient bien lui manquer : les États-Généraux répondirent qu'ils se chargeroient de tous les frais du siège, et que, le jour qu'il commenceroit, ils y feroient trouver pour quarante-cinq jours de subsistances et de munitions, et par conséquent pour quinze jours plus qu'il ne falloit. » Cependant, arrivés au mois d'octobre, les Hollandais, ou les députés qu'ils entretenaient dans l'armée alliée, trouvèrent que c'était là une « fatale entreprise » (*Dangeau*, p. 241 ; ci-après, récit de Bellerive, p. 569-570). Nos écrivains militaires, Feuquière, Quincy, ont estimé aussi que cette opération eût dû échouer, vu la nécessité de s'approvisionner à vingt-trois lieues de distance et en présence d'une armée de secours forte de quatre-vingt mille hommes.

2. *Dangeau*, p. 201; *Sourches*, p. 152; *Gazette*, p. 407; *Gazette d'Amsterdam*, nos LXI-LXVII. La nouvelle de l'investissement et celle qui

* Cette date semble ajoutée après coup.

d'où on mandoit qu'on croyoit les ennemis déterminés à faire le siège de Tournay, et que, là-dessus, l'armée alloit marcher[1]. On en voulut douter encore quelques jours : à[2] la fin, les visages allongèrent; mais la flatterie prit d'autres langages. Les uns ne feignirent[3] point de dire, d'un ton indifférent, qu'on s'étoit passé de Lille si longtemps[4], qu'on s'en passeroit bien encore[5]. Vaudémont et la cabale le prirent d'un autre ton : ils répandirent qu'une entreprise si folle étoit le plus grand bonheur qui pût arriver, et qu'il falloit que les prospérités eussent aveuglé les ennemis, pour s'être engagés si avant dans notre pays pour y échouer devant une[6] place de cette conséquence, et avec une armée moins nombreuse que la nôtre[7]. Ces misérables contes ne déplurent pas au Roi, mais infiniment à Mme la duchesse de Bourgogne, qui le fit sentir à quelques dames qui osèrent les lui tenir[8].

Misérables flatteries.

Le roi Auguste, qui n'avoit point de troupes en Flandres, vint *incognito* à l'armée des ennemis[9]. Le prince Eugène

Tranchée ouverte, 22 août.

va suivre sont au 13 août dans les *Mémoires de Sourches*. Mme de Maintenon mit aussitôt Saint-Cyr en prières.

1. Ci-dessus, p. 280. — 2. Avant cette préposition, il a biffé *mais*.

3. Cet emploi de *feindre* a déjà passé dans notre tome XIV, p. 164.

4. Louis XIV n'avait enlevé cette ville aux Espagnols qu'en 1667.

5. Le duc de Bourgogne lui-même alla jusqu'à dire (recueil Vogüé, p. 298) qu'il n'y avait pas inconvénient à laisser succomber Lille, sauf à le reprendre en hiver, et l'intendant Bernières s'exprimait de même.

6. Par mégarde, Saint-Simon a écrit : *un*.

7. On vient de voir que telle fut, en principe, l'opinion de certains contemporains. Il courut alors un dialogue entre Eugène et la ville qu'il allait assiéger : Chansonnier, ms. Fr. 12 694, p. 296.

8. Ci-dessus, p. 251, et ci-après, p. 300.

9. Ce roi était en négociation avec l'Empereur pour lui vendre une partie de ses troupes. Il vint se mettre aux ordres de Marlborough en volontaire et sous un faux titre, vers le 20 août, resta jusqu'à la capitulation (*Dangeau*, p. 199, 209 et 226; *Sourches*, p. 171; *Journal de Verdun*, p. 205, 296-298 et 442-443; *Mémoires de Lamberty*, p. 143, et *Sourches*, p. 184), et remporta deux mille pistoles « pour la gageure qu'il avoit faite contre le prince Eugène que Lille ne seroit pas prise le 10 de septembre. »

fit le siège, et ouvrit la tranchée le 22 août[1]. Le duc de Marlborough commandoit l'armée d'observation; il passa l'Escaut, pour se mettre en situation d'empêcher la jonction du duc de Berwick avec Mgr le duc de Bourgogne, dont l'armée étoit toujours en son même camp de Lawendeghem[2].

Alberoni à Fontainebleau.

Tandis qu'on étoit tout occupé de ces intéressantes nouvelles à Fontainebleau, Alberoni y arriva sans y être attendu, et mit pied à terre chez Chamillart; il y passa vingt-quatre heures, ne vit ni le Roi ni le monde, et s'en retourna tout court[3]. On peut juger de la curiosité qu'il donna à tout le monde, et de tous les raisonnements qui se firent. Étoit-il[4] secrètement mandé? étoit-ce réprimande? étoit-ce envoi, excuses personnelles, ou éclaircissement des faits passés? Mais rien de tout cela, pas même raisonnements sur les affaires de Flandres : le duc de Parme, tremblant, mais fort desireux de la ligue d'Italie, avoit pris cette voie pour la presser, pour offrir tout ce peu qu'il pouvoit faire, pour entrer dans des détails bientôt discutés quand on parle, mais qui sont sans fin quand on écrit[5]. Ce fut là le vrai

1. L'ordre général du prince pour le siège est reproduit dans l'*Histoire de Louis XIV*, par Bruzen, tome V, p. 464.

2. *Dangeau*, p. 207-209; *Sourches*, p. 160 et 163-164.

3. Ni Dangeau, ni les *Mémoires de Sourches* ne parlent de cette courte apparition, dont nous avons vu ci-dessus, p. 269-270, l'occasion. Parme avait alors pour envoyé extraordinaire à Paris le comte de Rivasso.

4. Le pronom *il* a été ajouté après coup entre *estoit* et *secretemt*.

5. On a vu dans notre tome XIII, p. 287-290, comment ce duc avait employé, pour traiter de la neutralisation de ses États, son familier Alberoni, qui se trouva ainsi introduit chez le duc de Vendôme. A la fin de 1706, Parme et Plaisance avaient été occupées par les alliés, et c'est cette situation, régularisée en 1707 par une convention avec le marquis de Prié, qui avait provoqué l'intervention du Pape et mis en émoi toute l'Italie : ci-dessus, p. 270. Pour résister par la formation d'une ligue contre l'Empire, M. de Parme demanda à M. de Vendôme d'envoyer Alberoni en cour, et Vendôme y prêta les mains avec un grand empressement et une vraie confiance dans la disposition des princes italiens à se confédérer pour peu que la France fournît un corps de dix mille hommes. Sa correspondance avec Chamillart est au Dépôt de la guerre, vol. 2100, nos 384, 385 et 425.

sujet du voyage d'Alberoni; mais, de croire qu'entre lui et Chamillart il n'y eut point quelque épisode de Flandres, et qu'il ne vit point en secret M. du Maine, M. de Vaudémont, et les plus importants de la cabale, je pense que ce seroit fort se tromper[1]. Quatre ou cinq jours après, le Roi partit de Fontainebleau, le lundi 27 août, pour aller coucher à Petit-Bourg, et le lendemain à Versailles[2].

Retour par Petit-Bourg à Versailles.

Le Roi témoigna ne vouloir rien épargner pour se conserver une place aussi importante que Lille, et qui étoit personnellement une de ses premières conquêtes[3]. Il parut surpris de la tranquillité de son armée toujours derrière le canal de Bruges, dans ce même camp où elle étoit venue d'Audenarde. Il y[4] dépêcha un courrier avec un ordre positif de marcher au secours. M. de Vendôme le[5] renvoya avec des représentations et des délais, qui lui en attirèrent un second avec les mêmes ordres encore plus pressants[6]. Personne dans l'armée n'en comprenoit l'inaction. Mgr le duc de Bourgogne pressoit, et faisoit d'autant plus presser M. de Vendôme par ce peu de gens d'assez de poids pour l'oser faire, que ce prince se souvenoit des propos d'Audenarde et de ceux qu'avoit réveillés l'opposition qu'il avoit montrée à attaquer le grand convoi du prince Eugène. Les efforts furent vains au premier courrier; ils ne réussirent pas mieux au second, par le retour duquel Mgr le duc de Bourgogne ne laissa pas ignorer au Roi qu'il ne tenoit pas à lui ni aux généraux qu'il ne fût obéi : Vendôme demeuroit ferme en ses remises[7], et ne vouloit point s'ébranler.

Opiniâtre lenteur de Vendôme à s'ébranler.

A cette dernière désobéissance, le Roi se fâcha autant

1. Voyez ci-après, p. 572, le récit de Bellerive.

2. *Dangeau*, p. 210-211; *Sourches*, p. 164-165; *Lettres de Mme de Maintenon*, recueil Bossange, tome I, p. 310.

3. Cet *y* a été intercalé après coup. — 4. *Le* corrige *l'*.

5. Lettres du 27 juillet et des 24 et 26 août au duc de Bourgogne et à Berwick : *Mémoires militaires*, p. 52-54, 79-82, 426-430. On trouvera ci-après, dans le texte Bellerive, p. 571 et suivantes, des lettres qui n'ont pas été publiées par Pelet.

6. En ses délais et retardements.

qu'il put se fâcher contre M. de Vendôme, et dépêcha un troisième courrier, avec le même ordre à ce duc, et un autre ordre particulier à son petit-fils de marcher avec l'armée malgré M. de Vendôme, s'il continuoit à vouloir différer[1]. Alors il n'y eut plus moyen de s'en défendre, mais encore avec lenteur sous prétexte de rassembler ce qui étoit séparé et de faire les dispositions nécessaires. Plus de prévoyance, ou plutôt de volonté, eût prévenu ce dernier[2] délai dans un temps où [on] en avoit perdu un si précieux, et où tous les instants n'en étoient que plus chers. Lorsqu'il fallut se déterminer sur le choix de la route à prendre pour joindre le duc de Berwick, qui avoit reçu les ordres pour s'avancer de son côté, M. de Vendôme, maître absolu, ou complaisant sans réplique, comme il lui convenoit pour ses vues, et comme il l'avoit bien montré à Audenarde, sur l'attaque du convoi, et en dernier lieu pour se mettre en marche de Lawendeghem, ne voulut admettre aucun raisonnement: il décida avec autorité pour le chemin de Tournay, et dit en même temps que, lorsqu'on[3] s'approcheroit de Lille, il permettroit les délibérations, parce que les divers partis qu'on pourroit prendre le mériteroient bien. Le détail de ce qui se passa jusqu'à la jonction seroit ici inutile. Il suffit de dire que Mgr le duc de Bourgogne arriva avec son armée le mardi 28 août à Ninove[4], sur le minuit[5]. Le lendemain jeudi[6] 29, le duc de Berwick le vint saluer sur les neuf heures du matin; il étoit accompagné d'un très petit nombre de gens principaux de son armée, qu'il avoit laissée à Gamarache[7], et qui joignit

Jonction de l'armée du duc de Berwick avec celle de Mgr le duc de Bourgogne.

1. Le manque de place nous oblige à rejeter ailleurs, p. 676-678, le commentaire de cet important passage.
2. L'abréviation *dr* corrige *4e*.
3. *On* a été ajouté en interligne.
4. Ci-dessus, p. 173.
5. Guerre, vol. 2078, p. 128 et 132. Un contre-ordre du Roi arriva trop tard.
6. Mercredi, et non jeudi.
7. Gammerages, bourg à douze kil. S. de Ninove.

le 30 la grande armée[1], dans sa marche à Lessines[2].

Berwick, avec ses dignités et son bâton de maréchal de France orné des lauriers d'Almanza[3], et, plus que tout cela, aux yeux du Roi bâtard encore plus que Vendôme puisqu'il l'étoit lui-même[4], passa comme ses confrères sous les fourches Claudiennes[5] le jour même de la jonction de son armée, pour laquelle il prit l'ordre du duc de Vendôme avec une indignation dont il ne se cacha pas : il ne mit pas le pied chez M. de Vendôme ; il déclara publiquement qu'il remettoit son armée à Mgr le duc de Bourgogne pour être incorporée dans la sienne par un nouvel ordre de bataille et de campement, qu'il n'avoit plus rien à y faire, qu'il ne prétendoit à aucun commandement, ni à aucune fonction, et qu'il ne se mêleroit de quoi que ce soit, sinon de se tenir auprès de la personne de Mgr le duc de Bourgogne[6].

Berwick prend une seule fois l'ordre du duc de Vendôme ; se déporte de tout commandement.

1. *Dangeau*, p. 211-213 ; *Sourches*, p. 164-166 ; *Gazette*, p. 431 et 442 ; lettres de Vendôme au Roi, ci-après, p. 577-578 ; *Feldzüge des Prinzen Eugen*, p. 409-410 ; Sautai, *le Siège de Lille*, p. 99-101.

2. Petite ville à dix kil. N. de Gammerages.

3. Tome XIV, p. 417-423.

4. Au premier degré, tandis que la bâtardise de Vendôme était au troisième.

5. Il y a bien *Claudiennes*, quoique Littré ou ses collaborateurs aient cru lire ici la forme régulière *Caudines*, rappelant l'humiliation imposée par les Samnites aux Romains, qu'ils avaient vaincus et cernés dans le défilé de Caudium, l'an 133 de l'ère de Rome.

6. Voyez ci-après, p. 693. Il dit simplement, dans ses *Mémoires* (p. 21-22) : « Le soir que j'arrivai au camp de Mgr le duc de Bourgogne, je pris le mot de M. de Vendôme, le Roi me l'ayant ordonné par écrit, après quoi je restai sans autre fonction que de rester attaché à la personne du prince. J'avois fait mon possible pour ne pas venir en Flandre, par la raison que je ne croyois pas qu'un maréchal de France pût obéir à d'autre qu'à un prince du sang, et que je ne voulois pas qu'on me reprochât d'avoir établi un pareil exemple ; mais le Roi voulut absolument que je marchasse en Flandre, et, quant à la difficulté de prendre le mot, il voulut que je le prisse une fois par obéissance à ses volontés. Il avoit même été si piqué de mon refus, qu'il avoit eu envie de faire partir de Paris les trois plus anciens maréchaux de France pour aller prendre le mot de M. de Vendôme ; il en fut empêché par M. de Chamillart et Mme de Maintenon. Il sembloit que M. de Vendôme devoit

Rasilly s'en étoit allé pour ne plus revenir, à cause de la mort de sa femme[1], et d'O avoit été mis en sa place auprès de M. le duc de Berry[2]. Le maréchal de Matignon étoit allé malade à Tournay, avec un passeport des ennemis[3] : il y fut assez mal, et, de là, sous prétexte de sa santé[4], gagna

Maréchal de Matignon s'en va malade, et ne revient plus.

être fort content de la décision du Roi, et que c'étoit à moi seul d'en être fâché; toutefois, il ne put jamais me pardonner d'avoir osé mettre l'affaire en doute, et il n'y a sorte de dégoûts qu'il ne cherchât à me donner. » Nous avons vu, dans un mémoire officiel (tome XIII, appendice XIII, p. 558-560), comment les choses se passèrent après une longue et noble résistance de Berwick. Ce mémoire comprend aussi le récit de l'humiliation pareille imposée antérieurement à M. de Marcin, à Vauban, et, dans la campagne actuelle, au nouveau maréchal de Matignon, dont il va être parlé. La correspondance du Roi et de Chamillart avec le duc de Bourgogne, relative au cas du maréchal de Berwick, est en copie dans les volumes du Dépôt de la guerre 2075, 2077 et 2078; voyez ci-après, p. 567-569. Louis XIV voulait qu'après s'être soumis une fois à l'obligation de prendre l'ordre pour le transmettre au lieutenant général de jour, le maréchal ne le reçût plus que du duc de Bourgogne, directement, qu'il ne le quittât jamais dans les actions, et qu'il assistât à tous les conseils. Le maréchal conserva un tel ressentiment de ce qu'il regardait comme une humiliation, que, trois mois plus tard, M. de Vendôme étant en proie à une violente attaque de goutte, il refusa d'aller le voir, comme le faisait tout le monde. Jusqu'au bout, il persévéra dans cette opposition, qu'il renouvellera d'ailleurs, en 1710, contre Villars.

1. Morte le 11 juillet : ci-dessus, p. 152; *Dangeau*, p. 180; *Sourches*, p. 125-126. — Nous avons vu cette dame (tome VII, p. 346) accompagner les époux Beauvillier dans le voyage de 1700. « Elle mourut à Versailles, dit Dangeau; elle laisse beaucoup d'enfants, dont elle avoit grand soin, et c'est une grande perte pour sa maison. »

2. C'est Tressemanes (tome XI, p. 267), et non d'O, que le duc de Bourgogne désigna pour remplir cet emploi auprès de son frère (lettre du duc à M. de Beauvillier, 2 septembre; Guerre, vol. 2083, n° 15, lettre du Roi). Sans doute pour consoler Rasilly, et pour l'aider à supporter ses charges de famille, on lui accorda un brevet de cent mille livres sur sa lieutenance générale de Touraine (*Dangeau*, p. 335-336; *Sourches*, p. 156), et il deviendra premier écuyer de son prince en 1710.

3. *Dangeau*, p. 212. Ses demandes de rappel sont dans le volume Guerre 2083, n°s 19 et 79. Voyez ci-dessus, p. 188.

4. Guerre, vol. 2082, n° 283. Il paraissait très abattu et en mauvais état, dit le duc de Bourgogne dans sa lettre du 12 août.

Paris, d'où il eût mieux fait de n'avoir bougé. Berwick avoit proposé cet expédient pour s'épargner le calice de prendre l'ordre : il fut accepté pour le lui éviter chaque jour; mais le Roi se roidit à le lui faire avaler une fois en arrivant, pour qu'il ne manquât rien au triomphe de Vendôme sur tous les maréchaux de France. On peut juger de l'effet que produisit cette suspension et cette séparation dans l'armée, quelle aigreur, quelle division. Jamais armée si formidable qu'après cette espèce d'incorporation[1] : cent quatre-vingt-dix-huit escadrons, quarante-deux en outre de dragons, cent trente bataillons, outre ce qui en fut dispersé dans les places et dans les postes, et ce qui n'avoit pas rejoint depuis Audenarde; tous les corps distingués, la plupart des vieux[2] et de ceux d'élite, celle de la cour en militaire, double équipage de vivres et d'artillerie, abondance d'argent et de toutes choses, commodités à souhait du pays et du voisinage de nos places, vingt-trois lieutenants généraux, vingt-cinq maréchaux de camp en ligne, soixante-dix-sept brigadiers[3] : en un mot, ce qui[4] de mémoire d'homme ne s'étoit jamais vu, et une ardeur de combattre qui ne pouvoit être plus vive, plus naturelle, plus générale.

Force de l'armée après la jonction.

Dans cet état, on marcha à Tournay[5]; on y séjourna pour faire passer la rivière plus commodément, et on comptoit sur un combat décisif. Beauvau[6], évêque de Tour-

L'armée à Tournay. Dévotions mal

1. Déjà dit ci-dessus, p. 136.

2. On distinguait non seulement les « vieux corps, » Picardie, Champagne, Piémont, Navarre, Normandie et Marine, mais les « petits vieux corps, » aussi au nombre de six : Feuquière, Bourbonnais, Auvergne, Sault, Nettancourt, le Roi, et enfin les régiments « nouveaux. » Voyez l'*Histoire de Louvois*, tome I, p. 223, et l'*État de la France*, 1698, tome II, p. 471-472. Mais il ne faut pas confondre avec les bataillons vieux et les bataillons nouveaux, de récente formation, dont il a été parlé dans notre tome XIV, p. 28, et ci-dessus, p. 287.

3. Ci-dessus, p. 136. — 4. *Que* corrigé en *qui*. — 5. Le 1er septembre.

6. Ce prélat, fils cadet d'un vieux marquis du Rivau dont il sera parlé en 1710, s'appelait René-François de Beauvau et était né au château patrimonial du Rivau, en Poitou, le 11 novembre 1664. Son éloge

Interprétées; divisions; chemin* pris par l'armée.

nay[1], publia des dévotions[2] pour implorer la bénédiction de Dieu sur nos armes : Mgr le duc de Bourgogne y assista, entre autres à une procession générale. La cabale et les libertins ne le lui pardonnèrent pas; les interprétations furent les plus malignes, et fort publiques[3]. On trouva d'ailleurs que son temps eût été plus nécessairement employé à des délibérations sur les partis à prendre au sortir de Tournay, et que c'étoit prier que s'acquitter d'un devoir si urgent et si principal. Il y avoit, en effet, beaucoup à s'aviser sur les différents partis à prendre; mais il n'y eut presque point de consultation : ce peu même fut aigre et tumultueux[4]. Vendôme saisit toute l'autorité : le jeune prince, trop battu, trop mal soutenu, le laissa faire; chacun de ce qui étoit là de principal trembla, et mesura ses paroles. Berwick, uniquement attaché à suivre Mgr le duc de Bourgogne[5], se ren-

est dans le *Moréri*, éd. 1759, tome II, p. 280. Docteur en théologie depuis 1694, grand vicaire de son oncle paternel l'évêque de Sarlat, il a eu d'abord, en novembre 1700, l'évêché de Bayonne, puis, à Pâques 1707, celui de Tournay, où nous le retrouverons encore en 1709. Il passera à l'archevêché de Toulouse en juillet 1713, à celui de Narbonne en novembre 1719. C'est dans ce dernier siège qu'il mourut le 4 août 1739, ayant été nommé commandeur de l'Ordre en 1724. Il fut un des promoteurs de l'*Histoire du Languedoc* exécutée par les Bénédictins. On a des gravures du portrait que Rigaud peignit de lui à Narbonne. Son frère aîné commandait les chevau-légers de Bourgogne.

1. Cet évêché valait soixante mille florins.

2. *Dévotions*, prières ordonnées en dehors des obligations religieuses : voyez notre tome VIII, p. 150, et un exemple dans les *Historiettes de Tallemant*, tome I, p. 376. Dangeau parle de Tournay, mais non des dévotions.

3. Il y avait tenu de même en 1702. On fit force vers satiriques, dont quelques-uns ont été imprimés dans le *Nouveau siècle*, tome III, p. 278, 281, 301, etc. Mme de Maintenon écrivait alors à la princesse des Ursins (recueil Bossange, tome I, p. 320) : « Je me doutois bien que le roi d'Espagne n'oublieroit pas d'ordonner des prières. On en fait par toute la France, où les peuples assistent avec une grande ferveur et persévérance. » Voyez ci-après, p. 299-300.

4. Par mégarde, il a écrit : *tumultumeux*.

5. Six lettres de ce maréchal au jeune prince ont été publiées

* *Routte* surchargé en *chemin*.

fermoit à lui dire en particulier ce qu'il pensoit, et affectoit assez de témoigner son mécontentement et son inutilité; il s'en ouvrit en particulier à d'O, et continua à ne voir Vendôme que chez le prince, improuvant en effet la plupart de ce qui se faisoit[1]. Vendôme se prenoit à lui aigrement de sa réserve, de son inutilité, de son air de censeur dans son silence, surtout des douces oppositions que[2] le jeune prince montroit quelquefois à ses sentiments, quoique inutilement. Berwick ne fut pas ménagé par la cabale[3]; mais elle ménagea incomparablement moins l'héritier nécessaire de la couronne, et acheminoit contre lui ses desseins à grands[4] pas. Enfin, parmi toutes ces agitations, on envoya les bagages à Valenciennes, on acheva de passer l'Escaut à Tournay, on en partit le 2 septembre, et on se mit à longer la Marck[5] par des pays coupés et fâcheux, doublant presque le chemin à cause de la tortuosité[6] du ruisseau. Jusqu'au capitaine des guides[7] trouvoit ce parti-là le moins bon de tous à prendre, soit que l'armée se fût éloignée du cours du ruisseau pour le doubler après à sa source, comme on fit, soit qu'elle l'eût passé près de Tournay, où il n'y avoit rien de plus facile[8]. Après beaucoup de peine et de fatigue, elle

dans la *Vie* de celui-ci, par Proyart, tome II, p. 201-207. Les minutes des lettres du Roi et du ministre sont dans le volume Guerre 2075.

1. Dans ses *Mémoires*, il déclare qu'on ne fit que sottises sur sottises; mais Fénelon recommandait de ne pas s'abandonner aveuglément à lui.

2. Ce *que* corrige une *m*.

3. Voyez une protestation de Saint-Frémond, en date du 6 septembre, vol. Guerre 2083, n° 32, et le texte de Bellerive, ci-après, p. 568.

4. *Grd*, au singulier, dans le manuscrit.

5. La Marcq, affluent de la Deûle, prenant sa source au N. de Douay.

6. Nous avons eu ce substantif, non admis par *l'Académie*, dans notre tome XIII, p. 199, mais au sens figuré, comme on le retrouvera plus tard (éd. 1873, tome XIII, p. 180).

7. Motet : ci-dessus, p. 180, et ci-après, p. 580.

8. Il y eut une discussion très vive entre M. de Vendôme d'une part, le prince et Berwick d'autre part, et le prince fit prévaloir son avis sur la route à suivre jusqu'à Orchies, qui se trouvait plus praticable : *Mémoires de Berwick*, p. 23-25. Berwick proteste que sa proposition

Camps des deux armées opposées*.

arriva le 4 septembre à Mons-en-Peule[1], vers la source de la Marck, où elle séjourna cinq jours[2]. Elle s'étoit approchée ainsi du grand chemin de Douay à Lille. Elle attendoit Saint-Hilaire[3], avec beaucoup d'artillerie de Douay, pour en être joint à Orchies[4]. Marlborough campoit cependant au dedans de la Marck, sa droite à Pont-à-Marck[5], sa gauche à Pont-à-Tressin[6]. Pendant ce petit séjour de notre armée, il faut voir ce qui se passoit à la cour, d'où elle attendoit des ordres sur le choix des partis à prendre.

Inquiétude de la cour.

L'agitation y étoit extrême jusqu'à l'indécence. On n'y étoit occupé que de l'attente d'une bataille décisive : chacun étoit entraîné à la desirer dans la réduction où en étoient les choses ; il ne sembloit même plus permis d'en douter. L'heureuse jonction des deux armées avoit été regardée comme un présage certain du succès. Chaque retardement aigrissoit l'impatience ; depuis le départ de Tournay jusqu'au courrier dépêché de Mons-en-Peule, il n'en étoit point venu[7]. Chacun étoit dans l'inquiétude ; le Roi même demandoit des nouvelles aux courtisans, et ne pouvoit comprendre ce qui retardoit les courriers[8]. Les

n'était pas d'empêcher M. de Vendôme d'aller attaquer par Pont-à-Tressin et Bouvines, mais seulement de prendre le chemin qu'il désirait pour aller à Pont-à-Marcq. Au contraire, Bellerive, dans le récit qu'on trouvera plus loin (p. 580), accuse la cabale du prince d'avoir gagné le capitaine des guides pour « couper de trois lieues la marche de Tournay à Mons-en-Pévèle. » Voyez aussi les *Mémoires de Sourches*, p. 167.

1. Mons-en-Puelle ou Mons-en-Pévèle, dép. Nord, à dix-huit kil. S. de Lille. C'est là que Philippe le Bel avoit battu les Flamands en 1304.

2. *Gazette*, p. 443 ; *Histoire militaire*, p. 526 ; *Feldzüge*, p. 412. « On marchoit à la suédoise, sans chevaux de bât et sans vivandiers, avec du pain, du vin et de l'eau-de-vie seulement » (*Sourches*, p. 170).

3. Voyez sa notice ci-après, p. 679.

4. Capitale du pays de Pévèle, à vingt et un kil. N. E. de Douay.

5. Village à quatorze kil. S. de Lille.

6. *Dangeau*, p. 215-219 ; *Sourches*, p. 168-170. Pont-à-Tressin est en France, dans la commune de Chéreng (Nord).

7. Le 4, le 5 et le 6 : *Dangeau*, p. 215-217.

8. « Voici trois jours qu'on n'a point eu de courriers de Mgr le

* Il avait d'abord écrit, puis a effacé du doigt *l'A*.

princes et tout ce qui servoit de seigneurs et de gens de la cour étoient dans cette armée : on voyoit à Versailles le danger de ses plus proches, de ses amis, et les fortunes en l'air[1] des maisons les plus établies. Les prières de Quarante heures[2] étoient partout. Mme la duchesse de Bourgogne[3] perçoit les nuits[4] à la chapelle tandis qu'on la croyoit au lit, et mettoit ses dames à bout par ses veilles[5].

duc de Bourgogne, et le Roi en attend avec impatience » (*Dangeau*, p. 217).

1. « On dit qu'une chose *est en l'air*, *toute en l'air*, pour dire qu'elle ne paroît presque soutenue de rien, et, figurément, en parlant d'un homme dont la fortune n'est soutenue de rien de solide, on dit que *toute sa fortune est en l'air* » (*Académie*, 1718 et 1878). Voyez ci-dessus, p. 210, un premier emploi.

2. Dévotion en usage dans les grandes calamités et pendant laquelle le saint sacrement restoit exposé : ci-dessous, note 5. Mme de Sévigné raconte (tome III, p. 537) que Turenne, un instant avant d'être frappé par un boulet à Sasbach, envoya ordonner les prières de Quarante heures. On peut voir dans la *Gazette* de 1650, p. 400-404, comment les Jésuites les célébraient à Rome, et dans les *Mémoires de Luynes*, tome VI, p. 456-457, un compte rendu de celles de 1745.

3. *De B*[e] a été ajouté en interligne.

4. Même locution que dans notre tome VII, p. 98.

5. *Dangeau*, p. 215-216; *Sourches*, p. 169, 4 septembre. « Ce jour-là, disent ces derniers *Mémoires*, les prières des Quarante heures qu'on avoit ordonnées par tout le Royaume étoient à la Paroisse de Versailles, qui ne désemplissoit point de monde, et véritablement on avoit grand besoin de recourir à la miséricorde de Dieu dans une conjoncture où l'État étoit si proche de sa ruine. La duchesse de Bourgogne y assista à la procession du saint sacrement et à la bénédiction, avec une piété qui édifia tout le monde. (*En note* : Elle continua toujours pendant qu'on parla d'une action en Flandres, ne manquant presque aucune grand messe, ni aucun salut.) » Les lettres de Mme de Maintenon à la princesse des Ursins insistent sur l'agitation de la cour entière, et surtout sur celle de la duchesse de Bourgogne. « Je ne puis vous l'exprimer, dit-elle (recueil Bossange, p. 315), et toutes les prières qu'elle fait et fait faire jour et nuit. Tout le monde a l'intérêt général et l'intérêt particulier. Je ne vois que pleurer, trembler, gémir, et tout ce qui m'environne est encore plus inquiet que moi; le Roi seul est ferme à vouloir le combat pour le secours de Lille et pour l'honneur de notre nation. » Comparez une lettre antérieure, du 19 août, *ibidem*, p. 302.

A son exemple[1], les femmes qui avoient leurs maris à l'armée ne bougeoient des églises. Le jeu, les conversations même avoient[2] cessé. La frayeur étoit peinte sur les visages et dans les discours d'une manière honteuse. Passoit-il un cheval un peu vite, tout couroit sans savoir où. L'appartement de Chamillart étoit investi de laquais jusque dans la rue : chacun vouloit être averti du moment qu'il arriveroit un courrier; et cette horreur dura près d'un mois, jusqu'à la fin des incertitudes d'une bataille[3]. Paris, comme plus loin de la source des nouvelles, étoit encore plus troublé, les provinces à proportion davantage. Le Roi avoit écrit aux évêques pour qu'ils fissent faire des prières publiques, et en[4] des termes qui convenoient au danger[5]; on peut juger quelle en fut l'impression et l'alarme générale. La flatterie, parmi tout cela, ne laissoit pas de se présenter de front, et de se transformer en mille différentes manières, jusque-là que Mme d'O s'en alloit plaignant le sort de ce pauvre prince Eugène, dont les grandes actions et la réputation alloient périr avec lui dans une si folle entreprise, et que, tout ennemi qu'il étoit, elle ne pouvoit s'empêcher de regretter un capitaine d'un si rare mérite.

Flatteries misérables.

1. *Exemples*, au pluriel, corrigé au singulier.
2. En fin de ligne, Saint-Simon a biffé un *avoi* non achevé.
3. Le 30 septembre, Mme de Maintenon dit encore (p. 327) que la jeune princesse va au salut tous les jours et passe souvent quelques heures de la nuit devant le saint sacrement.
4. *En* surcharge *dans*, effacé du doigt.
5. Cette lettre leur avait été adressée de Fontainebleau le 23 août (Arch. nat., O[1] 52, fol. 124) : « Quoique je sache qu'au commencement de toutes les campagnes, vous faites prier Dieu pour la prospérité de mes armes, je suis bien aise de vous dire que je souhaite, dans la conjoncture présente, que vous ordonniez des prières publiques dans votre diocèse pour implorer la protection du ciel sur mes projets, dans lesquels je n'oublie rien de tout ce qui peut contribuer tant à l'avantage de la religion qu'au bien et à la gloire de la nation. Et m'assurant que vous continuerez à donner en cette rencontre des marques de votre zèle et de votre piété ordinaires, je prie Dieu, etc. » On verra plus loin, p. 679, M. de Beauvillier demander personnellement des prières.

La cabale, plus bruyante que jamais, répondoit d'une victoire assurée, et de la certitude que le secours de Lille ne pouvoit échapper à M. de Vendôme. J'écoutois ces propos avec indignation : j'avois très présent tout ce qui s'étoit passé avant et après Audenarde; qu'il n'avoit fallu rien moins, pour ébranler M. de Vendôme de derrière le canal de Bruges, que trois ordres exprès par trois courriers consécutifs, et le dernier chargé d'un ordre précis à Mgr le duc de Bourgogne de faire marcher l'armée malgré lui, s'il s'y opposoit encore; les délais que, sous divers prétextes, il y avoit encore apportés; le choix d'autorité d'un chemin le plus long; treize jours de marche, de son aveu, pour arriver sur Lille, encore s'il n'arrivoit point d'embarras, sans compter les séjours imprévus et nécessaires : il falloit, disoit-il, après, le temps de délibérer le par où on s'y prendroit pour le secours. Je voyois un si grand temps perdu, et si précieux, tant de loisir au prince Eugène de bien assurer toutes ses avenues, et cependant de presser le siège, et, à Marlborough[1], de bien choisir ses postes, de les reconnoître, de prévoir tout, pour, de quelque côté qu'on voulût percer, se présenter au-devant avec tous ses avantages, que le projet de Vendôme et de sa cabale, qui m'avoit saisi en gros dès le choix de Mgr le duc de Bourgogne pour commander cette armée[2], me devint évident. Je ne crus jamais que M. de Vendôme voulût secourir Lille, mais qu'après avoir osé attaquer le prince aussi hardiment et aussi cruellement qu'il avoit fait de dessein manifestement formé, pendant toute la campagne, sa résolution étoit bien prise de lui faire avorter ce secours si important entre les mains, de l'accabler de tout le blâme, et de l'écraser de la sorte sans retour[3]. Un soir[4] que, dans l'impatience de ce courrier

1. Ici, *Marlboroug*. — 2. Ci-dessus, p. 15-17. — 3. Ci-dessus, p. 281.

4. Il avait déjà raconté l'anecdote qui va suivre dans sa notice sur la maison de SAINT-SIMON (éd. 1873, tome XXI, p. 106-107) : « Lors des grands mouvements du siège de Lille, qu'on alloit, disoit-on, faire lever, et accabler l'armée ennemie, un soir que, chez Chamillart, dans le parti-

Je parie contre Cany que Lille sera pris sans combat et sans secours.

qu'on attendoit toujours de Mons-en-Peule, je causois chez Chamillart avec cinq ou six personnes de sa famille, après souper, et où étoit la Feuillade, pénétré de ma conviction et du dépit de toutes les vanteries de bataille, de victoire et de secours, que j'entendois là sans mot dire de colère, jusqu'à en désigner le jour et le moment, la patience m'échappa tout d'un coup, et je proposai à Cany[1], que j'interrompis, de parier quatre pistoles[2] qu'il n'y auroit point de combat, et que Lille seroit pris, et point secouru. Grand bruit, parmi ce peu que nous étions, d'une proposition si étrange, et force questions des raisons qui m'y pouvoient porter. Je n'avois garde de leur dire la véritable : je répondis froidement que c'étoit mon opinion. Cany et son père, à l'envi, me protestèrent que, outre le desir ardent de Vendôme et de toute l'armée, les ordres les plus précis et les plus réitérés étoient partis pour le secours; que[3] c'étoit jeter mes quatre pistoles dans la rivière que de les parier, et qu'ils m'en avertissoient parce que Cany parieroit à jeu sûr. Je leur dis avec le même flegme, mais qui

culier des familiers de la maison, on triomphoit d'avance, Saint-Simon, impatienté d'une telle duperie, ne put s'empêcher de le témoigner. On le pressa, et lui, qui ne vouloit pas s'expliquer, mais en colère de l'aveuglement, s'échappa à quelque chose qu'il crut fort simple, et qui l'étoit en effet : ce fut de parier que Lille ne seroit point secouru, mais pris. Cany, fils et survivancier de Chamillart, dit qu'il parieroit; et en effet ils parièrent une pistole, parce que Saint-Simon dit qu'il étoit si sûr de son fait, qu'il ne vouloit pas parier plus gros. Chamillart, qui étoit présent, prit les deux pistoles, puis mena Saint-Simon en un coin pour lui demander son motif, dans l'étonnement où il étoit de cette sécurité si contraire à tout ce qui se passoit et se pouvoit pour lors. Le duc lui répondit d'autant plus sincèrement qu'il savoit à qui il avoit affaire, et qu'il n'espéroit pas de lui ouvrir les yeux. Cela demeura quelque temps entre le peu de gens qui en avoient été témoins; mais, quand on vit la suite des événements de ce siège, le pari se redit de bouche en bouche, et fit un grand bruit. »

1. Ci-dessus, p. 204. Cany passait pour courtiser Mme de Lauzun, belle-sœur de notre auteur: Chansonnier, ms. Fr. 12694, p. 240.

2. Une seule pistole, dans le premier récit.

3. Avant *que*, il a biffé un *et*.

couvroit tout ce qui bouilloit en moi, que j'étois persuadé de tout ce qu'ils avançoient, mais que, en deux mots, je ne changeois point d'avis, et que je le soutenois à l'angloise[1]. Je fus encore exhorté : je tins bon, et toujours avec ce peu de paroles. A la fin, ils consentirent en se moquant de moi, et, Cany me remerciant du petit présent que je lui voulois bien faire, nous tirâmes quatre pistoles, lui et moi, de notre poche, et nous les mîmes entre les mains de Chamillart. Jamais homme ne fut plus étonné. En serrant ces huit pistoles, il m'emmena tout à l'autre bout de la chambre : « Au nom de Dieu ! me dit-il, faites-moi la grâce de me dire sur quoi vous fondez votre persuasion[2], car je vous répète en foi d'homme d'honneur que j'ai dépêché les ordres les plus positifs, et qu'il n'y a plus aucun moyen de s'en dédire. » Je me tirai d'avec lui par le temps perdu que les ennemis auroient bien employé, et par l'impossibilité qui se trouveroit à l'exécution des ordres et des desirs. Je n'avois garde, quelque intimes[3] que nous fussions, d'en

1. Le mot de *pari* devait avoir remplacé, ou du moins suppléé celui de *gageure* dans le dix-septième siècle, et le goût des paris être venu en France avec celui des courses et de tant d'autres modes anglaises, comme on le voit par les exemples cités dans le *Littré*. Nous en rencontrons plus d'un cas dans la guerre où nous sommes en ce moment : le pari d'un « des plus huppés de la cour » que la campagne des princes, en 1702, tournerait court (Vogüé, *le Duc de Bourgogne et le duc de Beauvillier*, p. 126) ; les paris contre la Feuillade au siège de Turin, en février 1706 (Boislisle, *les Aventures du marquis de Langalerie*, p. 32) ; un autre, de la même époque, sur le siège de Barcelone (*Gazette* de 1706, p. 307) ; le pari même du roi Auguste contre Eugène, ci-dessus, p. 289, note 9. Déjà, dans la guerre précédente, en 1695, lorsque notre auteur lui-même soutenait (notre tome II, p. 313) que le prince d'Orange ne s'était pas « commis au siège (de Namur) sans savoir bien comment en sortir, » au contraire un joaillier que le Dauphin avait envoyé alors à M. de Bavière, ayant parié contre ce prince une très grosse somme, deux mille pistoles, que Namur ne serait pas pris, le Roi a tenu à l'en féliciter à Meudon (*Sourches*, tome V, p. 38-39).

2. Les trois premières lettres de *persuasion* sont à la fin d'une ligne, en interligne, au-dessus d'un premier *pers*, inachevé et biffé.

3. *Intime*, au singulier.

dire davantage à un pupille[1] de Vaudémont et de ses nièces[2], et aussi entêté de Vendôme, et trop homme d'honneur, mais trop incapable, en même temps, d'ouvrir les yeux pour espérer de lui faire rien voir d'un projet qu'ils n'avoient eu garde de lui laisser apercevoir, et pour lequel, sans s'en douter, il les avoit jusqu'alors si utilement servis. Rien de plus simple que ce pari et que la manière dont il s'étoit fait, dans un particulier où je passois une partie de presque toutes mes soirées. Je n'avois pas même voulu m'expliquer sur rien, sinon tête à tête avec Chamillart, de l'amitié et de la discrétion duquel j'étois assuré, lorsqu'il me pressa dans ce bout de la chambre, où il me promit même le secret de ce que je lui dirois, et où je ne lui dis rien que de vague, de mesuré, de public. Une très prompte expérience, et très fâcheuse dans la suite, m'apprit qu'il n'y avoit rien de plus imprudent. Dès le lendemain ce pari fut la nouvelle de la cour, on ne parla d'autre chose. On ne vit point à la cour sans ennemis : je n'y devois donner d'envie à personne; mais les amis considérables que j'y avois me faisoient regarder comme quelqu'un et quelque chose à mon âge. Les Lorrains ne me pouvoient pardonner diverses choses que j'ai racontées, et beaucoup d'autres qui n'ont pas valu la peine d'être écrites. M. du Maine, dont j'avois esquivé les prodigieuses avances[3], et qui ne pouvoit ignorer ce que je sentois sur son rang, ne m'aimoit pas, par conséquent Mme de Maintenon. Je m'étois trop vivement déclaré lors du combat d'Audenarde[4] pour que la cabale de Vendôme me le pardonnât. Ils ne laissèrent donc pas tomber mon pari. Monsieur le Duc et Madame la Duchesse s'y joignirent, pour l'affaire de Mme de Lussan que j'ai racontée[5] et ma cessation de les voir. D'Antin, outré fort mal à propos d'une préférence pour l'ambassade de Rome qui

Bruit étrange sur ce pari, et sa suite.

1. Écrit : *pupile*. — 2. Tomes IX, p. 43-48, XV, p. 5, et ci-dessus, p. 203.
3. En 1702 : tomes X, p. 212-216, et XIII, p. 244-245.
4. Ci-dessus, p. 249. — 5. Tome XV, p. 76-81.

même n'avoit pas eu lieu[1], et grandement dédommagé par la fortune qu'il avoit saisie depuis[2], s'y épargna peut-être moins que personne. Mon laconisme fit[3] peut-être sentir aux coupables à qui[4] et à quoi j'imputois la perte prochaine de Lille. Bref, ce fut dès le lendemain un vacarme épouvantable. La noirceur alla jusqu'à m'accuser d'improuver tout, d'être mécontent, et de me délecter de tous les mauvais succès. Ces propos furent soigneusement portés jusqu'au Roi, ils lui furent adroitement persuadés; cette réputation de tant d'esprit et d'instruction, dont ils s'étoient si bien trouvés après mon choix pour Rome[5], fut renouvelée et rafraîchie dans son esprit avec art, et je me trouvai entièrement perdu auprès de lui sans le savoir que plus de deux mois[6] après[7], et sans même me douter de rien, à son égard, de fort longtemps. Tout ce que je pus alors fut de laisser tomber ce grand bruit, et me taire pour ne pas donner lieu à pis[8].

Position des deux armées.

Enfin ce courrier de Mons-en-Peule tant attendu arriva[9], et ne fit que redoubler les transes et l'aigreur des esprits[10].

1. Ci-dessus, p. 272.
2. Tome XV, p. 262-263, et ci-dessus, p. 53-56, 255-258.
3. *Faisoit* corrigé en *fit*. — 4. *Quoy* corrigé en *qui*.
5. Tome XIII, p. 244.
6. *2 mois* est en interligne, au-dessus de *7 ou 8*, biffé, mais sans songer au *mois* qui suivait déjà, et, ensuite, *mesme* est en interligne.
7. Ci-après, p. 370 et 444.
8. Le 26 août, Mme de Maintenon écrivait (recueil Bossange, tome I, p. 309) : « Les courtisans sont insupportables; ils trouvent à redire à tout ce que l'on fait, sans rien proposer de meilleur. Je vous assure que, si j'en étois la maîtresse, ils seroient tous à l'armée ou à leurs gouvernements, et la cour seroit réduite aux seules charges nécessaires. Il y en a que je fais parler; mais je ne vois point qu'ils apprennent rien de nouveau, et on fait souvent ce qu'ils prétendent qu'on ne fait pas. »
9. Le 7 septembre, au matin : *Dangeau*, p. 217; *Sourches*, p. 170-171.
10. « Il faut avouer qu'on étoit alors, à Paris et à la cour, dans une étrange agitation, et ce n'étoit pas sans sujet, car l'état où se trouvoit le Royaume étoit bien scabreux, et d'ailleurs c'étoit un magnifique spectacle, mais en même temps d'une terrible conséquence, de voir

Il rapporta[1] que l'armée étoit enfin à Mons-en-Peule, campée sur quatre lignes, la droite vers Bloüis, la gauche sur Tumières, la réserve et les dragons à Alligny sur la Marck, dans laquelle[2] il n'y avoit pas une goutte d'eau; qu'on

deux armées, de plus de cent mille hommes chacune, prêtes à en venir aux mains : d'un côté le duc de Bourgogne, le duc de Berry et le roi d'Angleterre, de l'autre le roi Auguste, le prince Eugène, le duc de Würtemberg et plusieurs autres grands princes, prêts à se mesurer les uns contre les autres » (*Sourches*, p. 171). Deux semaines plus tard, Mme de Maintenon (recueil Bossange, tome I, p. 325) faisait ce tableau de l'agitation générale, à rapprocher de ce que notre auteur vient déjà de dire p. 298-300 : « Il y a une discorde insupportable pour les gens de bien, et une liberté de parler qui n'a plus de bornes. M. de Chamillart ne peut revenir de celle qu'il a trouvée à l'armée, et, quoique je sois presque toujours enfermée ici, je suis très étonnée de celle qui règne à la cour : il n'y a pas une jeune femme qui ne décide sur la guerre, qui ne juge de tous les partis qu'on prend, qui ne blâme toutes les démarches qu'on fait, et qui ne touche toutes sortes de cordes, quelque délicates qu'elles soient et quelque respectables que soient les personnes. On passe pour *collet monté* quand on y trouve à redire, ou qu'on donne quelques avis à celles à qui on s'intéresse. Tout est en désordre et en confusion; je ne le trouverois peut-être pas tant, si Lille se sauvoit. » Mme des Ursins (*ibidem*, tome IV, p. 190) rappela alors à Mme de Maintenon l'agitation pareille de la cour au temps du siège de Philipsbourg par Monseigneur, agitation qui d'ailleurs n'interrompait guère le cours des plaisirs ordinaires, et l'on verra ci-après (p. 635), dans une lettre écrite le 22 septembre par la même princesse au duc de Noailles, ses amères réflexions sur la mésintelligence des généraux.

1. Les indications très précises qu'on va lire se retrouvent textuellement dans la correspondance adressée de Paris, le 10, à la *Gazette d'Amsterdam*, n° LXXV, tandis qu'il y en a à peine une partie dans le *Journal de Dangeau*, sous la même date du 10 (p. 219), jour où arriva un autre courrier. Notre auteur, n'ayant pour se guider que Dangeau, a estropié presque tous les noms de localités qui vont suivre : *Bloüis*, au lieu de le Blocus; *Tumières*, au lieu de Thumeries; *Alligny*, au lieu d'Assignies; *Hennequin*, au lieu d'Ennequin; *Frettin*, au lieu de Fretin; *Entiers*, au lieu d'Ennetières; *Ploüy, de l'Assessoy*, au lieu de le Plouy et Lassessoye ou Lassus; *Falempin*, au lieu de Phalempin. Ce sont des bourgs, villages ou écarts de nos cantons actuels de Pont-à-Marcq, Haubourdin et Lambersart, autour de Mons-en-Pévèle et de Lille.

2. *Dans* corrige *où*, et *laquelle* est en interligne.

attendoit Saint-Hilaire et sa nombreuse artillerie venant de Douay; que les ennemis avoient[1] leur droite appuyée vers[2] Hennequin à un marais, leur gauche à Frettin, à un autre marais[3], plusieurs chemins creux devant eux, surtout à leur droite; qu'ils occupoient le village d'Entiers devant leur gauche; qu'ils se retranchoient partout, et Entiers même, et qu'ils travailloient à établir quantité de batteries[4]; que notre armée se disposoit à déboucher devant eux dans la plaine, pour se mettre en bataille et tâcher de les chasser de là; que nous occupions les châteaux de Ploüy de l'Assessoy[5] et du Roseau, et la cense d'Ainville; que ce débouché n'avoit qu'un quart de lieue de large entre les Bois-du-Roi à gauche[6] et le château du Roseau à droit, ou commence un pays inaccessible; qu'on y travailloit à faire huit chemins; que notre grosse artillerie devoit aller par Falempin, parce qu'on comptoit de porter notre gauche par Seclin, vis-à-vis la droite des ennemis. En cette disposition, il y avoit deux partis à choisir : l'un, de déposter[7] les ennemis de vive force; l'autre, de jeter du secours dans Lille, qui le pouvoit aisément recevoir par le côté de la citadelle, tandis qu'on tenoit les ennemis de si près. Ce dernier parti étoit l'avis de tous les généraux, celui de laisser consumer aux ennemis leurs munitions et leurs vivres, de les jeter dans la nécessité des convois, et d'attendre de leur impuissance ce qui ne s'en pouvoit espérer par la force. M. de Vendôme, qui avoit tant hésité et retardé pour s'ébranler, qui, ferme pour le chemin de Tournay, ensuite pour lon-

Fatale et artificieuse opiniâtreté de Vendôme.

1. Avant *avoient*, il a biffé *avient*, mal écrit.

2. En interligne, au-dessus d'*à*, biffé. — 3. Les marais de la Deûle.

4. Le duc de Bourgogne et Vendôme, s'étant transportés sur les hauteurs de Mons-en-Pévèle, virent l'ennemi étendu fort loin à droite derrière Seclin et à gauche vers Fretin, où auparavant était la droite, le centre derrière Ennetières (*Mémoires militaires*, p. 85, et lettre du duc de Bourgogne datée du 6 septembre; comparez la *Gazette d'Amsterdam*, Extr. LXXIII).

5. Peut-être Lassus. — 6. Le *g* de *gauche* corrige un *d*.

7. La fin de ce verbe surcharge d'autres lettres.

ger la Marck, avoit si nettement déclaré qu'il seroit d'avis de mûres délibérations lorsqu'il seroit question des moyens et de la manière du secours, ne s'en souvint plus dès qu'on en fut là : il maintint fort et ferme qu'il falloit attaquer; ses dépêches ne chantoient que bataille et victoire, ses chiens de meute[1] ne publioient autre chose, tandis que, ayant pu si[2] commodément passer la Marck près de Tournay, il avoit constamment refusé d'abréger huit journées et beaucoup de peine et de fatigues, se porter de plain-pied dans un pays ouvert et tout proche de Lille, préféré les inconvénients dont il se trouvoit maintenant enveloppé, sur la seule crainte de trouver les ennemis au-devant de lui avant d'être suffisamment déployé devant eux, sur la seule confiance de les écraser à force d'artillerie, qui lui en fit aller chercher le renfort de Saint-Hilaire par le long détour qu'il voulut prendre[3]. Mais, parlons ici franchement, rien de tout cela, mais le second tome d'Audenarde[4], mais plus pourpensé; la même lenteur et la même opiniâtreté à s'ébranler, la même ruine par la perte d'un temps précieux; ne rien faire quand il pouvoit tout faire, vouloir tout quand il ne pouvoit plus rien, et qu'il le sentoit mieux que personne. Ainsi voulut-il passer la nuit comme on étoit après le combat d'Audenarde, et le recommencer le lendemain, quoiqu'il vît ce dessein insensé et impraticable; ainsi publia-t-il qu'il eût battu les ennemis, si on l'eût voulu croire, pour affubler Mgr le duc de Bourgogne du dommage et de la honte de toute cette action, et s'en attirer gloire et honneur, tandis que, complaisant une[5] seule fois à l'opposition de l'attaque du convoi[6], pour l'insulter mieux, il s'étoit rendu si absolu

1. Au même sens que ci-dessus, p. 239, *clefs de meute*. On trouvera plus tard (éd. 1873, tome XIII, p. 383) : *chiens de confiance d'une meute*.
2. Avant *si*, il a biffé *passer*.
3. Ci-dessus, p. 297-298 et 307. Comparez les *Mémoires de Saint-Hilaire* lui-même, p. 158-161.
4. Il a ajouté *d'Audenarde* en interligne.
5. *Une* est en interligne, au-dessus de *cette*, biffé.
6. Après *fois*, il a biffé *sur*, et les huit mots suivants sont en marge.

toutes les autres, et l'avoit si audacieusement montré au jeune prince parlant publiquement à lui. On voit la même conduite, la même cadence en ce secours ; et, quand, par ses lenteurs et ses détours en fermant la bouche à tout le monde, il a tant fait que de laisser prendre et accommoder en plein loisir à Marlborough un poste inattaquable, et qu'il juge très bien qui ne s'attaquera pas, il ferme la bouche à tous après avoir promis la liberté de délibérer, crie, écrit, corne bataille et victoire[1], et prépare à Mgr le duc de Bourgogne tout l'affront d'avoir manqué le secours. Ce prince, qui n'avoit pas oublié les propos d'Audenarde, tint aussi pour attaquer les ennemis. Ce courrier tant attendu fut dépêché pour recevoir les ordres du Roi sur le parti auquel on devoit s'arrêter tandis que les dispositions s'achevoient et que Saint-Hilaire se hâtoit de joindre; mais ce ne fut pas tout ce qu'il rapporta : on apprit que, le jour qu'on étoit arrivé à Orchies, M. de Vendôme avoit fait passer à Pont-à-Marck quelques troupes de l'autre côté de ce ruisseau pour reconnoître les ennemis, qui, le ruisseau entre eux et notre[2] armée, l'avoient côtoyée le plus près qu'ils avoient pu, et que, ce détachement les ayant trouvés éloignés[3] parce que, ce jour-là, ils s'étoient mis dans le poste que je viens d'expliquer, M. de Vendôme envoya prier Mgr le duc de Bourgogne de pousser à Pont-à-Marck, où il étoit, et où il lui avoit proposé de faire passer l'armée ; que tous les officiers généraux trouvèrent dangereux de se commettre à une action demi-passés, ce qui pouvoit arriver si le duc de Marlborough étoit averti à temps et se reployoit sur nous; que Mgr le duc de Bourgogne ne se déclara pas assez nettement quoique Chéladet, lieutenant général, criât qu'il falloit rompre son épée, et n'en porter jamais,

Mensonge en plein de Pont-à-Marck.

1. « On dit d'une personne qui publie imprudemment et avec importunité quelque chose, quelque nouvelle, qu'*il ne fait que corner cela partout* » (*Académie*, 1718). Nous avons eu ci-contre, p. 308, *chanter bataille et victoire*.

2. *Leur* corrigé en *n*'.

3. *Trouvé* est sans accord, et *éloignés* a été mis après coup au pluriel.

si on ne passoit point dans un moment si favorable; que le duc de Berwick, outré de tout ce que j'ai raconté, garda un silence opiniâtre; qu'enfin, le temps s'étant écoulé en délibérations, la marche s'étoit continuée sur Orchies. Il n'est pas croyable le bruit qu'en fit la cabale, et les avantages qu'elle en prit sur le fils de la maison dans sa maison même, et partout. Il retentit dans les provinces et dans Paris par le soin de ses émissaires, et cela s'établit et pénétra partout. Comme il venoit peu de lettres de Flandres, et toutes laconiques et vaines, chacun s'étant fait sage par son expérience, il n'est pas possible de représenter l'excès de l'étonnement lorsque, au retour de tout le monde de l'armée, on sut que tout ce qu'il y avoit de véritable de ce grand débat de Pont-à-Marck, c'étoit qu'Artagnan, lieutenant général, y avoit passé en effet à la tête d'un gros détachement, avec ordre de longer la Marck de l'autre côté jusqu'à sa source, qui en étoit fort proche, afin de reconnoître le pays, et d'y faire faire trois chemins pour faciliter l'armée à reployer[1] sur les ennemis après qu'elle auroit doublé la source de la Marck : le tout sans que M. de Vendôme, ni autre, quel qu'il fût, eût imaginé de faire passer l'armée à Pont-à-Marck de l'autre côté de ce ruisseau, ni de changer quoi que ce fût au premier projet[2].

La nouvelle consultation faite au Roi par les dépêches de ce courrier si l'on combattroit ou non le fâcha à tel point,

1. *L'Académie* de 1718 ne donnait que cet exemple : « Je vous faciliterai cette affaire. »

2. Le 4 septembre, dit Pelet, « comme les ennemis avaient encore un gros corps à Pont-à-Marcq, on y fit marcher sept brigades d'infanterie de la droite, aux ordres de M. d'Artagnan. A son approche, les ennemis abandonnèrent ce poste; il l'occupa et campa sur la rive droite de la Marcq, qu'il mit devant lui. » La grosse artillerie arriva de Douay le même jour, 4 septembre, et l'on eut alors près de deux cents pièces. Le pays étant coupé de bois, de fossés et de haies vives pendant une lieue environ jusqu'au débouché dans la plaine de Lille, et ce débouché n'étant pas absolument impraticable, on travailla à ouvrir des voies pour quatre colonnes; mais ce travail tarda, puis la mésintelligence entre les généraux donna à l'ennemi tout le temps de se fortifier.

après les ordres positifs qu'il en avoit donnés tant de fois, qu'il ne put s'empêcher, contre sa coutume, d'en laisser voir sa colère. Il dit avec émotion que, puisqu'ils vouloient encore des ordres, ils en auroient trois heures après, et, trois heures après son arrivée, ce même courrier repartit avec des ordres plus pressants que jamais. Mais on n'en fut pas quitte pour ce mensonge de dispute de Pont-à-Marck : il fut répandu, avec une assurance et un déchaînement qui ferma la bouche jusqu'au retour des officiers principaux de l'armée de Flandres, qu'il s'étoit tenu un conseil de guerre à Mons-en-Peule pour discuter le pour et le contre de l'attaque des ennemis, et, si le pour l'emportoit, les moyens et la[1] manière de la faire; que d'O et Gamaches bonnetèrent[2] les officiers généraux, leur représentèrent avec autorité qu'il s'agissoit beaucoup moins de la conservation de Lille que de celle des princes; que, intimidés de la sorte, M. de Vendôme fut le seul pour l'attaque; que Mgr le duc de Bourgogne, qui étoit d'abord de cet avis, se rendit à l'opinion uniforme des officiers généraux; que M. le duc de Berry maltraita un peu le duc de Guiche en ce conseil[3]; que

Mensonge en plein de Mons-en-Peule.

1. Il a écrit en interligne : *les moyens et la*, au-dessus d'un premier *la* non biffé.

2. *Bonneter*, « rendre des respects et des devoirs assidus à des personnes dont on a besoin;... se dit particulièrement des sollicitations soumises et fréquentes qu'on est obligé de faire » (*Académie*, 1718). Nous avons déjà eu, dans l'Addition n° 596, tome XII, p. 505, « bonneter les ducs. » Littré, en citant le présent exemple, l'a mal interprété, parce que, jusqu'alors, les éditeurs avaient mal ponctué après ce mot. — On trouve *bonnetade*, en 1595, dans les *Journaux de P. de l'Estoile*, tome VII, p. 10.

3. Dans sa lettre du 20 septembre à Beauvillier, sur cet incident, le duc de Bourgogne dit : « Je n'ai guère tenu de ces conseils de guerre publics; j'ai parlé en particulier à une partie de ceux que vous me nommez. Je connois le duc de Guiche, et ne l'écouterois pas avec plus de prévention qu'un autre; il est certain que c'est un de ceux qui raisonnent davantage, et je sais que cela ne fait pas de bien pour lui auprès du Roi. » Mme de Maintenon expliqua comme il suit, à la princesse des Ursins, cet incident secondaire (recueil

le duc de Berwick se déclara aussi pour la négative; que ce fut en conséquence de ce qui s'étoit passé en ce conseil [1] que le courrier avoit été dépêché pour consulter encore une fois le Roi et recevoir ses derniers ordres[2]; que Vendôme y avoit parlé aigrement et fortement, mais en général, et que, en sortant de l'assemblée, il avoit traité d'O et Gamaches durement. Il est inconcevable avec quelle célérité cette nouvelle fut répandue, fut reçue, pénétra tout, révolta tout le monde, et fit de bruit et de désordre[3] : la cour, Paris, les provinces en retentirent; d'O et Gamaches y passèrent pour avoir agi dans l'esprit et le desir de Mgr le duc de Bourgogne, sans lequel ils n'eussent osé, d'eux-mêmes[4], se charger d'une commission si dangereuse, si honteuse, si importante, d'où résultèrent des cris et des clameurs sans retenue, aussi tristes contre Mgr le duc de Bourgogne que flatteurs pour le duc de Vendôme[5]. Toutefois, ce qu'il y eut de véritable est qu'il ne fut non seulement pas la moindre question de conseil de guerre, mais pas même mention de consulter personne[6]. Bien est-il[7] vrai que la cabale que Vendôme avoit dans l'armée fit si bien, qu'elle persuada généralement toutes les troupes, mais sans dire un mot de

Bossange, tome I, p. 322-323) : « On nous a dit ce que vous me mandez sur M. le duc de Berry et le duc de Guiche, et nous n'avons pu savoir ce qui en est. Il est vrai que le duc de Guiche a toujours été contre le secours de Lille, ce que je ne blâme point, parce que chacun a son opinion, et que l'événement ne le justifiera peut-être que trop; mais il a grand tort de publier un avis contraire aux ordres du Roi, et qui peut inspirer le découragement dans les troupes, etc. » Par sa femme, il représentait le parti de Noailles, et l'on verra ci-après, p. 679, qu'elle protesta violemment contre l'idée de secourir Lille.

1. Ci-dessus, p. 291-292.

2. Une pareille insolence devrait être punie, disait Mme des Ursins (recueil Bossange, tome IV, p. 181 et 189).

3. Ci-dessus, p. 281-282. — 4. *Mesme*, au singulier.

5. Voyez ci-après, p. 476-477, et comparez, dans l'Appendice, p. 589-593, une lettre attribuée au premier président Harlay.

6. C'est ce que le duc de Bourgogne affirma à Beauvillier.

7. *Il* est en interligne.

ce conte imaginaire de conseil de guerre[1], que le duc de Vendôme et les siens seuls vouloient combattre, que Mgr le duc de Bourgogne s'y opposoit; que cela fit un fracas étrange dans l'ardeur où elles étoient d'en venir aux mains, et l'impatience extrême des retardements, d'où la licence s'y glissa[2] au point qu'elles se mirent à crier au Vendômiste ou au Bourguignon sur ceux qui passoient à la tête des camps ou des postes, suivant l'attachement qu'elles leur croyoient, et plus encore suivant l'opinion bonne ou mauvaise qu'elles avoient de leur courage. Cela dura entretenu[3] sous main après avoir été excité de même. Le contrecoup en fut porté avec la dernière promptitude à la cour, à Paris, dans les provinces, à nos autres armées, enfin jusque chez les étrangers et chez les ennemis, et fit l'effet le plus sinistre[4]. Je me contente ici d'un récit nu

1. Tout ce membre de phrase, depuis *mais*, est en interligne.
2. *Glissa* est en interligne, au-dessus de *mit*, biffé.
3. Par mégarde, il a écrit : *entrenu*.
4. On en trouve l'écho dans une lettre que l'ambassadeur vénitien écrivit à son gouvernement le 4 septembre (ms. Ital. 1929, fol. 96-97). L'armée des deux couronnes, disait-il, s'étant approchée de la Marcq, le duc de Vendôme proposa au duc de Bourgogne d'attaquer, et exposa son avis dans un conseil de guerre réuni à cet effet. Le maréchal de Berwick représenta quel danger il y aurait à assaillir l'ennemi posté favorablement, et le duc de Bourgogne abonda dans le même sens; mais M. de Vendôme se laissa emporter jusqu'à insulter et injurier deux lieutenants généraux. D'après les *Mémoires de Berwick* lui-même, p. 24-27, la scène se serait reproduite deux fois. — Fénelon, averti de ce qui se disait dans le public, provoqua une justification de son élève et demanda que, si lui-même ne pouvait pas la produire, par respect de sa dignité, « un certain nombre de personnes sages, et bien instruites des faits, répandissent dans le public ce qui justifiait la sagesse de sa conduite. » Le prince répondit en substance, dix jours plus tard seulement, que, le 7 (la scène aurait eu lieu le 5), M. de Vendôme reconnut par hasard que les passages de la droite, tenus jusque-là pour impraticables, se trouvaient être les plus aisés, alors que le prince, préoccupé des défiances de son armée à l'endroit d'une tentative qui pouvait être la perte de tous, avait déjà envoyé prendre un nouvel ordre du Roi jusqu'à Versailles. « Je voyois M. de Vendôme d'un côté, qui croit tout ce qu'il desire, je le

dans la plus exacte vérité; il est tellement au-dessus de toute réflexion, que je n'y en ferai aucune.

Parmi tout cela, Vendôme, presque toujours au lit ou à table à Mons-en-Peule, déchargé, suivant sa coutume[1], de tous les détails sur les uns et sur les autres, ne pensa jamais qu'à multiplier ses chemins et son artillerie, et ne compta de venir à bout des ennemis qu'en les écrasant par un feu d'enfer. Au retour du courrier, et Saint-Hilaire prêt à joindre, la surprise fut extrême à la cour d'y voir disparoître Chamillart, et, à l'armée, de l'y voir arriver presque aussitôt que le courrier[2]. En effet, le 7 septembre, un vendredi

Chamillart à l'armée.

savois piqué de l'affaire d'Audenarde; et, d'un avis contraire, le maréchal de Berwick, nos anciens officiers, gens d'expérience et de courage, gens même qui, avant la jonction de l'armée, avoient proposé au maréchal de Berwick d'attaquer le prince Eugène dans ses lignes pendant que le duc de Marlborough étoit de l'autre côté de l'Escaut. » L'ordre d'attaquer étant revenu de Versailles, et Chamillart arrivant pour le confirmer, M. de Vendôme commença alors à reconnaitre l'affaire difficile, et Chamillart lui-même crut devoir en écrire au Roi, qui rétracta l'ordre d'attaquer. — Fénelon revint à la charge le 15 octobre, sur les dires de « l'homme de service qui avait mené M. d'Artagnan sans voir ni retranchements commencés, ni défilés, ni bois, ni ombre de difficulté pour secourir la place, et cependant ne put se faire entendre de personne. » Non, répondit le prince (5 décembre), « M. de Vendôme n'étoit point pressé d'attaquer; il ne reconnut le côté où étoit d'Artagnan que trois jours après son arrivée, et, dès lors, les retranchements étoient formés. Les plaines, il est vrai, sont assez grandes; mais les ennemis y auroient toujours eu un plus grand front que nous, pour nous envelopper en débouchant les défilés. » (*Correspondance de Fénelon*, tome I, p. 239-240, 249-250, 253-254 et 284.) Du reste, toute cette affaire est exposée au long dans une lettre que le duc de Bourgogne écrivit à son grand-père le 30 septembre, et que Proyart a intercalée dans son récit (*Vie du Dauphin*, tome I, p. 180-183), avec une lettre de Saint-Amand comprenant les reproches que le public adressait aux princes (p. 186-187) et une longue réponse (p. 187-204) où est résumée toute la controverse, y compris les reproches mêmes de Fénelon; mais, en sens inverse, il faut voir la version « vendômiste » de Bellerive reproduite ci-après, p. 580-587.

1. Il a ajouté ces trois mots en fin de ligne, avec un renvoi.

2. Nous l'avons déjà vu faire un voyage avant la campagne, p. 1-2.

matin, ce courrier si souvent nommé[1] arriva à Versailles, et en fut redépêché trois heures après. Quelques heures ensuite, il en fut envoyé un autre pour faire avancer l'escorte au-devant de Chamillart, et, le soir de ce même jour, ce ministre partit à huit heures et demie de Versailles[2], allant coucher, comme on crut, à l'Étang, mais pour l'armée de Flandres[3]. Il arriva à Mons-en-Peule le lendemain samedi, à six heures du soir[4]. La cabale triompha de ce voyage avec cette audace, vrai ou faux, de tirer avantage de tout. Elle publia que[5] le seul objet de ce voyage étoit d'arrêter M. de Vendôme dans l'importance de ses fonctions; qu'il vouloit tout quitter; que ce contretemps avoit paru si fâcheux, que le Roi avoit mieux aimé se priver pour quelques jours de son ministre, quoi [que]

1. Ci-dessus, p. 305 et 310.

2. *Dangeau*, p. 217-218 : « Il arriva le matin un courrier de M. de Vendôme, par lequel Mgr le duc de Bourgogne mande que les avis des généraux ont été partagés sur la manière de marcher aux ennemis, et qu'on attendra les ordres du Roi pour décider là-dessus, et que ce retardement ne peut nuire à l'affaire, parce que Lille n'est point pressé.... A huit heures et demie, M. de Chamillart partit. On dit d'abord qu'il alloit à l'Étang; mais on sut bientôt après que le Roi l'envoyoit à l'armée de Mgr le duc de Bourgogne, et, à deux heures, il avoit fait partir Pléneuf. Dès que le courrier de Mgr le duc de Bourgogne fut arrivé le matin, le Roi en fit repartir un, qui fera venir au-devant de M. de Chamillart l'escorte dont il aura besoin. » — *Sourches*, p. 171-172 : « On fut bien surpris le soir, quand on apprit que le ministre d'État de Chamillart avoit pris à huit heures du soir la poste pour aller en Flandres, car on n'en savoit pas le véritable sujet, quoique bien des gens s'imaginassent que c'étoit pour faire cesser les démêlés des généraux. Le 8, on apprit qu'il s'étoit trouvé mal à Gournay et qu'il avoit été obligé d'y rester au lit pendant trois heures. »

3. Partant pour l'armée de Flandres.

4. *Dangeau*, p. 218 : « Il arriva de Flandre un courrier du cabinet. M. de Chamillart y arriva hier à six heures. Il paroît présentement que tous les généraux sont du même avis, et qu'on marchera demain en descendant la Marcq, en la laissant sur la gauche, pour la passer après-demain à la hauteur de Fretin, en cas que les ennemis ne l'occupent pas, ce qu'on ne sait pas encore bien sûrement. »

5. *Que* est en interligne.

si nécessaire dans les circonstances présentes, et l'envoyer au duc de Vendôme pour l'empêcher, comme que ce pût être, d'abandonner l'armée et les affaires de la guerre, comme il le vouloit[1]. D'autres, plus simples, débitèrent que le Roi, embarrassé de tant d'avis divers sur un point si critique, avoit envoyé Chamillart, instruit à fonds de ses intentions, pour écouter chacun sur les lieux, décider ensuite, et gagner[2] ainsi le temps qui se perdoit en courriers. Mais la vérité est que le Roi, qui, sur les ordres si exprès et si positifs qu'il venoit de donner par ce dernier courrier, ne doutoit pas d'une bataille à son arrivée, desira que Chamillart fût sur les lieux, pour être en état, après le combat, d'ordonner de toutes choses pour que rien ne manquât, et en bien profiter, s'il étoit heureux, ou, s'il bâtoit mal[3], mettre ordre à tout, et empêcher les suites de têtes tournées comme à Ramillies[4], veiller à la conservation de tout ce qui se pourroit en surintendant dont les ordres s'étendent dans tous les départements, en homme d'autorité et de confiance à la main des généraux, capable de consulter avec eux et de les décharger de tous autres soins que des purement militaires. Quelque sage que fût cette mission, la plupart la trouvèrent ridicule[5]. Monsieur le Duc, toujours enragé de ne rien faire, dit tout haut qu'il

Aigreur hardie de Monsieur le Duc.

1. C'était, en effet, la conclusion de la lettre écrite par Vendôme le 6 septembre, avec les plaintes les plus amères contre l'entourage du jeune prince : *Mémoires militaires*, p. 89-90.

2. L'initiale de *gaigner* corrige un *d*.

3. Même expression que dans les tomes VI, p. 88, et XIII, p. 123.

4. Les faiseurs de chansons rappelèrent ce souvenir (*Nouveau siècle*, tome III, p. 283) :

Après Ramillies, ce grand prince
L'envoya dans cette province.
Qu'en avint-il? On rappela
Vendôme de la Lombardie,
Eugène cent fleuves passa,
Et le Roi perdit l'Italie.

5. On fit encore des vers sur ce « courrier du cabinet » (ms. Fr. 12694, p. 285).

n'étoit pas douteux que ce voyage n'eût fait plaisir à tout le monde, parce que, dès qu'on l'avoit su, chacun en avoit pensé mourir de rire. Cany demeura auprès du Roi pendant l'absence de son père, lui porta les dépêches, écrivit plusieurs fois sous lui les réponses ou les ordres qu'il dictoit, et pourvut au courant des affaires, ce qui parut d'une confiance bien singulière pour son âge[1]. Le duc de Berwick donna un lit à Chamillart. Il travailla sur-le-champ à raccommoder le duc de Vendôme avec lui[2]. Que ne peut point un ministre, et un ministre favori? Les deux ducs se visitèrent réciproquement; Berwick consentit à parler et à traiter affaires avec Vendôme, mais toujours sans vouloir de commandement[3]. Mgr le duc de Bourgogne se rappro-

Vendôme et Berwick replâtrés par Chamillart.

1. *Dangeau*, p. 219, 222-223, etc. Voyez *les Correspondants de la marquise de Balleroy*, tome I, p. 23. Le duc de Bourgogne écrivit alors, 16 septembre, cette lettre narquoise au jeune ministre (Guerre, vol. 2083, n° 64) : « Je ne sais par où commencer, ni par où finir ma lettre, car, quand je considère que j'écris à un secrétaire d'État, à qui j'adresse un paquet pour le Roi, je me crois obligé de tomber dans le sérieux, et, quand je songe combien je suis plus vieux que vous, je suis quasi tenté de vous prendre encore pour un enfant. N'importe! votre commission est d'un homme d'importance : aussi je vous parlerai comme à un ministre chargé des plus grandes affaires, et, certainement, celles-ci ne sont pas petites. N'oubliez donc pas, quand vous aurez remis mon paquet au Roi, sans parler gras, si vous pouvez, d'envoyer ma lettre, ou de la porter à Mme la duchesse de Bourgogne, et celle pour Monseigneur aussi, et de me mander quelle mine on vous fait quand vous portez des nouvelles. Faites aussi mes compliments à Querro, à M. de la Feuillade et à Tortou (?). J'espère que nous vous verrons à quelques chasses cet hiver. Vous direz à la duchesse Lansquenet que, si elle a besoin d'argent pour jouer, ce n'est pas ici qu'il en faut venir chercher, car il est très rare sur les fins des campagnes. Vous direz aussi à Mme de Cany que M. de Mortemart continue à se bien porter, à quelques stupéfactions près qui lui prennent de temps en temps. » Cany avait soutenu ses thèses de philosophie l'année précédente, et on l'avait désigné dans le même temps pour suivre les princes en Provence (tome XV, p. 225 et 361).

2. Dès le 9, alors que se tenait le conseil de guerre à Mons-en-Pévèle, le bruit courait de cette réconciliation : *Dangeau*, p. 218.

3. Ce maréchal dit seulement, dans ses *Mémoires*, p. 29 : « M. de

cha aussi de Vendôme, qui, éloigné de nouveau, daigna de son côté faire quelques pas. Tout cela fut brusque, mais sincère aussi comme on le peut imaginer. Ils passèrent en délibérations la plupart de la nuit. M[1]. le duc de Berry y fut admis à tout, et y montra du sens et beaucoup d'envie de faire. Aussi, pour le dire en passant, Vendôme le fit-il fort valoir, et sa cabale ne perdit point d'occasion de l'exalter de toute la campagne[2]. C'étoit le fils favori de Monseigneur, à qui ils n'avoient garde de déplaire; c'étoit exciter la jalousie de Mgr le duc de Bourgogne, s'ils l'avoient pu, et c'étoit[3] se servir de l'un pour perdre et plus sûrement anéantir l'autre. Le 9[4], lendemain de l'arrivée de Chamillart, il passa les défilés avec les princes, les ducs de

Chamillart arriva.... Aussitôt l'on tint conseil, où assista Mgr le duc de Bourgogne, Mgr le duc de Berry, qui étoit volontaire, M. de Vendôme, M. de Chamillart et moi. Le ministre déclara que le Roi vouloit absolument que, au hasard de tout ce qui en pourroit arriver, nous attaquassions les ennemis. L'on ne songea donc plus qu'aux moyens de l'exécuter. »

1. Ce *M.* surcharge *le.*

2. Voyez la suite ci-après, p. 474, et comparez la suite des *Mémoires*, tome VIII, p. 269 et 277-278. Un peu plus tard, Mme de Maintenon écrivait (recueil Bossange, tome I, p. 323 et 335) : « Très occupé d'apprendre le métier de la guerre, il parle beaucoup aux officiers pour s'instruire, il écrit au Roi et à Mme la duchesse de Bourgogne de très bonnes lettres, et M. de Chamillart dit que, dans les conseils, il va d'abord au meilleur avis et donne le sien en quatre paroles. »

3. L'élision *c'* corrige *s'*.

4. La nouvelle fut connue le 10 à Versailles : *Dangeau*, p. 219. Les *Mémoires de Sourches*, p. 173, l'enregistrent aussi à cette date : « Le soir, il arriva un courrier de Flandres ; mais le Roi sortit de son cabinet, pour aller chez la marquise de Maintenon, sans avoir ouvert les lettres que le marquis de Cany venoit de lui apporter, et on l'entendit seulement dire à la duchesse de Bourgogne que le duc son époux marchoit aux ennemis.... Le soir même, bien tard, on démêla ce que le courrier avoit apporté, qui étoit que l'armée du duc de Bourgogne marchoit, laissant la Marque à sa gauche, dans le dessein de l'aller repasser plus bas, parce qu'elle n'avoit point d'eau en ce temps-là et qu'on espéroit ainsi prendre les ennemis à revers, puisqu'on ne jugeoit pas à propos de les aller attaquer par la tête. »

Vendôme et de Berwick, et une très courte élite d'officiers généraux, et furent reconnoître les retranchements des ennemis. Ils les longèrent, et de très près, d'un bout à l'autre, y essuyèrent même assez de feu; et dès lors il résulta de cet examen une impossibilité réelle de forcer un poste si bon de soi[1], auquel l'art avoit ajouté tout ce qui s'en pouvoit attendre. Ils[2] occupoient le même terrain que j'ai expliqué[3] de la Marck à la Deule[4], ayant Temple-Mars[5] au centre. Malgré ce qui sautoit aux yeux de tous, Vendôme tint toujours fort et ferme pour attaquer : c'étoit un parti pris qui convenoit trop à ses vues pour l'abandonner, un parti conforme aux ordres tant de fois réitérés, aux desirs si marqués du public, à l'ardeur si manifestée des troupes, un parti de valeur et d'audace qui le feroit briller de gloire à bon marché, parce qu'il en voyoit bien l'exécution impossible, et qu'il n'étoit pas assez fou pour l'entreprendre contre sa propre conviction et contre l'avis, sans exception, de tout ce qui avoit été admis à cette importante promenade. Cette artificieuse rodomontade[6] n'empêcha pas Chamillart, libre en Flandres de la tutelle de Vaudémont et de ses nièces, de mander au Roi la vérité telle qu'il l'avoit trouvée, et que l'avoient vue, comme lui, tous ceux qui avoient visité les lignes de Marlborough avec lui, et, nettement, que les choses étoient en tel état, qu'on avoit eu raison de lui demander encore une fois ses ordres[7]. Il en

1. Selon Saint-Hilaire, c'était un talus en forme de glacis naturel dominant un grand fond coupé de ravines et de chemins creux.

2. Les ennemis. — 3. Ci-dessus, p. 307.

4. La Deûle, petite rivière qui va rejoindre la Lys après avoir traversé Lens et Lille.

5. Templemars, au N. de Seclin et au S. de Lille.

6. « Fanfaronnade, vanterie en fait de bravoure » (*Académie*, 1718). Voyez un emploi dans la *Gazette* de 1642, p. 297.

7. Ce voyage avait été utile, écrivit Mme de Maintenon (recueil Bossange, tome I, p. 317-319 et 322) : « Il a vu lui-même l'impossibilité qu'il y avoit d'attaquer les ennemis dans leur retranchement. M. de Vendôme en est convenu et en a écrit au Roi, lequel a rétracté son ordre, ce qu'il n'auroit peut-être jamais fait, si le secrétaire

falloit croire ce ministre si peu prévenu pour Mgr le duc de Bourgogne, si admirateur du duc de Vendôme, et qui sortoit d'être témoin de la colère du Roi sur ce dernier courrier, et des ordres que lui-même avoit dépêchés par les siens trois heures[1] après son arrivée. Le 10[2], l'armée marcha, passa sans aucun obstacle, partie dans la source de la Marck, partie au-dessus, et se mit la droite à Ennevelin, le centre à Avelin[3], la gauche à l'Hôpital, près de Houpelin[4]; mais, les ennemis ayant retiré la même nuit quatre brigades d'infanterie et quelques dragons qu'ils avoient

d'État de la guerre n'avoit été sur les lieux. » Cependant tout le monde ne voulut pas admettre l'impossibilité de forcer des retranchements qui ne consistaient qu'en parapets avec fossé de douze pieds de largeur sur dix de profondeur, et l'on voit même, par la correspondance de l'ambassadeur vénitien (ms. Ital. 1929, fol. 124, 11 septembre), que, jusque dans les antichambres, le public accusa Mme de Maintenon d'avoir envoyé Chamillart pour empêcher qu'il y eût bataille. La copie de la correspondance du Roi avec le duc de Bourgogne et les autres généraux (Guerre, vol. 2075 et 2077) ne renferme pas de lettres écrites pendant le séjour du ministre à l'armée, mais seulement celles qu'il adressa à M. de Boufflers, du 11 au 19 septembre, sur l'impossibilité de risquer une attaque.

1. *Heures* a été ajouté après coup en interligne.

2. Nouvelles du 10 au 12 : *Dangeau*, p. 219-221 ; *Sourches*, p. 173 et 175. « Le 11, disent ces derniers *Mémoires* (p. 173), il arriva un courrier du cabinet revenant de l'armée de Flandres, et le Roi, en se bottant pour aller tirer, dit à ceux qui étoient dans son cabinet, du nombre desquels étoit l'auteur de ces *Mémoires* : « Afin qu'on ne « me fasse pas parler mal à propos, je vais vous dire ce que le cour- « rier a apporté. Voilà assez de témoins; mais au moins redites la « chose comme je vais vous la dire. L'armée du duc de Bourgogne « s'allongea hier le long de la Marque pour avancer sa marche d'au- « jourd'hui; mais le quartier général ne marcha point. Aujourd'hui, il « a marché avec le reste de l'armée, qui devoit avoir passé la Marque « au Pont-à-Marque et avoir mis sa droite à Envelin, qui n'est qu'à « demi-lieue de Fretin, où l'on disoit que les ennemis n'étoient plus, « et où ils ont pourtant leur gauche et s'y sont retranchés. Le maré- « chal de Boufflers est averti que les armées sont en présence et « qu'on donnera dès qu'il fera savoir qu'il en sera temps. »

3. Bourg à trois kil. O. N. O. de Pont-à-Marcq et O. d'Ennevelin.

4. Houplin, à six kil. O. N. O. d'Avelin.

dans Seclin, nous y portâmes notre gauche. M. de Vendôme fit canonner le village d'Entiers[1], auquel leurs retranchements étoient[2] attachés, et qu'ils avoient aussi très bien retranché. Ils canonnèrent aussi notre camp, surtout ce qui se trouva le plus vis-à-vis d'Entiers[3]. M. de Vendôme, qui, avec sa présomption accoutumée, ne doutoit pas de trouver Entiers abandonné, trouva fort étrange que rien n'y eût branlé, et qu'il ne parût pas, au bout de dix-huit heures de canonnade, que rien y fût endommagé. Les choses se trouvant au même état le 12, sans apparence de pouvoir attaquer le village d'Entiers tandis que tant d'artillerie y réussissoit si peu, et sans espérance qu'elle y fît plus d'effet, sans moyen d'attaquer les retranchements même sans nous être rendus[4] maîtres d'Entiers, ou au moins l'avoir détruit, les visages commencèrent à s'allonger, et M. de Vendôme à s'apercevoir que ce feu d'enfer par lequel il avoit compté de les écraser ne leur nuiroit guères, et les embarrasseroit encore moins[5]. Enfin, après

Canonnade d'Entiers.

1. Ennetières.

2. *Estoient* est en interligne, au-dessus de *sont*, biffé, comme, plus loin, *avoient* au-dessus d'*ont*. Les temps présents étaient pris à l'article de Dangeau du 12.

3. *Dangeau*, p. 220; *Sourches*, p. 170-175; *Gazette*, p. 455; *Gazette d'Amsterdam*, n° LXXVI, de Paris; *Feldzüge*, p. 422-423, etc.

4. *Rendu*, sans accord.

5. *Dangeau*, p. 221, 13 septembre : « Il arriva un courrier de Mgr le duc de Bourgogne. Nous canonnons le village d'Ennetières. Les ennemis avoient quatre brigades d'infanterie et quelques dragons dans Seclin, qu'ils ont retirés la nuit. On a reconnu leur camp de plus près, et tous les généraux disent qu'il n'est pas attaquable : ainsi Mgr le duc de Bourgogne repassera la Marcq incessamment. » Comparez les *Mémoires de Sourches*, p. 175-177. Saint-Hilaire, qui dirigeait l'artillerie, rend compte de la canonnade en ces termes (ses *Mémoires*, tome IV, p. 161-162) : « Il se tint chez M. le duc de Bourgogne des conseils entre lui, M. de Vendôme, le maréchal de Berwick et M. de Chamillart. Ces deux derniers, après que la situation des ennemis eut été bien reconnue, ne paroissoient pas incliner à les attaquer; mais, pour ne pas contrarier absolument M. de Vendôme, qui s'y opiniâtroit fort et espéroit que notre gros canon abattroit les retranchements des

avoir occupé quatre jours ce camp d'où M. de Vendôme prétendoit tout foudroyer, il fallut le quitter, lui-même avouant enfin qu'il ne s'y pouvoit rien entreprendre[1]. Il fut donc résolu de faire un grand tour pour les aller prendre par leurs[2] derrières[3]. On ne fut pas sans inquiétude qu'ils

ennemis, il fut résolu qu'on lui donneroit la satisfaction de la tentative, que toute l'armée passeroit la Marcq sur plusieurs colonnes, se mettroit en bataille de l'autre côté sur une hauteur, et se camperoit en présence des ennemis. J'allai reconnoître en avant un terrain qui parut avantageux pour y placer la grosse artillerie et battre le village retranché d'Entiers, où les ennemis jetèrent beaucoup d'infanterie. Ils y construisirent de si bons parapets, que notre canon n'y put faire aucune ouverture ainsi que M. de Vendôme se l'étoit proposé. Il arriva même que notre canonnade, qui dura trois ou quatre jours sans faire beaucoup de mal aux ennemis, leur devint utile en ce que, manquant de gros boulets pour leur siège, ils les ramassoient soigneusement, et les y envoyoient : ainsi, ils servoient contre nous. »

1. *Mémoires de Berwick*, p. 30. — 2. *Leur*, sans accord.

3. Selon la lettre du duc de Bourgogne à M. de Beauvillier datée du 12 septembre, à Pont-à-Marcq, « tous les gens d'expérience et de sang-froid, » à commencer par le maréchal de Berwick et y compris Chamillart, « étonné de ce qu'il a vu, » étaient convenus qu'il n'y avait qu'à empêcher que les convois vinssent aux assiégeants par leurs derrières. Quant à M. de Vendôme, « qui commençoit à connoître les difficultés, » il ne voulait plus rien dire. Le prince lui-même avouait être « plus embarrassé que jamais à prendre le bon parti. » Avant que cette lettre ne partît, Bergeyck arriva, et, Chamillart « n'ayant pas peu contribué à mettre M. de Vendôme à la raison, » tout le monde, soldats, officiers, et M. de Vendôme lui-même, décidèrent de renoncer à l'attaque des retranchements et de se borner à jeter un secours dans Lille, tout en barrant les convois de Bruxelles. Ce qui retarda encore le 13 est que Chamillart attendait le retour de son courrier. « Il agit certainement avec beaucoup de zèle, disait le prince. Son voyage a été utile d'abord, mais funeste enfin : il nous empêche de prendre promptement le parti que je crois le seul bon. » Le courrier arriva le 14, portant l'adhésion du Roi au nouveau plan, et Vendôme protesta une dernière fois, comme on le verra ci-après dans le texte de Bellerive, p. 594. Le 15, on repassa la Marcq; le 16, on alla, sur quatre colonnes, camper à Orcq, et le ministre partit pour Douay et la cour. Par une lettre autographe du 15 (*Collections du baron de Stassart*, p. 52-53), Louis XIV avait approuvé le mouvement de retraite, puisqu'il n'était pas possible d'attaquer :

n'ouvrissent leurs retranchements pour faire à l'armée du Roi la civilité de la reconduire; mais tout se passa tranquillement : ils ne songeoient qu'à avancer leur siège, le mettre à couvert, prendre la place, et point à voler le papillon[1], ni à se commettre[2]. L'armée alla donc camper à Bersé[3], puis à Templeuve[4], où on vouloit demeurer quelques jours; mais, par[5] le défaut de subsistance, il fallut passer l'Escaut pour en trouver. Il[6] le repassa[7] donc le 17, et campa la droite à Erinnes[8], et la gauche au Saussoy[9], près de Tournay. On fit en même temps quelques détachements à portée de rejoindre au moment qu'on le voudroit[10].

L'armée repasse l'Escaut.

Chamillart arriva de l'armée à Versailles, pendant le souper du Roi, le mardi 18 septembre[11]. Le Roi travailla

Chamillart de retour à Versailles.

« Je suis persuadé, disait-il, que les ennemis pourront bien, dans peu, être embarrassés du parti qu'ils auront à prendre. Soyez assuré de mon amitié et de la confiance que j'ai en vous. »

1. Cette locution, que nous avons déjà eue dans le tome XIV, p. 7, reparaîtra encore ci-après, p. 362.

2. Selon Berwick, les députés hollandais avaient empêché Marlborough de tenter toute autre manœuvre.

3. Bersée, gros bourg à six kil. S. de Pont-à-Marcq et deux de Mons.

4. Sur un affluent de la Marcq, à sept kil. N. de Bersée.

5. *Par* est en interligne. — 6. Il a écrit : *il*, pour *elle*.

7. Les deux premières lettres de *repassa* surchargent un *p*.

8. Hérinnes-lès Pecq ou sur-Escaut, dans la province actuelle du Brabant belge, à dix kil. N. de Tournay.

9. Le Sauchoir ou Sauchoy, abbaye de religieuses cisterciennes, qu'on nommait aussi Notre-Dame-du-Sart, à deux kil. N. de Tournay. Il fallut que Fénelon assurât au duc de Bourgogne qu'il pouvait, en conscience, y établir son logement, et le prince, par reconnaissance, intercéda pour les religieuses auprès des magistrats de Tournay.

10. *Dangeau*, p. 224-225, 19 septembre : « La droite de notre armée est vis-à-vis Hérinnes, en remontant l'Escaut, laissant le mont de la Trinité derrière, et la gauche est à un quart de lieue de Tournay. Le quartier de Mgr le duc de Bourgogne est à l'abbaye de Saulchoy. Ainsi, depuis Tournay jusqu'à Oudenarde, nous avons des troupes qui font face à l'Escaut. » Comparez les *Mémoires de Sourches*, p. 179. Dangeau explique aussi la position des divers détachements envoyés dans le pays environnant.

11. Le lundi 17 : *Dangeau*, p. 223; *Sourches*, p. 178.

avec lui au sortir de table jusqu'à son coucher, et ne fut qu'un moment avec les Princesses. Chamillart rendit compte de tout ce qu'il avoit vu, et de la pleine espérance dans laquelle il avoit laissé M. de Vendôme de couper tous les convois des ennemis, et de leur ôter toute subsistance, c'est-à-dire de les réduire enfin à abandonner leur siège[1].

Le[2] Roi avoit besoin de ces intervalles de consolation et d'espérances : quelque[3] maître qu'il fût de ses paroles et de son visage, il sentoit profondément l'impuissance où il tomboit de jour en jour de résister à ses ennemis. Ce que j'en ai raconté[4] sur Samuel Bernard à qui il fit presque les honneurs de ses jardins de Marly, d'intelligence avec Desmaretz pour en tirer un secours qu'il refusoit, et qui ne se pouvoit trouver ailleurs, en est une grande preuve. On remarqua beaucoup, à Fontainebleau[5], que, la ville de Paris

Divers mouvements du Roi.

1. Selon Dangeau, le Roi parut fort content. Rentré à Paris, Chamillart écrivit à M. de Vendôme, le 25, que, devant les risques d'une marche contre les lignes de Marlborough, il n'y avait plus qu'à couper à celui-ci toute communication avec Bruxelles et Ostende. « Je souhaite, autant que je l'espère, disait-il, que M. le duc de Bourgogne n'aura pas moins d'égard à tout ce que vous lui proposerez pour le bien du service que M. le maréchal de Berwick aura de déférence pour vos sentiments. Je lui écris dans des termes qui lui en font connoître l'utilité. Il me paroît qu'il en est persuadé. » Il voulait aussi qu'on essayât de jeter un secours dans Lille; mais la condition première de tout ce programme était que le comte de la Motte se maintînt à son poste, et nous verrons bientôt que l'affaire de Wynendaele fit échouer la combinaison. La lettre de Chamillart a été publiée d'après l'original, par Étienne Charavay, dans sa *Revue des Documents historiques*, janvier 1879, p. 7. On a encore (*Mémoires militaires*, p. 100) un résumé d'une lettre du Roi approuvant le nouveau plan et (p. 441-442), un rapport de Puységur sur la situation, puis une lettre de Chamillart à M. de Vendôme, écrite de Douay le 16 (ms. Fr. 11 247, fol. 102), une autre du 19 (Chantilly, S XVI, fol. 187), et une lettre de Bergeyck, du 15 (*Mémoires militaires*, p. 435). Comparez ci-après, p. 594.

2. L'écriture change. — 3. *Quel* corrige *que*. — 4. Ci-dessus, p. 34.

5. Le 18 août : *Dangeau*, p. 204; *Sourches*, p. 156; *Gazette*, p. 408; *Mercure* de septembre, p. 131-139. « L'après-dînée, disent les *Mémoires de Sourches*, les députés de la ville de Paris, ayant à leur tête le duc de Tresmes, leur gouverneur, le comte de Pontchartrain, secré-

y étant venue le[1] haranguer à l'occasion du serment de[2] Bignon[3], nouveau prévôt des marchands[4], comme Lille venoit d'être investi, il répondit non seulement avec bonté, mais qu'il se servit du terme de reconnoissance pour sa bonne ville[5], et que, en le prononçant, son visage s'altéra : deux choses qui, de tout son règne, ne lui étoient point échappées[6]. D'un autre côté, il avoit quelquefois des distractions

taire d'État, et Desgranges, maître des cérémonies, vinrent présenter au Roi le scrutin pour les nouveaux échevins. La parole fut portée par Chauvelin de Crisenoy, conseiller au Grand Conseil et grand rapporteur au sceau, ayant à sa gauche le Boucher d'Orsay, qui sortoit de la fonction de prévôt des marchands, et qui en avoit encore l'habit, et à sa droite Bignon, conseiller d'État, qui y alloit entrer à sa place, et qui n'avoit qu'une robe de Palais noire. Chauvelin se fit admirer de tout le monde par son éloquence châtiée, par sa précision, et par la délicatesse avec laquelle il passa sur des sujets bien difficiles à traiter. Le Roi lui répondit plus longuement qu'à son ordinaire; il s'attendrit lui-même et attendrit tous les assistants par les termes dont il se servit pour témoigner son amour pour son royaume et pour sa bonne ville de Paris. »

1. Il a écrit, par mégarde : *la*.

2. Ce *de* est en interligne, au-dessus de *que*, biffé.

3. Jérôme III, ancien intendant à Rouen et à Amiens, conseiller d'État semestre : tome VI, p. 274.

4. Il a été déjà parlé, dans nos tomes II, p. 28, IV, p. 259 et Additions, VI, p. 258, et VIII, p. 148, du prévôt des marchands et de l'élection ou réélection qui s'en faisait à l'hôtel de ville de Paris, tous les deux ans, sur la désignation expresse du Roi. Bignon, neveu du Chancelier, désigné depuis le 26 août 1706 pour succéder à M. d'Orsay (Arch. nat., O[1] 50, fol. 94), était revenu, à cet effet, de l'intendance d'Amiens, depuis le mois de mai 1708. — Sur la procédure du scrutin et la prestation de serment entre les mains du Roi, voyez le *Journal d'Olivier d'Ormesson*, tome I, p. 393, le *Mercure* d'août 1692, p. 301, et d'août 1700, p. 227-228, le *Journal de l'avocat Barbier*, tome IV, p. 460-464, les registres de la Maison du Roi cotés O[1] 16, fol. 148, 28, fol. 266 v°, 41, fol. 125, etc.

5. Ce terme de *bonne ville* s'appliquait très anciennement, comme on le voit dans Froissart, Monstrelet, etc., aux villes plus particulièrement importantes du Royaume, et Furetière dit : « Le Roi, en parlant de Paris, sa capitale, l'appelle *sa bonne ville de Paris*. »

6. Suivant le procès-verbal officiel transcrit au registre de la Ville

de fermeté qui édifioient moins qu'elles ne surprenoient[1]. Lors de la jonction du duc de Berwick avec la grande armée[2], il remarqua, un soir chez Mme de Maintenon, beaucoup de tristesse et d'inquiétude en Mme la duchesse de Bourgogne. Il s'en étonna, et lui en demanda la cause; il chercha à la rassurer par le repos et la satisfaction qu'il se sentoit de la jonction de ses armées. « Et les princes vos petits-fils? reprit-elle vivement. — J'en suis en peine, lui répondit-il[3]; mais j'espère que tout ira bien. — Et moi, répliqua-t-elle, c'est de cela aussi que je suis triste et en peine. » Le Roi[4], lors de ce frémissement de la cour que j'ai raconté sur l'attente à tous moments d'une bataille[5], désoloit la cour par ses sorties de tous les jours de Ver-

(Arch. nat., H 1843, fol. 6 v°), le Roi s'exprima « à peu près en ces termes, » parlant d'abord à M. Bignon : « Ayant aussi bien que vous avez fait rempli l'emploi que vous venez de quitter, je suis assuré que vous ne ferez pas moins bien dans celui que vous allez remplir, et j'ai de la joie de vous y voir. » Et parlant à M. d'Orsay : « Pour vous, je suis fâché que vous sortiez, car on ne peut être plus satisfait que je le suis des services que vous m'y avez rendus, et à ma bonne ville, par vos soins et votre attention. A l'égard des deux nommés à l'échevinage, j'espère qu'ils rempliront les devoirs de leur magistrature aussi bien que les deux sortants, dont je suis content, et de tous les habitants de ma bonne ville de Paris, pour laquelle j'aurai toujours beaucoup d'inclination à lui faire du bien. Et enfin je n'ai point d'expression assez vive et assez forte pour lui marquer mes reconnoissances de sa bonne conduite, dont j'espère la continuation. »

1. Mme de Maintenon elle-même écrivait au duc de Noailles, le 10 septembre (recueil Geffroy, tome II, p. 179) : « Jamais la cour n'a été dans l'état où elle est depuis la malheureuse journée d'Audenarde. Notre Roi est le seul qui se possède toujours dans la même égalité d'esprit, d'humeur et d'occupations. » Dans une autre lettre (recueil Bossange, tome I, p. 283), elle dit que le Roi témoigne de la même soumission courageuse et conserve la même égalité d'esprit que lors de « cette dernière aventure d'Audenarde. »

2. Ci-dessus, p. 292.

3. Après *il*, il a, par mégarde, ajouté encore *t'il*.

4. *Le Roy* surcharge *p^r^ Mgr*, effacé du doigt et reporté neuf lignes plus loin.

5. Ci-dessus, p. 298-300.

sailles pour la chasse ou pour la promenade[1], parce qu'on ne pouvoit savoir qu'après son retour les nouvelles qui arrivoient pendant qu'il étoit dehors[2], soit que ce fût une habitude qu'il ne voulût pas montrer dépendante de son inquiétude, soit qu'il n'en eût pas assez pour que ces amusements lui cédassent. Pour Monseigneur, il en paroissoit tout à fait exempt, jusque-là que, le jour qu'on attendoit Chamillart de retour de Flandres, après Ramillies, où le Roi l'avoit envoyé voir et chercher lui-même des nouvelles, dont lui ni personne ne recevoit aucune, Monseigneur s'en alla dîner à Meudon[3], et dit qu'à son retour il sauroit toujours bien les nouvelles. Il en fit autant plus d'une fois tandis que cette attente d'une bataille en Flandres, pour le secours de Lille, colloit tout le monde aux fenêtres pour voir arriver les courriers. Il se trouva présent lorsque Chamillart vint apporter au Roi la nouvelle de l'investiture[4] de cette place[5], et qu'il en lut la lettre. A la moitié, Monseigneur s'en alla: le Roi le rappela pour entendre le reste. Il revint, et l'entendit; la lecture achevée, il s'en alla encore, et sans avoir dit un seul mot. Entrant chez Mme la princesse de Conti, il y[6] trouva Mme d'Espinoy, qui avoit des grands biens de ses enfants en Flandres[7], et qui, avant

Indifférence de Monseigneur.

1. Voyez les premiers jours de septembre dans le *Journal de Dangeau*, et particulièrement le 6, au plus fort de l'attente.

2. Dangeau rapporte deux cas de ce genre, mais dans le retour de Fontainebleau à Petit-Bourg et à Versailles (p. 210-211).

3. C'était le 4 juin 1706. Voyez notre tome XIII, p. 381, et *Dangeau*, tome XI, p. 121 : « Sur les huit heures (du soir), M. de Chamillart arriva de Flandre ; il alla travailler avec le Roi chez Mme de Maintenon, et y demeura plus tard qu'à l'ordinaire. Monseigneur alla dîner à Meudon, où il demeurera deux jours ; il n'a mené pas un homme avec lui, pas même les princes du sang. »

4. Substantif qui a déjà passé, en ce sens, dans nos tomes IV, p. 218, et XI, p. 279.

5. Le 14 août : *Dangeau*, tome XII, p. 201, et ci-dessus, p. 288.

6. Cet *y* est en interligne.

7. La terre d'Espinoy, en Artois, érigée en comté en 1514, en principauté en 1541, par l'empereur Charles-Quint, était cependant restée

ceci, comptoit d'aller faire un tour à Lille. « Madame, lui dit-il en arrivant et en riant, comment feriez-vous à cette heure pour aller à Lille? » Et tout de suite leur en apprit[1] l'investiture. Ces choses-là blessoient véritablement Mme la princesse de Conti; arrivés à Fontainebleau pendant tous les mouvements de cette armée[2], Monseigneur se mit un jour chez elle à réciter par amusement une longue enfilade de noms bizarres d'endroits de la forêt : « Mon Dieu! Monseigneur, s'écria-t-elle, la belle mémoire que vous avez là! C'est bien dommage qu'elle ne soit chargée que de pareilles choses. » Il ne tint qu'à lui d'en sentir le reproche; mais il ne songea pas qu'il en pût profiter.

Monseigneur entraîné pour toujours contre Mgr le duc de Bourgogne.

Malgré cette insensibilité, la cabale de Vendôme, dont il étoit environné et possédé, réussit auprès de lui dans toutes ses vues. Il loua fort un soir, à son coucher, M. le duc de Berry devant tout le monde; il le fit encore d'autres fois, et jamais il ne fit mention en bien de Mgr le duc de Bourgogne. Il dit même une autre fois, à son coucher, qu'il ne le comprenoit point, qu'il s'étoit trouvé plusieurs fois à la tête des armées, mais qu'il n'y avoit jamais contredit MM. de Duras, de Lorge et de Luxembourg, avec qui il étoit, parce qu'il les croyoit plus capables que lui. Il oublioit apparemment Heilbronn[3] où[4] il ne voulut jamais attaquer le prince Louis de Bade quoi que pût faire et lui dire M. le maréchal de Lorge, lui en remontrer l'impor-

dans la mouvance du comté de Saint-Pol jusqu'à ce que la princesse en eût fait prononcer le rattachement à la couronne, en janvier 1707, et les Melun d'Espinoy avaient eu à soutenir de longues contestations avec les Chimay, les Ligne, les Bournonville, surtout avec le duc d'Havré. Le 3 mai 1708, du camp de Braine-l'Alleud, le chevalier de Luxembourg écrivait à Chamillart (ci-après, p. 548, note) : « Nous sommes ici campés sur les terres de Mlle de Lillebonne et de Mme d'Espinoy. Je ne doute pas que cela ne fasse quelque tracasserie, et je vous trouverai bien heureux si vous n'en entendez pas parler. »

1. Ce verbe corrige *dit*.
2. *Armée*, de lecture douteuse, semble plus probable qu'*année*.
3. En 1693 : tomes I, p. 229-232, 264-266 et 559, et X, p. 349.
4. L'*o* d'*où* surcharge peut-être une virgule.

tance et la facilité, qui l'a eu sur le cœur toute sa vie. La crédulité de Monseigneur pour ceux qui l'obsédoient alloit à un point incroyable à qui n'en a pas eu l'expérience, comme j'aurai occasion, dans la suite, de le montrer[1]. Il avala donc, contre son propre fils, tout le poison qui lui fut présenté ; il laissa voir qu'il en étoit plein, et il n'en revint de sa vie. Son goût n'étoit pas pour lui, ni pour ceux qui avoient eu le soin de son éducation : une piété trop exacte le contraignoit et l'importunoit ; son cœur étoit pour le roi d'Espagne, et ne s'est jamais démenti pour lui. Il aimoit aussi M. le duc de Berry, qui l'égayoit par son goût pour la liberté et les plaisirs[2]. La cabale en sut bien profiter[3]. Elle avoit un trop puissant intérêt à écarter foncièrement Mgr le duc de Bourgogne de l'estime, de l'affection, de la confiance de Monseigneur, qu'ils vouloient gouverner quand il seroit le maître, et n'avoir point à lutter contre le fils et l'héritier de la maison, pour ne pas entretenir soigneusement l'éloignement qu'ils avoient formé[4].

Audacieux et calomnieux fracas contre Mgr le duc de Bourgogne.

Ils se mirent donc, au retour de Chamillart, à publier hardiment que Vendôme seul avoit voulu combattre dans tous les temps, qu'il eût fait lever le siège honteusement aux ennemis, qu'il les auroit battus, écrasés, sauvé la France, si, à dix fois différentes, on eût voulu le croire. L'éponge étoit passée sur Audenarde, les délais du départ de derrière le canal de Bruges effacés, l'oisiveté réelle de Mons-en-Peule ignorée. Tout retentit des mensonges grossiers du dessein proposé à Pont-à-Marck et du conseil de guerre de Mons-en-Peule. La carte blanche[5], ajoutoient-

1. Par exemple en 1710 : éd. 1873, tome VIII, p. 153-154.

2. Tome XIV, p. 399.

3. C'est ce qu'il avait prédit à Beauvillier : ci-dessus, p. 16 et 205.

4. La composition des trois cabales qui se partageaient la cour sera longuement expliquée en 1709 (suite des *Mémoires*, tome VI de 1873, p. 458-467, à comparer avec notre tome XIII, p. 398-401 et 646).

5. Voyez cette locution, très usitée et académique, dans les *Mémoires de Sourches*, tomes XI, p. 223, XII, p. 96, etc., ou dans les *Historiettes de Tallemant des Réaux*, tomes II, p. 39, et IX, p. 431.

ils faussement[1], avoit été envoyée depuis à leur héros, mais trop tard, et ces éloges redoublés retomboient à plomb contre Mgr le duc de Bourgogne. On rappela tout ce qui avoit été inventé de pis sur Audenarde, on lui disputa les choses précédentes les plus notoires qui lui avoient fait le plus d'honneur, qui jusqu'alors étoient demeurées certaines sans contredit aucun, on lui reprochoit ce qui s'étoit passé à Nimègue, dont j'ai parlé p. 346[2]. M. du Maine, sur qui tout porta, à la double douleur du Roi, qui ne l'a pas fait servir depuis[3], trouvoit trop bien son compte à la confusion pour ce fait passé que[4] la cabale n'avoit garde de l'oublier, et de n'y pas insister. Elle obscurcissoit le jeune prince à Brisach, et semoit avec adresse que, las de tant d'efforts qu'il y avoit faits, et prévoyant qu'il lui en coûteroit de plus grands encore devant Landau, il étoit revenu avec tant de promptitude, qu'il n'en avoit reçu la permission qu'en chemin[5]. Les plus modérés en apparence prirent un autre tour, et d'une adresse bien plus dangereuse. Ils n'accusoient point sa valeur, et ne disoient rien qui eût un air odieux : ils s'en prirent à sa dévotion[6]. Ils disoient que la réflexion sur tant de sang répandu, sur la perte de tant d'âmes, sur la mort de tant de gens tués sans confession s'il donnoit la bataille, l'avoient[7] épouvanté ; qu'il n'avoit pu se résoudre d'en être responsable à Dieu[8] ; que, par cette raison,

1. Ces trois derniers mots sont en interligne et sur la marge.

2. En 1702 : tome X, p. 192-194. M. le comte d'Haussonville vient de résumer l'historique de cette campagne du duc de Bourgogne d'après les lettres de celui-ci au duc de Beauvillier.

3. Tome X, p. 195.

4. Ces quatre derniers mots, d'une lecture douteuse, font la phrase ncorrecte.

5. En 1703 : tome XI, p. 217-220. Ci-après, p. 334.

6. Ci-dessus, p. 296. — 7. Ce pluriel est bien au manuscrit.

8. On a plusieurs pièces satiriques faites sur ce thème (*Nouveau siècle de Louis XIV*, tome III, p. 281) :

« Hé quoi ! mon prince, lui dit-on,
Voulez-vous laisser prendre Lille ?

il avoit voulu s'en décharger sur le Roi, et avoir encore une fois ses ordres précis; que c'est ce qui lui avoit fait dépêcher ce courrier de Mons-en-Peule. De là ils passoient aux raisonnements politiques, discutoient le peu d'aptitude d'un prince si scrupuleux pour commander des armées et gouverner un royaume, rendirent autant qu'ils purent sensibles leurs craintes et leur opinion. De là, tombant sur quelques amusements véritablement trop petits, et sur d'autres déplacés de ce prince[1], ils exagérèrent quelques tenues de table trop longues, et quelques parties de volant[2],

— Hé! oui-dà! dit-il, pourquoi non?
J'aime bien mieux perdre une ville
Que de voir, dans une action,
Mes gens morts sans confession. »
Aussi ce prince tout divin,
A la bataille d'Audenarde,
Se retira dans un moulin
Priant Dieu qu'il les eût en garde
Et qu'il sauvât les trépassés
Qui ne s'étoient pas confessés.

En 1702 et 1703, Fénelon trouvait regrettable que la préoccupation d'avoir à écourter les prières ou à manquer les jeûnes obligatoires parût peu compatible avec les devoirs du commandement et avec la vaillance d'un petit-fils de Louis XIV. On verra plus loin, p. 477, ce que Gamaches lui-même se permit d'en dire hautement dans la présente campagne, où cependant les lettres du duc de Beauvillier témoignent que l'ardeur militaire n'en souffrait pas.

1. On retrouvera ces griefs, avec quelques détails en plus, dans l'année 1710 : tome VII de 1873, p. 136 et 350.

2. Voyez ci-dessus, p. 239, fin de note, les vers sur le volant et la chaise percée, et ci-après, p. 365. Suivant le *Journal de Dangeau*, tomes I, p. 409, et X, p. 135, le volant était à la mode à la cour. Fénelon lui-même fait allusion à l' « indécence de ces jeux d'enfant » dans la lettre que, plus tard, le 3 décembre, il écrivait au duc de Chevreuse (*Correspondance*, tome I, p. 278-279) : « On prétend qu'il n'a point assez d'application pour aller visiter les postes, pour s'instruire des détails importants, pour consulter en particulier les meilleurs officiers, et pour connoître le mérite de chacun d'eux; il a passé, dit-on, de grands temps dans des jeux d'enfant avec Monsieur son frère, dont l'indécence a soulevé toutes les personnes bien intentionnées dans de tristes conjonctures où il auroit dû paroître sentir la honte de sa campagne et le malheur de l'État. Voilà, si je ne me trompe,

et tournèrent en ridicule des mouches guêpes[1] crevées, un fruit dans de l'huile, des[2] grains de raisins écrasés en rêvant[3], et des propos d'anatomie, de mécaniques, et d'autres sciences abstraites[4], surtout un particulier trop long et trop fréquent avec le P. Martineau, son confesseur[5]. Pour rendre le prince plus petit et plus incapable, voici l'histoire qu'ils inventèrent sur du vrai, qu'ils firent courir partout. Le P. Martineau eut la curiosité de visiter les retranchements du duc de Marlborough à la suite des princes, lorsque, avec les ducs de Vendôme et de Berwick, Puységur et fort peu d'autres officiers généraux, et Chamillart, ils les longèrent de près, comme je l'ai raconté, pour examiner si et par où ils pouvoient s'attaquer[6]. A ce fait véritable, voici ce qu'ils y ajoutèrent de parfaitement faux : c'est que le P. Martineau étoit si affligé de ce que

Mensonge en plein sur le P. Martineau.

la vraie source de l'indisposition générale des militaires. » Un correspondant de la *Gazette d'Amsterdam* écrivait peu auparavant, du camp de Rousselaere (n° xcv) : « Les princes de France ont fait faire un billard au camp du Sauchoir pour s'y divertir pendant l'hiver. » Nous les verrons (p. 365) jouer au volant après la capitulation de Lille et (p. 458) à la paume après le passage de l'Escaut par les ennemis. L'*État de la France* parle des parties que faisaient le Roi et son fils.

1. Mot composé qui était d'un usage régulier (*Dictionnaire de l'Académie*, 1718) : « Grosse guespe, mouche guespe. »

2. Avant *des*, il a biffé *et*.

3. *Revant*.

4. En effet, dans une lettre du 13 août publiée par Millot et par Proyart, le jeune prince crut devoir se disculper, auprès de Mme de Maintenon, de s'être livré à des observations astronomiques, et protesta qu'il cherchait de préférence des conversations plus spécialement instructives.

5. Le jésuite Isaac Martineau, substitué en 1700 au P. Valois : tome VII, p. 189. Il avoit déjà suivi le prince dans les voyages de 1701 et de 1703. On publia de lui, en 1712, un *Recueil des vertus de Louis de France, duc de Bourgogne*, purement composé aux points de vue religieux et moral. Il eut le même rôle auprès de lui que, plus tard, l'abbé de Saint-Cyr auprès du fils de Louis XV.

6. Ci-dessus, p. 318-319. En 1703, au siège de Brisach, il avait fallu que Tallard lui-même empêchât le Père d'accompagner son prince à la tranchée (Guerre, vol. 1665, 31 août 1703).

Mgr le duc de Bourgogne s'étoit opposé à cette attaque, qu'il l'avoit mandé à ses amis, dans la crainte même d'être accusé d'avoir pu donner un avis si éloigné de son sentiment. Non contents d'un si noir artifice, et qui mettoit, en valeur et en fait de guerre, le prince si fort au-dessous de son confesseur, ils osèrent répandre que Martineau avoit eu peur qu'on ne se prît[1] à lui, dans l'armée, d'un parti qui la désespéroit, et qu'il n'avoit pu s'empêcher[2] de s'y laisser entendre que, si il en avoit été cru, les retranchements auroient été attaqués. La calomnie devint publique[3]. Le P. de la Chaise, qui en fut averti, et qu'il se disoit de plus que le P. Martineau lui en avoit mandé sa pensée, se crut obligé de montrer au Roi ce que le P. Martineau lui avoit écrit de la curiosité qu'il avoit eue, sans qu'il y eût dans toute la lettre un seul mot qui pût donner lieu à ce qui se publioit. Le P. de la Chaise la fit voir à bien des gens pour laver cette calomnie, qui ne laissa pas de porter tout[4] entière sur Mgr le duc de Bourgogne, et en ridicule et en sérieux, comme les inventeurs se l'étoient bien proposé[5].

1. *Prît*, au passé défini, dans le manuscrit.

2. Saint-Simon, ayant d'abord commencé à mettre *s'em* en interligne, à sa vraie place après *pu*, a rétabli *s'empescher* au-dessus de *s'y*.

3. Chansonnier, ms. Fr. 12694, p. 194, 321 et 323.

4. Il a écrit : *tout*, adverbe, sans l'accord qu'il fait ordinairement.

5. Mme des Ursins elle-même crut devoir protester (recueil Bossange, tome IV, p. 165), peut-être faisant allusion à certains vers de Madame la Duchesse (ms. 12694, p. 194) : « Je voudrois bien qu'on n'attaquât pas Mgr le duc de Bourgogne ni sur sa dévotion ni sur son confesseur. Il me semble que la véritable piété d'un prince doit être éloignée des scrupules, et celui-ci sait assez bien sa religion pour se conduire sans l'avis de son directeur sur des choses qui regardent la guerre, et qui ne sont point de leur fait quand elle est aussi juste. » Mme de Maintenon répondit (tome I, p. 353-355, lettre du 25 novembre) qu'il n'y avait qu'injustice dans le déchaînement des libertins, des jansénistes, des antijésuites, des ennemis de Monsieur de Cambray et du *Télémaque* : « On dit qu'il a voulu qu'on prît Lille afin d'être forcé à faire la paix. D'autres disent qu'il a desiré faire cette restitution parce que le Roi l'avoit pris injustement; d'autres disent qu'il ne veut point de combat dans la crainte de perdre des âmes.... Il en sait autant que nous;

Voilà donc les trois[1] plus impudents mensonges, les trois histoires les plus complètement composées qu'il soit possible d'imaginer, celle-ci, l'affaire de Pont-à-Marck, et le conseil de guerre de Mons-en-Peule[2], ignorés parfaitement dans l'armée, démentis par tout ce qui en arriva, officiers généraux et particuliers, dont l'étonnement fut extrême d'apprendre à leur retour ce dont ils n'avoient jamais ouï parler, et qui néanmoins coururent les provinces, les autres armées et les pays étrangers, avec des circonstances à n'en pouvoir douter[3]. Répondre au fait de Nimègue, qui l'eût osé? C'eût été rouvrir les plaies de M. du Maine, et celles du Roi par conséquent. A l'égard de Brisach et de Landau, la chose fut agitée en plein conseil du Roi. Tallard, qui prévoyoit ce qui pouvoit arriver du[4] projet de Landau, et qui en effet causa la bataille de Spire, ne proposa ce siège qu'à condition expresse du retour de Mgr le duc de Bourgogne Brisach pris[5]. Ce prince écrivit au Roi pour demeurer et faire ce siège; il contesta, et n'oublia[6] rien de tout ce qu'il put représenter de plus fort : Tallard[7] et Marcin en furent témoins; et enfin il ne partit que sur la dernière réponse du Roi, qui, après plusieurs refus et ordres de revenir, lui manda positivement que le siège de Landau ne s'entreprendroit résolument point tant qu'il seroit à l'armée[8].

Mensonges en plein sur Nimègue et Landau.

il mande qu'il croiroit faire contre sa conscience et contre son devoir envers la France et envers le Roi, s'il pensoit un moment comme on veut le faire penser. » Voyez ci-après, p. 679, ce qu'en écrivait Fénelon.

1. Ici, il a répété *les*. — 2. Ci-dessus, p. 309, 311, 325 et 329.

3. Les textes cités dans notre commentaire ne confirment point cette négation si absolue.

4. *Du* est en interligne, au-dessus de *sur*, biffé en laissant *le*.

5. Tome XI, p. 219, 220, 299 et 304. — 6. L'*u* d'*oublia* corrige un *b*.

7. Avant *Tallart*, il a biffé *et*.

8. Les lettres de cette époque au duc de Beauvillier, qui viennent d'être publiées avec celles de 1708, indiquent, chez le jeune prince, un regret sincère d'être contraint par Tallard à s'en retourner pour ne point gêner les opérations. Comparez les *Mémoires militaires*, tome III, p. 483, et le volume Guerre 1667, n°s 163-165, 201, 224, etc.

Prévention du Roi. Déchaînement incroyable contre Mgr le duc de Bourgogne.

Quoi[1] de plus clair que ces réponses et que ces faits! Mais toute évidence fut ici inutile : le complot étoit trop bien fait, et la cabale trop habile et trop organisée. Ses émissaires de tous états étoient infinis; ils pénétroient partout, ils persuadoient partout les louanges[2] de leur héros et leurs plus cruels artifices contre un prince qu'ils avoient bien résolu de perdre, et contre qui, après en avoir tant fait, ils ne se crurent pas en sûreté de reculer, mais dont ils n'eurent jamais la moindre envie. Maîtres déjà de la maison paternelle, comment ne l'être pas du public? On a vu[3] à quel point ils avoient persuadé et aliéné Monseigneur, et tous les avantages qu'ils avoient pris sur le Roi malgré Mme la duchesse de Bourgogne et Mme de Maintenon même. Outre ce qu'il lui échappoit à ses bâtards et à ses valets de trop conforme aux impressions qu'il recevoit d'eux, toujours à l'affût de lui en donner des plus sinistres, il s'étonna aigrement plus d'une fois en public, parmi ces crises, de ce que la bataille ne se donnoit point, et après, de ce que les retranchements n'étoient pas encore attaqués. Le rare est que, dans toute sa cour, ce n'étoit presque jamais qu'à Vaudémont qu'il adressoit la parole sur la Flandre, et que, si quelqu'un à ces portées-là, même des princes du sang, hasardoient de mêler quelque mot dans la conversation, cela tomboit aussitôt, le Roi le plus ordinairement n'y répondant point, et Vaudémont toujours tenant le dé, et le sachant manier à merveilles. La cabale triompha donc si pleinement partout, qu'il fut vrai que ce qu'elle osa à Audenarde ne fut que des coups d'essais, et que c'en fut ici de maîtres[4]. Non seulement le public de tous états étoit enlevé, non seule-

1. L'écriture change ici.
2. Nous avons déjà eu « persuader [de prendre] quelqu'un » (tome I, p. 168), etc. Mme de Sévigné disait : « persuader l'agrément, la religion, la dureté du cœur. »
3. Ci-dessus, p. 327-329. — 4. C'est le fameux vers du *Cid* :

Et, pour leurs coups d'essai, veulent des coups de maître.

ment la mode et le bon air étoient gagnés, mais le rapide progrès fut tel, qu'il emporta les politiques, et qu'il est vrai exactement de dire qu'il n'y avoit pas sûreté à paroître le moins du monde pour Mgr le duc de Bourgogne dans sa maison paternelle, et que tout ce qui y exaltoit à ses dépens le duc de Vendôme étoit sûr de plaire au Roi et à Monseigneur. De là on peut juger quel put être le déchaînement et la licence, jusque-là que le Roi, n'osant aussi trouver publiquement mauvais que quelqu'un osât parler en faveur de son petit-fils, réprimanda publiquement le prince de Conti, qui le faisoit en toute occasion, et qui haïssoit Vendôme, d'avoir parlé et raisonné des affaires de Flandres chez la princesse de Conti sa belle-sœur, tandis qu'on ne parloit et qu'on ne s'entretenoit d'autre chose à Versailles. Pour d'écriture[1], il n'en étoit point : personne n'osoit rien mander à l'armée de ce qu'il se passoit et disoit à Paris et à la cour, ni, de l'armée, rien qui pût éclaircir ni apprendre quoi que ce fût, tant la terreur de Vendôme y étoit répandue[2]. Mgr le duc de Bourgogne vivoit à l'armée en de cruelles brassières; sa douceur, sa timidité, sa piété avoit augmenté l'audace, et l'audace, portée à l'excès, avoit achevé de l'abattre. M. de Beauvillier, plus timide qu'il ne devoit l'être, M. de Chevreuse, enchaîné de raisonnements et de mesure, se désoloient avec moi, et m'avouoient souvent que je ne leur avois prédit que trop vrai et vu que trop clair[3]; mais,

1. Tour elliptique déjà relevé dans notre tome VI, p. 366.

2. Voyez cependant, p. 674, un passage extrait du récit de Bellerive.

3. Nous n'avons point leurs lettres au duc de Bourgogne; mais elles devaient être, comme les réponses, remplies presque exclusivement de réflexions et considérations pieuses. Notre auteur dira plus tard, alors même que le prince se fut un peu mûri (éd. 1873, tome VI, p. 463) : « Enfoncé dans la prière et dans le travail de son cabinet, ignorant ce qui se passoit sur la terre, il suivoit les impressions douces et mesurées des ducs de Beauvillier et de Chevreuse, n'avoit figuré en rien dans les disgrâces de Vendôme et de Chamillart, et s'étoit contenté de les offrir à Dieu, comme il avoit fait les tribulations qu'ils lui avoient causées. »

de remède, ils n'en voyoient que dans la patience, dans le retour de l'armée, qui éclairciroit bien des choses, et dans le temps: et, quand je les pressois pour des partis plus prompts et plus décents, ils me fermoient la bouche, ils s'affligeoient de ce qui n'étoit plus temps[1], ils m'opposoient la volonté impuissante de Mme de Maintenon, qui se laissoit voir entière sur cet article au duc de Beauvillier, comme je l'ai déjà dit[2]; et, à cette réponse majeure, je n'avois rien à répliquer. Je n'ignorois pas où on en étoit de ce côté-là, par Mme la duchesse de Bourgogne, avec qui mon commerce alloit toujours sur la Flandres par Mme de Nogaret[3]. Le peu de temps que cette princesse pouvoit avoir à elle, elle le donnoit à ses larmes et à écrire, et, dans la vérité, elle parut infatigable et pleine de force et de bons conseils. Mme de Maintenon étoit touchée au dernier point de sa douleur[4], et piquée au vif de sentir, pour la première fois de sa vie, qu'il y avoit des gens qui, par rapport à eux, avoient pris sur elle le dessus auprès du Roi.

1. De ce qu'il n'était plus temps de faire.

2. Ci-dessus, p. 242. — 3. Ci-dessus, p. 240 et 257.

4. On a maint témoignage de ces sentiments de Mme de Maintenon dans ses lettres à Mme des Ursins (recueil Bossange, tome I, p. 308, 313-314, 316-317, 324, 336, 346, etc.). Par exemple, elle dit le 9 septembre (p. 316-317) : « Mme la duchesse de Bourgogne craint pour la France, elle craint pour l'Espagne, elle craint pour la vie de Monsieur son mari, elle craint pour M. le duc de Berry, et, par-dessus tout, elle craint que M. le duc de Bourgogne ne se laisse trop conduire par les conseils qui l'environnent; mais comment peut-il se défendre de ceux de M. le duc de Berwick, qui est un très honnête homme, très habile dans la guerre, et que le Roi a envoyé près de ce prince pour le conseiller? » Et, le 23 (p. 324) : « Les trois quarts du monde parlent présentement comme moi sur Mme la duchesse de Bourgogne. Sa conduite est en effet admirable, et seroit fort louée dans une vieille reine mère. Elle passe ses jours à écrire à l'armée et à prier Dieu. Elle joue une heure ou deux par jour, dans les temps qu'on respire un peu. » Mme des Ursins réplique, le 29 octobre (tome IV, p. 158) : « Rien ne me paroît mieux que ce que Mme la duchesse de Bourgogne répondit à Monseigneur dans votre chambre, qu'elle petilloit de la crainte que M. le duc de Bourgogne marchât aux ennemis, et de

Fautes sur fautes de Vendôme.

Tandis que l'armée reprenoit un peu haleine, ses généraux s'occupoient toujours des moyens de secourir Lille. Vendôme, fécond en projets spécieux et[1] hardis, vouloit faire un grand tour pour prendre Marlborough par ses derrières, tantôt le tromper par de fausses marches, l'engager à dégarnir ses retranchements, et revenir tout court sur soi les attaquer; mais, lent en effet à toute exécution facile, comme on ne l'avoit que trop éprouvé, pouvoit-on se flatter de tromper des chefs si attentifs et si actifs, et[2] de quelque succès par de longs détours qui marqueroient le projet assez tôt à des ennemis bien postés et qui, pour ainsi dire, n'auroient qu'à se retourner dans leur cerceau[3] pour faire à temps face partout et opposer les mêmes obstacles[4]? Berwick et tout ce qu'[il] y avoit là de meilleur parmi les principaux officiers généraux s'opposèrent à ces entreprises vaines et ruineuses[5]. Ce maréchal, si légèrement réconcilié avec le duc de Vendôme, avoit déjà recommencé à déplaire à un homme qui n'étoit pas plus sincèrement revenu à lui. On commença aussi à s'apercevoir que, si, après avoir tant perdu de temps précieux à s'ébranler et à arriver, au lieu de s'enivrer de l'espérance

la crainte qu'il n'y marchât pas; mais ce qui m'en charme encore davantage est que la princesse ne connoisse pas tout le mérite de ce discours, car il seroit diminué, si elle l'avoit fait prémédité et avec réflexion : il vaut bien mieux qu'il parte du cœur que de la tête. » Tessé félicita respectueusement sa maîtresse (lettre du 22 septembre, dans le recueil Rambuteau, p. 284) de cette « conduite merveilleuse » au milieu des agitations de la cour et entre les deux préoccupations opposées de la conservation et de la gloire de son époux.

1. *Et* surcharge une *h*. — 2. *Ou* corrigé en *et*.

3. Même figure que ci-dessus, p. 179.

4. Voyez les *Mémoires militaires*, p. 112-118.

5. Dangeau indique quelques-uns des mouvements du duc de Vendôme (p. 238-242, 244, 246, 257), qui finit par se rendre à Bruges le 2 octobre, et qui, s'étant placé en mauvaise posture contre le canal, au milieu des inondations de Nieuport lâchées par son ordre, courut grand risque, selon Berwick (p. 40-41), d'être écrasé par Marlborough, avec ses cinquante et un bataillons et soixante-trois escadrons.

d'une bataille, on eût tourné toutes ses pensées à jeter des secours dans Lille durant qu'on le pouvoit, comme je l'ai remarqué[1], à donner à la place les moyens de durer, à fatiguer cependant les ennemis, à les jeter dans la nécessité des convois, et à leur en ôter les moyens par les postes qu'on pouvoit prendre, on seroit venu à bout de leur arracher cette conquête, et de les précipiter de plus dans des embarras les plus fâcheux pour leur retraite[2]. Ce fut donc à cette ressource[3], mais trop tard, qu'on se résolut de s'attacher désormais, et l'armée fit les mouvements et les détachements nécessaires pour y réussir.

Mort et deuil d'un fils de quatre ans et demi de M. du Maine; misère de Monsieur le Prince.

Parmi des événements si intéressants, il en arriva un à la cour qui le fut fort peu, mais qui toucha fort le Roi. M. du Maine perdit son troisième fils, qui avoit quatre ans et demi[4]. Le Roi continua de faire pour lui ce qu'il n'avoit point fait pour les enfants de la Reine, dont il a perdu beaucoup[5], et dont on n'a jamais pris le deuil quand ils n'avoient pas sept ans faits : il ordonna que Monseigneur et la cour le prendroient pour huit jours[6], et il envoya Souvré, maître de sa garde-robe, faire compliment de sa part à Monsieur le Prince et à Madame la Princesse, à Écouen, où ils étoient[7]. Monsieur le Prince ne manqua

1. Ci-dessus, p. 291, 301 et 307.

2. Voyez une lettre de Mme de Maintenon à Villars, 12 septembre : recueil Geffroy, tome II, p. 181 ; *Mémoires de Villars*, tome III, p. 29-30.

3. *A cette ressource* a été ajouté sur la marge.

4. Cet enfant, titré duc d'Aumale (duché de 1693 : tome I, p. 124), né à Versailles le 31 mars 1704, mort à Sceaux le 2 septembre 1708 avant d'avoir reçu un nom, fut inhumé à Eu : *Dangeau*, tomes IX, p. 473, et XII, p. 215 ; *Sourches*, tomes VIII, p. 326, et XI, p. 168. « Prince beau, bien fait et de grande espérance, » disent ces derniers *Mémoires* ; « beau comme le jour, mais languissant, » selon Mme de Maintenon. Voyez ci-après, p. 696-696, deux lettres du père.

5. Déjà dit au tome XII, p. 11-12.

6. Nous avons déjà vu prendre le deuil ainsi pour des « maillots, » d'abord du même duc du Maine (tomes V, p. 132, et VI, p. 7), puis du prince de Conti (tome XII, p. 11-12).

7. C'est Dangeau qui raconte cela. — Écouen (ici, *Escouen*) était le

pas de se donner le plaisir de venir à Versailles jouir de la distinction de croire y figurer avec le Roi, parce qu'il n'y eut que le Roi et lui qui ne prirent pas le deuil[1].

Ducasse arrive avec les galions.

Incontinent après[2], il vint une consolation plus solide que n'avoit été cette affliction : Ducasse, qui étoit allé chercher les galions dont on avoit si grand besoin[3], les ramena riches de cinquante millions[4] en or et argent, et de dix millions de fruits[5]. Il arriva au port du Passage[6], et y entra le 27 août[7]. Bientôt après aussi on sut que M. de

chef-lieu du duché de Montmorency-Enghien, avec un beau château bâti par le connétable Anne, et nous verrons bientôt qu'en raison de la proximité de Paris, à mi-chemin de Chantilly, Monsieur le Prince y faisait tenir prêt un dîner chaque jour.

1. Le *Journal de Dangeau*, p. 216, 4 septembre, ne parle pas de Monsieur le Prince : « La cour prendra le deuil vendredi pour la mort du duc d'Aumale; le Roi a donné l'ordre à M. de la Trémoïlle, premier gentilhomme de la chambre en année. Monseigneur sera le chef du deuil. Le Roi ne le portera point, comme grand-père. On ne le portera que huit ou dix jours. »

2. Un jour avant la mort du petit prince, le 1er septembre : *Dangeau*, p. 214; *Sourches*, p. 166-167.

3. C'est au Mexique que Ducasse était allé prendre la conduite du convoi, qui n'était pas les galions du Pérou, mais ce qu'on appelait la *flotte*, comme il a été déjà expliqué dans notre tome VIII, p. 54, note 3 : voyez la *Gazette*, p. 432, 444 et 450, le *Journal de Verdun*, novembre, p. 336-337, les Papiers du Contrôle général, G7 1430, les archives de la Marine, B4 33, fol. 196-197, les papiers de l'ordonnateur Cartigny, au Dépôt des affaires étrangères, vol. *Espagne* 181, fol. 263-287, et vol. 184-186, et, ci-après, appendice XII, les lettres de l'ambassadeur Amelot.

4. Quarante seulement selon les *Mémoires de Sourches*.

5. « Environ dix millions de ce que les Espagnols appellent *los frutos*, qui sont toutes choses dont le débit est facile » (*Dangeau*).

6. En espagnol, *los Pasajes*, sur le golfe de Gascogne, à cinq kil. E. de Saint-Sébastien.

7. Ce que notre auteur ne raconte pas, quoiqu'on en trouve mention dans le *Journal de Dangeau* comme dans les *Mémoires de Sourches*, c'est que Desmaretz tira un heureux profit de cet apport de matières métalliques : l'opération sera expliquée ci-après, Additions et corrections, p. 680. Le succès de Ducasse lui valut d'être invité à Marly le 3 novembre suivant (*Dangeau*, p. 257), en attendant la Toison d'or.

Savoie[1] avoit pris Fenestrelles[2]; il avoit aussi pris Exilles[3] quelque temps auparavant, malgré les forfanteries du maréchal de Villars, qui, libéral en courriers parce qu'il ne les payoit point, promettoit toujours des merveilles, et se donnoit souvent pour être sur le point d'attaquer[4] et battre ce prince[5]. Il prit deux ou trois méchants petits

Exilles et Fenestrelles pris par le duc de Savoie.

1. Ci-dessus, p. 133-134.
2. Tome XIV, p. 94. Il y eut ordre de renoncer à secourir cette place, quoique ouvrant le passage en France, et elle fut mal défendue.
3. Cette autre place forte, dans un défilé de la Doire ripaire, à l'ouest de Suse, commandait une vallée importante, comme il est dit dans les *Mémoires de Catinat*, tome I, p. 394-398, et dans ceux *du chevalier de Quincy*, tome II, p. 293-297, lequel, faisant partie de l'armée de Villars, y séjourna peu avant le siège de 1708. Le connétable de Lesdiguières avait conquis Exilles à la France, et Saint-Mars y avait gardé, de 1681 à 1687, son mystérieux prisonnier (Jung, *le Masque de fer*, p. 161-166). On verra plus tard que la reddition de 1708 donna lieu, non seulement à de vives plaintes, mais même à une condamnation sévère de l'officier qui avait livré sa place. Sur le moment, Dangeau dit (p. 203) : « Le maréchal est fort animé contre le commandant, qui s'appelle la Boullaye, qui avoit eu bonne réputation jusque-là. Le Roi, en recevant cette nouvelle, n'a pas pu s'empêcher de dire qu'il voyoit depuis quelque temps des choses extraordinaires et qu'il avoit peine à comprendre des François. » Comparez *Sourches*, p. 183-184, et ci-après, p. 636, une lettre de Mme des Ursins à Mme de Maintenon.
4. Avant *attaquer*, il a biffé un premier *battre*, sans élider le *de*.
5. Voyez le *Journal de Dangeau*, p. 180, 187-190, 192, 194-198, 202, 203, 205, 206, 219 et 236, les *Mémoires de Sourches*, p. 138, 140, 148-152 et 154, la *Gazette*, p. 380-382, 392-393, 404-406 et 462-463, la *Gazette d'Amsterdam*, n°s LXII-LXVII, le *Mercure*, mois de juin, p. 416-418, de juillet, p. 369, etc., le *Mercure historique et politique*, tome XLV, p. 252-272, 276-277 et 369-373, le *Journal de Verdun*, p. 198-199, 267-270, 352, etc., le *Theatrum Europæum*, p. 233-238, les *Mémoires de Villars*, tome III, p. 11-31, et *Villars d'après sa correspondance*, tome I, p. 303-312, les *Mémoires du chevalier de Quincy*, tome II, p. 293-317, l'*Histoire militaire*, par le marquis de Quincy, p. 27-31, les volumes 2075, 2099-2102 du Dépôt de la guerre, et *France* 450-451 du Dépôt des affaires étrangères, les *Feldzüge des Prinzen Eugen*, p. 154-190, surtout les *Mémoires militaires*, p. 217-288, où la campagne est minutieusement racontée. Avant que Victor-Amédée se décidât à porter ses efforts du côté de la Savoie avec l'appui des généraux impériaux Thaun et Schulembourg, on avait craint qu'il ne fît une

postes retranchés dans les montagnes, qu'il fit fort valoir[1], et fut réduit toute la campagne à prendre l'ordre des ennemis[2]. Heureusement pour lui, quelque important que fût un côté si jaloux, ce fut un point dans la carte[3] en comparaison des choses qui se passoient en Flandres, qui absorboient toute l'attention[4].

Éloge du maréchal de Boufflers, et ses soins à Lille.

Le prince Eugène n'avoit pas dissimulé sa joie lorsqu'il sut qu'il auroit affaire au maréchal de Boufflers, et qu'il craignoit moins un homme comblé d'honneurs et de récompenses[5] qu'il n'eût fait un officier général dont toutes les espérances de fortune auroient été fondées sur sa défense. Il éprouva qu'il s'étoit trompé, et je ne comprends pas comment le souvenir de la défense de Namur[6] ne lui avoit pas donné une autre opinion de Boufflers, qui, à la vérité, en fut fait duc[7], mais qui, à cette exception[8], grande à la vérité, étoit déjà tout[9] ce qu'il étoit à Lille[10]. L'ordre,

seconde tentative contre la Provence; mais il préféra continuer l'opération commencée par la prise de Suse au retour de son expédition de 1707, et eut ainsi l'avantage d'être le premier à entamer et dévaster le territoire français malgré les efforts de Villars. Celui-ci se plaignit beaucoup de Chamillart dans sa correspondance avec Mme de Maintenon. Notre auteur reviendra sur ses forfanteries de matamore en 1709.

1. C'étaient les deux bourgs du nom de Césane, sur la Doire : *Dangeau*, p. 202; *Sourches*, p. 154; *Gazette*, p. 404-405, etc.

2. *Ennemis* surcharge des lettres effacées du doigt.

3. *Point*, « en géométrie, la plus petite portion qu'il soit possible de concevoir, considérée, par abstraction, comme sans étendue » (*Dictionnaire de Littré*, POINT 8°).

4. Cependant on fut fort inquiet à la cour, jusqu'à redouter que l'envahisseur ne parvînt à Lyon : lettres de Mme de Maintenon, dans le recueil Bossange, tome I, p. 284, 286, 287, 290, 298, 305, 310 et 314.

5. Voyez le résumé de ses services et de son avancement dans la *Chronologie militaire*, tome III, p. 82-92, et dans le livre du lieutenant Sautai, p. 33-34.

6. En 1695 : tome II, p. 311-313 et 327-331. — 7. *Ibidem*, p. 332.

8. A cette exception près. — 9. L'initiale de *tout* corrige un *d*.

10. Avant d'arriver à l'éloge qui va suivre, il faut se rappeler que, dans un passage de la notice SAINT-SIMON que j'ai déjà reproduit textuellement (tome X, p. 410, note 3), notre auteur s'est vanté d'avoir lié une amitié étroite, et de toute confiance, avec le maréchal de Boufflers,

l'exactitude, la vigilance, c'étoit où il excelloit. Sa valeur étoit nette, modeste, naturelle, franche, froide. Il voyoit tout, et donnoit ordre à tout sous le plus grand feu comme s'il eût été dans sa chambre; égal dans le péril, dans l'action rien ne lui échauffoit la tête, pas même les plus fâcheux contretemps. Sa prévoyance s'étendoit à tout, et, dans l'exécution, il n'oublioit rien. Sa bonté et sa politesse, qui ne se démentoit en aucun temps, lui gagnoit tout le monde; son équité, sa droiture [1], son attention à se communiquer[2] et à prendre conseil, sa patience à laisser débattre avec liberté, sa délicatesse à faire toujours honneur de leurs conseils, quand ils avoient réussi, à ceux qui les lui avoient donnés, et des[3] actions à ceux qui les avoient faites, lui dévouèrent les cœurs. Les soins qu'il prit en arrivant pour faire durer les munitions de guerre et les vivres[4], l'égale proportion qu'il fit garder en tous les

et d'avoir uni intimement celui-ci avec les ducs de Chevreuse et de Beauvillier. Il répétera plus tard, dans un autre éloge du maréchal, en 1711 (éd. 1873, tome IX, p. 93), que cette liaison entre lui et Boufflers allait jusqu'à se communiquer leurs lettres, leurs mémoires, leurs projets. Enfin on sait, par l'inventaire de l'hôtel de la rue de Grenelle fait en 1755, que Saint-Simon y avait placé un portrait du défenseur de Namur et de Lille dans sa salle d'honneur, celle du Dais. L'éloge, ici, n'est point mélangé des critiques et des appréciations, justifiables sans doute, mais un peu brutales en apparence, que l'on aura plus tard sur les côtés faibles du personnage, et qui se retrouvent chez bien des contemporains : il va être circonscrit aux qualités militaires, et, sous ce rapport même, nous ferons remarquer que les écrivains protestants, tels que Spanheim (*Relation de 1690*, p. 341-343 et 394-395) et l'auteur des *Portraits et caractères de 1703* (p. 35), contestaient presque toutes ces qualités et réduisaient les mérites de Boufflers à ceux d'un partisan ou d'un général de second ordre, incapable de commander plus de sept ou huit mille hommes, manquant toujours les grandes actions malgré sa bravoure et sa vigilance, rampant avec les supérieurs et tyrannique avec ses subordonnés, se faisant peu d'amis, etc.

1. « Droit, franc et littéral » (notre tome IV, p. 230).
2. Emploi de *se communiquer* très usité au dix-huitième siècle.
3. Avant *des*, il a effacé un *aux* ajouté sur la marge.
4. Tous les détails qui vont suivre, sur l'organisation de la défense, ont leur commentaire dans le livre du lieutenant Sautai.

temps du siège en la distribution du pain, du vin, de la viande, et tout ce qui sert à la nourriture, où il présida lui-même, et les soins infinis qu'il fit prendre et qu'il prit lui-même des hôpitaux, le firent adorer des troupes et des bourgeois. Il les aguerrit, je dis les troupes de salade[1], qui faisoit[2] la plus nombreuse partie de sa garnison, les fuyards d'Audenarde et les bourgeois qu'il avoit enrégimentés, et en fit des soldats qui ne furent pas inférieurs à ceux des vieux corps[3]. Accessible à toute heure, prévenant pour tous, attentif à éviter autant qu'il le pouvoit la fatigue aux autres et les périls inutiles, il fatiguoit[4] pour tous, se trouvoit partout, et sans cesse voyoit et disposoit par lui-même, et s'exposoit continuellement. Il couchoit tout habillé aux attaques, et il ne se mit pas trois fois dans son lit depuis l'ouverture de la tranchée jusqu'à la chamade[5]. On ne peut comprendre comment un homme

1. Nous avons déjà rencontré et expliqué cette locution figurée dans notre tome III, p. 224, note 5, à propos des « bataillons de salade ramassés des garnisons, » lesquels composaient la majeure partie de l'armée du maréchal de Choiseul où notre auteur servait en 1696. C'est ici, à peu près, l'équivalent des « bataillons nouveaux » dont il a été parlé ci-dessus, p. 287.

2. Ce qui faisait.

3. Ci-dessus, p. 295. Les *Mémoires de Sourches* citent ce détail à la date du 26 septembre (p. 185) : « Il y avoit dans Lille plusieurs auberges où on donnoit à boire et à manger aux soldats gratuitement ; les femmes alloient porter de l'eau-de-vie aux soldats jusqu'à l'attaque, et le maréchal de Boufflers avoit formé deux bataillons de bourgeois, qui, dans toutes les actions, faisoient aussi bien que les plus braves soldats. » Le lieutenant Sautai s'est étendu (p. 168-174) sur cette action énergique du maréchal et sur le concours prêté par les magistrats ou les habitants, aussi bien que par les troupes.

4. *Fatiguer*, neutre, « signifie se donner de la fatigue » (*Académie*, 1718 et 1878).

5. *Sautai*, p. 173, 237 et 238. Une lettre citée dans ce livre raconte que le maréchal, qui ne vivait lui-même que de chair de cheval épuisé, avait abandonné son hôtel pour qu'on en fît un hôpital : « Il ne repose pas, ou très peu. Il ne s'est pas encore déshabillé depuis le premier jour de l'attaque. Il visite les brèches et les ouvrages d'une manière du monde la plus intrépide. Il ne manque pas de passer ses nuits sous

de son âge[1], et usé à la guerre[2], put soutenir un pareil travail de corps et d'esprit, et sans sortir jamais de son sens froid et de son égalité. On lui reprocha qu'il s'exposoit trop : il le faisoit pour tout voir par ses yeux, et pourvoir à tout à mesure; il le faisoit aussi pour l'exemple, et pour sa propre inquiétude que tout allât et s'exécutât bien. Il fut légèrement blessé plusieurs fois, s'en cachoit tant qu'il pouvoit, et n'en changeoit rien à sa conduite journalière; mais, un coup à la tête l'ayant renversé, il fut porté chez lui malgré lui. On le voulut saigner; il s'y opposa de peur que cela ne lui ôtât[3] des forces, et voulut sortir. Sa maison étoit investie; il fut menacé par les cris des soldats qu'ils quitteroient leurs postes, s'ils le revoyoient de plus de vingt-quatre heures de là. Il les passa assiégé chez lui, forcé à se faire saigner et à se reposer; quand il reparut, on ne vit jamais tant de joie[4]. Abondance à sa table sans aucune délicatesse; il se traita toujours à proportion comme les autres pour les vivres, et, outre ce qu'il avoit porté d'argent pour soi, il en emprunta encore en arrivant tout ce qu'il put[5], et s'en servit libéralement pour le service, pour donner aux soldats et secourir des officiers avec une simplicité admirable dans toutes ses actions. Et voilà comme il arrive quelquefois que la bonté et la droiture de l'âme étend l'esprit et l'éclaire dans de grandes occa-

la petite voûte contre la porte d'Eau, attrayant quelques heures, en passant, pour les donner à son repos. »

1. Soixante-huit ans. — 2. Il avait débuté aux gardes en 1662.

3. *Osta* corrigé en *ostast*.

4. C'est le 21 novembre (ci-après, p. 464) que, visitant le chemin couvert de la citadelle, il fut frappé à la tête par un éclat de grenade (*Dangeau*, p. 278), et, dès le 27, il écrivait au duc de Bourgogne (Sautai, *le Siège de Lille*, p. 301-302) : « Cela n'a eu aucune suite, et j'en ai été quitte pour deux fort légères contusions, qui m'ont engagé à me faire saigner, et ne m'ont point empêché d'agir le lendemain à mon ordinaire, sans que je me sois ressenti de ce coup. » On ne trouve pas mention d'autres blessures, quoique Boufflers, l'année suivante, selon notre auteur, ait reproché au ministre de les avoir cachées au Roi.

5. Ci-dessus, p. 287.

Grande défense à Lille.

sions. Il faudroit un journal de ce grand siége[1] pour raconter les merveilles de la capacité et de la valeur de cette défense. Les sorties furent fréquentes, et tout fut disputé pied à pied tant que chaque pouce de terre le put être. Ils repoussèrent jusqu'à trois fois de suite les ennemis d'un moulin, le reprirent, et, à la troisième fois, le brûlèrent[2]. Ils soutinrent l'attaque de leur chemin couvert par trois endroits à la fois, et par dix mille hommes, depuis neuf heures du soir jusqu'à trois heures du matin, et le conservèrent[3]. Ils en reprirent quelques jours après la seule traverse dont les ennemis étoient demeurés maîtres, qu'ils leur enlevèrent par[4] une sortie[5]. Dans une autre[6], ils rechassèrent les assiégeants des angles saillants[7] de la contrescarpe, dont ils étoient maîtres depuis huit jours[8]. Ils repoussèrent par deux fois sept mille hommes qui attaquèrent leur chemin couvert et un tenaillon[9]; à la troi-

1. Il ne manquait pas de relations; mais Saint-Simon veut dire sans doute que le récit comporterait un journal minutieux, dans le sens propre du mot, au lieu du bref résumé qu'il va faire d'après les mentions de Dangeau.

2. Le 28-29 août : *Dangeau*, p. 213; *Sautai*, p. 89-90.

3. Le 7 septembre : *Dangeau*, p. 218; *Sourches*, p. 172; *Quincy*, p. 533-540; *Sautai*, p. 114-125. L'assiégeant perdit environ deux mille cinq cents hommes. Ce fut une lutte entre les deux systèmes de Vauban et de Coëhorn; jamais on n'avait vu un feu pareil. Les ingénieurs ennemis avaient promis au prince Eugène d'être maîtres de la ville en quatre ou cinq jours.

4. L'initiale de *par* corrige un *d*.

5. Le 11 septembre : *Dangeau*, p. 221; *Sourches*, p. 175; *Sautai*, p. 127-128.

6. Dans la nuit du 21 au 22 septembre : *Dangeau*, p. 227-228; *Sourches*, p. 183; Quincy, *Histoire militaire*, p. 545-546; *Sautai*, p. 154-159.

7. *Angle saillant*, celui dont la pointe se dirige vers l'extérieur, par opposition à *angle rentrant* (*Académie*, 1718).

8. Ces opérations sont minutieusement relatées, d'après les rapports hollandais, dans la *Gazette d'Amsterdam*, n°s LXXIV-LXXVI.

9. C'était un bastion détaché, couvert par deux espèces de demi-tenaille ou tenaillons, à la sortie de la Deûle (*Gazette*, p. 467-468). Le *Dictionnaire de l'Académie* de 1718 ne définissait que *tenaille*,

sième, ils perdirent un angle du tenaillon, mais ils demeurèrent maîtres des traverses, du chemin couvert et d'un[1] retranchement fait derrière ce tenaillon[2], et le prince Eugène fut blessé à cette attaque[3]. Quelques jours après[4], le chemin couvert des ouvrages à corne[5] fut encore attaqué et conservé; mais l'autre angle de ce même tenaillon demeura aux ennemis[6]. Tant d'actions, et si grosses, affoiblirent fort la garnison[7]. La poudre commençoit à manquer[8]. Le maréchal de Boufflers trouvoit moyen de donner

« fortification dans les dehors d'une place consistant en deux demi-bastions avec courtine entre-deux. »

1. *Un* surchargé en *d'un*.

2. *Gazette d'Amsterdam*, n°s LXXVII-LXXX.

3. Blessure à la face, au-dessus de l'œil, mais sans gravité : *Dangeau*, p. 227-228 et 236; *Sourches*, p. 183-184 et 197; *Sautai*, p. 158; *Feldzüge des Prinzen Eugen*, p. 430; Chansonnier, ms. Fr. 12 694, p. 269-270. Rien n'égalait l'activité et l'intrépidité téméraire de ce prince. « M. de Chamillart, dit Dangeau, apporta ces nouvelles au Roi comme il venoit de tirer, et le Roi les lui fit dire tout haut devant nous, et, quand le Roi fut rhabillé, il entra chez Mme de Maintenon, et dit en y entrant : « Je ne souhaite point la mort du prince Eugène; « mais je ne serois pas fâché que sa blessure l'empêchât de servir le « reste de la campagne. » Comparez ci-dessus, p. 300, le mot de Mme d'O. Marlborough quitta son camp pour venir suppléer le prince. Celui-ci va perdre sa mère le mois suivant : ci-après, p. 427.

4. Le lendemain 22 : *Dangeau*, p. 229; *Sourches*, p. 184; *Sautai*, p. 159-162. — *Après* a été ajouté sur la marge intérieure.

5. *Des ouvrages à corne* a été ajouté en interligne. — « Ouvrage avancé hors du corps de la place, consistant en une courtine et deux demi-bastions, » disait *l'Académie*. Même définition que pour *tenaille*.

6. *Gazette d'Amsterdam*, n° LXXX.

7. « Les assiégeants.... ont perdu beaucoup de monde, et nous y avons eu plus de cent hommes tués ou blessés. Le maréchal mande que la garnison s'affoiblit fort, mais que les ennemis n'ont pas pris un pouce de terrain qui ne leur ait été fort disputé. » (*Dangeau*.) De leur côté, les députés hollandais qui étaient dans le camp des assiégeants écrivaient à leur gouvernement : « On doit leur rendre cette justice et reconnoître qu'ils se défendent bien et disputent le terrain pied à pied, de sorte qu'il nous faudra encore quelque temps pour nous rendre maîtres de la ville. »

8. *Sautai*, p. 174-175.

Le chevalier de Luxembourg se jette avec du* secours dans Lille; est fait lieutenant général.

souvent de ses nouvelles. On songea à y faire entrer quelque secours, s'il étoit possible; le chevalier de Luxembourg, maréchal de camp, et aujourd'hui maréchal de France, fut chargé de le tenter[1]. Il y marcha de Douay, et l'exécuta bravement la nuit du 28 au 29 septembre[2], et y jeta avec lui deux mille cavaliers ayant chacun un fusil, au lieu de mousqueton[3], et soixante livres de poudre en croupe : ce qui donna à la place deux mille fusils et plus

1. Il avait chargé quinze fois à Audenarde, et, comme lieutenant général de la Flandre depuis la mort de Montbron (tome XV, p. 397), il avait demandé à s'enfermer dans Lille avant de savoir que Boufflers y fût. Le secours dont il se chargea était un des moyens préconisés par Chamlay (Guerre, vol. 2083, n° 211).

2. *Dangeau*, p. 231-232; *Sourches*, p. 187-188; *Gazette*, p. 469-470 et 480-481; *Gazette d'Amsterdam*, n° LXXX et LXXXI; *Sautai*, p. 188-194; Pelet, *Mémoires militaires*, p. 107-108, 433 et 454; Proyart, *Vie du Dauphin*, tome I, p. 216-218; Pinard, *Chronologie militaire*, tome III, p. 277-278; *Mémoires de Saint-Hilaire*, tome IV, p. 168-169; *Feldzüge*, p. 434-435. On trouvera ci-après, p. 597-599, le récit de Bellerive, qui attribue tout le mérite à M. de Vendôme.

3. Tandis que l'ancien mousquet était muni d'un serpentin à mèche, l'arquebuse à fusil s'enflammait par le choc d'une pierre de silex contre une petite pièce d'acier, le *fusil*. La substitution de cette nouvelle arme pour l'infanterie avait été essayée sous Louis XIII (*Gazette* de 1632, p. 440), puis abandonnée jusqu'au temps de Louvois, mais reprise alors et généralisée autant que possible. A la suite des résultats obtenus à Steinkerque par les alliés, et sur le rapport du comte de Luxe, fils du maréchal de Luxembourg, Louis XIV chargea ce dernier d'étudier s'il n'était pas à propos d'armer de fusils toute l'infanterie y compris les piquiers. Voyez l'*Histoire de Louvois*, tomes I, p. 188-194, et III, p. 325, note, et 330, la *Milice françoise* du P. Daniel, tome II, p. 589 et 593, les *Œuvres de Louis XIV*, tome IV, p. 396-397, l'*Histoire de Vauban*, par Georges Michel, p. 161-164, le registre de la Maison du Roi coté O^1 12, fol. 459 v°, etc. La réforme des piques se faisait aussi dans l'armée hollandaise : trois heures avant de mourir (ci-après, p. 434), Owerkerke ordonna de les remplacer toutes par des mousquets (*Gazette d'Amsterdam*, n° LXXXVII, correspondance de la Haye). — Le mousqueton, de même calibre que le mousquet, mais avec un canon plus court, était resté l'arme des cavaliers qu'on envoyait en fourrageurs (*Sourches*, tome VII, p. 135-136).

* *Du* corrige *un*, ou inversement.

de cent mille livres de poudre. Deux régiments d'infanterie qui s'y devoient jeter avec lui ne purent y réussir. Il y eut peu de perte. Le chevalier de Luxembourg fut fort applaudi d'une si vigoureuse action[1], et fut fait sur-le-champ lieutenant général[2]. Le 5 octobre[3], le chemin couvert et le tenaillon furent attaqués par seize mille hommes. L'action fut longue et bien disputée. Ils emportèrent enfin le tenaillon et une demi-lune[4] derrière ; mais les assiégés conservèrent encore quelques coupures[5] du chemin couvert. Cette demi-lune ne fut prise que par la faute d'un lieutenant-colonel qui s'étoit endormi, et qui fut surpris tout au commencement de l'action ; Boufflers fut assez bon pour n'avoir pas voulu le nommer[6]. L'action du 9 au 10 octobre fut encore plus vive[7] : ils attaquèrent par trois

1. On fit même en son honneur des vers que cite le lieutenant Sautai; cependant Mme de Maintenon ne se laissa pas aller à l'espérance.

2. Par pouvoir du 30 septembre : *Dangeau*, p. 233; *Sourches*, p. 190; *Mercure*, p. 396-398.

3. *Dangeau*, p. 239; *Sourches*, p. 198; *Sautai*, p. 208-213. C'était le cinquième effort des assaillants contre le chemin couvert, au quarante-cinquième jour de tranchée ouverte.

4. *Demi-lune* (tome I, p. 39), ouvrage en triangle au-devant de la courtine, couvrant la contrescarpe et le fossé (*Académie*, 1718). Ce mot rappelle la demi-lune du laquais dans *les Précieuses ridicules*, que Molière peut bien avoir empruntée à une anecdote plus ancienne rapportée sur le compte du marquis de Nesle dans les *Historiettes de Tallemant*, tome IV, p. 204. Louis XIV s'est appesanti avec complaisance sur une attaque de demi-lune au siège de Maëstricht : voyez ses *Œuvres*, tome III, p. 367, 368 et 376.

5. Retranchement, fossé ou palissade, qu'on établissait par avance dans l'ouvrage exposé à une attaque imminente.

6. C'est Dangeau qui rapporte cela après coup, p. 240; mais la perte de la demi-lune remontait à deux jours plus tôt, le 3 octobre, dans une attaque que le lieutenant Sautai raconte en détail, p. 203-207, et l'officier fautif était un capitaine du régiment de Coëtquen nommé de Lors ou de Lort, d'origine provençale, pourvu le 15 août 1703, « esprit petit et borné » selon ses notes de service.

7. *Dangeau*, p. 242; *Sourches*, p. 203-204; *Sautai*, p. 213-217; *Gazette*, p. 492-493. Cette sixième attaque, une des plus belles journées de la défense, eut lieu le 8 octobre, au soir.

fois le chemin couvert, et furent repoussés autant de fois; à la quatrième, ils l'emportèrent, arrachèrent les palissades des traverses, et mirent quantité de gabions[1]. Quatre cents dragons firent une sortie sur eux, les rechassèrent par un long combat, ôtèrent les gabions, rétablirent les palissades : tellement que les ennemis n'en furent de rien plus avancés. Ce fut le quinzième grand combat[2] depuis le commencement du siège. Le 13 octobre[3], le chemin couvert fut attaqué en plein jour, trois fois à heures différentes, et les assiégeants toujours repoussés. Ils y revinrent une quatrième, avec plus de troupes, et se rendirent maîtres d'une traverse du chemin couvert[4]. La brèche du bastion gauche étoit de cinquante toises, que le maréchal avoit fort fait escarper et accommoder avec des arbres et tout ce qu'il avoit pu trouver de grilles de fer[5]. Le chevalier de Luxembourg fit le 16e une grande sortie, renversa quelques travaux, tua assez de monde; mais il ne put les chasser du chemin couvert. Ils travailloient fort alors à saigner le fossé et à faire de nouvelles brèches avec leur artillerie[7]. On ne finiroit point à coter simplement tous les beaux faits d'armes qui s'y exécutèrent[8].

1. Panier haut et large en forme de tonneau et rempli de terre, pour protéger soit les pièces d'artillerie, soit les travailleurs et les soldats. Je trouve le mot *gabionnade* dans la *Gazette* de 1647, p. 434. Un *Nouvel exercice du gabion et de la fascine* avait été publié par Jacques de la Vergne en 1696.

2. Au compte de Boufflers, dans sa lettre au Roi.

3. *Dangeau*, p. 244; *Sourches*, p. 207; *Sautai*, p. 219-223.

4. *Dangeau*, p. 244; *Sourches*, p. 206-207; *Gazette*, p. 494; *Gazette d'Amsterdam*, n° LXXXV, etc.

5. *Dangeau*, p. 245; *Sourches*, p. 207; *Mémoires de Saint-Hilaire*, p. 177-178.

6. Ce fut le 15, à cinq heures du matin.

7. *Dangeau*, p. 248; *Sourches*, p. 209; *Sautai*, p. 243.

8. C'est à quoi s'est particulièrement attaché le lieutenant Sautai. Boufflers écrivait que les attaques « étoient autant de batailles » (*Dangeau*, p. 242; *Sourches*, p. 203); la canonnade s'entendait jusqu'à Versailles et à Marly (*Dangeau*, p. 241; *Sourches*, p. 168).

On étoit cependant fort occupé de toutes les mesures qu'on pouvoit prendre pour empêcher les convois aux ennemis, qui en avoient déjà amené un fort considérable devant[1] la place, et, en même temps, de profiter de l'occupation de toutes leurs troupes pour faire quelque diversion et se dédommager par quelque chose[2]. L'électeur de Bavière[3] avoit remis à du Bourg le commandement de l'armée du Rhin[4], qui n'avoit qu'à subsister tranquillement, séparée des Impériaux par ce fleuve, lesquels ne pensoient aussi qu'à vivre. Le duc d'Hannovre, hors d'état de rien entreprendre, et lassé d'une campagne si insipide, étoit retourné chez lui[5], et l'Électeur étoit à Compiègne[6], où le Roi lui fit trouver toutes sortes d'équipages de chasses[7], et où il lui envoya le duc d'Humières, qui en étoit gouverneur et capitaine, pour lui en faire les honneurs[8]. Il y vivoit dans ces amusements, lorsque sa petite cour fut tout d'un coup surprise d'y voir arriver Chamillart. Ce qui l'y conduisit éclata peu de jours après[9].

L'électeur de Bavière à Compiègne, où Chamillart le va trouver.

1. *Devant* est en interligne, au-dessus de *dans*, biffé.

2. Voyez la suite p. 360. — 3. Encore *Bavieres*.

4. Ci-dessus, p. 135 et 287.

5. Ci-dessus, p. 135. Il fut remplacé par le prince de Hesse (*Dangeau*, p. 266) et tint à se justifier devant la Diète de l'inaction qu'on lui reprochait (*Journal de Verdun*, 1709, tome X, p. 45-46).

6. *Dangeau*, p. 233; *Sourches*, p. 192, 2 et 3 octobre. Il avait été dit d'abord qu'il irait prendre les eaux à Plombières.

7. *Dangeau*, p. 243; *Sourches*, p. 201-202.

8. Le registre de Desgranges (ms. Mazarine 2745, fol. 171 v°, et bibliothèque de Chantilly, ms. 427, p. 430-432) renferme un mémoire de ce duc sur la manière de recevoir l'Électeur, avec les réponses du Roi. Un passeport pour l'approvisionnement nécessaire fut expédié le 31 octobre (Arch. nat., O[1] 52, fol. 154), et, en somme, on s'amusa beaucoup (recueil Bossange, tome I, p. 335 et 340).

9. Dans une lettre autographe du 8 octobre (archives de Chantilly, série S, tome XVI, fol. 213; ci-après, p. 695), Chamillart annonce à M. de Vendôme qu'il part pour aller entretenir l'Électeur de la prochaine campagne. Mme de Maintenon parle de cette visite, ainsi que d'une du prince de Conti (recueil Bossange, tomes I, p. 335, 340, et IV, p. 157-158). Quand l'Électeur s'en retourna à Mons, très chagrin de

L'Électeur s'en alla en poste à Mons, avec peu de suite[1]. Bergeyck, dont les soins infatigables pour la subsistance de nos troupes, le détail et l'ordre de toutes choses, furent sans[2] cesse d'une utilité infinie[3], Puiguion, lieutenant général[4], Saint-Nectaire[5], Ourches[6], maréchaux de camp, et l'Électeur sur le tout, s'approchèrent de Bruxelles par divers côtés, avec trois mille chevaux et vingt-quatre bataillons; ils[7] avoient un train d'artillerie et des vivres avec

ne pouvoir aller jusqu'à Versailles à cause des difficultés de cérémonial, il demanda une nouvelle entrevue (Guerre, vol. 2084, n°s 2 et 54), et le ministre le rencontra en route, comme il va être dit.

1. L'Électeur, ayant quitté Compiègne le 8 novembre, au matin, trouva en chemin Chamillart, qui revenait de sa dernière course en Flandre (*Dangeau*, p. 260; *Sourches*, p. 218; ci-après, p. 449).

2. L'initiale de *sans* corrige un *c*.

3. Ce ministre, en effet, montra beaucoup d'esprit d'initiative et de désintéressement, jusqu'à avancer près d'un million sur ses propres biens quand la trésorerie de l'armée espagnole eut été épuisée, comme on le voit dans ses lettres à Chamillart (recueil Esnault, tome II, p. 202-204; ci-après, p. 682) et dans les Papiers du Contrôle général, G[7] 1783, année 1709. Aussi le duc de Bourgogne, séduit par ses manières, avait-il toute confiance en lui (lettres au duc de Beauvillier, 13 août et 12 septembre), et Mme de Maintenon partageait cet engouement (recueil Bossange, tome I, p. 275-277 et 287), ainsi que Chamillart; mais Fénelon ne trouvait prudent, comme nous l'avons déjà vu dans le tome XV, « ni de livrer le secret de l'État à un étranger qui pourra être obligé de faire son parti avantageux chez les ennemis, ni de croire aveuglément un homme qui va vite, qui parle beaucoup, qui décide sans crainte de se tromper, et qui n'a jamais fait que servir à la guerre, sans la conduire. » Son royal élève répondait : « J'ai en effet de la confiance au comte de Bergeyck. Il connoît les affaires à fond, et ne se donne point pour homme de guerre. Il est vrai qu'il décide et parle assez. Je le crois absolument affectionné, et bien éloigné de songer à faire son parti meilleur avec les ennemis. Pour le secret de l'État, il en a été chargé et instruit par le Roi même, qui a aussi beaucoup de confiance en lui. » (*Correspondance de Fénelon*, tome I, p. 135, 245 et 251.) On a vu plus haut, p. 30-33, Bergeyck reçu d'une étrange façon par M. de Vendôme, qui le trouvait trop mou (ci-après, p. 542); il ne s'entendait guère mieux avec le maréchal de Berwick.

4. Ci-dessus, p. 188. — 5. Tome XIV, p. 49.

6. Tome X, p. 56. — 7. *Il*, écrit au singulier par mégarde.

eux. Tout cela arriva sur Notre-Dame-de-Hall[1], et, tout aussitôt après, à Bruxelles, qu'on crut insultable[2] et dégarni de troupes. C'étoit vers le 20 septembre[3]. Les ennemis, tard avertis, mais qui excellèrent toujours à mettre tous les instants à profit[4], y jetèrent tout ce que le temps leur permit de troupes, et, par là, réduisirent l'Électeur à une attaque dans les formes[5]. Cela leur donna le temps d'assembler un assez gros corps pour marcher à Bruxelles. Nous n'en avions aucun pour pouvoir soutenir l'Électeur, qui, trouvant tout autre chose que des bourgeois sans défense, et sur l'affection desquels il comptoit toujours[6], se vit en péril d'être battu et pris par ses derrières. Il leva donc si brusquement cette manière informe de siège, qu'il y laissa toute son artillerie et toutes les marques d'une retraite plus que précipitée, et rentra dans Mons peu de jours après en être sorti[7].

Bruxelles tristement manqué par l'électeur de Bavière.

1. Tome IV, p. 232. L'orthographe est *Hal.*

2. Cet adjectif ne figurait pas dans le *Dictionnaire de l'Académie*, et Littré ne l'a relevé qu'ici. Nous le retrouverons plus loin, p. 363.

3. Lisez : *novembre*, du 18 au 27 (*Dangeau*, p. 268-276; *Sourches*, p. 226-230; *Gazette*, p. 584 et 596; *Gazette d'Amsterdam*, n[os] XCV-XCVII; *Journal de Verdun*, année 1709, tome I, p. 56-62; Dépôt de la guerre, vol. 2084, n°s 76, 77, 79, 129, 134, 136, 154-156 et 158; *Mémoires de Berwick*, p. 53-54; Quincy, *Histoire militaire*, p. 592-597; Sautai, *le Siège de Lille*, p. 309-311). Chamillart reconnut trop tard que tout était mal concerté (Chantilly, vol. S XVI, fol. 286). Notre auteur a déjà parlé, p. 171-172, d'un premier projet de surprise en juin.

4. Et à avoir un service de renseignements.

5. L'Électeur se logea même sur un des angles du chemin couvert, mais en fut chassé.

6. *Dangeau*, p. 268, 21 novembre : « Le bruit se répand que l'électeur de Bavière doit marcher incessamment à Bruxelles, dont les habitant sont fort mécontents du gouvernement présent. Ils ont fait assurer S. A. É. qu'ils le recevront avec grande joie, et qu'il n'a qu'à paroître. » Mme de Maintenon n'accueillit ce pronostic qu'avec défiance (recueil Bossange, tome I, p. 352-353); cependant, parmi les Flamands de la haute classe qui avaient tourné casaque depuis Ramillies, l'épouvante fut grande au premier moment, et leur émigration générale du côté d'Anvers, quoique la garnison fût forte et bien commandée.

7. C'est dans le *Journal de Dangeau* que notre auteur prend la substance de cet article. Une relation de la tentative manquée

Inondations et mouvements contre les convois.

La Connelaye[1], capitaine aux gardes, qui commandoit à Nieuport[2], eut ordre alors d'en lâcher les écluses[3]. On espéroit, par là, mettre assez d'eau dans le pays pour empêcher les convois, que les ennemis ne pouvoient tirer que d'Ostende, ou les obliger à un détour qui donneroit le temps d'arriver aux troupes qu'on envoyoit au comte de la Motte, chargé de les couper[4]. Le duc de Berwick alla à

parut à Nancy en 1709, sans doute d'après les rapports hollandais que publia aussitôt la *Gazette d'Amsterdam*, nos XCV-XCVII. On peut voir encore le texte de Bellerive, ci-après, p. 620-622, les *Istorie* du comte Ottieri, tome V, p. 213-216, le recueil de Lamberty, tome V, p. 144-148, nos *Mémoires militaires*, p. 134-135 et 147-148, les *Feldzüge des Prinzen Eugen*, p. 465-480, etc.

1. François-Hyacinthe Thomas de la Caunelays, et non *Connelaye*, d'une famille de Bretagne, ayant débuté aux gardes en 1671, était capitaine depuis 1689 et n'avait pas quitté les armées de Flandre depuis cette époque. Brigadier du 1er décembre 1702, maréchal de camp du 26 octobre 1704, il avait été chargé du commandement d'Ostende de 1705 à 1707, puis de celui de Nieuport et de la Flandre maritime, le 18 octobre 1707. On rétablit pour lui le gouvernement de Belle-Isle au commencement de 1709, et il quitta Nieuport et les gardes pour se retirer dans cette nouvelle résidence. Il mourut le 8 juillet 1716 selon la *Chronologie militaire*, tome VI, p. 584-585. Bien fait de sa personne, dit l'annotateur des *Mémoires de Sourches*.

2. Tome IV, p. 209.

3. Ici encore, comme on va le voir, Saint-Simon, sans s'en apercevoir, remonte de deux mois en arrière. Dangeau a commencé à parler des inondations le 19 septembre, p. 224 et suivantes, et a expliqué l'ordre donné à la Caunelays le 22 septembre (p. 226). Or, à la même époque (p. 225; comparez *Sourches*, p. 177-182, et, ci-après, p. 643, une lettre du duc du Maine du 28), le duc de Bourgogne avait détaché M. de Puiguion, avec Bergeyck et les troupes d'Espagne, renforcées des brigades de MM. de Senneterre et d'Ourches, pour se rapprocher de Bruxelles, « dont les habitants sont aussi disposés à nous recevoir que ceux de Gand et de Bruges l'étoient. » Apprenant que la ville venait de recevoir six bataillons de renfort et un régiment de hussards, Puiguion ne s'est occupé que de rejoindre le comte de la Motte assez à temps pour intercepter le convoi ennemi dirigé sur Lille, et il n'a plus été question de Bruxelles pendant deux mois. Notre auteur a confondu le premier projet, contemporain des inondations, et le second.

4. Voyez le livre du lieutenant Sautai, p. 195-196, et la carte qui est placée à la fin, le volume 2083 du Dépôt de la guerre, nos 40 et

Bruges, où quarante bataillons et cinquante escadrons se rassemblèrent en même temps[1]. Les chariots que les ennemis envoyoient à Ostende pour charger le convoi ne purent passer l'inondation : ils prirent le parti d'aller s'ouvrir le chemin par Plassendal[2], où étoit le comte de la Motte, et où Puiguion marcha en même temps avec quarante bataillons[3]. Cependant les chariots vuides arrêtés par l'inondation trouvèrent le moyen de passer, et arrivèrent à Ostende[4]. La question fut du retour : ils le firent comme par degrés, et avec les plus grandes précautions pour s'approcher au plus près et passer ensuite à force ouverte[5]. Berwick, tout porté sur les lieux, fut pressé par les officiers principaux de faire lui-même l'attaque de ce convoi[6]; mais il répondit qu'il ne falloit pas ôter à un gentilhomme qui servoit depuis bien des années l'occasion d'acquérir le bâton de maréchal de France, puis leur ferma

suivants, les relations du camp ennemi publiées dans la *Gazette d'Amsterdam*, n° LXXVII-LXXIX, etc.

1. C'est le 26 septembre qu'arriva la nouvelle (*Dangeau*, p. 228). Les *Mémoires de Sourches*, p. 184-186, travestissent le nom de Puiguion en Pudion. Dangeau dit encore, le 30 (p. 232), que, « si cela étoit, on ne douteroit presque plus de la levée du siège de Lille. » En effet, le défaut de munitions était si grand dans l'armée assiégeante, qu'une bonne partie de l'état-major et des députés hollandais conseillait de renoncer à l'entreprise.

2. Plasschendaele : ci-dessus, p. 193.

3. Notre auteur copie le *Journal de Dangeau*, p. 229, 27 septembre. Comparez les *Mémoires de Sourches*, p. 186-187, et la *Gazette*, p. 481-482 et 491-492. Les minutes des lettres de Chamillart au comte de la Motte sont dans le volume Guerre 2075, 2e partie.

4. *Dangeau*, p. 230; *Sourches*, p. 189.

5. Cette phrase et celle qui suit ne sont plus prises à Dangeau. Voyez les *Mémoires militaires*, p. 102-105, et *Quincy*, p. 554-556.

6. Berwick en parle assez longuement dans ses *Mémoires*, p. 35-40, en ayant soin de faire remarquer qu'il n'avait pas le commandement et ne fit que donner les conseils qu'on lui demandait, mais qu'ils ne furent pas suivis; les lettres qu'il écrivit au duc de Bourgogne le 25, le 26 et le 27, sont imprimées dans l'Appendice du même volume, p. 456-461. Au contraire, Bellerive attribue la défaite aux conseils approuvés par le prince (ci-après, p. 599-600).

La Motte chargé de s'opposer au convoi; sa protection, son caractère; battu par le convoi à Winendal.

la bouche en leur montrant l'ordre précis de la cour qui commettoit cette expédition à la Motte[1]. Lui et la duchesse de Ventadour, qui l'avoit obtenu[2] de Chamillart son ami[3], étoient enfants des deux frères[4]; Mme de Ventadour le regardoit comme le sien[5]. C'étoit un homme désintéressé, plein de valeur, d'honneur et d'ambition, qui servoit toute sa vie, été et hiver, qui avoit toujours eu des corps séparés depuis longtemps[6], et qui touchoit au but, mais, en même temps, l'homme le plus court, le plus opiniâtre et le plus incapable qui[7] fût peut-être parmi les lieutenants généraux[8]. Berwick se retira de sa personne, et la Motte se mit en marche. Les ennemis avoient retranché le poste de Winendal[9] pour couvrir la marche de leur convoi, qui étoit immense[10] : la Motte crut faire merveilles d'attaquer ce

1. La Motte s'était plaint de n'être pas chargé de la tentative sur Bruxelles : Guerre, vol. 2083, n° 86, 27 septembre.

2. Qui avait obtenu cet ordre de service.

3. Tome IX, p. 39.

4. Le comte était fils d'Antoine de la Motte, marquis d'Houdancourt, lieutenant général en 1652, né en 1592, mort le 28 février 1672; la duchesse était fille du frère cadet, maréchal de la Motte-Houdancourt et duc de Cardone, comme on le verra dans le prochain volume : tous deux issus du mariage d'un premier Philippe de la Motte-Houdancourt avec une demoiselle du Plessis-Piquet (1594).

5. Nous avons eu déjà, et par avance (tome IX, p. 279), un témoignage de la protection dont elle couvrait ce cousin.

6. D'abord comme mestre de camp en 1677-78, puis comme maréchal de camp dans la Flandre maritime de 1693 à 1697. En 1701, c'est lui qui, commandant la Flandre espagnole du même côté, avait introduit l'armée française dans les places fortes : voyez sa notice de la *Chronologie militaire*, tome IV, p. 436-439; mais, en 1706 et 1707, il a été très vivement attaqué pour la perte inattendue d'Ostende, Gand et Bruges, et Mme de Maintenon a dû le défendre (recueil Bossange, tome I, p. 207).

7. *Que*, effacé du bout du doigt, a été corrigé en *qui*.

8. « On l'avoit mis à même d'être fait maréchal de France, et son incapacité l'en repoussa toujours » (notre tome IX, p. 279).

9. C'est Wynendaele, dépendance de la commune de Thourout, à vingt-trois kil. S. E. d'Ostende.

10. Voyez une lettre au duc de Bourgogne, ms. Fr. 11 247, fol. 108.

poste. Les dispositions en furent longues, et peut-être[1] médiocres; elles donnèrent le temps aux ennemis d'y être renforcés, et au convoi de s'avancer. La Motte ne pensa pas même à débander un gros corps de dragons qu'il avoit, pour en embarrasser du moins la tête et l'arrêter[2] tandis qu'il seroit occupé à l'attaque[3] de Winendal. Bref, il l'attaqua; Cadogan[4] le défendit mieux, ébranla la Motte, sortit sur lui, le poussa, le battit, le dissipa avec la moitié moins de forces que n'en avoit la Motte, et cependant le convoi arriva au camp du prince Eugène, qui manquoit absolument de tout, et y rendit l'abondance et la joie[5]. Le dépit

1. *Peut estre* est en interligne.

2. *Arrester* est en interligne, au-dessus d'*embarasser*, biffé.

3. Les premières lettres de *l'attaque* corrigent *son*.

4. Tome XIV, p. 31.

5. Cette action est du 28 septembre : *Dangeau*, p. 232, 233 et 235; *Sourches*, p. 189-190; *Gazette*, p. 469; *Mercure historique et politique*, tome XLV, p. 438-453; *Gazette d'Amsterdam*, n°s LXXX-LXXXII; *Mémoires de Lamberty*, p. 124-127; *Mémoires de Berwick*, p. 33-40; *Mémoires militaires*, p. 105-106 et 444-453; *Feldzüge*, p. 437-442; *le Siège de Lille*, p. 195-198, etc. Il y a un plan dans le *Theatrum*, p. 160, et dans *le Siège de Lille*. Berwick (p. 39-40) reproche au vaincu de n'avoir ni vérifié l'inondation, ni fait reconnaître à quel moment le convoi sortirait d'Ostende, et d'avoir adopté une disposition ridicule étant supérieur en nombre. « Mais, ajoute-t-il, il falloit principalement blâmer la cour, qui l'avoit placé dans un poste de cette importance; aussi est-ce le plus souvent ce qui cause les malheurs qui arrivent à la guerre : l'on n'a pas assez d'attention à ne se servir que de gens capables et expérimentés, et d'ordinaire la préférence est donnée à ceux qui ont le plus de crédit et de faveur. » Toutefois, il convient de comparer à ces critiques le rapport du vaincu lui-même, qui est reproduit dans les *Mémoires militaires* d'après l'original (Guerre, vol. 2083, n°s 167 et 185; copie dans les Papiers du duc du Maine, vol. Guerre 2108, n° 116). Nous avons encore dans le volume 2083, n°s 196, 202 et 269, un rapport de M. de Vendôme, un autre de Bergeyck, et une dernière justification de la Motte lui-même. Dans le rapport des ennemis reproduit par Lamberty, il est dit que l'infériorité numérique de leurs troupes était bien plus considérable que notre auteur ne l'indique : six à sept mille hommes, contre vingt-trois ou vingt-quatre mille. Enfin c'est à l'ignorance du pays que Feuquière a attribué la défaite du comte de la Motte.

de ce triste succès fut extrême dans l'armée[1], et la douleur à la cour, où on triomphoit des assiégeants assiégés eux-mêmes, également hors d'état de continuer le siège par le manquement général de toutes choses[2], et de savoir par où se retirer à travers tous les différents postes[3] de notre armée. La Motte y fut un peu pillé[4]; mais la même protection qui lui avoit valu la commission dont il s'étoit si mal tiré sut bien le protéger encore assez pour le faire paroître au Roi plus malheureux qu'ignorant[5]. Albemarle menoit le convoi[6]. Vendôme s'en alla à Bruges, prendre le commandement des troupes qu'avoit la Motte[7]. On ne laissa pas d'être surpris et de raisonner sur la prière que le duc de Marlborough[8] envoya faire presque aussitôt après à Mgr le duc de Bourgogne, de lui vouloir accorder un passeport pour ses équipages, et qui lui fut envoyé, mais uniquement pour les siens. On jugea qu'il vouloit mettre à

1. Voyez la lettre de Vendôme au duc de Bourgogne, 4 octobre, et la justification de celui-ci, du 12 : Guerre, vol. 2078, p. 220 et 243.

2. On mandait de tous côtés au duc de Bourgogne que la poudre leur manquait.

3. *Poste*, au singulier, dans le manuscrit.

4. *Piller*, « parler en très mauvaise part de quelqu'un » (*Académie*, 1718). Voyez un exemple dans les *Mémoires de Monglat*, p. 136.

5. Le sentiment du Roi est exprimé dans la lettre qu'il adressa à son petit-fils le 2 octobre (ms. Fr. 10 267, fol. 37). Chamillart, avisé par M. de Vendôme de ce qui s'était passé, écrivit, le 7, au duc de Bourgogne (Guerre, vol. 2075, 2e partie, fol. 23) : « Ce qui s'est passé à Wynendaele fait trembler. Il semble que, pour prévenir de pareils inconvénients à l'avenir, il faut obliger les officiers de rester à leur corps et faire prendre les armes à l'infanterie au moins deux fois la semaine, l'accoutumer à tirer, leur faire faire l'exercice, et rétablir la discipline. Si Monseigneur veut bien s'en expliquer avec Messieurs les directeurs et inspecteurs, cela sera d'une grande utilité. » Il y a une pièce de vers satiriques, assez longue, dans le *Nouveau siècle*, tome III, p. 288-289.

6. « C'est M. d'Albemarle qui commandoit les troupes des ennemis » (*Dangeau*, p. 233). Il faisait fonction de général de la cavalerie hollandaise depuis l'ouverture de la campagne.

7. *Dangeau*, p. 236. — 8. Ici, *Marlborourg*.

couvert beaucoup d'argent qu'il avoit tiré des sauvegardes[1]; mais ne pouvoit-on pas soupçonner, après l'arrivée du convoi, ou qu'il se moquoit, ou qu'il avoit envie[2] de découvrir quelque chose par un envoi qui parut, avec raison, fort déplacé? M. de Vendôme, qui avoit quarante-trois bataillons et soixante-trois escadrons, mit sa droite au Moordick[3] et sa gauche au canal qui va de Bruges à Plassendal, pour empêcher les convois d'Ostende et de l'Écluse[4]. Marlborough s'alla camper à Rousselar[5], faisant mine de l'attaquer pour faire passer les convois, contre lesquels les inondations furent fort grossies. Les ennemis[6] y jetèrent des barques pour y décharger leurs chariots, qui amenèrent au prince Eugène tout ce qu'elles purent[7].

1. C'est Dangeau qui dit cela, p. 237; même mention dans les *Mémoires de Sourches*, p. 194, à la même date du 5 octobre.

2. *Envie* a été ajouté après coup en interligne.

3. Moërdyck, hameau de la commune d'Erneghem, à treize kilomètres S. E. d'Ostende, sur la route de Lille par Rousselaere et Menin.

4. « Il n'arriva point de courrier de Mgr le duc de Bourgogne; mais on apprit, par les lettres que l'ordinaire a apportées, qu'il envoie deux brigades d'infanterie à M. de Vendôme, qui est campé, avec quarante-trois bataillons et soixante-trois escadrons, sa droite au Moërdyck et sa gauche au canal qui va de Bruges à Plassendal. Les ennemis songent présentement à faire venir leurs convois de l'Écluse, et la situation de M. de Vendôme les empêchera de venir ici de l'Écluse, ni d'Ostende. » (*Dangeau*, p. 239, 9 octobre.)

5. Rousselaere ou Roulers, ville à trente-deux kil. S. de Bruges.

6. Par mégarde, il a écrit, au féminin : *ennemies*.

7. *Dangeau*, p. 240-242 et 244; *Sourches*, p. 206-207; *Gazette d'Amsterdam*, n°s LXXXIV-LXXXVI; Quincy, *Histoire militaire*, p. 567-568; Pelet, *Mémoires militaires*, p. 112-117 et 465. — Le Roi avait écrit à son petit-fils, le 8 octobre (Guerre, vol. 2075, fol. 99, et 2077, p. 339) : « Il est de votre gloire et de votre honneur de ne pas demeurer dans l'inaction derrière l'Escaut, et de faire tout ce qui sera humainement possible pour ôter à l'avenir aux ennemis tous les moyens de faire passer des convois, soit pendant le temps que le siège de Lille durera, ou même après la prise de cette ville, si, malheureusement, elle venoit à se perdre. » C'est alors que le duc de Vendôme, après avoir voulu aller attaquer seul Marlborough, s'est rendu à la proposition de faire cette opération avec toutes les forces réunies (*Dangeau*, p. 230 et 241;

Menin et Ath manqués par les Albergotti oncle et neveu.

Parmi tous ces mouvements si vifs, on songeoit toujours à des entreprises. On avoit des intelligences dans Menin[1]; on en crut la[2] surprise facile, on la résolut. La commission étoit agréable, son succès promettoit un avancement certain à celui qui en seroit chargé. Albergotti étoit ami intime de M. de Vendôme pour lui avoir sacrifié dans les derniers temps M. de Luxembourg, à qui il devoit tout[3]; il l'étoit de Mlle Choin, par conséquent fort bien avec Monseigneur, et, par là même, considéré de Mgr le duc de Bourgogne[4]. Il fit donner cette commission à son neveu, qui étoit brigadier, et qui s'appeloit Albergotti comme lui[5]. Le luxe et la bonne chère avoient corrompu nos armées[6], surtout en Flandres : des haltes froides[7] n'y

Mémoires militaires, p. 117-118; *Mémoires de Noailles*, Appendice, p. 409-410). Chamillart, dans une lettre du 30 octobre, reprocha à Berwick d'avoir tout fait manquer faute d'entente avec M. de Vendôme.

1. Nous avons vu cette place succomber en 1706, et, dès avant l'entrée en campagne, Chamlay a demandé qu'on en reprît possession (*Mémoires militaires*, p. 360, 362, 369 et 370).

2. *L'* corrigé en *la*.

3. Tomes II, p. 230, XII, p. 454-456, XIV, p. 69-71.

4. C'est à ce prince qu'Albergotti avait présenté antérieurement un projet de réunir les deux armées pour une attaque contre Rousselaere; repoussé d'abord par Berwick, par Vendôme, par le Roi, il alla renouveler sa proposition à Vendôme, et la fit accepter (*Mémoires de Berwick*, p. 44-46).

5. Jacques, chevalier Albergotti (tome XII, p. 454, note 6), né à Arezzo, en Toscane, fils d'Albizio Albergotti et de Lucrèce Albergotti, entré au service de la France en 1689 et pourvu d'une commission de colonel en 1697, brigadier le 26 octobre 1704, avait eu des lettres de naturalité en mai 1705. C'est sans doute lui que l'on plaçait dans le nombre des admirateurs de la princesse de Conti (notre tome XII, p. 251, note 3). Il a combattu à Ramillies et à Audenarde, et sera tué le 24 juillet 1709.

6. Déjà dit en dernier lieu dans le tome XIV, p. 414.

7. Nous avons déjà eu, au tome II, p. 302, l'emploi de *halte* au sens de repas fait pendant une halte, et l'on a vu, tome XIV, p. 414, que, par le progrès du luxe, « il ne se parloit plus que de haltes chaudes » pour les officiers. Autrefois (*Sourches*, tome IV, p. 215), le Roi lui-même se contentait de manger un morceau dans son carrosse, ou au coin d'une haie. *Halte froide* est encore le terme officiel.

étoient plus que pour des drilles[1] ; on y étoit servi avec la même délicatesse et le même appareil que dans les villes et aux meilleures tables[2]. Les apprêts retardèrent, le détachement attendit longtemps : il arriva sur Menin quatre heures plus tard que l'heure concertée. Les ennemis eurent le temps d'être avertis, et de couvrir la place : Albergotti n'eut d'autre parti à prendre que de revenir[3]. Un autre en auroit été perdu ; mais, avec de si bons appuis, il n'y parut seulement pas[4]. A peu de temps de là[5], son oncle voulut réparer cette faute : il partit de l'armée avec un gros détachement pour aller surprendre Ath, où il y avoit une intelligence[6]. Il fit comme son neveu, il arriva trop tard, et les gens qui y étoient déjà entrés furent obligés d'en sortir et de se sauver au plus vite[7]. L'extrême sang-froid d'Alber-

1. Terme de raillerie, dit *l'Académie* de 1718, pour désigner un simple fantassin à pied.

2. On peut voir dans le ms. de Bellerive Fr. 14173, fol. 97 v° et 98, la description d'un somptueux repas donné par le vidame d'Amiens quand il était à l'armée de Flandre en 1707.

3. Je n'ai rien su trouver de cette tentative manquée sur Menin, où était le prince Eugène; le Roi avait rejeté une proposition antérieure.

4. Le chevalier de Quincy dépeint (tome II, p. 174-177) l'oncle Albergotti comme incapable de manœuvrer ou de donner un ordre précis, et il raconte une « cacade » de lui en 1706. Fénelon (*Correspondance*, tome I, p. 504) dit également que ses projets étaient parfois extraordinaires et pleins d'ambiguïté.

5. Le 17 et le 18 octobre. Voyez la *Gazette d'Amsterdam*, n° LXXVI, de Bruxelles et d'Ath, et l'*Histoire militaire*, p. 575-576.

6. Nous avons vu, en 1706, les Impériaux réoccuper cette place, qui avait été conquise par Catinat en 1696. L'entreprise de 1708 fut proposée par un ingénieur des Hollandais (Guerre, vol. 2065, fol. 339; *Sourches*, p. 354 ; *Gazette d'Amsterdam*, 1709, n° LVIII).

7. Dangeau raconte (p. 245 et 248, 18 et 20 octobre) que, Albergotti et le chevalier de Croissy ayant été détachés de l'armée du duc de Bourgogne, avec quinze cents grenadiers et autant de fusiliers, pour se rendre maîtres d'Ath, où ils avaient des intelligences, l'avant-garde s'est emparée d'une porte pendant quatre heures, mais qu'Albergotti « n'a pu arriver assez tôt pour achever cette affaire. » Et les *Mémoires de Sourches*, p. 209 : « Quinze cents hommes de l'armée du duc de Bourgogne, qui devoient arriver en même temps que le détachement

Vendôme, pour fermer les convois, assiège Leffighem, où le chevalier de Croissy

gotti n'en fut pas ému : il revint au camp, et n'essuya aucuns reproches, ni de ceux qui la commandoient[1], ni de la cour. Le gros des troupes et de Paris le ménagea beaucoup moins[2]. On voloit ainsi le papillon de tous côtés. L'armée subsistoit tranquillement près de Tournay[3], tandis que M. de Vendôme assiégeoit Leffinghen[4], et promettoit que, dès qu'il l'auroit pris, il ne pourroit plus rien passer au prince Eugène, qui recevoit en attendant tous ses besoins par des barques[5]. Le chevalier de Croissy[6] fut pris dans

de Mons, n'étant pas arrivés à propos, » les ennemis ont chassé le premier détachement après qu'il a été longtemps maître des portes. Une lettre du duc de Bourgogne au duc de Vendôme, 17 octobre (*les Collections du baron de Stassart*, p. 51-52), donne plus de détails; M. de Vogüé l'a publiée (p. 302-303) d'après la copie du chevalier de Bellerive, ci-après, p. 607. Le compte rendu par d'Artagnan lui-même est au Dépôt de la guerre, vol. 2083, n° 278.

1. Qui commandaient l'armée.

2. Nous n'avons pas cependant trouvé de vers satiriques sur cette tentative.

3. Au camp du Sauchoir : ci-dessus, p. 323. Voyez, dans les *Mémoires militaires*, p. 467-472, la dépêche du duc de Bourgogne à M. de Vendôme datée du 5 octobre. Il y est parlé de la possibilité de prendre Courtray et Menin pendant l'hiver. Plusieurs autres lettres, tirées encore des copies de Bellerive, ont été publiées par le marquis de Vogüé, mais non celles du 17 au 28 octobre, qui sont au nombre de huit, ni quatre lettres du Roi, dont les copies sont dans le ms. Fr. 10267, fol. 37, 45, 48 et 51, les minutes dans le volume Guerre 2075.

4. C'est Leffingue, gros bourg à vingt-huit kilomètres et demi de Bruges. Notre auteur écrit : *Leffinghem*, *Leffinghen*, *Leffighem*, et même *Effinghem*. Le poste était important pour la communication entre Bruges et Nieuport; entouré par l'inondation, il ne pouvait s'attaquer que par une digue (*Gazette*, p. 538-539). La proposition était venue de Berwick et de M. de Langeron, lequel pouvait employer ses galères ou galiotes sur le canal, et elle avait été fortement appuyée par Vendôme : Guerre, vol. 2083, n° 258, 15 et 16 octobre.

5. *Dangeau*, p. 250 et 251; *Sourches*, p. 208 et 211. Voyez les *Mémoires militaires*, p. 489-494, la notice de Puiguion, dans la *Chronologie militaire*, tome IV, p. 634, l'*Histoire militaire*, p. 568-571, la *Gazette d'Amsterdam*, n°s LXXXVI-LXXXIX, et le récit du chevalier de Bellerive, ci-après, p. 604-605.

6. Frère cadet de Torcy : tome XI, p. 304.

une sortie, et mené dans Leffinghem[1]; il avoit déjà été pris deux autres fois de cette guerre[2]. Les ennemis avoient trois mille hommes dans Leffinghem, à ce que M. de[3] Vendôme mandoit au Roi. Il se trouvera bientôt[4] qu'il n'y en avoit que la moitié[5]; mais ces suppositions du double étoient marché donné[6] pour Vendôme : le Roi et le public s'étoient accoutumés à lui en passer bien d'autres.

est pris pour la troisième fois de la guerre.

Avec toutes ses prouesses, Lille succomboit[7]. Les ennemis y avoient fait, le 20 et le 21, trois brèches nouvelles, saigné le fossé, et achevé une galerie qui alloit jusqu'au pied d'une des brèches[8]. La place devenoit insultable[9]; la poudre et[10] les munitions manquoient, les vivres diminués jusqu'à une extrême incommodité, et presque plus de viande[11]. Tant d'insurmontables[12] nécessités résolurent enfin le maréchal de Boufflers, de l'avis de toute sa brave

État de Lille.

1. Le duc de Bourgogne écrit à M. de Vendôme, le 23 : « L'aventure du chevalier de Croissy est très triste; il est heureux, dans son malheur, de n'être point blessé. »

2. A Hochstedt seulement, en 1704. C'est Dangeau qui dit (p. 251) : « Voilà la troisième fois qu'il a été pris de cette guerre. » Il n'était revenu d'Angleterre qu'en août 1706.

3. Ici, changement de plume.

4. Ci-après, p. 367. — 5. De mille à quinze cents au plus.

6. A bon marché, pour rien. Voyez les exemples de Marivaux et de Voltaire cités par Littré, et une lettre de Bussy-Rabutin publiée dans les *Archives historiques, artistiques et littéraires*, tome I, p. 8.

7. Le Roi avait approuvé les projets sur Ath et Leffingue comme préliminaires d'une grande action, et le duc de Bourgogne, en conséquence, avait ordonné que tout fût prêt dans les deux armées pour le 24; M. de Vendôme, tout à Leffingue, demanda une remise au 28, et Lille se rendit sur ces entrefaites (*Mémoires militaires*, p. 121; récit de Bellerive, ci-après, p. 614).

8. Nouvelles venues dans une lettre du maréchal dont il sera parlé ci-après, p. 366.

9. Même adjectif que ci-dessus, p. 353.

10. *Et* est en interligne, au dessus de *manquoit*, reporté plus loin.

11. Tous les détails sont donnés dans le livre du lieutenant Sautai, p. 230-237. L'armée assiégeante n'était guère mieux ravitaillée.

12. Il a écrit : *tant de* (sic), à la fin de la page 750 du manuscrit.

Capitulation de Lille. Boufflers en rien subordonné à Vendôme.

garnison, de battre la chamade[1]. Il ne lui fut rien refusé de tout ce qu'il demanda[2]. Les principaux articles furent que les malades et blessés qui sont dans la ville pourront[3] être transportés dans nos places, que les dix-huit cents chevaux entrés avec le chevalier de Luxembourg[4] seront conduits à Douay par le plus court chemin, les privilèges des habitants conservés, et quatre jours accordés à M. de Boufflers pour se retirer dans la citadelle avec tout ce qu'il y voudra faire entrer en tout genre[5]. Cette[6] capitulation fut signée le 23 octobre[7], après deux mois de tranchée ouverte, et avoir combattu sans cesse à disputer le terrain jusqu'à un pouce. Ce qu'il y eut de singulier en cette capitulation fut la liberté de l'envoyer à Mgr le duc de Bourgogne, pour être tenue, s'il l'approuvoit, sinon demeurer nulle et comme non avenue[8]. Je dis exprès Mgr le duc de Bourgogne : Boufflers avoit expressément obtenu du Roi, en partant[9], qu'il ne prendroit et ne recevroit jamais l'ordre, ni aucuns ordres du duc de Vendôme, qu'il ne lui seroit subordonné en aucun cas possible, et qu'il ne

1. Le 22 : *Dangeau*, p. 251; *Sourches*, p. 211; *Sautai*, p. 252-253. — *Chamade :* appel aux assiégeants, par la trompette ou par le tambour, pour faire une notification (*Sourches*, tome IV, p. 50).

2. *Dangeau*, p. 252; *Sourches*, p. 211-212; *Gazette*, p. 526-527; *Gazette d'Amsterdam*, n° LXXXIX; *Mercure* d'octobre, p. 305, 333 et 338-357; *Histoire militaire*, p. 577-580; *Sautai*, p. 256.

3. Les verbes au futur prouvent qu'il copie l'article de Dangeau.

4. Ci-dessus, p. 349; il n'en était pas entré plus de quinze cents.

5. Il avait tout prévu et préparé depuis les dernières semaines, et annoncé à sa femme qu'on n'aurait plus de ses nouvelles (recueil Bossange, tome I, p. 342-343).

6. *Elle* corrigé en *Cette*.

7. La capitulation militaire, signée en effet le 23, fut suivie, le 25, d'une capitulation des habitants de la ville. Les textes parurent aussitôt dans les gazettes, et le lieutenant Sautai les a reproduits en appendice, p. 390-407. Voyez aussi les lettres du duc de Bourgogne à Vendôme, des 22 et 24, celle de Boufflers à ce prince, du 23, dans les copies Bellerive, ms. Fr. 14178, fol. 274, 275 et 278, et ci-après, p. 614, et, aussi ci-après, p. 680-681, une lettre de M. de Luxembourg.

8. C'est l'article 1er. — 9. *Avant son* surchargé en *en partant*.

reconnoîtroit que Mgr le duc de Bourgogne[1]. Coëtquen[2] fut chargé de la lui porter à son camp sous Tournay ; il le trouva jouant au volant[3], et sachant déjà la triste nouvelle. La vérité est que la partie n'en fut pas interrompue, et que, tandis qu'elle s'acheva, Coëtquen alla voir qui il lui plut. Cette réception fut étrangement blâmée, et scandalisa fort l'armée avec raison, dont la cabale ennemie tira de nouvelles armes contre le prince[4]. Coëtquen retourna vers lui avec l'approbation de la capitulation, et chargé de louanges pour le maréchal et pour sa garnison, mais avec point ou fort peu d'argent[5]. Boufflers envoya au Roi Tournefort[6], entré avec le chevalier de Luxembourg, et lieutenant des gardes du corps, rendre compte de sa défense[7], qui reçut

1. Il est devenu généralissime en titre, ou honoraire, peu après Audenarde : ci-dessus, p. 281, et ci-après, p. 535, note 6, et p. 543-544.

2. Gendre du duc de Noailles : tome III, p. 311. Il a été contusionné d'un éclat de bombe en septembre et a commandé une sortie au commencement d'octobre.

3. Ci-dessus, p. 331.

4. Après *prince*, Saint-Simon a biffé cinq lignes qui répétaient à peu près textuellement ce qui est dit plus haut, et le changement d'encre et d'écriture indique qu'il y avait eu une suspension du travail. Voici ces cinq lignes : « La capitulation fut à peu près telle que le M[l] de Boufflers la voulut. Par les principaux articles il fut convenu que tous les malades et les blessés pourroient estre transportés dans nos places, que les 1800 chevaux entrés dans Lille avec le Chev. de Luxembourg seroient escortés par le plus court chemin jusqu'à Douay, que les privileges des habitants de Lille leur seroient entierem[t] conservéz, et que le M[l] auroit jusqu'au 26 p[r] se retirer dans la citadelle. »

5. *Dangeau*, p. 252 ; *Sourches*, p. 212. C'est le même Coëtquen qui, promu tout aussitôt maréchal de camp, apportera la nouvelle de la capitulation de la citadelle le 12 décembre.

6. François du Vivier-Lansac, comte de Tournefort, officier de cavalerie depuis 1676, mestre de camp en 1696, enseigne aux gardes du corps en 1699, brigadier en 1704 et gouverneur de Seyssel, troisième lieutenant de sa compagnie des gardes en 1706, s'était distingué dans la retraite de nuit d'Audenarde. Il va être fait maréchal de camp (*Chronologie militaire*, tome VI, p. 594-595), et il périra à Malplaquet le 11 septembre 1709, laissant ses objets de curiosité au Roi.

7. *Dangeau*, p. 252, 254 et 256 ; *Sourches*, p. 213-214. Ces derniers

de la cour, de Paris, et de toute l'Europe, les plus grands applaudissements[1]. Par sa lettre[2] il pressa fort le Roi de faire payer l'argent qu'il avoit été obligé d'emprunter des bourgeois pour les travaux et pour faire subsister la garnison[3]. Il comptoit d'avoir six mille hommes, y compris quelques dragons, dans la citadelle[4]. Il offrit à tous les soldats qui y étoient destinés de donner[5] congé à ceux qui n'y voudroient pas entrer: pas un seul ne l'accepta[6]. Comme il y entra le dernier pour achever de donner quelques ordres pendant quelques heures, elles parurent

Boufflers entre dans la citadelle de Lille.

mémoires donnent le détail des renseignements apportés sur l'admirable conduite de Boufflers et sur l'approvisionnement de la citadelle.

1. Le lieutenant Sautai a résumé les prodiges de la défense dans son chapitre XXII, p. 263-275, et a réfuté les critiques de Feuquière. — Trois lettres de Mme de Maintenon (recueil Bossange, tome I, p. 341, 344 et 350) montrent que, si elle-même s'attendait à la chute de Lille, le Roi la supporta plus difficilement. « Il est touché jusqu'au vif, disait-elle, de voir une de ses premières conquêtes au pouvoir de ses ennemis, cette belle ville, si françoise, au pillage de toutes les nations qui y sont entrées. Il n'est pas moins sensible à la honte de notre armée de n'avoir rien fait pour secourir cette place. Il l'a ordonné positivement plusieurs fois; il avoit donné sa parole au maréchal de Boufflers qu'il seroit secouru.... De vous dire, après cela, si on devoit hasarder plus qu'on n'a fait, il faudroit être plus habile que ceux qui y ont trouvé des impossibilités.... » La lettre du Roi à Philippe V et la réponse de celui-ci sont aux Affaires étrangères, vol. *Espagne* 186, fol. 162 et 220.

2. Cette lettre a été reproduite par le lieutenant Sautai, p. 258-261, comme celle que le Roi avait écrite pour autoriser à capituler; elle fut trouvée très touchante, dit Dangeau (p. 253) : « Ce maréchal mande que les ennemis, dans le 20 et le 21, avoient fait trois brèches nouvelles, que le fossé étoit saigné, et qu'ils avoient une galerie qui alloit jusqu'au pied d'une des brèches. Il recommande deux choses au Roi très instamment, dans sa lettre, qui est de vouloir bien donner des récompenses aux officiers qui se sont distingués dans la place, et de vouloir bien ordonner à M. le contrôleur général de faire payer le plus tôt qu'il se pourra l'argent qu'il a été obligé d'emprunter des bourgeois pour faire subsister la garnison et pour les travaux. Il se loue fort de la garnison et des habitants. »

3. Ci-après, Additions et corrections, p. 681. — 4. Chiffres de Dangeau.

5. Avant *donné* corrigé en *donner*, il a biffé *leur*. — 6. *Dangeau*, p. 254.

si longues aux soldats, que l'inquiétude leur en prit, et, si forte, qu'elle alla jusqu'au murmure. Dès qu'il parut, leur joie éclata en louanges les plus flatteuses, et tous promirent de faire des merveilles sous un chef qui leur en montroit si bien l'exemple, et qui prenoit tant de soins d'eux[1]. Ce fut donc le 26 octobre[2], au soir, qu'ils furent tous renfermés dans la citadelle, qui étoit un vendredi[3]. Le jeudi veille de ce jour[4], M. de Vendôme fit attaquer Effinghem[5] l'épée à la main. Puiguion avoit là un camp qui l'assiégeoit sous ses ordres depuis trop de temps pour un poste comme celui-là, que les ennemis avoient accommodé, et où ils avoient mis quinze cents hommes avec un colonel anglois. Ils venoient de débarquer quatorze bataillons sur les dunes près d'Effinghem, pour le secourir : Fourbin et le chevalier de Langeron[6] les en empêchèrent avec les troupes qu'ils avoient à Nieuport sur les vaisseaux et sur les galères, à qui ils firent mettre pied à terre[7]. La présence de ce secours imminent et la prise de Lille excitèrent M. de Vendôme à emporter enfin ce poste : il le fut en effet, et si aisément, qu'il n'en coûta pas une douzaine de soldats[8]. On leur en tua une centaine, et on eut tous les

Effinghem pris l'épée à la main par les troupes de Vendôme.

1. Cet épisode n'est pas pris à Dangeau.

2. *Oct.* est en interligne.

3. Les hostilités ne reprirent que le 29, à quatre heures du soir.

4. *Dangeau*, p. 253-254 ; *Sourches*, p. 212-213 ; *Gazette*, p. 514, 516, 526, 527 ; *Mercure* d'octobre, p. 323-337 ; *Gazette d'Amsterdam*, nos LXXXVII-XC ; *Mémoires de Berwick*, p. 43 et 501, et *de Saint-Hilaire*, p. 175 ; *Mémoires militaires*, p. 119-120 et 492-494 ; *Feldzüge*, p. 445-448 ; *Lettres du duc de Bourgogne à Beauvillier*, p. 315-316 ; *le Siège de Lille*, p. 224-227, etc.

5. Écrit ainsi ici, comme dans la manchette.

6. Claude-François Andrault de Langeron, reçu à Malte en juin 1679, lieutenant des galères depuis 1690, passa capitaine-inspecteur en 1710, chef d'escadre en 1719, et mourut le 13 juillet 1729.

7. C'est Dangeau qui donne ces détails ; comparez les *Mémoires de Forbin*, p. 606, et le récit de Bellerive, ci-après, p. 605 et 614-615. On trouve dans les archives de la Marine, B4 33, fol. 107-117, la relation d'un officier de l'artillerie de mer.

8. Cinq ou six seulement selon Dangeau, un officier et deux soldats

autres prisonniers, presque tous Anglois[1]. Le pauvre comte de la Motte[2], qui étoit venu se promener au camp de Puiguion, se trouva à l'action. Vendôme, à son ordinaire, en fit un trophée : il envoya le chevalier de Roye[3] en porter la nouvelle au Roi[4], qui, infatigablement le même pour Vendôme, le régala d'un brevet de mestre de camp au chevalier de Roye, pour la bonne nouvelle[5].

Le duc de Beauvillier m'arrête à la cour.

J'avois compté d'aller à la Ferté assez tôt après le retour de Fontainebleau pour y profiter encore un peu de la belle saison. Plusieurs amis considérables me voulurent arrêter par rapport aux grandes attentes où on étoit sur la Flandres. J'étois pleinement convaincu qu'il ne s'y passeroit rien, et que Lille ne seroit point secouru.

selon les *Mémoires de Sourches*. C'était, en tout cas, une perte insignifiante pour une opération qui « ôte aux ennemis toute communication avec Ostende et nous assure et nous accourcit celle de Bruges à Nieuport » (*Dangeau*); aussi le commandant de la place fut-il mis en jugement.

1. Il y avait des Hollandais et des Wallons : ci-après, p. 616.

2. Le vaincu de Wynendaele, ci-dessus, p. 357-358. Puiguion se plaignit qu'on fît honneur de son succès au comte de la Motte : Guerre, vol. 2083, nos 348 et 381.

3. Barthélemy de la Rochefoucauld (tome II, p. 336). Il était brigadier et venait d'être rendu par les Anglais en échange d'un colonel de marque ; mais il ne s'agit pas de lui ici, comme on va le voir.

4. Le lundi 29 : *Dangeau*, p. 253-254 ; *Sourches*, p. 214.

5. Il ne pouvait être question, pour cette course, d'un brigadier comme le chevalier de Roye, qui d'ailleurs n'avait pas pris part à l'affaire. L'erreur vient de Dangeau et se retrouve dans plusieurs relations. Les *Mémoires de Sourches* donnent le vrai nom, celui du chevalier de Retz, gentilhomme du Gévaudan qui, ayant été longuement dans l'infanterie, faisait le service d'aide de camp de M. de Vendôme, et que le Roi gratifia d'un brevet de colonel réformé, tandis que le chevalier de Langeron reçut une pension de quinze cents livres. — Joachim-Louis de Retz de Bressolles de Pelamourgue, entré au service en 1678, capitaine en 1688, avait été nommé aide de camp en février 1703 ; il reçut le 5 novembre 1708 son brevet de colonel réformé, fut encore désigné pour suivre les princes ou M. de Vendôme en 1709, prit part à la défense de Tournay, ne passa brigadier des armées que le 1er février 1719, et mourut en 1735 (Pinard, *Chronologie militaire*, tome VIII, p. 271 ; Lainé, *Archives de la Noblesse*, tome III ; ci-après, p. 567).

D'ailleurs, je commençois à me sentir à bout de l'audace et du triomphe de la cabale ennemie de Mgr le duc de Bourgogne, et je ne respirois que l'éloignement de la cour, lorsque le duc de Beauvillier, épuisé de raisons pour me retenir, s'avisa de me demander si je ne voudrois pas au moins, pour l'amour de Mgr le duc de Bourgogne, faire l'effort de demeurer encore quelques jours à la cour. Il désarma ainsi mon impatience. Je lui promis de rester jusqu'à ce que lui-même me rendît la liberté; mais je le priai de ne pas excéder le peu de forces que je[1] pouvois conserver parmi ces criminelles menées auxquelles on ne pouvoit rien opposer[2]. Il me le promit, et, de plus, de mander à Mgr le duc de Bourgogne la violence que je me faisois en sa seule considération. Ce délai ne me réussit pas, et ne servit de rien à ceux qui l'avoient desiré. J'étois odieux à toute cette cabale. Elle avoit emmuselé[3] les plus convaincus de ses crimes. J'ose dire à peine que j'étois peut-être le seul à qui il restât assez de courage pour le conseil, et pour ne pas tenir la vérité captive; qu'ils ne laissoient pas de craindre le premier, que l'autre leur étoit d'autant plus odieux qu'ils avoient tout subjugué. Non contents des clameurs qu'ils firent retentir partout sur le

1. *Qui* surchargé en *que je*.

2. Une lettre de Fénelon au duc de Bourgogne, en date du 25 octobre (*Correspondance*, tome I, p. 270-271), prouve à quel point en était venu le déchainement de cette cabale : « C'est une chose inouïe qu'un prince qui doit être si cher à tous les bons François soit attaqué dans les discours publics, dans les lettres imprimées, et jusque dans des gazettes, sans que presque personne ose contester les faits qu'on avance faussement contre lui. Je voudrois que les personnes dignes d'être crues parlassent et écrivissent d'une manière propre à redresser le public et à préparer les voies pour rendre votre retour agréable. Ceux qui devroient n'oser point parler parlent hautement, et ceux qui devroient crier pour la bonne cause sont réduits à se taire. Je ne sais rien de secret, ni de particulier; mais je sais en gros ce que personne n'ignore, savoir qu'on vous attaque dans le public sans ménagement. »

3. « Mettre une muselière » (*Dictionnaire de l'Académie*, 1718).

pari dont j'ai parlé[1], et dont ils firent un si pernicieux usage, ils eurent recours à un autre artifice, de la grossièreté duquel ils n'eurent pas honte, parce qu'ils l'avoient perdue sur tout il y avoit longtemps: ils se mirent donc à semer que je tombois sur Mgr le duc de Bourgogne plus rudement que personne. Le monde, témoin de ma vivacité pour lui, et contre eux, en rit. Je méprisai aussi une imposture si manifeste; mais, à la fin, elle réussit à mettre le comble à mon dépit, et à mon impatience d'aller respirer chez moi un air plus sain et plus tranquille, et M. de Beauvillier me le permit[2]. Reprenons, durant cet intervalle, diverses choses que la suite des événements de Flandres a fait laisser en arrière[3].

Calomnies grossières contre moi*.

Tréville mourut à Paris dans le temps que les ennemis investirent Lille[4]. J'ai assez fait connoître[5] ce personnage peu guerrier, fort du grand et du meilleur monde, quelque temps courtisan, puis dévot et retiré, revenu peu à peu dans un monde choisi, toujours recherché, toujours galand, toujours brillant d'esprit et de goût, pour n'avoir plus à en rien dire[6]. Ses vrais amis l'avoient fait rentrer un peu en lui-même : depuis plusieurs années, il vivoit plus retiré et plus particulièrement occupé de son salut[7]. Il

Mort de Tréville; abrégé de lui.

1. Ci-dessus, p. 302-305.
2. La dernière lettre de *permit* en surcharge une autre.
3. Depuis la page 278.
4. Le 13 août : *Dangeau*, p. 201; *Gazette*, p. 408; *Journal de Verdun*, p. 325. L'acte d'inhumation le dit âgé de soixante-cinq ans. Le *Mercure* de septembre donna une notice nécrologique, p. 49-55.
5. En 1704 : tome XII, p. 112-116 et appendice VIII.
6. « Homme de beaucoup d'esprit et de savoir, qui avoit été courtisan, mais qui étoit retiré depuis plus de trente ans » (*Dangeau*).
7. Tome XII, p. 113. « Il voulut être enterré parmi les pauvres et sans faste, dans la paroisse de Saint-Nicolas-du-Chardonnet. Il a laissé sa bibliothèque aux Carmes déchaussés du faubourg Saint-Germain. On trouve peu de gens d'épée aussi savants que lui; personne ne

* Ayant d'abord placé cette manchette sur la marge de droite, intérieure, du manuscrit, et y ayant ajouté: *Je vais à la Ferté*, il a biffé le tout, pour récrire seulement la première phrase à la marge extérieure, selon son habitude.

étoit fort à son aise et point marié[1]. Son père, comme je l'ai dit[2], étoit mort commandant une des deux compagnies des mousquetaires.

Mort et caractère de Lionne.

Lionne[3], fils aîné de ce grand ministre des affaires étrangères[4], mourut bientôt après[5], dans une obscurité aussi

savoit si bien saint Augustin, et il avoit lu tous les Pères de l'Église dans leur source. » (*Journal de Verdun.*)

1. Le titre de comte de Troisvilles fut relevé par un petit-neveu et héritier, Armand-Jean de Montréal, marquis de Moneins, qui servit aussi dans la première compagnie des mousquetaires.

2. Il l'a dit, non dans les *Mémoires*, mais dans l'Addition n° 555 (tome XII, p. 484) et dans la notice que nous avons donnée à l'appendice VIII du même tome XII. Le père, Armand-Jean de Peyres, fils de bourgeois d'Oloron, né vers 1598, prit son surnom du manoir de Troisvilles, en Soule, qu'il fit ériger, le 6 octobre 1634, en justice et juridiction haute, moyenne et basse, avec foire et marché. Il était alors au plus beau temps de sa carrière militaire, qui est racontée dans la *Chronologie* de Pinard, tome VI, p. 127-129 : soldat aux gardes en 1616, enseigne en 1622, c'est en 1625 qu'il entra dans l'unique compagnie des mousquetaires qui fût alors, et, de sous-lieutenant, il passa lieutenant à la suite du combat du Pas-de-Suse, puis capitaine-lieutenant le 3 octobre 1634, et eut le grade de maréchal de camp en 1636, avec la charge de sénéchal du comté de Marsan. Sa participation aux intrigues de Cinq-Mars contre le cardinal de Richelieu le fit disgracier le 2 décembre 1642, malgré une longue résistance de Louis XIII; mais, le cardinal étant mort deux jours après, on lui rendit la compagnie des mousquetaires jusqu'au temps où de nouvelles manœuvres, qui sont racontées dans le *Journal d'Olivier d'Ormesson* (tome I, p. 250 et 262-265), le forcèrent à vendre sa charge, la compagnie étant licenciée en janvier 1646. Troisvilles avait été érigé en comté au mois d'octobre 1643, et il en eut des lettres de confirmation, avec défense au comte de Toulongeon de l'y troubler, enregistrées en septembre 1665. Comme compensation de sa sortie du service, la Régence lui avait donné en 1646 le gouvernement du pays de Foix. En 1658, il eut une promesse de collier de l'Ordre (notre tome XI, p. 205, note 1), en 1667 une pension de quatre mille livres, et il mourut en mai 1672, dans sa soixante-seizième année. La *Gazette*, à cette occasion (p. 522), lui attribua un titre de lieutenant général qui ne lui appartenait pas. C'est le Tréville des *Mémoires de M. d'Artagnan.*

3. Louis-Hugues, marquis de Berny ou de Lionne : tome XII, p. 593.

4. Hugues de Lionne : tome IV, p. 97.

5. Le 22 ou le 23 août, dans son hôtel de la rue Vivienne : *Dan-*

Enfants de ministres emblent toutes les charges de la cour.

profonde que le lustre de son père avoit été éclatant[1]. C'est très ordinairement le sort des enfants des ministres; mais, de ce règne seulement, ils ont trouvé, avec tant d'autres moyens de s'élever, celui[2] de faire à leur famille, des charges de la maison du Roi, une planche après le naufrage[3] : ainsi la noblesse en demeure exclue, et le demeurera apparemment toujours, tellement que, excepté les grandes charges, toujours de ce règne possédées par des ducs et des maréchaux de France, on voit aujourd'hui les cent-suisses et les deux charges de maîtres de la garde-robe, celles de grand maréchal des logis et de capitaine de la porte, aux enfants des ministres morts ou congédiés[4]. A l'égard de celles de premier écuyer et de premier maître d'hôtel, je ne pense pas qu'on les trouve plus hautement possédées[5], non[6] plus que celle de grand maître des cérémonies, encore du ministère[7]. Reste celle de grand prévôt, demeurée à un gentilhomme[8]; car, pour les bâtiments, qui,

geau, p. 208; *Gazette*, p. 408; *Mercure* de septembre, p. 55-60. Il était né le 22 mars 1646, et avait été tenu sur les fonts, le 7 juillet 1647, par Mazarin et la chancelière Séguier.

1. « Il y a longtemps qu'il ne paroissoit plus » (*Dangeau*). Les *Mémoires de Sourches* ne mentionnent même pas sa mort.

2. *Celuy* est en interligne.

3. Même locution que dans notre tome XIII, p. 393, et ci-après, p. 410. — Autrement, il a dit (tome XII, p. 41-42), à propos de ces mêmes Lionne : « Et voilà ce que deviennent les familles des ministres! Celles des derniers de Louis XIV ont été plus heureuses, les Telliers, les Colberts, les Chamillarts, les Desmaretz surtout, à bien surprendre. »

4. En 1742, époque où il a écrit ceci, les cent-suisses sont commandés par M. de Louvois-Courtenvaux, un le Tellier; MM. de Maillebois et de Souvré-Louvois sont maîtres de la garde-robe, M. Chamillart de la Suze grand maréchal des logis, le marquis de Croissy capitaine de la porte.

5. La première est à un Beringhen, la seconde à un Livry.

6. *Non* est en interligne, au-dessus de *reste*, biffé.

7. Le marquis de Dreux-Brezé, petit-fils de Chamillart.

8. Le marquis de Sourches, fils et successeur de celui à qui sont attribués les mémoires de ce nom.

de mains viles, avoient passé à un seigneur, ils sont bientôt retombés à peu près d'où ils avoient été tirés[1]. Lionne, qui en fut un des premiers exemples, eut la charge de maître de la garde-robe de Monglat père de Cheverny[2], que le mauvais état de ses affaires lui fit vendre[3]. Une assiduité exacte d'une[4] année entière, et de deux années l'une[5], fut plus forte que Lionne. Il servit peu sa première année, encore moins sa seconde : après quoi il ne prit plus la peine de paroître à la cour[6]. La Salle[7], qui étoit l'autre[8], servit continuellement pour tous deux, et c'est ce qui le rendit si

1. Passée de Mansart au futur duc d'Antin (ci-dessus, p. 50), la direction des bâtiments a été mise sur la tête d'Orry en 1737, et celui-ci aura pour successeurs, grâce au crédit de Mme de Pompadour, l'oncle de son mari, M. le Normand de Tournehem, en 1745, puis son propre frère, Abel-François Poisson de Vandières et de Marigny, en 1746.

2. Ci-dessus, p. 150.

3. C'est en 1671 que Lionne acheta cette charge, ayant été dépossédé de la secrétairerie d'État (tome XII, p. 593). Auparavant, il n'avait eu qu'une mission en Pologne pour l'avènement de Michel Wiecniowiecki, en octobre 1669, et alors il était capitaine de chevau-légers, quoique s'étant préparé, comme survivancier, à succéder à son père (*Gazette* de 1669, p. 1166; *Instructions pour les ambassadeurs en Pologne*, tome I, p. 111-116). Il eut encore, en avril 1673, une mission pareille en Espagne, à l'occasion de la mort de l'Impératrice. On trouvera ci-après, appendice VII, sa notice inédite comme maître de la garde-robe.

4. Au manuscrit, *d'un*.

5. Il y avait deux maîtres de la garde-robe.

6. L'*État de la France*, année 1698, tome I, p. 194-195, donne le détail du service. En l'absence des grands officiers et du grand maître de la garde-robe, celui des deux maîtres qui est en année, et qui habite le logis même du Roi, doit être toujours présent au lever, pour donner la chemise, et aux audiences d'ambassadeurs. Pendant la journée, c'est lui qui présente ou reprend la canne, le mouchoir, la cravate, le chapeau, les gants, l'épée, qui aide le Roi à vider ses poches, qui lui retire le justaucorps, la veste et le cordon bleu. Le produit de chaque charge dépassait dix-huit mille livres : cela explique le prix élevé de cinq cent cinquante mille livres qu'en donna le successeur du marquis.

7. Louis de Caillebot, marquis de la Salle : tome XV, p. 358.

8. L'autre maître de la garde-robe.

agréable au Roi. Lionne passa sa vie à Paris avec des nouvellistes[1] : il avoit son banc fixe aux Tuileries avec eux, dont pas un n'étoit connu de personne[2]. Il avoit été riche, s'étoit brouillé avec sa femme, Lionne aussi et héritière[3], qu'il avoit perdue, et ne vit jamais un homme qui eût un nom ni un état. Il ne laissa qu'un fils[4], très bien fait, brave, bon officier[5], qui fit la folie d'épouser la servante d'un cabaret de Phalsbourg, qui s'est trouvée une femme de vertu et de mérite[6]. Il n'en a point eu d'enfants. Il a voulu longtemps faire casser ce mariage, sans avoir pu y réussir, et n'a presque point vécu avec sa femme. Il étoit un des favoris de Monsieur le Duc dans sa toute-puissance, pendant laquelle[7] il mourut assez brusquement, et fort regretté[8]. Sa femme a toujours vécu dans la piété et dans la retraite où elle est encore aujourd'hui à Paris[9].

1. Ci-dessus, p. 235 et 237. J'ai déjà expliqué (tome XII, p. 40, note 10) que notre auteur confond le marquis avec un sien cousin, premier écuyer de la grande écurie, qui ne mourra qu'en 1716, ayant « passé sa vie avec les nouvellistes. » L'erreur renouvelée ici se retrouve dans les rédactions primitives.

2. J'ai aussi indiqué (tome XII, p. 41, fin de note) quelques références sur les nouvellistes parisiens. On peut voir encore *les Français au XVIIe siècle*, par Gidel, p. 310-322, le chapitre cxxx des *Lettres persanes* de 1717, le *Voyage de deux jeunes Hollandais à Paris en 1657*, p. 251-253, etc. C'est par ce moyen, à cette source, que se renseignaient les faiseurs de gazettes à la main, et l'on constate dans le ms. Fr. 22817 comment les nouvellistes haut placés, tels que le premier écuyer Lionne, recevaient les nouvelles du dehors pour les rapporter à leur banc des Tuileries, du Palais-Royal, du Luxembourg. Les Tuileries restèrent le grand bureau et le chef-lieu des nouvellistes.

3. Jeanne-Renée de Lionne, héritière de la branche aînée de Claveyson, mariée le 27 avril 1675, morte le 18 décembre 1680.

4. Charles-Hugues, marquis de Lionne : tome XII, p. 593.

5. Sa notice est au tome VIII de la *Chronologie militaire*, p. 215.

6. Marie-Sophie Geiger, de Wissembourg, et non de Phalsbourg : tome XII, p. 41 et 593-594.

7. Lisez : *après laquelle*, puisque ce dernier Lionne mourut en 1731.

8. Voyez les *Lettres du commissaire Dubuisson au marquis de Caumont*, p. 263-264, et le *Mercure* de janvier 1731, p. 171.

9. Elle ne mourut qu'en 1759. J'ai expliqué que le mariage n'était

Jarzé remercie de l'ambassade de Suisse; le comte du Luc y est nommé.

Jarzé, nommé avec la surprise de tout le monde, comme je l'ai dit[1], à l'ambassade de Suisse, s'en repentit[2]. C'étoit un homme fort avare[3] quoique sans enfants[4]. Il étoit allé chez lui en Anjou[5]: il y fit une grande chute, qui l'incommoda d'autant plus qu'il n'avoit qu'un bras; il manda qu'il étoit hors d'état de faire son ambassade[6]. Elle fut donnée au comte du Luc[7], qui, comme Jarzé, avoit perdu un bras, et tous deux à la bataille de Cassel[8].

Duc d'Enghien chevalier de l'Ordre.

Le Roi donna[9], à un chapitre extraordinaire tenu pour le duc d'Enghien[10], permission de porter l'Ordre au car-

pas aussi honteux que notre auteur le dit, et que cette dame de Lionne fut une bienfaitrice des pauvres de Paris.

1. Tome XV, p. 453-455.

2. Puyzieulx l'avait demandé pour son propre frère Sillery.

3. Il a écrit : *avarre*, et, ensuite, il a corrigé *sens* en *sans*.

4. J'ai dit (tome XV, p. 454, note 2) qui il avait épousé. Les deux époux se firent une donation mutuelle au bout de neuf ou dix mois de mariage (2 avril 1688 : Arch. nat., Y 252, fol. 354). La femme devait avoir cinq cent mille livres de fortune (*Sourches*, tome II, p. 70). En 1708, elle est morte, son fils a seize ans, et deux filles sont plus âgées.

5. Est-ce à Jarzé, ou au Plessis-Bourré ? Dans le premier de ces châteaux on conserve son portrait peint par Rigaud en 1688.

6. *Dangeau*. p. 222 et 227 ; *Sourches*, p. 156 et 181 ; *Gazette*, p. 482 ; *Mercure* du mois d'avril, p. 338-341, et du mois d'octobre, p. 108-111. La désignation pour l'ambassade lui avait valu un premier Marly, le 29 mai (*Dangeau*, p. 147); néanmoins, il n'avait accepté qu'avec hésitation, en demandant un délai, et sans doute, comme le dit le *Mercure historique et politique*, tome XLIV, p. 626-627, les difficultés de la situation en Suisse le détournèrent d'accepter définitivement. Quelques billets de civilité qu'on a de lui dans la correspondance de Gaignières ne permettent point de juger de sa valeur; on trouvera ci-après, p. 682, une lettre plus intéressante.

7. Tome XV, p. 349.

8. C'est au siège de Philipsbourg que Jarzé avait perdu un avant-bras (tome XV, p. 454, note 3), tandis que le comte du Luc avait perdu le sien onze ans plus tôt, à Cassel, où il servait comme mousquetaire. Ce comte reçut son instruction le 25 novembre, arriva à Soleure le 27 février 1709, et fit son entrée le 2 avril.

9. *Donna* surcharge des lettres effacées du doigt.

10. Le futur duc de Bourbon. Nous avons vu ci-dessus, p. 137, sa désignation pour l'Ordre, quoique tout jeune.

dinal de la Trémoïlle en attendant qu'il fût reçu[1]. Il avoit été nommé à la Pentecôte[2].

Mort du spectacle du maréchal de Noailles; son caractère et celui de sa femme. [*Add.. St-S. 827*]

Bientôt après[3], le maréchal de Noailles donna à toute la cour le spectacle d'une mort qui put lui fournir de grandes réflexions[4]. C'étoit un homme[5] d'une grosseur prodigieuse et entassée[6], qui, précisément comme un cheval, mourut aussi de gras-fondu[7]. Aussi étoit-il grand mangeur, et faisoit chez lui grande et délicate chère, mais pour sa famille et pour un très petit nombre d'autres gens. Né dans l'intérieur de la cour d'un père et d'une mère[8] en charge et qui tenoient intimement au cardinal Mazarin et à la Reine mère, il en avoit pris tout l'esprit, et conformé en tout le sien, tout pesant, grossier et moins que médiocre qu'il étoit. Jamais homme plus renfermé, plus par-

1. *Fut*, et non *fust*, dans le manuscrit.

2. Le 27 mai 1708 : *Dangeau*, p. 146; *Sourches*, p. 85-86. Les preuves du cardinal, qui était né le 27 juin 1658, sont au Cabinet des titres, dans le volume 646 des *Dossiers bleus*, fol. 115-121. Le chapitre dont parle notre auteur, et où ces preuves furent admises, se tint le lundi 24 septembre : *Dangeau*, p. 227; *Sourches*, p. 182.

3. Le 2 octobre : *Dangeau*, p. 233; *Sourches*, p. 190-191; *Mémoires de Noailles*, p. 208.

4. Nous avons vu (tome XIV, p. 285) qu'il était gravement malade dès le commencement de 1707.

5. D'assez grande taille, bien fait de corps et de visage, disent les *Caractères* de 1703, p. 33. Sur ses portraits, voyez l'*Iconographie limousine*, par A. Tardieu, dans le *Bulletin de la Société scientifique de la Corrèze*, tome XII, 1890, p. 162-164. Le principal est celui que Rigaud peignit lors de ses campagnes d'Espagne, et dont l'original, dit-on, est au musée de Grenoble; on y aperçoit en perspective les villes conquises par le maréchal. Édelinck le grava en 1689. Le *Nouveau siècle de Louis XIV* contient (tome II, p. 428-430) des vers sur ce portrait.

6. Qualification déjà rencontrée aux tomes III, p. 68, et XII, p. 208.

7. Le *Dictionnaire de l'Académie* ne donnait que cet emploi, en dehors de toute forme substantive : « On dit qu'*un cheval est gras fondu*, pour dire que la graisse lui est fondue dans le corps par l'excès du chaud et du travail. » Comparez les *Journaux de P. de l'Estoile*, tome IX, p. 65. Selon l'exemple de Buffon cité par Littré, le substantif était *gras-fondure*.

8. Tomes II, p. 156, et III, p. 148 et 152.

ticulier, plus mystérieux, ni plus profondément occupé de la cour; point d'homme si bas pour tous les gens en place, point d'homme si haut dès qu'il le pouvoit, et avec cela fort brutal[1]. On l'a vu sans cesse, et en public, duc et capitaine des gardes, porter comme un page[2] la queue de Mme de Montespan, tandis que celle de la Reine ne l'étoit, et ne l'est encore, que par l'exempt des gardes en service auprès d'elle[3]; et ce même homme, commandant en Languedoc, avoir ses gardes[4] le long de son drap de pied[5] à la messe, et ses aumôniers tournés vers son prié-Dieu, avec la même pompe et toutes les mêmes cérémonies de la messe du Roi[6], et tout le reste de même. Le Roi, qui étoit l'Idole à qui il offroit tout son encens, étant devenu dévot, le jeta dans la dévotion la plus affichée[7] : il com-

1. Notre auteur a déjà parlé de sa lourdeur et de sa brutalité, comme de ses manœuvres pour s'assurer ou regagner la faveur du maître : tomes II, p. 285-288, et XIV, p. 261; nous avons rapproché de son texte ceux de contemporains qui ne s'éloignent guère de ce jugement. Un peu plus favorable, l'abbé de Choisy a dit (ses *Mémoires*, tome II, p. 4-5) que, si l'esprit n'était pas vif, du moins les qualités de probité et d'attachement sincère au Roi n'étaient pas contestables, et valaient bien des avantages plus brillants.

2. Tel le petit Renau chez Mme Colbert de Terron : tome XIII, p. 467, Addition n° 622.

3. Comme pour la duchesse de Bourgogne : tome IV, p. 309-310. On trouvera une longue dissertation sur les officiers appelés à cette fonction dans les *Mémoires du duc de Luynes*, tome XII, p. 122-123.

4. Tome X, p. 99. Voyez le livre du marquis de Saporta sur *les Sévignés*, p. 96, et la *Correspondance des Contrôleurs généraux*, tome III, n°s 1142 et 1509.

5. Tome VII, p. 324. « Pièce de drap, de velours, etc., qu'on étend sur le prié-Dieu des personnes du premier rang, et qui leur sert de marchepied » (*Académie*, 1718). Ces marques d'honneur passaient à l'intendant en cas d'absence du gouverneur : *Correspondance des Contrôleurs généraux*, tome III, n° 1000.

6. Voyez l'*État de la France*, année 1698, tome I, p. 38-39, 51, 52 et 284, et l'ordonnance du roi Henri III, datée de 1585, dans le ms. Clairambault 721, p. 69-75.

7. Dévot de routine jusqu'au bigotisme, disent les *Caractères* de 1702 et de 1706, p. 22-23; et ceux de 1703 (éd. 1897, p. 33) : « Il a

munioit tous les huit jours, et quelquefois plus souvent[1]; les grands messes, vêpres, le salut, il n'y manquoit que pour des temps de cour, ou des moments de fortune[2]. Avec tout cela, il étoit fort accusé de n'avoir pas renoncé à la grisette[3], et d'en faire des parties secrètes avec Rouillé du Coudray, son ami intime[4], et grand et très public débauché, à la fortune duquel il contribua fort, et son fils encore plus dans la régence de M. le duc d'Orléans[5]. Louville m'en a conté une aventure que je ne certifie pas, mais qu'il m'a assurée, et, quoique sujet quelquefois à se frapper et à s'engouer, il étoit homme fort vrai[6]. L'histoire est telle. M. de Noailles étoit amoureux d'une fille de la musique du Roi[7] fort jolie, et cet amour, qui fit du

de l'esprit; mais il ne l'applique pas naturellement, étant dévoué à Mme de Maintenon, qui est son législateur absolu, ce qui l'a jeté dans un bigotisme ridicule et des manières qui ne reviennent à personne.... Si l'on le croyoit, la moitié des maisons particulières seroient érigées en monastères. » Ces textes émanent d'écrivains protestants, comme aussi celui qui a été reproduit à la suite de la première édition de la *Relation de Spanheim*, p. 398-399 : « Sa dévotion est sincère; mais il y entre bien autant de tempérament que de conviction.... »

1. Pendant un temps, Louis XIV avait trouvé mauvais qu'on abusât de la communion : Mme de Maintenon et les jésuites finirent par lui faire admettre même que M. de Beauvillier communiât jusqu'à trois fois par semaine sans qu'on le vît aller à confesse. Notre auteur condamnait cette pratique, à plus forte raison chez les pécheurs endurcis, comme il le dira à propos du duc d'Orléans.

2. Sans doute de bonne fortune. Voyez vingt lignes plus loin.

3. Jeunes filles de médiocre condition et à allure provocante, ainsi appelées de l'étoffe à bon marché dont elles faisaient usage pour leurs robes. Voyez l'expression « s'habiller en grisette, » dans une lettre de Mme de Maintenon à la princesse des Ursins (recueil Bossange, tome II, p. 61), et « une courtisane a peur d'être faite comme une grisette, » dans le premier *Entretien de M. Colbert avec Bouïn*, p. 163.

4. Voyez ce qui a été déjà dit dans notre tome IX, p. 18-23.

5. Donné alors comme mentor et conseiller intime au fils du maréchal, Rouillé du Coudray le suivra dans sa chute, pour ne plus se livrer, jusqu'aux confins d'une longue vie, qu'à une débauche effrénée.

6. Il ne nomme point Louville dans l'Addition placée ici.

7. Est-ce la musique de la chambre (*État de la France*, 1698, tome I,

bruit, j'en ai fort ouï parler dans le temps[1]. Il étoit en quartier[2], et alors il logeoit[3] dans l'appartement de quartier sous le cabinet du Roi[4]. M. de Noailles et la fille convinrent de leurs faits : elle vint passer la nuit chez lui. Malheureusement, le cardinal de Noailles arriva trop matin, et, à son ordinaire, alla descendre chez son frère. Les valets lui dirent qu'il n'étoit pas éveillé ; cela ne l'arrêta point : il se fait ouvrir, et entre. On peut juger de ce que put devenir le[5] couple fortuné. La fille se fourre la tête dans le lit, et le chevet[6] par-dessus ; le maréchal s'écrie dolemment[7] qu'il a une migraine[8] à mourir, qu'il ne peut ni parler ni entendre parler, qu'il ne sait s'il pourra se lever pour aller chez le Roi, et qu'il veut se reposer en attendant. Le bon cardinal prend cela pour argent comptant, plaint son frère, lui conseille de se donner la matinée, et sort pour le laisser en repos. Voilà les amants bien soulagés. La fille, qui étouffoit de l'issue de l'aventure et de ce

p. 220-230), ou celle de la chapelle (notre tome XV, p. 261, note 2)? La composition de l'une et de l'autre est minutieusement décrite dans les chapitres I et III de l'*État de la France*, dont le premier fondateur, Nicolas Besongne, appartenait à la chapelle ; mais il n'est pas question de chanteuses ni de musiciennes, sauf deux basses de viole. L'exécution était incomparable, à ce que dira notre auteur, et Louis XIV y prenait son seul plaisir. Quand Mme de Maintenon se permettait des observations, il répondait : « Mais cela a toujours été ! La Reine ma mère, et la Reine, qui communioit trois fois la semaine, ont vu cela comme moi. » (Geffroy, *Madame de Maintenon*, tome II, p. 189.)

1. Dans l'Addition, notre auteur donne à cette fille le nom de Chappe, qui était celui d'une famille de théâtre citée par Jal.

2. De capitaine des gardes. — 3. Il a écrit, par mégarde : *logoit*.

4. Ce logement, au rez-de-chaussée, selon les plans du temps de Louis XIV et de Louis XV, donnait sur l'angle droit de la cour de Marbre.

5. *Purent* corrigé en *put*, et *les* en *le*.

6. *Chevet*, « traversin, long oreiller sur lequel on appuie la tête lorsqu'on est dans le lit » (*Académie*, 1718). Dans l'Addition, la fille se tapit sous la couverture vers le pied du lit, ce qui se comprend mieux.

7. Il a écrit, en abrégé : *dolamt*.

8. « Douleur de tête qui occupe la moitié de la tête » (*ibidem*). C'était le mal le plus ordinaire de Mme de Maintenon.

qu'elle s'étoit mise sus[1], n'eut rien de plus pressé que de sortir de sa cache, de prendre ses cottes[2], et de s'enfuir. Le maréchal vouloit tuer le valet confident. Il continua de faire le malade ; mais il fallut pourtant aller chez le Roi, où il fit accroire à son frère qu'il faisoit un grand effort. On prit grand soin d'étouffer l'aventure ; mais tout se sait à la fin. Il faisoit sa cour jusqu'aux basses maîtresses de Monseigneur[3]. Ce prince aima quelque peu de temps la Raisin[4], qui étoit fort belle et comédienne excellente. Elle

1. Il y a bien *mise*, avec accord. — Nous avons eu déjà (tome VI, p. 89) : « L'entreprise des Lorrains leur étoit retombée à sus en plein. » Le *Dictionnaire de l'Académie* de 1718 disait que cette vieille forme de *sur* n'avait plus guère d'usage que dans *courir sus à quelqu'un*.

2. *Cotte*, « partie de l'habillement des femmes qui est plissée par le haut et qui va depuis la ceinture jusques à terre ; il ne se dit plus que de l'habillement des femmes de basse condition » (*Académie*, 1718). Nous avons eu, dans le tome IX, p. 66, « trousser les cottes. »

3. Ce qui suit est une avance prise sur le grand portrait qui viendra en 1711, et où les relations du Dauphin avec la Raisin seront racontées d'une manière plus complète, et autrement plaisante.

4. Françoise Pitel de Longchamp, fille d'un comédien, née à Grenoble vers 1662, se maria à Saint-Léonard, près Chantilly, le 20 novembre 1679, avec Jean-Baptiste Raisin, fils d'un autre comédien originaire de Troyes et le héros enfantin de la supercherie de clavecin mystérieux qui eut tant de succès à la cour en 1661 (*Muse historique*, tome III, p. 342 et 477). Ce Raisin, son frère aîné et leurs deux sœurs avaient obtenu à deux reprises, le 1er juillet 1665 et le 13 avril 1672, le brevet de comédiens ordinaires du Dauphin (Arch. nat., O^{1} 16, fol. 228 v°). Jean-Baptiste, étant en 1679 au service de Monsieur le Prince, entra alors, avec sa femme, dans la troupe de l'hôtel de Bourgogne, et ils s'y firent chacun une bonne réputation. Ils eurent au moins huit enfants, tenus sur les fonts par le grand Condé, par sa belle-fille Bavière, chez qui le frère aîné de Raisin était officier et comédien, par le poète Campistron, etc. Le mari mourut rue Mazarine, le 5 septembre 1693, à trente-sept ans environ (*Dangeau*, tome IV, p. 362, avec Addition de Saint-Simon), et sa femme en Normandie, le 30 septembre 1721. Jal leur a consacré une page de son *Dictionnaire critique*, p. 1034. Selon la lettre II de Mme Dunoyer (tome I, p. 14), c'est en 1693, ou plutôt en 1694, après l'expulsion de la comtesse du Roure, que la Raisin, très remarquable comme beauté, remplaça cette maîtresse auprès de Monseigneur, et ce fut sans doute celui-ci qui lui fit quitter la Comédie en 1701. Ils

se trouva un peu incommodée à Fontainebleau : M. de Noailles y envoyoit sans cesse savoir de ses nouvelles, lui faisoit toutes sortes de présents, et l'alloit voir avec les plus grands respects du monde. Avec tout cela, ce n'étoit ni un méchant homme, ni un malhonnête homme, et, quoique très avare de crédit, il n'a pas laissé de faire des plaisirs et de rendre des services. Il plaisoit au Roi par son extrême servitude[1] et par un esprit fort au-dessous du sien[2], à Mme de Maintenon aussi, au contraire de sa femme, qu'ils n'aimoient point, et dont ils craignoient l'esprit, les menées, la hardiesse[3]. C'étoit elle qui gouvernoit mari, enfants, famille, affaires, manèges de cour[4], avec une gaieté, une liberté d'esprit comme si elle n'eût jamais rien eu à faire, et qui, à force d'esprit et[5] d'adresse sans s'étonner ni se rebuter de rien, fit toujours du Roi et de Mme de Maintenon[6] tout ce qu'elle voulut, pareillement

eurent, comme nous le verrons plus tard, une fille avouée par le Dauphin et bien mariée, deux même, si l'on s'en rapporte à la lettre xxxviii de Mme Dunoyer (notre tome VIII, p. 243, note 2). On trouve aux Archives nationales (Y 276, fol. 86, 290, fol. 257 v°, et 307, fol. 29) plusieurs donations faites par la Raisin, dont une du 13 août 1714, par laquelle elle abandonna divers immeubles, en avancement d'hoirie, à cette fille, alors femme de M. de la Jonchère, à charge de lui servir une rente de neuf cents livres.

1. Au sens de servilité, comme dans notre tome XIV, p. 86.

2. Il y avait aussi ce point de contact entre eux que le maréchal, bon connaisseur en musique, « donnoit très souvent des musiciens au Roi » (*Sourches*, tome II, p. 58, note 1).

3. Comparez ce qui a déjà été dit de la maréchale dans nos tomes V, p. 124, VIII, p. 63, et XI, p. 121, et la suite des *Mémoires*, éd. 1873, tome XII, p. 117 : « Mme de Maintenon voyoit le père avec ménagement, la mère fort à lèche-doigt ; le Roi et elle la craignoient, et ne l'aimoient point. »

4. « M. de Noailles.... cultivoit fort tout ce qui sentoit le ministère, surtout celui de la finance ; lui, ou plutôt sa femme, qui avoit plus d'esprit et de vrai manège que lui, avoient toujours affaire à ceux qui s'en mêloient » (notre tome IX, p. 21).

5. Cet *et* surcharge un *d*.

6. Mme de Maintenon, comme on le verra plus loin, s'associa cordialement au deuil de la famille. Pour son compte personnel, et dans

de Mme la duchesse de Bourgogne, et gouverna à son gré toutes les princesses, tous[1] les ministres, et tous les gens en place, et tout cela sans bassesse; une femme noble, magnifique, libérale, pleine d'entrailles[2] pour ses enfants, pour sa famille, pour son nom, extrêmement capable d'amitié, qui eut toujours des amis en nombre[3], et qui en mérita encore davantage[4]; une femme qui ne disoit pas tout ce qu'elle pensoit, mais jamais ce qu'elle ne pensoit pas; naturellement bonne, douce, sans humeur, franche autant que la cour le peut permettre avec prudence[5], à qui aussi il ne falloit pas marcher sur le pied[6], qui disoit alors

une lettre familière à sa cousine Villette, du 12 octobre (cette lettre a passé dans une vente faite par Étienne Charavay le 10 décembre 1883, n° 125), elle écrivait : « C'étoit un ami de quarante ans, sans compter les autres raisons que j'ai de m'intéresser à lui. Tout est peines et croix dans le monde, et surtout dans la vieillesse! » Le 30 septembre, à Mme des Ursins, elle disait (recueil Bossange, tome I, p. 327) : « J'aime depuis longtemps ce patriarche. » Voyez ci-après, p. 384, note 3.

1. Avant *tous*, il a biffé *et*.

2. « On dit figurément qu'*un homme a des entrailles, de bonnes entrailles*, qu'*il a les meilleures entrailles du monde*, pour dire qu'il a un cœur très tendre et très sensible pour les autres.... On dit aussi d'un homme dur, injuste, qu'*il n'a point d'entrailles*. » (*Académie*, 1718.)

3. Voyez, dans le recueil de *Lettres de la princesse des Ursins* publié par Geffroy, p. 423, un bel éloge de la piété de la maréchale, de sa générosité, de sa charité, de son abnégation, par le duc de Noirmoutier.

4. Notre auteur était du nombre à en juger par ce qu'il a déjà dit au tome XV, p. 363, et par une lettre presque badine, datée de 1729, qui a été reproduite dans le tome XIX de l'édition de 1873, p. 332-333.

5. On peut qualifier de franchise presque téméraire la conduite qu'elle tint, au dire du duc de Luynes (tome IX, p. 219), quand il fut question de marier un de ses petits-fils avec la sœur de Mme de Mailly, favorite de Louis XV, qui épousa le marquis de Vintimille en 1739 : tout était conclu en dehors d'elle, et néanmoins elle fit rompre le projet d'alliance, parce que, « occupée de la grandeur et de l'élévation de la maison de Noailles, elle vouloit pour eux de la faveur, mais une faveur réelle et solide, et trouvoit celle-ci un peu frivole. »

6. « On dit que c'est un homme à qui il ne faut pas *marcher sur*

à qui que ce pût être son fait, mais qui n'étoit point haineuse. Elle vit encore pleine de sens, d'esprit et de santé à quatre-vingt-sept ans, en patriarche de sa nombreuse famille[1], fort riche, et fort donnante, dévote tant qu'elle peut, toujours allante, faisant[2] les délices de ses amis, dont elle a encore beaucoup[3], et conserve ce badinage avec lequel elle a toujours réussi aux choses même les plus sérieuses. M. de Noailles ne se consola point d'avoir donné sa charge à son fils[4]. Ce vuide lui fut insupportable, quoique toujours à la cour et dans la même considération. Dans les premiers temps, les gardes continuèrent à prendre les armes pour lui dans leurs salles; le Roi le sut, et le trouva mauvais : ils ne les prirent plus[5]. Cela fut insupportable au maréchal à tel point, qu'il cessa d'y passer[6], et qu'il fit toujours depuis le tour par les cours pour aller chez sa fille de Guiche[7] et partout où il avoit affaire. Sa maladie fut très brusque et courte[8]. Il mourut le

le pied, pour dire qu'il est dangereux de le choquer » (*Académie*, 1718).

1. Elle ne mourra qu'en 1748, à quatre-vingt-quatorze ans, n'ayant plus qu'un fils vivant sur dix, cinq filles sur onze, et, en tout, une soixantaine d'enfants, petits-enfants ou arrière petits-enfants, survivant de cent environ. Le nombre infini de grossesses avait failli lui coûter cher : redoutant les voyages si pénibles dans le carrosse de la Reine, elle eut un jour l'imprudence d'accepter une place dans celui de Mme de Montespan, et la Reine ne le lui pardonna pas (*Luynes*, tome IX, p. 218).

2. Avant *faisant*, il a biffé *et*.

3. Voyez ce que dit d'elle le président Hénault, qui la cultivait avec soin, dans ses *Mémoires*, p. 102-103.

4. En 1707 : tome XIV, p. 285-287.

5. Cet incident est raconté, avec les détails les plus précis, dans les *Mémoires de Sourches*, tome XI, p. 88-90, sous la date du 30 mai 1708, comme venant de se passer dans le dernier voyage de Marly.

6. *Passé* corrigé à l'infinitif.

7. Depuis octobre 1699, la duchesse de Guiche avait hérité d'une partie du logement de la maréchale de la Motte et de sa fille la Ferté (*Dangeau*, tome VII, p. 164; *Sourches*, tome VI, p. 190-191).

8. *Dangeau*, p. 233; *Sourches*, p. 190-191 ; *les Correspondants de la marquise de Balleroy*, tome I, p. 37. Il mourut au château, le

2 octobre, sur les cinq[1] du soir, dans son fauteuil, au milieu de sa famille et de toute la cour qu'il avoit tant aimée, en présence de Mme la duchesse de Bourgogne, à qui tous spectacles étoient bons, et des[2] trois filles du Roi, qui y accoururent et le virent passer[3]. Le cardinal

2 octobre, entre cinq et sept heures du soir; le 5, son corps fut transporté de la Paroisse aux Capucins de Paris, et de là, le 3 décembre, à l'église Notre-Dame, pour y reposer dans le caveau construit pour le cardinal et sa famille (*Dangeau*, p. 277; *Sourches*, p. 194 et 228; Jal, *Dictionnaire critique*, p. 914; *Mercure* d'octobre, p. 146-195, et de décembre, p. 293-298 et 304-309; Geffroy, *Madame de Maintenon*, tome II, p. 183; Chansonnier, ms. Fr. 12 694, p. 295). Un service, avec oraison funèbre, eut lieu à Perpignan (*Mercure*, décembre 1708, p. 118-186), et une autre oraison funèbre, prononcée aux Feuillants de la rue Saint-Honoré, le 27 février suivant, par le P. de la Rue, fut imprimée (*Mercure* de mars, p. 125-139, et d'avril, p. 96-110; *Mémoires de Sourches*, tome XI, p. 232; Chansonnier, ms. Fr. 12 694, p. 299).

1. Nous avons déjà rencontré pareille omission d'*heures*.

2. *Tro*[*is*] surchargé en *des*.

3. Mme de Maintenon raconte cette fin émouvante, cinq jours après, à la princesse des Ursins (recueil Bossange, tome I, p. 329) : « Par-dessus les mauvaises nouvelles de Flandre, vous aurez, Madame, celle de la mort de M. le maréchal de Noailles et la désolation d'une famille qui ne vous est pas indifférente. Jamais il n'y en eut une plus grande, et leurs plus grands ennemis auroient été touchés de ce spectacle. Ce pauvre homme mourut au milieu de toutes ses filles, assisté par M. le cardinal de Noailles, la duchesse de Guiche à genoux devant lui, tenant sa main et parlant sans cesse pour le réveiller d'une léthargie qui l'avoit tenu trois heures la veille, et qui l'emporta ce jour-là en une heure et demie. Sa connoissance n'étoit pas entièrement éteinte : il me connut encore une demi-heure avant de rendre l'esprit, et marqua plusieurs fois reconnoître Mme la duchesse de Bourgogne, qui donna à cette famille des marques de l'amitié dont elle les honore, et de bon cœur, qui la rendra aussi malheureuse qu'aimable. » Il y a en outre des lettres de condoléance de Mme de Maintenon au cardinal (recueil la Beaumelle, éd. 1738, tome X, p. 288-289) et au fils du défunt (recueil Geffroy, tome II, p. 182-183), une lettre à Bâville, une autre encore, déjà indiquée, à la marquise de Villette. La lettre que le Roi écrivit au fils, retenu en Roussillon, a été insérée dans les *Mémoires de Noailles*, p. 208. Le duc de Bourgogne lui adressa aussi, de l'armée, une lettre que l'abbé Proyart a publiée (tome II, p. 201). Quant à Monsieur de Cambray, il consentit à envoyer ses compliments

son frère[1] eut la douleur que le saint sacrement fut longtemps[2] dans l'appartement du malade, qui mourut sans avoir pu le recevoir[3]. Le deuil fut nombreux, l'affliction peu étendue[4]. La maréchale de Noailles a eu le bon esprit de n'avoir presque pas remis le pied à la cour depuis[5],

au fils, mais non au cardinal son oncle, et très tardivement (*Correspondance*, tome III, p. 187-189, 23 novembre). On trouvera, à l'appendice X, deux lettres de Mme des Ursins au fils; celles qu'elle écrivit à la veuve sont imprimées dans le recueil Geffroy, p. 358-360.

1. Le maréchal lui avait fait obtenir l'archevêché, et resta toujours son principal oracle : *Mémoires de l'abbé le Gendre*, p. 216.

2. *Longtemps* est en interligne, au-dessus de *plusieurs*, biffé.

3. Dangeau ne parle pas du cardinal; mais le récit des deux dernières journées dans les *Mémoires de Sourches*, p. 190-191, confirme notre texte : « Le soir (du 1er octobre), le maréchal de Noailles, qui avoit eu déjà deux ou trois accès de fièvre tierce avec de grandes douleurs de rhumatisme, et qui avoit déjà été saigné deux fois, tomba dans une léthargie qui obligea les médecins à lui donner sur-le-champ beaucoup d'émétique, qui étant fort longtemps sans faire son effet, on lui donna l'extrême-onction. Cependant, quelques heures après, l'émétique commença à opérer; mais les médecins auroient souhaité qu'il eût fait un plus grand effet. Le lendemain, le remède agissoit encore un peu, et déjà on le disoit hors de danger, et, tous les courtisans s'empressant d'aller le voir, il y en eut un grand nombre dans sa chambre tout le matin et toute l'après-dînée, quoique Fagon assurât que, si la fièvre revenoit, il auroit bien de la peine à s'en retirer; mais, sur les cinq heures du soir, elle revint : il retomba en léthargie, et tourna si brusquement à la mort, que, son frère le cardinal ayant envoyé chercher le saint viatique à la chapelle, parce que les prêtres de la Paroisse étoient trop longtemps à venir, il ne se trouva plus en état de le recevoir, et mourut.... Cependant la famille du duc de Noailles, ayant su que son corps n'étoit pas devenu froid suivant la coutume de tous les corps morts, obligea les chirurgiens de le scarifier en plusieurs endroits pour essayer de le faire revenir; mais ce fut inutilement, et toute sa famille s'en alla à Paris pendant la nuit ou le lendemain matin, à la réserve du cardinal, qui resta à Versailles. »

4. Cependant, à en juger par les lettres de Mme de Maintenon (recueil Bossange, tome I, p. 330, 333, 340, 343, 345, 346, 348 et 349), et tout au moins sur le moment, la famille témoigna une profonde affliction.

5. Mme de Maintenon écrit, le 14 octobre suivant (p. 333) : « On

et encore des moments[1] de devoir, et jamais depuis la mort du Roi. Le duc de Noailles, qui commandoit en Roussillon, où il n'y avoit rien à faire[2], revint à la cour fort tôt après[3].

Retour du duc de Noailles à la cour.

Saint-Mars[4], gouverneur de la Bastille, mourut en même temps[5], fort vieux. Bernaville, lieutenant de Roi sous lui[6], lui succéda dans cet emploi de première confiance[7].

Mort de Saint-Mars, gouverneur de la Bastille. Bernaville lui succède.

dit que la pauvre maréchale ne se console point et ne veut plus se mêler de rien. Je serois bien fâchée qu'elle tînt une pareille résolution, et il me paroîtroit bien nécessaire qu'elle réunît et qu'elle gouvernât toute sa famille. »

1. Notre auteur n'a-t-il pas oublié une préposition, *dans* ou *en*, avant *des moments?*

2. La lettre très émue qu'il adressa de Perpignan à son oncle le cardinal, le 10 octobre, a été publiée par Millot dans l'Appendice des *Mémoires de Noailles*, p. 409, et une autre qu'il écrivit à Chamillart, du 14, est dans le recueil de l'abbé Esnault, tome II, p. 209-210. Nous avons aux Archives nationales, dans le registre des Insinuations coté Y 281, fol. 381, 471 et 484 v°, les donations qu'il fit alors aux serviteurs de son père. On trouvera ci-après, appendice X, quelques lettres que Mme des Ursins lui adressa pendant cette campagne.

3. *Dangeau*, p. 243 et 258; *Sourches*, p. 216.

4. Voyez ci-après, p. 683, la notice de ce personnage.

5. Le 26 septembre : *Dangeau*, p. 238; *Sourches*, p. 185; *Mercure* d'octobre, p. 142-146; *les Correspondants de la marquise de Balleroy*, tome I, p. 37.

6. Charles le Fournier, sieur de Bernaville en Ponthieu, fait sous-lieutenant de la capitainerie de Vincennes le 5 avril 1689, chargé, le 9 décembre 1694, des prisonniers et des chasses pendant la minorité du jeune Bellefonds, pensionné à cinq cents livres le 19 novembre 1697 et à mille livres le 14 décembre 1700, nommé lieutenant de Roi de la Bastille, en place de du Junca, le 12 octobre 1706, devint gouverneur le 12 novembre 1708 (Arch. nat., O[1] 52, fol. 155 v°; *Dangeau*, p. 301; *Mercure* de décembre, p. 264-266; Papiers de la Bastille, dossier 12 629), mais, suivant l'usage d'alors, à condition de ne point se marier (*Sourches*, tome XI, p. 221). Il mourut le 7-8 décembre 1718, à son poste, et fut remplacé par M. de Launey. Il avait été blessé au siège de Philipsbourg.

7. Suivant les historiens de la Bastille, Bernaville se fit une réputation de tyran très sévère. C'est lui qui fournit à Voltaire, tout jeune, des renseignements sur le Masque de fer. Sa lieutenance, qui valait quatre à cinq mille livres, fut donnée à un frère du major d'Avignon.

Mort et caractère de la maréchale de Villeroy. [*Add. S^tS. 828*]

La maréchale de Villeroy mourut le 20 octobre, à Paris, d'une maladie fort courte, et qui n'avoit point paru dangereuse[1]. Elle étoit sœur du duc de Brissac mari de la mienne[2]. Leur mère[3] étoit sœur du duc de Retz père de l'héritière qui épousa le duc de Lesdiguières, duquel l'autre maréchale de Villeroy[4] étoit tante paternelle, en sorte que, par la mort du duc de Lesdiguières gendre de M. de Duras, les Villeroy ont eu les deux immenses successions de Lesdiguières et de Retz[5]. La maréchale de Villeroy étoit sans cela fort riche par la prédilection entière de sa mère. Le maréchal de Villeroy et elle, dans les commencements, n'avoient pas toujours été fort contents l'un de l'autre; le vieux maréchal[6], plus sage que son fils, et qui avoit éprouvé le même sort avec sa femme, les empêcha de se brouiller. Il y eut toujours entre eux plus de considération réciproque que de tendresse. La maréchale étoit extrêmement petite, la gorge nulle; d'ailleurs d'une grosseur tellement démesurée, qu'à peine pouvoit-elle se remuer. Ses bras étoient plus gros qu'une cuisse ordinaire, avec un petit poignet et une petite main mignonne au bout, la plus jolie du monde[7]; le visage exactement comme un gros perroquet[8], et deux gros yeux sortants,

1. *Dangeau*, p. 246-248; *Sourches*, p. 208 et 209; *Gazette*, p. 514; *Mercure* de novembre, p. 193-198; *Lettres de Mme de Maintenon*, recueil Bossange, tome I, p. 339. Des services furent célébrés à Lyon, à Magny, au couvent du Calvaire (*Mercure* de décembre 1708, p. 108-112 et 199-209) et à la Guerche (*Mercure* de mai 1709, p. 228-239).

2. Il a déjà rappelé cela plusieurs fois.

3. Marguerite-Françoise de Gondy : tome XV, p. 128-130.

4. Madeleine de Créquy : tomes III, p. 18, VI, p. 414, X, p. 265, et XI, p. 199.

5. Déjà expliqué au tome III, p. 16-18, et ailleurs encore.

6. Nicolas, mort en 1685. Il a déjà été parlé de ses mots et apophtegmes.

7. *Sourches*, tomes I, p. 278, note 8, et VI, p. 152. On a un portrait d'elle dans la série de Trouvain publiée en 1694. Celui qui est au musée de Versailles a été gravé dans les *Galeries historiques*.

8. Ainsi que Lanjamet : ci-dessus, p. 91.

qui ne voyoient goutte[1]; elle marchoit aussi tout comme un perroquet[2]. Avec une figure si peu imposante, jamais femme n'imposa tant. Avec une grande hauteur[3], elle avoit une grande politesse, noble, discernée[4], qui est devenue si rare et qui touche si fort. Personne aussi n'avoit plus d'esprit, ni plus de sens et de justesse, avec un tour unique, et très salé et plaisant quand elle vouloit, mais toujours avec dignité[5]. Elle étoit d'un excellent conseil, et la meilleure et la plus sûre amie du monde[6], et, avec toute sa gloire, d'un commerce le plus aisé et le plus délicieux. Tout le monde ne lui convenoit pas, mais un choix délicat[7]. C'étoit la personne du monde qui se respectoit le plus, et qui se faisoit le plus naturellement respecter par les autres. Le Roi et Mme de Maintenon la craignoient, et

1. Voyez l'Addition au *Journal de Dangeau*, tome IX, p. 393. Suivant les uns, c'est la grande opération que Félix lui avait faite le 2 mai 1701, suivant d'autres celle de la cataracte, qui avait perdu ses yeux (*Dangeau*, tome VIII, p. 92; *Sourches*, tomes V, p. 347, et VII, p. 54; *Gazette d'Amsterdam*, année 1701, n° XXXVIII; catalogue d'une vente d'autographes faite par Eugène Charavay le 24 février 1883, n° 14; notre tome VIII, p. 575). Constamment malade de 1700 à 1702, elle finit par être épuisée d'hémorragies multiples.

2. Dans l'Addition placée ici : « Un gros perroquet qui marchoit, dont elle avoit le visage, et deux gros yeux, dont elle ne voyoit presque plus. »

3. Elle n'était pas étrangère aux chimères des Cossés : ci-après, p. 391.

4. Seul exemple de cet emploi de *discerné* que Littré ait pu citer.

5. Comparez notre tome X, p. 84 et 370, et le Chansonnier, ms. Fr. 12 689, p. 348. C'était en outre une bonne musicienne (*Muse historique*, tome III, p. 254), et Phérotée de la Croix lui avait dédié en 1694 son *Art de la poésie françoise et latine* avec une nouvelle méthode musicale.

6. Voyez la *Correspondance de Bussy*, les *Lettres de Mme de Sévigné*, etc.

7. Notre auteur, « étroitement lié » avec elle (tome X, p. 413), a des raisons de vanter son « choix délicat. » Elle avait eu une liaison de tout autre caractère, quelque trente ans plus tôt, avec Charles de Sévigné : voyez l'édition des *Lettres inédites* publiée par Capmas, tome II, p. 172-173 et 194, et l'Introduction de feu M. Paul Mesnard, p. 215.

jamais elle ne fit un pas pour s'en approcher quoique passant sa vie à Versailles, où elle avoit toujours chez elle une cour, indépendamment de son mari et en ses absences. Elle souffroit du ridicule de ses grands airs. Souvent il ôtoit en particulier sa perruque chez elle[1] : elle ne disoit mot; mais elle ne s'y accoutumoit point[2]. Elle eut

1. Sur l'usage des perruques, voyez leur *Histoire* par l'abbé J.-B. Thiers, les *Recherches historiques* de l'Allemand Nicolaï, les *Caractères*, tome I, p. 328, le *Livre commode* de 1692, tome II, p. 39-41, et, parmi les ouvrages modernes, l'*Histoire du Costume*, par Quicherat, p. 460-461, 511-513, 531, l'*Histoire des Français*, par Monteil, tome VII, p. 441-443, l'*Histoire du Luxe*, par Baudrillart, tome IV, p. 201-204, le *Livre des Collectionneurs*, par Maze-Sencier, p. 726-733, etc. Quoiqu'on trouve une « perruque à cheveux » dans l'inventaire de Cinq-Mars en 1643 (*Annuaire-Bulletin de la Société de l'Histoire de France*, année 1893, p. 234), la fabrication et la mode ne commencèrent à se généraliser que vers 1656 (*Muse historique*, tome II, p. 186; lettre de Patru à d'Ablancourt, 11 mars 1658), et c'est seulement à la suite de sa maladie de 1672 que Louis XIV adopta une perruque de « cheveux vifs, » au lieu d'un simple « tour » (*Journal d'Olivier d'Ormesson*, tome II, p. 628; *Lettres historiques* de Pellisson, tome I, p. 395-396; portrait du Roi, dans la *Galerie de Mademoiselle*, éd. Barthélemy, p. 5-6; Walckenaer, *Mémoires sur Mme de Sévigné*, tome V, p. 205 et 426). C'est son perruquier ordinaire Quentin de la Vienne, comme il a été dit dans notre tome IV, p. 351, note 9, qui eut le mérite du perfectionnement et obtint le privilège de la vente. La perruque devint alors d'un porter si général et si commode, qu'on voit, en 1694 (*Sourches*, tome IV, p. 408-409), l'ambassadeur vénitien Erizzo solliciter de son gouvernement une dispense spéciale, contre la défense expresse que son père lui en avait faite par testament, pour arborer une perruque du jour où il mettrait le pied sur la terre de France. Quelques princes seulement, dans la maison royale, continuaient à conserver leur chevelure naturelle, comme Monsieur (notre tome VIII, p. 622), les deux frères Vendôme (tome XIII, p. 564 et 568), le prince de Conti (*Dangeau*, tome II, p. 161), Monseigneur même jusqu'en 1686 (*Sourches*, tome I, p. 460). La consommation des perruques devint si considérable, si universelle, qu'on en put faire l'objet d'une création fiscale dans la fin du règne de Louis XIV, de 1703 à 1715; les dossiers de cette « affaire » sont dans le fonds du Contrôle général, G^7 1500-1506. La corporation des perruquiers, créée en 1673, avait été déjà plus que doublée de nombre en 1693 et en 1701.

2. Nécessairement, la perruque se déposait au coucher, et l'on voit

le bon sens de n'être rien moins qu'éblouie de l'envoi de son mari en Italie; elle en craignit les revers, et m'en parla franchement, quoiqu'elle me reprochât quelquefois, comme en badinant, que je n'aimois point le maréchal[1]. A sa prison[2], elle fut outrée de douleur; je la vis dès les premiers jours, que sa porte étoit fermée excepté à ses plus intimes amis[3]. Son bon esprit ne put être consolé par toutes les marques de bonté que le Roi prodigua au maréchal, et par tout ce qu'il lui manda à elle. A son retour, elle fut vivement touchée de son inflexibilité à rejeter le salutaire conseil du chevalier de Lorraine que j'ai expliqué en son temps[4]; mais elle fut abîmée de douleur à la bataille de Ramillies, et de tout ce qui la suivit. Il y avoit déjà longtemps qu'elle étoit fort dans la piété[5], qui augmenta

dans l'*État de la France*, année 1698, tome I, p. 302 et 307, que Louis XIV se faisait alors accommoder ses cheveux naturels, ou les peignait lui-même, tandis qu'un garçon s'occupait de l'entretien des perruques, rangées sur des termes, dans un cabinet spécial. Pendant la nuit, un bonnet remplaçait la chevelure postiche (*Tallemant des Réaux*, tome II, p. 497 et 510; *Mémoires de Saint-Simon*, éd. 1873, tomes XVI, p. 191, et XXI, p. 171; ses *Écrits inédits*, tome III, p. 97; notre tome VIII, p. 441). Pendant le jour, et aussi en certaines occasions, on ôtait la perruque pour se rafraîchir (notre tome VII, p. 400), et notre auteur le dira en 1718; mais, lorsque des jeunes gens se permettaient de le faire devant les dames, cela passait pour impolitesse (Chansonnier, ms. Fr. 12 692, p. 62). Nous lisons cette anecdote dans le recueil d'ana de Gaignières (ms. Nouv. acq. fr. 4529, p. 73) : « Le comte de Gramont avoit laissé sa perruque chez la maréchale de la Ferté; son mari, étant arrivé inopinément, dit : « Ôtez cette per-« ruque! — Elle n'est pas à vous, dit un sot de valet de chambre. — « Ôtez-la, vous dis-je; elle est à moi. »

1. *N'aimois* corrige *ne l'aimois*, et *le Ml* a été ajouté en interligne. — Nous avons vu notre auteur comparer le maréchal à une machine pneumatique faisant le vide dans la galerie de Versailles.

2. Lors de la surprise de Crémone en 1702 : tome X, p. 84.

3. Il a déjà expliqué plusieurs fois (tomes VI, p. 67, X, p. 413, XII, p. 273, etc.) d'où venaient leur liaison et la réciprocité de confiance.

4. Tome X, p. 377-378.

5. « Elle avoit été fort aimable; mais une très solide piété avoit succédé à sa beauté, qui avoit passé de bonne heure. Elle étoit une

toujours depuis. Elle tomba entre des mains qui en abusèrent[1]. Le P. Poulinier[2], qui a été abbé de Sainte-Geneviève[3], étoit un saint, mais de ces saints grossiers et durs, et sans aucune connoissance du monde[4]. C'étoit la femme du monde la plus sensible, et d'une conversation qu'on[5] ne pouvoit quitter : il la condamna au silence le plus exact sur le malheur de son mari, et sur Chamillart, qu'elle accusoit de les avoir fort aggravés[6]; elle[7] y fut si fidèle, que non seulement il ne lui en échappa jamais rien, mais, si quelque ami particulier se licencioit[8] un peu là-dessus devant elle, elle changeoit aussitôt de discours, et, si il y revenoit, elle le faisoit agréablement taire. Elle étoit occupée en des réparations[9] continuelles. Elle avoit la folie des Cossés sur leur naissance[10], et l'avoit fait souvent sentir à

des principales amies de Mme de Maintenon. » (*Sourches*, tome II, p. 17, note 5.)

1. Tome XIV, p. 311.

2. Jean Polinier, et non Poulinier, né à Pezénas le 8 novembre 1646, avait fait profession dans la congrégation des Génovéfains le 20 avril 1664, et avait rempli les fonctions de professeur de théologie, de philosophie, etc.; il fut prieur en 1703, quatre fois général, et mourut au couvent le 6 mars 1727 (P. Feret, *l'Abbaye de Sainte-Geneviève*, 1883, tome II, p. 181-182).

3. Tomes III, p. 151, et XIV, p. 34.

4. Exégète, mais surtout moraliste, moins brillant que correct, il dirigea les consciences du chancelier Fieubet, de Marcin, du ministre le Peletier, etc., et était volontiers consulté par Mme de Sévigné sur le carême et les jeûnes. Il refusa d'entrer au conseil de conscience de 1712 malgré les instances du cardinal de Noailles et du maréchal de Villeroy.

5. Il avait écrit : *avec qui*, puis a surchargé en *qu'*, et enfin a biffé cette abréviation, pour récrire : *qu'on*.

6. Il a oublié que *malheur* était au singulier.

7. Avant *elle*, il a biffé *et*.

8. *Licencioien*[*t*], au pluriel, inachevé, a été corrigé en *licencioit*.

9. *Réparation*, « satisfaction d'une injure, d'une offense faite à quelqu'un » (*Académie*, 1718).

10. Tome I, p. 207, note 4. Ils prétendaient se rattacher aux Cocceïus Nerva : voyez ce que notre auteur en a dit dans son mémoire des *Changements arrivés à la dignité de duc et pair* et dans la notice

ses enfants, et quelquefois à son mari. Depuis, elle me disoit quelquefois en riant, mais tête à tête, que les Villeroy n'étoient pas si mauvais que je le pensois[1], et je riois aussi. L'époque de Ramillies fut celle de sa retraite, qu'elle fit insensiblement, et bientôt après se retira entièrement de tout. Cette femme accoutumée à la plus excellente compagnie, qui ne pouvoit se remuer ni lire, se mit à passer sept ou huit mois à Villeroy toute seule, et, à Paris, à fermer sa porte à tout le monde; ses meilleurs amis n'y étoient reçus que mandés, et peu souvent. Sa charmante conversation, à force de se retrancher tout, étoit devenue pesante; elle les exigeoit[2] des autres avec tant de rigueur, qu'on ne savoit de quoi l'entretenir. Sa vue l'empêchoit de travailler; le jeu, qu'elle avoit fort aimé, elle se l'étoit retranché depuis longtemps sous ce prétexte de sa vue: ainsi sa vie se passoit dans son fauteuil en prière, et en lectures de piété que lui faisoient ses domestiques. Je lui disois souvent qu'elle se feroit mourir : elle glissoit et badinoit là-dessus, et, avec son agrément ordinaire, me jetoit quelques mots fort à propos de morale et de pénitence. Je ne lui dis que trop vrai : une vie si opposée à celle qu'elle avoit toujours menée, et si contraire à la nature, à laquelle rien n'étoit accordé, la tua en deux ou trois ans. Son P. Poulinier, qui ne la voulut jamais croire mal, ne prit pas la peine de la voir en sa dernière maladie; elle reçut tous ses sacrements sans lui. Peu avant de mourir, elle me demanda; elle oublia que j'étois à la

du duché de Brissac (*Écrits inédits*, tomes III, p. 211-212, et VIII, p. 345-347). Gaignières nous a conservé cet ana (ms. Nouv. acq. fr. 4529, p. 84) : « La duchesse de Brissac, qui prétend que les Brissac descendent des Cocceïus parents de Pompée, pleuroit un jour à la représentation de *la Mort de Pompée*, de Corneille. L'on lui demanda pourquoi elle pleuroit si amèrement : « Hélas, dit-elle, cela n'est-il « pas bien cruel de voir mourir si cruellement un homme qui a tou- « jours été uni à notre famille, et de nos parents? »

1. Tome VI, p. 413-415 et appendice XXIII, p. 596-599.
2. Elle exigeait des retranchements.

Ferté : j'eus une douleur extrême de sa perte, et de m'être trouvé absent. Sa mort fut celle des justes, et avec toute sa connoissance et les plus grands sentiments; ses amis, en très grand nombre, en furent amèrement touchés[1]. Elle n'avoit que soixante ans[2].

Mort et caractère de la comtesse de Beuvron.

La comtesse de Beuvron ne tarda pas à la suivre[3]. Son nom étoit Rochefort, d'une bonne noblesse de Guyenne[4], et on voyoit bien encore qu'elle avoit été belle[5] à soixante-dix ans qu'elle mourut. Elle avoit été fille de la Reine[6]; on l'appeloit Mlle de Théobon[7]. Le comte de Beuvron l'épousa[8], celui dont j'ai parlé à l'occasion de la mort de la première femme de Monsieur, dont le chevalier, depuis comte de Beuvron, étoit capitaine des gardes[9]. Elle étoit veuve depuis longtemps et sans enfants, avec fort peu de bien. C'étoit une femme de beaucoup d'esprit et de monde, de fort bonne compagnie, pour qui Madame prit la plus

1. La phrase suivante a été ajoutée après coup, en reprenant le travail de mise au net.

2. Avant qu'il se fût écoulé quatre semaines, l'auteur des *Mémoires de Sourches* enregistra ce bruit (p. 224) : « On murmuroit du mariage du maréchal de Villeroy avec la duchesse de Lesdiguières la mère, ce qui auroit été un vrai mariage de politique. (*En note* : Elle étoit héritière de la maison de Retz, et le duc de Villeroy, par sa mère, étoit son héritier, de sorte que ce mariage n'auroit été qu'une précaution pour l'empêcher de se remarier à quelque autre, car elle n'étoit plus en âge d'avoir des enfants.) »

3. Elle mourut le 23 octobre : *Dangeau*, p. 250; *Sourches*, p. 199 et 210; *Mercure* de novembre, p. 261.

4. Famille protestante, comme il a été dit au tome X, p. 104.

5. Le Chansonnier, dans le ms. Fr. 12 618, p. 321, 323, 325, contient des vers obscènes sur ses charmes.

6. Voyez sa notice dans nos tomes VI, p. 407, et VIII, p. 365. C'est en 1669 qu'elle prit place dans les filles, ayant été convertie au catholicisme et présentée par Mme Colbert : *Gazettes en vers*, tome III, p. 420-421.

7. Elle signait : LIDYE DE ROCHEFORT THÉOBON.

8. De 1681 à 1686 ce mariage n'avait été connu que du Roi, de Monsieur, de Madame et de l'archevêque Harlay.

9. Tomes VIII, p. 373, et X, p. 105.

grande et la plus constante amitié; elle lui écrivoit tous les jours, sans y jamais manquer, lorsqu'elle n'étoit pas auprès d'elle. Les intrigues du Palais-Royal l'avoient éloignée plusieurs années de Madame, comme je l'ai raconté à l'occasion de ce qu'elle la prit auprès d'elle, avec la maréchale de Clérambault, à la mort de Monsieur, qui lui avoit défendu de les voir[1]. La comtesse de Beuvron étoit toujours demeurée dans la plus grande union avec la famille de son mari[2], et étoit comptée dans le monde. Elle étoit extrêmement de mes amis[3]; elle en avoit, et en méritoit, qui la regrettèrent fort[4]. D'ailleurs, c'étoit une femme qui avoit bec et ongles[5], très éloignée d'aucune bassesse[6], assez informée[7], mais qui aimoit fort le jeu.

Mort et caractère du comte de Marsan. [*Add. S^tS. 829*]

Fort tôt après[8] mourut le comte de Marsan, frère cadet de Monsieur le Grand et du feu chevalier de Lorraine, qui n'avoit[9] ni leur dignité, ni leur maintien, ni rien de l'es-

1. Tome X, p. 99 et suivantes.

2. Cependant les *Mémoires de Sourches* disent (tome VIII, p. 337) que, en 1704, il fut question qu'elle se remariât avec l'ancien page Harling, qui serait devenu alors chevalier d'honneur.

3. Cet *amis* est bien au masculin. — Il a expliqué (tome X, p. 105) d'où venait leur liaison.

4. Madame surtout, qui, selon les *Mémoires de Sourches*, tome XI, p. 199, quitta Marly pour aller pleurer cette mort à Versailles. Elle en écrivit à Huet une lettre qui a été publiée dans les *Mémoires de l'Académie de Caen*, année 1879, p. 268-271, et où nous voyons qu'elle refusa de préparer son amie à la mort. C'était, je l'ai déjà dit, une des fidèles inséparables qui, en 1693, n'avaient pas craint de s'enfermer avec leur maîtresse attaquée de la petite vérole.

5. Nous avons déjà eu cette locution de *bec et ongles* dans le tome XI, p. 110.

6. Pellisson rapporte (*Lettres historiques*, tome II, p. 97) qu'elle avait fièrement tenu tête au Roi, en 1673, quand il cassa la chambre des filles.

7. Il a avoué que c'était un de ses charmes pour lui.

8. Le 12-13 novembre, à soixante ans : *Dangeau*, p. 263; *Sourches*, p. 193 et 221. Voyez ci-après, appendice VIII, la notice inédite, et, dans les *Écrits inédits*, tome VIII, p. 82-88, sept pages de la notice ELBEUF.

9. Après ce verbe, Saint-Simon, se relisant, a ajouté en interligne un *rien* qui serait de trop.

prit du chevalier, qui, non[1] plus que le grand écuyer, n'en faisoient[2] aucun cas. C'étoit un extrêmement petit homme trapu[3], qui n'avoit que de la valeur, du monde, beaucoup de politesse[4] et du jargon de femme[5], aux dépens desquelles il vécut tant qu'il put[6]. Ce qu'il tira de la maréchale d'Aumont[7] est incroyable. Elle voulut l'épouser et lui donner tout son bien en le dénaturant[8] : son fils la fit mettre dans [*Add. StS. 890*]

1. *Qui non* est en interligne, au-dessus d'un premier *qui non* surchargeant *ses d*, et biffé.
2. Ce pluriel est bien au manuscrit, et, à la rigueur, il s'explique.
3. Un Myrmidon, selon le mot du prince de Conti (*Lettres de Mme de Sévigné*, tome III, p. 393). « Petit homme brave et agréable, » dit en un endroit l'annotateur des *Mémoires de Sourches* (tome I, p. 71, note 5), et, un peu plus loin (p. 106, note 10) : « Prince de la maison de Lorraine, et le cadet des cinq fils de M. le comte d'Harcourt, auquel il ressembloit beaucoup de taille et de visage. Il n'étoit plus fort jeune; mais il étoit adroit à toutes choses, il chantoit, dansoit et dessinoit très bien, il étoit brave et bon homme de cheval, et avoit l'esprit badin et très agréable auprès des dames. « Il avait figuré avec honneur dans les deux carrousels de février 1680 et de mai 1682. Nous possédons une copie de son portrait dans le ms. Clairambault 1160, fol. 198.
4. *Beaucoup de politesse* est en interligne.
5. Voyez ce qui a déjà été dit de ses « propos » dans notre tome VIII, p. 286-287.
6. Mlle de Montpensier raconte (*Mémoires*, tome IV, p. 105) que, en 1670, il lui fut proposé comme mari par sa tante Épernon. Dans une liste de sobriquets empruntés pour la plupart aux personnages de comédie, M. de Marsan porte celui de DORANTE, du *Bourgeois gentilhomme*, cet amant de Dorimène qui, avant de l'épouser, s'entremet entre elle et M. Jourdain pour tirer de ce dernier un emprunt au profit de la caisse commune.
7. Catherine Scarron, fille d'un conseiller d'État qui était de la branche des marquis de Vaures et de Vaujours, épousa le 14 mars 1629 le premier duc d'Aumont, maréchal de France en 1651 (tome XII, p. 418, note 4), le perdit le 11 janvier 1669, et mourut elle-même le 18 novembre 1693. Selon l'Avertissement du *Parfumeur françois*, p. 8, c'est elle qui inventa ou fit inventer la poudre *à la maréchale*.
8. Nous avons même (Arch. nat., Y 232, fol. 102 v°) un contrat de mariage, avec donation universelle par la maréchale, en date du 25 novembre 1675, qui était tout passé lorsque l'opposition du chan-

un couvent par ordre du Roi[1], et bien garder[2]. De rage elle enterra beaucoup d'argent qu'elle avoit en lieu où elle dit qu'on ne le trouveroit pas, et en effet, quelques recherches que le duc d'Aumont ait pu faire, il ne l'a jamais pu trouver[3]. M. de Marsan étoit l'homme de la cour le plus bassement prostitué à la faveur et aux places[4], ministres, maîtresses, valets, et le plus lâchement avide[5] à tirer de l'argent à toutes mains. Il avoit eu tout le bien de [*Add. St-S. 831*] la marquise d'Albret héritière[6], qui le lui avoit donné en

celier le Tellier y mit ordre. Il est parlé de ce mariage rompu dans les *Lettres de Mme de Sévigné*, tomes IV, p. 246, 247, 252, 274, 292, et VII, p. 203, dans les *Mémoires de l'abbé de Choisy*, tome II, p. 177, etc. Un factum imprimé (Cabinet des titres, dossier bleu 945, fol. 63-66) nous renseigne sur les biens de la dame.

1. L'ordre du 9 avril 1681 pour le couvent des Hospitalières de la place Royale, qui étaient ses voisines puisqu'elle avait acquis de Mme d'Hémery le grand pavillon, dit Royal, de cette place, est dans le registre de la Maison du Roi coté O[1] 25, fol. 112 v°.

2. Avant même cette séparation, on parlait de nouvelles amours de Marsan avec une Gramont (Chansonnier, ms. Fr. 12 688, p. 252, année 1679). Il fut aussi en coquetterie avec Madame la Duchesse (*Mémoires de Mme de la Fayette*, p. 257-258; Allaire, *la Bruyère*, tome II, p. 76-79, 89 et 90).

3. *Dangeau*, tome III, p. 432, 18 novembre 1691, avec l'Addition placée ici : « La vieille maréchale d'Aumont est morte à Paris. On avoit toujours cru, dans sa famille, qu'elle avoit beaucoup d'argent caché et qu'on le découvriroit à sa mort ; mais on n'a rien découvert. » Les *Mémoires de Sourches* disent aussi (tome III, p. 485) : « On ne trouva aucune partie de ces biens immenses que sa famille croyoit qu'elle devoit avoir. » Mais, quelques jours après (*Dangeau*, p. 441), il apparut un testament vieux de dix-sept ans, c'est-à-dire de 1674, par lequel elle donnait cent mille écus, seulement, à M. de Marsan, et instituait légataire universel son petit-fils Aumont-Humières.

4. On le voit, dans les *Mémoires de Sourches*, tome I, p. 155, s'associer aux basses manœuvres du chevalier de Lorraine contre Madame, en 1682.

5. *Avide* est en interligne, au-dessus d'un second *prostitué* biffé.

6. Marie de Pons d'Albret, comtesse de Miossens, fille unique du maréchal d'Albret l'ami de la veuve Scarron, avait épousé, le 2 mars 1662, son cousin germain Charles-Amanieu d'Albret, sire de Pons et comte de Marennes, dit le marquis d'Albret, fils de premier lit de la

l'épousant, et avec laquelle il avoit fort mal vécu[1]. Il en tira aussi beaucoup de Mme de Seignelay, sœur des Matignons[2], qu'il épousa ensuite[3], et, quoique deux fois veuf, et de deux veuves, il conserva toujours une pension de dix mille francs sur Cahors[4], que l'évêque la Luzerne[5] lui disputa, et que M. de Marsan gagna contre lui au Grand Conseil[6]. Il tira infiniment des gens d'affaires, et tant qu'il put

duchesse de Richelieu et mestre de camp du régiment de Navarre, lequel fut assassiné au château de Pinon, dans la nuit du 5 au 6 août 1670, comme notre auteur le racontera plus tard. Sa veuve fut faite dame du palais en décembre 1673. C'est le 21 décembre 1682 (Arch. nat., Y 243, fol. 206) qu'elle contracta un second mariage avec Marsan, et elle mourut le 13 juin 1692, à quarante-deux ans, sans laisser de postérité de ces alliances.

1. Ci-après, p. 687, addition à la page 401.

2. Il a écrit, par mégarde : *Mattigonons*.

3. C'est en 1696 que nous l'avons vu épouser cette veuve du fils de Colbert, dépitée de n'avoir pu obtenir le fils du maréchal de Luxembourg (tome III, p. 8-10 et 14) : ci-après, Additions et corrections, p. 684.

4. Sur l'évêché de Cahors.

5. Henri de Briqueville de la Luzerne, abbé de Chantemerle en 1680, aumônier ordinaire de la Dauphine en février 1686, fait évêque de Cahors en juin 1693, abbé de la Garde-Dieu de 1706 à 1717, mourut le 16 juin 1741, à quatre-vingt-trois ans. Selon Dangeau (tome IV, p. 273), l'évêché valait douze mille écus.

6. Voyez, sur ces pensions, le livre récent du vicomte d'Avenel : *la Noblesse française sous Louis XIII*, p. 241-242. Celle de M. de Marsan était de dix mille livres selon Dangeau, ou même de douze selon les *Mémoires de Sourches*, tome I, p. 164, et la cour fut très scandalisée que le Pape en autorisât le maintien après un second mariage, sans qu'aucun service rendu à l'Église le justifiât. Cet abus se produisait quelquefois malgré la résistance du Grand Conseil et des agents du clergé (*ibidem*, tome II, p. 309), et on pouvait faire une « composition » de la pension, c'est-à-dire un arrangement transactionnel avec le bénéficier sur lequel elle pesait (*Dangeau*, tome I, p. 293). Nous voyons encore dans les *Mémoires de Luynes*, tome I, p. 252, un simple officier touchant pension sur une abbaye. En avril 1695, le chevalier de Lorraine ayant donné à Marsan un prieuré de mille écus qui était à la collation de son abbaye de Tiron, « le Roi dit à M. de Marsan, qui le lui apprenoit, qu'en sa place, il se seroit fait un grand scrupule de prendre un bénéfice. M. de Marsan lui dit qu'il

des contrôleurs généraux[1]. Ce riche Thévenin dont j'ai parlé à l'occasion du legs qu'il fit au chancelier de Pontchartrain, qu'il refusa[2], Marsan le servit dans sa maladie, qui fut longue, comme un de ses valets, et fut la dupe de cette infamie, qui ne lui valut rien. Bourvallais[3], autre fameux financier, auprès duquel il fut plus heureux, il disoit qu'il étoit le soutien[4] de l'État : dont quelqu'un impatienté, lui répondit qu'il l'étoit en effet comme la corde l'est[5] des pendus[6]. Lui surtout, et Matignon son beau-frère, tirèrent des trésors des affaires qui se firent du temps de Chamillart, à tous les environs[7] duquel il faisoit une cour rampante. Monsieur le Grand, qui en étoit blessé, l'appe-

en feroit un aussi bon usage que les gens à cheveux courts ; le Roi répliqua qu'il n'en doutoit pas, mais que cependant il s'en feroit scrupule. » (*Dangeau*, tome V, p. 192-193.) En mourant, Marsan crut devoir laisser deux mille écus aux pauvres de l'évêché de Cahors (*Dangeau*, tome XII, p. 264). L'abbé Richard publia en 1719 un *Traité des pensions royales*, pour justifier le droit du Roi à gratifier ainsi même des laïques.

1. Cela a déjà été dit dans nos tomes IX, p. 37, et XV, p. 381 ; voyez en outre l'appendice XXVII du tome VIII, p. 640, note 6, les *Mémoires de Sourches*, tome III, p. 419, le *Journal de Dangeau*, tome III, p. 333, la *Correspondance administrative* publiée par Depping, tome IV, p. 698, nombre de lettres de M. de Marsan conservées dans les Papiers du Contrôle général, et les expéditions des dons obtenus par lui et Matignon, transcrites dans les registres des secrétaires d'État. N'oublions pas (tome XII, p. 52) qu'en 1704, Marsan s'est mis sur les rangs pour se faire réserver le gouvernement de notre auteur, malade alors, et que, en 1699 (tome VI, p. 81), il s'est montré « le plus agité des Lorrains » contre lui.

2. Tome XV, p. 441-442.

3. On trouvera la notice ci-après, p. 685.

4. *Le soutien* est en interligne, au-dessus de *l'appuy*, biffé.

5. Le pronom élidé surcharge *s[outient]*.

6. Dans la rédaction des *Écrits inédits*, tome VIII, p. 85, c'est sur Thévenin et Bourvallais tout ensemble que Marsan lui-même se serait exprimé ainsi. Nous avons déjà eu « le meilleur propos de sa vie » (tome VIII, p. 286-287), et c'est peut-être pour ce talent que le Roi l'entretenait volontiers au dîner ou au souper, et aimait qu'il « lui barbouillât quelque chose » (tome XIV, p. 433).

7. *Environs* surcharge un premier *environs*.

loit le chevalier de la Proustière[1], et disoit qu'il avoit pris le perruquier de l'abbé de la Proustière pour lui faire mieux sa cour[2] : c'étoit un très bon homme, assez imbécile, cousin germain de Chamillart et de sa femme[3], qui gouvernoit toute la dépense et le domestique de leur maison, honnête homme et désintéressé, mais fort incapable[4]. Jamais fadeur ne fut pareille à celle de M. de Marsan avec toutes ses manières d'un vieux galant auprès des dames, et ses bassesses avec les gens qu'il ménageoit. Il n'avoit pas honte d'appeler Mme de la Feuillade[5] *ma grosse toute belle*, qui étoit une très bonne femme, mais beaucoup plus Marietornet[6] que celle de don Quichotte[7]. Elle-même en étoit embarrassée, et la compagnie en rioit.

1. Déjà dit dans notre tome IX, p. 37.

2. Dans l'endroit qui vient d'être indiqué, j'ai cité d'après Madame un mot de Lauzun sur le perruquier par qui M. de Marsan faisait accommoder tout l'entourage du ministre.

3. Voyez nos tomes VI, p. 306, et XIV, p. 94, note 3. Ce Jérôme Gourreau de la Proustière mourut en 1714. Un précédent Gourreau de la Proustière, nommé Philippe, grand prieur de Saint-Victor de 1664 à 1667, prieur de Villiers-le-Bel depuis 1648, oncle de Jérôme, et aussi de Chamillart par les Compaing, était mort le 30 septembre 1694. C'était une famille originaire de Bretagne selon Blanchard, dans ses *Généalogies des maîtres des requêtes*, p. 305.

4. Nous avons d'assez nombreuses lettres ou mémoires de cet abbé dans les Papiers du Contrôle général. Il ne faut pas le confondre avec son homonyme Jérôme Gourreau, chevalier, seigneur de la Proustière, qui avait fait des donations au jeune Cany en 1700 (Arch. nat., Y 273, fol. 372, et 274, fol. 100), et qui, en 1709, fut élu tuteur de ce fils de Chamillart pour liquider la charge de secrétaire d'État (Esnault, *Michel Chamillart*, tome II, p. 307-314).

5. La fille de Chamillart dont il a été parlé en dernier lieu dans notre tome XV, p. 96. Selon les contemporains (*Mémoires de Tessé*, tome II, p. 135, note), il fallait que son père payât le mari pour remplir les devoirs conjugaux, et encore très peu loyalement. Il y a là-dessus quelque chose de plus explicite dans le *Nouveau siècle de Louis XIV*, tome III, p. 205. Le marquis de Franclieu parle (ses *Mémoires*, p. 49-50 et 215) de relations, peut-être galantes et intéressées, qu'il eut avec elle.

6. Ainsi écrit, pour *Maritorne*.

7. Elle était « le portrait au naturel de la Maritornez (*sic*) de Don Qui-

Enfin cet homme si bas et si avide, qui, toute sa vie, avoit vécu des dépouilles de l'Église, des femmes, de la veuve et de l'orphelin[1], surtout du sang du peuple, mourut enragé de malefaim[2], par une paralysie sur le gosier qui, lui laissant la tête dans toute sa liberté, et toutes les parties du corps parfaitement saines, l'empêcha d'avaler. Il fut plus de deux mois dans ce tourment, jusqu'à ce qu'enfin une seule goutte d'eau ne put plus passer, sans que cela l'empêchât de parler[3]. Il faisoit manger devant lui ses gens, et sentoit tout ce qu'on leur donnoit avec une faim désespérée, et mourut en cet état, qui frappa tout le monde si fort instruit des rapines dont il avoit toute sa vie vécu. Il avoit vingt mille livres de pension du Roi[4], qui en donna douze mille livres aux deux fils qu'il laissa de sa seconde femme, huit mille à l'aîné, quatre mille au second[5]. Il

chotte » (*Écrits inédits*, tome VIII, p. 84). C'est la servante asturienne de l'hôtellerie où don Quichotte et Sancho vont se faire panser (1re partie, ch. IX) : le visage large, l'occiput plat, le nez épaté, un œil louche, quatre pieds de haut, et les épaules en l'air.

1. Ici, *orfelin*.

2. Ce substantif de l'ancienne langue ne fut admis par *l'Académie* qu'en 1798, au sens de faim cruelle.

3. Vingt-cinq ans auparavant, en 1682, il avait manqué périr par une hémorragie, qui sans doute tenait à la même affection, très commune chez les Lorrains, et, dans ses dernières années, il eut des attaques incessantes de congestion ou de goutte, sur lesquelles nous avons bien des détails : *Mémoires de Sourches*, tomes I, p. 143, III, p. 122, VI, p. 235, X, p. 108 et 446-447, XI, p. 139, 176, 193, 204, 206, 207, 209, 214 et 218; *Dangeau*, tomes XI, p. 439, XII, p. 221, 236, 241, 243 et 262; ms. Clairambault 1160, fol. 199; *Gazette* de 1708, p. 552; *Gazette d'Amsterdam* de 1708, n° XCIV; *Mercure* de novembre 1708, p. 253-259.

4. J'ai dit (tome VIII, p. 286, note 2) avec quelle gracieuseté le Roi avait porté cette pension à vingt mille livres; le brevet de 1697 est dans le registre de la Maison coté O1 41, fol. 80, et celui de 1708, 13 novembre, dans le registre 52, fol. 159 v°.

5. C'est Dangeau qui rapporte cela, p. 263. Les *Mémoires de Sourches* ajoutent que cette générosité du Roi étoit « attendu les grandes dettes du père, » quoi que pensât le public sur les profits qu'il avoit tirés de Chamillart. Ce que nous savons, c'est que, le 16 mai 1693

n'en avoit point eu de la première. Il[1] avoit soixante-deux ans[2].

Victoires du roi de Suède sur les Moscovites. Lewenhaupt défait par le Czar.

Le roi de Suède eut divers événements avec les Moscovites[3]. Il les battit dans la fin d'août[4], leur tua beaucoup de monde et trois de leurs généraux[5], passa le Borysthène[6], se proposant toujours de percer jusqu'à Moscou et de détrôner le Czar[7], qui, deux mois après[8], eut sa revanche sur le général Lewenhaupt[9], qu'il défit entièrement allant joindre le roi de Suède avec un fort gros corps, des recrues, de l'argent, et force provisions de guerre et de bouche, dont ce prince commençoit fort à manquer dans des pays assez déserts, que les Moscovites avoient eux-mêmes dévastés pour lui ôter toute subsistance. A son tour, le roi de Suède gagna une autre bataille, força les retran-

(Arch. nat., E 1875), il avait obtenu une surséance contre les poursuites de ses créanciers. Nous avons, en outre, quelques renseignements sur sa fortune dans une lettre adressée par l'homme d'affaires Rochon au contrôleur général Desmaretz, le 24 décembre 1708 (Arch. nat., G[7] 565). A Paris, il habitait, dans la rue de l'Université, l'ancien hôtel des Tambonneau (notre tome IV, p. 113), acheté en 1698 pour deux cent quarante mille livres (*Dangeau*, tome VI, p. 292 et 294; *Gazette d'Amsterdam*, année 1698, n° XIX; *Annales de la cour et de Paris*, tome II, p. 65-66; Papiers du P. Léonard, Arch. nat., MM 828, fol. 7).

1. Cette phrase a été ajoutée en reprenant le travail.

2. Ci-après, Additions et corrections, p. 687-688.

3. Nous l'avons laissé, en 1707 (tome XV, p. 187-188), quittant la Saxe pour s'engager dans « sa malheureuse expédition de Moscovie. »

4. Le 14 juillet, à Holowitz : *Dangeau*, p. 209; *Sourches*, p. 149-150; *Gazette*, p. 409, 410, 421, 433-437, etc.; *Gazette d'Amsterdam*, n°s LXVII et LXIX; *Mercure historique et politique*, tome XLV, p. 292-298; *Theatrum Europæum*, 1708, p. 261-285.

5. Il prend cette nouvelle à Dangeau, dans l'article du 24 août, tandis qu'elle était inscrite depuis le 4 dans les *Mémoires de Sourches*.

6. Ou Dnieper, coulant vers la mer Noire. — 7. *Dangeau*, p. 237-238.

8. Du 7 au 10 octobre, à Lesno, entre Mohilev et Propoïsk : *Dangeau*, p. 266; *Sourches*, p. 224; *Gazette*, p. 554, 577 et 601-604; *Gazette d'Amsterdam*, n[os] XCI et XCIX, et Extr. XCVII et CI; *Mercure historique et politique*, tome XLV, p. 534-535, etc.

9. Adam-Louis Lewenhaupt (1659-20 mai 1722). Voyez le *Biographisk Lexicon ofver Namkunnige Svenska män*, tome VII (1842), p. 2-19.

chements que les Moscovites avoient faits devant eux, en tua beaucoup, en[1] prit quantité, et s'ouvrit ainsi le passage pour continuer sa route vers Moscou, succès qui lui devint funeste[2].

Divers succès des Mécontents, qui perdent les Montagnes d'Hongrie.

Ragotzi se soutint en Hongrie[3]. Son parti se maintint dans la haine de la cour de Vienne, quoique quelques-uns de ses généraux se fussent accommodés avec elle, et les Mécontents battirent un fort gros corps des troupes impériales[4]. Néanmoins[5], ils perdirent bientôt après toutes leurs places des Montagnes[6].

Estaing défait

En Catalogne, d'Estaing[7] battit, tua, prit et dissipa un

1. Avant *en*, il a biffé *et*.

2. Dangeau a d'abord enregistré cette nouvelle à la date du 22 novembre (p. 269) : « Les lettres venues de Dantzick portent que le roi de Suède a gagné un grand combat contre les Moscovites, qu'il les a forcés dans leurs retranchements, où il est entré avec six cents dragons, et où il fut blessé à l'épaule avant que son infanterie pût y entrer. Il a tué ou pris tous ceux qui défendoient ces retranchements. On mande qu'il a plus de vingt mille prisonniers, et que le prince Menzikoff et les principaux officiers du Czar y ont été tués. » La nouvelle parut dans la *Gazette* du 24 novembre, p. 555, avec la même incertitude que toutes celles qui venaient de pays si lointains; l'action remontait au 21 septembre. Une autre victoire, du mois de novembre, remportée près de Smolensk, fut annoncée dans la *Gazette* du 29 décembre, p. 614-615; comparez la *Gazette* de 1709, p. 75, 79, 170-171, 185-188, les *Mémoires de Sourches*, janvier 1709, p. 248, la *Gazette d'Amsterdam*, Extr. CIII et n° CIV de 1708, etc.

3. Depuis son élection en Transylvanie (tome XV, p. 184 et 188), Louis XIV le traite en souverain, quoique les Impériaux soient restés maîtres du pays, et il lui a transmis avec cette qualité la patente par laquelle Philippe V lui conférait la Toison d'or. Voyez le recueil publié à Bâle et analysé dans le *Mercure* d'octobre 1708, p. 94-101, la *Gazette*, p. 340-618, *passim*, le *Journal de Verdun*, tome II de 1708, p. 275-281, 363-364 et 440-441, le recueil de Lamberty, tome V, p. 77-82, les *Feldzüge des Prinzen Eugen*, p. 102-143.

4. *Dangeau*, p. 237, 6 octobre.

5. Cette dernière phrase doit avoir été ajoutée après coup.

6. La région ainsi nommée : tome XII, p. 30. La défaite de Trencsin, 4 août, qui a été l'objet d'une étude d'un historien hongrois en 1867, leur fit perdre définitivement la Transylvanie.

7. Il continue à écrire ce nom *Estaing* et *Estain*. — Nous avons

grand nombre de miquelets et quelques troupes réglées qui étoient avec eux : ce qui donna un grand pays de subsistance[1]. Asfeld emporta la ville de Denia[2] et son château, avec mille Portugais ou Anglois prisonniers de guerre[3], et prit ensuite[4] celle d'Alicante[5], dont il bloqua aussi le château[6]. Cela termina la campagne en Espagne, et M. le duc d'Orléans s'en alla à Madrid pour les ordres nécessaires et les mesures à prendre pour l'hiver et pour la campagne suivante[7]. Le comte de Stahremberg, qui commandoit l'armée de l'Archiduc[8], essaya, après la séparation de l'armée, une entreprise sur Tortose[9] qui fut bien près de

les miquelets en Catalogue.

Succès en Espagne, qui terminent la campagne.

vu cet officier général, en dernier lieu, figurer au siège de Turin.

1. *Dangeau*, p. 235; *Sourches*, p. 192, 3 octobre. Le *Mercure* du mois de juin précédent avait donné (p. 240-292) un journal des opérations de ce corps d'armée en mai et juin.

2. Ville forte du royaume de Valence, à l'embouchure du Rio-Vergès dans la Méditerranée. Sa description est dans le livre de l'abbé de Vayrac, tomes I, p. 151, et III, p. 69-70.

3. Ce qui précède, depuis *de Denia*, est en interligne, au-dessus de *d'Alicante et bloqua le chasteau*, reporté plus loin. — Voyez *Dangeau*, p. 251, 267 et 273, *Sourches*, p. 192, 201, 209 et 230, la *Gazette*, p. 569, 580, 588 et 592, et les mémoires inédits d'Asfeld lui-même conservés au Musée britannique, ms. Addit. 9962, p. 136-138.

4. Avant cet adverbe, il a biffé un second *Denia*.

5. La description de cette ville est dans le livre de Vayrac, tome I, p. 152. Mahony avait été forcé de la rendre le 8 septembre 1706.

6. *Dangeau*, p. 288-289; *Sourches*, p. 240; *Mémoires d'Asfeld*, p. 138-140. La capitulation fut signée le 3 décembre, et la garnison retenue jusqu'à restitution du bataillon pris à Mahon : *Gazette*, p. 605, 611-612 et 618-620; *Gazette d'Amsterdam*, n° CIII et CIV. Ce fut une grande joie à Madrid; mais nous verrons que le château ne se rendit que le 18 avril 1709. Denia et Alicante étaient les deux dernières places d'importance restant à l'Archiduc outre Barcelone.

7. Le récit de cette campagne d'Espagne occupe les pages 242-256 du *Theatrum Europæum*. La *Gazette d'Amsterdam* en publiait régulièrement les journaux.

8. On a vu (tome XV, p. 436) comment Stahremberg a été envoyé à la place du prince Eugène, lequel ne trouvait pas l'armée alliée assez forte. Il vivait en mauvaise intelligence avec l'Anglais Stanhope, et n'avait osé attaquer l'armée de M. le duc d'Orléans.

9. Qui vient d'être prise glorieusement par les Français, p. 165-167.

réussir. Le détachement qu'il y envoya[1] s'étoit saisi d'un ouvrage et d'un faubourg que cet ouvrage couvroit. Le gouverneur, qui étoit Espagnol[2], enferma d'abord dans une église les bourgeois qui lui étoient suspects, attaqua les ennemis, reprit vaillamment le faubourg et l'ouvrage, et les chassa entièrement. Ce fut grand dommage qu'il y fut tué[3].

Retour du maréchal de Villars à la cour.

La campagne étoit finie en Savoie, où nous perdîmes quelques places comme je l'ai rapporté[4]. Le maréchal de Villars y auroit fait une plus triste campagne encore, sans les progrès du Pape sur cette poignée d'Impériaux laissée en Italie, dont tout le corps étoit à l'armée du duc de Savoie, et qui le voulut quitter pour aller imposer au Pape[5]. Tôt après, les armées du Roi et de Savoie entrèrent en quartier d'hiver[6], et le maréchal de Villars arriva à la cour[7] avec les airs avantageux qui ne le quittoient jamais, et qui lui réussirent toujours auprès du Roi[8], qui

1. L'initiale d'*envoya* surcharge un *a*.

2. Adrien de Béthencourt, d'origine flamande, capitaine au régiment des gardes espagnoles et brigadier d'armée. Le *Mercure* du mois de mai suivant, p. 100-105, dit qu'il descendait du fameux conquérant des Canaries Jean de Béthencourt.

3. C'est le texte de l'article de Dangeau, 17 décembre, p. 289; comparez les *Mémoires de Sourches*, p. 245, la *Gazette d'Amsterdam*, 1708, n° CI, et 1709, n°s I, III et VIII, la *Gazette* de 1709, p. 3-5 et 39 (*pour* 57), et le *Mercure* de janvier 1709, p. 15-34, 151-170 et 283-288. L'affaire s'était passée le 4 décembre.

4. Ci-dessus, p. 341-342.

5. Le comte de Thaun se mit en route le 26 septembre, pour ramener son corps d'armée devant Ferrare: *Gazette d'Amsterdam*, Extr. LXXXIII.

6. Guerre, vol. 2100, n°s 208-210 et 221.

7. *Arriva à la cour* a été ajouté après coup en interligne.

8. Il vint saluer le Roi le 18, au soir : *Dangeau*, p. 258, 262 et 267; *Sourches*, p. 225. — Dans ses *Mémoires*, tome III, p. 31, Villars a écrit : « Ainsi finit cette campagne, qui auroit été bien dangereuse pour la France, si, du côté de la Flandres, les ennemis avoient profité de leur supériorité, et si le maréchal de Villars, par la diligence de ses mouvements, n'avoit traversé tous leurs desseins dans le Dauphiné. Ce fut surtout sa marche par la route du Galibier qui sauva

fut le seul qui crût qu'il avoit fait une belle campagne[1].

Il parut divers manifestes de l'Empereur[2], qui fit arrêter le Nonce à Vienne, le relégua ensuite : tellement qu'il fut rappelé[3]. Tant qu'il ne fut question que de paroles et de cette poignée d'Impériaux en Italie, le Pape se conduisit fort vigoureusement; mais, après la séparation des armées en Savoie, et que toutes les troupes qu'y avoit l'Empereur furent entrées dans l'État ecclésiastique, le Pape eut lieu de se repentir de s'être trop hâté, et trop

Le Pape sans secours, fort malmené par les troupes impériales, est forcé à recevoir à Rome Prié, plénipotentiaire de l'Empereur.

Briançon, Embrun et toute cette partie du Dauphiné, et, sans la lâcheté du gouverneur d'Exilles, le duc de Savoie perdoit au moins toute son artillerie devant cette place. » Presque aussitôt (*Sourches*, p. 227 et 232 233) on put conjecturer de ses propres dires qu'il partirait en 1709 pour la Flandre, même avec l'obligation de se subordonner à M. de Vendôme.

1. Est-ce dans cette « belle » campagne que lui arriva l'aventure racontée en ces termes par l'abbé Proyart : « Le duc de Savoie, qui commandoit ses troupes en personne, étoit monté sur une éminence pour reconnoître l'armée françoise, et le maréchal de Villars sur une autre assez voisine, pour observer l'armée du duc. Villars ayant fait signe à un de ses officiers qui le précédoient de ne pas avancer plus loin, le duc de Savoie crut que ce geste s'adressoit à lui, et se tournant vers les officiers de sa suite : « Je ne comprends rien, leur dit-il, « aux gestes que fait le maréchal de Villars; seroit-il assez fou pour « vouloir se battre avec moi? » Ces paroles revinrent quelques jours après au maréchal, qui répondit : « Je sais trop le respect que je dois « à M. le duc de Savoie pour lui faire une pareille proposition; mais, « s'il me la faisoit, je ne suis pas homme à m'y refuser. » Villars, au retour de la campagne, étant venu faire sa cour au Dauphin : « Mon- « sieur le maréchal, lui dit ce prince, vous avez su qu'on avoit voulu « nous brouiller; mais comptez que, de ma part, vous ne serez jamais « brouillé qu'avec nos ennemis. » (Proyart, *Vie du Dauphin*, tome II, p. 120.) Comparez les *Mémoires de Mme de Maintenon*, par la Beaumelle, tome V, p. 108.

2. Ci-dessus, p. 277-278.

3. C'est trois ans auparavant que l'empereur Joseph, voulant exiger la reconnaissance de son frère, avait obligé le nonce Davia (notre tome IV, p. 180) à quitter Vienne et se retirer dans son évêché de Rimini (*Gazette* de 1705, p. 435, 439, 455, 472, 492, 518, et de 1706, p. 161, 175-176 et 187; *Archivio della real Società Romana di storia patria*, tome XXI, p. 386, 390 et 393).

compté[1] sur [une] ligue aussi lentement tissue, et aussi mal exécutée que la fut celle qui avoit enfin été résolue[2], et la[3] réclama en vain. Il demanda Feuquière[4] pour commander les troupes de cette ligue, qui lui fut accordé; mais ce fut tout[5]. Il souffrit tant d'insolences du cardinal Grimani, vice-roi de Naples par intérim[6], qu'il l'eût privé de la pourpre, comme il l'en menaça plus d'une fois, si les plus sages cardinaux en avoient été crus[7]. Les Impériaux cependant vivoient à discrétion dans l'État ecclésiastique; les troupes du Pape, destituées d'alliés, n'osoient se présenter

1. Et d'avoir trop compté. — 2. Ci-dessus, p. 273 et 276-277.

3. *La*, ajouté à la fin d'une ligne, était déjà écrit au commencement de la suivante.

4. C'est l'ancien lieutenant général, auteur des mémoires sur la tactique et sur les guerres de Louis XIV que nous citons souvent; il avait été écarté des armées pour son étrange caractère (notre tome X, p. 91-96). — On parla aussi d'Albergotti, de Legall, même de Berwick (Affaires étrangères, vol. *Rome* 484, fol. 161, 485, fol. 122, 132, 170-174, et 493, fol. 231.

5. *Dangeau*, p. 271, 25 novembre : « Le Pape fit demander au Roi, il y a quelque temps, de vouloir bien permettre au marquis de Feuquière, qui n'est plus dans le service, d'aller commander les troupes de S. S. en Italie contre l'Empereur, et le Roi le lui a accordé; mais il y a grande apparence que cette guerre sera terminée avant que ce nouveau général arrive en Italie, les troupes du Pape ayant déjà été battues en deux ou trois occasions. » Les *Mémoires de Sourches* parlent un peu plus tard (p. 231) de cette désignation, ainsi que la *Gazette d'Amsterdam*, n° c, de Paris. On a vu ci-dessus, p. 270 et 277, que le Pape avait déjà demandé d'autres officiers généraux et donné le commandement en chef au comte Marsiglii.

6. Ci-dessus, p. 272.

7. *Dangeau*, p. 249. Dès 1702, nous avons vu Grimani faire scandale en plein consistoire : ce fut donc comme une vraie déclaration de guerre que l'Archiduc l'envoyât à Naples dans les premiers mois de 1708, avec un brevet de grandesse, et le maintînt ensuite dans la vice-royauté, qu'il n'avait eue d'abord que comme intérimaire. Le Pape ayant protesté par un bref du 1er septembre contre ses actes attentatoires aux droits du saint-siège, il répondit insolemment, et fut définitivement condamné par Rome le 3 octobre. Le comte Ottieri a résumé ces faits, d'après les gazettes du temps, dans son *Istoria delle guerre*, tome V, p. 91-100. Écrasé entre les deux rivaux Thaun et Grimani, Naples ne pouvait que regretter le gouvernement légitime.

nulle part devant eux[1]. Cette oppression força le Pape à recevoir enfin dans Rome le marquis de Prié[2] en qualité de plénipotentiaire de l'Empereur[3], au grand regret du maréchal de Tessé, à qui des raisons de cérémonial avoient fait prendre le caractère d'ambassadeur extraordinaire[4]. Il

1. Rome fut mise en état de défense, avec des gardes et de l'artillerie aux portes; des écuries pour six mille chevaux furent installées sous les voûtes du temple de la Paix, au Campo-Vaccino (*Gaz[illegible]*, p. 620). Nous avons le tableau des opérations militaires dans les *Feldzüge des Prinzen Eugen*, tome X, p. 191-221.

2. Hercule-Joseph-Louis de Turinetti, marquis de Prié (Priers) et de Pancalier, comte de Mitterbourg et de Castillon, etc., mari d'une ancienne maîtresse de Victor-Amédée, Mlle de Saluces, et très autrichien de cœur, avait été ambassadeur extraordinaire du duc de Savoie à Vienne de 1692 à 1701, et avait reçu le collier de l'Annonciade le 29 novembre de cette dernière année. Le nouvel empereur lui a donné un titre de conseiller d'État intime et les fonctions de premier commissaire impérial auprès des princes d'Italie ses feudataires. Il reviendra de ce pays en 1714, sera nommé suppléant du prince Eugène au gouvernement des Pays-Bas autrichiens en juin 1716, recevra de l'Empereur la grandesse héréditaire quatre mois plus tard, prendra part, comme plénipotentiaire impérial, aux négociations de paix qui se poursuivront de 1718 à 1720, quittera son gouvernement le 24 mai 1725, et mourra de paralysie à Vienne, le 11 février 1726, dans sa soixante-dix-septième année. Ce diplomate, dont notre auteur donnera un portrait dans le prochain volume, a été l'objet de deux notices historiques de feu M. de Reumont et de M. Claretta. Sur sa famille, voyez le *Mercure* de novembre 1706, p. 139-142.

3. L'ambassade impériale est vacante depuis que, en 1702, le comte de Lamberg l'a quittée comme compromis avec Grimani (tome X, p. 161). M. de Prié arriva le 24 octobre, avec mission, non seulement de retirer des mains du Pape Comacchio, Ferrare, etc., mais d'obtenir la reconnaissance de l'Archiduc comme vrai et seul roi d'Espagne, et de mettre le cardinal Grimani à l'abri des menaces de S. S. : voyez le recueil de Lamberty, tome V, p. 89-93, et la *Gazette*, p. 557-558, 570-571, 593-596, 606-607 et 620-621. Il fut reçu le 10 novembre, et, tout de suite, on sentit que le Pape allait céder quoique ayant déclaré, en juin, qu'il souffrirait le martyre plutôt que de reconnaître un autre roi que Philippe V (*Dangeau*, p. 172).

4. *Dangeau*, p. 260-261; *Sourches*, p. 222-223, 228 et 242-243. Voyez ses lettres dans le recueil Rambuteau, p. 293-294 et 297-299. Il essaya de se faire donner cent cinquante mille livres, pour frais d'entrée et

les faut maintenant laisser dans ces embarras, dont on ne verra la fin que dans les commencements de l'année prochaine[1].

Intrigue de chapeaux à Rome.

Il s'étoit passé depuis six ou sept mois[2] une intrigue à Rome, dont, en ce temps-ci, l'abbé de Polignac sut profiter. La mort de l'évêque de Münster[3] avoit mis sur les rangs, pour lui succéder, l'évêque d'Osnabrück et d'Olmütz, frère du duc de Lorraine[4], et le baron de Metternich[5], aussi ardemment soutenu par les Hollandois, qui craignoient un prince[6] appuyé et dangereux dans leur voisinage[7], que le prince de Lorraine l'étoit par l'Empereur, dont l'amitié et l'intérêt étoient également pour ce prince[8].

de représentation. Les difficultés de cérémonial auxquelles notre auteur fait allusion sont exposées dans un mémoire du cardinal de la Trémoïlle conservé aux Affaires étrangères, vol. *Rome* 486, fol. 372; là aussi, et dans le volume 493, se trouvent les lettres de l'ambassadeur.

1. Dans le prochain volume. — 2. Depuis le milieu de 1706.

3. Frédéric-Christian de Plattenberg-Lenhausen, évêque depuis 1688, mort le 5 mai 1706 (*Sourches*, tome X, p. 82).

4. Charles-Joseph-Jean de Lorraine, évêque d'Osnabrück depuis 1698 (tome VI, p. 18), s'est vainement présenté en 1706 à l'élection de Münster, en 1707 à celle de Paderborn. C'est lui qui conduit en Italie la princesse mariée à l'Archiduc.

5. François-Arnold, baron de Metternich (ici, *Metternicht*), de même famille que celui qui a figuré dans notre tome XV, avait été élu grand prévôt de Mayence en mars 1685 et d'Osnabrück en 1698, en septembre 1703 coadjuteur de Paderborn, dont il fut évêque depuis 1704 jusqu'au 25 décembre 1718. Très uni avec l'autre candidat, tous deux s'étaient mutuellement aidés jusque-là.

6. Il a corrigé le *p* minuscule en *P*, et. ensuite, *et*, en toutes lettres, corrige l'abréviation ordinaire, suivie d'un *d*.

7. En dehors de la grande réputation militaire qu'avaient eue naguère l'évêque Bernard de Gallen et son armée, sur lesquels le comte de Ségur vient de faire paraître une étude, Münster était une belle souveraineté, donnant le premier rang dans le cercle de Westphalie.

8. Les *Mémoires de Sourches* s'expriment précisément de même, à la date du 13 octobre 1706 (tome X, p. 193) : « Une nouvelle assez importante étoit que le Pape avoit confirmé l'élection qu'une partie des chanoines de Münster avoit faite de l'évêque d'Osnabrück, frère du duc de Lorraine, pour leur évêque, l'autre partie du chapitre ayant élu l'évêque de Paderborn, ce qui pouvoit exciter du trouble

Metternich, très canoniquement élu[1], craignit les voies de fait, et porta l'affaire à Rome, qui, après un examen d'autant plus exact que le Pape craignoit d'irriter l'Empereur, ne laissa pas de décider en faveur de Metternich[2]. L'Empereur se fâcha, menaça, et obtint[3] un examen nouveau contre toutes les règles et tout exemple. Ce coup d'autorité ne lui réussit pas mieux : Metternich gagna une seconde fois sa cause[4]. Après ce double succès, les Hollandois menacèrent à leur tour, malgré les liens de la ligue commune contre la France, et, finalement[5], l'Empereur céda[6],

dans ces quartiers-là, l'Empereur appuyant les prétentions de l'évêque d'Osnabrück, son neveu, et les Hollandois, qui ne vouloient pas avoir de voisins si puissants, portoient les intérêts de l'évêque de Paderborn. » En février 1707 (*ibidem*, p. 265), on vit le moment où ce conflit ne se résoudrait que par la voie des armes.

1. Le 30 septembre 1706, malgré un bref du Pape renvoyant pour la seconde fois à un mois (*Gazette*, p. 502-503).

2. Le 23 décembre 1706.

3. Par mégarde, il a écrit : *obtin*.

4. Cependant le Pape ne se prononça qu'en termes très ambigus. Les péripéties de cette contestation sont rapportées, pour les années 1706 et 1707, dans deux longs articles du tome IV du recueil de Lamberty, p. 187-214 et 414-426, à comparer avec les endroits du *Journal de Dangeau* où notre auteur a pu en retrouver la trace, tome XI, p. 202, 214, 224, 240, 251, etc.

5. *Finalem^t^* surcharge des lettres illisibles.

6. Lamberty ayant considérablement réduit les dimensions de sa publication à partir du tome V, la fin du litige y manque. Dangeau l'annonce en ces termes, à la date du 20 avril 1707 (tome XI, p. 348), par conséquent avant que le Pape se fût prononcé : « L'Empereur s'est désisté de la prétention qu'il avoit pour M. d'Osnabrück à l'évêché de Münster; ainsi M. l'évêque de Paderborn n'a plus rien qui le trouble. C'est Monsieur le ministre de Hollande qui a obtenu ce désistement de l'Empereur. » A la date du 25 février, on lit dans les *Mémoires de Sourches*, tome X, p. 265 : « Les Hollandois avoient fait marcher douze mille hommes à Münster pour y soutenir l'élection de l'évêque de Paderborn, et les troupes de l'Empereur y avoient marché de leur côté pour soutenir l'évêque d'Osnabrück, le Pape travaillant cependant à faire revoir l'élection de ces deux évêques pour savoir s'il confirmeroit l'élection de celui de Paderborn, comme il avoit déjà commencé de l'approuver. »

et Metternich prit possession. Vienne, piquée d'avoir succombé, en voulut tirer une réparation tout à fait en la disposition du Pape, et lui demanda un chapeau pour le prince de Lorraine[1]. Le Pape, qui en étoit avare, et qui craignoit d'accoutumer l'Empereur à prescrire, différa tant qu'il put, et l'habile abbé de Polignac saisit la conjoncture pour se faire d'un[2] asile peu honorable[3], et d'une planche après tant de naufrages, une route pour arriver à la pourpre, que nous lui avons vu manquer une fois par la préférence du Roi pour l'archevêque de Bourges pour la nomination de Pologne, comme je l'ai raconté en son temps[4]. J'ai dit qu'il étoit fort connu du Pape dès son premier voyage à Rome, et lié d'amitié avec lui par le commerce des belles-lettres, desquelles ce pape s'étoit toujours piqué[5]; on peut juger que l'insinuant et ambitieux abbé, depuis son retour à Rome[6], n'avoit rien laissé à faire pour s'avancer de plus en plus en ses bonnes grâces. Il y avoit si bien réussi, que Sa Sainteté ne cherchoit qu'un prétexte de le promouvoir, et de rougir ainsi notre rote[7], qui, à l'exception de la plus que singulière fortune[8] du cardinal de la Trémoïlle[9], ne l'avoit pas été depuis Henri IV en la

1. L'évêque d'Osnabrück : p. 408. — 2. *Une* corrigé en *un*.
3. La rote : voyez nos tomes V, p. 36, et XIII, p. 69.
4. Tome XV, p. 169-174.
5. Ce n'est ni dans le portrait donné en 1705 (tome XIII, p. 211-217), ni dans la première rédaction reproduite dans l'Appendice du même volume, p. 542. Les relations se nouèrent en Pologne, en 1696, entre l'abbé et le futur Clément XI, qui n'était alors que le nonce Albani, comme le dit Dangeau, tome XI, p. 114. Ils avaient pu aussi se rencontrer auparavant aux deux conclaves de 1689-90 et de 1691, où Polignac accompagnait le cardinal de Bouillon.
6. Comme auditeur de rote, en janvier 1707 : tome XIII, p. 249. Le P. Faucher, dans son *Histoire du cardinal de Polignac*, tome II, p. 27-35, a conté quel fut le rôle de son héros en tant qu'auditeur.
7. Sur ce tribunal international, voyez nos tomes V, p. 36, et XIII, p. 69.
8. *Fortune* n'a été ajouté qu'après coup, en interligne.
9. « Les cardinaux de Bouillon et d'Estrées lui ménagèrent l'auditorat pour l'amour de la duchesse de Bracciano » (tome XIII, p. 69).

personne de M. Séraphin[1], bâtard inconnu du chancelier Olivier[2], et si estimé du cardinal d'Ossat[3]. Le Pape desiroit fort, sur l'exemple de la Trémoïlle[4], faire passer Polignac aux deux couronnes ensemble[5] pour compensation du prince de Lorraine; mais la dextérité de l'abbé, ni le crédit de ses amis, ne purent faire goûter cet expédient au Roi, et l'Empereur, enflé des prospérités de sa Grande Alliance[6], déclara nettement que, si le Pape faisoit un sujet pour les deux couronnes avec le prince de Lorraine, il prétendoit avoir en même temps un autre chapeau au nom de l'Archiduc comme roi d'Espagne. Cette prétention étoit absurde : l'Archiduc n'étoit point roi d'Espagne, à Rome moins que partout ailleurs, où Philippe V étoit seul reconnu[7], avoit reçu un légat à Naples[8], tenoit actuellement un ambassadeur à Rome, qui étoit le duc d'Uceda[9], et avoit un nonce à Madrid[10]. L'Empereur, d'ailleurs, ne pou-

1. Tome XI, p. 188.

2. *Olivier* est en interligne, au-dessus de *de l'Hospital*, biffé.

3. Tome XV, p. 63. — Séraphin occupa le siège épiscopal de Rennes après d'Ossat, de 1600 à 1602. On a de lui un recueil de *Decisiones Rotæ romanæ* imprimé en 1614. Selon la *Biographie générale*, il était né à Lyon le 2 août 1538, non pas bâtard du Chancelier, mais fils posthume de Pierre Olivier, bourgeois de cette ville, et d'une Italienne. Notre auteur le connaît par les lettres du cardinal d'Ossat. La correspondance d'Henri IV fournit de nombreuses indications sur sa présentation et sa nomination au cardinalat en 1604.

4. Tome XIII, p. 73-74.

5. « Au lieu d'un pour chacune, comme elles étoient en plein droit, non contesté, de l'exiger » (*ibidem*, p. 74).

6. Tome IX, p. 299.

7. Voyez nos tomes VII, p. 379-380, et XI, p. 298.

8. En 1702 : tome X, p. 160-165.

9. Tomes VIII, p. 187-188, X, p. 159-160 et 205, XIII, p. 71. Cet ambassadeur a demandé son rappel en 1707, mais sans l'obtenir.

10. Le Siennois Antoine-Félix Zondadari, neveu du cardinal Fabio Chigi, désigné à la fin de 1701 comme nonce extraordinaire à Madrid, avec le titre d'archevêque de Damas *in partibus*. Il avait été auparavant vice-légat de Bologne, gouverneur d'Ancône, prélat assistant et référendaire des deux signatures, est passé nonce ordinaire dans la capitale espagnole, à la place du cardinal Acquaviva, en mai 1706,

voit contester au Roi un droit égal au sien, et[1] il n'avoit pas le moindre prétexte de plainte que l'abbé de Polignac passât pour la France avec le prince de Lorraine pour lui : c'étoit le roi d'Espagne seul qui en auroit été lésé[2]. A cette difficulté il s'en joignit une autre dans notre cour. Mme de Soubise[3], qui, pour être depuis longtemps mourante, et alors fort près de sa fin[4], n'en étoit pas moins attentive à l'élévation des siens et à l'établissement de ses enfants[5], fut bientôt informée de ce qui se passoit là-dessus; elle sentit combien une promotion de traverse éloigneroit celle des couronnes : elle écrivit donc au Roi, et lui demanda d'insister à ce que le prince de Lorraine passât comme couronne pour l'Empereur. Le Roi n'eut garde de lui refuser cette complaisance; mais elle ne fit qu'augmenter la difficulté. L'Empereur, qui sentoit ses forces, et qui vouloit engager à une reconnoissance indirecte de son frère comme roi d'Espagne, déclara que, dans une promotion, même pour les couronnes, il prétendoit un chapeau sur le compte particulier de l'Archiduc. Cette fermeté éloigna encore plus la promotion des couronnes, sans débarrasser le Pape de la prétention de l'Empereur pour le prince de Lorraine. Là-dessus, Mme de Soubise demanda au Roi de faire passer son fils avec le prince de Lorraine en reprenant sa nomination comme de couronne, qui alors pourroit servir à l'abbé de Polignac; mais la difficulté

et nous l'en verrons sortir en avril 1709. C'est lui qui y a emmené le chevalier Bourke, comme il a été dit dans notre tome XII, p. 445, fin de note. Il deviendra cardinal en 1712, et mourra le 22 novembre 1737, dans la ville où il était né le 13 décembre 1665.

1. Cet *et* est en interligne. — 2. Il a écrit : *lézé*.

3. Ci-dessus, p. 100.

4. Ci-dessus, p. 204. Elle mourra l'année suivante.

5. C'est en 1706 que, « les beaux yeux de Mme de Soubise ayant tiré parole du Roi, » une lettre a été adressée au Pape pour la nomination de l'évêque de Strasbourg au cardinalat (tome XIII, p. 415). Depuis, notre auteur est revenu à plusieurs reprises, et longuement même, sur les menées de la belle princesse et sur l'origine, vraie ou fausse, de son crédit.

d'un chapeau pour l'Archiduc demeura en l'un et l'autre cas si entière, qu'elle devint obstacle à toute promotion. L'Empereur s'en irrita; il n'en sentit pas moins la foiblesse du Pape, qui n'avoit pas eu le courage de rejeter avec hauteur une si étrange proposition. Mais cependant l'abbé de Polignac prit un autre tour : il avoit toujours fort ménagé la cour de Saint-Germain en France et à Rome; il se tourna vers elle pour avoir sa nomination. Cette marque de royauté étoit comme la seule qui restât au malheureux roi d'Angleterre, et Rome n'en pouvoit pas faire de difficulté à un prince qui perdoit tout pour la religion, qui n'avoit d'asile que Rome, et qui y étoit traité en roi[1]. Avec toutes ces raisons, ce prince crut en avoir de bonnes d'introduire l'exercice de son droit par un sujet agréable au Pape, et protégé par la France. Torcy, qui, dans l'affaire de la nomination de Pologne, n'avoit pas voulu décider entre ses deux amis, et avoit remis le choix au Roi sans porter l'un plus que l'autre[2], fut ravi d'une occasion de revenir sur l'abbé de Polignac, et le servit de toutes ses forces. Il obtint donc en ce temps-ci la nomination du roi d'Angleterre pour la promotion des couronnes, et le Pape, qui ne demandoit qu'un prétexte pour le faire cardinal, l'agréa avec plaisir[3].

L'abbé de Polignac obtient la nomination du roi d'Angleterre.

Ferriol, ambassadeur du Roi à Constantinople[4], s'y[5] brouilla fort sur la fin de cette année. Le grand vizir[6], mécontent du ministre de Hollande, lui fit plusieurs menaces suivies de mauvais traitements faits à ses domestiques, qui lui firent craindre de n'être pas en sûreté chez lui dans un pays où tant d'expériences[7] ont appris, même aux ambassadeurs des premières têtes couronnées, que

Démêlé de Ferriol, ambassadeur de France à Constantinople.

1. Déjà dit dans le tome XV, p. 169-170.

2. *Ibidem*, p. 170-173.

3. Voyez ci-après, p. 688, aux Additions et corrections.

4. Tome VI, p. 213. — 5. *Se* corrigé en *s'y*.

6. Aly-pacha, qui fut déposé le 15 juin 1710, après quatre ans et deux mois de pouvoir. C'était un vrai tyran.

7. Il a écrit, par mégarde : *experience*, au singulier.

leur caractère et le droit des gens est peu respecté[1]. Ce ministre d'Hollande[2] voulut se réfugier chez l'ambassadeur d'Angleterre : sa surprise fut grande du refus absolu qu'il fit de le recevoir, malgré l'union si étroite des deux nations, et si conjointement alliées dans la guerre contre la France. L'Hollandois, ne sachant que devenir, espéra trouver plus de générosité dans l'ennemi que dans l'allié. Il s'adressa à Ferriol, qui le reçut chez lui et prit sa protection : en quoi il mérita louange et approbation, mais avec une hauteur sur les plaintes du grand vizir qu'il auroit dû éviter, et qui lui attira beaucoup de dégoûts, dont il se tira avec la même hauteur[3]. Il arriva en ce temps-ci un aga pour s'en plaindre de la part de la Porte[4]. Le fait et le contraste m'ont paru d'une singularité à mériter de n'être pas oubliés.

Mort, naissance et caractère du comte de Fiesque.

Je devois avoir parlé de la mort du comte de Fiesque[5] avant celle du maréchal de Noailles[6], qui la suivit de peu de jours[7]. Ce comte étoit d'une branche aînée de cette

1. Voyez l'*Histoire de l'ambassade de France près la Porte ottomane*, par feu Ch. Schefer (1879).

2. Ici, l'initiale de *Hollande* n'est pas aspirée comme plus haut.

3. On constatait dès lors chez lui une excitation maladive, que nous verrons arriver à l'aliénation mentale et exiger son rappel.

4. Notre auteur copie l'article de Dangeau en date du 20 novembre, p. 268; comparez les *Mémoires de Sourches*, p. 225-226. Quinze jours plus tard, la *Gazette d'Amsterdam*, à qui avaient manqué plusieurs ordinaires de Paris, enregistra cette nouvelle (n° XCVIII) : « L'envoyé turc, qui est arrivé ici depuis quelques jours, a été dépêché seulement par le capitan-bacha, avec des lettres pour M. le comte de Toulouse, grand amiral, et pour le comte de Pontchartrain, desquels il a déjà eu audience. On ne sait pas le sujet de sa mission; mais il court un bruit que c'est pour quelques plaintes. Il a été au soupé du Roi et au dîné de Mme la duchesse de Bourgogne, qui a tenu exprès une table des principales dames de la cour. » Ci-après, p. 688.

5. Jean-Louis-Mario, comte de Fiesque et de Lavagne, dont il a été parlé en dernier lieu, à propos de son amitié pour le duc de Noirmoutier, dans notre tome XIII, p. 64.

6. Ci-dessus, p. 376.

7. Le comte mourut le 27 septembre : *Dangeau*, p. 230; *Sourches*,

illustre maison, qui a donné des papes, des souveraines, et une foule de cardinaux, de prélats et de personnes considérables, l'une des quatre premières de Gênes[1]. Après le malheur de celui qui périt en tombant dans la mer au

p. 185; *Mercure* d'octobre, p. 136-137. Voyez nos tomes V, p. 33, et VI, p. 327.

1. C'est du *Moréri* que notre auteur a tiré ce résumé. Il va suivre maintenant la notice du premier chevalier du Saint-Esprit qui est dans l'*Histoire généalogique*, tome IX, p. 56, et que je crois à propos de rapporter ici pour faire saisir ses procédés d'adaptation : « Scipion de Fiesque, comte de Lavagne et de Calestan, seigneur de Bressuire et de Levroux, chevalier de l'ordre du Roi, conseiller d'État, chevalier d'honneur des reines Élisabeth d'Autriche et Louise de Lorraine femmes des rois Charles IX et Henri III, mourut à Moulins en 1598, âgé de soixante-dix ans, et est enterré à Saint-Eustache à Paris, où l'on voit son tombeau. — Il étoit le quatrième fils de Sinibalde de Fiesque, comte de Lavagne et de Calestan, mort en 1531, et de Marie de la Rouère, et épousa Alphonsine Strozzi, sa parente, qui fut dame d'honneur de la Reine, comme il a été dit tome VII de cette *Histoire*, p. 207. Il en eut François de Fiesque, comte de Lavagne et de Bressuire, qui épousa en 1609 Anne le Veneur, dame d'atour de Madame duchesse d'Orléans, et gouvernante de Mademoiselle, fille de Jacques le Veneur, comte de Tillières, chevalier des ordres du Roi, et fut tué au siège de Montauban, à la tête de son régiment, en 1621. De ce mariage sortirent : Charles-Léon, comte de Fiesque, qui suit; Claude de Fiesque, abbé de Lonlay; Jean-Louis de Fiesque, chevalier de Malte, tué au siège de Mardyck, le 13 août 1646; Marie de Fiesque, femme de Pierre, marquis de Breauté, tué au siège d'Arras, le 24 juin 1640, et deux autres filles. Charles-Léon, comte de Fiesque, fut marié en l'année 1643 à Gilonne de Harcourt, veuve de Louis de Brouilly, marquis de Piennes, fille de Jacques de Harcourt, marquis de Beuvron, et de Léonore Chabot de Jarnac. Il en eut : Jean-Louis-Marie, comte de Fiesque, auquel le Roi fit payer par les Génois trois cent mille livres, pour des prétentions qu'il avoit contre eux; il mourut, sans avoir été marié, le 28 septembre 1708, âgé de soixante et un ans; Henriette de Fiesque, religieuse de la Visitation à Saint-Denis; N. de Fiesque, religieuse à Jouarre, et N. de Fiesque, abbesse de Notre-Dame de Soissons en 1693. » — L'histoire de cette maison a été faite en Italie par Zazzera, Federico dei Federici et Sansovino. Gilles-André de la Roque en a parlé dans la *Maison d'Harcourt*, tome II, p. 1285-1291 et 1294, et le feu comte de Maussabré lui a consacré une notice dans la *Revue du Centre*, année 1891, p. 157-170.

moment de sa conjuration si secrètement concertée pour le faire souverain de sa république[1], toute sa maison fut proscrite[2]. Une branche aînée vint s'établir en France, dont celui-ci fut le dernier. Scipion, comte de Fiesque, son bisaïeul[3], fut chevalier d'honneur d'Élisabeth d'Autriche, femme de Charles IX[4], et de Louise de Lorraine, épouse d'Henri III[5], qui le fit chevalier du Saint-Esprit le dernier jour de 1578[6]. Il n'abandonna point la reine Louise dans sa retraite, et mourut à soixante-dix ans, à Moulins, en 1598. Alphonsine Strozzi[7], sa femme, fut dame d'honneur de la Reine. Leur fils unique fut tué jeune au siège de Montauban, à la tête de son régiment[8]. Sa veuve, qui étoit

1. Jean-Louis Fieschi ou Fiesco, comte de Lavagne, marié à une Cybo des princes de Massa, ayant entrepris de soustraire Gênes à la suprématie des Doria, se noya au moment où il allait réussir, le 2 janvier 1547. L'histoire de cette célèbre conjuration, écrite en italien par Aug. Mascardi, et traduite en français en 1639, fut reprise un peu plus tard par le coadjuteur et cardinal de Retz, mais dans un sens tout opposé, et parut en 1665 chez Claude Barbin : voyez le tome V des *Œuvres de Retz*. Il y a une notice sommaire dans le *Moréri*.

2. Et leurs biens attribués partie à la république, partie aux Doria. Voyez ci-après, p. 419-420.

3. Scipion, fils de Sinibaldo, son fils Cornelio, gentilhomme servant du duc d'Orléans, et un autre Cornelio, qui était capitaine de galère et gentilhomme ordinaire de la chambre du Roi, tous trois nés à Gênes, obtinrent des lettres de naturalité du roi Charles IX en mars 1563 (*Histoire généalogique*, tome VII, p. 932; *Histoire de la maison d'Harcourt*, tome II, p. 1288). Scipion, loué par Brantôme, fut aussi poète.

4. Élisabeth (ici, *Elis.*), seconde fille de l'empereur Maximilien II et de Marie d'Autriche, épousa Charles IX le 27 novembre 1570, se retira à Vienne après son veuvage, et y fonda une maison de clarisses, où elle mourut le 22 janvier 1592, âgée de trente-deux ans. Fiesque était allé négocier son mariage en Allemagne.

5. Tome XIV, p. 199.

6. En cette qualité, et à l'aide du texte de l'*Histoire généalogique*, notre auteur avait fait sa notice, qu'on trouvera à l'Appendice, n° VIII.

7. Fille de Robert Strozzi et d'une Médicis, petite-fille de l'illustre Philippe Strozzi et d'une tante de notre Catherine de Médicis; belle, honnête et sage dame selon Brantôme. Elle mourut vers 1586.

8. François de Fiesque, « grand dévot et ami de Mme de Guise »

le Veneur, fille et petite-fille des deux comtes de Tillières chevaliers du Saint-Esprit[1], fut dame d'atour de la seconde femme de Gaston et gouvernante de Mademoiselle[2]. Elle eut une fille[3], mère de Breauté dont je parlerai tout à l'heure[4], et trois fils : l'un demeura abbé[5], un[6] autre chevalier de Malte[7], tué devant Mardyck en 1646[8], et l'aîné

(*Tallemant*, tome I, p. 364), que le roi Henri IV avait empêché de se faire capucin en 1607, ainsi que Pierre de l'Estoile le raconte, fut blessé le 30 août 1621, et ne mourut que le 6 septembre, comme un saint, selon Arnauld d'Andilly (*Journal inédit*, p. 76). Bassompierre, son ami intime, dit (*Mémoires*, tome II, p. 297-298) : « Ce fut un grand dommage pour tous, mais pour moi particulièrement, car il m'aimoit uniquement. C'étoit un brave seigneur, homme de bien et de parole, et excellent ami. » Il avait eu un brevet de conseiller d'État en 1614.

1. Tanneguy le Veneur, premier comte de Tillières, grand ami du duc de Guise, gentilhomme de la chambre, fait chevalier des ordres le 31 décembre 1582, et mort en 1592, ayant la promesse d'un bâton de maréchal de France, et Jacques le Veneur, capitaine de cinquante hommes d'armes, fait chevalier des ordres le 31 décembre 1586, mort en 1596, furent l'un après l'autre lieutenants généraux au gouvernement de Normandie, capitaines et gouverneurs de Rouen. Saint-Simon a fait leurs notices dans ses *Chevaliers du Saint-Esprit* (Affaires étrangères, vol. *France* 189, fol. 70 et 80).

2. Anne le Veneur, comtesse de Fiesque, sœur de l'ambassadeur, mariée en 1609, et nommée gouvernante de Mlle de Montpensier en mars 1643, mourut à Saint-Fargeau, le 15 octobre 1653, âgée de soixante-quatre ou soixante-huit ans. Voyez les *Mémoires de Mademoiselle*, tomes I, p. 67, et II, p. 287-291, ceux *de Mme de Motteville*, tome II, p. 45, et les factums de sa succession, dans le volume 270 des *Dossiers bleus*, n° 6979, fol. 84-136. Ce fut, selon l'abbé de Marolles, une dame des plus modestes et vertueuses.

3. Marie de Fiesque : ci-après, p. 422, note 5. — 4. Ci-après, p. 421-425.

5. Claude, abbé de Lonlay, qui était une maison de bénédictins dans le diocèse du Mans, mourut en décembre 1654. Homme de ruelle selon Loret (tome I, p. 573), il voyagea avec son aîné en Italie.

6. *Une* corrigé en *un*.

7. Jean-Louis, reçu chevalier le 22 janvier 1631 ; le plus sage et dévot de la cour selon Mlle de Montpensier. Sa mort décida Mlle d'Épernon à se faire carmélite.

8. Mardyck, village de la côte flamande à huit kil. O. de Dunkerque et autant de Gravelines, fut enlevé deux années de suite aux Espagnols par Gaston d'Orléans, la première fois en 1645, et la seconde

qui épousa la tante paternelle de la duchesse d'Arpajon et du marquis de Beuvron, père du maréchal-duc d'Harcourt, qui fut mère du comte de Fiesque de la mort duquel je parle[1]. Elle étoit veuve, sans enfants, de Louis de Brouilly, marquis de Piennes, de laquelle j'ai suffisamment parlé p. 194 et 195[2]. Elle n'eut qu'une fille, mère de Guerchy[3] fait chevalier de l'Ordre en 1639, et le comte de Fiesque
[Add. S^tS. 832] dont il s'agit ici. C'étoit un homme de fort bonne compagnie, d'esprit, et orné, un fort honnête homme, qui avoit été galant[4], avec une belle voix, qui chantoit bien[5], et qui

en août 1646. C'est en 1646, le 13 août, que le chevalier fut tué (*Gazette*, p. 735; *Motteville*, tome I, p. 280).

1. Gilonne d'Harcourt : tome V, p. 89. C'est la CLÉOCRITE du *Cyrus*, la PRINCESSE AURÉLIE de l'*Histoire amoureuse des Gaules*, l'une des « maréchales de camp » qui composaient l'état-major de la grande Mademoiselle. Son mari, Charles-Léon de Fiesque, le PISISTRATE du *Cyrus*, le PRINCE ITALIEN de *la Princesse de Paphlagonie*, mourut le 14 octobre 1658, à Madrid, où il résidait depuis 1653 pour le compte de Condé rebelle (*Gazette*, p. 1132; *Muse historique*, tome II, p. 555), après avoir joué un rôle actif sous la Fronde, et même avoir fait fonction de général ou grand maître de l'artillerie. Il avait tenu sa place dans le monde et dans les intrigues de la cour sous Louis XIII, puis sous la Régence, et aussi dans la société littéraire, comme protecteur des comédiens, de Mairet, Chapelain, Rotrou, Segrais, ou comme ami du couple Scarron. Voyez, outre les ouvrages indiqués dans notre tome VI, p. 326, note 5, sur sa femme, le livre de M. Brédif sur Segrais, p. 6-7, 9, 17 et 18, l'*Histoire des princes de Condé*, tome VI, Appendice, p. 623-626, et tome VII, p. 60-61, etc. Chapelain, sa créature dévouée, nous a laissé un rare éloge, dans des lettres de 1636 et de 1639, de ses qualités d'esprit et de cœur, gâtées par l'indolence.

2. A l'occasion de sa mort en 1699 : tome VI, p. 326-331. Charles Livet a fait sa biographie parallèlement à celle du mari.

3. Tome VI, p. 330.

4. A ce titre, et comme ayant été entretenu par Mme de Lionne, il figure dans les pamphlets reproduits à la suite de l'*Histoire amoureuse des Gaules*, tome III, p. 210-222 et 306-316.

5. Sur ses talents musicaux, voyez des vers de Benserade dans le *Triomphe de l'amour* de 1681, le *Segraisiana*, p. 208-209, le Chansonnier, ms. Fr. 12 692, p. 204, et les *Origines de l'Opéra français*, par Nuitter, p. 51, note. Ce fut lui qui persuada à Lully de demander à la Fontaine, malgré la satire du *Florentin*, un prologue pour l'opéra

faisoit rarement des vers, mais aisément, jolis, et d'un tour fort naturel[1]. Il fit une chanson sur Béchameil et son entrée en sa terre de Nointel si plaisante, si ridicule, si fort dans le caractère de Béchameil, qu'on s'en est toujours souvenu; le Roi, qui le sut, la lui fit chanter un jour, à une chasse, et en pensa mourir de rire[2]. Il étoit singulier, brusque, particulier[3], avoit peu servi, et fait quelques campagnes aide de[4] camp du Roi[5], qui, bien aise de l'obliger sans qu'il lui en coûtât rien, et aux dépens des Génois, qu'il vouloit mortifier, lui fit payer cent mille écus par eux

d'*Amadis*. On voit, dans le *Journal de Dangeau*, tome VII, p. 261, Mme de Maintenon le chargeant d'organiser la musique et de préparer le livret d'un divertissement en l'honneur de la duchesse de Bourgogne.

1. « Homme d'esprit et de lecture, » il se connaissait aussi bien en histoire (tome IX, p. 310) qu'en musique et en poésie (Walckenaer, *Histoire de J. de la Fontaine*, tome II, p. 55-58), et nous avons des épigrammes faites de compagnie par lui et Racine (*Œuvres*, tome III, p. 257). On lui a appliqué ce portrait de l'épître IX de Boileau :

> Ce marquis étoit né doux, commode, agréable;...
> Mais, depuis quelques mois, devenu grand docteur,
> Il a pris un faux air, une sotte hauteur,
> Il ne veut plus parler que de rime et de prose.

Nous voyons dans la correspondance de Mme de Sévigné que ses amis connaissaient bien Fiesque pour être *di cortesia più che di guerra amico*, et qu'on l'accusait de réparer les torts de la fortune aux dépens des dames ses amies; mais, avec cela, une complaisance aimable, qui lui valut le sobriquet de *Petit-Bon*.

2. Cela a déjà été raconté en termes analogues dans le tome XI, p. 96-97; mais il avait été fait antérieurement (tome V, p. 33-34) allusion à une autre chanson ou à des quolibets sur Mme de Quintin-Montgommery.

3. « Une manière de cynique fort plaisant quelquefois » (tome V, p. 33 et note 7).

4. Il a écrit, par mégarde : *du*.

5. En mai 1692, comme Lanjamet (ci-dessus, p. 91), au moment de partir pour la campagne de Flandre. Ce choix surprit, parce que le comte, depuis qu'il avait fait pareille fonction auprès de Turenne, ne songeait plus qu'au plaisir (*Sourches*, tome IV, p. 31 ; *Dangeau*, tome IV, p. 70). Il servit encore de la même façon en 1693. Lavallée a signalé (*Correspondance générale de Mme de Maintenon*, tome III, p. 338-339) la fausseté d'une lettre qui se rapporte à cette campagne de 1692.

pour de vieilles prétentions, lorsque le doge de Gênes vint en France : ce fut M. de Seignelay, son ami, qui les lui valut sans que lui-même y eût pensé[1]. C'étoit un homme né fort libre, ennemi de toutes sortes de contraintes, et qui fit toujours peu de cas du bien et de la fortune[2]. Il fut toujours considéré et recherché par la meilleure compagnie. On a vu en son lieu[3] son étrange aventure avec Mon-

1. Cette affaire fut engagée bien avant que le doge Imperiale ne vînt faire en France, dans les conditions déjà rappelées (tome IX, p. 272, note 9), la démonstration d'humilité et de repentir dont M. Emmanuel Rodocanachi a naguère retracé les péripéties dans la *Revue d'histoire diplomatique*, année 1892, p. 161-172. Quoi qu'en dise notre auteur, une réclamation du comte de Fiesque contre les conséquences de la confiscation de 1547 s'était produite dès 1682 par la publication de plusieurs factums, qui alarmèrent à juste raison les Génois et leur firent prévoir l'intervention armée de la France. En effet, Louis XIV imposa à leur république, abattue et soumise, l'obligation de payer au comte une indemnité de cent mille écus, qui fut inscrite dans le traité de paix et consacrée par un arrêt du Conseil du 14 mai 1685, veille de la visite du doge à Versailles (Arch. nat., E 1829, à la date). Voyez les factums de 1682 et 1683 dans les Papiers du P. Léonard, K 1326, n° 3, dans le dossier bleu 6979 (vol. 270), fol. 64-83, et dans le recueil Thoisy, vol. 53, fol. 169-186, le *Journal de Dangeau*, tome I, p. 67, 68, 121 et 165, les *Mémoires de Sourches*, tomes I, p. 77, et IV, p. 31, le Chansonnier, ms. Fr. 12 620, p. 75, l'*Histoire de Louvois*, par C. Rousset, tome III, p. 272-273, etc. La Fontaine se chargea de faire un remerciement au Roi pour son ami (*Œuvres*, tome IX, p. 188-190). Une copie de la quittance de Fiesque est dans le ms. Fr. 15524, fol. 347. Celui-ci, au carrousel du 4 juin 1685, arbora comme emblème, et par allusion à la protection du maître, un soleil dardant ses rayons au-dessus des nuées et de l'orage, avec la devise : SPECTANTE INSURGUNT (*Sourches*, tome I, p. 232).

2. La mère, ayant « tout fricassé ou laissé piller à ses gens d'affaires » avec la plus naïve insouciance (tome VI, p. 327), avait obtenu une pension de quatre mille livres le 14 avril 1684, et elle recourait en outre à la ressource du droit d'avis (notre tome IX, p. 23, note); cependant elle ne laissa guère qu'une terre en Normandie, ce qui, en somme, porta le revenu du fils à trente mille livres quand elle fut morte (*Dangeau*, tome VII, p. 169). Nous avons (Arch. nat., Y 245, fol. 24 v°) l'acte du don qu'elle fit en 1683 à une de ses suivantes, et celui d'un don pareil (Y 247, fol. 403) que le fils fit à son propre écuyer en 1685.

3. Tome IX, p. 307-311.

sieur le Duc, qui tâcha de la réparer depuis, et qui le servit dans cette dernière maladie comme un de ses domestiques[1]. On a vu aussi[2] son intime liaison avec M. de Noirmoutier, à qui il donna le peu qu'il avoit par son testament[3]. Il n'avoit jamais été marié[4], et n'avoit que soixante et un ans[5]. Sa sœur est morte depuis fort peu d'années, abbesse de Notre-Dame de Soissons pendant près de cinquante ans, et une très digne et bonne abbesse[6]. Le comte de Fiesque avoit beaucoup d'amis considérables, dont il fut fort regretté[7].

Breauté, son cousin germain, le suivit deux mois après[8]. Mort, naissance

1. Comme M. de Marsan pour Thévenin, ci-dessus, p. 398.
2. Tomes VII, p. 66, et XIII, p. 64.
3. *Dangeau*, tome XII, p. 230; *Sourches*, tome XI, p. 191-192. Le testament fut passé devant le notaire Monet le 12 juin; M. de Noirmoutier était le légataire universel, Breauté l'héritier de la ligne paternelle, et M. de Guerchy l'héritier de la ligne maternelle, Caumartin l'exécuteur testamentaire; mais on prévoyait bien des difficultés, surtout en raison du nombre des créanciers.
4. Voyez, dans notre tome VI, p. 328-329, la jolie anecdote de sa mère voulant le marier à une fille du munitionnaire Jacquier qui n'avait jamais existé.
5. Ou trois ans de moins : voyez notre tome V, p. 33, note 6. Selon Dangeau (p. 161 et 228), il était hydropique et avait subi la ponction trois ou quatre mois avant.
6. Catherine-Marguerite de Fiesque, après avoir été religieuse et prieure à Jouarre, obtint l'abbaye de Soissons le 1er janvier 1694, grâce à l'appui de Mme de Maintenon et du duc du Maine, que sa mère avait aidé à recueillir la succession de Mademoiselle (*Dangeau*, tome IV, p. 418 et 429; *Sourches*, tome IV, p. 298). Elle y mourut le 9 novembre 1737, à quatre-vingt-dix ans. — Notre-Dame de Soissons (tome IV, p. 48) valait mille écus selon Dangeau. Dom Germain en avait publié l'histoire en 1675.
7. Mme des Ursins répondit à Mme de Maintenon (recueil Bossange, tome IV, p. 149) : « Je suis très fort fâchée de la mort de M. le comte de Fiesque. M. de Noirmoutier et moi l'avions toujours aimé comme si c'eût été notre frère. Son commerce étoit fort aisé, et, dans le fond, il étoit honnête garçon. Mon frère y perd un ami qu'il ne retrouvera pas, et dont il avoit besoin dans l'état où il est. »
8. François, sire et marquis de Breauté (et non *Bréauté*, comme on l'écrit à tort, et comme nous l'avons ici, mais non plus haut, ni plus

et caractère de Breauté. [Add. St-S. 833]

C'étoit un fort gros et grand homme, petit-neveu paternel[1] du Breauté célèbre par son duel, ou plutôt son combat de vingt-deux François contre vingt-deux Espagnols[2]. Ces Breautés étoient d'une fort ancienne maison de Normandie[3], illustrée par les alliances et les emplois, et dont plusieurs étoient pour aller loin, qui furent tués jeunes. Le père de celui-ci[4] fut un de ceux-là, que le maréchal de Bassompierre loue fort en ses *Mémoires*[5]. Son fils aîné, élevé

loin), mort le 1er décembre 1708 : *Dangeau*, p. 276 ; *Sourches*, p. 231. La terre de ce nom est dans le voisinage du Havre.

1. Arrière-petit-fils du frère cadet.

2. Pierre I, sire de Breauté, capitaine de cinq compagnies de cavalerie légère, servait en Hollande, avec l'autorisation du roi Henri IV, lorsqu'il eut l'occasion de provoquer le gouverneur de Bois-le-Duc au combat singulier dont il va être parlé. Ayant été abandonné de ses gens et pris par les adversaires, il fut massacré à Bois-le-Duc le 5 février 1600. Il n'avait que dix-neuf ans neuf mois et onze jours. Le récit détaillé de cette rencontre est dans la généalogie Breauté donnée par le *Moréri* dès 1718. La mort tragique du capitaine français fut déplorée dans une plaquette de 1600, publiée sous le titre de : *Deux consolations de M. Jean de Rouen aux deux très sages et très vertueuses dames de Breauté, mère et femme, sur l'assassin fait nouvellement à leur fils et mari le jeune seigneur de Breauté.* Sa veuve ne mourut qu'en septembre 1652, aux Carmélites de Paris (*Gazette*, p. 1139-1140).

3. Voyez l'*Histoire de la maison d'Harcourt*, p. 1290-1291, et une magnifique généalogie de d'Hozier (1635), ms. Fr. 32369.

4. *Cy* a été ajouté en interligne.

5. Il a déjà cité (tome I, p. 157 et 158, et tome II, p. 175) ces « curieux mémoires, quoique d'ailleurs si dégoûtants par leur vanité ; » comparez le passage correspondant dans le *Parallèle*, p. 163, et la notice de la maison de Saint-Simon, tome XXI et supplémentaire de l'édition de 1873, p. 42. Bassompierre n'y parle pas, comme on pourrait le croire ici, du père de Pierre Ier, mais de celui du marquis mort en 1708, c'est-à-dire Pierre II, né en 1612 et mestre de camp du régiment de Picardie en 1634, tué au siège d'Arras en juin 1640 (notre tome VI, p. 330), et il s'exprime ainsi dans ses *Mémoires*, tome IV, p. 336 : « Brauté (*sic*, selon la prononciation), sergent de bataille et mestre de camp du régiment de Picardie, y fut tué, qui fut certes un très grand dommage, car c'étoit un homme à parvenir un jour aux plus grandes charges. » Comparez la *Gazette* de 1640, p. 68 et 444, et les *Lettres de J. Chapelain*, tome I, p. 656. La veuve, Marie de Fiesque (ci-dessus, p. 417),

enfant d'honneur de Louis XIII, fut tué à dix-huit ans aux lignes d'Arras, en 1654, sans avoir été marié[1]. Le cadet est celui dont je parle, qui avoit très peu servi, et qui, avec fort peu d'esprit, n'avoit pas laissé d'être mêlé à la cour autrefois. Il se maria médiocrement[2], et se ruina en plein; on prétendit[3] que ce fut à souffler[4]. Il perdit son fils unique à dix-neuf ans, qui avoit un régiment[5], et sa femme ensuite. La dévotion suivit la misère : il se retira à Saint-Magloire[6], d'où il fallut sortir quelque temps après faute d'y pouvoir payer sa pension[7]. Le duc de Foix, dont

refusa, en 1653, de succéder à sa mère comme dame d'honneur de Mlle de Montpensier (*Mémoires de Mademoiselle*, tome II, p. 288-291), mais fut une des dames de la reine Anne d'Autriche.

1. Le héros du combat de 1600, quoique tué si jeune, avait laissé, d'une Harlay-Sancy, un fils, qui périt également devant Breda en 1624. Le nom fut alors continué par un frère cadet de Pierre Ier, qui avait essayé en vain de le venger, lequel mourut en 1638, laissant d'une Roncherolles Pierre II, né le 30 juillet 1612; c'est celui-ci qui épousa Marie de Fiesque le 9 août 1633 et en eut pour fils aîné Jean-Baptiste-Gaston, tué à dix-huit ans, à l'attaque des lignes d'Arras, 24-25 août 1654.

2. Il épousa, par contrat du 5 août 1659 (Arch. nat., Y 197, fol. 375), une fille de Guy Arbaleste, vicomte de Melun, et de Marie de Montmorency, nommée Anne-Françoise-Élisabeth, qui mourut en 1697.

3. Le premier *t* de *pretendit* corrige une *n*.

4. Le *Dictionnaire de l'Académie* de 1718 dit que *souffler*, pris absolument, « signifie quelquefois chercher la pierre philosophale, chercher à faire de l'or, de l'argent par l'opération de la chimie. »

5. Henri-François-Emmanuel, sire de Breauté, capitaine au régiment du Roi, fait colonel du régiment de Vivarais en 1684, et mort le 10 octobre 1685, dans sa dix-neuvième année (*Dangeau*, tome I, p. 230 et 235; *Sourches*, tome I, p. 315), avait deux sœurs religieuses à la Visitation de Saint-Denis. Le nom finira en 1716, avec un Breauté marquis de Hotot, maître de la garde-robe du Régent, dont notre auteur parlera alors.

6. Le séminaire de l'Oratoire : tome VII, p. 84.

7. Les *Mémoires de Sourches*, tome II, p. 172, note 2, rapportent qu'en effet cette retraite avait suivi la perte de grands biens; mais, dit le Chansonnier (ms. Fr. 12619, p. 219), l'Oratoire finit par l'ennuyer, et il reprit la vie déréglée du monde. Selon toute vraisemblance, c'est du temps de sa retraite que date un mémoire de lui sur l'état de la France, le commerce, la vénalité des charges, l'origine

il étoit parent, le retira généreusement chez lui; mais lui et Mme de Foix[1] étoient fort répandus dans le monde, dînoient rarement chez eux, et n'y soupoient jamais[2]. Breauté, qui étoit de grand appétit et gourmand[3], ne s'accommodoit pas de la nourriture du domestique; il alloit chercher à vivre aux tables du voisinage, où il ennuyoit souvent par ses sermons. Il étoit tout occupé de piété et de bonnes œuvres[4]. Ce fut lui qui entreprit la fameuse affaire de Langlade[5] condamné aux galères et mort à la Tournelle[6] pour un vol commis chez le comte de Montgommery[7], où il logeoit. Breauté fit reconnoître son innocence, rétablir sa mémoire, et marier bien la fille unique qu'il avoit laissée, des dommages et intérêts qu'il lui fit obtenir[8]. Il lui étoit resté de sa soufflerie[9] des remèdes

des biens d'Église, etc., dont le manuscrit est aujourd'hui à la bibliothèque de Nantes, n° 1154 du *Catalogue général*.

1. Ci-dessus, p. 107. — 2. On aura un portrait de ce couple en 1714.

3. Fort gros, de mauvaise constitution, disent les *Mémoires de Sourches*.

4. On a vu sa réputation de faiseur de mariages où la soif s'alliait avec la faim : tome VII, p. 628, addition à la page 173. Il se livrait aussi aux affaires de finance (*Archives de la Bastille*, tome XI, p. 38-41), et, en 1685, il avait songé à obtenir l'ambassade de Constantinople (*Sourches*, tome I, p. 227; *Gazette de Leyde*, 22 mai 1685). Nous avons dans les Papiers du Contrôle général, G⁷ 701, une proposition d'ériger en privilèges héréditaires les maîtrises des corps de métiers, présentée par lui en 1704.

5. Laurent Guillemot, sieur de Langlade : ci-après, p. 688.

6. La Tournelle était une ancienne tour carrée placée en amont de la Seine, sur le quai de la rive gauche, entre le pont qui a pris son nom et la porte Saint-Bernard. Depuis 1632, on y logeait les forçats en attendant leur départ pour les galères; mais notre auteur a fait erreur: Langlade, comme on le verra, alla jusqu'au bagne et mourut à l'hôpital des forçats.

7. Nicolas-François, comte de Montgommery, capitaine de cavalerie, marié à la fille d'un maître des comptes, et mort en Normandie le 26 novembre 1721.

8. Cette célèbre affaire sera expliquée ci-après, p. 688-690.

9. Ce substantif, venu du verbe que nous avons eu p. 423, ne se trouve pas dans l'*Académie*, mais dans le *Furetière* : « Espèce de chimie qui ne se dit qu'odieusement de ces fous qui cherchent la benoîte. »

qu'il faisoit lui-même ; apparemment qu'il les fit mal à la fin[1], car il mourut très brusquement pour en avoir pris pour une légère incommodité avec une santé très robuste[2]. Je l'ai fort vu à l'hôtel de Lorge, qui lui étoit fort commode parce que M. de Foix logeoit vis-à-vis[3].

Mort et caractère de l'abbé de la Rochefoucauld. [Add. St-S. 834]

Deux abbés fort différents l'un de l'autre moururent incontinent après : l'abbé de la Rochefoucauld, et l'abbé de Châteauneuf. Le premier[4] étoit oncle paternel de M. de la Rochefoucauld[5] ; il avoit un mois moins que lui[6], et soixante-quatorze ans. Le peu qu'il avoit, il le partagea toujours avec lui tant qu'il fut pauvre[7] ; leur amitié fut la plus intime et dura toute leur vie[8]. Ils logeoient ensemble, et ne se quittèrent jamais : tellement que l'abbé de la Rochefoucauld passa sa vie à la cour sans en être[9], et sans sortir presque jamais de chez M. de la Rochefoucauld, où il étoit absolument maître. Cela lui donnoit quelque considération, même du Roi. D'ailleurs, c'étoit le meilleur gentilhomme du monde, le plus noble, et le plus droit, mais aussi le plus imbécile, et qui ressembloit le mieux à un vicaire de village. Il étoit passionné de la chasse, et

1. « Le marquis de Breauté, qui s'étoit mis depuis longtemps dans une grande dévotion, et qu'on ne voyoit plus ici, est mort à Paris, d'un remède extraordinaire qu'il a fait, et qu'il a fait mal » (*Dangeau*, tome XII, p. 276). Le Roi lui en voulait, comme à du Charmel, de ne plus se présenter à la cour (notre tome XII, p. 116, note 2).

2. Comme le Vaillac de notre tome XV.

3. Dans la rue Neuve-Saint-Augustin.

4. Henri de la Rochefoucauld : tome V, p. 130-131.

5. Il mourut le 16-17 décembre : *Dangeau*, p. 289 ; *Sourches*, p. 234 et 239 ; *Gazette*, p. 612. Son corps fut transféré le jour même de Versailles aux Cordeliers de Verteuil, où était la sépulture de la maison de la Rochefoucauld.

6. Le neveu était né le 15 juin 1634, et l'oncle le 27 juillet suivant, le père de celui-ci, grand-père du neveu et premier duc du nom, ayant alors tout près de quarante-six ans.

7. Ces cinq derniers mots ont été ajoutés en interligne.

8. Le 7 mai 1675 (Arch. nat., Y 229, fol. 515), l'abbé abandonna à son neveu, sur la succession de ses parents, une somme de vingt mille livres.

9. Il eut cependant un logement à Marly en 1693.

n'en manquoit jamais[1]: cela l'avoit fait appeler l'abbé Tayaut[2]. Il n'eut jamais d'ordres, mais force abbayes, et grosses[3], que M. de la Rochefoucauld lui fit donner[4], et qu'il eut toutes à sa mort pour son petit-fils[5], dont nous verrons qu'il se repentit bien[6].

Mort de l'abbé de Châteauneuf. [*Add. St S. 835*]

L'abbé de Châteauneuf[7] est celui qui fut envoyé en Pologne redresser la conduite de l'abbé de Polignac, dont j'ai parlé à[8] cette occasion[9]; homme de beaucoup d'esprit, de savoir et de bonne compagnie, desiré dans les meilleures[10], et frère de Châteauneuf ambassadeur à Constantinople, en Portugal et en Hollande, mort conseiller[11] d'État, et ancien prévôt des marchands longtemps depuis[12].

Mort et abrégé

Quelque temps auparavant, la comtesse de Soissons[13]

1. Quoique sujet à de fréquentes vapeurs ou attaques, il suivait les chasses menées par son neveu, comme le mentionnent plusieurs fois les *Mémoires de Sourches*.

2. Tome V, p. 131. — 3. Outre sa pension sur l'archevêché de Sens.

4. Nous l'avons vu ainsi hériter, en 1698, des abbayes de son neveu Marcillac (tome V, p. 130-131), et, à cette occasion, notre auteur a déjà dit presque tout ce qui se retrouve ici.

5. L'abbé de la Rocheguyon, qui vient déjà de recevoir l'abbaye du Bec en 1707, malgré son jeune âge : tome XV, p. 325. Il n'eut de son arrière-grand-oncle que l'abbaye de Fontfroide, la meilleure de toutes (*Dangeau*, p. 293, et *Sourches*, p. 243), et un prieuré situé au milieu de leurs terres.

6. Déjà dit dans les mêmes termes en 1707.

7. François de Castagner ou Castagneri, mort le 16 décembre : *Dangeau*, p. 289.

8. *En* corrigé en *à*.

9. En 1697 : tome IV, p. 135-136, avec additions et corrections dans le tome XII, p. 601-603, particulièrement sur l'origine des Castagner de Châteauneuf.

10. Il avait eu un canonicat et un prieuré en Génevois, et le duc d'Orléans lui avait donné un joli bénéfice à Baugency.

11. L'initiale majuscule de *Cons^r* surcharge un *P*.

12. Tout cela a déjà été dit dans l'endroit cité du tome IV et dans le tome XII, p. 223-224. « C'étoit un garçon fort en commerce avec beaucoup de courtisans » (*Dangeau*).

13. Olympe Mancini, dont il a été parlé en dernier lieu dans notre tome XV, p. 118 et 330. Selon Guy Patin (*Lettres*, tome II, p. 363), elle aussi était ou avait été surnommée *la Bécasse*.

de la comtesse de Soissons. Époque et suite de la charge de surintendante. [*Add. St-S. 836*]

étoit morte à Bruxelles[1] dans le plus grand délaissement, pauvre et méprisée de tout le monde, même fort peu considérée du prince Eugène, son célèbre fils[2]. Ce fut en sa faveur que le cardinal Mazarin, son oncle, inventa, au mariage du Roi, la nouvelle charge de surintendante, à cause de quoi il en fallut une, en même temps, à la Reine mère, qui fut la princesse de Conti, son autre nièce[3]; et, comme tout va toujours en se multipliant et en s'affoiblissant, Madame[4], parce qu'elle étoit fille d'Angleterre, en eut une aussi, qui fut Mme de Monaco : c'est l'unique exemple pour les filles de France[5]. Rien n'est pareil à la splendeur de la comtesse de Soissons, de chez qui le Roi ne bougeoit avant et après son mariage[6], et qui étoit la maîtresse de la cour, des fêtes et des grâces, jusqu'à ce que

1. Le 9-10 octobre : *Dangeau*, p. 242; *Sourches*, p. 202. La *Gazette d'Amsterdam*, n° LXXXIII, dans la correspondance d'Anvers du 11, dit : « On apprend de Bruxelles que la comtesse de Soissons, mère du prince Eugène de Savoie, y décéda hier au matin. »

2. Le fils était alors à Menin avec Marlborough. — Comparez la *Gazette*, p. 489, et le *Journal de Verdun*, décembre, p. 475-479.

3. Mazarin dit, dans son testament, qu'il avait eu permission de tirer deux cent cinquante mille livres de la première de ces charges, et deux cent mille de la seconde. Les gages de la première étaient de six mille livres, avec une pension pareille et trois mille livres d'entretènement (Arch. nat., O[1] 3715). Saint-Simon a fait une notice des surintendantes de la Reine dans sa série des GRANDES CHARGES, et elle a été publiée au tome IV des *Écrits inédits*, p. 467; mais, quant à la biographie des deux titulaires, il se bornait à renvoyer, pour l'une, au titre CARIGNAN des *Duchés vérifiés éteints*, pour l'autre, aux titres MORTEMART et ANTIN des *Pairs existants*, et ceux-ci ne furent jamais rédigés.

4. Henriette d'Angleterre.

5. Tout cela a déjà été raconté dans nos tomes VIII, p. 38 et 39, X, p. 258-259, et XI, p. 294-296. Dans un de ces endroits, il avait dit : « La brillante faveur, les disgrâces, les étranges aventures de la comtesse de Soissons.... ne sont pas de mon sujet. »

6. Cette faveur d'Olympe Mancini et la passion platonique du Roi pour des charmes un peu lourds et discutés ne furent pas altérées par le mariage, en 1657, avec le comte de Soissons, que Louis XIV en personne prépara et dirigea, et la même existence que par le passé reprit aussitôt, à part quelque temps de demi-disgrâce en 1659 : *Ga-*

la[1] crainte d'en partager l'empire avec les maîtresses[2] la jeta dans une folie qui la fit chasser avec Vardes et le comte de Guiche, dont l'histoire est trop connue et trop ancienne pour la rapporter ici[3]. Elle fit sa paix et obtint son retour

zette de 1657, p. 168, 191-192, 216, 287-288 et 360; contrat transcrit dans le registre des Insinuations Y 198, fol. 303. Sur l'existence que le Roi partageait avec Olympe dans ce « centre de la cour, » ainsi que notre auteur l'a déjà dit plusieurs fois, en dernier lieu dans notre tome XIV, p. 218, et qu'il le répétera encore en 1714 et en 1715, voyez les *Mémoires de Mme de Motteville*, tomes I, p. 368, et IV, p. 81-82 et 117, ceux *de Monglat*, p. 319 et 351, ceux *de Gourville*, tome I, p. 176, ceux *de Mme de la Fayette*, p. 14-16, 49 et 68-70, ceux *de Mademoiselle*, tome III, p. 80-82, etc., le *Voyage de deux jeunes Hollandais*, p. 411-412, les *Lettres de Guy Patin*, tomes II, p. 363, et III, p. 289, la *Carte de la cour* de 1663, p. 61, et les ouvrages modernes : Walckenaer, *Mémoires sur Mme de Sévigné*, tome I, p. 516-517, et *Histoire de J. de la Fontaine*, tome I, p. 51 ; Amédée Renée, *les Nièces de Mazarin*, p. 161-205; Chéruel, *le Ministère de Mazarin*, tome II, p. 304-310, et tome III, p. 267-268; Fr. Combes, *Madame de Sévigné historien*, p. 180-184; Lucien Perey, *le Roman du Grand Roi*, p. 58-72, etc. Chéruel a protesté contre l'influence qu'on a attribuée à la fréquentation de cette société, éminemment frivole et dissolue, sur la personnalité haute et majestueuse de Louis XIV. Si l'on en croit Madame (ci-après, p. 430, note 2), le Roi était très généreux à l'égard de la Comtesse, afin qu'elle soutînt le grand train de maison auquel Audiger a fait allusion dans *la Maison réglée* (1692), p. 172-175.

1. *La* surcharge *cra*[*inte*].

2. La Motte-Argencourt, la Vallière, Montespan. Mme de Motteville affirme (tome IV, p. 117-118 et 336) que la Comtesse dénonça à qui de droit la première de ces liaisons, et que Louis XIV ne parut pas lui en vouloir; c'était en 1657. A partir de 1661, la lutte contre les charmes des filles de la Reine et contre la faveur naissante de Mlle de la Vallière se compliqua d'aigres et incessants conflits avec la duchesse de Navailles pour la prédominance de la charge de surintendante sur celle de dame d'honneur : d'où une relégation momentanée de M. de Soissons à Creil et l'exil sévère de la Montalais (*Motteville*, tome IV, p. 237, 243, 265, 269, 306 et 318-319 ; *Archives de la Bastille*, tome I, p. 275-280). Cela a été déjà raconté dans notre tome XI, p. 294-296.

3. Déjà aussi il a été fait trois ou quatre allusions, en dernier lieu dans notre tome XV, p. 330, à cette disgrâce partagée par Mme de Soissons avec son amant le marquis de Vardes et avec le beau comte

par la démission de sa charge[1], qui fut donnée à Mme de Montespan, dont le mari ne voulut recevoir aucune chose du Roi, qui, ne sachant comment la faire asseoir ne pouvant la faire duchesse, supposa que la charge de surintendante emportoit le tabouret. La comtesse de Soissons, de retour, se trouva dans un état bien différent de celui d'où elle étoit tombée. Elle se trouva si mêlée dans l'affaire de la Voisin

de Guiche. On en trouve le récit chez tous les contemporains, notamment dans les *Mémoires de Mme de Motteville*, tome IV, p. 336-341, 344 et 371-375. Après être parvenus à cacher pendant un an ou deux l'origine de la fausse lettre adressée en espagnol à la Reine, les coupables furent frappés et exilés sur une dénonciation de la jalouse Madame; la Comtesse finit elle-même par avouer tout, et on la fit emmener par son mari dans leur gouvernement de Champagne (*Archives de la Bastille*, tome I, p. 275-308; *Lettres de Guy Patin*, tome III, p. 522, 31 mars 1665). Cette disgrâce fut beaucoup moins complète pour elle que pour ses complices, ou bien les justifications qu'elle adressa à Colbert produisirent un bon effet, puisqu'on voit le Roi lui-même la mener au bal dès novembre 1666, et, l'année suivante, lui rendre visite peu de temps avant qu'elle n'accouchât de la fille qui fut Mlle de Carignan (*Gazettes en vers*, tome II, p. 430, 1039 et 1085); et cependant nous trouvons encore dans les dossiers de l'affaire des Poisons dont il va être parlé, c'est-à-dire jusqu'en 1682, des preuves que le Roi n'avait point oublié la lettre contre Mlle de la Vallière. — Il faut faire remarquer que, dans la notice CARIGNAN (*Écrits inédits*, tome VII, p. 271-284), où tout ce que nous avons ici sur Mme de Soissons est autrement développé, l'affaire de 1665 semble être placée par notre auteur entre la mort du comte de Soissons, en 1673, et le procès des Poisons, en 1680.

1. C'est en mars 1679 que cette démission devint un fait accompli (*Archives de la Bastille*, tome V, p. 239, 335 et 352-353); encore y mit-on des formes, puisque Louis XIV, par un brevet du 26 avril, voulut bien permettre de vendre la charge six cent mille livres, en portant en outre la pension de son ancienne amie de vingt mille livres à vingt-cinq mille, et il fit écrire à Turin, de peur qu'on ne s'y fâchât, que c'était là un témoignage irrécusable de son affection persistante et de ses bonnes dispositions à l'égard de la maison de Soissons. Il faut dire que, l'année précédente, la cour de Savoie avait affecté, non seulement de bien recevoir la surintendante, mais même de la traiter en princesse du sang, comme l'annoncèrent alors la *Gazette* (année 1678, p. 592 et 882) et le *Mercure* (mois de novembre, p. 26-34).

brûlée en Grève pour ses poisons et ses maléfices[1], qu'elle s'enfuit en Flandres[2]. Son mari étoit mort fort brusque-

1. Tomes II, p. 44, et XIV, p. 176.

2. On peut voir dans le tome VI des *Archives de la Bastille*, p. 4-6, 102-108, 123, 131, 138, 147, 160 et 193, quelles accusations, dont le bien-fondé n'est pas évident, furent alors portées contre la Comtesse. La Voisin l'avait « marquée extrêmement, » selon l'expression de Mme de Sévigné; mais il paraît certain, comme celle-ci le raconte aussi, que le Roi, ne pouvant oublier le passé, donna à la Comtesse le temps de se retirer en pays étranger. Il aurait même dit à la belle-mère : « J'ai bien voulu que Madame la Comtesse se soit sauvée; peut-être en rendrai-je un jour compte à Dieu et à mon peuple! » Quant à elle, sa réponse fut, selon Voltaire, qu'elle était très innocente, mais n'aimait pas à être interrogée par la justice. Elle partit donc pour la Flandre espagnole le 23 janvier 1680. (*Archives de la Bastille*, tome VI, p. 123; *Lettres de Mme de Sévigné*, tome VI, p. 213-214; *Correspondance de Bussy*, tome V, p. 43-45, 48, 50-51 et 59-60; *Mémoires de Monglat*, p. 352, *de la Fare*, p. 291, et *de l'abbé de Choisy*, tome I, p. 223-224; *Siècle de Louis XIV*, chap. XXVI; Loiseleur, *Trois énigmes historiques*, p. 168-170.) On lui retira alors son appartement de surintendante, et elle fut « trompettée à trois briefs jours » pour entendre prononcer la confiscation de ses biens, tout comme si c'eût été une personne de la plus basse condition (*Archives de la Bastille*, tome VII, p. 131-132). L'abbé de Choisy prétend que la haine de Louvois la poursuivit jusque sur le sol étranger et ameuta contre elle la basse populace, et cela se retrouve dans les *Annales de la cour pour 1697 et 1698*, tome I, p. 82-83. Voici d'ailleurs ce que Madame en racontait plus tard (recueil Jaeglé, tome II, p. 116) : « Peu de gens savent que ç'a été un véritable acte de clémence de la part du Roi de faire donner à la comtesse de Soissons le conseil de passer à l'étranger; car, qu'elle fût innocente, comme je l'ai toujours cru, ou réellement coupable, il est certain que Mme de Montespan et Louvois avoient des témoins dont la déposition, si elle étoit restée en France, lui eût coûté la tête, car ils étoient prêts à affirmer qu'elle avoit empoisonné son mari. Vous voyez donc que, sous ce rapport, le prince Eugène a tort de se plaindre du Roi. De plus, celui-ci a fait de grands cadeaux à la Comtesse tant qu'elle n'a pas quitté le pays : les moindres étoient de trois mille pistoles; très souvent ils se montoient à quatre, à cinq mille. » — Par un passage des *Mémoires de Sourches* pour août 1682 (tome I, p. 134-135), on voit, non seulement que la cour des Pays-Bas la traitait en princesse, mais que le roi d'Angleterre, poussé par la belle Mazarin, tenta alors de « ménager son retour en France, » et cette démarche diplomatique se renouvela.

ment à l'armée il y avoit longtemps[1], et, dès lors, on en avoit mal parlé, mais fort bas, dans la faveur où elle étoit[2]. De Flandres[3] elle passa en Espagne, où les princes étrangers n'ont ni rang ni distinction[4]. Elle ne put donc paroître en aucun lieu publiquement, et[5] moins au palais qu'ail-

1. En 1673 : *Mercure* d'août 1689, p. 87-90.

2. Déjà dit et commenté dans notre tome X, p. 259, 260 et 428. « Son mari étoit devenu jaloux. La Comtesse n'avoit pas résolu de devenir complaisante, ni lui de continuer d'être témoin de ce qu'il ne vouloit pas voir. Ils en étoient là l'un et l'autre lorsqu'il partit pour l'armée en 1673. Une mort prompte l'enleva pendant le cours de la campagne, à la fleur de son âge, de sa force, de sa santé, et fut sinistrement interprétée. La Comtesse, fière de sa faveur et de sa situation à la cour, ne diminua pas les soupçons par sa contenance, et dès lors elle donna sur elle des prises d'autant plus dangereuses qu'il ne fut pas difficile de faire naître la peur. Elle fut d'autant plus imprudente qu'elle avoit déjà essuyé une disgrâce. » (*Écrits inédits*, tome VII, p. 278.) — Est-il bien exact de parler de faveur, de crédit, etc., dans un temps où Mme de Montespan prenait tout pour elle? Toutefois, on voit dans les *Instructions diplomatiques aux ambassadeurs de France en Pologne*, tome I, p. L, 118 et 133-134, que le duc de Savoie, qui considérait son cousin Soissons comme son propre héritier éventuel, voulait alors le porter candidat au trône de Pologne.

3. Nous lisons, à la date du 24 avril 1682, dans les gazettes du P. Léonard (ms. Fr. 10 265, fol. 12) : « La comtesse de Soissons n'est plus à Bruxelles. Quelques-uns disent que, suivant l'ordre du roi d'Espagne, le marquis de Grana l'a envoyé prier de se retirer; mais d'autres s'imaginent qu'elle a suivi le prince de Parme, pour lequel elle a beaucoup d'estime. En effet, ils sont tous deux présentement à Liège. Cette retraite fait grand bruit, et est un bel incident à l'histoire de cette dame. » Elle était encore en janvier 1685 à Amsterdam, et y fut victime d'un grave accident de traîneau (*Dangeau*, tome I, p. 111). C'est en mars 1686 qu'elle s'embarqua à Rotterdam sous prétexte d'accompagner son fils Eugène, qui allait remercier Charles II pour ses bienfaits, ou bien de le marier, ou encore de presser le Trésor espagnol qui ne payait pas assez régulièrement ses pensions, ou peut-être par dépit de ce que la cour de Londres n'avait pu réussir à apaiser le ressentiment de Louis XIV (*Archives de la Bastille*, tome VII, p. 131-132; *Correspondance de Bussy*, tome V, p. 531; ms. Fr. 10 265, fol. 118).

4. Déjà dit au tome IX, p. 225 et 243.

5. A[u] corrigé en *et*.

leurs. La reine, fille de Monsieur, n'avoit point d'enfants, et avoit tellement gagné l'estime et le cœur du roi son mari, que la cour de Vienne craignit tout de son crédit pour détacher l'Espagne de la Grande Alliance faite contre la France. Le comte de Mansfeld étoit ambassadeur de l'Empereur à Madrid, avec qui la comtesse de Soissons lia un commerce intime dès en arrivant. La reine, qui ne respiroit que France, eut une grande passion de voir la comtesse de Soissons. Le roi d'Espagne, qui avoit fort ouï parler d'elle, et à qui les avis pleuvoient depuis quelque temps qu'on vouloit empoisonner la reine, eut toutes les peines du monde à y consentir. Il permit à la fin que la comtesse de Soissons vînt quelquefois, les après-dînées, chez la reine, par un escalier dérobé[1], et elle la voyoit seule avec le roi. Les visites redoublèrent, et toujours avec répugnance de la part du roi. Il avoit demandé en grâce à la reine de ne jamais goûter de rien qu'il n'en eût bu ou mangé le premier, parce qu'il savoit bien qu'on ne le vouloit pas empoisonner. Il faisoit chaud, le lait est rare à Madrid : la reine en desira, et la Comtesse, qui avoit peu à peu usurpé des moments de tête-à-tête avec elle, lui en vanta d'excellent, qu'elle promit de lui apporter à la glace. On prétend qu'il fut préparé chez le comte de Mansfeld : la comtesse de Soissons l'apporta à la reine, qui l'avala[2], et qui mourut peu de temps après comme Madame sa mère. La comtesse de Soissons n'en attendit pas l'issue, et[3] avoit donné ordre à sa fuite. Elle ne s'amusa guères au palais après avoir vu avaler ce lait à la reine; elle revint

1. *Derober* corrigé au participe.

2. D'autres dirent des huîtres empoisonnées, ou une tourte aux anguilles, ou du chocolat. Saint-Simon lui-même, dans sa première rédaction (*Écrits inédits*, tome VII, p. 283), n'avait parlé que d'eaux glacées. C'est la même diversité de versions que pour le prétendu empoisonnement de Madame Henriette : voyez l'appendice du tome VIII que j'ai consacré à l'examen de cette légende, repris depuis, avec conclusions et justifications analogues, par M. Fr. Funck-Brentano.

3. Cet *et* est en interligne.

chez elle, où ses paquets étoient faits, et s'enfuit en Allemagne, n'osant pas plus demeurer en Flandres qu'en Espagne. Dès que la reine se trouva mal, on sut ce qu'elle avoit pris, et de quelle main. Le roi d'Espagne envoya chez la comtesse de Soissons, qui ne se trouva plus : il fit courir après de tous les côtés; mais elle avoit si bien pris ses mesures, qu'elle échappa[1]. Elle vécut obscurément quelques années en Allemagne, tantôt dans un lieu, tantôt dans un autre. Mansfeld fut rappelé à Vienne, où il eut, à son retour, le premier emploi de cette cour, qui est la présidence du conseil de guerre[2]. A la fin, la comtesse de Soissons retourna en Flandres, puis à Bruxelles[3], où je crois avoir dit que, tandis que[4] Philippe V en fut maître, les maréchaux de Boufflers, de Villeroy, et tous les François distingués, eurent défense de la voir[5]. Il se peut dire qu'elle y passa le[6] reste de sa vie et qu'elle y mourut en opprobre[7]. Mme la duchesse de Bourgogne en prit le deuil

1. Voyez une note reportée ci-après, p. 691-692, aux Additions et corrections.

2. Ce fut en 1701 seulement : tome IX, p. 73.

3. C'est-à-dire sur les terres mêmes du roi dont elle avait soi-disant empoisonné l'épouse; de plus, ce même roi lui donna le château de Tervueren, que, plus tard, en 1698, elle céda à l'électeur de Bavière contre une rente viagère de six mille livres (*Dangeau*, tome VI, p. 368). Un célèbre généalogiste italien, Litta, dans ses Tableaux de la maison de Savoie (tome V, tabl. XXII), dit qu'elle se remaria, sans doute secrètement, au duc d'Ursel.

4. Toujours au sens de *tant que*. — Avant *Ph.*, il a biffé *le*.

5. Il ne l'a pas dit, que nous sachions, et a bien fait, puisque nous voyons au contraire, dans les *Lettres de Mme de Sévigné*, tome X, p. 463 et 485, que M. et Mme de Bagnols la recevaient tous les soirs à leurs soupers de l'Intendance, et que, en avril 1703, le maréchal de Villeroy mena son fils chez elle. Toutefois, lorsque le duc du Maine est arrivé à Bruxelles le 25 avril 1702, et qu'elle l'a envoyé complimenter, il a répondu, le plus honnêtement possible, qu'il avait défense expresse du Roi d'aller chez elle (ms. Nouv. acq. fr. 4349, p. 8-9).

6. Cet article semble surcharger un *a*.

7. On vient de voir qu'elle n'était point abandonnée, et elle entretenait même avec Paris des correspondances que les ministres sur-

pour six[1] jours, que le Roi ne porta point, ni la cour[2], quoique la princesse de Carignan, mère du comte de Soissons, fût princesse du sang, la dernière de sa branche[3].

Mort d'Owerkerke, général en chef des Hollandois.

En ce même temps mourut aussi, au camp devant Lille[4], M. d'Owerkerke[5], général en chef des Hollandois et de leur armée[6], qui étoit des bâtards de Nassau-Orange, et

veillaient de près (Esnault, *Michel Chamillart*, tome II, p. 127). Ce qui apparaît plus clairement, et s'accorde avec les dires de notre auteur dans la notice CARIGNAN (p. 284), c'est que la vie lui fut très difficile pendant les premiers temps du séjour à Bruxelles. Les *Annales de la cour*, que Saint-Simon s'approprie si volontiers, rapportent (tome I, p. 82-84) qu'elle s'estima heureuse alors de recevoir quelque secours d'une femme charitable qui jadis avait fourni des salades à l'hôtel de Soissons comme à tout le reste de la cour, et que l'épouse du ministre d'un prince étranger lui fit tenir de quoi apaiser les réclamations de son boucher et de son boulanger. En 1695, il a fallu que le duc Mazarin lui envoyât une aumône de deux cents pistoles (*Dangeau*, tome V, p. 167). J'ai dit ailleurs (tome X, p. 565) qu'elle reçut alors sa belle-fille Uranie, avant que celle-ci n'allât s'enfermer dans un couvent, et qu'ensuite, en 1697 ou 1698, il y eut un arrangement avec les Carignan.

1. *Six* est en interligne, au-dessus d'un *4* surchargé en *6*.

2. Mme des Ursins en écrivit à Mme de Maintenon (recueil Bossange, tome IV, p. 157) : « Sa mort ne sera pas, je crois, regrettée de beaucoup de gens; je pense pourtant que la connétable Colonna la sentira autant qu'elle est capable de le faire, car j'ai vu à Barcelone qu'elle l'aimoit. »

3. *Dangeau*, p. 251.

4. Le 18 octobre, à Rousselaere : *Dangeau*, p. 250 ; *Sourches*, p. 210 ; *Gazette*, p. 526; *Gazette d'Amsterdam*, n° LXXXV; *Journal de Verdun*, décembre, p. 479-480; recueil de Lamberty, p. 127, etc.

5. Il était très malade depuis le commencement de la campagne, et avait perdu une fille en juin; le comte de Tilly le suppléait à l'armée du siège. Son corps fut transporté en grande pompe au Sas-de-Gand (*Gazette d'Amsterdam*, n°s LXXXVIII et LXXXIX), M. de Vendôme ayant accordé un passeport par égard pour « le rare mérite, la capacité et l'expérience » du défunt (ci-après, p. 609). On avait fait courir en octobre (*Mercure*, p. 199-256) un prétendu dialogue entre ce général, Marlborough et Eugène. — Il signait : AUVERKERQUE, comme notre auteur a écrit quelquefois son nom.

6. Voyez l'état-major de cette armée dans le n° XXVII de la *Gazette d'Amsterdam* de 1708.

qui avoit été dans l'intime confiance du roi Guillaume, dont il étoit grand écuyer[1].

Desmaretz fait ministre d'État; marie sa fille au marquis de Béthune-Orval.

Desmaretz, revenu de si loin au contrôle général des finances[2], très bien avec Chamillart et appuyé des ducs de Chevreuse et de Beauvillier, qui, tous trois, l'y avoient porté avec tant de sueurs[3], fit entendre par eux la grandeur et la capacité de son travail, la nécessité pour le bien des affaires de l'accréditer dans le public, et la convenance de le faire ministre d'État comme l'avoient été ceux qui l'avoient précédé dans son emploi. Le Roi, qui comptoit alors avoir besoin de lui, et qui commençoit à s'y accoutumer, se laissa prendre à cette amorce, et le fit ministre[4]. Il avoit déjà deux filles mariées, l'une à Goësbriand[5], l'autre à Bercy, intendant des finances qui faisoit tout sous lui[6]. Incontinent après cette grâce[7], il maria bien autrement la

1. C'est ce « bâtard de Nassau, général en chef des troupes d'Hollande, grand écuyer du prince d'Orange, et de tout temps dans sa confiance la plus intime, » qui, précisément, avait arrêté le maréchal de Boufflers au sortir de la citadelle de Namur, en 1695 : voyez notre tome II, p. 329.

2. Tome XV, p. 365 et suivantes.

3. De plus, il était accepté par Mme de Maintenon : *ibidem*, p. 374 et 378. On voit dans la *Correspondance de Fénelon*, tome I, p. 292-293, que le duc de Chevreuse l'appréciait, mais aussi (tome II, p. 269) que l'archevêque le suspectait de tendances au jansénisme, comme son frère l'évêque de Saint-Malo.

4. Le 20 novembre : *Dangeau*, p. 266 et 268; *Sourches*, p. 226; *Journal de Verdun*, janvier 1709, p. 29. Les lettres de félicitation qui furent adressées au nouveau ministre sont conservées dans les Papiers du Contrôle général, G[7] 565, comme celles qu'il avait reçues pour sa nomination de février 1708, et dont j'ai publié quelques-unes au tome XV. Le duc de Bourgogne considéra son entrée au Conseil comme un renfort pour MM. de Beauvillier et de Torcy : voyez sa lettre du 25 novembre au duc de Beauvillier; les lettres de Mme de Maintenon (recueil Bossange, tome I, p. 227 et 231) témoignent aussi que ce fut pour le maréchal de Villeroy, son ami intime, une assurance de prochaine rentrée en grâce.

5. Tome XV, p. 212. — 6. Tome XIII, p. 124.

7. Le 8 janvier 1709 : *Dangeau*, p. 304; *Sourches*, p. 240, 247, 249-250.

troisième[1] : ce fut au marquis de Béthune-Orval[2], qui avoit la perspective du duché de Sully après le duc de Sully[3], qui n'avoit point d'enfants, et après le chevalier de Sully, qu'on croyoit marié secrètement de façon à n'en avoir point non plus[4]. Ce marquis de Béthune étoit un homme qui n'avoit point paru à la cour, et comme point à la guerre[5], riche, mais noyé dans une mer de procès[6], qu'on l'accusoit d'aimer beaucoup, et à la poursuite desquels il occupoit toute sa vie[7]. Le Roi voulut donner deux cent mille

1. Louise Desmaretz, morte le 28 novembre 1756, dans sa soixante-douzième année.

2. Louis-Pierre-Maximilien, dit le marquis de Béthune, né posthume en avril 1685, deviendra lieutenant de Roi du pays Chartrain le 3 mai 1710, achètera en 1711 la charge de premier gentilhomme de la chambre du duc de Berry, aura la Toison d'or en 1714, héritera du titre de duc de Sully en 1730, et mourra le 9 avril 1761, n'ayant eu que deux filles. Notre auteur a exposé ce qu'était cette branche d'Orval dans la notice SULLY (*Écrits inédits*, tome VIII, p. 244-247). La châtellenie d'Orval, en Bourbonnais, avait été achetée par Sully, le 31 août 1605, des Gonzague-Clèves (Arch. nat., Y 181, fol. 73).

3. Maximilien-Pierre-François-Nicolas, qui mourra le 24 décembre 1712, sans postérité de la fille du duc de Coislin : tome II, p. 237.

4. *Dangeau*, p. 289. — Maximilien-Henri de Béthune, dont il a été parlé comme noble et beau danseur (tomes X, p. 8, et XIII, p. 221-222), deviendra duc après son frère aîné, en 1712, ne déclarera qu'en 1719 son mariage avec la fille de Mme Guyon veuve du comte de Vaux-Foucquet depuis 1705, et mourra sans enfants le 5 février 1729. Alors le titre ducal reviendra au marquis de Béthune, après une instance judiciaire qui est racontée dans le *Moréri*, tome II, p. 435.

5. Après apprentissage aux mousquetaires, il a eu en juillet 1706 le régiment d'infanterie de la Reine. Il sera blessé à Malplaquet, mais vendra son régiment pour cause de mauvaise santé et entrera dans la maison du duc de Berry. C'est lui, croyons-nous, qui travaillait à la détermination des longitudes en 1719, et obtint une pension de mille écus pour son ingénieuse invention (*Dangeau*, tome XVIII, p. 36).

6. Les factums de ces procès sont très nombreux.

7. Après *vie*, notre auteur avait commencé à écrire à la ligne : « Il se fit un autre mariage en mesme temps dont les suittes furent singulierem[t] heureuses. » Il a biffé le tout, sauf *es*, pour écrire à la fin de l'alinéa précédent : *Le Roy voulut donner*, puis a pris une autre plume pour écrire, à la suite de *donner*, *200 000*[lt], etc.

livres à la fille de Desmaretz, comme il avoit accoutumé aux mariages des filles de ses ministres; mais celui-ci[1] ne le voulut pas dans la presse où étoient les finances. Au lieu de cette somme, le Roi voulut donner une pension de douze mille livres; Desmaretz ne la vouloit que de huit mille livres : enfin elle fut de dix mille livres[2].

Mariage d'Armentières avec la fille de Mme de Jussac; fortune de lui et de ses frères.

Il se fit quelques jours auparavant[3] un autre mariage, par des circonstances singulières qui le rendirent[4] heureux[5]. Depuis les deux Eustaches, père et fils[6], de Conflans, tous deux capitaines des gardes du corps de Charles IX et d'Henri III[7], et le dernier chevalier du Saint-Esprit et chevalier d'honneur de la reine Marie de Médicis[8], cette maison[9] étoit entièrement tombée. Le dernier Eustache

1. *Cy* a été ajouté en interligne.

2. C'est Dangeau qui raconte cela, p. 291. On remarqua, dit-il (p. 304), l'assistance de Chamillart à la noce. La nouvelle mariée fut présentée par Mme du Lude, assistée de la mère et de la sœur (*Sourches*, p. 250).

3. Le 11 janvier 1709, par conséquent après le mariage Béthune.

4. Il a écrit, par mégarde : *rendit*.

5. Il a déjà parlé par avance de ce mariage, suivi en 1712 d'un autre entre les deux mêmes familles, et qui, l'un et l'autre, « remirent au monde » les Conflans d'Armentières (tome III, p. 336-337); il y reviendra encore, plus longuement, en 1712, à l'occasion du second.

6. Il a ajouté *pere et fils* en interligne.

7. Le premier de ces deux Conflans, guidon de la compagnie du duc de Guise en 1554, gentilhomme de la vénerie en 1560, chevalier de l'ordre du Roi et maréchal de camp en 1567, capitaine de cinquante hommes d'armes en 1569, est le seul qui fut capitaine des gardes du corps, en 1572, et il mourut en 1574, sur le point de recevoir le bâton de maréchal de France. Castelnau et Brantôme ont fait son éloge historique.

8. Ce second vicomte d'Oulchy fut député de la noblesse de Vermandois en 1588, gouverneur de Saint-Quentin en 1593, ambassadeur extraordinaire, lieutenant général, etc., mais non capitaine des gardes. Il mourut le 19 juin 1628. C'est à la promotion du 5 janvier 1597 qu'il eut l'Ordre. Son portrait est dans les mss. Clairambault 1125 et 1232.

9. La filiation historique en est établie dans l'*Histoire généalogique*, dans le *Moréri*, dans le *Nobiliaire de Picardie*, dans la *Recherche de Champagne*, etc. Nous en avons d'autres, dressées par Charles-René d'Hozier et par le comte de Vezilly, aux Archives nationales, M 374 et MM 722, et d'autres encore au Cabinet des titres. Saint-Simon, dans

avoit vendu presque toutes ses terres[1]. Il perdit un second fils fort jeune, de la plus grande espérance[2]. Ce que l'aîné[3] fit de mieux fut de se raccrocher[4] par les biens de sa mère, qui étoit Jouvenel[5], dont il eut Armentières[6], et par un riche mariage avec une Pinart[7]. Il en fit un second fort plat[8]. Du premier, un fils unique, qui mena une vie honteuse et obscure, et mourut sans enfants d'un indigne mariage qu'il avoit fait[9]. Sa sœur du second lit[10] ne se maria point. Elle retira tout ce qu'elle put de ces débris; la du-

ses *Alliances des seigneurs françois avec des filles de la maison royale*, leur a consacré une notice qu'on reproduira plus tard.

1. Dans le duché de Valois et dans le bailliage de Provins.

2. Gilles de Conflans, seigneur d'Armentières, qui défendit vaillamment la ville de Senlis pour Henri IV, mais fut tué dans une embuscade (novembre 1590). Il n'avait que vingt ans.

3. Henri, vicomte d'Oulchy, gouverneur de Saint-Quentin comme son père, mestre de camp d'infanterie, etc., qui mourut ayant une promesse de cordon bleu.

4. *L'Académie* ne donnait *se raccrocher* qu'au sens de se raccommoder avec quelqu'un, et comme étant du style familier. Molière l'a employé, comme ici, au sens de se relever.

5. Charlotte Jouvenel des Ursins, qui mourut le 3 janvier 1646, laissant un renom de piété, d'esprit et d'instruction, ayant fondé une académie et publié en 1634 une paraphrase de saint Paul, avec son portrait. Voyez les *Historiettes de Tallemant*, tome I, p. 325-332 et 340.

6. Seigneurie du duché de Château-Thierry voisine d'Oulchy.

7. Charlotte Pinart, fille du vicomte de Comblizy et petite-fille du secrétaire d'État de Charles IX (notre tome XIV, p. 201), mariée en 1613.

8. Antoinette d'Herbin, fille d'un petit seigneur lorrain.

9. Eustache III, dit le marquis d'Armentières, avait commencé par être abbé de Lonlay et du Val-Chrétien, mais se démit à la mort d'un aîné en 1639, devint alors seigneur d'Armentières, marquis de Louvois, etc., dissipa par la suite cette riche succession, et mourut sans enfants, à soixante-dix ans, le 4 avril 1690, ayant épousé sur le tard (contrat du 19 août 1667 : Arch. nat., Y 213, fol. 21 v°) Anne Hue de Francine, qui ne mourut que le 25 décembre 1703, à soixante-douze ans. Selon le *Mercure* de février 1704, p. 154-157, ces Hue étaient originaires de Florence, et Lully les avait attirés en France.

10. Henriette, dite Mlle d'Armentières, morte le 14 avril 1712, à quatre-vingt-deux ans. Une partie de ses papiers, séquestrée à la Révolution, est aux Archives nationales, dossier T 701.

chesse d'Orval[1] la retira chez elle[2], où elle a passé presque toute sa vie ayant de la considération et des amis[3]. On l'appeloit Mlle d'Armentières. Elle vécut fort vieille. Étant devenue riche par ses soins et par la mort de son frère, elle assista à son tour son amie, qui étoit devenue pauvre, substitua son bien à ses cousins, et en laissa l'usufruit à la duchesse du Lude, son amie intime de tous les temps[4]. Ses[5] cousins[6] étoient dans la dernière pauvreté. Ils sortoient du frère puîné[7] du premier Eustache capitaine des gardes de Charles IX, dont ils étoient la quatrième génération, et divisés en deux branches[8]. Ils n'avoient pu faire aucune

1. Cette duchesse était veuve de l'arrière-grand-père du marquis de Béthune dont il vient d'être parlé p. 436. Elle s'appelait Anne de Harville-Palaiseau, avait épousé François, comte de Béthune, fils cadet de Sully et veuf en premières noces d'une fille du duc de la Force (d'où les trois générations suivantes), et elle mourut le 18 novembre 1716, âgée de quatre-vingt-dix ans environ. C'est un de ses fils qui, quoique abbé, disputera le titre ducal à son petit-neveu le marquis de Béthune.

2. Dans cet hôtel d'Orval que Louvois n'avait pu acheter, mais qui passa en 1675 entre les mains de son fils l'archevêque de Reims.

3. *Correspondance de Bussy-Rabutin*, tome I, p. 13-15, année 1667. Bussy parle souvent d'elle, et même de certaines galanteries. C'est l' « Armentières beauté » qui fut si désespérée en 1671 de la mort de l'abbé de Foix, ayant dû l'épouser, puis Cheverny, et Mme de Sévigné la rencontra en 1687, à Bourbon, menant une triste vie.

4. Ci-dessus, p. 92. Par un acte du 26 mai 1696 (Arch. nat., Y 272, fol. 36), pour marquer à la duchesse du Lude, qui était Béthune, son estime et sa considération, et pour conserver les biens anciens de sa maison sur la tête de personnes qui en portaient le nom et les armes, elle lui avait cédé les terres d'Armentières et autres situées en Valois et en Vermandois. A sa mort, elle laissa quatre mille livres de pension viagère à la duchesse d'Orval, Mme du Lude étant usufruitière ou légataire de tout ce qu'elle possédait (*Dangeau*, tome XIV, p. 127; *Mercure* d'avril 1712, p. 301-303); on crut (*Sourches*, tome XIII, p. 363) que c'était un fidéi-commis. La substitution fut passée le même jour.

5. *Ces* corrigé en *Ses*, ou inversement.

6. Tous trois nommés à l'endroit indiqué de notre tome III, p. 337.

7. Antoine II, auteur de la branche des marquis de Saint-Remy, second fils d'Antoine Ier, lieutenant de la vénerie de France, mort le 18 avril 1546.

8. Saint-Remy et Fouilleuse.

alliance, et ils vivoient à leur campagne de leurs[1] choux et de leur fusil. L'aînée[2] de ces deux branches finissoit à un seul mâle, qui se fit prêtre pour avoir du pain, et que le succès[3] de ce mariage fit dans la suite évêque du Puy[4]. Le chef de la branche cadette, devenu celui de toute cette maison[5], vécut de même, et se trouva heureux d'épouser en 1667 une fille de Daguesseau maître des comptes[6], dont

1. *Leur*, sans accord. — 2. Lisez : *la cadette*.

3. Il a écrit un premier *succès* à la fin d'une ligne, un second à la ligne suivante, et a biffé le premier.

4. Godefroy-Maurice, petit-fils de Michel de Conflans, le premier du nom marquis de Saint-Remy, et fils de son fils puîné Jean-François, capitaine au régiment Dauphin, et d'une Doulcet, fille d'un magistrat de Laon, commença par être capitaine de dragons et aide de camp du maréchal de Boufflers, leur parent (*Sourches*, tome XI, p. 55), avant d'entrer dans les ordres, où il devint grand vicaire et grand archidiacre de Soissons, abbé d'Aiguebelle (1708) et prieur de Vesseaux. Il fut sacré évêque du Puy le 20 juillet 1721, et mourut dans son diocèse le 14 mars 1725, en sa quarante et unième année. Il eut l'honneur de prêcher devant le Roi le dernier sermon de la Cène de 1708 et celui de la Pentecôte de 1710. Buvat rapporte (*Journal*, tome II, p. 366-367) que, insulté par un officier, il reprit son épée pour le tuer en duel et obtint son pardon du Roi et du saint-siège.

5. Michel II, marquis de Saint-Remy, qui devint chef de la maison à la mort d'Eustache III (ci-dessus, p. 438), et mourut le 22 janvier 1712, âgé de soixante-dix-neuf ans : ci-après, appendice IX.

6. Marguerite Daguesseau, dame de Puiseux, baptisée le 20 mai 1638, mariée au marquis Michel II par contrat du 28 juin 1667, et morte le 31 mars 1721, était fille de François, seigneur de Puiseux et de Lormaison, secrétaire de la chambre du Roi en 1619, trésorier de France en Auvergne en 1622, maître d'hôtel ordinaire du Roi, maître des comptes en la Chambre de Paris de 1624 à 1637, et petite-fille de François Daguesseau, receveur des finances à Amiens et échevin de cette ville en 1593-94, anobli alors pour sa belle conduite pendant la Ligue. Quant au père de l'intendant et grand-père du Chancelier dont il va être parlé, c'était le quatrième fils du premier François, Antoine Daguesseau, qui mourut à Paris le 16 janvier 1645, ayant été successivement lieutenant criminel au Châtelet en 1622, maître des requêtes en 1626, intendant en Picardie, finalement premier président du parlement de Bordeaux en 1631. — L'erreur vient du *Moréri* ou de l'*Histoire généalogique*, et elle existait déjà dans la notice inédite donnée ci-après, appendice IX.

le fils[1] a été si estimé et si considéré intendant de Languedoc, puis conseiller d'État et du conseil royal des finances, et le petit-fils[2] est depuis devenu[3] chancelier de France avec diverses fortunes[4]. De ce mariage sortirent trois fils[5], appelés à la substitution de Mlle d'Armentières. L'aîné[6], brave homme et honnête homme, mais sans la moindre trace d'esprit, que l'éducation n'avoit pu réparer, se battit contre Pertuis[7] dans leur première jeunesse, et furent tous deux enfermés quinze ou seize ans durant dans une citadelle[8]. Les deux cadets se trouvèrent avoir beaucoup d'esprit, et de desir de se relever malgré leur pauvreté et l'obscurité où ils [se] trouvoient. L'aîné des deux[9] fut envoyé, enfant et sans pain, page du grand maître de Malte; le cadet[10] s'intrigua comme il put, et servit de même. Tous deux, à force de vouloir, firent des connoissances, et s'ornèrent l'esprit à force de lecture, dans laquelle ils acquirent beaucoup[11]. La maréchale de Cha-

1. Henri Daguesseau : tome VI, p. 259.
2. Henri-François : tome III, p. 92.
3. *Devenu* est ajouté en interligne.
4. Tomes III, p. 92, XIV, p. 157-161, etc.
5. Déjà nommés dans notre tome III, p. 336-337.
6. Michel III, marquis d'Armentières.
7. Cela a déjà été raconté dans notre tome X, p. 381.
8. Armentières, qui a pris ce titre en place de celui d'Oulchy depuis la substitution de sa tante, n'a pu obtenir, en mai 1703, de lever un petit régiment d'infanterie, non plus que Pertuis, et cela parce que tous deux venaient de passer sept ans en prison à raison de leur duel (*Sourches*, tome VIII, p. 10); mais le duc d'Orléans lui a donné un brevet d'aide de camp pendant la campagne d'Espagne (Affaires étrangères, vol. *Espagne* 276, fol. 326).
9. Philippe-Alexandre, bailli de Conflans, reçu de minorité en 1687. Ses preuves de Malte sont au Cabinet des titres, dans les *Carrés de d'Hozier*, vol. 199, fol. 95.
10. Alexandre-Philippe, d'abord marquis de Saint-Remy, puis de Conflans.
11. Ceci est confirmé par les *Mémoires de Luynes*, tome V, p. 330, au moins pour le bailli, homme de fort bonne compagnie, instruit et poli, quoique brusque, un vrai Romain. Quand l'aîné mourra, notre

milly[1], qui les connut à la Rochelle, où ils servoient, les prit en amitié, les attira chez elle à Paris, où ils virent la bonne compagnie, dont ils surent profiter[2]. Ils firent une autre connoissance, que cette maréchale ne leur procura pas, mais qui devint le fondement de leur fortune : ce fut de Mme d'Argenton[3]. Elle les trouva de si bonne compagnie, qu'elle les présenta à M.[4] le duc d'Orléans, avec qui elle les fit souper chez elle, et leur acquit sa familiarité. Il vaqua chez lui une place de chambellan[5], qu'elle procura à Conflans, et bientôt après une autre à d'Armentières, qui sortoit de sa prison[6]. Ils se firent des amis au Palais-Royal. Armentières, par le même crédit, devint maître de la garde-robe[7]. Mme de Jussac, dont j'ai parlé lorsqu'on la mit sans titre auprès de Mme la duchesse d'Orléans[8], qu'elle avoit élevée et qui l'aimoit passionnément, avoit une fille mariée à M. de Chaumont du nom d'Ambly, qui avoit un

auteur répétera (tome XIII de 1873, p. 365) qu'il « étoit surprenant de trouver un homme aussi parfaitement bouché avec deux frères qui avoient tant de savoir et d'esprit, d'ailleurs bon et honnête homme. »

1. Élisabeth du Bouchet de Villeflix : ci-dessus, p. 124 et 125.

2. Voici ce qu'a dit du troisième, lors de son heureux mariage avec la marquise de Chaumont, belle-sœur de son frère, l'annotateur des *Mémoires de Sourches* (tome XIII, p. 289, note 1) : « Il avoit été marié en premières noces avec une femme de la Rochelle, qui lui avoit apporté quelque bien et lui avoit donné le moyen d'acheter un régiment de dragons, au lieu d'un petit régiment d'infanterie qu'il avoit vendu au marquis de Laval ; et depuis, il avoit encore vendu son régiment de dragons, et en avoit mis le prix en fonds, ce qui étoit à peu près tout son bien, car il étoit un cadet de Picardie. » Les généalogistes ne semblent pas avoir connu ce premier mariage.

3. Voyez, en dernier lieu, nos tomes XIV, p. 87, 88, 91, et XV, p. 399.

4. Les lettres *à M* surchargent *avec*.

5. Ce prince était le seul qui eût eu un premier chambellan et quatre chambellans par quartier.

6. Ci-dessus, p. 441.

7. Cette charge fut aussi divisée en deux, et l'exercice biennal valait onze à douze mille livres ; mais il n'y avait pas de brevet. Pleuvault vendra la sienne cent trente mille livres (*Dangeau*, tomes XVI, p. 407, et XVII, p. 186 ; *État de la France* de 1698, tome II, p. 80).

8. Tome III, p. 333-337.

régiment[1]. Elle en avoit une autre[2] fort jolie, dont elle vouloit aussi se défaire; mais son bien étoit fort court. Son bonheur fit que Sassenage, premier gentilhomme de la chambre de M. le duc d'Orléans[3], revenu malade d'Espagne, fort dégoûté de son emploi, s'en voulut défaire[4]. Il fallut attendre le retour de ce prince[5], qui, pour la première fois pressé pour la même grâce par Mme d'Argenton, d'une part, et par Mme la duchesse d'Orléans, de l'autre, donna l'agrément de la charge de Sassenage à d'Armentières en faisant son mariage avec la fille de Mme de Jussac, qui y trouva encore d'autres facilités de grâces[6], et qui, toujours avec l'appui[7] [de] Mme d'Argenton, fit passer à Conflans la charge de maître de la garde-robe qu'avoit son frère, devenu premier gentilhomme de la chambre[8].

M. le duc d'Orléans arriva le 6 décembre[9], et fut aussi Retour

1. Tome III, p. 336, note 5, et tome XIII, p. 97. M. de Chaumont a été tué à Cassano, et sa veuve est une des danseuses de Marly.

2. Diane-Gabrielle : tome III, p. 336. Son contrat de mariage, du 8 janvier 1709, est au Cabinet des titres, *Carrés de d'Hozier*, vol. 199, fol. 98.

3. Ismidon-René, comte de Sassenage, a acheté du comte de Tonnerre la charge de premier gentilhomme, en 1694 (notre tome II, p. 208; *Sourches*, tome IV, p. 317-318), puis en a vendu la moitié à Pleuvault, en 1699 (*Dangeau*, tome VII, p. 57; *Sourches*, tome VI, p. 145). Par suite, les Châtillon ayant également divisé l'autre charge par moitié, chaque titulaire se trouve ne plus servir que six mois tous les deux ans.

4. *Dangeau*, tome XII, p. 255 et 277; *Sourches*, tome XI, p. 227.

5. Ci-dessous, note 9.

6. La duchesse d'Orléans, dit Dangeau, donna un très bel ameublement et les habits de noces.

7. Il a ajouté en interligne *l'appuy*, mais sans la préposition qui eût été nécessaire ensuite.

8. Armentières ne vendit sa charge de chambellan qu'en 1710, à M. du Fargis, fils du maître d'hôtel Delrieux (*Dangeau*, tome XIII, p. 90).

9. Ci-dessus, p. 403. Il n'a pas moins fallu que l'intervention de Mme des Ursins et du maréchal de Bezons pour qu'il consentît à revenir par Madrid, où on était furieux contre ses domestiques (recueil Bossange, tomes I, p. 343, et IV, p. 167-168 et 182; *Sourches*, p. 226). Il y est arrivé le 15 novembre, a travaillé avec le maréchal et l'am-

de M. le duc d'Orléans à la cour.

bien reçu que le méritoit sa glorieuse et pénible campagne, qui ne le raccommoda pourtant pas avec Mme des Ursins, ni avec Mme de Maintenon[1].

Mariage de Tonnerre avec la fille de Blanzac.

Ce fut en ce temps-ci que le comte de Tonnerre épousa la fille de Blanzac, dont j'ai assez[2] parlé p. 653[3] pour n'avoir rien à y ajouter. Ce mariage le fit sortir de la Bastille immédiatement avant de le célébrer[4].

Je suis averti à la Ferté, par l'évêque de Chartres, qu'on m'a mis fort mal auprès du Roi; je retourne bientôt après à la cour.

J'ai avancé le récit de quelques menus événements de la fin de cette année, comme j'en ai retardé quelques-uns auparavant[5], pour ne pas interrompre celui des choses de Flandres, où il est temps de retourner; mais, auparavant, il faut dire[6] que je ne fus pas longtemps à la Ferté sans y recevoir une lettre de l'évêque de Chartres[7], datée de Saint-Cyr, qui m'avertissoit qu'on m'avoit rendu les plus mauvais offices du monde auprès du Roi et de Mme de Maintenon, et qui avoient pris. Je lui récrivis à l'instant

bassadeur, et est reparti le 26 pour Versailles. Dangeau dit à ce propos (p. 279) : « On lui a fait tous les honneurs dus à sa naissance et aux grands services qu'il a rendus à l'Espagne. Il n'a pas été moins bien reçu ici. » Voyez le *Mercure* de décembre, p. 378-380.

1. Ci-dessus, p. 161-163. On voit quelles explications la princesse eut avec Mme de Maintenon, dans le recueil Bossange, tome I, p. 353, 364, 395, et tome IV, p. 166-169, 171-172, 174, 183, 191, 195-196, etc. L'ingérence despotique et insatiable du duc d'Orléans expliquait que la cour de Madrid oubliât parfois les réels services rendus par lui.

2. *Dont j'ay* surcharge des lettres illisibles, et *assés* corrige *à*.

3. Tome XV, p. 254-256.

4. Il était sorti de la Bastille juste pour recevoir son pardon de la bouche du Roi, qui lui dit : « Monsieur, soyez sage à l'avenir, et j'oublierai le passé » (*Sourches*, p. 236). Le mariage fut célébré par l'évêque de Langres dans la nuit du 28 au 29 décembre, et la noce, très magnifique, se fit au Palais-Royal. Le Roi avait signé le contrat le 15. Le *Journal de Dangeau*, p. 287, 290 et 295, et les *Mémoires de Sourches*, p. 236 et 238, donnent tous les détails. La plus grosse part de fortune venait de Mme de Manevillette, grand'mère de l'époux. Mme de Louvois consentit qu'il prît son titre de comte de Tonnerre en place de celui de Clermont.

5. Ci-dessus, p. 370.

6. *Dire* surcharge *que je*.

7. Ci-dessus, p. 122-123.

par un exprès, pour avoir plus d'éclaircissement qu'un avis si vague et pour lui fournir, sur ce que je savois qu'on avoit répandu contre moi sur Lille et sur mon pari[1], de quoi me défendre en attendant qu'il m'eût instruit et que je pusse avec plus de précision parer aux coups qu'on m'avoit portés. Je ne fus pas surpris, mais embarrassé d'être instruit, parce que Monsieur de Chartres étoit retourné à Chartres lorsque mon exprès arriva à Saint-Cyr, et qu'il ne voulut pas depuis m'en apprendre davantage. De cette affaire-là, j'en fus noyé plus d'un[2] an, et la façon dont j'en sortis se verra en son temps[3]. Je ne demeurai pas longtemps à la Ferté, et je voulus être à la cour pour le retour de M. le duc d'Orléans, et surtout pour celui de Mgr le duc de Bourgogne.

Chamillart renvoyé en Flandres. Récompenses de la défense de Lille.

Lille[4] perdu, question fut d'un parti à prendre. Quoique M. de Vendôme eût assuré que la prise d'Effinghem[5] empêcheroit les convois des ennemis, on n'en crut pas moins la citadelle un peu plus tôt, un peu plus tard perdue, et le Roi voulut d'autant plus tôt se fixer à quelque chose, que les ennemis faisoient divers mouvements, et n'avoient que vingt bataillons devant cette citadelle pour en faire le siège. Cette raison de décision, et celle d'éclaircir plusieurs choses qui s'étoient passées depuis que Chamillart étoit revenu de Flandres, firent prendre le parti subit de l'y renvoyer. Il partit donc le mardi 30 octobre[6], à quatre heures du matin, de Versailles, pour aller coucher à Cambray[7], et Chamlay, si expert dans la connoissance des

1. Ci-dessus, p. 304-305, 369-370. — 2. *D'un* corrige d'autres lettres.
3. En 1709. — 4. L'écriture change.
5. Ayant d'abord écrit : *de*, il a surchargé la seconde lettre en *E* majuscule pour faire *d'Effinghem*, avec élision, mais sans apostrophe.
6. *Dangeau*, p. 254; *Sourches*, p. 214; *Lettres du duc de Bourgogne à Beauvillier*, p. 317, 318 et 321; *Michel Chamillart*, tome II, p. 211.
7. C'est alors sans doute qu'il vit Fénelon et lui avoua que la guerre, à moins de miracle, n'était plus soutenable, mais que, cependant, « on ne pouvoit chercher la paix avec de honteuses conditions » (*Correspondance de Fénelon*, tome I, p. 281).

moindres lieux et des plus petits ruisseaux de la Flandres[1], partit à midi du même jour pour l'y suivre. Si la cour fut surprise de voir si près à près disparoître Chamillart[2], l'armée ne le fut pas moins de le voir arriver à Tournay[3]. Il y porta les grâces répandues sur ceux qui venoient de sortir si glorieusement de Lille[4] : Surville, sorti de la citadelle de Lille avec un coup de mousquet fort considérable, eut dix mille livres de pension[5]; Lée[6], qui

1. Ci-dessus, p. 1. C'est l'opposition de Chamlay aux projets personnels de Chamillart qui décidera celui-ci à se retirer.

2. On ne se méprit pas sur les motifs réels, qui étaient de départager les adversaires que le premier voyage n'avoit pu remettre d'accord, puis de préparer le retour du petit-fils du Roi et la mise de l'armée en quartiers d'hiver, peut-être aussi de chercher un terrain de négociation avec Marlborough. Cette dernière perspective souleva une réprobation générale à la cour de Madrid.

3. Le surlendemain de son arrivée au camp du Sauchoir, on tint un grand conseil de guerre de Vendôme, Berwick, Bergeyck et Chamlay avec les deux princes. Malgré l'opposition de Chamlay, qui redoutait justement la séparation des armées, parce que, débarrassé de Lille, l'ennemi pourrait avoir raison de corps éparpillés sur un trop grand nombre de points et voudrait passer l'Escaut, le Roi approuva les résolutions prises (Guerre, vol. 2075, p. 360-374, et vol. 2077, fol. 111-115; Pelet, *Mémoires militaires*, p. 504-515).

4. *Dangeau*, p. 253, 256, 259-262; *Sourches*, p. 216, 219 et 220; *Gazette d'Amsterdam*, n° xcv. Le lieutenant Sautai a publié, p. 410-416, l'état des propositions du maréchal de Boufflers, datées du 24 octobre et motivées pour chacun des officiers. Comparez, dans le Chansonnier, ms. Fr. 12694, p. 269-278, et dans le *Nouveau siècle*, tome III, p. 307-310, des vers en l'honneur de ces vaillants défenseurs de Lille. Boufflers remercia le Roi par une lettre du 18 novembre.

5. A Surville, le Roi refusa le cordon bleu, que le maréchal demandait par analogie avec celui que Guiscard avait reçu pour la défense de Namur; mais, comme il était sans ressources, sa pension ancienne de six mille livres fut rétablie et portée à dix mille. Ensuite, blessé très grièvement dans la citadelle, il eut du prince Eugène un passeport pour se faire transporter à Douay.

6. André de Lée (il signait ainsi), Irlandais d'origine, avait cependant commencé par servir dans un régiment allemand de 1678 à 1689, et n'était passé qu'en 1690 colonel d'infanterie au régiment irlandais d'O'Brien, avec fonction d'inspecteur général des troupes

étoit aussi à Douay pour être trépané d'un autre coup de mousquet, eut l'expectative, les marques et la pension de grand-croix de Saint-Louis, en attendant la première vacante[1]; Ranes[2], Ravignan[3], Coëtquen, Permangle[4]

de sa nation. Colonel à la place du comte de Clare en 1693, il a eu, en 1694, le régiment de Bulkeley, avec le grade de brigadier, est devenu maréchal de camp en janvier 1703, lieutenant général le 26 octobre 1704, et, en 1708, il a quitté l'armée du Rhin pour venir se jeter dans la place de Lille. Sa dernière campagne fut celle de 1712; mais on lui rendit son régiment en 1720 : il le conserva jusqu'en 1733, et mourut le 16 février 1734, à quatre-vingt-quatre ans. Ses états de service sont dans le tome IV de la *Chronologie militaire*, p. 598-600, et dans le livre du lieutenant Sautai, p. 61. Il s'était distingué particulièrement à Schellenberg et à Hochstedt.

1. Comme Laubanie, pour sa défense de Landau (notre tome XII, p. 314). On verra en 1710 (tome VIII de 1873, p. 48) qu'il était tout à fait contre l'usage de joindre au cordon rouge de commandeur la plaque de grand-croix avec doublement de la pension de trois mille livres, avant qu'il y eût une vacance, de même qu'on ne passait qu'exceptionnellement grand-croix sans avoir été commandeur. Le comte de Caraman était le premier qui eût bénéficié de cette faveur, en 1705 (tome XIII, p. 80), et M. de Boufflers rappela ce précédent pour Lée. Celui-ci n'eut de fait sa grand'croix que le 3 juillet 1719.

2. Nicolas d'Argouges : tome V, p. 259. Il avait reçu deux ou trois graves contusions.

3. Joseph de Mesmes, marquis puis comte de Ravignan, né le 4 février 1670 (d'une branche distincte de celle des comtes d'Avaux), page du Roi en 1687, mousquetaire en 1689, puis officier dans un corps de dragons et aux gardes françaises, a commandé un régiment d'infanterie aux armées d'Allemagne et est passé brigadier en 1704, pour servir encore sur le Rhin et en Bavière, mais est revenu s'enfermer dans Lille, s'y est distingué dans la sortie de nuit du 26-27 août, et a reçu une blessure au bras. Fait maréchal de camp comme les autres dans la promotion du 12 novembre, il sera nommé inspecteur général de l'infanterie après Malplaquet, mais ne passera lieutenant général que le 8 mars 1718, sera créé directeur général de l'infanterie le 4 juillet 1719, et servira jusqu'à sa mort, 15 mai 1742, étant gouverneur de Guise depuis 1736, grand-croix de Saint-Louis depuis 1737, et venant d'être chargé de conduire une armée en Bavière (*Chronologie militaire*, tome V, p. 18-21).

4. Gabriel de Chouly, comte de Permangle, lieutenant puis capitaine d'infanterie de 1683 à 1695, colonel de 1695 à 1698, a fait les

furent faits maréchaux de camp, Maillebois dès avant la fin du siège[1], Belle-Isle, tous deux maintenant maréchaux de France, et le premier[2] duc héréditaire après bien de diverses et d'étranges fortunes[3], Touroutte[4], Martinville[5]

trois premières campagnes de la guerre suivante comme colonel réformé, a repris un régiment à la fin de 1703, est passé brigadier le 10 février 1704, et a quitté l'armée du maréchal de Berwick pour entrer dans Lille et y servir « avec toute la valeur, la capacité et la distinction possibles, » selon le témoignage de M. de Boufflers. Il resta, comme maréchal de camp, à l'armée de Flandre, ne devint lieutenant général que le 1er février 1719, et mourut le 27 août 1741, étant âgé de soixante-dix-huit ans (*Chronologie militaire*, tome V, p. 63-65). Il épousa en 1712 la veuve du fils de Saint-Mars. Officier d'ambition et sage, dit le maréchal de Villars, sous qui il servit de 1705 à 1707.

1. Ce fils de Desmaretz (tome XI, p. 257), qui vient de finir sa vingt-sixième année, a été fait brigadier par une nomination spéciale du 19 septembre, pour s'être signalé dans la sortie du 11. « C'est un sujet, disait M. de Boufflers, de beaucoup de mérite et de distinction, et des plus capables de servir utilement le Roi dans ses armées. Il s'est trouvé à presque toutes les grandes actions de ce siège; il a servi avec une valeur et une capacité distinguées. » On a, dans les Papiers du Contrôle général, carton G^7 563, plusieurs lettres de son gouverneur, un homme de confiance qui l'avait accompagné à l'armée, et d'autres de M. de la Cassaigne, qui était lieutenant-colonel de son régiment de Touraine.

2. Lisez : *le dernier*.

3. C'est au mois de mars 1742 que le duché de Gisors a été érigé en sa faveur, et la présente rédaction se trouve ainsi datée. Voyez ses états de service, faisant suite à ceux de Maillebois, dans la *Chronologie militaire*, tome III, p. 333-349. Durant la défense de Lille, il a reçu un éclat de grenade sur l'estomac et plusieurs coups de mousquet. Le duc de Luynes, son ami, nous a conservé (*Mémoires*, tome X, p. 130-131) le récit de sa conduite héroïque à la défense du chemin couvert, conduite qui lui valut d'être chargé de traiter pour la capitulation.

4. Le mestre de camp du nom de Tourotte qui servait à l'armée de Flandre ne prit point part à la défense de Lille, et ne fut pas porté par conséquent sur la liste de Boufflers, ni promu brigadier avant 1709. Cette erreur et la suivante viennent du *Journal de Dangeau*.

5. Il n'y avait à l'armée de Flandre qu'un marquis de Marteville, qui prit part au combat d'Oudenarde, mais non à la défense de Lille,

et Sourzy[1] furent faits brigadiers, et quelques autres[2].

La tranchée fut ouverte devant la citadelle de Lille[3] la nuit du 29 au 30 octobre[4]. Ils attaquèrent l'avant-chemin[5] couvert le 7 novembre[6], dont ils furent repoussés avec assez de perte[7], et, le 10, Chamillart arriva, et rendit compte le soir même de son[8] voyage au Roi, chez Mme de Maintenon[9]. Ainsi son voyage fut de douze jours, dont il en passa huit à l'armée, pendant lesquels son fils travailla avec le Roi comme il avoit fait pendant[10] son précédent

Retour de Chamillart à la cour. Tranchée ouverte devant la citadelle de Lille, 29 octobre.

et ne fut fait brigadier que le 31 janvier 1709, comme le précédent.

1. C'est François de Sury de Steinbrugg, entré aux gardes suisses en 1690, promu en 1702 lieutenant-colonel du régiment de Pfiffer qui venait d'être créé, et muni depuis 1705 d'une commission de colonel. Il avait réorganisé les troupes suisses après Oudenarde, et avait été blessé à la défense du tenaillon; le maréchal fit de lui le plus bel éloge, et il fut compris dans la promotion du 12 novembre. Dangeau orthographie son nom, selon la prononciation, *Soury*, mais non *Sourzy*. Il mourut en mars 1719 (*Chronologie militaire*, tome VIII, p. 204).

2. Maréchaux de camp : Valory, Tournin, Tournefort, Serville; brigadiers : Boufflers-Rémiencourt, du Tbil, la Cassaigne, et le major général Bussy. — *Et quelques autres* a été ajouté après coup. — Notre auteur reviendra encore sur ces récompenses en 1709.

3. Cette citadelle avait été construite par Vauban et Montgivrault, en 1667 (*Gazette*, année 1667, p. 1361; *Histoire de Louvois*, tome I, p. 274, 275, 279, 280 et 290-291). Le lieutenant Sautai en a reproduit (p. 19) la description par Vauban lui-même. Il y en a un plan dans le *Theatrum Europæum*, p. 180.

4. *Dangeau*, p. 254, 258 et 260; *Sourches*, p. 213, 215, 217, 219 et 221; *Gazette*, p. 536-600, et *Gazette d'Amsterdam*, n°s LXXIX-C, *passim;* Quincy, *Histoire militaire*, p. 589-592 et 597-602; *Feldzüge*, p. 486-494; Sautai, *le Siège de Lille*, p. 284-286.

5. *Le* corrigé en *l'a.*

6. Avant *nov^e^*, il a biffé un premier *nov^e^* surchargeant *sept^e^*.

7. Dangeau (p. 261) donne cette date du 7. L'attaque ne se produisit que dans la nuit du 8 au 9 (*Sautai*, p. 290), et, le jour suivant, l'ennemi pénétra dans l'avant-chemin couvert; mais il ne parvint cependant à s'y loger que le 13. Faute de poudre, il ne travaillait presque qu'à la sape. C'est au front sur la ville qu'il s'attaquait.

8. *De son* surcharge *au Roy*.

9. *Dangeau*, p. 261; *Sourches*, p. 218.

10. Les premières lettres de *pendant* surchargent *à so[n]*.

L'Artois désolé, et délivré.

voyage de Flandres[1]. En attendant, les ennemis désoloient l'Artois[2], et le prince d'Auvergne fortifioit la Bassée[3]. Cheyladet y marcha avec trente escadrons, et, à la fin, leur fit quitter prise et abandonner la Bassée; mais il en coûta bon au pays[4].

Chamillart juge des avis des généraux; sa partialité.

Le desir de la cour dont Chamillart fut porteur étoit la garde de l'Escaut. M. de Vendôme l'en avoit infatuée[5], séduit par l'avantage de couper la retraite aux ennemis, et comptant pour rien la plus que très difficile garde de quarante lieues du cours de cette rivière. Berwick, peu ployant sous le poids de Vendôme, et peu soucieux du mépris qu'il faisoit de son sentiment, ne crut pas le devoir taire dans une occasion si importante où il ne voyoit que de pitoyables raisonnements. L'altercation recommença donc entre eux plus vive que jamais, et Mgr le duc de Bourgogne, autant qu'il l'osoit[6], étoit pour Berwick[7]. Toutes

1. Ci-dessus, p. 314 et suivantes. — 2. Ci-dessus, p. 270 et 278-279.

3. Ce transfuge prit Saint-Venant l'épée à la main (*Gazette d'Amsterdam*, Extr. xcv).

4. *Dangeau*, p. 254, 258, 259 et 265; *Sourches*, p. 214, 218, 223 et 226; *Gazette*, p. 576 et 586.

5. Mot retouché. — 6. L'élision *l'* surcharge un *o*.

7. Berwick dit, dans ses *Mémoires*, p. 47 : « Mgr le duc de Bourgogne et moi étions d'avis qu'il étoit impossible de barrer aux ennemis le passage du canal et de l'Escaut, et qu'ainsi il falloit songer uniquement à garder le premier afin de conserver Gand et Bruges. Pour cet effet, nous voulions mettre derrière le canal un nombre de troupes capable de le défendre, et nous porter, avec le reste de l'armée, dans l'Artois, pour couvrir la France et empêcher les ennemis de continuer à vivre à nos dépens. » Confirmé dans ce sentiment par les nouvelles de la Bassée, le duc de Bourgogne le fit exposer à M. de Vendôme; mais celui-ci ne voulut ni recevoir son envoyé, ni lire le mémoire tant que Chamillart ne serait pas arrivé. On peut rapprocher du texte de Berwick une lettre que ce maréchal écrivit le 22 octobre pour se justifier de l'obligation où il se trouvait constamment de contredire M. de Vendôme (Guerre, vol. 2083, n° 300; comparez ses *Mémoires*, p. 49), une lettre du duc de Bourgogne à M. de Beauvillier (éd. Vogüé, p. 323), les lettres de ce prince au Roi (Guerre, vol. 2078, p. 339, 348 et 353), enfin ses lettres à Fénelon (tome I, p. 285 et 294).

ces disputes s'écrivoient au Roi, qui lui firent prendre le parti d'envoyer Chamillart, devant lequel les généraux plaidèrent chacun leur avis. Il tâcha vainement de les raccommoder, il écouta tout, il discuta toutes les raisons de part et d'autres à diverses reprises[1]. C'étoit à cet homme de robe, de plume et de finance à décider des mouvements de guerre les plus savants et les plus importants, et à en décider seul; c'étoit pour cela qu'il étoit envoyé quoiqu'il n'eût jamais vu de guerre que dans son cabinet et dans ses deux voyages de Flandres, si près à près et si courts[2]. Il prit un parti mitoyen[3], dans la confiance de l'exécution duquel il repartit pour se rendre auprès du Roi; mais à peine étoit-il à trente lieues de la frontière, que Vendôme reprit son premier dessein de la garde de l'Escaut, sans en pouvoir être détourné par personne. Chamillart, plus enivré que jamais de Vendôme en ce voyage, y avoit peu ménagé Mgr le duc de Bourgogne, et le ménagea encore moins dans le compte qu'il rendit au Roi en arrivant. Ce compte fut rendu chez Mme de Maintenon, en sa présence[4]. Elle entendit tout sans oser souffler, elle rendit tout à Mme la duchesse de Bourgogne[5]. On peut juger ce qu'il en

Audace de Vendôme.

1. Voyez, dans la *Gazette d'Amsterdam*, n° xciv, et dans les *Mémoires militaires*, p. 129 130 et 504-507, le procès-verbal du conseil de guerre tenu le 3 novembre et approuvé le 5 par le Roi. Les *Mémoires de Sourches* en parlent le 7, p. 216-217.

2. *Ces* corrigé en *ses*, et *court* biffé avant *voyage*.

3. *Avis mitoyen*, « qui s'éloigne des extrémités de deux avis opposés, et qui tient un peu de l'un et de l'autre. On dit aussi : *opinion mitoyenne, parti mitoyen*. » (*Académie*, 1718 et 1878.)

4. Le soir du 10 novembre : *Dangeau*, p. 261. Deux jours auparavant, le duc du Maine avait présenté (ci-après, p. 642) un mémoire concluant à la nécessité de soutenir Gand, de reprendre Lille, fût-ce au prix d'un voyage du Roi en personne, et de débarrasser Vendôme de M. de Berwick, ou même du jeune prince.

5. Le lendemain, elle écrivait à Mme des Ursins (recueil Bossange, p. 344-345) : « M. de Chamillart est revenu après avoir fait convenir les généraux du parti qu'il y avoit à prendre dans les conjonctures où nous sommes. M. de Vendôme et M. de Berwick sont toujours

résulta entre elles deux, et quelle fut la colère de la princesse, avec le mécontentement qu'elle avoit déjà précédemment conçu contre le ministre, et l'indignation de Mme de Maintenon, auprès de laquelle il étoit déjà, de longue main, si mal. Le premier effet du retour de Chamillart fut un ordre envoyé dès le lendemain à Berwick de s'en aller prendre le commandement des troupes demeurées sur le Rhin[1], où néanmoins la campagne étoit depuis longtemps finie, et où on n'attendoit plus que l'arrivée des quartiers d'hiver pour se séparer. Berwick sentit tout le coup que Vendôme lui faisoit porter, l'inutilité de ce voyage, et le dégoût de le faire sans le voile d'aucun prétexte et n'y menant aucunes troupes, sans même avoir la permission de passer à la cour, tant ils eurent peur qu'il n'y parlât au Roi et au monde. Il ne dit mot, et obéit[2]. Pour

Berwick retourne de sa personne sur le Rhin, où l'armée se sépare.

opposés : le premier veut qu'on garde l'Escaut, qu'on soutienne Gand et Bruges, qu'on empêche les ennemis de recevoir aucune munition ; l'autre prétend que nous entreprenons trop, et qu'il faut venir couvrir la Picardie et l'Artois, et empêcher les ennemis de s'établir pendant tout l'hiver autour de Lille.... Il est bien difficile que M. le duc de Bourgogne fasse autre chose que ce que M. le duc de Berwick lui conseille. » Comparez la lettre du 25 novembre, *ibidem*, p. 351-352.

1. Ci-dessus, p. 351. La nouvelle ne fut connue à la cour que le vendredi 16 : *Dangeau*, p. 265-266; *Sourches*, p. 223.

2. Il dit, dans ses *Mémoires*, p. 50-51, que ce renvoi en Alsace avait été sollicité par lui-même, et la séparation fut approuvée partout. Les lettres par lesquelles le duc de Bourgogne, Berwick et M. de Vendôme furent informés du changement, et leurs réponses, sont dans le volume Guerre 2084, n°s 23-28 et 36-42; originaux à Chantilly, S XVI. Berwick partit le 16, sans s'être même présenté chez M. de Vendôme. C'est Saint-Frémond qui le remplaça auprès du prince, sur la proposition de Mme de Maintenon ; mais il se montra fort embarrassé de cette situation. Dans la pensée de Chamillart, l'union entre les deux généralissimes devait devenir d'autant plus intime; il en adressa au duc de Vendôme, le 16 novembre, une lettre singulière qu'on trouvera ci-après, p. 616, avec le récit de Bellerive. Quelques jours plus tard, Mme des Ursins écrivait de Madrid (recueil Bossange, tome IV, p. 171) : « Les princes auxquels on recommande d'être subordonnés aux généraux font une figure qui ne leur convient point, puisqu'on leur impute le mal, et qu'on ne leur attribue point le bien. »

achever cela de suite, il ne fut pas quinze jours sur le Rhin, qu'il y reçut les ordres pour les quartiers d'hiver, à quoi du Bourg auroit été tout aussi bon que lui[1] ; mais il pesoit trop à Vendôme par la force et la justesse de ses raisonnements, et il avoit fallu l'en soulager.

Incroyable hardiesse de Vendôme.

Dès qu'il fut parti, Vendôme écrivit au Roi que maintenant il étoit au large, et il ajouta, en propres termes, que désormais il étoit si sûr d'empêcher les ennemis de passer l'Escaut, qu'il lui en répondoit sur sa tête[2]. Avec un tel garant, et si fort à la cour, le moyen de n'y pas compter! Aussi y triompha-t-on d'avance, et, sans se souvenir de toutes les déplorables fadeurs qui avoient eu tant de cours sur l'impossibilité aux ennemis de prendre Lille et de se retirer de devant sinon avec un passeport pour n'y pas périr de faim, les mêmes flatteries recommencèrent sur la malheureuse destinée de ces conquérants qui s'alloient trouver enfermés sans aucune ressource[3]. On ne fut pas longtemps amusé de ce roman : le duc de Marlborough vint à Harlebec et à Vive-Saint-Éloy, le prince Eugène à Rosebecque[4], qui montrèrent ainsi qu'ils en vouloient à l'Escaut[5]. Nous avions des retranchements sur Audenarde, gardés par Hautefort, et l'armée voulut s'en approcher; mais, dans ce mouvement, Marlborough passa l'Escaut sur

Marlborough passe l'Escaut sans opposition.

1. Six jours après l'arrivée de Berwick, la cavalerie ennemie et les troupes würtembergeoises s'acheminèrent vers leurs quartiers d'hiver, imitées à quatre jours de distance par les corps qui gardaient les lignes d'Ettlingen, et Berwick, ayant fait de même le 2 décembre, partit le 18 pour la cour (*Mémoires militaires*, p. 350-352); mais le comte du Bourg fut obligé, par la rigueur du froid, qui permettait aux ennemis le passage du Rhin gelé, de multiplier ses mouvements.

2. Notre auteur ne prend pas ce détail positif à Dangeau; mais il ne peut faire allusion qu'aux lettres du 19 et du 22 novembre qu'on trouvera ci-après, p. 616-619, dans le texte de Bellerive.

3. C'est précisément ce que disait, en juin, M. d'Owerkerke : ci-après, p. 548. Comparez ci-dessus, p. 300 et 342.

4. Harlebeke et Vive-Saint-Éloy, ville et bourg au N. E. de Courtray, sur la Lys; Roosebeke, village à dix kil. E. d'Audenarde.

5. Nouvelles du 27 et du 28 : *Dangeau*, p. 272; *Sourches*, p. 228-229.

quatre ponts à Gavre et à Berkem[1], la nuit du 26 au 27, sans opposition quelconque, et sans trouver aucunes de nos troupes. Le Roi l'apprit par un courrier de M. de Vendôme[2], qui ajoutoit, dans sa lettre au Roi, en termes formels, qu'il le supplioit de se souvenir qu'il lui avoit toujours mandé la garde de l'Escaut impossible[3].

Mensonge prodigieux de Vendôme.

Il falloit que ce grand général n'eût aucune sorte de mémoire, ou qu'il comptât le Roi, la cour, son armée, et tout le public, pour bien peu de chose : en moins de quinze jours, répondre au Roi sur sa tête qu'il empêchera aux ennemis de passer l'Escaut[4], et, dès qu'ils l'ont

1. Gavere et Berchem, bourgs à treize et dix kil. d'Audenarde, l'un en aval, l'autre en amont. Une carte du passage fut publiée en Hollande.

2. Il arriva le 29 : *Dangeau*, p. 273-274; *Sourches*, p. 229. Voyez le récit des *Mémoires militaires*, p. 144-147, et deux pages des *Mémoires de Saint-Hilaire*, p. 181-183. — Ce mouvement avait été prédit deux jours auparavant par l'intendant le Blanc, qui l'annonça un des premiers (Guerre, vol. 2086, nos 270, 273 et 276); son collègue M. de Bernières, intendant de la Flandre maritime, envoya aussitôt un compte rendu du passage et de son entretien avec le duc de Bourgogne (vol. 2085, nos 236 et 240). La *Gazette d'Amsterdam* publia dans ses nos XCVI et XCVII les rapports des généraux de l'armée alliée; comparez le *Mercure historique et politique*, tome XLV, p. 673-679, la *Gazette*, p. 587-588, et surtout le récit de Bellerive, ci-après, p. 620-625.

3. Le duc de Vendôme, le duc de Bourgogne et Saint-Frémond le disaient également dans leurs lettres au Roi (Guerre, vol. 2084, nos 139, 141 et 143; ci-après, p. 617 et 623), auxquelles celui-ci et le ministre firent des réponses navrantes (nos 144 et 145). Le correspondant de Paris écrivit, le 7 décembre, à la *Gazette d'Amsterdam* (n° C) : « On est toujours fort surpris du passage de l'Escaut par l'armée ennemie, à cause que, suivant tous les avis de ces quartiers-là, il sembloit que ce passage étoit impossible, notre armée ayant occupé et fortifié depuis si longtemps les bords de cette rivière; mais on a su que le prince Eugène et le duc de Marlborough avoient marché avec tant de secret et de diligence, étant favorisés par un grand brouillard, qu'ils passèrent ce fleuve sans aucune résistance. »

4. Le 22 novembre, dans un post-scriptum au ministre, il disait (Guerre, vol. 2084, n° 95) : « J'espère que, dans peu de jours, vous vous apercevrez que Mgr le duc de Bourgogne commence à avoir de la confiance en moi. Je ne vous en puis dire davantage, sinon que ce que je propose est sûr, et cela fera des effets étonnants.

passé[1], écrire au Roi qu'il le supplie de se souvenir qu'il lui a toujours mandé qu'il étoit impossible d'empêcher les ennemis de le passer, et cela sans qu'il fût rien arrivé entre-deux qui eût fait changer ni la face des choses, ni, à lui, de langage, ce sont de ces vérités qui ne sont pas vraisemblables, mais vérité toutefois, qui ont eu le Roi, la cour, l'armée pour témoins, et dont M. de Vendôme, ni cette formidable cabale qui l'appuyoit avec un si incroyable succès, n'ont pas seulement tenu compte de se disculper, mais bien d'en étouffer le bruit à force d'en renouveler d'anciens et de nouveaux propos[2] contre Mgr le duc de Bourgogne. Ce nouveau vacarme ne put empêcher un contradictoire[3] si prompt, si net, si précis, si important de la même bouche, et de cette bouche prise sans cesse pour le seul oracle de la guerre malgré les succès[4]. Les réflexions seroient trop au-dessous du fait pour s'y arrêter ici : voyons le court détail de cette affaire, dont la cabale se battit, comme on dit, avec les pierres du clocher[5]. Elles n'empêchèrent pas de trouver et de dire que ce trait ne pouvoit être méconnu pour être du même homme qui en avoit fait un tout pareil à M. le duc d'Orléans sur le passage du Pô[6].

1. Il a écrit : *il*, au singulier, et corrigé *passer* en *passé*.

2. *Propos* est ajouté en fin de ligne.

3. Ci-dessus, p. 14. — 4. Toujours au sens d'issue, résultat.

5. « On dit, proverbialement et figurément, d'un bénéficier qui jouit par provision d'un bénéfice que l'on lui conteste, qu'*il se bat des pierres du clocher*, et, d'un homme à qui il ne reste plus qu'une ressource, qu'il emploie du mieux qu'il peut, qu'*il tire du clocher* » (*Académie*, 1718 et 1878).

6. En 1706 : tome XIV, p. 7, 11-15, etc. — Le dépit inspira d'amères réflexions à Mme de Maintenon. Elle écrivit à Mme des Ursins (recueil Bossange, p. 360-361) : « Vous apprendrez par cet ordinaire que notre armée ne s'est point démentie, et qu'ayant évité l'ennemi tout l'été, elle l'a laissé passer l'Escaut sans qu'il ait trouvé un homme pour le défendre.... Quand on manda à M. de Vendôme que les ennemis passoient, il répondit que cela n'étoit pas vrai : il se mit en chemin pour s'y opposer, et trouva que tout étoit fini. » Berwick a la satisfaction de dire, dans ses *Mémoires*, p. 54 : « Le duc de Vendôme

Fautes personnelles de Mgr le duc de Bourgogne, dont avantages pris contre lui avec éclat.

L'armée étoit au Saussoy, près de Tournay, dans une tranquillité profonde, dont l'opium[1] avoit gagné jusqu'à Mgr[2] le duc de Bourgogne, lorsqu'il vint plusieurs avis de la marche des ennemis. M. de Vendôme s'avança là-dessus de ce côté-là, avec quelques détachements[3]. Le soir, il manda à Mgr le duc de Bourgogne que, sur les confirmations qu'il recevoit de toutes parts des mêmes nouvelles, il croyoit qu'il devoit marcher avec toute l'armée le lendemain, pour le suivre. Mgr le duc de Bourgogne se déshabilloit pour se coucher lorsqu'il reçut cette lettre, sur laquelle ce qui se trouva auprès de lui alors raisonna différemment : les uns furent d'avis de marcher à l'heure même, les autres qu'il ne se couchât point, pour être prêt de plus grand matin; enfin le troisième sentiment fut qu'il se couchât pour prendre quelque repos, et de marcher le matin, comme M. de Vendôme le lui conseilloit. Après avoir un peu balancé, le jeune prince prit ce dernier parti: il se coucha, il se leva le lendemain au jour, il déjeuna longtemps; comme il alloit sortir de table, il apprit que l'armée entière des ennemis avoit passé l'Escaut[4]. A

étoit si convaincu que les ennemis ne pouvoient forcer aucun passage, ni sur l'Escaut, ni sur le canal, qu'il avoit, la veille de l'esclandre, mandé à la cour que l'on fût en repos, et qu'il en répondoit. » C'est sous l'empire des mêmes sentiments que Fénelon écrivit au duc de Chevreuse, le 3 décembre, la lettre déjà citée dans notre tome XV, p. 412, note 2. Selon Feuquière (*Mémoires*, tome III, p. 88-91), Vendôme n'était pas en mesure de s'opposer à cette opération, qui décidait la chute de la citadelle assiégée. Ce général, dans son rapport à Chamillart (Guerre, vol. 2084, n° 142), se borna à dire : « La journée d'hier fut rude pour la première sortie d'un homme qui a gardé le lit trois semaines ; aussi suis-je comme si on m'avoit roué de coups depuis le haut des cuisses jusqu'à la plante des pieds. »

1. Emploi d'*opium* relevé par Littré dans *la Nouvelle Héloïse*.

2. *M.* corrigé en *Mgr*.

3. Ce sont les nouvelles enregistrées le 28 par l'auteur des *Mémoires de Sourches*, p. 228-229.

4. Voici le résumé de l'auteur des *Mémoires militaires*, p. 146 : « Aux premiers coups de canon que Mgr le duc de Bourgogne avait entendus, ce prince avait fait battre la générale et envoyé M. le duc

chose faite il n'y a plus de remède; il en fut outré de déplaisir. La vérité est que, quand il auroit suivi le premier, et le seul bon, des trois avis, avant qu'on eût détendu, chargé, pris les armes, monté à cheval, la nuit auroit été bien avancée, et que, au chemin qu'il falloit faire, on auroit trouvé les ennemis passés il y auroit eu plus de six ou sept heures; mais il est des messéances[1] qu'il faut éviter, et c'est le malheur de n'avoir personne auprès de soi qui le sente, ou qui en avertisse, quand soi-même on n'y pense pas. Le premier parti auroit été inutile[2] à empêcher le passage, mais très utile au jeune prince à marquer de la volonté et de l'ardeur. A cette faute il en ajouta une autre, qui, sans pouvoir avoir aucun air d'influer à la tranquillité de ce passage si important, en montra une que toutefois Mgr le duc de Bourgogne n'avoit pas, et dont il crut très mal à propos pouvoir se dissiper innocemment. Il avoit

de Vendôme du côté de Berchem. Il s'était mis en marche lui-même, avec le reste de l'armée, pour longer l'Escaut; mais, en mettant ses troupes en bataille sur la rivière de l'Haye, il apprit que M. de Marlborough avait passé avant le jour à Berchem et que M. le prince Eugène était près de passer à Escanaffles. Peu de temps après, il reçut un billet de M. le duc de Vendôme, qui lui mandait qu'il allait faire avancer les troupes de la droite pour charger les ennemis; mais Mgr le duc de Bourgogne lui envoya dire de ne point engager l'affaire trop légèrement, parce qu'on avait la Rhosne à passer en présence des ennemis, et que toutes les hauteurs étaient de leur côté. Pour le joindre plus tôt, ce prince diligenta sa marche; mais, arrivé à Pottes, il trouva qu'il ne fallait plus penser à aller aux ennemis, qu'ils s'étendaient sur le mont de l'Enclus, et que M. le duc de Vendôme, craignant d'être attaqué lui-même, faisait replier ses troupes. » Pour innocenter le jeune prince dont il avait charge, Saint-Frémond écrivit, le surlendemain 29, puis le 1er décembre (Guerre, vol. 2084, nos 151 et 164) : « Je suis au désespoir que Mgr le duc de Bourgogne ait été traversé dans l'envie qu'il avoit eue d'arriver assez à temps de culbuter la tête du corps des Allemands, qui avoient passé au-dessous de Berchem. C'est assez parlé d'une campagne mal enfournée, dont la suite a des événements fâcheux. » Le Roi répondit très sèchement (n° 169).

1. Substantif que nous avons déjà signalé dans le tome V, p. 96.

2. L'*u* d'*inutile* corrige une autre lettre. C'est un emploi à signaler de cet adjectif avec un verbe pour régime indirect.

mangé, il étoit fort matin, il n'y avoit plus à marcher; pour prendre un nouveau parti sur un passage fait auquel on ne s'attendoit pas, au moins si brusquement, il falloit attendre ce qu'il plairoit à M. de Vendôme. On étoit tout auprès de Tournay : Mgr le duc de Bourgogne y alla jouer à la paume. Cette partie subite scandalisa étrangement l'armée, et renouvela tous les mauvais discours. La cabale, qui ne put accuser la lenteur du prince par la raison que je viens d'expliquer, et parce que M. de Vendôme ne lui avoit pas mandé de marcher à l'heure même, mais le lendemain matin, la cabale, dis-je, se jeta sur la longueur du déjeuner en des circonstances pareilles, et sur une partie de paume faite si peu à propos; et, là-dessus, toutes les chamarrures[1] les plus indécentes et les plus audacieuses, à l'armée, à la cour, à Paris[2], pour noyer la réelle importance du fait de M. de Vendôme par ce vacarme excité sur[3] l'indécence de ceux de Mgr le duc de Bourgogne en ces mêmes moments[4].

1. Ici, *chamarures*. « Manière de chamarrer (notre tome III, p. 191); se dit également des galons, des dentelles dont on chamarre » (*Académie*, 1718). On peut signaler ce substantif, pris au sens de raillerie, satire, comme ici, dans les *Lettres de Mme de Sévigné*, tome IV, p. 16.

2. Le Chansonnier renferme plusieurs de ces pièces satiriques, une, entre autres, sur l'air *A la façon de Barbari :*

> Mentor, on fait céder ta voix
> A celle d'un jésuite, etc.

3. *Sur* corrige un *p*.

4. Il faut encore reproduire une lettre de Mme de Maintenon à la princesse des Ursins. Deux jours avant ce fatal événement, elle écrivait (recueil Bossange, tome I, p. 354-355) : « Le détachement d'Allemagne amène naturellement M. de Berwick à l'armée; le Roi le donne pour conseil à M. le duc de Bourgogne, avec le pouvoir de décider quand les opinions de M. de Vendôme et de M. de Berwick seroient partagées. Que pouvoit faire notre prince, qui n'a pas encore grande expérience, et qui se trouve dans l'affaire du monde la plus difficile, que de croire un homme qui a la confiance du Roi son grand-père? Comment peut-il démêler et juger par lui-même qu'on lui donne des conseils trop timides, et qu'il faut s'abandonner à M. de Vendôme,

Belle, mais difficile retraite de plusieurs détachements de l'armée, où Hautefort se distingue sans combat, et Nangis en combattant

Hautefort, se voyant pris par ce passage des ennemis par sa droite et par sa gauche, se retira sans avoir[1] pu être entamé[2]. Souternon, lieutenant général voisin[3] du lieu du passage[4], averti de quelque mouvement, manda à Nangis, maréchal de camp[5], de marcher à lui avec le détachement qu'il avoit, qui étoit de neuf bataillons et de quelque cavalerie. Il obéit, et reçut en chemin avis d'un gros corps ennemi qui le séparoit du quartier d'où il sortoit, par conséquent du gros des autres quartiers. Les avis continuèrent; il arriva au quartier de Souternon, et n'y trouva personne. Il prit donc un grand tour pour retourner d'où il étoit venu dans l'obscurité de la nuit. Le jour venu, il continua sa marche sur les quartiers voisins, de proche

contre lequel les trois quarts de l'armée sont déchaînés? Voilà ce qui a fait le déchaînement contre notre prince : il n'a point pensé à se justifier, il n'a point fait écrire ses raisons, il n'a chargé personne de le défendre; les événements ont été malheureux, les esprits se sont aigris; sa vertu met contre lui tous les libertins; sa déclaration contre les jansénistes lui attire tout ce parti pour ennemi; la haine contre les jésuites tombe sur lui à cause de son confesseur; la cabale qu'on veut que Monsieur de Cambray ait à la cour lui en attire encore : on ne parle plus que du *Télémaque* où il a appris à notre prince à préférer un roi pacifique à un conquérant. Tout cela fait le déchaînement que vous voyez. »

1. Ayant écrit *que l* après *sans*, il a mis *avoir* en surcharge sur l'initiale *l*, mais a oublié de biffer *que*.

2. Les premières lignes sont prises à Dangeau, p. 273 : « M. de Hautefort, qui commandoit dans nos retranchements sous Audenarde, se voyant pris par la droite et par la gauche, s'étoit retiré, avec sa cavalerie et son infanterie, à Grammont, sur la Dendre, sans que les ennemis aient pu l'entamer. »

3. L'initiale de *voisin* surcharge *av*[*erti*].

4. Souternon occupait cette position de Berchem, entre Chemerault et la Chastre, depuis le mois de septembre, comme on le voit dans le passage du *Journal de Dangeau* (p. 224) déjà cité. Saint-Simon peut s'être servi du rapport officiel, comme l'auteur des *Mémoires militaires*, mais en y prenant beaucoup plus de détails que ce dernier ne l'a fait dans son résumé.

5. Après *Ml de camp*, il a ajouté en interligne, puis biffé *et maintenant Ml de Fr.*

en proche, pour essayer de joindre Hautefort[1]. Il fut attaqué, et fit une vigoureuse défense, toujours marchant et gagnant du terrain sur une chaussée entre des marais, et ramassant les traîneurs des autres quartiers qui filoient devant et après. Dépêtré enfin de cette rude escarmouche, il rencontra du canon abandonné, qu'il ne voulut pas laisser, et qu'il emmena. Ce retardement donna lieu à une autre attaque plus vive, et qui, plus ou moins vigoureusement poussée et repoussée selon qu'il pouvoit se retourner dans l'incommodité de ce long défilé, dura, avec une grande valeur et beaucoup de perte, jusqu'à ce qu'il eut joint la queue de quelques autres quartiers, qui s'arrêtèrent pour l'attendre. Souternon étoit avec ceux-là. Ils furent encore suivis, et toujours attaqués, jusqu'à un ruisseau au delà duquel Hautefort s'étoit posté pour les attendre et protéger leur passage par le feu qu'il fit de derrière le ruisseau, qu'il avoit bordé d'infanterie à droit et à gauche. Là finit ce combat désavantageux, qui fit perdre beaucoup de monde[2]. Les quartiers épars, ainsi rassemblés là, s'y rafraîchirent un peu, et, à quelques jours de là, rejoignirent l'armée. Hautefort fut fort approuvé[3], même des ennemis, qui louèrent fort sa retraite[4]; Souter-

1. « On sut que Nangis, qui avoit été détaché avec neuf bataillons pour joindre M. de Hautefort, avoit été coupé par quelques troupes des ennemis, qu'il s'étoit retiré en combattant toujours, et qu'enfin il avoit gagné un bois, d'où il avoit fait un si grand feu sur les troupes qui le suivoient, qu'ils les avoit obligés à se retirer eux-mêmes. On croit qu'il aura rejoint M. de Hautefort. » (*Dangeau*, p. 274, 29 novembre.) Comparez *Sourches*, p. 231, et surtout la *Gazette*, p. 587-588.

2. Comparez le récit des *Mémoires militaires*, p. 145-147. Le rapport de Souternon est à la Guerre, vol. 2084, n° 132, daté du 27 au soir, et suivi, n°s 139-143, de rapports du duc de Bourgogne, du duc de Vendôme, de Saint-Frémond, etc.

3. *Approuvé* est en interligne, au-dessus de *loué*, biffé.

4. C'est Dangeau qui a dit, à la date du 1er décembre (p. 276) : « On a vu ici des lettres des ennemis qui louent fort la retraite de M. de Hautefort, qui étoit dans les retranchements d'Audenarde, et qui disent qu'il s'est conduit, en cette affaire, en vieux capitaine

non, au contraire, perdit la tramontane, et fut fort blâmé[1]. Nangis, au contraire, aujourd'hui maréchal de France, s'en tira avec tête et valeur[2]. Le Roi ignora cette action plusieurs jours, et l'auroit ignorée davantage, sans [que] le duc de la Trémoïlle, dont le fils unique[3] y étoit, et s'y étoit

Étrange ignorance du Roi, à qui le duc

et en jeune soldat. » Le Roi lui-même s'en exprima ainsi (Guerre, vol. 2084, n° 167, 2 décembre) : « On ne peut être plus content que moi de la manière dont le marquis d'Hautefort a pris son parti et de la bonne conduite que lui, le marquis de Nangis et les autres officiers généraux et brigadiers qui étoient avec lui ont tenue. » Comparez la lettre de Chamillart, n° 173, et celle du marquis de la Chastre à ce ministre, n° 177. Le rapport de d'Hautefort lui-même porte le n° 153.

1. On trouve ces vers dans le Chansonnier (ms. Fr. 12694, p. 337 et 339; *Nouveau siècle*, tome III, p. 279, avec variantes de noms) :

Montgon, la Motte, Souternon,
Trois capitaines de grand renom,
Ont gravé sur leurs coutelas :
Homicide point ne seras.

2. Voici ce que le général Pelet dit de l'un et de l'autre (*Mémoires militaires*, p. 145-146) : « M. de Nangis ne put arriver assez tôt. Les ennemis se fortifièrent continuellement sur la droite de l'Escaut, et s'allongèrent par leur gauche, de manière qu'ils se mirent entre lui et M. de Souternon. Comme il y avait dans cet intervalle une très grande plaine, et qu'il eût été dangereux de tenter d'y faire la jonction, M. de Souternon manda à M. de Nangis de se replier sur M. d'Hautefort, et, voyant que les ennemis se préparaient à l'attaquer lui-même avec des forces infiniment supérieures, il se détermina à se retirer aussi : ce qu'il fit en si bon ordre, qu'il ne perdit que vingt hommes et quelques équipages. Il repassa la Rhosne et joignit le camp d'Escanaffles, commandé par M. le marquis de la Chastre, qui n'avait pu marcher à son secours, parce que, dans le même temps que le duc de Marlborough faisait sa principale attaque près de Berchem, le prince Eugène, qui était à Autryve, faisait mine de jeter des ponts vis-à-vis d'Escanaffles. » L'auteur des *Mémoires de Sourches* recueillit, à la date du 1er décembre (p. 231), ce détail : « On parloit beaucoup de la belle action du marquis de Nangis, lequel, ramenant neuf bataillons de l'armée de Flandres au marquis d'Hautefort, et ne l'ayant plus trouvé parce qu'il s'étoit déjà retiré, et se voyant les ennemis sur les bras, avoit fait faire un bataillon carré de toute son infanterie et s'étoit retiré en bon ordre. »

3. Le prince de Tarente : tome XII, p. 155, et XIII, p. 132. — M. le

de la Trémoïlle apprend cette action à son dîner.

même distingué, dépité de ce que le Roi ne lui en disoit pas un mot, prit[1] son temps, qu'il servoit le Roi à son petit couvert, de parler du passage de l'Escaut, où il dit que son fils avoit beaucoup souffert avec son régiment[2]. « Comment, souffert? dit le Roi; il n'y a rien eu. — Une grosse action! » répondit le duc; et la raconta tout de suite. Le Roi l'écouta avec grande attention, le questionna même, et avoua devant tout le monde qu'il n'en avoit rien su. On peut juger de sa surprise, et de celle qu'il causa. Il arriva que, un moment après être sorti de table, Chamillart, sans être attendu, entra dans son cabinet. Le Roi expédia ce qui l'amenoit, et qui étoit court, puis lui demanda ce que vouloit dire l'action de l'Escaut dont il ne lui avoit point parlé. Le ministre, embarrassé, répondit que ce n'étoit rien du tout. Le Roi continuant à le presser, à rapporter des détails, à citer le régiment du prince de Tarente, Chamillart avoua que l'aventure du passage étoit si désagréable en elle-même, et ce combat si désagréable aussi, celui-ci peu important, l'autre sans remède, que Mme de Maintenon, à qui il en avoit rendu compte, n'avoit pas jugé à propos qu'il en fût importuné, et qu'ils étoient convenus qu'il ne lui en seroit point rendu compte[3]. Sur cette

duc de Bourgogne n'avait pas voulu lui donner les entrées sans la permission du Roi.

1. Avant ce verbe *prit*, il a biffé *il* et laissé la phrase irrégulière et incomplète.

2. En effet, le régiment de cavalerie, ancien Talmond, que le prince de Tarente commandait depuis le 4 février 1705, avait perdu trente-neuf hommes et quarante chevaux tués ou blessés, moins pourtant que plusieurs autres corps, comme il ressort des rapports de M. d'Hautefort : Guerre, vol. 2084, nos 153 et 153 bis.

3. Nous avons déjà vu (tome X, p. 123) Chamillart et Mme de Maintenon dissimuler les lettres de Catinat; cependant Mme de Glapion rapporte d'elle ces paroles (Geffroy, *Madame de Maintenon*, tome II, p. 191) : « Les princes ne veulent jamais envisager les choses tristes; ils sont accoutumés qu'on les leur ôte toujours de devant les yeux, et je me vois réduite par le devoir de ma conscience, par l'amitié que j'ai pour le Roi, et par le véritable intérêt que je prends à tout ce qui

singulière réponse, le Roi s'arrêta tout court, et n'en dit plus mot. Cependant on tomba rudement sur Souternon; il écrivit de longues justificatives[1]. Le fait est qu'il pouvoit être plus vigilant, et surtout plus entendu en sa retraite et à donner mieux ordre à celle des[2] autres quartiers; mais, avec toute la vigilance possible, il n'eût pu empêcher le passage avec le peu de troupes qu'il avoit, et en un endroit de l'Escaut où le mousquet portoit bien plus loin que le travers de la rivière. Néanmoins, il en fut la victime. Le maréchal de Villeroy alors étoit perdu[3], son oncle le P. de la Chaise étoit mourant[4] : ainsi privé de ces deux appuis, et ayant affaire à M. de Vendôme, par conséquent peu soutenu du comte de Toulouse, duquel il étoit capitaine des gardes[5], il perdit sa fortune, et n'a pas servi depuis[6].

Souternon perdu.

le touche, de lui dire la vérité, de ne le point flatter, de lui faire voir qu'on le trompe souvent, qu'on lui donne de mauvais conseils. Voyez quel personnage d'attrister ainsi quelqu'un que l'on aime et à qui on ne voudroit pas déplaire! Voilà cependant ce que je suis obligée de faire. » — Saint-Simon a rappelé le cas présent dans le *Parallèle*, p. 247.

1. Cet emploi comme substantif étant inconnu aux lexicographes, on peut se demander si notre auteur n'a pas cru avoir mis *lettres* auparavant. Les « justificatives » de Souternon sont dans le volume Guerre 2084, n°s 219, 240 et 269, appuyées par le duc de Bourgogne. Tous les officiers avaient protesté que leurs troupes seraient écrasées avant d'arriver jusqu'à l'ennemi et laisseraient M. d'Hautefort sans soutien.

2. *A celle des* est en interligne, au-dessus d'*aux*, biffé.

3. Il a été dit dans notre tome XIII, p. 383, que Souternon avait toute la confiance de ce maréchal : en effet, soit comme lieutenant-colonel du régiment de Villeroy jusqu'en 1691, soit comme mestre de camp du régiment du comte de Toulouse depuis novembre 1693, il avait servi sous les ordres de Villeroy jusqu'à Ramillies, et souvent il était venu en cour pour lui.

4. Ainsi qu'on le verra au commencement du volume suivant.

5. Comme gouverneur de Bretagne. C'est en décembre 1694 que le Roi avait nommé Souternon à ce poste (*Dangeau*, tome V, p. 114; *Sourches*, tome IV, p. 410).

6. « Ancien lieutenant général fort borné, en sorte qu'il lui étoit arrivé des malheurs à la guerre, » dira notre auteur à sa mort (éd. 1873, tome XVII, p. 88).

Saint-Guillain perdu, et repris par Hautefort et Albergotti.

Un peu avant cet événement, la garnison d'Ath nous avoit surpris Saint-Guillain[1], d'où un bataillon étoit sorti pour escorter des chariots de fourrages pour notre armée. Cette perte fâchoit d'autant plus que nous y avions de gros magasins. Albergotti alla tâcher de le reprendre, et Hautefort l'y alla renforcer au sortir de cette affaire que je viens de raconter. Ils le reprirent, avec six cents hommes qui étoient dedans prisonniers de guerre, et tous nos magasins, qu'ils ne s'avisèrent pas de brûler[2]. L'Escaut passé, le duc de Marlborough alla[3] passer la Dendre et camper à Wetter, près de Gand[4], notre armée près de Douay, et le prince Eugène, qui n'avoit fait que s'approcher tout près de l'Escaut pour en favoriser le passage, et qui ne le passa point, s'en retourna à son siège[5].

Position des armées.

État de la citadelle de Lille.

Les ennemis, établis du 9 sur l'avant-chemin couvert[6], commencèrent à faire jouer leur artillerie et à travailler à des sapes; ils[7] tentèrent aussi de se rendre maîtres du chemin couvert sans succès[8]. Le maréchal de Boufflers fut encore légèrement blessé, le 21, d'un éclat de grenade qui lui fit une contusion à la tête, en visitant le chemin couvert, qui ne l'arrêta pas un moment sur rien[9]; mais

1. Aujourd'hui Saint-Ghislain, au delà de l'Haisne. Cette petite ville, entourée de marais, entre Mons et Condé, prise par Turenne en 1655 (notre tome XIV, p. 221), puis par le maréchal d'Humières le 10 décembre 1677, venait d'être occupée le 25 novembre par un lieutenant-colonel du régiment de Guethem.

2. Le 1er décembre : *Dangeau*, p. 274 et 277; *Sourches*, p. 230 et 232; *Mémoires militaires*, p. 150; *Gazette*, p. 597-598; *Gazette d'Amsterdam*, Extr. XCIX. Comparez les pièces du Dépôt de la guerre, vol. 2084, nos 139 et 163-166.

3. Avant *alla*, il a biffé *s'*.

4. Wetteren, sur l'Escaut, à trois lieues de Gand : *Sourches*, p. 234.

5. *Dangeau*, p. 274. Comparez les *Mémoires militaires*, p. 148.

6. Ci-dessus, p. 449.

7. *Il*, au singulier.

8. *Dangeau*, p. 261, 262, 268 et 271-272; *Sourches*, p. 226 et 233; *Mercure* de novembre, p. 311-317, 332-338 et 362-364; *Journal de Verdun*, novembre 1708, p. 466; *Feldzüge des Prinzen Eugen*, p. 486-494.

9. *Dangeau*, p. 278, 4 décembre; *Sourches*, p. 231. Voyez ci-des-

tout lui manquoit, et, dans les premiers jours de décembre, il ne lui restoit que vingt milliers de poudre, et très peu d'autres munitions, encore moins de vivres[1]. Ils avoient mangé huit cents chevaux, tant dans la ville que dans la citadelle, et Boufflers, qui ne se distinguoit que par son activité et sa prévoyance, en fit toujours servir à sa table dès que les autres furent réduits à cette ressource, et en mangea lui-même[2]. Il trouva toujours des inventions de donner de ses nouvelles et d'en recevoir[3]. Le Roi, voyant l'état des choses, lui envoya un ordre de sa main de se rendre, qu'il garda secret sans vouloir y obéir encore de plusieurs jours, et différa tant qu'il lui fut[4] possible[5].

Boufflers reçoit un ordre de la main du Roi de capituler

L'Escaut forcé, la citadelle de Lille sur le point d'être prise, notre armée, poussée à bout de fatigues[6], et plus encore de nécessité, demeura peu ensemble, et fut bientôt séparée faute de pain, au scandale universel, tandis qu'il n'étoit pas douteux que les ennemis campés près de Gand n'en voulussent faire le siège. Les choses en cet état, les princes ne pouvoient plus demeurer en Flandres avec bienséance : ils eurent donc ordre de revenir ; ils insis-

Ordre aux princes de revenir, et à Vendôme de séparer l'armée, et, malgré ses adroites instances,

sus, p. 345. Après une saignée et trois jours de repos dans les casemates, il reparut à son poste

1. Voyez les prix dans l'Extraordinaire LXXXVIII de la *Gazette d'Amsterdam*.

2. Ci-dessus, p. 343-345. Sauf les deux dernières lignes, tout ceci est emprunté à Dangeau.

3. On trouve ses lettres, jusqu'au dernier jour, dans le volume 2084 du Dépôt de la guerre.

4. *Differer* a été corrigé en *differa*, et *fut* est en interligne, audessus de *seroit*, biffé.

5. Le Roi avait écrit le 1er décembre, puis le duc de Bourgogne le 2, qu'il convenait de cesser la résistance avant qu'il n'y eût plus aucune chance de conserver la garnison ; le maréchal et ses officiers ne reçurent ces ordres que le 6, et décidèrent de battre la chamade dès le lendemain (*Dangeau*, p. 280 et 282-283, avec la dernière lettre de Boufflers au duc de Bourgogne ; *Sourches*, p. 233-237 ; Sautai, *le Siège de Lille*, p. 316-323).

6. *Fatigues* surcharge un premier *nécessité*, effacé du doigt.

de revenir aussi.

tèrent à demeurer à cause de Gand. Une autre raison arrêtoit encore Mgr le duc de Bourgogne. M. de Vendôme ne sembloit pas avoir reçu les mêmes ordres, et faisoit publiquement toutes ses dispositions particulières comme un homme qui comptoit de passer l'hiver sur la frontière, et d'y commander en attendant le retour du printemps et de l'ouverture de la campagne ; mais, tandis qu'il en usoit ainsi, il ne se vantoit pas d'avoir reçu son congé, et qu'il attendoit la réponse aux représentations qu'il avoit faites sur la nécessité qu'il demeurât l'hiver. Il se sentoit toucher au moment de rendre compte; il commençoit à le craindre, et à redouter de près ce que, de loin, il avoit si témérairement méprisé et si audacieusement insulté. Ses représentations ne réussirent pas. Il s'inquiéta de voir Mgr le duc de Bourgogne différer son départ et observer le sien : il redoubla donc ses instances, jusqu'à s'abaisser à demander comme une grâce ce qu'il avoit d'abord proposé et offert comme une chose nécessaire au service du Roi. Pendant cette lutte, les princes reçurent des ordres réitérés, et absolus[1] : ils partirent[2], et se rendirent à la cour[3].

1. Le Roi écrivit à son petit-fils, le 7 décembre : « Il n'y a plus de temps à perdre pour donner quelque repos à mes troupes, qui sont délabrées et dispersées en plusieurs endroits; il faut songer à les rétablir et forcer les ennemis à prendre le même parti. Je mande au duc de Vendôme que je ne veux rien changer aux dispositions que j'ai faites pour l'hiver, qu'il doit assurer les postes de la Bassée et de Saint-Venant, et s'en revenir peu de jours après vous. » La lettre à Vendôme est à Chantilly, série S, vol. XVI, fol. 301. L'armée se sépara le 8, pour prendre ses quartiers d'hiver, ce que Vendôme avait suspendu, et celui-ci partit lui-même d'Arras le 11, pour Versailles. (*Mémoires militaires*, p. 151-154.) Cette séparation est vivement critiquée dans les *Mémoires de Berwick* (p. 54-56), qui regardait comme tout indiqué de faire camper l'armée derrière le canal, pour empêcher le ravitaillement de Lille et de sa garnison nouvelle, et couvrir Gand et Bruges.

2. *Partit*, au singulier, corrigé en *partirent*.

3. Fénelon avait insisté pour que son élève restât jusqu'à la fin de la campagne et gagnât ainsi l'estime publique à défaut d'autre succès (*Correspondance*, tome I, p. 225). L'époque du retour approchant, il reprit encore ses griefs un à un et indiqua les moyens de regagner

J'y étois revenu une quinzaine auparavant; je m'y étois mis au fait de tout ce qui s'étoit passé pendant ma courte absence, et, pendant tout ce que M. le duc d'Orléans m'avoit pu donner de temps dans les trois jours d'intervalle entre son arrivée et celle des princes, je l'avois bien instruit de tout le principal et le plus pressé à savoir de ce que la contrainte des courriers et du chiffre[1] m'avoit[2] empêché de lui pouvoir mander. La jalousie des princes du sang, et un bel air de débauche, l'avoit rendu enclin à Vendôme, par éloignement du prince de Conti. J'en craignis pour lui l'écueil sur Mgr le duc de Bourgogne. Je l'avois informé exactement et au long, quoique en chiffre, des principaux événements de la campagne et de la cour[3]; à son retour, je lui expliquai plus de détails, et je lui fis comprendre combien seroit premièrement injuste, puis dangereux pour lui dans les suites, de prendre le change. Il ne fut pas longtemps sans s'applaudir d'avoir suivi mon conseil.

Retour des princes à la cour.

Mme la duchesse de Bourgogne[4] étoit dans une grande agitation de la réception que recevroit Mgr le duc de Bourgogne, et de pouvoir avoir le temps de l'entretenir et de

le cœur du Roi. « Vous ne sauriez jamais, disait-il alors (p. 268), écrire ni agir avec trop de ménagement, de respect, d'attachement, ni de soumission; mais il importe de dire très fortement de très fortes raisons, et de ne laisser rien dont on puisse encore douter sur votre conduite. » Ces raisons, il les indiquait méthodiquement et successivement, et il les résuma ensuite dans une lettre du 3 décembre au duc de Chevreuse (p. 278-282). Surtout il voulait que le jeune prince insistât pour faire la campagne suivante, non plus avec Vendôme, mais sous la direction d' « un homme sage et ferme, qui commandât sous lui, qui méritât sa confiance, qui le soulageât, qui l'instruisit, etc., » par exemple Catinat, s'il se fût mieux porté, ou Berwick, s'il avait réussi aussi bien en Flandre qu'en Espagne, et, de plus, un autre homme « en dignité » auprès de lui.

1. L'obligation de recourir au chiffre ou au courrier pour sauvegarder le secret de ses lettres : ci-dessus, p. 150.

2. Avant *m'avoit*, il a biffé *m'avit*, mal écrit.

3. Ci-dessus, p. 150.

4. Les mots *de B^e* ont été ajoutés en interligne, après *Duch*.

l'instruire avant qu'il pût voir le Roi ni personne. Je lui fis dire de lui mander d'ajuster son voyage de façon qu'il arrivât à une ou deux heures après minuit, parce que, de la sorte[1], arrivant tout droit chez elle, et ne pouvant voir qu'elle, ils auroient tout le temps de la nuit à être ensemble seuls, les premiers du matin avec le duc de Beauvillier[2], et peut-être avec Mme de Maintenon, et l'avantage encore que le prince salueroit le Roi et Monseigneur avant que personne fût entré chez eux, et que personne n'y seroit témoin de sa réception, à très peu de valets près, et même écartés. L'avis ne fut pas donné, ou, s'il le fut, il ne fut pas suivi[3]. Le jeune prince arriva le lundi 11 décembre[4], un peu après sept heures du soir, comme Monseigneur venoit d'entrer à la comédie, où Mme la duchesse de Bourgogne n'étoit pas allée, pour l'attendre. Je ne sais pourquoi il vint descendre dans la cour des Princes[5], au lieu de la grande. J'étois en ce moment-là chez la comtesse de Roucy[6], dont les fenêtres donnoient dessus[7]. Je sortis aussitôt, et, arrivant au haut du grand degré[8] du bout de la galerie, j'aperçus le prince qui le montoit entre les ducs de Beauvillier et de la Rocheguyon, qui s'étoient trouvés à la descente de sa chaise. Il avoit bon visage, gai et riant, et parloit à droit et à gauche. Je lui fis ma révérence au bord des marches : il me fit l'honneur de m'em-

1. Les mots *la sorte* sont en interligne, au-dessus de *cette façon*, biffé.

2. Et, quand le matin serait venu, de recevoir pour premier visiteur le duc de Beauvillier.

3. On voit, dans la correspondance publiée par M. de Vogüé, p. 332 et 336-339, que telle était l'intention du prince, et qu'ayant examiné diverses combinaisons pour y parvenir, il s'arrêta à faire venir sa femme au-devant de lui, jusqu'à trois ou quatre lieues de Versailles; mais cela ne put se faire.

4. Le lundi 10 : *Dangeau*, p. 281; *Sourches*, p. 234.

5. La cour qui, du côté du sud, faisait pendant à celle de la Chapelle.

6. On a vu la liaison intime des Saint-Simon avec cette dame.

7. Elle avait hérité en 1698 (*Dangeau*, tome VI, p. 378) de l'appartement occupé par sa mère comme dame d'honneur.

8. Ou escalier de la Reine.

brasser, mais de façon à me marquer qu'il étoit encore plus instruit qu'attentif à ce qu'il devoit à la dignité[1], et il ne parla plus qu'à moi un assez long bout de chemin, pendant lequel il me glissa bas qu'il n'ignoroit pas comment j'avois parlé et comme j'en avois usé à son égard. Il fut rencontré par un groupe de courtisans à la tête desquels étoit le duc de la Rochefoucauld, au milieu duquel il passa la grand salle des gardes[2], au lieu d'entrer chez Mme de Maintenon par son antichambre de jour[3] et par les derrières, bien que son plus court, et alla, par le palier du grand degré, entrer par la grand porte de l'appartement de Mme de Maintenon[4]. C'étoit le jour du travail ordinaire de Pontchartrain, qui, depuis quelque temps, avoit changé avec Chamillart du mardi au lundi[5].

1. De duc et pair.

2. Il y avait au premier étage du château trois salles des gardes voisines les unes des autres : la grand'salle, en face de l'escalier de la Reine; à côté et en retour le long de cet escalier, la salle dite des gardes de la Reine; sur la cour de Marbre, communiquant avec les deux autres par le palier de l'escalier de la Reine et un vestibule, la salle des gardes du Roi, dont il va être parlé ci-après, qui commandait l'antichambre et les cabinets de l'appartement royal : voyez les plans donnés par Dussieux dans le tome I du *Château de Versailles*, et la description des salles actuellement numérotées 141, 142 et 143 dans le tome II du *Catalogue* de Soulié, p. 237-247.

3. C'est la pièce qu'il appellera plus loin le grand cabinet de Mme de Maintenon : un plan de cet appartement a été reproduit par Dussieux d'après Demortain, avec le plan de Blondel, numéroté 7.

4. Ouvrant sur le vestibule qui se trouvait au haut à gauche de l'escalier de la Reine, et donnant accès aux deux antichambres dont il va être parlé.

5. C'est à la fin de mars que ce changement s'est fait, comme suite de la nomination de Desmaretz aux finances (*Dangeau*, p. 105), et la *Gazette d'Amsterdam* l'a annoncé aussitôt en ces termes (nº XXVIII) : « Il n'y a rien de nouveau à la cour, si ce n'est que les conseils sont changés quant aux audiences particulières que le Roi donne à Messieurs les ministres. M. de Chamillart, secrétaire d'État, qui a le département de la guerre, a pris les mardi et les samedi au soir; M. Desmaretz, contrôleur général, a pris les mêmes jours après les conseils des finances ; M. le comte de Pontchartrain, secrétaire d'État

Il[1] étoit alors en tiers avec le Roi et Mme de Maintenon, et, le soir même, il me conta[2] cette curieuse réception, qu'il remarqua bien, et dont il fut seul témoin : je dis en tiers parce que Mme la duchesse de Bourgogne alloit et venoit; mais, pour le bien entendre, il faut un moment d'ennui de mécanique[3]. L'appartement de Mme de Maintenon étoit de plain-pied et faisant face à la salle des gardes du Roi[4]. L'antichambre étoit plutôt un passage long en travers, étroit jusqu'à une autre antichambre toute pareille de forme[5], dans laquelle les seuls capitaines des gardes entroient, puis une grand chambre très profonde[6]. Entre la porte par où on y entroit de cette seconde antichambre et la cheminée étoit le fauteuil du Roi, adossé à la muraille, une table devant lui, et un ployant autour pour le ministre qui travailloit[7]. De l'autre côté de la cheminée, une niche de damas rouge[8] et un fauteuil où se tenoit Mme de Main-

Mécanique de chez Mme de Maintenon et de son appartement.

pour la marine, a pris les lundi après midi; M. le Peletier de Souzy, les dimanche au soir. On ne dit pas qu'il y ait rien de changé pour les audiences de M. le marquis de Torcy, secrétaire d'État qui a le département des affaires étrangères. »

1. Avant ce pronom, il a biffé un *et*. — 2. Il a écrit : *compta*.

3. C'est-à-dire qu'il faut, au risque d'être ennuyeux, expliquer un moment le mécanisme de cette partie de l'existence intérieure du Roi.

4. En 1848, feu J.-A. le Roi a fait paraître une brochure intitulée : *Dans quelle partie du château de Versailles l'appartement de Mme de Maintenon se trouvait-il placé?* D'ailleurs, il a déjà été parlé de cet appartement dans notre tome IV, p. 187, note 2.

5. Sur le plan de Demortain, ces deux pièces semblent à peu près carrées; elles étaient entresolées pour le logement des femmes de chambre et de Nanon Balbien.

6. On a vu, dans notre tome XV, p. 258, d'Antin prendre un plan de cette chambre pour la faire reproduire à Petit-Bourg. Placée au coin de la cour Royale, à l'endroit où celle-ci se rétrécit avant de devenir la cour de Marbre, elle avait vue sur l'avenue d'arrivée. Voyez le *Catalogue* de Soulié, tome II, p. 241.

7. Deux ployants, l'un pour le ministre, l'autre pour son sac, dira-t-il dans la grande Addition de 1715, tome XVI du *Dangeau*, p. 66, et dans la suite des *Mémoires*, tome XII de 1873, p. 120-121, où sera reprise cette « mécanique. »

8. On a vu, tome XV, p. 242, ce qu'était cette niche.

tenon, avec une petite table devant elle; plus loin, son lit dans un enfoncement[1]; vis-à-vis les pieds du lit, une porte et cinq marches à monter[2]; puis, un fort grand cabinet qui donnoit dans la première antichambre de l'appartement de jour de Mgr le duc de Bourgogne, que cette porte enfiloit, et qui est aujourd'hui l'appartement du cardinal Fleury[3]. Cette première antichambre, ayant à droit cet appartement, et à gauche ce grand cabinet de Mme de Maintenon, descendoit, comme encore aujourd'hui, par cinq marches, dans le salon de marbre contigu au palier du grand degré du bout des deux galeries haute et basse, dites de Mme la duchesse d'Orléans et des Princes[4]. Tous les soirs, Mme la duchesse de Bourgogne jouoit dans le grand cabinet de Mme de Maintenon avec les dames à qui on avoit donné l'entrée, qui ne laissoit pas d'être assez étendue, et, de là, entroit tant et si souvent qu'elle vouloit dans la pièce joignante[5], qui étoit la chambre de Mme de Maintenon, où elle étoit avec le Roi, la cheminée entre eux deux. Monseigneur, après la comédie, montoit dans ce grand cabinet, où le Roi n'entroit point, et Mme de Maintenon presque jamais. Avant le[6] souper du Roi, les gens de Mme de Maintenon lui apportoient son potage avec son couvert, et quelque autre chose encore[7]. Elle mangeoit;

1. Sur le plan de Demortain (1714), le lit se trouve dans une petite pièce située derrière le fauteuil du Roi; mais on distingue fort bien, de l'autre côté, l'enfoncement où notre auteur le place en ce moment, avec le passage au pied pour aller dans le grand cabinet.

2. Ces cinq marches n'existent plus, le sol du grand cabinet ayant été baissé.

3. Cette disposition se voit encore sur les plans donnés dans l'ouvrage de Dussieux.

4. Dussieux ne parle pas de ce salon et de ces deux galeries, complètement modifiées aujourd'hui. C'est dans la galerie des Princes (notre tome VII, p. 56) que le Roi touchait les écrouelles.

5. Le *j* de *joignante* surcharge un *d*.

6. L'article *le* a été ajouté en interligne.

7. On a vu dans notre tome XV, p. 242, qu'elle avait cessé de manger à la table du Roi « depuis assez longtemps. »

ses femmes et un valet de chambre la servoient toujours, le Roi présent, et presque toujours travaillant avec un ministre. Le souper achevé, qui étoit court, on emportoit la table; les femmes de Mme de Maintenon demeuroient, qui, tout de suite, la déshabilloient en un moment, et la mettoient au[1] lit[2]. Lorsque le Roi étoit averti qu'il étoit servi, il passoit un moment dans une garde-robe, alloit après dire un mot à Mme de Maintenon, puis sonnoit une sonnette[3] qui répondoit au grand cabinet. Alors Monseigneur, s'il y étoit, Mgr et Mme la duchesse de Bourgogne, M. le duc de Berry[4], et les dames qui étoient à elle[5], entroient à la file dans la chambre de Mme de Maintenon, ne faisoient presque que la traverser, précédoient le Roi qui alloit se mettre à table, suivi de Mme la duchesse de Bourgogne et de ses dames[6]. Celles qui n'étoient point à elle ou s'en alloient, ou, si elles étoient habillées pour aller au souper[7], car le privilège de ce cabinet étoit d'y faire sa cour à Mme la duchesse de Bourgogne sans l'être[8], elles faisoient le tour par la grand salle des gardes sans entrer dans la chambre de Mme de Maintenon. Nul homme,

1. *Au* corrige *à l*.

2. Elle était fort gênée d'avoir à faire son coucher ainsi à côté de la table où le Roi travaillait (recueil Geffroy, tome II, p. 191).

3. Tome VI, p. 49.

4. Les mots *M. le duc de Béry* (sic) ont été ajoutés en interligne.

5. *Elles*, au pluriel, surchargé d'une virgule.

6. Voici ce que Mme de Maintenon a dit elle-même dans un entretien du 4 avril 1705 avec Mme de Glapion (*Lettres historiques et édifiantes*, tome II, p. 163 et 165-166) : « Pendant que le Roi continue de travailler, je soupe; mais il ne m'arrive pas une fois en deux mois de le faire à mon aise.... Le Roi, quand M. Chamillart est près de finir avec lui, me prie de me dépêcher; un autre jour, il veut me montrer quelque chose : de manière que je suis toujours pressée.... Le Roi demeure chez moi jusqu'à ce qu'il aille souper, et, environ un quart d'heure avant le souper du Roi, M. le Dauphin, M. le duc et Mme la duchesse de Bourgogne viennent chez moi. À dix heures ou dix heures et un quart, tout le monde sort. »

7. Les mots *p^r^ aller au souper* ont été ajoutés en interligne.

8. Sans être habillées.

sans exception que de ces trois princes, n'entroit dans ce grand cabinet. Cela expliqué, venons à la réception, et à tout son détail, auquel Pontchartrain fut très attentif, et qu'il me rendit tête à tête, très[1] exactement, une demi-heure après qu'il fut revenu chez lui[2].

Réception du Roi et de Monseigneur à Mgr le duc de Bourgogne et à M. le duc de Berry, à qui ensuite Mgr le duc de Bourgogne parle longtemps et bien.

Sitôt que, de chez Mme de Maintenon, on entendit la rumeur qui précède de quelques instants ces[3] sortes d'arrivées, le Roi s'embarrassa jusqu'à changer diverses fois de visage. Mme la duchesse de Bourgogne parut un peu tremblante, et voltigeoit par la chambre pour cacher son trouble, sous prétexte d'incertitude par où le prince arriveroit, du grand cabinet ou de l'antichambre; Mme de Maintenon étoit rêveuse. Tout d'un coup les portes s'ouvrirent : le jeune prince s'avança au Roi, qui, maître de soi plus que qui ce fût, perdit à l'instant tout embarras, fit un pas ou deux vers son petit-fils, l'embrassa avec assez de démonstration de tendresse, lui parla de son voyage; puis, lui montrant la princesse : « Ne lui dites-vous rien? » ajouta-t-il d'un visage riant. Le prince se tourna un moment vers elle, et répondit respectueusement comme n'osant se détourner du Roi, et sans avoir remué de sa place. Il salua ensuite Mme de Maintenon, qui lui fit fort bien. Ces propos de voyage, de couchées, de chemins, durèrent ainsi, et tous debout, un demi-quart d'heure. Puis, le Roi lui dit qu'il n'étoit pas juste de lui[4] retarder plus longtemps le plaisir qu'il auroit d'être avec Mme la duchesse de Bourgogne, et le renvoya, ajoutant qu'ils auroient loisir de se revoir. Le prince fit sa révérence au Roi, une autre à Mme de Maintenon, passa devant le peu de dames du palais qui s'étoient enhardies de mettre la tête dans la chambre au bas de ces cinq marches, entra dans le grand cabinet,

1. Avant ce *tres*, Saint-Simon a biffé *une demie heure apres*, et le paragraphe finissait d'abord après *exactem^t*; la suite a été ajoutée dans le blanc qui était resté à la fin et en interligne.

2. On trouvera ci-après, p. 475, l'article de Dangeau.

3. Il a écrit, par mégarde : *ses*. — 4. Avant *luy*, il a biffé *le destourner*.

où il embrassa Mme la duchesse de Bourgogne, y salua les dames qui s'y trouvèrent, c'est-à-dire les baisa, demeura quelques moments, et passa dans son appartement, où il s'enferma avec Mme la duchesse de Bourgogne. Leur tête-à-tête dura deux heures et plus. Tout à la fin, Mme d'O y fut en tiers; presque aussitôt après, la maréchale d'Estrées y entra, et, peu de moments après, Mme la duchesse de Bourgogne sortit avec elles, et revint dans le grand cabinet de Mme de Maintenon. Monseigneur y vint à l'ordinaire[1] au sortir de la comédie. Mme la duchesse de Bourgogne, en peine de ce que Mgr le duc de Bourgogne ne se pressoit point d'y venir saluer Monseigneur, l'alla chercher, et revint disant qu'il se poudroit; mais, remarquant que Monseigneur n'étoit pas satisfait de ce peu d'empressement, elle envoya le hâter. Ce pendant la maréchale d'Estrées, folle et étourdie[2], et en possession de dire tout ce qu'il lui passoit par la tête, se mit à attaquer Monseigneur de ce qu'il attendoit si tranquillement son fils, au lieu d'aller lui-même l'embrasser. Ce propos hasardé ne réussit pas : Monseigneur répondit sèchement que ce n'étoit pas à lui à aller chercher le duc de Bourgogne, mais au duc de Bourgogne à le venir trouver. Il vint enfin. La réception fut assez bonne; mais elle n'égala pas celle du Roi, à beaucoup près. Presque aussitôt le Roi sonna, et on passa pour le souper. Vers l'entremets, M. le duc de Berry arriva, et vint saluer le Roi à table. A celui-ci, tous les cœurs s'épanouirent : le Roi l'embrassa fort tendrement; Monseigneur le regarda de même, n'osant l'embrasser en présence du Roi; toute l'assistance le courtisa. Il demeura debout auprès du Roi le reste du souper, où il ne fut question que de chevaux de poste, de chemins, et de semblables bagatelles. Le Roi parla assez à table à Mgr le duc de Bourgogne; mais ce fut tout d'un autre air à M. le duc de Berry. Au sortir de table, ils allèrent tous dans le cabinet du Roi

1. Comme à son ordinaire : ci-dessus, p. 149 et 379, etc.
2. Il a été parlé de ses « enfances » dans le tome XI, p. 16.

à l'ordinaire, au sortir duquel M. le duc de Berry trouva un souper servi dans la chambre de Mme la duchesse de Bourgogne, qu'elle lui avoit fait tenir prêt de chez elle, et que l'empressement conjugal[1] de Mgr le duc de Bourgogne abrégea un peu trop[2]. Le lendemain se passa en respects de toute la cour. Ce[3] lendemain, mardi 11[4], le roi d'Angleterre arriva à Saint-Germain[5], et vint voir le Roi le mercredi, avec la reine sa mère.

Je témoignai au duc de Beauvillier, avec ma liberté accoutumée, que j'avois trouvé Mgr le duc de Bourgogne bien gai au retour d'une si triste campagne. Il n'en put disconvenir avec moi, jusque-là que je le[6] laissai en dessein de l'en avertir. Tout le monde, en effet, blâma également une gaieté si peu à propos. Le mardi et le mercredi, occupés les soirs par le travail des ministres, se passèrent sans conversation; mais, le jeudi, qui souvent étoit libre, Mgr le duc de Bourgogne fut trois heures avec le Roi chez Mme de Maintenon[7]. J'avois peur que la piété ne le retînt

1. Le *j* de *conjugal* corrige un *g*.

2. Voici le récit de Dangeau (p. 281) : « Mgr le duc de Bourgogne arriva un peu après sept heures. Monseigneur étoit déjà entré à la comédie; Mme la duchesse de Bourgogne n'y alla point, et attendoit Mgr le duc de Bourgogne chez Mme de Maintenon. Il y entra d'abord en arrivant, et, après avoir été quelque temps avec le Roi, il sortit par le cabinet de Mme de Maintenon et entra chez lui, où Mme la duchesse de Bourgogne le suivit, et où ils demeurèrent longtemps ensemble, pendant que le Roi travailloit avec M. de Pontchartrain. Mgr le duc de Bourgogne soupa avec le Roi, et, un peu avant qu'ils sortissent de table, Mgr le duc de Berry arriva. Après le souper, ils entrèrent tous dans le cabinet du Roi à leur ordinaire. Mme la duchesse de Bourgogne avoit fait préparer à souper chez elle pour Mgr le duc de Berry. »

3. *Ce* corrige *Le*. — 4. Ici, il n'y a plus d'erreur de quantième.

5. *Dangeau* (p. 282) : « Le roi d'Angleterre n'arrivera que demain, parce qu'il falloit lui renvoyer les chevaux de poste de Mgr le duc de Berry, comme il avoit fallu les envoyer à Mgr le duc de Berry après avoir amené Mgr le duc de Bourgogne. »

6. Le pronom *le* a été ajouté en interligne.

7. Le jeudi 13, Dangeau dit : « Le Roi a donné de longues audiences à Mgr le duc de Bourgogne depuis son retour. »

sur M. de Vendôme; mais j'appris qu'il avoit parlé à cet égard sans ménagement, fortifié par le conseil de Mme la duchesse de Bourgogne, et rassuré sur sa conscience par le duc de Beauvillier, avec qui il avoit été longtemps enfermé le mercredi. Le compte de la campagne, des affaires, des choses, des avis, des procédés, fut rendu tout entier. Un autre peut-être, moins vertueux, eût plus appesanti les termes; mais enfin tout fut dit, et dit au delà des espérances par rapport à celui qui parloit, et à celui qui écoutoit. La conclusion fut une vive instance pour commander une armée la campagne suivante, et la parole du Roi de lui en donner une[1]. Il fut ensuite[2] question d'entretenir Monseigneur : cela vint plus tard de deux jours[3]; mais enfin il eut une assez longue conversation avec lui à Meudon[4], et avec Mlle Choin, à laquelle il parla encore davantage tête à tête. Elle en avoit bien usé pour lui auprès de Monseigneur. Mme la duchesse de Bourgogne la lui avoit ménagée; la liaison entre cette fille et Mme de Maintenon commençoit à se serrer étroitement. La Choin n'ignoroit pas la vivacité que l'autre avoit témoignée pour le jeune prince; son intérêt n'étoit pas de se les aliéner tous, dont Mgr le duc de Bourgogne recueillit quelque fruit en cette importante occasion[5]. Gamaches et d'O avoient suivi les princes[6]. Ce dernier, entièrement disculpé par

1. C'est ce que Fénelon avait si instamment souhaité : ci-dessus, p. 466, note 3.

2. Cet *ensuitte* commence le quatrième portefeuille du manuscrit des *Mémoires*, avec la page 767.

3. C'est-à-dire le samedi 15 décembre, jour même du retour de Vendôme : ci-après, p. 481.

4. *Dangeau*, p. 286, vendredi 14 : « Mgr le duc de Bourgogne alla à Saint-Germain voir le roi et la reine d'Angleterre; Mme la duchesse de Bourgogne alla dîner à Meudon avec Monseigneur, à un dîner particulier. »

5. « Elle montroit à Mgr le duc de Bourgogne la considération d'une belle-mère, que toutefois elle n'étoit pas, mais une considération sèche et importunée, » a-t-il dit en 1707 (tome XIV, p. 399-400).

6. Ci-dessus, p. 312.

eux, rapproché déjà par les manèges de sa femme et par la constante protection du duc de Beauvillier, fut reçu comme toutes choses non avenues[1]. L'autre, bavard et franc Picard[2], eut le bon sens de s'en aller aussitôt chez lui, pour éviter les questions importunes. Peu capable de conseiller Mgr le duc de Bourgogne[3], il n'avoit pu se contraindre[4] de reprendre en face et en public les enfantillages qui échappoient à Mgr le duc de Bourgogne, et, sur son exemple, à M. le duc de Berry. Il leur[5] disoit quelquefois qu'en ce genre ils auroient bientôt un plus grand maître qu'eux, qui seroit Mgr le duc de Bretagne[6]. Revenant une fois de la messe à la suite de Mgr le duc de Bourgogne, dans des moments vifs où il l'auroit mieux aimé à cheval : « Vous aurez, lui dit-il tout haut, le royaume du ciel; mais, pour celui de la terre, le prince Eugène et Marlborough s'y prennent mieux que vous[7]. » Mais ce qu'il dit, et tout publiquement encore, aux deux princes, sur le roi d'Angleterre, fut admirable. Ce pauvre prince vivoit, sous son *incognito*, dans le même respect avec les deux princes que s'il n'eût été qu'un médiocre particulier; eux aussi en abusoient avec la dernière indécence, sans la moindre des attentions que ce qu'il étoit exigeoit d'eux à travers tous les voiles, jusqu'à le laisser très ordinairement attendre parmi la foule dans les antichambres, et ne lui parloient presque point[8]. Le scandale

Apophtegmes peu discrets de Gamaches.

1. Comme si rien n'était arrivé. Voltaire rapporte qu'il avait reproché à Vendôme de s'être attiré tant de disgrâces par son impiété.

2. Selon Tallemant des Réaux (*Historiettes*, tome III, p. 106, et tome IX, p. 391), le Picard était de tête chaude, facile à duper, irriter et mystifier.

3. « Un bavard qui n'avoit jamais su ce qu'il disoit, ni ce qu'il faisoit » (tome VI, p. 357).

4. Il a écrit par mégarde : *contraire*. — 5. *Leur* surcharge un *d*.

6. Cet enfant a vingt-trois mois. En effet, il courut des vers (ms. Fr. 12694, p. 193-194) où l'on mettait son père au même niveau d'âge.

7. Ce mot est reproduit dans le *Nouveau siècle de Louis XIV*, tome III, p. 275. Il y a quelque allusion dans une chanson du ms. Fr. 12 694.

8. Voyez le passage déjà indiqué du baron de Breteuil, ms. Arsenal 3863, p. 349.

en fut d'autant plus grand qu'il dura toute la campagne, et que le chevalier de Saint-Georges s'y étoit concilié l'estime et l'affection de toute l'armée par ses manières et par toute sa conduite[1]. Vers les derniers temps de la campagne, Gamaches, poussé à bout d'un procédé si constant, s'adressant aux deux princes devant tout le monde : « Est-ce une gageure? leur demanda-t-il tout à coup; parlez franchement. Si c'en est une, vous l'avez gagnée, il n'y a rien à dire; mais au moins, après cela, parlez un peu à M. le chevalier de Saint-Georges, et le traitez un peu plus honnêtement[2]. » Toutes ces saillies eussent été bonnes tête à tête, et fort à propos; mais, en public, ce zèle et ces[3] vérités n'en pouvoient couvrir l'indiscrétion. On étoit accoutumé aux siennes : elles ne furent pas mal prises; mais elles ne servirent de rien[4].

Citadelle de Lille rendue; honneurs infinis faits au maréchal de Boufflers.

Boufflers, à bout de tout comme je l'ai dit, ne put différer que de peu de jours à obéir à l'ordre du Roi qu'il avoit reçu de capituler[5]. Il fit donc battre la chamade, et il obtint tout ce qu'il voulut par sa capitulation, qui, sans dispute, fut signée le 9, de la meilleure grâce du monde[6]. Le prince Eugène étoit comblé d'honneur et de joie d'être venu à bout d'une si difficile conquête malgré une armée plus forte que la leur, et commandée par l'héritier nécessaire

1. Ci-dessus, p. 132 et 200.
2. Cette historiette, aussi, a été reproduite dans le *Nouveau siècle*, tome III, p. 270-271, et dans les *Mémoires secrets* de Duclos, éd. 1821, tome III, p. 23.
3. *Ces* est en interligne, au-dessus d'un premier *ces* biffé.
4. L'écriture change. — 5. Ci-dessus, p. 465.
6. *Dangeau*, p. 282. Voyez les deux lettres de Boufflers reproduites par les éditeurs du *Dangeau*, p. 283-285. Le texte de la capitulation parut dans la *Gazette d'Amsterdam*, Extr. c, puis dans les autres gazettes et recueils, et il vient d'être reproduit dans le livre du lieutenant Sautai, p. 417-423. Le prince Eugène expliqua au duc de Savoie (*Feldzüge*, 2e partie, p. 383 et 384) que l'on avait accordé à M. de Boufflers la sortie libre, avec tous les honneurs de la guerre, par peur qu'en allant jusqu'à un assaut général, cela ne leur fît perdre le temps de procéder à une autre entreprise.

de la couronne, et par Vendôme, qui, en discours, l'avoit si peu ménagé en Italie et en Flandres quoique enfants des deux sœurs[1]. Un jour avant que la garnison sortît, le prince Eugène envoya demander au maréchal de Boufflers s'il voudroit bien recevoir sa visite[2], et, dès qu'il y eut consenti, Eugène la lui rendit. Elle se passa en force louanges et civilités de part et d'autre; il pria le maréchal à dîner chez lui pour le lendemain après que la garnison seroit sortie, et il fit rendre à Boufflers toutes sortes de respects, et tous les mêmes honneurs qu'à soi-même[3]. Lorsque la garnison sortit, le maréchal ne marcha point à sa tête, mais vint se mettre à côté du prince Eugène, que le chevalier de Luxembourg et tous les officiers saluèrent. Après que toute la garnison eut défilé, le prince Eugène fit monter le maréchal et le chevalier de Luxembourg dans son carrosse, se mit sur le devant, et voulut absolument que le chevalier de Luxembourg, qu'il avoit fait monter devant lui, se mît sur le derrière auprès du maréchal de Boufflers, et donna toujours la main et la porte à tous les officiers françois que Boufflers mena dîner chez lui[4]. Après

1. Laure Mancini, duchesse de Mercœur et de Vendôme, et Olympe Mancini, comtesse de Soissons, ci-dessus, p. 426.

2. Les *Mémoires de Saint-Hilaire* (tome IV, p. 187) citent cette lettre que le prince Eugène avait adressée au maréchal : « La gloire que vous vous êtes acquise pendant une si longue et si belle défense vous dédommagera amplement, dans l'esprit du public, de la nécessité à laquelle le sort des armes vous réduit. Si vous attendez à la dernière extrémité, il me sera très douloureux de ne pouvoir vous accorder toutes les marques d'honneur que méritent un aussi grand capitaine que vous et une aussi brave garnison que la vôtre. »

3. C'est le texte de Dangeau (p. 282-283); voyez aussi les *Mémoires de Sourches*, p. 237, et la lettre du maréchal de Boufflers au Roi, du 10 décembre, publiée par les éditeurs du *Journal de Dangeau*, p. 284. Lorsque le même Boufflers était sorti de Namur en 1695, il avait été aussi bien traité par l'électeur de Bavière (notre tome II, p. 327-330).

4. Selon le *Journal de Verdun*, tome X, p. 94-96, le maréchal invita Eugène et le duc de Marlborough à prendre part à un souper de viande de cheval, « par débauche. »

dîner, il leur donna son carrosse et beaucoup d'autres carrosses pour les mener[1] coucher à Douay, eux et les officiers principaux[2]. Le prince d'Auvergne, et je pense que ce ne fut pas sans affectation, à la tête d'un gros détachement, lui toujours à cheval, les conduisit à Douay[3]. Il eut ordre du prince Eugène d'obéir en tout au maréchal, à qui il le dit, comme à sa propre personne. Le maréchal fit coucher le prince d'Auvergne à Douay cette nuit-là[4]. Le Roi fut un peu choqué de ce que, parmi les trois[5] otages que le prince Eugène voulut retenir dans Lille, à son choix, pour le payement des dettes faites par les François dans la ville[6], il exigea que Maillebois en seroit un et ne se cacha point qu'il le vouloit comme étant le fils aîné de Desmaretz[7]. Il lui permit de venir à la cour voir son père, et d'y passer quelques jours[8]. Dans l'inter-

1. *Remener* corrigé en *mener*.

2. Les sept dernières lignes sont encore prises textuellement à Dangeau, p. 285-286.

3. Comparez les *Mémoires de Sourches*, p. 237-238, le *Mercure* de décembre, p. 336-349, et le livre du lieutenant Sautai, p. 326-331. Boufflers rendit compte de la marche de sa garnison le 12 décembre, en même temps que des honnêtetés du prince Eugène : Guerre, vol. 2084, n°s 230-231 ; *le Siège de Lille*, p. 329-331.

4. Ce transfuge princier se conduisit très courtoisement pour faciliter l'exode de la garnison rendue, mais alla ensuite présider le *Te Deum* qui fut chanté à Lille.

5. Le chiffre *3* a été ajouté en interligne. — C'étaient M. de Maillebois, dont il va être parlé, M. de Tournin, qui fut fait maréchal de camp peu après, et le commissaire des guerres Saint-Martin.

6. Desmaretz en avait déjà écrit à Chamillart le 15 novembre précédent (Guerre, vol. 2084, n° 45); mais, au lieu de huit millions, comme on l'avait cru (*Sourches*, p. 237), ce ne fut qu'un million à régler (*le Siège de Lille*, p. 339-347). Comparez ci-dessus, p. 345.

7. « Le prince Eugène n'avoit garde de prendre un autre otage, quand il avoit entre ses mains le fils du contrôleur général des finances, » dit l'annotateur des *Mémoires de Sourches*, p. 237. Le maréchal de Boufflers crut devoir s'en excuser auprès du père : ci-après, Additions et corrections, p. 692. Nous verrons, en 1711, le long internement des trois otages se terminer par une évasion.

8. Dangeau ne parle pas de son arrivée à Versailles, tandis que les

valle de la capitulation et de la sortie de la garnison, et lors de sa sortie, les ennemis ne se cachèrent point du siège de Gand[1] qu'ils alloient faire[2]. Le duc de Marlborough s'étoit déjà campé tout auprès, et c'est ce qui rendit la séparation de notre armée si surprenante; mais il n'y avoit plus ni pain ni farines : il fallut céder honteusement et périlleusement à la nécessité. Ils tinrent parole: Gand fut investi le 11 décembre par Marlborough entre le grand et le petit Escaut, et par le prince Eugène entre la Lys et l'Escaut[3], après avoir pourvu à Lille, où il laissa une grosse garnison. Le comte de la Motte commandoit dans Gand, où il avoit vingt-neuf bataillons, plusieurs régiments de dragons, abondance de vivres, d'artillerie, de munitions de guerre, et devant les yeux le grand exemple du maréchal de Boufflers[4].

Retour et réception du duc de Vendôme à la cour.

M. de Vendôme arriva à Versailles le matin du samedi 15 décembre[5], et salua le Roi comme il sortit de son cabinet pour venir se mettre à table pour dîner à son petit couvert. Le Roi l'embrassa avec une sorte d'épanouissement qui fit triompher sa cabale[6]. Il tint le dé pendant tout le dîner, où il ne fut question que de bagatelles[7]. Le Roi lui dit qu'il l'entretiendroit le lendemain chez Mme de Maintenon[8]. Ce délai, qui lui étoit nouveau, ne lui fut pas de bon augure. Il alla faire la révérence à Mgr le duc de Bourgogne, qui l'accueillit bien malgré tout ce qui s'étoit

Mémoires de Sourches racontent (p. 239 et 240) qu'il est venu saluer le Roi et qu'un bruit court de son mariage avec Mlle de Jarnac.

1. Gand leur a été enlevé le 4 juillet : ci-dessus, p. 172.

2. Ci-dessus, p. 465; *Dangeau*, p. 286.

3. *Dangeau*, p. 287; *Sourches*, p. 239; *Mémoires militaires*, p. 159. Notre auteur suit toujours le texte de Dangeau.

4. Voyez la suite ci-après, p. 494.

5. *Dangeau*, p. 287; *Sourches*, p. 239.

6. « Il fut reçu très agréablement de S. M., » disent les *Mémoires de Sourches;* voyez aussi le *Mercure*, p. 334-335, et les *Lettres intimes d'Alberoni*, p. 97-98.

7. Il y a *bagettelles*, surchargé, dans le manuscrit.

8. C'est Dangeau qui dit cela.

passé. Vendôme fut faire sa cour à Monseigneur chez Mme la princesse de Conti, à son retour de la chasse. C'étoit là surtout qu'il se tenoit[1] dans son fort[2]. Il fut reçu au mieux, et fort entretenu de riens; il voulut en profiter, et engager un voyage d'Anet. Sa surprise fut grande, et celle des assistants, à la réponse incertaine de Monseigneur, qui fit pourtant entendre, et sèchement, qu'il n'y iroit point. Vendôme[3] parut embarrassé, et il abrégea sa visite. Je le rencontrai dans le bout de la galerie de l'aile neuve comme je sortois de chez M. de Beauvillier, qui tournoit au degré du milieu de la galerie. Il étoit seul, sans flambeaux[4] ni valets, avec Alberoni, suivi d'un homme que je ne connus point. Je le vis à la lueur des miens. Nous nous saluâmes poliment de part et d'autre; je n'avois aucune habitude avec lui. Il me parut l'air chagrin, et en chemin de chez M. du Maine, son conseil et son principal appui. Le lendemain, il ne fut pas une heure[5] avec le Roi chez Mme de Maintenon. Il demeura huit ou dix jours à Versailles, ou à Meudon[6], et ne mit pas le pied chez Mme la duchesse de Bourgogne. Ce n'étoit pas pour lui une chose nouvelle : le mélange de grandeur et d'irrégularité qu'il

1. Le premier *t* de ce *tenoit* surcharge un *c*, et cela a fait lire à tort *croyoit* par les derniers éditeurs.

2. En termes de chasse, et au propre, c'est le repaire des bêtes sauvages (*Académie*, 1718). — On a vu dans le tome XV, p. 17, que Vendôme partageoit avec le prince de Conti la faveur de Monseigneur, inséparable de la princesse douairière.

3. *Vendosme* a été ajouté après coup en interligne, au-dessus d'un *il* biffé.

4. Saint-Simon a déjà parlé (tome X, p. 275) des flambeaux portés la nuit devant les seigneurs. Les petits-enfants de France, et même les princes du sang, avoient droit à quatre, les ducs à deux, et les autres personnages à un seul (*Écrits inédits*, tome III, p. 111; voyez aussi les *Mémoires de Sourches*, tome XI, p. 158, ceux *du duc de Luynes*, tome III, p. 35, et *la Maison réglée* d'Audiger, réimprimée par M. Franklin, p. 16).

5. « Plus d'une heure, » dit Dangeau (p. 288); « une très longue audience, » disent les *Mémoires de Sourches*, p. 240.

6. Les trois mots *ou à Meudon* ont été ajoutés en interligne.

avoit dès longtemps affecté l'avoit, ce lui sembloit, affranchi des devoirs dont on se dispense le moins. Son abbé Alberoni se montroit à la messe du Roi, en courtisan, avec une effronterie sans pareille. Enfin ils s'en allèrent à Anet[1]. Dès avant que d'y aller, il s'étoit aperçu de quelque décadence, puisqu'il s'abaissa jusqu'à convier le monde de l'y venir voir, lui qui, les autres années, faisoit grâce d'y recevoir, y regorgeoit de tout ce qu'il y avoit de plus grand et de plus distingué, et ne s'y daignoit apercevoir du médiocre. Dès ce premier voyage, il sentit sa diminution par celle de sa compagnie : les uns s'en excusèrent, d'autres manquèrent à l'engagement qu'ils avoient pris d'y aller. Chacun se mit à tâter le pavé sur un voyage de quinze lieues, qui se mettoit, les années précédentes, pour le moins à côté de ceux de Marly[2]. Vendôme se tint à Anet jusqu'au premier Marly, où il vint le jour même[3]. Il en usa de la sorte, toujours à Marly et à Meudon, jamais à Versailles, jusqu'au changement dont j'aurai bientôt lieu de parler. [*Add. St-S. 837*]

Retour* et réception triomphante du

Le Roi avoit dépêché au maréchal de Boufflers, à Douay, pour le presser de revenir[4]. Il arriva le dimanche 15 décembre[5], le lendemain du duc de Vendôme, héros factice[6]

1. « M. de Vendôme revint de Meudon avec Monseigneur, et prit congé du Roi pour s'en aller à Anet, » dit Dangeau le jeudi 20 décembre (p. 291), annonçant ensuite qu'on ne doute pas que le duc de Bourgogne ne serve la campagne prochaine, avec des maréchaux de France seulement sous lui. Cependant le Roi continua à Vendôme ses appointements de général d'armée (*ibidem*, p. 307).

2. Tome XIII, p. 294-295.

3. Le 6 février 1709 : *Dangeau*, p. 327.

4. *Dangeau*, p. 287. Le Roi s'était empressé de le féliciter et remercier par une lettre du 13 : Guerre, vol. 2077, p. 428.

5. *Dangeau*, p. 288; *Sourches*, p. 239. C'est le 16, et non le 15.

6. *Factice* est en interligne. — Ce mot, qui a déjà passé dans notre tome XV, p. 326, à propos de l'archevêque de Rouen Aubigny, n'avait guère d'usage, d'après l'*Académie* de 1718, que dans ces phrases :

* Ayant d'abord placé cette manchette sur la marge intérieure du cahier, il l'a biffée là et reportée sur la marge extérieure.

maréchal de Boufflers à la cour; fait pair, etc.

de faveur et de cabale, sans que pas un des siens mêmes[1] le crût tel; l'autre, héros malgré soi-même, par l'aveu public des François et de leurs ennemis[2]. Jamais homme ne mérita mieux le triomphe, et n'évita avec une modestie plus attentive, mais la plus simple, tout ce qui pouvoit le sentir. Sa femme[3] fut au-devant de lui dès le matin, à quelques lieues de Paris, l'y amena dîner chez lui à huis-clos et sans qu'on sût son arrivée, et de là à Versailles, à la nuit, droit à leur appartement et sous clef. Aussitôt il manda au duc d'Harcourt, en quartier de capitaine des gardes, qu'il le prioit de faire dire au Roi qu'il étoit arrivé, et qu'il attendoit le moment de lui aller faire sa révérence. Le Roi, qui venoit de finir l'audience de M. de Vendôme, lui fit dire sur-le-champ de venir le voir chez Mme de Maintenon. En voyant ouvrir la porte, le Roi fut au-devant de lui, et, dans la porte même, l'embrassa étroitement à deux et trois reprises, lui fit des remerciements flatteurs, et le combla de louanges[4]. Pendant ces moments ils s'étoient avancés dans la chambre, la porte s'étoit fermée, et Mme de Maintenon étoit venue féliciter le maréchal, qui suivoit le Roi, lequel[5] aussitôt, se tournant à lui, lui dit que, ayant aussi grandement mérité de lui et de l'État qu'il venoit de faire, c'étoit à son choix qu'il en mettoit[6]

mot factice, *terme factice*, « pour dire un mot qui n'est pas reçu dans une langue, mais que l'on fait selon les règles de l'analogie. » L'idée exprimée ici en un seul mot sera développée plus loin, p. 489.

1. *Mesmes* a été ajouté en interligne.

2. Mme de Maintenon qualifiait Boufflers d'« homme merveilleux, » et la princesse des Ursins comptait sur son exemple pour réveiller la France (recueils Bossange, tome IV, p. 194, et Geffroy, tome II, p. 184).

3. Fille du duc de Gramont et sœur du duc de Guiche : tome I, 301. On a vu ci-dessus, p. 312, note, ses prises avec les Guiche.

4. Dangeau dit seulement que le Roi le reçut « avec toutes les marques d'estime, d'amitié et de considération qu'un roi puisse donner à un sujet. »

5. *Qui* corrigé en *lequel*.

6. Avant *mettoit*, Saint-Simon a biffé un premier *mettoit*, surchargeant d'autres lettres illisibles.

la récompense[1]. Boufflers s'abîma[2] en respects, et répondit que de si grandes marques de satisfaction le récompensoient au-dessus de ce qu'il pouvoit non seulement mériter, mais desirer. Le Roi le pressa de lui demander tout ce qu'il voudroit, et d'être sûr de l'obtenir à l'heure même; et le maréchal toujours retranché dans la même modestie. Le Roi insista encore pour qu'il lui demandât, pour lui et pour sa famille, tout ce qu'il pouvoit desirer, et le maréchal persista à se trouver trop magnifiquement payé de ses bontés et de son estime[3]. « Oh bien! Monsieur le maréchal, lui dit enfin le Roi, puisque vous ne voulez rien demander, je vais vous dire ce que j'ai pensé, afin que j'y ajoute encore quelque chose, si je n'ai pas assez pensé à tout ce qui peut vous satisfaire : je vous fais pair, je vous donne la survivance du gouvernement de Flandres[4] pour votre fils[5], et je vous donne les entrées des premiers gentilshommes de la chambre[6]. » Son fils n'avoit que dix ou onze ans. Le[7] maréchal se jeta aux genoux du Roi, comblé de ses grâces par-dessus toutes espérances. Il eut aussi, en ce même moment, la survivance pour son fils des appointements du gouvernement particulier de Lille[8].

1. « Demandez-moi présentement tout ce que vous pouvez desirer » (*Dangeau*).

2. « S'abandonner tellement à quelque chose, qu'on ne songe à aucune autre : *s'abîmer dans ses pensées, dans sa douleur, dans les plaisirs* » (*Académie*, 1718).

3. Le discours qui suit est emprunté à Dangeau.

4. Le gouvernement général de Flandre, auquel étaient ordinairement réunis les gouvernements particuliers de la ville et de la citadelle de Lille (ci-dessus, p. 283), comprenait la Flandre wallonne, la Flandre maritime, le Hainaut et le Cambrésis (*Expilly*).

5. Antoine-Charles-Louis, né le 15 décembre 1696, et que l'on verra mourir le 22 mars 1711 (suite des *Mémoires*, tome VIII, p. 213).

6. Ci-après, p. 487. Le brevet d'entrées, daté du 17, est dans le registre O[1] 52, fol. 165 v°.

7. *Ce* corrigé en *Le*.

8. En reproduisant presque textuellement Dangeau, notre auteur avait omis la mention du gouvernement de Lille, qui, renouvelable tous les trois ans, fut continué au maréchal le 18 décembre.

Le tout ensemble passe cent mille [livres] de rente[1]. Ces trois grâces, si bien méritées, étoient uniques alors, chacune dans leur genre. Celle à laquelle le maréchal fut le plus sensible, quoique touché de toutes au point où il devoit l'être, fut la première. La porte en étoit fermée depuis longtemps. Le Roi s'étoit repenti de ces quatorze pairs qu'il avoit faits[2] en 1663[3] tous ensemble, qui l'engagèrent aux quatre qu'il y ajouta en 1665[4]; il s'étoit déclaré qu'il n'en feroit plus. De là les ducs vérifiés ou héréditaires[5] qu'il fit depuis, que les ignorants ont cru de son invention, et qui sont de toute ancienneté, mais dont il n'y avoit plus : Bar n'a jamais été autre, les trois Nemours, Longueville, Angoulême, Étampes[6], et je ne sais combien d'autres. L'archevêque de Paris, par sa faveur et par sa parole[7], et le duc de Béthune, par le billet qu'il avoit de sa main comme je l'ai dit ailleurs[8], la lui forcèrent en-

1. Quatre-vingt-huit mille livres les années ordinaires, quatre-vingt-dix-sept mille les années où se réunissaient les états, selon le duc de Luynes, outre beaucoup d'autres droits (*Mémoires*, tome XI, p. 226). C'est Dangeau qui dit : « plus de cent mille francs. »

2. *Fait*, sans accord.

3. Voyez nos tomes XI, p. 292, et XIV, p. 227.

4. Tome XIV, p. 227. Voyez les *Écrits inédits*, tome VI, p. 268-270.

5. Il en a parlé en dernier lieu dans le tome XIII, p. 63-68.

6. Dans ses *Notes sur les duchés vérifiés*, notre auteur ne parle pas de Bar (il en traitera longuement dans la suite des *Mémoires*, tome X de 1873, p. 388-389), et il ne mentionne que deux érections de Nemours, en 1515 pour Julien de Médicis, en 1529 pour Philippe de Savoie, comte de Génevois (*Écrits inédits*, tome VII, p. 59 et 60); les notices des duchés de Longueville, Angoulême et Étampes se trouvent aux pages 3, 129 et 232 du même volume.

7. Dans notre tome X, p. 48, note 5, il a été expliqué que l'archevêque de Paris fut créé duc et pair en 1674, en échange de l'abandon de ses droits de justice temporelle.

8. C'est seulement en 1711 (suite des *Mémoires*, tome IX de 1873, p. 100 et suivantes) qu'il racontera longuement l'histoire du billet donné au vieux Charost en 1672, et la manière dont celui-ci força la main au Roi en 1690; mais il en avait déjà parlé dans une Addition au *Journal de Dangeau*, tome III, p. 184.

core, et avec nouvelle protestation qu'il n'en feroit plus. Dégoûté aussi des survivances par le peu de satisfaction qu'il avoit éprouvée de jeunes gens comblés avant l'âge, et qui, n'ayant plus rien de solide à prétendre, ne se soucioient plus de rien mériter, il s'étoit si nettement expliqué sur cela depuis bien des années, que personne n'osoit plus y songer. C'étoit une grâce réservée aux seuls secrétaires d'État[1], parce qu'il n'en put jamais refuser à ses ministres, et qu'il se complaisoit à se servir de jeunes gens dans ces places si importantes, pour montrer qu'il gouvernoit seul et qu'il les formoit, bien loin d'être gouverné par eux, quoique jamais prince ne le fut[2] tant que lui. Les grandes entrées[3], depuis la mort du père de la Feuillade[4] M. de Lauzun étoit le seul homme qui les eût sans charge qui les donnât[5]. Outre la distinction et la commodité, cette grâce étoit regardée comme principale par la facilité qu'elle donnoit de parler au Roi sans témoins, et sans audiences rares et difficiles à obtenir, et qui toujours faisoient nouvelle, et de lui parler tous les jours, et en différentes heures, avec toute liberté[6]. Boufflers eut la satisfaction qu'il ne se trouva qui que ce soit, parmi une cour si envieuse, et dans toute la France, qui n'applaudit à ce que le Roi fit pour lui, et qui ne trouvât également juste et séant qu'il fût récompensé par une

1. Déjà dit plusieurs fois, en dernier lieu au tome XIV, p. 286.
2. Par mégarde sans doute, il a écrit, au subjonctif : *fust*.
3. Tome V, p. 162. Saint-Simon en parlera encore en détail.
4. Le maréchal de la Feuillade les avait eues en 1678, comme récompense de l'expédition de Sicile (*Gazette*, p. 352).
5. Déjà dit dans notre tome IX, p. 61.
6. « C'est, dit l'abbé de Choisy (*Mémoires*, tome I p. 215), le droit d'entrer le matin dans la chambre du Roi, en même temps que les premiers gentilshommes de la chambre, dès qu'il est éveillé, avant qu'il sorte du lit; car, quand il se lève, et qu'il prend sa robe de chambre et ses pantoufles, les brevets entrent, et ensuite les officiers de la chambre et les courtisans, pour qui les huissiers demandent d'abord; et puis tout entre pêle-mêle, pourvu que ce soit visage connu. » Voyez ci-dessus, p. 55.

dignité la première du Royaume, dont l'éclat passoit à sa postérité, par une privance également flatteuse par sa familiarité et sa singularité, enfin par la conservation dans sa famille, même sur la tête d'un enfant, d'un gouvernement qu'il avoit si dignement défendu presque malgré le Roi, et sans aucun besoin de le faire, ni par son devoir d'y aller, ni pour sa réputation, toute acquise, ni pour sa fortune, si grandement dès lors achevée[1]. On remarqua à sa gloire la différence de la défense de Namur[2] avec une excellente garnison, mais sous la tutelle de l'ingénieur Mesgrigny[3], quoique cette défense eût été fort belle[4], d'avec celle de Lille, qui avoit roulé sur lui seul, presque sans garnison que de milices et de troupes nouvelles qui ne valoient pas mieux, des munitions de guerre et de bouche très médiocres, encore moins d'argent, et de l'avoir fait durer plus de six semaines au delà de ce que le célèbre Vauban, qui avoit construit la place à plaisir[5], avoit dit qu'il la pourroit défendre muni de tout ce qu'il auroit desiré[6]. Mais ce qui mit le comble à la gloire de Boufflers,

1. « Personne n'envie à ce maréchal les grâces que le Roi vient de lui faire; il les a dignement méritées » (*Dangeau*, p. 288; voyez aussi p. 254, et comparez une lettre de Mme de Maintenon à Mme des Ursins, dans le recueil Bossange, tome I, p. 368). Le sentiment public fut exprimé dans le texte des lettres de duché-pairie à l'enregistrement, et même à la rédaction desquelles nous verrons, en 1709, notre auteur s'associer comme premier des quatre témoins.

2. En 1695 : tome II, p. 312-313, 324 et 327-332.

3. Tome II, p. 312.

4. D'après les *Mémoires de Sourches* (tome V, p. 4, 27, 55 et 58), Mesgrigny protesta contre la reddition de Namur. Aux références indiquées dans notre tome II, on peut ajouter la relation attribuée à Racine dans les *Œuvres de Louis XIV*, tome IV, p. 341 et suivantes, les *Annales de la cour et de la ville*, tome II, p. 5-6, les *Lettres historiques de Mme de Maintenon*, tome I, p. 425, 427 et 430, l'ode de Boileau, etc.

5. Voyez le mémoire de Vauban cité par M. Sautai, p. 378-380.

6. Néanmoins, Feuquière et Schulembourg ont fait contre la défense de Lille des critiques techniques que le lieutenant Sautai a discutées, p. 270-273.

et tout le monde à ses pieds, fut cette rare et vraie modestie de laquelle rien ne le put ébranler, et qui lui fit[1] constamment rapporter à sa garnison toute la réputation qui l'environnoit, et à la pure bonté du Roi l'éclat nouveau dont il brilloit par des grâces si distinguées et si complètes. A le voir, on eût dit qu'il en étoit honteux, et, à travers la joie qu'il ne cachoit pas, on étoit saisi d'une vérité et d'une simplicité si naturelles, qui sortoient de lui, et qui relevoient jusqu'à ses moindres discours. Il le détournoit toujours de ses louanges par celles de sa garnison, et il avoit toujours quelque action de quelqu'un à raconter toute prête pour fermer la bouche sur les siennes. Ce contraste avec Vendôme arrivé de la veille se fit bien remarquer : l'un, élevé à force de machines[2] et entassant les montagnes comme les géants[3], appuyé du vice, du mensonge[4], de l'audace, d'une cabale ennemie de l'État et de ses héritiers, un héros factice[5] érigé tel par volonté en dépit du vrai; l'autre, sans cabale, sans appui que de sa vertu, de sa modestie, du soin de relever les autres et de s'éclipser derrière eux, vit les grâces couler sur lui de source jusqu'à l'inonder, et les applaudissements des ennemis suivis des acclamations publiques, jusqu'à changer la nature des courtisans, qui s'estimèrent comblés eux-mêmes de ses récompenses. N'oublions pas qu'il fit donner six mille livres d'augmentation de pension au chevalier de Luxembourg[6], qui en avoit déjà autant, et qui avoit été

1. *Fit* est en interligne; l'*a* de *constamt* surcharge une autre lettre.

2. On a déjà vu ce mot, au sens de machinations, dans nos tomes V, p. 503, et XII, p. 301, et ci-dessus, p. 17, 266 et 276. « Invention, ruse, adresse d'esprit dont on se sert dans quelque affaire, » disait *l'Académie* de 1718.

3. « Les poètes ont feint que les géants firent la guerre aux dieux, et qu'ils furent écrasés sous les monts qu'ils avoient entassés pour escalader les cieux » (*Moréri*).

4. Le premier *e* de *mensonge* corrige un *a*.

5. Déjà dit ci-dessus, p. 483.

6. *Dangeau*, p. 292; *Sourches*, p. 242.

fait lieutenant général, comme je l'ai dit, pour être entré dans Lille avec le secours et les poudres qu'il y jeta[1].

Extrême honneur que je reçois de Mgr le duc de Bourgogne.

Peu de jours après le retour de Mgr le duc de Bourgogne, Cheverny, sortant d'avec lui tête à tête, et qui étoit homme très véritable[2], me fit un récit que je ne puis me refuser de mettre ici, et que toutefois je n'y puis écrire sans confusion. Il me dit que, lui parlant avec liberté des propos tenus sur lui pendant la campagne, le prince lui dit qu'il savoit comment et avec quelle vivacité j'en avois parlé[3], qu'il étoit instruit aussi[4] de la manière dont M. le prince de Conti s'en étoit expliqué[5], et ajouta que, lorsqu'on avoit la voix de deux hommes semblables, on avoit lieu de se consoler des autres. Cheverny, qui en étoit plein, me le vint raconter à l'instant. Je le fus de confusion d'être mis à côté d'un homme plus supérieur encore[6] à moi en ce genre qu'il ne l'étoit en rang et en naissance; mais je sentis avec complaisance combien M. de Beauvillier m'avoit effectivement tenu parole lorsque je voulus aller à la Ferté[7].

Retour du duc de Berwick à la cour.

Le duc de Berwick arriva à la cour le dimanche 23 décembre[8]. Il ne se contraignit ni en particulier ni en public[9] sur M. de Vendôme, ni sur tout ce qui s'étoit passé en Flandres. A son exemple, presque tout ce qui en étoit revenu commença à parler[10] : les manèges sur le secours de Lille, les mensonges de Pont-à-Marck et de Mons-en-

1. Ci-dessus, p. 348.

2. « Cheverny présentoit plus d'esprit, de morale, de sens et de sentiment qu'il n'en avoit en effet; ... j'en ai été la dupe fort longtemps; d'ailleurs, un honnête homme, » a-t-il dit en 1699 (tome VI, p. 360).

3 Ci-dessus, p. 250 et 469. — 4. *Aussy* est en interligne.

5. Lorsque Conti mourra quelques mois plus tard, notre auteur parlera de la « liaison intérieure d'estime et d'amitié » qu'il y avait entre les deux princes.

6. *Encore* est en interligne. — 7. Ci-dessus, p. 369-370.

8. *Dangeau*, p. 292-293, et *Sourches*, p. 244. Ci-dessus, p. 452-453.

9. Les mots *ny en public* ont été ajoutés en interligne.

10. Personne n'avait osé écrire : ci-dessus, p. 310, 311, 327, 336.

Peule, celui[1] sur les retranchements de Marlborough[2], le passage de l'Escaut, furent dévoilés et mis au clair; l'ignorance où la retenue d'écrire en avoit laissé le gros du monde y causa un étonnement étrange, puis une indignation à quoi la cabale de Vendôme ne put opposer que des verbiages entortillés, et des menaces secrètes, qui démontrèrent encore plus manifestement les vérités si longuement suffoquées[3]. Cette cabale commençoit à être embarrassée du succès si différent de l'arrivée de son héros, du peu de gens qui alloient à Anet, et du bruit fort répandu que Mgr le duc de Bourgogne serviroit la campagne suivante, et n'auroit que des maréchaux de France sous lui[4]. L'air de disgrâce commençoit à se faire sentir; elle ne tarda pas à se déclarer toute entière[5].

Beau projet de reprendre Lille.

Chamillart, pénétré de l'importance de la perte de Lille, amoureux du bien de l'État et de la gloire personnelle du Roi[6], avoit conçu le dessein de le reprendre incontinent après la séparation de l'armée des ennemis et le départ du prince Eugène et du duc de Marlborough de Hollande[7]. Son projet étoit fait, beau, bien conçu, bien digéré; il y avoit mis la dernière main à son dernier voyage de Flandres, et tous ses arrangements faits, jusqu'à des troupes de l'armée qui avoit servi en[8] Dauphiné et en Savoie qu'il

1. *Celuy* surcharge peut-être un *et*. — 2. Ici, *Marlboroug*.

3. Emploi de *suffoquer* au figuré que *l'Académie* ne donnait pas.

4. Ci-dessus, p. 476, et p. 483, note 1.

5. On le verra dans le prochain volume.

6. Avant *du Roy*, Saint-Simon avait répété par mégarde les mots *de la gloire*, qu'il a ensuite biffés.

7. Le duc du Maine avait fait aussi un plan pour reprendre Lille (ci-après, appendice XI, p. 644), et de même le duc de Vendôme, comme on le voit par une lettre qu'il écrivit au Roi le 22 novembre, ci-après, p. 617-619. Quant au duc de Bourgogne, après avoir pensé qu'il serait facile de reconquérir la place, il avait pris son parti de cette perte certaine depuis deux ou trois mois : « L'État, écrivait-il au duc de Beauvillier le 22 octobre, l'État n'a-t-il pas subsisté des siècles entiers sans avoir cette ville, ni même Arras et Cambray? »

8. Le mot *en* est en interligne, au-dessus d'*à l'armée de*, biffé, et,

faisoit venir en Flandres[1]. Il vouloit faire marcher le Roi pour donner vigueur aux troupes[2], et à lui seul l'honneur de la conquête; mais, comme l'argent étoit difficile, et que ce siège seroit cher, il avoit résolu que les équipages seroient courts, et surtout que les dames ne seroient[3] point du voyage, qui ne causent que beaucoup de dépense et d'embarras à mener sur la frontière[4]. Pour s'en mieux assurer, il falloit cacher ce projet en entier à Mme de Maintenon, et obtenir du Roi d'y consentir et de lui en garder le secret jusqu'au bout. Chamlay, à qui Chamillart le confia, et avec qui il acheva de prendre les plus justes mesures, approuva fort cet excellent projet; mais, en ami, il avertit Chamillart qu'il jouoit à se perdre, que Mme de Maintenon ne le lui pardonneroit point; qu'un semblable dessein pour Mons[5], où Louvois ne vouloit point mener les dames, l'avoit perdu sans ressource, quoique plus ancré et plus établi que lui; que tout cela avoit passé sous ses yeux; qu'il se fît sage par un si funeste exemple, et qui avoit suivi la conquête de Mons de si près, puisque lui-même ne pouvoit avoir oublié qu'il savoit par le Roi même que, si Louvois ne fût pas mort le jour qu'il mourut si subitement, il étoit arrêté le lendemain même[6]; et il est vrai que Chamillart me l'a conté, et dit qu'il l'avoit appris du Roi. Chamillart sentit tout le danger; mais il étoit cou-

après *Dauphiné*, il a mis *et en* en interligne, au-dessus d'*et de*, biffé.

1. *Dangeau*, p. 291.

2. Au commencement de 1709, il courra des bruits que Louis XIV doit commander l'armée sur la frontière (*Gazette d'Amsterdam*, n° IX; *Mémoires secrets de Duclos*, tome III, p. 10-11).

3. *Seroient* est en interligne, au-dessus de *fussent*, biffé, et le pluriel a été ajouté plus loin à *causent*.

4. Le dernier exemple remontait à 1692, pour le siège de Namur (notre tome I, p. 34-55); en 1693 (p. 228-231), le Roi s'est séparé très vite des dames, et notre auteur a attribué à ce motif son retour subit.

5. En 1691 : notre tome I, p. 27. Camille Rousset estime (tome IV, p. 402) que les dames n'avaient alors aucune envie d'être emmenées.

6. Il a déjà raconté cela à plusieurs reprises, notamment dans les tomes VI, p. 348, et XV, p. 369, et il le répétera encore plus tard.

rageux, il aimoit l'État, et je puis dire le Roi comme on aime une maîtresse : il le compta pour tout, soi pour rien, et passa outre. Tout bien mâché[1] et bien préparé, il communiqua son projet au Roi, qui fut charmé de l'ordre, de la facilité, de la beauté. Là-dessus, le maréchal de Boufflers, destiné à faire ce siège sous le Roi, eut communication de tout, et fut renvoyé en Flandres sous prétexte d'y donner divers ordres pendant une partie de l'hiver, en effet pour disposer tout sur les lieux et y attendre le Roi[2]; mais, pour ne donner point d'ombrage, on se contenta pour lors de laisser en Flandres les officiers généraux nommés dès avant la fin[3] de la campagne pour y servir l'hiver, sans leur rien communiquer du secret. On ne voulut pas même renvoyer aucun colonel, ni aucun des officiers particuliers qui étoient revenus[4]. Le Roi, engoué de ce projet, et qui n'avoit pas accoutumé[5] de rien cacher à Mme de Maintenon, importuné sans doute de ne travailler à cela que chez lui, avec Chamillart, à des heures rompues, ne put tenir plus longtemps à se mettre au large, se promettant bien qu'il rendroit Mme de Maintenon capable des solides et pressantes raisons[6] qui devoient la faire demeurer à Versailles avec Mme la duchesse de Bour-

1. « Figurément, en parlant d'un homme à qui il faut préparer tellement les affaires qu'il n'y ait plus qu'à y mettre la dernière main, on dit qu'*il lui faut tout mâcher* » (*Académie*, 1718).

2. Dangeau dit, le 21 décembre (p. 292) : « Le Roi donna le soir une longue audience à M. de Boufflers, et, quand il sortit de son audience, on sut que le Roi l'envoyoit en Flandre; il partira mercredi prochain. » Comparez les *Mémoires de Sourches*, p. 244.

3. Les mots *la fin* sont en interligne.

4. « On avoit cru que, le maréchal de Boufflers marchant en Flandre, on feroit repartir les officiers pour retourner à leurs régiments; mais ils n'ont encore eu aucun ordre là-dessus » (*Dangeau*, p. 292).

5. Nous avons déjà rencontré (tome III, p. 290) cet emploi d'*avoir accoutumé*, d'ailleurs admis par *l'Académie*.

6. « On dit qu'un homme est *capable de raison*, pour dire qu'il est en disposition, en humeur, en état d'entendre raison, d'écouter ce qu'on a à lui dire » (*Académie*, 1718).

gogne et toutes les dames. Il lui confia donc cet admirable projet : Mme de Maintenon eut l'adresse de cacher sa surprise, et la force de dissimuler parfaitement son dépit; elle loua le projet, elle en parut charmée, elle entra dans les détails, elle en parla à Chamillart, admira son zèle, son travail, sa diligence, et surtout d'avoir conçu un si beau et grand exploit, et de l'avoir rendu possible. Boufflers partit le 26 décembre[1], et, le même jour, Berwick eut une longue audience du Roi chez Mme de Maintenon[2], où il parla en toute liberté[3] malgré toute sa timide politique; mais il étoit à bout des procédures et des procédés. Les régiments des gardes françoises et suisses eurent ordre le même jour de se tenir prêts à marcher le 1er février[4]. On verra dans les commencements de l'année prochaine[5] le succès[6] de ces grands préparatifs.

Boufflers renvoyé en Flandres. [*Add. SᵗS. 838*]

La tranchée fut ouverte à Gand la nuit du 24 au 25 décembre[7], où le comte de la Motte avoit pour deux mois de vivres, tant pour la garnison que pour les habitants, qui étoient quatre-vingt mille, beaucoup de canons et de mor-

Tranchée ouverte à Gand; la Motte dedans.

1. *Dangeau*; p. 294; *Sourches*, p. 244. Le matin, son fils avait prêté serment entre les mains du Roi, comme survivancier du gouvernement de Flandre. Mme de Maintenon écrivait alors (recueil Geffroy, tome II, p. 186) : « M. de Boufflers.... est l'homme le plus vertueux que je connoisse; il va recommencer à servir à soixante-six ans, fort mal sain, fort mal content de la manière dont on l'avoit fait quitter. Comblé de toutes sortes de bienfaits, honoré de tout le monde, une famille aimable, et n'ayant plus besoin que de repos, il quitte tout cela pour être persuadé qu'il se doit tel qu'il est au Roi, son bienfaiteur, et à l'État. »

2. Dangeau dit, au contraire, que le Roi n'alla chez Mme de Maintenon qu'après avoir donné audience à M. de Berwick; Saint-Simon a mal lu le *Journal*. Comparez les *Mémoires de Sourches*, p. 244.

3. Sur ce qui s'était passé en Flandre entre Vendôme et le duc de Bourgogne : ci-dessus, p. 490.

4. *Dangeau*, p. 294.

5. Dans notre tome XVII. — 6. Au sens d'issue, résultat.

7. *Dangeau*, p. 295; *Sourches*, p. 241, 242 et 244; *Gazette* de 1709, p. 9 et 20-21; *Gazette d'Amsterdam*, 1708, nᵒˢ CI-CIV, et 1709, nᵒ I; Quincy, *Histoire militaire*, p. 604; Pelet, *Mémoires militaires*, p. 158-159.

tiers, et quatre cents milliers de poudre[1]. Mme de Ventadour, qui s'obstinoit à le vouloir voir maréchal de France[2], lui procura encore cette défense pour effacer le funeste succès[3] de ce grand convoi des ennemis qu'il vouloit enlever, et qui le battit si vilainement, par où s'acheva la perte de Lille[4].

La dernière soirée de cette année[5] fut fort remarquable parce qu'elle n'avoit point eu d'exemple. Le Roi étant entré, au sortir de son souper, dans son cabinet avec sa famille, à l'ordinaire[6], Chamillart y vint sans être mandé.

Soirée du Roi* singulière.

1. Ces détails sont pris à Dangeau, p. 291. — 2. Ci-dessus, p. 356.
3. Au même sens que ci-dessus, p. 33, etc.
4. Ces huit derniers mots doivent avoir été ajoutés après coup. — Avant de passer à une autre année, il faut reproduire ici la page du *Parallèle* (p. 281) où notre auteur avait caractérisé les événements qu'il vient de raconter et leurs conséquences : « Me voici arrivé à ces années funestes (de 1708 à 1713) dont les malheurs sont si connus, mais dont les sources sont si ténébreuses, et dont les ténèbres, quoique trop bien éclairées, sont si affreuses, qu'elles ne se peuvent encore, après tant d'années, développer qu'en énigme et en gros. Elles percent le cœur, elles font dresser les cheveux à la tête, elles ont creusé des précipices qui ont pensé engloutir la France, qui, malgré les miracles de la pure Providence, gémit encore, et gémira longtemps sous le poids accablant des suites qui en ont résulté. Le fond de cet abîme d'horreurs n'est pas inconnu, tant s'en faut : mais, semblable à l'enfer d'où il est sorti, quelle est la plume qui oseroit le rendre? Tremblons même d'en approcher. Il est des complots d'une audace tellement incroyable, que cela même les fait réussir : tel fut celui qui ne craignit pas de tout perdre pour s'assurer le nouveau pouvoir sous l'apparent successeur du Roi, et même qui l'étoit, dont l'âge faisoit espérer une fin peu éloignée, à qui la soif de régner sous le nom de ce successeur rendit tout permis. C'est ce qui produisit tous les événements de la campagne de Flandres en 1708, dont les succès et les suites en 1709 réduisirent le Roi et la France à des extrémités inconnues depuis les premières années de Charles VI et de Charles VII. » On peut comparer une lettre de Philippe V à son grand-père (Affaires étrangères, vol. *Espagne* 186, fol. 312), et un article du *Mercure* de décembre 1708, p. 310-333.
5. Il avait oublié *année*, et l'a mis en interligne.
6. Comme à l'ordinaire : ci-dessus, p. 474.

* Il a ajouté après coup, au-dessus de la ligne de manchette, *du Roy*.

Il dit au Roi, à l'oreille, qu'il lui apportoit une grande dépêche du maréchal de Boufflers : aussitôt le Roi donna le bonsoir à Monseigneur et aux Princesses, qui sortirent avec tout ce qui étoit dans les cabinets, et le Roi travailla une heure avec son ministre avant de se coucher, tant il étoit épris du grand projet de la reprise de Lille[1].

1. *Dangeau*, p. 296. Voici le récit des *Mémoires de Sourches* (p. 245) : « Le 31, à onze heures du soir, le ministre d'État de Chamillart vint chez le Roi et fut assez longtemps enfermé avec lui dans son cabinet, et l'on sut qu'il étoit arrivé un courrier du maréchal de Boufflers, par lequel il mandoit qu'il ne voyoit aucune apparence de marcher au secours de Gand, ni de faire aucune autre entreprise, n'y ayant ni artillerie, ni vivres, ni chevaux pour les voiturer, et le pays étant si ruiné qu'on ne pouvoit pas espérer d'y trouver aucune ressource. » La lettre de Boufflers, du 29 décembre, est imprimée dans les *Mémoires militaires*, p. 161-164 ; le maréchal reconnaissait cependant qu'une diversion sur Lille pourrait avoir un bon résultat.

APPENDICE

PREMIÈRE PARTIE

ADDITIONS DE SAINT-SIMON

AU *JOURNAL DE DANGEAU*

806. *Conversation de Saint-Simon avec le duc de Beauvillier.*

(Page 6.)

30 avril 1708. — M. de Beauvillier se promenoit dans le bas du jardin de Marly avec un seigneur[1] de la cour éloigné de son âge, mais intimement avec lui dès longues années, qui lui parla du mystère qu'il faisoit de la destination de Mgr le duc de Bourgogne, et qui le força de la lui avouer; en même temps, il en parla comme d'un parti sage, convenable et nécessaire dans les circonstances d'alors. Son ami n'en convint pas, et alla même jusqu'à lui dire qu'il ne se pouvoit rien faire de plus déplacé et de plus nuisible. Ils entrèrent en dispute : le seigneur lui prédit le succès de la campagne, non des lieux et des opérations, mais en gros, et de ce qui menaçoit Mgr le duc de Bour gogne, qui, quoi qu'il fît, y succomberoit, et dans le monde, et jusque dans le sein de sa royale famille; M. de Beauvillier, l'homme du monde le plus doux et le plus mesuré, perdit patience, accusa ce seigneur de calomnie et de vision, et s'irrita de l'idée qui lui fut présentée de perdre l'héritier nécessaire de la couronne, comme d'une imagination folle et impossible à être conçue, encore plus à être exécutée. Les personnes et les moyens, les vues et les raisons que le seigneur lui en expliqua ne servirent qu'à le prier qu'ils ne s'en parlassent plus; son ami lui promit de ne lui en plus ouvrir la bouche, mais le somma de ne rien oublier de cette conversation. Ce n'étoit que raisonnement, et toutefois une très nette conviction de ce seigneur par tout ce qu'il voyoit et connoissoit de la cour et des personnages. Chacun, au partir de là, le conta à sa femme, et M. de Beauvillier en parla aussi au duc et à la duchesse de Chevreuse, blessé de la chose et peiné contre son ami. La vérité de la prédiction ne tarda pas un mois à pointer. Le seigneur fut étonné de voir M. de Beauvillier entrer fort triste dans sa

1. Saint-Simon lui-même.

chambre, lui conter ce qu'il savoit déjà, et raisonner avec lui sur la conduite. Il ne s'éloigna plus tant de la prédiction, quoiqu'il le fût encore beaucoup, et, à mesure qu'elle se vérifioit, il venoit au conseil, et Mme la duchesse de Bourgogne lui envoyoit Mme de Nogaret, une de ses dames du palais, et qui avoit infiniment d'esprit, de monde, de conduite et de secret, consulter le seigneur, dont cette dame étoit fort amie, et de sa femme; et cela dura jusqu'au retour de l'armée et avant dans l'hiver. M. de Beauvillier fit souvent à son ami amende honorable, et Mme de Chevreuse aussi, et ne le laissèrent pas ignorer à Mgr le duc de Bourgogne. Trop de grands personnages y furent mêlés, dont il y a encore trop de reste, pour donner au net une anecdote si curieuse et si importante, et, par cette même raison, on sera fort sobre en Additions sur les funestes événements de cette campagne.

807. — *Mansart.*

(Page 37.)

11 mai 1708. — Mansart, qui avoit été aide des maçons dans sa première jeunesse, fit sa fortune à pas de géant, et prit le nom de Mansart qu'un autre Mansart avoit illustré par sa capacité et son goût pour les bâtiments et les jardins. Il étoit devenu familier et insolent au dernier point, et toutefois étoit assez bon homme. Il étoit ignorant dans son métier, et de Coste, son beau-frère, ne l'étoit guères moins, quoique le premier après lui dans les bâtiments. Ils tiroient tout d'un dessinateur qu'ils tenoient clos et à l'écart chez eux, qui s'appeloit l'Assurance, sans lequel ils ne pouvoient rien. L'adresse de Mansart étoit d'engager le Roi dans des entreprises ou longues ou fortes, par des riens en apparence, et de lui montrer des plans imparfaits, qui missent au Roi le doigt sur la lettre sans que personne s'en mêlât. Alors Mansart s'écrioit qu'il n'auroit jamais trouvé ce que le Roi proposoit, s'éclatoit en admiration, protestoit qu'il n'étoit qu'un écolier dans son art auprès de lui, et le conduisoit de la sorte où il le vouloit, sans que le Roi s'en défiât le moins du monde. Il entroit à toutes heures dans le cabinet du Roi, s'y mêloit dans la conversation, tenoit le dé, attaquoit le Roi, tiroit un fils de France, frappoit sur l'épaule à un prince du sang et aux plus grands seigneurs; et tout étoit en respect devant lui, car il ne laissoit pas d'être dangereux, et il n'y avoit ni ministre ni faveur qui ne le ménageât. Il s'étoit prodigieusement enrichi. Sa mort, qui fut attribuée à une indigestion qui fut singulièrement traitée, fit beaucoup parler tout bas, d'autant que ceux qui le traitèrent, c'est-à-dire le chef[1], ne parut pas se contraindre en le condamnant. Le Roi n'en parut pas fort touché, et la cour encore moins. Il avoit fait un beau pont de pierre à Moulins. Il l'étoit allé voir tout achevé, et étoit revenu triomphant de son ouvrage, qu'il n'avoit pas suffisamment fondé. Un mois après, M. de Charlus, lieutenant général

1. Fagon : ci-dessus, p. 41 et 45.

de cette province et père du marquis puis duc de Levis, ayant paru devant le Roi, où il ne se montroit guères, et arrivant de chez lui, Mansart, qui s'y trouva, pria le Roi de demander des nouvelles de son pont à M. de Charlus, sur lequel il se donna largement de l'encens. Charlus ne disoit mot; à la fin, le Roi lui en demanda des nouvelles. « Sire, répondit froidement Charlus, je n'en ai point depuis qu'il est parti; mais je le crois bien présentement à Nantes. — Comment, dit le Roi, de qui croyez-vous que je vous parle? c'est du pont de Moulins. — Oui, Sire, répliqua Charlus, c'est le pont de Moulins aussi qui s'est détaché tout entier, et tout d'un coup, la veille que je suis parti, et qui s'en est allé à vau-l'eau. » Le Roi et Mansart demeurèrent aussi étonnés l'un que l'autre, et le fait se trouva vrai. Il en étoit déjà arrivé autant, et de la même façon de Mansart, au pont de Blois. Comme il gagnoit infiniment aux ouvrages, aux marchés, et en tout ce qui regardoit les bâtiments, il ne songeoit qu'à engager le Roi tant qu'il pouvoit, et, comme il n'avoit aucun goût, ni le Roi non plus, il n'y a eu que des dépenses immenses, sans beauté, sans commodité et sans agrément; et ce qui a fait la chapelle de Versailles telle qu'elle est, c'est que Mansart n'a songé qu'au coup d'œil de la tribune, parce que le Roi descendoit fort rarement en bas, et, pour l'exhaussement de cette chapelle, qui fait l'effet du monde le plus choquant par-dehors, il espéroit engager le Roi à exhausser d'un étage tout le château de Versailles et ses deux ailes, pour cacher cette difformité, et, sans la guerre, dont il ne vit pas la fin, il en seroit venu à bout.

808. — *D'Antin fait directeur général des bâtiments.*

(Page 50.)

11 juin 1708. — Le Roi dégrada la charge d'un valet pour la donner à un seigneur : d'Antin ne fut que directeur, et Mansart étoit surintendant et ordonnateur. Bien des gens étoient après cette charge, qui avoit un rapport continuel avec le Roi et donnoit toutes sortes d'entrées, et à toutes heures, par les derrières, et un profit immense. Le choix balança longtemps; il est si aisé d'y voler gros, que le Roi en fut en peine. On ne douta point de l'exclusion de d'Antin sur une question que le Roi fit à Monseigneur, sur laquelle il lui ordonna de lui répondre net; Monseigneur ne fit que baisser la tête en signe d'oui, sans proférer un mot. « Je vous entends, dit le Roi; je le voulois savoir. » Les prétendants, éveillés, le surent aussitôt, et s'en réjouirent; leur étonnement n'en fut que plus grand vingt-quatre heures après.

809. — *Le marquis de la Frette.*

(Page 56.)

13 mai 1708. — On a vu[1] quel étoit la Frette à l'occasion du duc de Chaulnes, ambassadeur à Rome; il suffit de dire que personne ne sut

1. Dans le *Journal*, à la date du 5 janvier 1699.

jamais mettre à si grand profit une mort civile, et vivre si largement de procès et de petites tyrannies dans ses terres. Il étoit vieux. Son nom étoit Gruel, de très petits gentilshommes, dont l'un fut chevalier du Saint-Esprit d'Henri IV à la prière du comte de Soissons, prince du sang, à qui il étoit, et à qui Henri IV le sut bien dire.

810. — *Montgivrault et son frère le Haquais.*

(Page 62.)

24 mai 1708. — Montgivrault ne fut jamais gentilhomme, et le Haquais, son frère aîné, ne s'en piqua jamais. Cet aîné avoit été avocat général de la Cour des aides avec une grande réputation d'éloquence, de savoir et de probité, et avoit été, de jeunesse, ami intime du chancelier de Pontchartrain, qui étoit alors *in minoribus*. Lorsqu'il fut en fortune, il fit pour son ancien ami des bagatelles de sa convenance, parce qu'il étoit très modeste, très désintéressé, et qu'il n'en voulut jamais davantage. Il étoit de tous les voyages de Pontchartrain, et, ce qui est estimable, il y étoit comme le maître de la maison sans s'y mêler de rien : les valets en respect, et les amis en attention pour lui. Tout le monde l'aimoit. Il étoit gai, plaisant, plein de saillies et de reparties avec beaucoup d'esprit, et toujours dans sa place de petit bourgeois, dont toute l'intime confiance du ministre et la considération extrême qu'il lui marquoit en tout ne le put jamais déranger. Sur les dernières années, sa piété s'accrut de telle sorte, que le Chancelier et sa femme, qui l'aimoient autant l'un que l'autre, ne l'avoient pas tant qu'ils vouloient, et l'appeloient leur muet, parce que la charité avoit mis un cachet sur sa bouche, auquel on perdoit beaucoup. Il ne fut point marié, ni son frère Montgivrault, dont il faisoit fort peu de cas. Celui-ci avoit été chassé scandaleusement par Louvois pour friponneries dans les fortifications; soit qu'il fût vrai ou faux, il étoit fort riche, et son aîné ne l'étoit pas. Montgivrault avoit beaucoup d'esprit, se connoissoit fort en bonne chère, et la faisoit fort souvent à bonne compagnie, et même à des gens distingués à la cour, et s'étoit fait un petit tribunal chez lui, où bien des gens étoient bien aises d'être reçus. Il avoit magnifiquement accommodé cette maison de Courcelles, et avoit mis ses armes partout, jusqu'aux cheminées et aux plafonds. M. de Chamillart l'acheta lors de sa disgrâce, et y a passé bien du temps, et sa femme, après lui, s'y retira tout à fait et y est morte[1].

811 et 812. — *La comtesse de Gramont.*

(Page 72.)

4 décembre 1692. — .... Sa femme[2], qui avoit le port et l'air d'une

1. Le 26 juillet 1731.

2. Le commencement de cette Addition, sur le comte de Gramont, a été placé dans notre tome XIV, en regard de la page 262.

reine, en avoit aussi toutes les manières. Rien de plus salé, de plus instruit, de plus digne, de plus trayé pour ses compagnies, ni de plus recherché à la cour. Son dédain naturel étoit tempéré par une piété haute et éclairée, qui en avoit fait une véritable pénitente. Le Roi avoit pour elle un goût que la jalousie et l'art de Mme de Maintenon, ni toutes les tares de jansénisme qu'elle ne redoutoit guères, ne purent jamais vaincre. Elle avoit tant d'esprit, qu'elle ne donnoit aux autres, et qu'elle allioit les devoirs et le respect de femme avec la parfaite connoissance et le plus vrai mépris des déportements et des misères de son mari. Elle lui apprit, dans cette maladie, les premiers éléments de la religion, et, comme elle lui récitoit le *Pater* : « Comtesse, lui dit son mari, répétez-moi encore cela ; cette prière est belle. Qui l'a faite? » Telle étoit son ignorance. Ils n'eurent que deux filles, laides, et plus dans les aventures et le grand monde que les belles, et toutes deux filles de Mme la Dauphine de Bavière. L'une épousa un Howard qu'on appeloit Mylord Stafford, qui passoit sa vie avec les nouvellistes des Tuileries, où il étoit même méprisé, qui se brouilla bientôt avec elle, et s'en allèrent séparément en Angleterre, où ils sont demeurés sans enfants ; l'autre mourut abbesse de Poussay, en Lorraine, après plusieurs années de pénitence. La comtesse de Gramont eut beaucoup de considération et d'amis, et étoit partout fort comptée.

3 juin 1708. — La comtesse de Gramont avoit l'air d'une reine : beaucoup d'esprit et de grâce, du tour beaucoup dans l'esprit, et d'excellente compagnie ; haute, mais avec connoissance de ce qu'elle devoit. Elle avoit été élevée à Port-Royal-des-Champs, et en avoit conservé tout le goût à travers les égarements de la beauté et de la jeunesse, et avoit vécu avec son mari, de la mort duquel on a parlé[1], et, à cette occasion, de sa vie et de son mariage, de manière à se faire considérer. Le goût que le Roi eut toujours pour elle la mit de tout, et l'avoit faite, en son temps, dame du palais de la Reine. Mme de Maintenon la ménageoit et la craignoit auprès du Roi ; il n'y avoit qu'un coin à la prendre, c'étoit celui de Port-Royal, dont la faveur ni les menaces ne la purent jamais détacher. Elle se fit même, dans les dernières années de cette fameuse abbaye, une affaire très sérieuse pour s'y être enfermée pendant toute l'octave du Saint-Sacrement. Ses dernières années furent toutes pour Dieu, et ce n'étoit pas sans de grands et courageux sacrifices. Ses frères avoient beaucoup d'esprit et de courage, très aimables, mais particuliers, qui ne se marièrent point. Sa sœur avoit épousé le fameux Tyrconnel qui soutint si bravement l'Irlande, jusqu'à la fin de sa vie, pour le roi Jacques. La comtesse de Gramont étoit une femme que tout le monde comptoit et ménageoit, et qui étoit fort aimée de ses amis, dont elle avoit plusieurs.

1. Dans la première partie de l'Addition qui précède.

813. — *Les deux filles de la comtesse de Gramont.*

(Page 73.)

31 décembre 1685. — Les deux filles de la comtesse de Gramont n'ont pas prospéré, avec de l'esprit comme deux démons, méchantes et galantes à l'avenant, quoique fort laides, et filles de père et mère parfaitement bien avec le Roi, sans frère, et avec peu de bien. L'aînée, pour faire une fin, se fit abbesse de Poussay, qui est un chapitre en Lorraine, où, devenue dévote, elle a fini par le cloître sur ses vieux jours. La cadette épousa un espèce d'imbécile de Mylord Stafford, catholique, toujours à Paris, qu'elle remena en Angleterre, où elle en a eu quelque bien, et point d'enfants, et y est restée.

814 et 815. — *Lord Stafford.*

(Page 74.)

6 avril 1694. — Catholique, depuis bien des années en France, fort extraordinaire et en obscure compagnie, vieux et assez riche, à qui on avoit donné le sobriquet de Mylord Caca.

27 juillet 1694. — Le gendre du comte de Gramont étoit Howard, cadet de la maison des ducs de Norfolk, et le gendre de la comtesse de Roye étoit Wentworth, de la maison du fameux comte de Strafford, le martyr de Charles I, et la première victime du Long parlement d'Angleterre. Le premier s'écrit Stafford, et l'autre Strafford.

816. — *Mariage du marquis de Courcillon avec Mlle de Pompadour.*

(Page 83.)

5 juin 1708. — Dangeau ne pouvoit pas trouver un meilleur parti pour son fils, ni M. et Mme de Pompadour un à leur fille plus dans leur goût. Ils étoient riches, très malaisés, et ne pouvoient rien donner, et Dangeau pouvoit attendre, et trouvoit tout avec cela. Eux étoient passionnés de la cour, et n'avoient jamais pu y prendre. Le mari étoit un homme triste, qui s'étoit enterré dans l'obscurité dès sa jeunesse, et qui n'avoit point servi : ils s'étoient mariés, lui et sa femme, par amour. Il étoit usé, leurs affaires en désordre, l'ennui les poursuivoit, et la rage de la cour les avoit saisis l'un et l'autre. Le mari devenoit menin de Monseigneur; la femme, par Mme de Dangeau, se flattoit des Marlis et des places qui pouvoient la mettre par elle-même. C'étoit pour eux les cieux ouverts, et Mme d'Elbeuf, sœur de Mme de Pompadour, y comptoit bien trouver ses convenances.

817 et 818. — *Lanjamet.*

(Page 90.)

5 mai 1692. — Ce Lanjamet étoit un de ces impudents[1] de cour qui se fourrent partout, et qui, avec de l'esprit et de la persévérance, percent à force d'effronterie, de babil, et d'imposer aux sots. C'étoit un fort petit homme, grand causeur, qui avoit un nez de perroquet, crochu et d'une élévation à surprendre. Il avoit eu une lieutenance aux gardes, n'étoit point fripon et avoit de la valeur, mais décidant et impertinent à merveilles, et ne laissoit pas d'avoir quelques amis parce qu'il étoit sûr. Il s'étoit introduit, je ne sais comment, chez M. de Seignelay, où pourtant la compagnie étoit fort trayée, et il passoit presque toute sa vie dans les maisons ouvertes de Versailles, d'où il ne sortoit point; et ce petit mérite lui fit attraper un petit gouvernement en Bretagne, où son effronterie ne lui réussit pas si bien qu'à la cour. Il y étoit allé faire un tour, et alla aux états une année que M. de la Trémoille les tenoit, et y entra comme les autres; mais, ce jour-là, quand ce vint à délibérer, la noblesse se mit à crier qu'elle n'opineroit point qu'on ne fit sortir ceux qui n'avoient pas droit d'y assister. M. de la Trémoille jeta les yeux partout, et représenta qu'il ne voyoit personne qui n'y pût être. Le cri redoubla, et, à la fin, il s'éleva des voix qui crièrent qu'il falloit faire sortir Lanjamet, qui se leva fort déconcerté, sortit sans dire une parole, et apprit ainsi à qui ne le savoit pas qu'il n'étoit pas gentilhomme, parce que tout gentilhomme breton a droit d'assister aux états. Il disparut du lieu de leur tenue, où sa naissance fut mise au net, et, malgré tout bruit, cette aventure ne fut guères sue à la cour, où Monsieur le Duc et M. le prince de Conti le souffroient, le premier par le comte de Fiesque, l'autre parce qu'il étoit fort accessible. On ne laissa pas d'être fort étonné de le voir aide de camp du Roi. Il étoit fort chez Monsieur le Grand, qui le protégeoit, et bien avec Cavoye, du reste du temps de M. de Seignelay. Il se maria enfin à la fille d'un avocat, belle et intriguante à merveille, méchante et intéressée à l'avenant, qu'il fourra chez Monsieur le Grand tout dans les fins, et qui brouilla Mlle d'Armagnac avec le prince Charles, à ne se plus voir. Elle se remaria depuis à Brilhac, capitaine aux gardes, ami et compagnon de table du prince Charles, et fit des siennes tant et plus.

6 juin 1708. — Lanjamet étoit un de ces champignons de cour qui s'y aident de tout, dont l'impudence fait toute la consistance, et qu'on est toujours surpris d'y trouver partout. Il avoit été longtemps lieutenant au régiment des gardes, et avoit de l'esprit et de la valeur; avec cela, il se fourra dans les maisons ouvertes, puis dans d'autres, et se fit des amis. C'étoit un petit homme, avec un nez de perroquet fort étrange qui tenoit tout son visage, qui parloit, décidoit, s'intriguoit et se rendoit familier à manger dans la main. Il étoit Breton, et moins que rien.

1. Par erreur, le copiste a écrit : *imprudents.*

M. de la Trémoïlle présidant aux états de Bretagne, et voulant faire opiner la noblesse, les voix s'élevèrent confusément, et dirent qu'on fît sortir qui n'avoit pas droit d'opiner. Tous les gentilshommes l'ont, si jeunes et si gueux qu'ils soient; mais il faut être gentilhomme : M. de la Trémoïlle jeta les yeux partout, et dit qu'il ne voyoit là personne qui n'eût droit d'opiner. Alors toutes les voix s'écrièrent : « Lanjamet, Lanjamet! qu'il sorte, ou nous n'opinerons point! » A ce bruit, Lanjamet sortit sans se défendre, et ne parut plus aux états; mais il revint à la cour aussi impudent qu'auparavant. Cela apprit à M. de la Trémoïlle et à bien d'autres qu'il n'étoit pas gentilhomme. Monsieur le Grand, Mme d'Armagnac et leurs familles, la duchesse du Lude le protégeoient fort, et lui obtinrent un petit gouvernement en Bretagne. Il étoit pauvre, et ne bougeoit de Versailles, logé à la ville, et n'alloit jamais à Marly. La femme qu'il épousa avoit été assez belle; c'étoit la veuve d'un procureur au Parlement, grande intriguante, galante, méchante comme un serpent, avec bien de l'esprit et bien de l'impudence. Elle se fourra par son mari chez Monsieur le Grand, et mit à la fin la division dans cette famille, dont aucun ne la voulut plus voir à l'exception du prince Charles. Quelque néant que fût Lanjamet, ce fut pour lui un mariage honteux.

819. *Enlèvement de Mlle de Roquelaure.*

(Page 94.)

30 mai 1708. — Cet enlèvement fit un furieux éclat. Le mariage avoit été fait et rompu par les pères et mères sans que les parties se connussent. Le prince de Léon n'avoit jamais servi, et, malgré cela, avoit si bien fait, qu'il n'étoit point mal avec le Roi. Son père ne lui donnoit rien, et il se ruinoit avec une comédienne qui s'appeloit Florence, dont M. le duc d'Orléans avoit eu un fils et une fille qui a épousé depuis Ségur, fils de celui qui avoit fait un enfant à la fille de M. de Saint-Aignan, abbesse de la Joye, et qui en accoucha en plein Fontainebleau : le fils, pendant la Régence, fut évêque-duc de Laon, puis archevêque de Cambray avec force abbayes. M. de Rohan se plaignoit fort de ce ménage, et eut souvent l'alarme que son fils n'épousât, ou même n'eût déjà épousé Florence; le fils, qui espéroit devenir riche en se mariant, fut outré de la rupture, et prit le parti de l'enlèvement du consentement de la fille, qui étoit fort laide et bossue, qui n'étoit plus jeune, et que sa mère n'aimoit guères, et qui craignoit de pourrir en couvent.

820. *Le Roi fait le mariage du prince de Léon avec Mlle de Roquelaure.*

(Page 111.)

17 juin 1708. — Plus la duchesse de Roquelaure étoit outrée de l'aventure de sa fille, plus elle avoit raison de vouloir le mariage, et,

si l'on se souvient de ce qui a été dit sur elle[1], on ne sera pas surpris que le Roi y ait mis toute son autorité, surtout ne lui en coûtant rien qu'une permission au duc de Rohan de substituer tous ses biens de Bretagne.

821. *Le cardinal de Bouillon à la Ferté-Vidame.*

(Page 114.)

24 mai 1710. — Le cardinal de Bouillon erra longtemps d'abbaye en abbaye dans l'espérance que sa disgrâce finiroit. Il avoit son compte, ayant persévéré à Rome jusqu'à ce qu'il eût recueilli le décanat; il en avoit fait fonction au conclave et à ses suites, et surtout à l'année sainte, dont il eut grand soin de conserver les monuments par les portraits qu'il fit faire de soi dans ces différentes fonctions de doyen du sacré collège. Il avoit lieu de croire le Roi content de son exil, du dépouillement de sa charge[2], et surtout de la fortune du fils de la belle Mme de Soubise au dépens de lui et des siens. Il étoit cousin germain du feu maréchal de Lorge, et, quoiqu'en nulle liaison avec le duc de Saint-Simon son gendre, il trouva commode de séjourner chez lui à la Ferté, allant de Cluny à son abbaye de Saint-Ouen de Rouen et retournant de cette abbaye à celle de Saint-Waast d'Arras; mais, ce dernier séjour, demandé pour quelques jours, il le prolongea près de trois mois : tellement que, ce lieu n'étant qu'à vingt lieues de Versailles, le Roi s'en fâcha à la fin, parce qu'il n'avoit pas permission d'approcher plus près de la cour que de trente lieues; et cependant le Roi ne voulut ni l'en faire sortir, ni exiger du maître du lieu qu'il lui fit une malhonnêteté. Ce fut de là qu'il travailla le plus à son retour, et il envoyoit tant de gens de côté et d'autre, qu'il ne lui demeuroit souvent que deux ou trois domestiques. Les jésuites étoient ses fidèles amis; il négocioit aussi avec Saint-Sulpice et Monsieur de Chartres[3], duquel il ne fut pas content, et, sur la fin, et son parti pris en lui-même, il ne le ménagea pas dans ses plaintes. Il disoit quelquefois la messe à la chapelle et à la paroisse, et il y officia à la fête du Saint-Sacrement, qu'il porta à la procession. Il ne manquoit guères, au sortir de l'église, d'avertir les paysans et le curé de se souvenir bien de ce qu'ils venoient de voir un prince et un doyen des cardinaux, le premier homme de l'Église après le Pape, célébrer la messe dans leur paroisse. Le curé étoit souvent honteux des misères de vanité qu'il lui déployoit, et avoit pitié du désespoir de ses plaintes. Il alla de là à la Trappe, qui en est proche : il avoit fort connu et visité quelquefois le réformateur[4], et y avoit vu M. de Saint-Louis,

1. Ce membre de phrase a été biffé par un correcteur, qui a également corrigé ensuite *ne sera pas* en *ne doit pas être*.
2. Ici, le correcteur a ajouté en interligne *de grand aumônier*.
3. Le correcteur a ajouté en interligne *Godet-Desmarets*.
4. Le nom de *Bouthillier de Rancé* a été ajouté de même.

vieux brigadier de cavalerie fort estimé, qui y a été trente ans retiré, et qui vivoit encore. Il lui déploya toutes ses amertumes : le solitaire l'exhorta du mieux qu'il put, et lui parla de son âge et de la mort; mais le cardinal s'écria vivement, et plusieurs fois, qu'il ne vouloit pas mourir, et qu'il ne lui parlât point de cela, et s'en revint fort vite : aussi étoit-il esclave de sa santé[1]....

822. *Le duc de Bourgogne part pour l'armée un jour néfaste.*

(Page 128.)

14 mai 1708. — Si le Roi, qui ne partoit jamais un vendredi avec scrupule, ce qu'on a peine à comprendre, eût étendu ses chimères de jours heureux et malheureux plus loin, il n'auroit jamais laissé partir son petit-fils pour une campagne au 14 de mai, jour de la mort d'Henri IV et de Louis XIII, ou l'auroit plus craint que nul autre par le succès qu'eut cette campagne.

823. *Entrevue de Fénelon et du duc de Bourgogne.*

(Page 130.)

18 mai 1708. — L'attention du Roi, ou plutôt de Mme de Maintenon, étoit extrême pour couper toute communication entre Mgr le duc de Bourgogne et l'archevêque de Cambray; celle du monde n'étoit pas moindre à ce passage, et l'amitié et la confiance du prince pour lui étoient si parfaites et si connues, que nulle considération présente ne put empêcher l'effet de celles de l'avenir, dans un pays où on se munit toujours de projets et d'espérances : en sorte que Monsieur de Cambray eut toujours chez lui une cour d'autant plus grosse et plus distinguée qu'on n'eut pas de peine à s'apercevoir de la violence que Mgr le duc de Bourgogne se fit, toutes les deux fois qu'il passa à Cambray, pour exécuter les ordres qu'il avoit reçus à l'égard de son cher précepteur.

824. *La comtesse de Pontchartrain.*

(Page 138.)

23 juin 1708. — Mme de Pontchartrain étoit tout à la fois le modèle et la coqueluche de la cour, l'esclave et la victime d'un mari barbare, et l'adoration de son beau-père et de sa belle-mère, qui ne s'en consolèrent jamais; la vertu la plus universelle, la bienséance la plus accomplie, l'esprit le plus sensé, le plus naturel, le plus aisé, la sagesse la plus exacte et la plus gaie, la sensibilité la plus retenue, la modestie la plus respectée, la sainteté la plus soutenue, la plus aimable, la plus aimée, la femme la plus amèrement et la plus universellement regrettée qui ait paru à la cour. Sa seule considération empêcha par deux fois son mari d'être chassé, qui, à sa mort, donna

1. La suite sera placée en regard de la page 58 du tome VIII de 1873.

des scènes et des comédies non pareilles. Ce fut un honneur particulier que le Roi fit au Chancelier de lui envoyer faire compliment à cette occasion, qu'il savoit lui être vraiment cruelle.

825. *Mot du prince Eugène à Biron.*

(Pages 200-201.)

1er juin 1709. — .... Quoiqu'il[1] fût très mesuré naturellement, il n'avoit pu s'empêcher de s'échapper avec Biron, prisonnier à Audenarde. Il l'avoit connu en France autrefois, mais sans aucun commerce depuis. Après les premières civilités, Biron lui fit des compliments sur ses victoires, et le loua fort sur celle de Turin et sur ses autres exploits. « Je suis pourtant un homme, lui répondit le prince Eugène, que le Roi a méprisé. Mon père est mort dans ses armées colonel général des Suisses. C'est une belle charge, dont le Roi ne crut pas dignes ni mon frère ni moi ; il aima mieux la donner à M. du Maine. Il est doux, Monsieur, de lui faire sentir que je méritois un autre traitement, et que je ne mérite point les mépris.... »

826. *La lettre du comte d'Évreux.*

(Page 235.)

17 mars 1709. — On expliquera bientôt ailleurs[2], plus commodément qu'ici, ce qui regarde cette lettre du comte d'Évreux.

827. *Le maréchal de Noailles.*

(Page 376.)

2 octobre 1708. — Le maréchal de Noailles mourut sans fièvre en deux jours, précisément de gras-fondu comme les chevaux, et sa mort fut semblable à sa vie. Il l'avoit toute passée en bas courtisan, portant la queue de Mme de Montespan tandis que celle de la Reine ne l'est que par un page, un porte-manteau ou un exempt des gardes du corps, suivant les lieux, faisant sa cour à tous les commis des ministres, et d'ailleurs l'homme du monde le plus haut, le plus glorieux et le plus brutal ; fort particulier, et sa chambre ouverte seulement à l'exquis de la cour, ou des besoins, et sans nul autre que de faire sa cour[3]. C'étoit un homme qui faisoit ses dévotions sans cesse et de tout temps, et qui étoit fort accusé d'aimer les filles : on prétend que ce goût avança fort Rouillé du Coudray, son ami de plaisir. Il y

1. Le prince Eugène. — Le commencement et la fin de cette Addition trouveront place dans la suite des *Mémoires*, en regard de la page 409 du tome VI de l'édition de 1873.

2. Dans l'Addition à l'article du 10 avril 1709, qui prendra place au prochain volume.

3. Les douze derniers mots ont été biffés par un correcteur.

a un conte qui a passé pour vrai, mais qu'on ne garantit pas, et qu toutefois doit trouver place ici. Vers les derniers temps qu'il fut capitaine des gardes, et étant en quartier dans l'appartement de quartier, son frère le cardinal de Noailles arriva dans sa chambre plus matin qu'on ne l'attendoit. Le maréchal étoit au lit, qui lui cria languissamment de s'en aller, qu'il se mouroit d'une migraine, qu'il ne pouvoit voir le jour ni entendre remuer. Le cardinal, qui étoit entré tout à coup, et à qui l'on n'avoit point parlé que le maréchal se trouvât mal, fut surpris, et voulut lui faire des questions; et l'autre de couper court, et de s'en défaire. A la fin, il l'éconduisit, et en demeura en sueur froide: c'est que la petite Chappe, de la musique du Roi, étoit entre deux draps avec lui, qui, transie à la voix du cardinal, s'étoit tapie sous la couverture vers le pied du lit, où elle étouffoit et n'osoit remuer, et le maréchal étoit au non plus dans les horreurs[1] que le cardinal ne demeurât là, ou ne vint à s'apercevoir de quelque chose. Il ne se consola point d'avoir donné sa charge à son fils; ce lui fut un ver rongeur qui dura le reste de sa vie: il croyoit n'être plus rien, et se trouvoit tout désœuvré. Il ne put recevoir les sacrements qu'on lui avoit portés, et il fut toujours au milieu de toute la cour, qui remplit sa chambre sans cesse, et mourut ainsi au milieu de la cour. Le Roi et Mme de Maintenon l'aimoient par une grande habitude, parce qu'ils n'avoient rien à soupçonner sur son esprit court et lourd, ni sur ses vues; sa bassesse et infatigable servitude les flattoit et les rassuroit, outre son orgueil, qui rampoit à leurs pieds et trembloit sous leurs moindres regards. La magnificence, qu'il aimoit, leur étoit encore fort agréable, et à la cour, et dans les emplois qu'il avoit eus; mais ils n'aimoient point sa femme, dont ils craignoient l'esprit, les vues et les manèges. C'étoit une des plus habiles femmes de la cour en tout genre, qui fut l'âme et tout l'emploi de la fortune de son mari; bonne mère, bonne amie, et qui faisoit les plus grandes choses pour sa famille, au milieu du monde, en se jouant toujours, riant comme si elle n'avoit eu rien à faire, avec tant d'art et d'aisance, de discernement et de grand sens, qu'il n'y avoit pas moyen de se dépêtrer d'elle, ni de résister à ce qu'elle vouloit; et c'est ce qui la fit éloigner du Roi et de Mme de Maintenon tant qu'ils purent. C'est à elle à qui tous les grands et nombreux établissements de sa famille sont dus, qui, non contente de tant de filles, en a encore adopté et marié de ses plus proches; avec une étendue de cœur, une gaieté et une égalité d'esprit, une application sans relâche, nuagée de bagatelle et de riens, qui en ont fait un personnage unique. Elle a vécu loin de la cour et du monde depuis la mort de son mari, et en vraie patriarche de sa nombreuse famille, avec une considération solide au dehors.

1. Ainsi dans le manuscrit.

828. — *La maréchale de Villeroy.*

(Page 387.)

19 octobre 1708. — La maréchale de Villeroy étoit Cossé, et très riche par l'extrême prédilection de la duchesse de Brissac, sa mère, qui étoit Gondy, qui, toutes deux, par l'événement, sont devenues héritières de leurs maisons. La mère du maréchal de Villeroy étoit Créquy-Lesdiguières, dont tous les biens sont à la fin fondus aux Villeroy, et c'est toutes ces successions qui les a[1] rendus si riches. Toutes les deux, en leur jeunesse, avoient été un peu galantes : le dernier maréchal en voulut faire un éclat ; le maréchal son père, qui en savoit plus que lui, le retint par son propre exemple. Cette raison, la disproportion de leurs esprits et de leurs manières, peut-être celle de la naissance, ne mirent entre eux qu'une union de bienséance, et il est vrai qu'il en échappoit quelquefois d'étranges sorties à la maréchale. Un jour entre autres, étant à table à Versailles avec beaucoup de monde, il arriva au duc de Villeroy d'offrir d'un plat à Cossé qui, par la suite, devint duc de Brissac, et de lui dire : « Cossé, en voulez-vous ? — Comment Cossé ? reprit la maréchale furieuse, il est bien Monsieur pour un petit compagnon comme vous ? » Peu à peu la raison la corrigea, et la piété la tua. Elle étoit devenue horriblement grosse, étoit fort courte, ne pouvoit presque se remuer, et sembloit un gros perroquet qui marchoit, dont elle avoit le visage et deux gros yeux dont elle ne voyoit presque plus. C'étoit une des femmes de France qui, avec le plus de hauteur, avoit le plus de politesse, et de cette politesse noble et discernée qui est devenue si rare. Personne n'avoit ni plus d'esprit, ni plus de sens, ni un tour plus agréable, plus naturel, avec plus de justesse ; plaisante et unique quand il lui plaisoit, et toujours avec dignité. Tout le monde ne lui convenoit pas ; mais la compagnie la plus trayée, la plus distinguée étoit chez elle. La meilleure et la plus sûre amie du monde, et du meilleur conseil, et, avec toute sa gloire, la société du monde la plus aisée et la plus délicieuse, et, depuis un grand nombre d'années, la femme de France qui se respectoit le plus, et se faisoit le plus naturellement respecter aux autres. Les grands airs de son mari la désoloient par leur ridicule, et le plaisant étoit qu'il la mettoit au désespoir d'être sans perruque chez elle, ce qui lui arrivoit souvent : elle n'osoit se l'avouer ; mais, dans le vrai, elle se sentoit blessée de ce manque de respect. Elle étoit depuis longtemps dans une piété solide. Lorsque son mari fut en Italie, elle eut le bon sens d'en sentir tout le poids, et de n'être point éblouie ni de l'éclat de son envoi, ni de la faveur brillante qui suivit son retour. Elle fut outrée de sa prison, et ne le fut pas moins, à son retour, de ce qu'il ne voulut jamais croire le chevalier de Lorraine et entrer dans le Conseil, comme il a été dit

1. Ainsi au singulier.

ailleurs[1], et quitter le commandement des armées, où, avec trop de raison, mais de silence, elle le croyoit si peu propre. Sa catastrophe de Ramillies, et surtout son opiniâtreté à se roidir contre les bontés du Roi à ne vouloir pas demander son retour, lui causèrent une douleur dont elle n'a pu se consoler, et la disgrâce de son mari lui fut d'autant plus pesante qu'à lui-même qu'elle sentoit bien qu'il la méritoit en entier. Sa piété étoit déjà fort augmentée; elle lui imposa un silence entier sur ces malheurs et sur Chamillart, qu'elle accusoit de les avoir fort aggravés. Elle porta cette vertu jusque-là que, si un ami intime, et tête à tête, se licencioit contre lui, tout aussitôt elle changeoit de discours, et, si l'ami continuoit, elle le faisoit agréablement taire. Quelquefois il lui arriva de dire à de tels amis que les Villeroy n'étoient pas si mauvais qu'on le croyoit, et on la voyoit occupée en des réparations continuelles. Elle tomba entre des mains saintes, mais brutales, qui abusèrent de la direction et la mirent au tombeau. Peu à peu elle se retira de tout, et en vint à passer les étés entiers seule à Villeroy, et les hivers à Paris, et à défendre sa porte. Ses plus intimes n'y alloient qu'invités, ou avec permission, et de loin à loin. Cette femme de conversation si charmante et si abondante étoit devenue si pesante à parler et à entretenir, par tous les retranchements qu'elle s'imposoit, et qu'elle exigeoit des autres, qu'on en étoit à ne savoir que lui dire. Ce silence, qui n'étoit coupé que par la prière et des lectures de piété qu'on lui faisoit, attaqua si fort sa santé, que deux ou trois ans de cette vie la tuèrent, et sans que ce beau confesseur si indiscret voulût jamais prendre la peine de la venir voir en quatre ou cinq jours de maladie qui l'expédièrent, et où, sans ce barbare, elle reçut ses sacrements, et fit une fin digne d'une telle vie, et dont son mari n'eut aucune peine à se consoler.

829. — *Le comte de Marsan.*

(Page 394.)

13 novembre 1708. — M. de Marsan étoit l'homme de la cour le plus bassement prostitué à la faveur, ministres, maîtresses, valets, et le plus lâchement abandonné à tirer de l'argent, c'est-à-dire à faire des affaires à toutes mains. La valeur et un jargon de femme étoient ses uniques qualités, avec beaucoup de politesse. Ses frères n'en faisoient aucun cas, ni personne que ceux dont il avoit besoin[2] A force de manèges, de bassesses et de persévérance, il est incroyable ce qu'il tira des contrôleurs généraux, et, par eux, des gens d'affaires. Il servit Thévenin, un d'entre eux célèbre pour ses richesses, comme eût fait un valet, dans sa maladie, et il en fut la dupe; car il donna tout au Chancelier, qui le rendit à sa famille. Il disoit de Bourvallais, célèbre en ce genre, que c'étoit l'appui de l'État. Il cajoloit toutes les

1. Dans l'Addition n° 449, tome X, p. 432.
2. Le copiste n'a pas mis ici le point qui semble nécessaire.

dames avec la fadeur d'un vieux galant, sans esprit et sans discernement, jusqu'à appeler Mme de la Feuillade *ma grosse toute belle*. C'étoit une des filles de Chamillart, et l'image la plus naïve de la Maritorne de Don Quichotte. L'abbé de la Proustière, parent de Chamillart, gouvernoit tout dans sa maison : Monsieur le Grand appeloit son frère le chevalier de la Proustière, et disoit que, pour faire sa cour jusqu'au perruquier de l'abbé, il prenoit de lui ses perruques. Ce pauvre homme qui vécut de l'Église, deux fois bigame, sans l'avoir jamais servie, et qui dépouilla peut-être la veuve et l'orphelin par les affaires sans nombre qu'il fit pour lui pendant tant d'années, mourut enragé de faim et de soif, comme le disent les *Mémoires*, jusque là qu'il faisoit manger ses gens devant lui, sentoit leurs plats, et ne pouvoit rien avaler : genre de mort bien terrible, et qui dura longtemps.

830. — *La maréchale d'Aumont.*

(Page 395.)

18 novembre 1691. — Ce maréchal d'Aumont, petit-fils du premier maréchal d'Aumont qui servit si dignement contre la Ligue, étoit fils de l'héritière de Villequier, veuve sans enfants de ce M. d'O, gouverneur de Paris et de l'Ile-de-France, si connu sous Henri IV, qui se ruina, lui et les rois Henri III et Henri IV, étant surintendant des finances, et fille de la Marck, que son père tua en 1577, à Poitiers, au-dessus de la chambre d'Henri III, dont il étoit premier gentilhomme de la chambre et un des plus favoris. Ce second maréchal d'Aumont avoit un frère aîné, mort gouverneur de Touraine en 1661, qui survécut à deux fils, et ne maria aucune de ses filles : de manière que le maréchal d'Aumont cadet épousa, 1629, une fille fort riche des Scarrons de Paris, de laquelle il s'agit ici. Au bout de quarante ans de mariage, elle devoit être sage, puisqu'elle étoit vieille, car elle ne fut veuve qu'en 1669, et néanmoins M. de Marsan lui tourna la tête et eut d'elle des sommes immenses, qu'elle avoit amassées ou détournées, des pierreries, et de toutes sortes de meubles précieux. Le duc d'Aumont, à bout de mesures, eut un ordre du Roi pour la mettre dans un couvent, et la fit interdire en justice, dont on cria fort contre lui, et elle y vécut longues années, et y mourut dans la même passion, et dans le désespoir de ne pouvoir plus voir, ni avoir rien à donner à M. de Marsan, qui a bien pillé d'autres.

831. — *La comtesse de Marsan, née d'Albret.*

(Page 396.)

17 juin 1692. — Le premier mari de cette Mme de Marsan étoit fils du premier lit de la duchesse de Richelieu dame d'honneur de la Reine, puis de Mme la Dauphine-Bavière.

832. — *Le comte de Fiesque.*

(Page 418.)

28 septembre 1708. — Le comte de Fiesque ne s'étoit point marié, avoit peu servi, et fait quelques campagnes aide de camp du Roi. On en a déjà parlé ailleurs[1]. C'étoit un homme singulier, et qui ne laissoit pas d'avoir de la considération et des amis. Il avoit de l'esprit, faisoit rarement des vers, mais aisément et joliment. Il fit une chanson sur Béchameil et son entrée dans sa terre de Nointel, si plaisante, si ridicule, et si fort dans le caractère de Béchameil, qu'on s'en est toujours souvenu. Le Roi, qui la lui fit chanter, et il chantoit bien, en pensa mourir de rire. Il fut toute sa vie intime de M. de Noirmoutier, comme on le voit par son testament. Il alloit peu à la cour depuis douze ou quinze ans.

833. — *M. de Breauté.*

(Pages 421-422.)

1er décembre 1708. — M. de Breauté étoit un homme de qualité de Normandie, veuf et sans enfants, qui avoit peu servi, et qui, avec très peu d'esprit, n'avoit pas laissé d'être mêlé parmi la cour autrefois. Il étoit tombé dans une grande misère. Lui et le comte de Fiesque étoient enfants du frère et de la sœur. La dévotion suivit la misère : il se retira à l'Institution de l'Oratoire, et, n'ayant plus de quoi y vivre, le duc de Foix, dont il étoit parent, le prit généreusement chez lui, où il avoit son logement, son feu, sa lumière et sa nourriture. M. de Foix et sa femme étoient fort répandus dans le monde, dînoient peu chez eux, et n'y soupoient jamais : Breauté, gourmand et ennuyé, alloit chercher à vivre aux tables du voisinage, et y ennuyoit aussi par ses sermons. Il étoit fort occupé de bonnes œuvres, et ce fut lui qui entreprit la fameuse affaire de Langlade, condamné et mort aux galères pour un vol à Montgommery. Il la fit revoir : Langlade fut déclaré innocent, et sa fille eut de quoi vivre des dommages et intérêts.

834. — *L'abbé de la Rochefoucauld.*

(Page 425.)

17 décembre 1708. — L'abbé de la Rochefoucauld étoit frère du père du duc de la Rochefoucauld, espèce de favori du Roi, mais de même âge, et qui avoient pris une telle amitié l'un pour l'autre, qu'ils étoient inséparables. Le duc avoit fait donner quantité de bénéfices à son oncle, qui étoit le meilleur homme du monde, le plus noble, d'ailleurs le plus imbécile, le maître chez son neveu, et par là considéré, fou de la chasse, dont il ne manquoit aucune, et ne sortoit

1. Ces six mots ont été biffés par le correcteur. — C'est dans l'Addition n° 470, sur Béchameil.

presque jamais de chez son neveu. On l'appeloit l'abbé Tayaut, et il n'avoit aucun ordre. Il avoit, toute sa vie, fait tout ce que son neveu avoit desiré de lui, et ses revenus étoient fort communs avec lui.

835. — *L'abbé de Châteauneuf.*

(Page 426.)

17 décembre 1708. — L'abbé de Châteauneuf étoit celui dont il a été parlé à l'occasion de son voyage de Pologne, et de celui que Praslin lui fit faire en Lombardie, par amitié, à sa mort[1].

836. — *La comtesse de Soissons et ses enfants.*

(Pages 426-427.)

8 juin 1692. — .... Le[2] cadet, appelé le comte de Soissons, épousa une nièce du cardinal Mazarin, pour qui il fit la charge de surintendante de la maison de la Reine au mariage du Roi, et, par cette raison, fit la fille de son autre sœur, qui avoit épousé le prince de Conti, surintendante de la maison de la Reine mère. Jusqu'alors on n'avoit jamais ouï parler de ces charges-là. Cette comtesse de Soissons avoit toujours le Roi et la fleur de la cour chez elle. Des intrigues de femmes contre le Roi la firent chasser avec Vardes, le comte de Guiche et d'autres. Elle fut impliquée dans des affaires de poison, et obligée de sortir du Royaume. Elle fut fort soupçonnée d'avoir fait empoisonner son mari à l'armée, qui étoit colonel général des Suisses et Grisons. Elle alla en Flandres, puis, longtemps après, en Espagne, où elle fut accusée d'avoir empoisonné la reine fille de Monsieur. Elle en partit promptement après, et est morte vieille et misérable à Bruxelles. Ses enfants furent le comte de Soissons qui épousa par amour la bâtarde de Beauvais écuyer de Monsieur le Prince, le fameux prince Eugène généralissime des armées de l'Empereur et de l'Empire et chef de son conseil de guerre, et le prince Philippe, garnement mort jeune plein de bénéfices, et deux filles qui ont vécu longtemps et étrangement en France, et se sont enfin retirées en Piémont. Le comte de Soissons, après avoir longtemps vécu de la cour et servi, passa au service de l'Empereur, et fut tué au siège de Landau, et ses fils sont auprès du prince Eugène. La fille du prince Thomas et de la princesse de Carignan étoit la princesse de Bade, dame du palais, sans nulle distinction quelconque des autres dames du palais titrées jusqu'à la mort de la Reine, et est morte après à Paris. Son fils a été le célèbre prince Louis de Bade, généralissime des armées de l'Empereur, père de deux fils et de la dernière duchesse d'Orléans.

1. Addition n° 630, dans le tome XIII, p. 472.

2. Le commencement de cette Addition trouvera place dans la suite des *Mémoires*, en regard de la page 394 du tome VI de l'édition de 1873.

837. — *Disgrâce du duc de Vendôme.*

(Page 483.)

20 décembre 1708. — On aura lieu de parler ailleurs de la disgrâce du duc de Vendôme.

838. — *Le maréchal de Boufflers repart pour la Flandre.*

(Page 494.)

26 décembre 1708. — On aura lieu de parler ailleurs de ce voyage du maréchal de Boufflers en Flandres, et de cet ordre donné aux régiments des gardes françoises et suisses[1].

1. L'ordre vient de leur être donné de se préparer à partir le 1er février.

APPENDICE

SECONDE PARTIE

I

L'ORIGINE DES BERINGHEN[1].

(Fragment inédit de Saint-Simon[2].)

« M. BERINGHEN Henri[3]. Voici de ces miracles de fortune qui mettent tout sens dessus dessous. Un Hollandois inconnu, qui prend le nom du lieu dont il est natif[4]; qui vient chercher condition en France; qui trouve un maître gentilhomme de Normandie dont il a soin des armes; qui les tient très nettes et très propres; auprès de la maison duquel Henri IV passe avec ses chevaux rendus, qui entre au premier lieu qu'il trouve, et c'est cette gentilhommière, où il demande de l'avoine pour ses chevaux, et un morceau pour lui et sa très courte suite, sans façon, et où, en attendant le dîner, il se promène partout, a bientôt fait, et s'amuse à voir les armes de ce gentilhomme, se récrie sur la manière dont elles sont tenues, veut voir celui qui en a soin, dit qu'il n'a jamais été si heureux que d'en avoir de pareilles, et tant enfin, que ce gentilhomme lui offre Beringhen. Le Roi répond qu'il ne l'en veut pas priver, et si mal payer son hôte. Le gentilhomme et les courtisans[5] le pressent; il se rend enfin, le prend, s'en accommode, et, dans la suite, le fait premier valet de chambre et en donne la survivance à son fils[6]. Ce fils se trouve de l'esprit et de l'intrigue, se

1. Ci-dessus, p. 52, note 2.

2. Dépôt des affaires étrangères, vol. 34 des papiers de Saint-Simon (*France* 189), *Chevaliers du Saint-Esprit*, fol. 124. Cette notice eût pris place dans l'Appendice de notre tome I, si les papiers de Saint-Simon avaient été livrés alors au public.

3. *H.*, en abrégé, et *Béringhem*, par une *m* et avec accent.

4. Hameau de la commune de Pepinghen, en Flandre, à dix-neuf kil. S. de Bruxelles : ci-dessus, p. 174.

5. Il y a ici une correction par surcharge.

6. Selon l'*État de la France* de 1648, p. 83, le premier écuyer d'alors est « fils du feu sieur de Beringhen, lequel, étant natif du pays de Clèves, vint en France du temps des premières guerres de la religion, et, s'étant

laisse gagner à la Reine, la sert dans ses commerces secrets d'Espagne et autres, qui la firent fouiller jusque dans le sein, au Val-de-Grâce, par le chancelier Séguier, qui sauva tout ce qu'il put, dont elle lui sut gré toute sa vie, mais qui ne put tout sauver. A l'instant, la duchesse de Chevreuse s'enfuit hors du Royaume, et Beringhen gagne Bruxelles, où il demeure tapi jusqu'à la mort du Roi. Dans le premier instant que la Reine se trouve régente et maîtresse, elle rappelle Beringhen, et, de premier valet de chambre proscrit, le fait premier écuyer, puis chevalier de l'Ordre; et le fils et petit-fils en pareille splendeur, l'un bien fâché, celui-ci extrêmement indigné de n'être pas duc et pair[1]. Depuis ce retour de Bruxelles, la fortune du vieux Beringhen est si liée à la charge de premier écuyer, qu'il eut du duc de Saint-Simon, que tout le reste se verra bien mieux qu'ici aux *Duchés-pairies existants*, titre de SAINT-SIMON[2]. Il s'en voit bien quelque chose aux OFFICIERS DE LA COURONNE DE LOUIS XIV, à l'article du maréchal d'HUXELLES, cousin germain du père de celui-ci[3]. Le vieux Beringhen mourut à Paris, à quatre-vingt-neuf ans[4], dans une très honorable retraite, en avril 1692. On verra aussi au titre de SAINT-SIMON des choses curieuses sur la charge de premier écuyer[5]. »

accosté de la personne du roi Henri IV, fut par lui avancé aux mêmes charges qu'il possédoit lorsqu'il fut avancé par le feu Roi. Il a vécu dix ans en Hollande, durant sa retraite de la cour, où il a commandé la compagnie des chevau-légers de la garde du prince d'Orange. » Mathieu Marais (*Mémoires*, tome II, p. 449-450) dit, avec beaucoup de détails, que le grand-père était un tailleur habile à confectionner canons et aiguillettes. Comparez leur historiette dans *Tallemant des Réaux*, tome III, p. 381-383.

1. Ce fut ce dernier, quoique de noblesse si récente et douteuse, qui, en 1684, attesta celle de Charles-René d'Hozier pour la charge de généalogiste des ordres.

2. Publié dans le tome XXI et supplémentaire de l'édition de 1873 : voyez p. 60-65.

3. Reproduit dans notre tome XI, p. 421.

4. Il avait d'abord écrit : *86 ou 7 ans*.

5. Éd. 1873, tome XXI, p. 37 et 60-63.

II

LES MARQUIS DE LA FRETTE[1].

(Fragment inédit de Saint-Simon[2].)

« M. DE LA FRETTE, Claude Gruel, capitaine de cinquante hommes d'armes des ordonnances et gouverneur de Chartres. Il étoit à M. le comte de Soissons, prince du sang, qui, avec grand peine, l'obtint d'Henri IV. La tradition en fait un conte qui, quoique faux dans son principe, montre la vérité du fait. Elle suppose que les chevaliers, recevant l'Ordre, disent : *Domine, non sum dignus* (si cela se faisoit, cela a été abrogé il y a longtemps), et que, M. de la Frette le disant, le Roi avoit répondu : « Je le sais bien ; mais mon cousin de Sois- « sons m'en a tant importuné, que je n'ai pu l'en refuser. » Ce sont de très minces gentilhommes du Perche. Celui-ci, qui mourut chez lui à Warti, maintenant le duché-pairie de Fitz-James, en 1615, étoit fils d'autre Claude Gruel et de Marguerite Auvé, dame de la Ventrousse : ce sont des fiefs, et non des terres relevantes d'autres fiefs et arrière-fiefs de seigneurs. Il épousa, 1595, en avril, étant déjà chevalier de l'Ordre depuis trois mois, Louise, fille de François de Faudoas, comte de Belin, et de Françoise de Warti, dont, entr'autres enfants, il eut Pierre Gruel, seigneur de la Frette, et René Gruel, seigneur de Lonzac.

« Pierre Gruel, seigneur de la Frette, fut gouverneur de Chartres et du Pont-Saint-Esprit, et capitaine des gardes de Gaston frère de Louis XIII. En 1636, il épousa Barbe Servien. Quelque peu illustres que soient ces époux, la suite engage à expliquer ce mariage, par les suites qui en ont résulté.

« Barbe Servien étoit fille de Nicolas Servien, trésorier de France en la généralité de Rouen et des parties casuelles à Paris, et[3] cousin germain de M. Servien, ministre et secrétaire d'État, puis surintendant des finances, père de la duchesse de Sully, et de la mère de M. de Lionne ministre et secrétaire d'État, mort [1671][4], et le surintendant en 1659. Elle étoit sœur du dernier de cette branche des Serviens, mort en 1699, et huit ans retiré et sans alliance, ayant été secrétaire des commandements de la Reine mère, de la femme de M. de Bauquemare, président aux requêtes du Palais à Paris, et de la mère du duc de Beauvillier, gouverneur des enfants de France. Elle étoit veuve de Dreux le Féron, conseiller au parlement de Paris, dont une fille unique,

1. Ci-dessus, p. 56, note 12.

2. *Chevaliers du Saint-Esprit*, vol. *France* 189, fol. 88, d'après l'*Histoire généalogique*, tome IX, p. 126. — Voyez notre tome V, p. 101, note 5.

3. Après *et*, le mot *sœur* est biffé. — 4. En blanc dans le manuscrit.

veuve de M. de Saint-Maigrin tué capitaine des chevau-légers de la garde du Roi et lieutenant général, tué sans enfants au combat de la porte Saint-Antoine à Paris, 2 juillet 1652, puis mariée au duc de Chaulnes, gouverneur de Bretagne, si connu par ses ambassades, et, de son second mariage avec Pierre Gruel, elle eut deux fils : M. de la Frette et M. d'Amilly, pour ne point parler des autres, morts obscurs, et tous sans enfants. Ainsi ces deux frères la Frette et d'Amilly étoient frères utérins de la duchesse de Chaulnes, neveux propres de la duchesse de Saint-Aignan, et cousins germains du duc de Beauvillier, son fils, gouverneur des enfants de France.

« Ces deux frères avoient un oncle, frère puîné de leur père, appelé le sieur de Lonzac, qui épousa en 1637 une sœur du maréchal d'Albret, qui ne fut maréchal de France qu'en 1653, et qui mourut en 1676, à soixante-deux ans. De ce mariage, entr'autres enfants, le comte de Lonzac, qui n'eut point d'enfants de Marie Thomas de Boismorin, et qui s'est remariée à [1], et une fille mariée à Antoine d'Aydie, vicomte de Riberac, dont elle n'a point eu d'enfants : en sorte que ce comte de Lonzac et Mme de Riberac, frère et sœur, étoient cousins germains de MM. de la Frette et d'Amilly, enfants des deux frères.

« La Frette et d'Amilly étoient deux frères extrêmement bien faits ; leur figure, leurs alliances et leurs amis les avoient rendus audacieux. Ils prirent querelle, en un bal chez le Roi, avec Chalais : ce qui fit, à deux jours de là, un fameux duel de ces deux frères, avec Argenlieu, contre Chalais, Noirmoutier, oncle de sa femme, et Flamarens. D'Antin, frère de M. de Montespan mari de la fameuse maîtresse du Roi, s'y trouva avec eux : tellement que le comte de Séry, fils aîné du duc de Saint-Aignan, cousin germain de ces deux frères, en ayant eu le vent, y courut, ou pour les empêcher de se battre, ou pour être de la partie. Il y trouva le marquis d'Antin en quatrième : ce qui les fit battre quatre contre quatre. Séry tua d'Antin, et s'en alla en Hongrie, où, l'année suivante, il fut tué au passage du Raab : ce qui fit la fortune du duc de Beauvillier, qui devint l'aîné. Noirmoutier et Argenlieu furent tués, et les autres se cachèrent et sortirent du Royaume : ce qui fit la fortune de Mme de Chalais. Elle alla trouver son mari en Espagne, d'où, fort peu après, ils passèrent en Italie. Il l'envoya, toujours devant, à Rome, et il mourut l'y allant trouver. Elle étoit belle, et encore plus agréable et spirituelle. Le cardinal d'Estrées étoit à Rome, qui en devint amoureux, et le cardinal Porto-Carrero aussi, depuis fameux par le testament de Charles II en faveur du duc d'Anjou qu'il fit faire. Ces deux cardinaux, touchés de l'état d'une veuve de ce mérite et de cette qualité, si éloignée de son pays, attirèrent chez elle le duc de Bracciano, aîné de la maison des Ursins, prince du *soglio* à Rome et grand

1. Ici, un blanc dans le manuscrit. *Remariée* est bien au féminin, s'appliquant, non à Lonzac, mais à sa veuve.

d'Espagne, et firent si bien, qu'ils la lui firent épouser. C'est elle qui est, depuis la mort de ce second mari, devenue si fameuse, et qui a si longtemps et si pleinement gouverné l'Espagne sous le nom de princesse des Ursins.

« Les la Frette demeurèrent hors de France. M. de Chaulnes, qui avoit été embassadeur à Rome en 1667, et y avoit eu grand part à l'exaltation de Clément IX Rospigliosi, avoit acquis une grande estime et une grande considération personnelle en cette cour. Cela l'y fit renvoyer en la même qualité, à la mort de ce pape, en 1670. M. de Chaulnes y retrouva le même crédit et eut toute la part en l'exaltation de Clément X Altieri, auprès duquel il demeura quelque temps. Il fut si personnellement bien auprès de ce pape, qu'outre le succès de tout ce qu'il eut à traiter avec lui, Clément X[1] lui demanda s'il ne lui pourroit point témoigner son estime et son amitié par quelque service qu'il pût lui rendre à la cour de France. M. de Chaulnes se défendit longtemps, et, à la fin, vaincu par les bontés du Pape et par ses instances, il lui dit l'état de MM. de la Frette, ses raisons d'en être touché, et que c'étoit matière à laquelle S. S. pouvoit plus que tout le monde ensemble, puisque leur grâce étoit arrêtée par le serment que le Roi avoit fait de n'en jamais accorder aux duellistes. Le Pape, ravi de cette occasion d'obliger M. de Chaulnes, écrivit au Roi de la manière la plus pressante, et le releva de son serment à l'égard de ces deux frères; mais le Roi fut ferme, et répondit que, s'il se laissoit entamer là-dessus, il se trouveroit d'autres duellistes[2] qui obtiendroient des Papes pareilles faveurs, qui replongeroient son royaume dans les mêmes fureurs de combats singuliers dont il avoit pris tant de peine pour l'en guérir. Cependant le Pape ne se rebuta point, et fit tant et tant d'instances, que le Roi entra avec lui en composition : ce fut de n'accorder point de grâces, mais de fermer les yeux sur le retour des deux frères et sur la jouissance et la disposition de leur bien par personnes interposées à leur choix, avec parole de n'être jamais inquiétés pourvu qu'ils s'abstinssent de paroître trop publiquement. Cela fut accepté par le Pape, et, en conséquence, la Frette et d'Amilly revinrent à Paris, et y parurent partout et sous leurs propres noms, excepté à la cour, aux spectacles et aux promenades publiques, mais visitant tout le monde à toutes heures, et où il y avoit le plus de monde et de compagnie. Leur carrosse étoit uni et sans armes, sans livrée, et les rideaux du carrosse un peu tirés. Quelques années après, Flamarens, qui avoit été du même combat, et dont le frère étoit premier maître d'hôtel de Monsieur, qu'il chassa depuis pour rapports, s'hasarda de venir à Paris et d'y paroître. Le Roi le sut, et ordonna de l'arrêter. Il fut averti, se sauva au Palais-Royal, et puis hors du Royaume, où il est mort. Monsieur, piqué de la recherche qui, par

1. Même erreur dans les *Mémoires*, ci-dessus, p. 59.
2. *Duelliste*, au singulier, dans le manuscrit.

ordre exprès du Roi, en avoit été faite jusque dans le Palais-Royal, se plaignit amèrement au Roi de ce qu'on traitoit si rigoureusement le frère d'un de ses principaux domestiques tandis que les deux la Frette, coupables du même duel, se promenoient tête levée par tout Paris, et qu'on le leur souffroit en même[1] temps qu'on fouilloit jusque dans le Palais-Royal pour arrêter l'autre. Le Roi répondit à Monsieur qu'il avoit grande raison, qu'il ne savoit pas que les la Frette fussent en France, moins encore dans Paris, et qu'il alloit donner ordre de les chercher. Il le donna en effet; mais, en même temps, il les fit avertir, leur fit donner le temps de se retirer à la campagne, en lieu marqué pour qu'on n'y fût pas, et leur permit, après cette bourrasque, de revenir à Paris et d'y vivre à leur ordinaire. On fut donc chez eux en grand apparat, on chercha chez leurs parents et leurs connoissances, on alla au Perche et en Picardie, à leurs terres, on fit grand bruit et grand vacarme, sans rien trouver. C'est ce que le Roi avoit voulu pour contenter Monsieur. Six semaines ou deux mois après, ils revinrent, et vécurent comme s'il ne se fût rien passé. Monsieur alors vit bien qu'il en étoit la dupe, et ne parla plus d'eux, ni de Flamarens.

« Il est incroyable le parti que ces deux hommes-là tirèrent de leur situation, et la considération qu'ils tirèrent d'une proscription pour un duel, et de la singularité de leur tolérance. La constante protection des ducs de Chaulnes et de Beauvillier y contribua encore, et chacun se faisoit honneur de les accueillir et de leur rendre service, jusqu'aux magistrats, qui voyoient leurs affaires de si bon œil, que cela, joint à l'art et à l'industrie, leur firent[2] constamment gagner les plus mauvais procès. L'aîné, qui étoit assez honnête homme, mourut, mais qui laissoit faire son frère, qui étoit injuste, avare et violent, avec de l'esprit et de la capacité en affaires, et qui y savoit mêler à propos toute l'audace et toute la souplesse possible. Devenu plus libre par la mort de son frère, quoique fort unis, il en prit le nom de la Frette, et devint le petit tyran de son pays, avec un succès dont le plus accrédité et le plus grand seigneur n'auroit osé entreprendre les moindres choses. Il a vécu de la sorte jusqu'à près de quatre-vingts ans, et sa mort, qui affranchit un grand nombre de gens, découvrit bien des sortes de friponneries et de pillages. Ses biens furent un temps sous le nom de Mme de Lonzac, et après sous celui de Mme de Riberac, et se sont dissipés lorsque chacun a pu recevoir après ce qui lui avoit été pris ou emprunté. Il n'est rien resté de cette médiocre race. La duchesse de la Force d'aujourd'hui est aussi Gruel, fille du sieur de Boisemont, près d'Hyesmes[3], en Normandie, mais sans jonction avec les susdits, et des armes absolument différentes, et sans aucun rapport. »

1. *En mesme* surcharge *tand*[*is*].
2. Ainsi, au pluriel.
3. Aujourd'hui, *Exmes*.

III

LES POMPADOUR[1].

(Fragment inédit de Saint-Simon[2].)

« Le vicomte de Pompadour, Philbert Hélie. C'est dommage que la grandeur des fiefs, ni le nombre et la qualité des emplois ne répondent pas à l'ancienneté de cette maison et au lustre presque point interrompu de ses alliances, surtout actives, en toutes les générations, lesquelles marquent néanmoins une naissance fort distinguée.

« Cette maison, originaire de Limosin, a de tout temps possédé la terre de Pompadour, mouvante de la vicomté de Limoges, et cette vicomté est une terre particulière qui a des fiefs dans la ville de Limoges et dehors, mais sujette aux comtes de Limoges : ainsi, rien moins que seigneurs du Limosin. Pompadour étoit donc un arrière-fief. Les seigneurs de cette terre ont fait comme les seigneurs d'Escars : en quoi les uns et les autres ne sauroient être excusés. Le nom de MM. d'Escars est Peyrusse, celui de MM. de Pompadour est Hélie; les uns et les autres ont quitté leur nom sans obligation quelconque, pour prendre ceux de leur principale terre, Escars et Pompadour, jusque-là que tous leurs cadets et leurs autres branches, qui n'ont jamais possédé ni prétendu posséder ces terres, en ont tous conservé le nom, et ont cessé de porter le leur. Cela se pourroit comprendre de gens de peu qui espèrent faire oublier leur nom et éblouir le monde par un plus illustre, et ne se peut entendre de seigneurs de cette antique noblesse, qui, par leur possession, ont illustré ces terres, bien loin d'avoir reçu aucun lustre d'elles. Cela dit en passant, voyons cette maison d'Hélie, maintenant de Pompadour.

« Geoffroy Hélie, seigneur de Pompadour[3]....

« Geoffroy de Pompadour..., évêque du Puy et grand aumônier en 1486; mais, la même année, il fut soupçonné d'intelligence avec le duc d'Orléans (depuis Louis XII), qui, mécontent de voir Mme de Beaujeu, sœur aînée du Roi, régente, s'étoit retiré en Bretagne, où il armoit, et le prélat fut arrêté prisonnier à Tours avec l'évêque de Montauban, depuis le fameux cardinal et premier ministre de Louis XII Georges d'Amboise, et le célèbre Philippe[4] de Comines par ses Mémoires, menés en divers lieux, enfin à Mehun-sur-Loire, où les deux évêques furent interrogés, puis, en 1488, renvoyés en leurs diocèses à la

1. Ci-dessus, p. 84, note 4.
2. *Chevaliers du Saint-Esprit*, vol. *France* 189, fol. 110.
3. Nous passons ici un tableau sommaire de huit générations dressé d'après l'*Histoire généalogique*, tome VIII, p. 242-244.
4. *Ph.*, en abrégé.

recommandation du pape Innocent VIII Cybo. Il eut ensuite diverses commissions dans les finances du Royaume, fonda une collégiale de huit chanoines à Pompadour et fit du bien à toutes les églises où il avoit eu des bénéfices, et fonda quatre chapelles en l'église d'Arnac, où est leur sépulture....

« La branche de Laurière n'eut que trois générations. Jean[1] de Pompadour, baron de Laurière, frère puîné de notre chevalier de l'Ordre, eut de Charlotte[2], fille de François, baron de Fumel, et de Jeanne de Caumont-Lauzun, une fille, mariée : 1° à François Bruneau, seigneur de Rabastelières[3]; 2° à Gabriel de Châteaubriant, comte des Roches-Baritaut ; et Philbert de Pompadour, premier marquis de Laurière, sénéchal et gouverneur de Périgord après le marquis de Bourdeille. Il épousa Catherine de Précigny, dite de Sainte-Maure, sœur du duc de Montausier, dont il eut un fils unique, Léonard de Pompadour, marquis de Laurière, dit le marquis de Pompadour.

« Celui-ci, qui fut un des tristes seigneurs de France, et de la plus misérable conduite avec de l'esprit et du savoir, ne servit presque point, par paresse et par amour, se rendit la brillante situation du duc de Montausier inutile, et s'enterra dans Paris et dans sa province. Éperdument amoureux de Gabrielle de Montault, troisième fille du maréchal et duc à brevet de Navailles, il eut toutes les peines du monde à parvenir à l'épouser. Lassés enfin de leur vie obscure après nombre d'années pendant lesquelles le mari s'étoit ruiné au jeu, ils essayèrent de se rapprocher du monde et de la cour sous les ailes de la dernière duchesse douairière d'Elbeuf, fort bien avec Mme de Maintenon et sœur de Mme de Pompadour. Ils furent soufferts, et ce fut tout. Pour sortir tout à coup de ce bourbier et se mettre de tout, ils firent le mariage de leur fille unique, et qui étoit une beauté, avec le fils de Dangeau chevalier de l'Ordre et chevalier d'honneur des deux Dauphins, bien toujours à la cour, et de sa femme Marie[4]-Sophie, née Bavière comtesse de Levenstein, qui étoit intimement avec Mme de Maintenon et de toutes les parties particulières du Roi avec elle; mais, comme M. de Pompadour faisoit ce mariage pour soi, il voulut pour sa fille la place de dame du palais de Mme[5] la Dauphine qu'avoit Mme de Dangeau, et pour soi-même celle de Dangeau de menin de Monseigneur; et il obtint l'un et l'autre en attendant de pouvoir placer sa femme quelque part. Raccrochés de la sorte, les voilà candidats de Marly et d'un logement à Versailles; et tout cela fut long à venir, et eux à prendre avec le monde. Enfin, s'initiant peu à peu, Monseigneur mourut, puis Mme la Dauphine, et le père et la fille demeurèrent sans emploi. La femme en avoit sourdement un, qui lui dura encore moins : ce fut celui de gouvernante des enfants de M. le

1. *J.*, en abrégé.
2. *Ch.*, en abrégé, comme ensuite, *Fr.*, *J.* et *Fr.*
3. La Rabatelière. — 4. *M.*, en abrégé.
5. Ici, il a biffé *de Dangeau que.*

duc de Berry; mais le petit prince ne vécut pas six semaines, il n'y eut plus d'enfants, et Mme la duchesse de Berry devint veuve. Voilà des escabelles étrangement renversées! Mais, quand on a la rage des emplois, où ne se retourne-t-on pas? Ils avoient fait une cour assidue à la princesse des Ursins pendant ce voyage de triomphe où elle fit ses deux frères, l'un[1] duc héréditaire, l'autre cardinal, et d'où elle retourna en Espagne plus puissante que jamais. La protection du nom de Mme de Maintenon les avoit fait bien recevoir d'elle : ils la cultivèrent, et les siens depuis son départ, avec grand soin, et, M. Amelot, qu'elle avoit obtenu pour ambassadeur en Espagne, en étant enfin revenu, M. de Pompadour fit tant, qu'il fut nommé pour lui succéder. Dangeau et sa femme, amis particuliers de Torcy, ministre et secrétaire d'État des affaires étrangères, elle et la duchesse d'Elbeuf auprès de Mme de Maintenon, se mirent en pièces pour obtenir cette ambassade, dont ils ne se promettoient pas moins que la grandesse, qui du beau-père retomberoit sur la fille et le gendre, et les ordres d'Espagne et de France quand il se feroit des chevaliers du Saint-Esprit, dont le nombre diminuoit tous les jours; mais, tandis qu'ils se repaissoient de ces belles idées, et qu'on ne se pressoit pas de faire partir l'ambassadeur, arriva l'étonnante catastrophe[2] de la princesse des Ursins, après laquelle il ne fut plus question d'envoyer en Espagne un homme dont tout le mérite pour cet emploi ne consistoit qu'à lui être agréable. L'ennui, l'oisiveté, un état partout surnuméraire redevint donc le partage des[3] Pompadour, qui se trouvèrent à la cour comme ils avoient été si longtemps à la ville, et allant jouailler de chambre en chambre où ils pouvoient être reçus pour délasser de leur présence celles de la duchesse d'Elbeuf et de Dangeau. Le Roi mort fut leur dernier coup de foudre, qui retrancha jusqu'à l'espérance et à ce vain amusement de la cour, laquelle disparut entièrement. Toutes leurs liaisons étoient avec gens qui auroient eu tout à craindre de celui qui devenoit le maître du Royaume, si sa débonnaireté n'eût été sans pareille : ainsi, nulle apparence de se tourner si tard de ce côté-là[4].... »

1. *L'un* est ajouté en interligne.
2. Il a écrit : *castatrophe*.
3. Il a écrit ici, en fin de page : *de*.
4. La suite, sur la participation de Pompadour aux intrigues criminelles du duc et de la duchesse du Maine, trouvera sa place plus tard.

IV

MORT DU DERNIER DUC DE MANTOUE[1].

Lettre du curé de Charleville[2].

« Je vous apprends la mort très fâcheuse de S. A. S. notre seigneur et maître.... Apparemment on ne se plaindra plus de [lui] pour des bagatelles; car le changement qui va se faire entretiendra les esprits dans des pensées plus sérieuses. De quelle manière [que] tourne la chose, on n'aura jamais un maître si bon que celui que nous venons de perdre, et je suis sûr que ses sujets ne cesseront jamais de le regretter.

« Pour vous consoler en quelque façon d'une telle perte, je vous dirai qu'il est mort en héros chrétien et en prince. Se trouvant le 4 à Padoue, un médecin lui apprit que son mal pouvoit se faire bien grand. Il prit sitôt la résolution de congédier toutes les personnes qui pourroient être à charge à sa conscience, en faisant donner à toutes de l'argent pour s'en retourner chez elles. Cela fait, il ordonna d'envoyer à Venise pour faire venir son confesseur et son Conseil, disant : « Je veux mourir en chrétien et en prince. » Le confesseur venu le matin du 4, il se confessa deux fois, ouït la messe assis sur un fauteuil; mais, quand il s'agit de recevoir le saint sacrement, il alla de lui-même au pied de l'autel. Après l'avoir reçu, l'impatience le prit de voir son Conseil, disant : « Je meurs en chrétien; je voudrois « encore mourir en prince. » Il fut plusieurs fois à la fenêtre de sa chambre pour voir s'il venoit quelqu'un de ces Messieurs, qu'il nommoit individuellement, se plaignant tantôt de l'un, tantôt de l'autre, comme si on l'avoit abandonné. Les gens qui étoient autour de lui, connoissant par sa démarche qu'il pourroit avoir le dessein de faire quelque disposition, lui dirent : « Eh bien! Monseigneur, nous y « sommes ; ordonnez ce que vous voulez. » S. A. répondit : « Vous « n'êtes dignes de savoir mes sentiments, et non plus capables de m'en « inspirer. » Et de rechef s'en alla à la fenêtre, demandant à tout le monde si le Conseil venoit. Cela fait, il se remit dans son fauteuil, demanda au docteur Formighi si il en mourroit. Lui répondant que non, S. A. reprit : « Vous m'avez assez trompé ; je ne vous en crois plus. » Il demanda du bouillon, et, après en avoir bu, interrogea le docteur Formighi : « Si je le buvois tout, me pourroit-il faire mal? » On lui

1. Ci-dessus, p. 157.

2. Cette pièce, recueillie par le P. Léonard, se trouve dans la partie de ses papiers conservée aux Archives nationales, carton K 1325, n° 32. On peut comparer la dépêche de M. de Gergy, résident du Roi auprès du duc : Affaires étrangères, vol. *Mantoue* 45, fol. 94-97.

dit que non. Il avala donc le bouillon, et, dans le même temps, il expira. On prétend qu'il avoit un abcès dans l'estomac, causé par la dernière chute qu'il avoit faite, tout le reste des parties parfaitement saines. On ne sauroit s'imaginer une mort plus douce, et qui ait des plus manifestes signes de la miséricorde de Dieu. Voilà, Monsieur, la seule vérité qui peut nous racousoler ; voilà ce que nous devons achever par nos prières. Ce seront les derniers services que nous lui rendrons ; mais aussi ils seront les plus importants. »

V

LE COMBAT D'AUDENARDE[1].

Les relations et lettres de l'armée française qui affluèrent à la cour et à Paris à partir du 14 juillet[2], furent, pour une bonne partie, publiées dans le volume supplémentaire du *Mercure* d'août, p. 145-284 et 367-391, au milieu d'articles sur les principaux officiers qui s'étaient distingués dans le combat, et de réflexions ou de critiques. Il y en a là douze, provenant d'un chirurgien des gardes du corps, de diverses personnes de distinction (dont l'une, p. 232-235, pourrait être, sinon le duc de Bourgogne lui-même, du moins Biron), de plusieurs officiers des régiments du Roi, de Picardie, de Navarre, de Boufflers, etc.

Les relations ennemies parurent sur le moment même dans les feuilles de Hollande. C'est ainsi qu'après avoir donné dans son numéro du 13 juillet (nº LVI) le compte rendu des mouvements des deux armées adverses jusqu'au 11, de l'inaction surprenante des Français, et des grandes marches exécutées par les Anglais dans l'espoir d'obliger leurs adversaires à livrer bataille, la *Gazette d'Amsterdam* publia dans le numéro suivant (nº LVII, 17 juillet) les lettres et rapports de M. de Geldermalsen et des autres députés hollandais, de M. d'Owerkerke, du duc de Marlborough, etc., avec un état des principaux prisonniers. Le journal même de l'armée alliée ne vint que plus tard (nº LXI, 31 juillet). La lettre d'Alberoni qui fit tant de bruit parut dans le nº LXIII, correspondance de Paris, 30 juillet. La plupart de ces pièces furent réunies par la suite dans le *Journal de Verdun*, fascicule de septembre, dans le *Mercure historique et politique*, tome XLV, p. 91-116, 170-180 et 207-212, dans le *Theatrum Europæum*, année 1708, p. 143-153, plus tard enfin dans le recueil de Lamberty, tome V, p. 106-112. La *Gazette* de France, p. 359, 371 et 386-387, et le *Mercure*, dans son volume d'août, p. 241-249, et dans son Supplément, p. 145-172 et 337-383, s'attachèrent à réfuter ces relations étrangères, de même que les gazettes étrangères[3] avaient agi à l'égard des relations françaises. On possède aussi quelques relations imprimées à part, sur le moment même, et des estampes et plans, dans le *Theatrum* ou dans la collection Hennin, nºs 7178-7186.

Parmi les rapports officiels que le ministre de la guerre reçut, un des

1. Ci-dessus, p. 181, note 1.
2. *Sourches*, p. 129-133.
3. *Gazette d'Amsterdam*, Extr. LIX et LX.

plus importants est la lettre de d'Artagnan, qui a été publiée par Pelet, p. 386-387. Elle parle de lenteurs, de surprises, d'incertitudes, pendant toute la matinée du 11, comme dans les journées précédentes. C'est précisément d'Artagnan qui soutint la lutte à droite, jusqu'à ce que le feu terrible des ennemis décourageât son corps de « remordre. » Après une heure passée sans munitions, ne recevant nul ordre, il se décida à battre en retraite avec ses six ou sept brigades d'infanterie, la maison du Roi et la gendarmerie. Il paraît du reste avoir mal connu les résultats de la journée, puisque, selon lui, la perte aurait été de trois mille hommes au plus de chaque côté, sans que les ennemis eussent pris ni artillerie, ni drapeaux, ni étendards, ni bagages, tandis que Saint-Hilaire, on le verra plus loin, donne les chiffres suivants, en dehors des officiers généraux : 680 officiers tués, blessés ou pris, et 7000 soldats; 34 étendards, 25 drapeaux et 5 paires de timbales restés aux mains de l'ennemi.

D'Artagnan, comme mentor attaché à la personne du duc de Bourgogne en 1708 ainsi qu'en 1702, peut être suspect. On l'avait accusé, dans la première occasion, d'avoir empêché par politique que son prince combattît à Nimègue, et notre auteur l'a qualifié d' « homme désinvolte, et qui n'entendoit pas moins bien les souterrains de la cour que son détail du régiment des gardes et de major général[1]. » Tel n'était pas le cas de Saint-Hilaire, « bon artilleur, fort lourd, » qui joua un rôle considérable et avantageux dans la journée du 11 juillet, mais n'entra jamais dans les intrigues et les cabales formées autour des deux généralissimes. C'est donc, semble-t-il, le texte de ses *Mémoires* qui mériterait confiance, et je crois devoir le donner ici d'après l'impression de 1766, après toutefois l'avoir corrigé ou complété d'après un des exemplaires manuscrits qui, pour certaines parties, sont meilleurs que l'imprimé[2].

1. Notre tome X, p. 182-183.

2. L'exemplaire en question faisait partie de la bibliothèque de Nicolay, et Saint-Hilaire entretenait des relations familières avec celui des magistrats de ce nom qui était alors premier président de la Chambre des comptes de Paris. J'ai d'ailleurs publié dans les *Pièces justificatives pour servir à l'histoire de la maison de Nicolay*, tome I (1875), p. 422-423, la lettre que Saint-Hilaire adressa sur le moment même, de Lovendegem, 19 juillet, à son ami. Elle est ainsi conçue : « Nous avons donné un combat d'infanterie en détail, et des plus mal à propos dans la conjoncture présente. On s'y est engagé je ne sais comment, et, jusques à deux heures de nuit, que l'on a pris le parti de se retirer pour conserver Gand, l'avantage avoit été égal, si ce n'est que les ennemis s'étoient repliés sur notre droite et se trouvoient avoir tourné notre infanterie de la droite en cette partie : tellement qu'en se retirant la nuit, avec peu de précaution, elle donna dans eux, qui firent beaucoup d'officiers et de soldats prisonniers, et en auroient peut-être fait davantage, si une partie d'eux ne s'étoit sauvée à Tournay. Notre retraite sous Gand s'est faite plus heureusement qu'on ne

La bataille d'Audenarde, d'après Saint-Hilaire[1].

« Chemerault, lieutenant général, prit un détachement qui étoit allé se saisir de Gand, et s'avança devant Audenarde, place importante sur l'Escaut, favorablement située et bien fortifiée, quoiqu'elle ne soit que de terre, et qui étoit le seul passage qui restoit aux ennemis sur cette rivière après la perte de Gand. La garnison y étoit très foible; mais il la somma inutilement de se rendre. Il se posta devant la ville en attendant des ordres, et fit même remuer quelque terre. Pendant ce temps-là, Chanclos, brigadier des ennemis, trouva le moyen d'y entrer avec des troupes à suffisance, sans que Chemerault l'en pût empêcher.

« Je reviens aux opérations des deux armées. Les ennemis étant campés de la manière que je viens de dire, nous tînmes un conseil de guerre, où il fut agité lequel étoit le plus expédient de défendre le passage de la Dendre, ou bien celui de l'Escaut, en s'approchant de Gand. Ce dernier parti prévalut, et il sembla que M. de Vendôme avoit peine à s'y résoudre, parce qu'il séjourna un jour tout entier dans son camp, jusqu'à ce qu'il eût vu celui des ennemis entièrement levé, et qu'ils tiroient du côté de Grammont et de Lessines. Il avoit même fait partir d'avance toute son artillerie, avec ordre d'aller jusqu'à un quart de lieue de Gand, et de n'en point bouger sans un ordre par écrit, se tenant toujours prête à marcher d'un côté ou d'autre. Cependant l'armée resta dans son même camp, où elle passa tout le jour et la nuit suivante, que M. de Vendôme apprit à la pointe du jour que les ennemis avoient levé leur camp au commencement de la nuit et prenoient leur route le long de la Dendre pour s'acheminer vers Grammont et Lessines. Aussitôt il commença à marcher droit à Gavre, où j'envoyai des ponts sur l'Escaut; mais, quoiqu'il y arriva de fort de bonne heure, et que les ponts fussent faits, il ne voulut point passer cette rivière ce jour-là, et campa au delà, laissant encore dans son vieux camp son aile gauche de cavalerie avec quelques brigades d'infanterie et une d'artillerie, qui gardoient le vieux pont qui avoit été fait sur l'Escaut. Les affaires restèrent en cet état jusqu'au lendemain matin, que M. de Vendôme eut nouvelle que les ennemis marchoient certainement sur l'Escaut et tournoient sur Audenarde. Il envoya aussi ordre aux troupes qu'il avoit laissées dans son vieux camp de marcher sur Gand. La cavalerie traversa la ville et y passa la rivière. Jusque-là, le dessein de M. de Vendôme paroissoit de se camper après avoir passé l'Escaut à Gavre, de laisser cette rivière devant lui, et de faire camper sa droite tirant sur Audenarde et sa gauche où elle pourroit aller du côté de Gavre; mais on oublia d'envoyer ordre à l'artillerie de suivre

l'avoit cru. Il s'est passé peu de chose à l'arrière-garde de notre colonne : j'ai ramené toute l'artillerie sans avoir perdu chose au monde, ce qu'on ne croyoit pas qui se pût faire lorsque nous partîmes du champ de bataille. »

1. Ses *Mémoires*, éd. 1766, tome IV, p. 134-150. Comme les contemporains sauf notre auteur, Saint-Hilaire écrit : *Oudenarde*.

la route de l'armée. Cependant elle ne laissa pas de marcher et de traverser Gand pour joindre la gauche de l'armée au plus près qu'elle pourroit, car il étoit déjà dix heures du matin avant qu'elle s'ébranlât, attendant toujours des ordres. Tout ce que je pus faire à l'avance fut d'envoyer, quoique sans ordre, dix pièces de canon et vingt charrettes composées de munitions de guerre, avec des bateaux que j'avois eu ordre d'envoyer à Gavre pour faire des ponts, ne jugeant pas convenable de laisser l'armée sans canons et sans munitions. Cette précaution fut très utile, car, sans elle, il n'y auroit eu ni artillerie, ni munitions de guerre pour le combat, tant on s'y étoit peu disposé.

« Cependant les ennemis marchoient toujours vers Audenarde avec une diligence extrême et sans s'arrêter, afin d'y passer l'Escaut devant l'armée de France, où, en même temps et pour cela, ils détachèrent les majors généraux Cadogan et Rantzau, avec seize bataillons et trente escadrons, pour aller jeter des ponts sur cette rivière près de la ville et leur en assurer le passage. Chemerault étoit resté presque jusque-là dans son poste devant Audenarde, et, ne pouvant y tenir contre tant de troupes qui marchoient vers lui, il se retira en diligence, et rejoignit heureusement l'armée. Sur les nouvelles de cette marche réitérées de toutes parts, M. de Vendôme commença à faire passer l'Escaut à l'armée à Gavre, sur les dix heures du matin, paroissant avoir dessein de la camper le long de l'Escaut, ou d'aller établir son camp sur les hauteurs contre Audenarde où le prince de Condé vint se poster autrefois, avec l'armée de France, lorsqu'il fit lever le siège d'Audenarde au prince d'Orange. Le premier paroissoit le plus probable, en ce que, s'il fût venu sur les hauteurs qu'on appelle de Monsieur le Prince, il paroissoit qu'il laissoit aux ennemis les passages ouverts pour aller à Gand. Quoi qu'il en soit, le marquis de Biron, lieutenant général de jour, s'en alla faire marquer le camp. Quand il fut arrivé à peu près sur les lieux, la plupart des cavaliers et des soldats se débandèrent pour aller à la paille et au fourrage : ce qui ayant été remarqué par Cadogan, qui avoit déjà passé l'Escaut avec ses troupes et les avoit postées dans un terrain fort avantageux, qui étoit un espèce d'amphithéâtre entouré de haies, de ravins et de watergans, et des défilés du village d'Asper, il envoya un détachement sur eux, et les mit en fuite. Dans ce temps-là, notre avant-garde survint, arrêta le désordre, et chassa les ennemis de ce terrain, et on aperçut sur une hauteur voisine quatre bataillons qui étoient soutenus par une grande quantité d'autres postés derrière des watergans, des ravins et des haies, sous le canon d'Audenarde. Biron envoya avertir M. de Vendôme de ce qui se passoit. Le prince fit marcher aussitôt sept bataillons dans le village de Heurne, sur le grand chemin le long de l'Escaut, et les fit soutenir de quelques escadrons, qui se mirent en bataille dans la plaine entre Rotz et Mulem, à mesure qu'ils arrivoient. Cadogan, qui les vint reconnoître, crut qu'il n'y avoit point de temps à perdre, et s'ébranla avec seize bataillons et huit escadrons pour les venir attaquer, quoique le gros de son armée ne commençât qu'à passer l'Escaut. Le combat dura environ une demi-heure, et nos troupes, qui furent assez malmenées, furent obligées de se retirer fort en désordre dans un terrain coupé. Fischer, brigadier, Lasky et Ximenez, colonels, y furent tués. Rantzau, major général des ennemis, attaqua en même temps quatre de nos escadrons qui soutenoient ces sept bataillons, et les fit plier; celui qui les commandoit fut blessé et pris.

« Après ceci, un de nos brigadiers françois fut détaché, avec cinquante compagnies de grenadiers, pour s'aller poster dans des haies qui n'étoient pas encore occupées par les ennemis. Il s'acquitta de sa commission; mais, soit que l'impatience le prît de ne point voir de troupes à portée de le soutenir, ou bien qu'il fût véritable qu'on lui eût envoyé un ordre de se retirer, comme il le dit pour se disculper, sans pourtant pouvoir nommer celui qui le lui avoit apporté, il quitta son poste très mal à propos, en ce que les ennemis, y arrivant, s'en surent bien prévaloir et y mirent aussitôt des troupes, que l'on ne put forcer après différentes tentatives. Voilà comme quoi l'impatience ou l'ignorance font souvent commettre des fautes essentielles et qui décident du succès d'une bataille. C'est ce qui arriva dans cette occasion. Le prince Eugène et le duc de Marlborough, qui, pendant ce temps-là, avoient passé l'Escaut avec l'avant-garde de leur armée, ayant aperçu que nos troupes grossissoient, firent poster leur infanterie angloise dans ces mêmes haies et ravins qui la séparoient de la plaine où nos troupes se mettoient en bataille à mesure qu'elles arrivoient, et surent bien profiter de la faute de notre brigadier. Pendant que ceci se passoit, un maréchal de camp espagnol, accompagné du même brigadier françois, qui avoit une grande envie de réparer sa faute de quelque manière que ce pût être, se persuadèrent qu'il étoit aisé d'enlever quatre bataillons ennemis qui leur parurent trop avancés vers le château de Boham, et obtinrent facilement de M. le duc de Bourgogne, qu'ils rencontrèrent, la permission de les aller enlever ainsi qu'ils se le proposoient de faire, sans pourtant rien engager, avec deux de nos brigades qui se trouvoient là. Ce prince, encore sans expérience militaire, le leur permit; mais l'affaire devint plus difficile qu'ils n'avoient cru : quatre autres bataillons ennemis avoient joint les premiers, et étoient suivis encore par d'autres. Nos officiers généraux, consultant en ce moment plus leur valeur que le nombre des ennemis, les chargèrent avec vivacité; mais ils furent contraints de céder. L'infanterie du centre voulut soutenir nos deux brigades, qui étoient poussées par les ennemis, et, par un contretemps, un aide de camp, s'étant figuré que c'étoit par ordre de M. le duc de Bourgogne que tout cela se faisoit, l'alla persuader à M. de Vendôme, qui, de dépit, fit attaquer de son côté les ennemis par vingt bataillons de sa droite, protégés par les seules dix pièces de canon que j'avois envoyées de mon chef joindre l'armée à Gavre avec les vingt charrettes composées de munitions de guerre. Il n'y en auroit point eu à l'armée sans cette précaution; car, quand le combat commença, je n'étois encore qu'à une demi-lieue en deçà de Gand, avec toute l'artillerie, faisant route de mon chef pour joindre l'armée, qui en étoit à six lieues. Revenons au combat. Nos dix pièces de canon, qui tirèrent fort à propos sur les bataillons ennemis que M. de Vendôme attaquoit, contribuèrent beaucoup à les faire plier : on s'empara même du canon qu'ils avoient devant eux; mais, favorisés par l'avantage du terrain qu'ils occupoient, ils firent, de derrière les haies où l'on ne pouvoit pénétrer, de si effroyables décharges, que nous fûmes obligés de reculer. Cependant on revint à la charge plus d'une fois, et M. de Vendôme, qui les faisoit faire, s'exposa comme s'il n'eût été qu'un simple soldat. Notre cavalerie ne pouvoit charger, ni pénétrer sur les ennemis, à cause des haies et autres empêchements, et la gendarmerie, qui se trouva exposée au plus grand feu, le soutint longtemps avec une valeur et un sang-froid d'autant plus grands qu'elle n'étoit pas échauffée par la chaleur de l'action, qui ne laisse pas le temps d'envisager le péril. Quoique le terrain avantageux que les ennemis occupoient ne permît pas à notre cavalerie d'agir en corps, il y eut pourtant quelques attaques particulières d'escadrons qui nous furent avantageuses. Le prince Eugène, qui fit la clôture de cette journée, ayant remarqué un vuide entre notre centre et le village de Noreinghem, fit couler par des chemins creux une colonne de cavalerie et de dragons, et même de l'infanterie, le long des haies, pour le remplir. Ce vuide avoit devant lui, de notre côté, un défilé d'environ trois à quatre cents pas, au delà duquel on avoit chargé antérieurement dans une petite plaine, où il y eut un combat de cavalerie. Les chevau-légers de la garde, les gendarmes et la gendarmerie, avec quelques autres escadrons, chargèrent vivement, et repoussèrent ce qui s'opposoit à eux. Deux de nos escadrons qui se trouvèrent séparés des autres percèrent au travers des ennemis et se retirèrent à Tournay. La nuit termina le combat vers les neuf heures du soir, et le succès fut si douteux, que les deux armées s'en attribuèrent l'avantage. Cependant nous demeurâmes sur notre champ de bataille jusque vers une heure après minuit, et cet espace de temps fut employé à redresser l'armée et à poster toute notre artillerie, qui l'avoit jointe avec beaucoup de diligence. M. de Vendôme ayant résolu de livrer encore un combat le lendemain matin, il y eut là-dessus quantité de discours dans un petit conseil qui se tint, dont il est inutile de rapporter ici les paroles. J'eus ordre d'aller poster toute l'artillerie, qui étoit arrivée, tout le long du front de bandière que notre armée occupoit. Pendant que je me mettois en mouvement, on vint me dire de suspendre, et de m'en revenir trouver la généralité au même endroit où je l'avois quittée. J'y trouvai M. de Vendôme persistant dans son sentiment de combattre encore le lendemain, et la matière fut encore agitée : peu d'officiers généraux furent de son avis, dont j'avois fait l'ouverture peut-être inconsidérément par rapport à l'état des affaires, et, dans ce premier sens, le prince soutenoit qu'il y alloit de l'honneur de la France et de la gloire de M. le duc de Bourgogne, que les ennemis avoient autant perdu que nous, et que nous avions encore près de quatre-vingts bataillons qui n'avoient point combattu. Il ajoutoit à cela que la retraite étoit longue et périlleuse, et que je ne pourrois jamais sauver l'artillerie, dont les équipages étoient recrus, quelque envie que je pusse avoir d'en sortir à mon honneur. Les altercations sur cette affaire durèrent encore un peu de temps, et la conclusion fut qu'on combattroit le lendemain. Sur cela, j'eus un nouvel ordre d'aller poster l'artillerie, et je m'en acquittai. Pendant ce temps-là, les ennemis firent encore plusieurs décharges sur notre infanterie, qui étoit avancée sur eux. Elle s'en ennuya, et se retira en arrière sans en avoir reçu ordre, et notre cavalerie de la droite se trouva si ébranlée, que, dès que la nuit fut close, elle se mit en colonne pour prendre le chemin de Gand. On en vint avertir M. de Vendôme, et on lui dit que, s'il vouloit demeurer davantage où il étoit, qu'il resteroit seul dans la plaine. M. le duc de Bourgogne étoit avec lui quand il reçut cet avis. Alors on prit tout à bon le parti de se retirer, et, comme je m'en retournois joindre la généralité, je trouvai une grande partie des troupes qui enfiloit le chemin de Gand par où j'étois venu avec de l'artillerie. Je rencontrai aussi celle que j'avois postée sur la droite, qui s'en revenoit avec ordre de suivre le même chemin, et des officiers généraux que je rencontrai me dirent que M. le duc de Bourgogne et M. de Vendôme étoient déjà partis par une autre route avec toute la cavalerie de la droite. J'envoyai déposter le reste de l'artillerie, et me mis en marche avec elle et les bataillons. Je trouvai un major de brigade, qui me dit qu'il avoit ordre de m'amener de l'infanterie pour m'aider à me retirer. Je lui montrai l'entrée du défilé où il devoit m'attendre; mais je n'y trouvai ni le major, ni la brigade, et il y eut tant de désordre et de billebaude dans cet endroit, que, si les ennemis en avoient été avertis et s'y étoient présentés, la défaite auroit été complète. On s'y jetoit pêle-mêle avec la plus grande confusion du monde. J'eus toutes les peines imaginables à y enfourner notre artillerie. Quand elle y fut toute entrée (il étoit petit jour), je m'en retournai dans la plaine avec trois ou quatre officiers, pour voir si les ennemis se disposoient à tomber sur moi, et je fus tout étonné d'y voir encore notre gauche de cavalerie en bataille et la tête tournée vers l'ennemi, qui étoit tranquille dans son camp. Je m'approchai pour parler à l'officier général qui la commandoit, et lui montrer le péril où il étoit tout le reste de l'armée étant parti. Je ne pus m'adresser qu'à des subalternes, parce qu'il s'étoit avancé sur sa droite pour voir ce qu'étoit devenue l'armée. Ils me dirent tous qu'ils n'avoient eu aucun ordre de se retirer et qu'ils ne pouvoient se mouvoir sans l'ordre de leur supérieur, auquel ils alloient envoyer pour lui rendre compte de ce que je venois de leur rapporter. Je les laissai donc là, et m'en revins à mon arrière-garde, que je ne quittai pas jusqu'à Gand.

La précipitation et le désordre de la retraite furent cause, à mon avis, que cette gauche de cavalerie, première et seconde ligne, fut oubliée dans la plaine et y demeura constamment jusqu'à deux ou trois heures de jour, ou bien que celui qui étoit chargé de leur porter l'ordre de se retirer s'acquitta mal de sa commission. Quoi qu'il en soit, c'est ce qui sauva l'artillerie, qui se retiroit par le chemin qu'elle avoit pris en venant, et qui étoit un peu derrière cette cavalerie; car les ennemis, la voyant encore en bataille loin du défilé, quoique tout le reste de la plaine se trouvât vuide de troupes, furent quelque temps à se mouvoir et à se préparer pour la débusquer et suivre notre arrière-garde. Cela lui donna le temps d'avancer chemin, quoique avec beaucoup de lenteur à cause de la lassitude des équipages. La queue de cette file se trouvoit déjà à quatre lieues du champ de bataille, lorsque notre cavalerie, dont je viens de parler, commença à se mouvoir pour se retirer et gagner les bois, qui étoient encore gardés par mille grenadiers sous le marquis de Nangis. Les ennemis, qui s'aperçurent de son mouvement, s'avancèrent au nombre d'environ quatre mille chevaux, avec des fantassins en croupe, pour tâcher d'en profiter. Ils atteignirent sur le bord du bois quelques escadrons qui n'avoient pu encore entrer dans le défilé, les chargèrent, et le leur firent enfourner avec beaucoup de précipitation. Nous y perdîmes quelques officiers, des cavaliers et des dragons, et je crois même quelques étendards. Le désordre seroit devenu plus considérable, sans les mille grenadiers du marquis de Nangis, qui continrent les ennemis au commencement du défilé, et nous donnèrent encore un peu de temps pour avancer chemin : ce qui s'exécuta heureusement, mais non sans beaucoup de peine. Les ennemis n'entrèrent qu'une lieue dans le défilé, jusqu'à un petit ruisseau, et s'en retournèrent à leur camp, sans pousser davantage; car M. de Vendôme, qui apprit ce qui se passoit, renvoya plusieurs régiments de dragons pour favoriser cette retraite. Ils furent assez inutiles; car ils me trouvèrent avec mon arrière-garde déjà arrivée à une lieue de Gand, et hors de danger. »

En dehors des relations, le premier document est cette lettre que le duc de Vendôme, à peine arrivé à Gand et au moment de se mettre au lit, adressa au Roi, lettre d'une page, dans laquelle il essayait de démontrer que le combat d'Audenarde n'avait pas été désavantageux, et eût même tourné en victoire, si « l'amas de vils guerriers qui abusaient de la confiance du jeune prince » n'avait pas fait obstacle à ses résolutions, tandis que, par le même courrier, M. le duc de Bourgogne adressait à sa femme une autre lettre navrante, qui, malheureusement, ne nous est pas parvenue[1]. Nous aurons plus loin[2], dans le récit du chevalier de Bellerive, un texte de cette lettre du 12, qui d'ailleurs reçut de la publicité, puis-

1. Ci-dessus, p. 197. — 2. Ci-après, p. 562.

qu'on en rencontre des copies manuscrites[1], et que même le polygraphe P.-A. de la Place l'a insérée en 1787 dans son recueil de *Pièces intéressantes et peu connues*, tome V, p. 364-366; toutefois, elle ne doit plus exister au Dépôt de la guerre, puisque le général Pelet n'en a pas donné le texte, et que je l'ai cherchée en vain[2]. Celui qu'on trouvera ci-après, p. 562, offre quelques variantes ou différences, soit avec l'autre copie insérée par Bellerive dans le ms. Fr. 14 178, fol. 219, soit avec les transcriptions du temps qui viennent d'être indiquées, soit enfin avec l'imprimé de 1787.

On trouvera auparavant, toujours dans le texte de Bellerive, mais mal classée, la seconde lettre du même jour dont parle aussi Saint-Simon, et par laquelle Vendôme prétendit établir, en rendant justice à ses principales créatures, que « l'affaire eût été complète, s'il avait été soutenu comme il le devait être[3]. »

1. Bibl. nat., fonds Cangé, F 160, n° 27. En 1892, Me Toppin, notaire à Volonne (Basses-Alpes), faisant un inventaire de vieux papiers, y a trouvé une copie de la même lettre et l'a transcrite pour le Comité des travaux historiques, dans la croyance qu'elle était inédite.

2. Voici les principales pièces que contient le volume 2081 du Dépôt : n° 65, lettres du Roi à son petit-fils et au duc de Vendôme, 11 juillet, exprimant le regret qu'on n'ait pas pris Audenarde; n° 66, lettre de Chamillart, *idem;* n° 75, seconde lettre de Vendôme au Roi, 12 juillet, ci-après, p. 562 (minute originale dans le ms. Fr. 11 246, fol. 41-42); n° 76, lettre à Chamillart, 12 juillet, exprimant son dépit; n° 77, lettre de Matignon, 12 juillet, racontant au ministre ce qu'il a vu de son moulin (ci-après, p. 673-674); n° 78, lettre de d'Artagnan, reproduite par Pelet; n° 88, rapport et états envoyés par Contades le 13; n° 94, lettre du Roi à Berwick, 14 juillet; n° 97, mémoire de Chamlay; n° 98, rapport envoyé de Lille le 14; n° 102, rapport du prince de Rohan sur le rôle de la gendarmerie; n° 104, lettre de Montviel; n° 106, lettre du maréchal de Berwick, écrite de Tournay le 14; n° 109, le duc de Vendôme au Roi, et n° 110, le même à Chamillart, du 14; n° 111, le même au Roi, 15 juillet; n° 112, rapport de Fervacques sur le régiment de Piémont; nos 121 et 122, lettres de Berwick au Roi et à Chamillart; n° 125, lettre au duc de Bourgogne; n° 126, mémoire pour le même; nos 127 et 128, lettres du Roi et de Chamillart au duc de Vendôme; n° 129, lettre du Roi au maréchal de Berwick (voyez ces cinq pièces dans le texte Bellerive); n° 131, billet autographe du duc de Bourgogne demandant de l'argent, 16 juillet; nos 134, 135 et 136, lettres de d'Arpajon, de du Barail et de Bergeyck; n° 138, lettre de Vendôme à Chamillart, 16 juillet, neuf heures du soir; n° 140, réponse à d'Artagnan, 17 juillet; n° 147, rapport de Lille; n° 170, lettre du duc de Vendôme, 19 juillet, reproduite par Pelet et entièrement dirigée contre le duc de Bourgogne et son Puységur. — Outre le volume de minutes originales du Roi et du ministre coté 2075, les gardes du Dépôt ont formé une transcription générale de toute la correspondance avec le jeune prince, qui remplit les deux volumes 2077 et 2078, mais cependant est loin d'être complète. Un demi-volume environ de lettres de toute provenance, au duc du Maine, venu je ne sais par quelle voie, porte le n° 2108.

3. Outre ce texte du ms. Fr. 14 173, nous en avons une autre copie

Nous n'avons ni la lettre que le duc de Bourgogne écrivit le 12 à son grand-père, « en fort peu de mots[1], » ni celle où il s'exprimait « en termes formels » pour la duchesse de Bourgogne, ni celle non plus qu'il dut adresser au duc de Beauvillier[2], mais seulement une lettre du même jour à Saint-Frémond[3], puis celle du 13, à Mme de Maintenon, qui fut comprise en 1777 dans la publication de l'abbé Millot[4], et dans laquelle, très probablement, se retrouvent tous les arguments des lettres précédentes contre le duc de Vendôme, accablants, non pour le soldat, qui avait été très brave comme toujours, mais pour le général. La réponse du Roi, en date du 16, a été publiée par le général Pelet d'après la minute du Dépôt de la guerre[5]. Celle de Mme de Maintenon paraît n'avoir pas subsisté; mais on peut supposer qu'elle devait être toute défavorable à Vendôme, d'après deux ou trois lettres à la princesse des Ursins[6].

Depuis plusieurs années, et ayant en perspective la campagne de 1708, mon intention était de publier d'avance[7] la très précieuse collection de cent lettres du duc de Bourgogne à M. de Beauvillier dont Mme la comtesse G. de la Roche-Aymon avait daigné me communiquer les originaux en 1889. C'eût été une partie intéressante du commentaire que demandait le récit de Saint-Simon, et j'avais préparé les textes dans ce sens et à cette intention; mais, M. le marquis de Vogüé les ayant mis au jour l'année dernière, dans le beau volume intitulé : *le Duc de Bourgogne et le duc de*

de Bellerive dans le ms. 14 178, fol. 217, et la minute se retrouve dans le ms. Fr. 11 246, fol. 41-44, qui est venu de la même source, c'est-à-dire du secrétaire de M. de Vendôme (ci-après, p. 540).

1. Ci-dessus, p. 196.

2. Ci-dessous.

3. Saint-Frémond la transmit au ministre (Guerre, vol. 2081, n° 108). Le prince, après avoir recommandé de songer aux villes de Lille, Ypres, Tournay et Mons, disait : « Nous eûmes hier une rude affaire avec les ennemis, où ils eurent l'avantage, et nous avons été obligés de nous retirer ici (Lovendegem). Prenez garde aussi à vous, et qu'ils ne veuillent forcer quelque marche sur vous, pour vous attaquer. »

4. *Mémoires de Noailles*, 1re édition, tome V, p. 321-327, et éd. Michaud et Poujoulat, p. 404, avec deux autres lettres du 21 et du 24, que le marquis de Vogüé a également reproduites dans la publication indiquée plus bas.

5. La minute est de la main de Chamillart. Le général a publié également deux mémoires rédigés immédiatement par Chamlay.

6. Recueil Bossange, tome I, p. 281, 282 et 293 : « M. de Vendôme, qui croit tout ce qu'il desire, a voulu donner un combat, et il l'a perdu.... Si M. le duc de Bourgogne eût été cru, nous n'aurions pas perdu, etc. » C'est grâce à Mme de Maintenon que le jeune prince obtint le pouvoir de décider les opérations avec l'avis des maréchaux et des quelques officiers « sages et habiles » qui l'entouraient : voyez la correspondance publiée par M. le marquis de Vogüé, p. 231, 239 et 249.

7. Pour la Société de l'Histoire de France : voyez les procès-verbaux de 1891 à 1900.

Beauvillier, avec une introduction magistrale sur le prince lui-même et sur ses trois campagnes de 1702, 1703, 1708, je dois me borner, en dehors des renvois que le commentaire courant a comportés, à reproduire ici les deux lettres à Beauvillier qui ont plus particulièrement trait à la journée du 11 juillet :

Le duc de Bourgogne à M. de Beauvillier.

I

« Au camp de Lovendegem, le 16 juillet 1708.

« J'ai, depuis quelques jours, besoin plus d'espérer en Dieu, mon cher duc, et de recourir à lui que je n'en ai jamais eu ; car la nature souffre beaucoup. Notre situation est violente, et nous sommes dans la peine et l'humiliation. J'espère que Dieu, après nous avoir châtiés, ne nous perdra pas tout à fait, et nous fera sortir heureusement de ce triste état. Il ne paroît pas que l'armée soit découragée. Pour moi, si je m'y laissois aller, je le serois tout à fait ; mais il faut, avec l'aide de Dieu, faire son devoir dans l'adversité comme dans la prospérité. Après notre malheur, mon premier mouvement fut de quitter cette armée, que je croyois alors absolument perdue ou dispersée, et d'aller chercher le maréchal de Berwick[1]. Dieu merci ! je ne l'ai pas suivi. L'armée commença à se rassembler ; nous sauvâmes l'artillerie, et ma présence pourra faire ici un bon effet, car, si j'étois parti sur-le-champ, je ne doute pas que cela n'eût fait un mauvais effet dans les troupes, et contre moi aussi. Ainsi, je remercie Dieu de m'avoir fait changer de résolution. Je ne doute pas que le Roi ne soit inquiet, pour son armée et pour nous, de la situation où nous sommes. Je ne vois pas cependant d'apparence que les ennemis nous viennent attaquer ici, puisqu'ils n'y sont pas venus plus tôt, et qu'ils nous donnent le temps de nous y accommoder et de nous y retrancher ; mais je crains qu'ils ne tirent de grosses contributions de l'Artois, qui s'est conservé exempt jusqu'ici, car ils sont dans les lignes de Comines. J'attends des nouvelles du Roi aujourd'hui ou demain. J'espère qu'il ne me retirera pas d'ici ; mais, à moins qu'il ne me l'ordonnât bien expressément, je ne crois pas que je dusse quitter sans réplique, et mon départ feroit un mauvais effet, car je ne pense pas que cette armée puisse jamais manquer de trouver une retraite quand il sera nécessaire, et moi encore davantage, avec un corps léger. Priez Dieu plus que jamais qu'il me donne des lumières et du courage de toutes manières, et qu'il me fasse de plus en plus connoître mon impuissance et mon néant, que je ne doute pas que la prospérité ne m'eût enflé et dissipé ; et en même temps je n'avois point cette parfaite confiance en Dieu[2].

. . . .

. . . .

1. *Barvik.*

2. Ici, le duc de Beauvillier a biffé trois lignes, qui sont devenues illisibles.

et, s'il veut encore se servir de moi pour cela, ce sera un effet de sa pure miséricorde, car je ne lui ai pas été aussi fidèle que j'y étois engagé par ses nouveaux bienfaits. Je vous envoie la lettre pour le maréchal de Boufflers. Il est peut-être plus lent que M. de Vendôme; mais il ne seroit pas si confiant et si présomptueux, et par conséquent seroit plus vigilant.

« Louis. »

II

« Au camp de Lovendegem, le 21 juillet 1708.

« J'ai reçu deux de vos lettres aujourd'hui, mon cher duc, et le papier qui étoit joint à la seconde. Il m'a paru que l'écriture et le style ne m'en étoient pas absolument inconnus. Il est certain que nous ne devons mettre notre confiance qu'en Dieu et que, quoique notre situation paroisse assez bonne présentement, il peut, s'il veut, achever de nous accabler par un dernier coup, ou nous relever d'une manière qui ne vienne que de lui. La mort inopinée de M. de Mantoue est, comme vous me le dites, un de ces exemples terribles qui font trembler; elle pourra bien susciter de nouvelles affaires en Italie. Je ne crois pas, dans la dernière affaire, en avoir trop peu fait, et, quand j'arrivai près du combat, il étoit déjà dans une situation où j'aurois couru un risque évident d'être pris, aussi bien que tout ce qui s'y trouva; car, pour moi, je ne demandois pas mieux que d'y aller le plus avant. Il me paroît qu'à la cour on croit notre perte bien plus grande qu'elle n'a été, et notre déroute, parce qu'une partie de nos troupes se sont retirées dans nos places; mais ces troupes étoient environnées, et, quand la nuit est venue, chacun a percé par où il a pu, au lieu de songer à se rendre. On vous aura sans doute mandé que le duc de Saint-Aignan tint bon tant qu'il put avec une troupe qu'il avoit ramassée, qu'il la perdit toute peu à peu, après avoir tenté inutilement de se retirer et avoir trouvé les ennemis partout, et qu'il fut pris n'étant plus que lui cinq ou sixième. C'est ce que j'ai appris avec grand plaisir, quoique je ne doutasse pas qu'il n'eût bien fait son devoir. Joignez à cela qu'il y avoit quatre heures qu'il essuyoit sans remuer le feu de l'infanterie ennemie; ce n'est pas une mauvaise épreuve assurément. Adieu, mon cher duc; humilions-nous de plus en plus, mourons à Dieu, mettons-nous bien avec lui, et tout ira bien.

« Louis. »

En dehors du Dépôt de la guerre et du texte Bellerive qu'on trouvera dans l'appendice VI, il existe, inédites ou non, une petite quantité de lettres du duc de Bourgogne relatives à Audenarde et à la campagne de 1708. J'en ai indiqué quelques-unes au courant du commentaire, comme ayant fait partie de collections privées, ou comme figurant dans des publications anciennes et modernes. Le R. P. Baudrillart en a retrouvé quelques-unes dans les Archives royales d'Espagne, et enfin les lettres à Fénelon suppléent tant bien que mal à celles, disparues, que le prince lui écrivait.

VI

LA CAMPAGNE DE 1708 EN FLANDRE[1].

Dans presque tous les volumes, à partir du tome II[2], j'ai reproduit des séries entières de textes empruntés aux transcriptions de la correspondance du duc de Vendôme qui viennent d'un de ses familiers ou secrétaires, le chevalier de Bellerive. Au moment de faire un emprunt encore plus considérable à la même source, il me semble opportun d'expliquer ce qu'était Bellerive, comment ses manuscrits sont venus jusqu'à nous, et ce qu'ils valent.

La biographie de Jules-Alexis-Bernard, dit le chevalier de Bellerive, présente bien des lacunes. On a prétendu que c'était un fils naturel, sinon du duc de Vendôme, du moins de son frère le Grand Prieur, mais sans justifier cette assertion[3]. En tout cas, il ne s'attacha à la fortune de Vendôme que bien tard, à la veille des dernières campagnes de ce prince en Espagne, et obtint grâce à lui une compagnie de dragons dans un régiment espagnol, lorsque l'armée des deux couronnes était à Campo-Real de Casa-Texada (8 novembre 1710). Au bout d'un an, une affaire d'honneur, du moins à son propre dire, le força de donner sa démission (26 novembre 1711)[4] pour se rendre à l'autre bout de l'Europe, auprès du roi de Suède immobilisé dans Bender, et M. de Vendôme le munit de lettres de recommandation pour le diplomate des Alleurs et le transfuge Langalerie, dont j'ai raconté ailleurs l'histoire. Dès novembre 1712 il était revenu à Paris, et y faisait paraître une relation sur le souverain qu'il venait de voir et sur les pays où il avait séjourné en cours de route[5], particulièrement sur la Turquie, car il passa par Constantinople, où M. des Alleurs lui fit bon accueil. L'impression parut sous les auspices de Madame, qui avait daigné en parler au Roi lui-même, et Bellerive alla déposer un exemplaire de son œuvre à l'Escurial en novembre 1714. Dans cette même

1. Ci-dessus, p. 171, note 4.
2. Campagne de 1695, dans notre tome II, appendice VI.
3. *Catalogue général des manuscrits : Bibliothèque de l'Arsenal*, tome IX, p. xxviii-xxix de l'Introduction par M. Funck-Brentano.
4. Le ms. Fr. 14178, fol. 487, contient une lettre du 10 décembre 1711 où le secrétaire d'État Grimaldo dit à Vendôme : « Votre Altesse marque que le chevalier de Bellerive, capitaine de dragons au régiment de Grimau (ou Griman?), doit passer en France, et qu'avec le consentement de Votre Altesse, il a fait démission de sa compagnie.... »
5. *Relation d'un voyage du chevalier de Bellerive d'Espagne à Bender et de son séjour au camp du roi de Suède;* Paris, 1713, un vol. in-12. Feu A. de Marsy en a reproduit une partie en 1872, pour l'Académie des Bibliophiles. Une traduction allemande parut à Francfort en 1714.

année, il fit paraître chez la veuve Barbin, à Paris, un nouveau volume pour lequel il avait sollicité l'agrément du roi Philippe V, sans d'ailleurs l'obtenir[1], et ce volume est quelque peu connu : *Histoire des dernières campagnes de S. A. S. Mgr le duc de Vendôme, qui contient la fidélité héréditaire des Espagnols au service de Philippe V*[2], etc. Une seconde édition parut dès 1715, chez Prault.

Ce n'était que la partie de la carrière militaire de son protecteur laquelle il avait pu prendre quelque part de 1710 à 1711 ; mais, mis en goût par les prémisses, et probablement encouragé par la veuve de son héros, il entreprit d'étendre ce travail à toute l'histoire, si souvent glorieuse, du petit-fils d'Henri IV, en se servant pour cela de la correspondance déposée entre ses mains, et en commençant par en faire une transcription presque intégrale[3]. Telle est l'origine des deux volumes aujourd'hui conservés à la Bibliothèque nationale, mss. Fr. 14177 et 14178, et dont j'ai eu le tort de me servir exclusivement jusqu'à présent, peut-être avec trop de confiance[4]. Mais, à côté de ces volumes, il en est six autres qui représentent une mise en œuvre préparée postérieurement, ou bien antérieurement, de ces précieux documents, à savoir : ms. 14169, années 1694-1697 ; 14170, années 1700-1702 ; 14171, années 1702-1704 ; 14172, années 1704-1706 ; 14173, années 1706-1709 ; 14174, années 1710-1712[5]. C'est de l'avant-dernier que je vais extraire presque en entier le récit de la campagne de 1708 ; préalablement, il faut encore expliquer quel est le caractère de l'œuvre de Bellerive et comment ses manuscrits sont venus, il y a un peu plus de cent ans, prendre asile dans le grand établissement qui est aujourd'hui la Bibliothèque nationale.

Depuis sa sortie de l'armée espagnole, le chevalier s'était exclusivement consacré à la littérature, d'abord historique, — et, sous ce rapport, nous savons qu'il sollicita de Philippe V et de son ministre Grimaldo, comme il l'avait fait pour les *Dernières campagnes*, l'impression d'une histoire

1. Il demanda que ce roi le fit imprimer en Hollande ; nous avons sa harangue ou supplique à Philippe V, dans le ms. Fr. 9444, fol. 143, 10 octobre 1714. L'impression fut faite pour Huet, libraire au Palais de Paris.

2. Le petit volume est tout de même dédié à Philippe V. Il en fut rendu un compte indulgent dans le *Journal de Trévoux* de 1714, p. 2192.

3. La légende raconte que Campistron brûlait les lettres adressées à son maître, pour avoir moins à lire et moins à répondre.

4. En deux endroits, le chevalier fait mention de la feue duchesse d'Angoulême et de la régence du duc d'Orléans : par conséquent, la transcription a été faite après août 1713, et même après septembre 1715. Certaines copies sont écrites sur le papier à en-tête du secrétariat des galères, charge que Vendôme avait donnée à Campistron depuis 1694.

5. Le ms. 14175 contient une description par ordre alphabétique des localités et provinces de l'Espagne, et le ms. 14176, les adieux adressés au duc de Vendôme, en 1703, par M. de Saint-Geniès.

des révolutions de Sardaigne et de Sicile[1], et d'une autre histoire de l'expédition de 1720 et 1721 en Afrique, et qu'à cette dernière époque il dut faire un séjour, peut-être officiel et diplomatique, en Espagne. Mais il s'adonnait aussi à la poésie, plus particulièrement aux épigrammes, ainsi que le prouve une partie de ses papiers venue également jusqu'à nous. Puis, comme pour tant d'autres chansonniers et fiaseurs de vaudevilles, ou tant d'écrivains besogneux[2], il vint un moment où des propos injurieux et insolents contre la personne de Louis XV lui-même, tenus en public, chez un perruquier, appelèrent une sévère répression : arrêté le 16 avril 1749, il passa tout près de dix-huit ans à la Bastille, puis fut transféré à Vincennes, et mourut dans cette dernière prison le 1er janvier 1770, plus qu'octogénaire. Deux malles contenant ses papiers furent rapportées à la Bastille en 1784, et le ministre Breteuil les fit attribuer à la Bibliothèque du Roi en 1787[3].

Trois parts paraissent en avoir été faites alors : d'un côté (mss. Fr. 9442-9444), les papiers personnels, minutes des lettres écrites par Bellerive de 1720 à 1743 (dont une partie sont relatives au séjour que le chevalier fit en Espagne sous la Régence et à ses relations avec le ministre Grimaldo, avec l'abbé Bignon et avec d'autres personnages de marque), fragments sur toutes sortes de sujets d'histoire, œuvres poétiques, etc.; d'autre part, deux volumes de lettres originales reçues par le duc de Vendôme, ou de minutes et copies de ses lettres, et de documents militaires, mss. Fr. 11 246-11 247[4]; enfin, les papiers de Bellerive lui-même, ms. 14 169 à 14 178, destinés à servir à l'histoire du duc de Vendôme[5].

Ces papiers avaient été vus, sans doute à la Bastille même, par le polygraphe Delort, qui en a tiré, comme des correspondances relatives au temps de Colbert, une bonne partie des documents autographes insérés dans ses *Voyages aux environs de Paris*[6]; mais, depuis lors, bien

1. C'est le ms. Nouv. acq. fr. 1883.

2. Le 11 septembre 1729, il emprunte quatre louis à un ancien trésorier de M. de Vendôme : ms. Fr. 14 178, fol. 437.

3. Article de M. Bégis, dans la *Nouvelle Revue*, 1er décembre 1880, p. 543; *Correspondance historique et archéologique*, tome I (1894), p. 98-100, et tome II, p. 241-252; *Catalogue des manuscrits de la bibliothèque de l'Arsenal* (Papiers de la Bastille), tome IX, Introduction, p. XXVIII-XXIX, d'après le dossier 11 664; *Bibliothèque de l'École des chartes*, année 1892, p. 287.

4. De la même origine doit venir le ms. 10 267, qui contient treize copies de lettres du Roi au duc de Bourgogne envoyées en communication, par Chamillart, à M. de Vendôme.

5. Voyez le *Catalogue général des manuscrits français*, tomes I, p. 391-392, II, p. 263-265, et III, p. 160. M. Bégis a publié l'inventaire officiel dressé en 1787 des lettres au duc de Vendôme signées de Louis XIV, des deux Dauphins, des princes, des ministres, ambassadeurs, généraux, etc. Selon les *Archives de la Bastille*, tome XVI, p. 19-21, certains papiers avaient été retrouvés en 1756 dans la doublure des habits du prisonnier.

6. Lettres du Roi, de ses fils, petits-fils et belles-filles, des princes de

peu de chercheurs ont eu la patience de les dépouiller, encore moins de les mettre en coupe réglée, et cela tient à diverses causes : l'état matériel des feuillets, écrits à la diable et d'une graphie lourde, barbare, sans suite souvent, toujours sans correction, puis reliés pour la Bibliothèque avec trop peu de soin; l'absence de toute valeur littéraire, car Bellerive, quoique instruit et habitué à écrire, était incapable de se relire, de se corriger, même en vue de l'impression; enfin, la passion et la violente partialité qui éclatent dans ses jugements, dans ses récits, dans ses transcriptions elles-mêmes, et exigent une critique sévère. En effet, quelle qu'ait été la nature de ses relations avec Vendôme, il fut certainement un de ses plus ardents partisans et défenseurs dans cet entourage familier et fanatique qui le suivait partout, sur les champs de bataille comme dans les plaisirs plus ou moins délicats dont le prince agrémentait sa vie.

C'est précisément cette dernière considération qui, sans autre souci ni des difficultés matérielles, ni du défaut de style et de littérature, m'a fait penser qu'il y aurait intérêt à opposer, pour 1708, le récit *vendômiste* de Bellerive aux apologies *bourguignonnes* de Saint-Simon. On trouvera donc ici le texte presque intégral des deux cent trente-deux feuillets du ms. 14173 qui concernent la campagne de 1708; je n'en supprime que bien peu de pages, ou parce que le texte en a déjà été publié ailleurs, ou parce qu'il présente moins d'intérêt pour nous. Dans la partie narrative, je ne me permettrai que les redressements les plus indispensables. Les textes des lettres dont l'original existe à la Guerre ou ailleurs ont été collationnés avec soin, et j'y ai relevé de fréquentes et profondes différences, volontaires certainement et intentionnelles de la part de Bellerive.

Indépendamment de ses papiers, nous avons encore aux archives de Chantilly, série S, dix-huit registres de lettres ministérielles venues par succession de la fille du prince de Condé que Vendôme épousa en 1710 et qui mourut sans postérité en 1718. On n'y trouve pas seulement les documents dont les minutes existent, pour la plupart, dans les archives ministérielles, Guerre, Marine, Affaires étrangères, à côté des originaux des lettres émanées de Vendôme lui-même, mais aussi une série de lettres autographes et intimes de Chamillart[1].

LA CAMPAGNE DU DUC DE VENDÔME EN 1708. FLANDRES[2].

« La cour de France prit toutes les mesures pour ménager une glorieuse campagne au duc de Bourgogne. Le comte de Bergeyck,

Condé et de Conti, du duc d'Orléans, du duc du Maine, du Grand Prieur, etc., presque toutes reproduites avec fac-similé.

1. Ci-après, p. 542, 595, 601, 612, 623, 628, 695. — Ms. Fr. 14173, fol. 136-267.

ministre du roi catholique dans les Pays-Bas, se rendit de Mons à Paris, et vint s'aboucher à Clichy avec le duc de Vendôme, et, de là, il fut à Marly, pour conférer avec le Roi. On convint que ce ministre s'en retourneroit à Mons auprès de l'électeur de Bavière, le presser d'en partir pour aller prendre, avec le maréchal de Berwick, le commandement de l'armée qu'on assembloit sur la Moselle, afin de [dé]concerter les projets que la cour de France prétendoit que le prince Eugène, qui devoit commander celle de l'Empereur de l'autre côté, pourroit former sur cette frontière.

« C'est ici qu'il faut dire un mot en passant du comte de Bergeyck: c'étoit un ministre qui avoit un certain fond d'esprit, sans élévation, une exacte connoissance du détail des affaires de Flandres; laborieux, aimant l'ordre et les gens de guerre; mais une timidité d'esprit qui lui faisoit peur de tout, par une défiance de lui-même qui l'empêchoit d'avoir cette fermeté, cette assurance que doit posséder un homme qui veut gouverner les autres, ce qui fait briller un grand génie avec toute la gloire à laquelle la plus noble ambition peut prétendre.

Lettre du ministre de la guerre au duc de Vendôme, sur sa patente de général pour servir en Flandres sous le duc de Bourgogne[1].

« De Marly, ce 7 mai 1708.

« Je vous proteste, Monseigneur, que la réponse que j'ai reçue de « vous ne m'a pas été moins sensible que si j'avois dû douter jusqu'à « présent des bontés dont vous m'avez assuré plusieurs fois. Je « compte sur l'honneur de votre amitié avec une confiance qui ne « sera plus alarmée par les nuages qui pourroient se lever à l'avenir. « Votre patente sera telle que vous pourrez la desirer. S. M. a « voulu la lire avant de la signer; elle a trouvé le préambule digne « de vous, et m'a répondu ensuite ces mêmes paroles, que les géné- « raux qui vous ont précédé n'auroient pas lieu de se révolter contre « la raison et la vérité. M. le comte de Bergeyck est parti ce matin, « sur les six heures; il n'a pas été trop longtemps absent de Mons. « Le Roi lui a fait voir ses jardins : il est bien content des honneurs « qu'il a reçus, et a grand sujet de se louer des bontés dont S. M. « l'a honoré. M. de Dreux se rendra auprès de vous, quand il vous « plaira lui ordonner. Si Mme la duchesse de Bouillon se souvient « encore du temps que j'avois l'honneur de lui faire ma cour étant « intendant à Rouen, permettez-moi de vous supplier de l'assurer que « je suis le même par le respect que j'ai pour elle. Le Roi a accordé « aux deux lieutenants que M. l'abbé Alberoni a mis sous sa protec- « tion deux places de capitaines réformés : je vous supplie de lui faire

1. Ci-dessus, p. 30. La copie ne se trouve pas dans le volume Guerre 2080, ni la minute dans 2075. Évidemment la plupart des lettres semblables, que Chamillart écrivait de sa propre main, étaient considérées comme correspondance privée. Celle-ci manque à Chantilly; je n'en ai pas non plus rencontré le texte dans les copies du ms. 14 178.

« part de cette bonne nouvelle avant de quitter Clichy. Je suis, avec « toute la reconnoissance et le profond respect que je dois, Monsei- « gneur, de Votre Altesse le très humble et très obéissant serviteur.

« CHAMILLART. »

« Le duc de Bourgogne vint prendre congé de son aïeul le 14 mai et recevoir ses derniers ordres. Voici les instructions que reçut ce prince sur la conduite que le Roi prétendoit qu'il tînt à l'armée de Flandres :

« Soyez jaloux, lui dit le Roi, de votre honneur et de la réputation « de mes armes ; donnez-moi la douce consolation de vous voir revenir « de Flandres couvert de lauriers. Je ne doute pas que vous ne « fassiez tous vos efforts pour remplir mes espérances, aussi bien que « l'attente de la nation. N'oubliez point que ce ne sont pas les plus « qualifiés, mais les plus habiles, qui font la gloire des empires. « Méfiez-vous des lumières obscures, et le plus grand malheur que « vous ayez à craindre, ce seroit d'être le jouet des fourbes et des « hypocrites. Défiez-vous de vos idées, craignez ce qui viendra de « vous, et gardez-vous bien d'en faire la règle de votre conduite dans « les mouvements de l'armée dont je vous ai déclaré généralissime « aux instances du duc de Vendôme. Regardez-le comme le mentor « et le seul à qui je puisse vous confier. Sa vaste capacité, son expé- « rience consommée et sa valeur héroïque doivent vous servir d'étoile « pour vous éclairer et déterminer vos sentiments ; vous serez louable « dans vos entreprises, si vous suivez ses conseils, et je vous l'ordonne « ainsi. Ne vous ouvrez à personne de ce que vous déciderez entre « vous deux. Soyez affable et magnifique envers mes officiers et mes « soldats. Que chacun trouve en vous son humeur, sans y trouver ses « défauts, et qu'enfin votre principale affaire soit de vous faire aimer « de ceux qui doivent vous obéir. J'espère que vous serez exact et « fidèle à remplir ce que vous devez à l'État et à vous-même. C'est « tout ce que je vous ordonne. »

« Le duc de Bourgogne, attendri jusque dans le fond de l'âme des ordres et des instructions de son aïeul, lui répondit :

« Je reçois, Monsieur, avec les plus vifs et respectueux sentiments « de reconnoissance les leçons salutaires que votre amour paternel me « donne sur la conduite que je dois tenir dans le suprême comman- « dement de l'armée de Flandres dont votre extrême bonté vient de « m'honorer. Je me montrerai toujours jaloux de déférer aveuglément « aux conseils de M. de Vendôme[1]. Mon peu d'expérience m'en fera « toujours regarder l'importance comme une assurance de la victoire, « chose inséparable de vos intérêts et de la grandeur de la nation. »

A ces dernières paroles, le Roi et le Dauphin embrassèrent le duc de Bourgogne ; ils arrosèrent son visage de leurs précieuses larmes : ensuite de quoi, le duc de Berry reçut les mêmes marques de tendresse. Celui-ci dit au Roi :

1. Ici, six lignes biffées, pour corriger la rédaction première.

« Pour moi, qui ne dois être que spectateur de la campagne que « mon frère va faire en Flandre, je ne dirai jamais autre chose, à tout « ce que M. de Vendôme proposera, qu'*Amen*. »

« On se flattoit, avec quelque fondement, que les armes de France seroient encore plus redoutables aux alliés cette campagne. La prudence militaire et la noble audace du duc de Vendôme avoient fait revenir les esprits de la terreur que les victoires et le nom même de Marlborough avoient répandue de toutes parts; non seulement on étoit en état de se tenir sur la défensive avec honneur, mais même d'attaquer avec avantage.

« On se crut même permis de concevoir de plus hautes espérances au premier bruit qui se répandit que le Roi, après quelques conférences avec le duc de Vendôme, s'étoit résolu de faire cette campagne[1]. Il est certain que telle fut sa résolution pendant quelques jours; mais on apprit, peu de temps après, que la dame Maintenon et Chamillart lui en avoient fait prendre une nouvelle, et que le duc de Bourgogne venoit d'être déclaré généralissime de l'armée de Flandre. Le duc de Vendôme lui fut donné pour agir sous ses ordres, mais en effet pour former au métier de la guerre ce prince et le duc de Berry, son frère, qui alloit faire sa première campagne. Certainement c'étoit une excellente école pour faire des héros; il eût été à souhaiter, pour le bonheur de la France, que le duc de Vendôme eût toujours été écouté comme il le fut pendant les quatre premières semaines de la campagne; mais ces espérances furent bien trompeuses : la duchesse de Bourgogne et la dame Maintenon avoient déjà formé une conspiration de ceux qu'on donna pour conseillers au duc de Bourgogne. Gamaches de Rouault, d'O, Chastenet de Puységur furent les personnages du secret conciliabule.

« On ose dire, sans craindre de blesser la réputation de ces trois particuliers, qu'ils étoient plus propres à faire planter des arbres, tondre des buis et ramer les pois de leurs héritages, qu'à servir de conseillers au duc de Bourgogne.

« Puységur avoit infiniment plus d'esprit que les deux autres; il connoissoit le détail de l'infanterie, étant parvenu par degrés à celui de lieutenant-colonel du régiment du Roi, ce qui l'en fit connoître particulièrement. En 1704, il fut fait lieutenant général, et servit en cette qualité en Espagne, d'où il fut rappelé après cette campagne, n'étant point du goût des François, ni des Espagnols; on l'envoya servir en Flandres. Il exerçoit dans cette armée la charge de maréchal des logis général. Cet officier ne parut jamais à personne, dans les marches et campements des armées, qu'une demi-ombre de l'habile Chamlay, qui avoit excellé dans cette fonction sous le grand Turenne, qui en fit le mémorable éloge que nous avons rapporté après la mort du marquis de Barbezieux[2]. Puységur ne pouvoit point se glorifier, depuis qu'il ser-

1. Ci-dessus, p. 2, note 8. — 2. Ms. 14170, fol. 5 v°.

voit, que la moindre action de guerre eût roulé sur son compte; il avoit une grande timidité dans l'esprit, qui ne lui permettoit pas de pouvoir inspirer des coups hardis au duc de Bourgogne, comme nous le démontrerons dans les événements que nous allons raconter.

« Gamaches étoit un homme de cavalerie qui étoit parvenu par l'ancienneté de ses services au rang de lieutenant général et à la charge d'inspecteur de cavalerie. Il n'avoit fait d'action remarquable à la guerre que de passer en revue la cavalerie de son département avant et après la campagne. Il étoit attaché au duc de Bourgogne.

« Pour d'O, c'étoit un homme de mer, qui n'avoit jamais acquis d'autre gloire que celle d'avoir resté, dans le dernier combat naval qui se donna, dans les mers de Malaga, entre la flotte de France et celle des Anglois et des Hollandois, à l'abri d'un gros tas de matelas qu'on avoit élevé sur le pont de l'Amiral, dont il avoit été gouverneur. Le mauvais conseil qu'il lui donna, et que nous avons rapporté dans la guerre d'Italie[1], devoit l'exclure de toute récompense et de tout honneur, soit à la cour ou dans les armées.

« Les trois courtisans dont je viens de parler étoient entièrement dévoués à la duchesse de Bourgogne et à la dame Maintenon, et n'agirent, dans la suite de cette campagne, qu'en conformité de leurs intentions, qui ne tendoient qu'à rompre le concert entre le duc généralissime et le duc de Vendôme, à qui la duchesse de Bouillon, sa tante maternelle, femme de beaucoup d'esprit et d'un grand savoir, dit : « Vous avez demandé les princes. Vous aurez lieu de vous en « repentir; car vous éprouverez que tout ce que vous déterminerez « avec le duc de Bourgogne sera détruit, à son petit coucher, par « Puységur, Gamaches et d'O. » Le comte de Pontchartrain, chancelier de France, ami de longue main de M. le duc de Vendôme, ne put s'empêcher de dire aussi, en apprenant la démarche qu'il avoit faite auprès du Roi pour lui demander les princes : « Ha! je plains M. de « Vendôme; on va le perdre. »

« Cependant ce général précéda de quelques jours l'arrivée des princes, pour assembler l'armée près de Mons. Elle étoit composée de deux cent soixante escadrons et de cent trente-un bataillons. Dès que le duc de Vendôme eut appris l'arrivée du duc de Bourgogne à Valenciennes, il lui dépêcha Magni, son trompette, pour lui rendre compte de certaines choses qu'il avoit vues dans l'armée ennemie, où il avoit été envoyé. Je vais rapporter la lettre que le duc de Bourgogne écrivit de sa main au duc de Vendôme par le retour du trompette[2] :

A mon cousin M. le duc de Vendôme.

« A Valenciennes, le 23 mai 1708.

« J'ai, ce matin, entretenu votre trompette, Monsieur. Il me par

1. Ms. 14 171.
2. Copie au ms. 14178, fol. 17 et 213.

« qu'il entend bien son fait; il m'a rendu bon compte de ce qu'il a « vu. Si les ennemis nous attendoient au lieu où ils sont, je crois « que nous les pourrions voir de près avant qu'il fût longtemps. J'ai « fait quelques changements aux officiers généraux dans l'ordre de « bataille : j'ai mis le comte d'Estrades à la réserve et Puiguion, seul, « à celle de la gauche. Je n'ai point donné de premier poste à Biron, « et ça a été de ce que je vous ai dit, et je l'en avertirai, afin qu'il « ne s'en formalise pas. J'ai bien de l'impatience d'être après-« demain, et encore plus d'être près des ennemis, pour voir si nous « ne pourrions point leur donner du fil à retordre; et je crois que « vous n'en avez pas moins que moi. Soyez persuadé, Monsieur, « qu'il n'y a rien à ajouter à l'estime et à l'amitié que j'ai pour vous.

« Louis. »

« Le duc de Bourgogne et le duc de Berry joignirent l'armée le 24, à Saint-Ghislain. . . . .

[« Rien[1] n'étoit plus charmant que de voir les déférences que le duc de Bourgogne eut d'abord pour le duc de Vendôme. Étant un jour à table, le généralissime lui adressa ces paroles, le verre à la main, dont il jeta l'eau, et dit au duc de Vendôme : « Allons, Monsieur, il faut « boire au succès de notre campagne. Je veux que vous trinquiez avec « moi. » Le duc de Vendôme se leva respectueusement, baissa son verre jusqu'au pied de celui du duc de Bourgogne, qui lui dit : « Je « ne veux point être en cérémonie avec vous, que nous regardons « tous comme le père et le guide de l'armée. » Enfin le duc de Bourgogne lui commanda expressément de s'asseoir, de se couvrir, et de choquer avec lui au bord de son verre, ce que le duc de Vendôme fit. Le grand nombre d'officiers spectateurs ou convives de ce repas firent retentir les airs par mille et mille cris de « Vive le Roi! »]

« Pendant le séjour de l'armée de France dans le camp de Soignies, les officiers se rendoient en foule au dîner et au souper des princes, pour leur faire leur cour[2]. Le duc de Vendôme, démêlant dans la foule ceux dont les vertus militaires lui étoient connues, adressoit la parole tantôt à l'un, tantôt à l'autre, et prenoit occasion de les faire connoître aux jeunes princes par un récit succinct des actions où ils s'étoient distingués.

. . . .

« Le 1er juin, l'armée de France quitta le camp de Soignies pour aller se poster à Braine-l'Alleud[3]. . . . .

1. Ce paragraphe entre crochets se trouve cent feuillets plus loin dans le manuscrit de Bellerive, mais sans indication exacte de l'endroit auquel le renvoi se réfère.

2. Mme de Maintenon écrivait alors à la princesse des Ursins (recueil Geffroy, tome II, p. 165) : « M. le duc de Bourgogne commence parfaitement bien. Il se fait aimer des officiers, il se fait craindre sur le relâchement de la discipline, il entre dans tous les détails, il veut qu'on lui donne des avis de tous côtés; et ce que je dis n'est point flatterie. »

3. Voyez les *Feldzüge des Prinzen Eugen*, p. 321 et 333.

« Il parut que cette marche, quoique hardie, n'étoit pas autant périlleuse que des courtisans lâches et flatteurs avoient voulu le faire entendre au duc généralissime, qui ne se détermina qu'après que le duc de Vendôme, qui aimoit plus la réputation de ce prince que sa faveur, eut eu le courage et la fermeté de le contredire respectueusement, lui représentant qu'il n'y avoit que ce parti à prendre, ou qu'il falloit s'ensevelir honteusement dans les lignes et laisser l'ennemi maître de la campagne; que ces sortes de précautions alarmeroient le public; qu'il alloit céder volontairement à l'ennemi les deux choses qui servent le plus à la guerre, la réputation et l'honneur; qu'il décourageroit les soldats en donnant une marque éclatante de timidité, ou redoubleroit l'audace de l'ennemi en lâchant le pied devant lui, et qu'il s'avoueroit à demi vaincu. Le duc de Bourgogne, quoique obsédé par les officiers généraux qui composoient son Conseil, se rendit à de si puissantes raisons. Il ne pouvoit refuser son admiration à des projets formés avec tant de sagesse, et exécutés avec une audace et une célérité qui trompoient toute la vigilance d'un général qu'il n'étoit pas aisé de surprendre. On s'aperçut plus d'une fois qu'il avoit regret aux lauriers qu'il auroit pu moissonner dans sa première campagne en Flandres, s'il eût moins déféré à un officier général dont l'insuffisance trahit si honteusement l'amour qu'il eut toujours pour la véritable gloire. Pendant cette marche, on détacha six mille grenadiers ou simples soldats, avec ordre de s'avancer à Ath comme pour l'investir. Marlborough ne douta point qu'on n'en voulût à cette place; il ne fut détrompé qu'en apprenant, dix heures après, que l'armée ennemie marchoit à Braine-l'Alleud[1] : ce qui l'obligea de décamper avec précipitation pour aller passer le canal entre Bruxelles et Vilvorde, dans le dessein de s'arrêter à Terbank, à Dieghem près de Louvain[2].

1. Dans une lettre du 7 juillet qui a fait partie de la collection Rathery, et a figuré encore en 1891 dans une vente d'Étienne Charavay, le duc de Bourgogne disait : « Je crois que le duc de Marlborough se trouve assez attrapé présentement. Il n'a pas même eu attaqué l'arrière-garde des bagages, dont on n'a perdu que quelques-uns, et il s'est aussitôt retiré, quoiqu'il y fût venu avec trente escadrons et six mille hommes de pied. »

2. A cette marche sur le nouveau camp se rattache la lettre suivante du chevalier de Luxembourg au contrôleur général Desmaretz (Arch. nat., G[7] 563), datée de Braine-l'Alleud, 3 mai (*pour* juin) : « Nous nous mîmes en marche, Monsieur, avant-hier, entre huit et neuf heures du soir, et passâmes par Nivelle pour venir camper ici. Je crois que, comme les ennemis avoient moins de chemin à faire que nous, nous avions quelque inquiétude de les trouver tous postés sur les hauteurs de Nivelles; mais le secret fut si bien gardé, qu'il étoit plus de sept heures du matin avant qu'ils fussent informés de notre marche. Ils avoient même des troupes au fourrage : ce qui fit qu'ils ne songèrent à rien qu'à gagner Bruxelles. On assure qu'ils marchent aujourd'hui pour gagner le camp de Neerysche, d'où ils couvrent Bruxelles et Louvain. M. le maréchal de Villeroy y étoit quand nous étions encore maîtres de ces deux villes, et les ennemis

« Du 6 au 9, quelques partis de l'armée et des garnisons de Tournay, de Mons et de Namur amenèrent au camp de Braine-l'Alleud près de deux cents prisonniers, avec un grand nombre de chevaux. L'armée ennemie étoit tellement tenue en échec, et si resserrée, qu'elle ne pouvoit subsister que très difficilement. On le verra par la lettre que je vais rapporter; rien n'est plus glorieux pour le duc de Vendôme, qui force les généraux mêmes des ennemis à y faire son éloge :

Lettre du baron d'Owerkerke-Nassau, général des Hollandois, au pensionnaire Heinsius.

« Du camp de Terbank, le 19 juin 1708.

« Sur l'avis que Mylord duc de Marlborough eut avant-hier que « l'armée de France abattoit ses tentes, il ordonna sur l'heure même, « à toutes les troupes, de se tenir prêtes à marcher. Il fit ensuite tirer « trente coups de canon pour avertir celles qui avoient été détachées « du côté de Malines, et qui revinrent sans avoir fourragé. Mais, « comme ce n'avoit été qu'une feinte de la part des François, les « deux armées sont restées dans le camp où elles sont encore, et, « selon toutes les apparences, nous ne quitterons le nôtre que lors- « qu'il plaira à M. le duc de Vendôme; car on peut dire qu'il est le « quartier-maître des deux armées, et il semble que ce soit de lui « que nous devons recevoir l'ordre ou la permission de décamper ou « de retourner au fourrage. On ne pourra pas le faire au delà d'An- « choi(?), à moins de trop risquer, parce que les François se sont, en « quelque façon, rendus les maitres de ceux qui sont entre la Demer

n'osèrent l'y attaquer. Nous aurons, je crois, la même prudence, et nous allons subsister dans le pays des ennemis, ce qu'il y a apparence que l'on souhaitoit. Si les ennemis ont pris le parti que je viens d'avoir l'honneur de vous mander, et dont tous les partisans et les espions ont assuré M. le duc de Bourgogne, ils ne songent point d'aller du côté de la mer, au moins pour le présent, et c'est ce que bien des gens craignoient; car cette marche leur en donnoit toute la facilité possible, et il eût été à craindre qu'ils ne nous eussent prévenus sur la Lys pour nous en disputer le passage et, pendant ce temps, faire le siège d'Ypres, où il n'y a qu'une très petite et très mauvaise garnison. Il faut qu'ils ne veuillent pas abandonner Bruxelles et le Brabant. Ils ont des raisons que nous ne connoissons pas, aussi bien que nous en avons eu de venir ici, qui se sont trouvées bonnes, et les particuliers ne peuvent jamais juger bien sainement sur ce que les gens qui sont dans ces places-là font; car il faudroit être informé de beaucoup de particularités qui ne peuvent toutes venir à notre connoissance. Nous sommes ici campés sur les terres de Mlle de Lillebonne et de Mme d'Espinoy. Je ne doute pas que cela ne fasse quelque tracasserie, et je vous trouverai bien heureux si vous n'en entendez pas parler. J'ai déjà eu l'honneur de vous dire que je ne vous demande point de réponse, si ce n'est que vous ne vouliez plus que je vous écrive, et je me trouverai trop heureux si je puis vous plaire par mon exactitude et vous bien persuader de tout l'attachement avec lequel je suis, Monsieur, votre très humble et très obéissant serviteur. LE CHEVALIER DE LUXEMBOURG. »

« et la Dyle, de sorte que, s'il nous en reste sur nos derrières et au « deçà de Malines, ils ne pourront pas durer longtemps; on sera « obligé d'aller fourrager du côté d'Anvers et de Lierre, et dans les « bruyères qui sont au deçà. Je suis, etc.

« D'OWERKERKE. »

. . . .

« Il s'agissoit de mettre en exécution le grand projet formé par le duc de Vendôme et concerté avec le comte de Bergeyck. Les dispositions qu'on fit dans l'armée de France sembloient marquer à l'ennemi qu'on en vouloit à Huy et à ses autres places sur la Meuse, où l'on fit marcher des pionniers et quantité de chariots. On envoya à Charleroy, sur la Sambre, une partie des boulangers et les gros équipages, avec quelques brigades d'artillerie du côté de Genappe[1]; mais tous ces faux-semblants ne tendoient qu'à faire réussir l'entreprise sur Gand et sur Bruges. Mylord Marlborough, qui ne soupçonnoit seulement pas qu'on eût aucun dessein sur ces deux places, avoit retiré la garnison de la deuxième et affoibli celle de l'autre pour renforcer son armée, composée de cent vingt bataillons et de cent soixante-treize escadrons.

. . . .

« A peine le duc de Bourgogne eut passé Castergat, que le chevalier de Retz[2], un des aides de camp du duc de Vendôme, apporta la nouvelle de l'entrée des troupes des deux couronnes dans Gand.

. . . .

« Cependant voici une nouvelle et surprenante fatalité, voici un événement qui en amena bien d'autres, et qui, par ses funestes suites, changea toutes les affaires. Nous avons vu jusqu'ici l'armée de France se jouer, en quelque façon, de celle de Marlborough par la sagesse des conseils du duc de Vendôme; nous allons voir dans quel malheur elle fut précipitée dès qu'on cessa de déférer à ses sentiments. Le duc de Bourgogne fut d'avis de passer l'Escaut. Après de vives remontrances de la part du duc de Vendôme, qui insistoit pour défendre la Dendre, on vit le moment que l'opinion contraire, appuyée par les officiers généraux qui avoient le plus de part dans la confidence du duc de Bourgogne, alloit prévaloir. Le duc de Vendôme opina toujours pour la défense de la Dendre. Son avis ouvroit le vrai moyen de mettre l'armée ennemie dans l'inaction : on la forçoit de manger son pays; trois places de la Flandre, Audenarde[3], Courtray et Menin, où il n'y avoit que de foibles garnisons, tomboient d'elles-mêmes; et concluant enfin qu'il étoit important d'attendre le renfort de[4]   , qui venoit de la Moselle.

« Le duc de Vendôme se retira, peu de temps après ce conseil de guerre, à son quartier; il ne se défioit certainement pas qu'on dût former de nouvelles cabales pour renverser tous ses desseins. Il est aisé à

1. On corrige les noms de localités mal écrits par Bellerive.

2. *Rais.* — 3. Bellerive écrit : *Oudenarde.*

4. Un blanc. Il s'agit de l'armée du maréchal de Berwick : ci-après, p. 560.

juger qu'il fut longtemps à revenir de son étonnement quand, le lendemain 6, il apprit au point du jour, du partisan Jacob ou *le Pasteur*, colonel de dragons, que l'armée avoit passé la Dendre à Ninove et à Santbergen, étoit déjà à trois lieues de là pour aller camper à Lede; il s'y rendit avec toute la diligence d'un héros qui se croit vivement offensé, et qui brûloit d'impatience de faire sentir l'impression que faisoit sur son âme le mépris qu'on lui avoit marqué en décampant ainsi à son insu pour le faire prendre par ses ennemis. La droiture dont il a toujours fait profession ne lui permit pas de balancer à en porter, avec une noble liberté, ses plaintes respectueuses au duc de Bourgogne; mais ce général, digne d'être compté parmi tout ce qu'a eu la France de plus fameux capitaines, maître de son ressentiment et de son indignation, fit tomber ces reproches sur ceux qui avoient donné ce conseil au duc de Bourgogne[1]. . . . .

« Le lendemain 7e, Marlborough vint mettre sa droite à Herffelinghem et sa gauche à Gammerages, où il fut joint par le prince Eugène, qui se joua du maréchal de Berwick en feignant d'en vouloir sur la Moselle; mais son principal objet n'était que de joindre Marlborough, ce qu'il fit en forçant ses marches et prenant les devants à la tête de sa cavalerie. L'arrivée de ce renfort fut cause que le duc de Bourgogne abandonna le projet du siège d'Audenarde comme une suite indispensable de la reddition de Gand et de Bruges. La foiblesse de la garnison d'Audenarde et la bonne volonté des habitants assuroient la conquête prompte et indubitable, si on l'eût fait investir, comme le duc de Vendôme le souhaitoit, en arrivant à Alost, pour ne pas laisser le temps aux ennemis de se reconnoître, tant il tardoit au duc de Vendôme qu'on leur ôtât le seul passage qui leur restoit sur l'Escaut, dont ils coupoient la communication tant qu'ils en seroient les maîtres. Le 9, le prince Eugène et Marlborough firent avancer leur armée entre Galmaerde et Pollaere, vis-à-vis de Grammont, pour faire face à l'armée de France campée à Lede, entre Ninove et Grammont.

« Pour suivre pas à pas l'armée de France et rendre la narration moins languissante, nous n'avons touché qu'en passant la surprise de Gand et l'entrée des François et des Espagnols dans cette ville. Voici un détail plus circonstancié de cet événement[2]. . . . .

« Un si beau début, et ce grand coup de maître, faisoit tout espérer le reste de la campagne; mais la victoire, comme indignée de voir mépriser les sages conseils d'un de ses favoris dans les plus importantes délibérations, s'envola de nouveau chez l'ennemi : ainsi voit-on les orages et les tempêtes succéder au beau temps que le soleil naissant avoit d'abord annoncé. Il faut avouer que les républiques sont plus propres que les monarchies pour faire éclater le mérite d'un grand capitaine.

1. Ici, récit de l'attaque de Marlborough contre la colonne commandée par le marquis de Biron.

2. Ce récit se trouve partout.

Lettre de la main du Roi au duc de Vendôme, sur la prise de Gand et de Bruges[1].

« De Fontainebleau, le 9 juillet.

« Mon cousin, quoique vous ayez laissé au duc de Bourgogne tout « l'honneur de l'exécution du projet résolu avec le comte de Ber- « geyck, soit pour les marches hardies, les sages dispositions, ou les « manèges de guerre, et que vous ne m'ayez pas même écrit depuis que « la ville de Gand est rentrée dans l'obéissance du roi d'Espagne mon « petit-fils[2], vous avez trop de part au succès de cette entreprise pour « que je ne vous en témoigne pas la satisfaction que j'ai d'un aussi « grand événement que celui de la reddition de cette ville et de celle « de Bruges[3]. Je mande au duc de Bourgogne, qui a été conduit avec « autant de sagesse et de prudence que de bonheur, qu'il doit, par « ses propres sentiments et l'envie qu'il a de contribuer au succès de « cette campagne, lever par lui-même les difficultés qui pourroient « lui paroître plus grandes qu'à vous dans les différentes opérations « que vous avez à faire pour l'entière exécution de vos projets, se « laisser conduire après avoir pris sur lui de déférer à vos sentiments, « étant persuadé que vous ne commettrez ni sa personne, ni sa gloire, « qui sont devenues inséparables de l'intérêt de l'État. Soyez assuré « que mon estime et mon amitié pour vous sont telles que vous pou- « vez le desirer[4].

« LOUIS. »

Lettre du Dauphin au duc de Vendôme, sur le même sujet[5].

« Fontainebleau, 9 juillet 1708.

« Mon cousin,

« Je suis si pénétré de joie de la surprise de Gand et de la reddi- « tion de Bruges, que je ne puis différer un moment à vous témoigner « combien je suis sensible à ce grand événement. Jugez si, après la « gloire dont vous avez su couvrir mon fils le duc de Bourgogne, j'ai « lieu d'être content. Votre projet a été exécuté aussi sagement que « vous l'aviez conçu. Je me réjouis donc que le duc de Marlborough « ait pris pour vrais tous les faux-semblants que vous avez faits de « porter vos vues ailleurs que sur Gand, pour exécuter ce grand projet

1. Minute dans les volumes Guerre 2075 et 2081, avec des différences de rédaction, à côté d'une longue lettre au duc de Bourgogne; copie, ms. 14178, fol. 18 v°.

2. Skelton apporta peu après une lettre autographe au Roi du 8, qui est dans le volume Guerre 2081, n° 47, et une autre à Chamillart, n° 48, en même temps qu'un billet, autographe aussi, à Chamillart, n° 49.

3. La copie du ms. Fr. 14178 contient ici onze lignes qui manquent dans 14178; quatre lignes ont été rendues illisibles ici par Bellerive.

4. Ces onze dernières lignes manquent dans la copie prise sur la minute, et les deux dernières dans la copie du ms. 14178, de même que dans la minute de Guerre 2075.

5. Le ms. 14178 ne contient que l'intitulé.

« et faire une marche aussi fière que hardie pour le remplir. Vous « avez conduit le duc de Bourgogne d'une manière qui le comble « d'honneur : je ne doute pas qu'il ne continue à déférer en tout à « vos sentiments. Cette attention de sa part, et ce qu'il a promis au « Roi, lui procurera assurément une glorieuse campagne, je l'espère, « après d'aussi heureux commencements. Vous n'aurez pas de peine à « croire, vous chérissant comme je fais, l'intérêt particulier que je « prends à la gloire que vous venez d'acquérir dans cet événement. Je « suis persuadé que le roi d'Espagne mon fils aura une extrême joie « d'apprendre l'agréable nouvelle que vous ayez fait rentrer sous sa « domination, par un de vos coups de tête, et sans effusion de sang, « deux villes aussi importantes que le sont Gand et Bruges, et qui vous « font plus d'honneur que le gain d'une bataille. Chamlay, qui connoît « le mérite de cette opération, ne se sent point de joie, et a dit au « Roi que jamais général n'avoit fait en Flandre une aussi belle ma- « nœuvre, et cela m'a fait bien du plaisir, par la vivacité que j'ai pour « ce qui vous touche.

« Adieu. Portez-vous bien. Soyez persuadé que mes sentiments pour « vous sont et seront toute ma vie remplis d'une estime très distinguée « et d'une véritable amitié. C'est dont vous assure

« Votre bon cousin

« LOUIS. »

« La puissante favorite ne crut pas devoir rester dans le silence sans donner au duc de Vendôme quelque marque apparente de la part qu'elle prenoit à l'événement de Gand. Elle lui écrivit la lettre ci-dessous, quoique, secrètement, elle allumât le feu de la division pour rompre le concert si nécessaire pour le bien de l'État entre le généralissime et le duc de Vendôme, regardant le dernier comme la victime qu'elle vouloit immoler à sa funeste politique.

« Le plus grand malheur qui puisse arriver à un empire, c'est lorsqu'une femme de cette sorte a part au gouvernement. Elle ne pense qu'à assurer sa domination, sans se mettre en peine du bien public ; il n'y a point d'intérêt qu'elle ne sacrifie pour perdre ceux qu'elle n'aime point. La plus haute vertu, les services les plus importants ne sont pas des asiles assez sûrs pour garantir un grand homme contre les trames et les cabales de ses ennemis. Ceux du duc de Vendôme, dont la dame en question étoit à la tête, et qui n'agissoient à la cour, ni à l'armée, que par ses influences, mirent tout en œuvre pour détruire et perdre le duc de Vendôme. Néanmoins, toutes leurs secrètes et détestables menées ne servirent qu'à les couvrir de honte et de confusion, et qu'à donner un nouveau lustre à la haute réputation du duc de Vendôme.

« Rapportons la lettre dont nous avons parlé plus haut[1] :

« A Fontainebleau, ce 9 juillet 1708[2].

« On a beau faire, Monseigneur ; vous ferez des conquêtes malgré « qu'on en ait. Celle de Gand est considérable, et d'autant plus aimable, « qu'il n'en coûte point de sang. Je me réjouis avec vous de la joie que « vous avez donnée au Roi et à Monseigneur. Ne comptez pas tout le « reste pour rien, puisqu'il n'y a personne qui ne vous compte pour « beaucoup, et faites-moi la justice de croire, Monseigneur, que je suis « bien véritablement, avec tout le respect que je dois,

« Votre très humble et très obéissante servante.

« MAINTENON. »

« Le 10, le duc de Bourgogne fit décamper l'armée de Lede, et fut asseoir son camp le même jour à Schelderode, sur l'Escaut, la droite à Gavre et la gauche à Melsen, sur la chaussée, dans le dessein de faire bloquer Audenarde. Le duc de Vendôme, en possession du titre héroïque de maître distingué en l'art de la guerre, et toujours auteur des conseils décisifs, ne pensoit qu'à ôter aux ennemis le moyen de se donner un passage sur l'Escaut par la ville d'Audenarde[3]. Il employa toute la force de ses raisons pour engager le duc généralissime à continuer la marche de l'armée et à passer le même jour l'Escaut à Gavre, pour aller élever des retranchements en deçà d'Audenarde, vis-à-vis des chemins par lesquels les ennemis pouvoient sortir de cette place pour pénétrer entre l'Escaut et la Lys : par là on mettoit l'armée de France en état de se communiquer avec Tournay, Gand et Bruges, on empêchoit les ennemis de passer l'Escaut, et Menin tomboit de lui-même, ainsi que Courtray, où le bataillon qui gardoit cette place ne s'y trouvant pas en sûreté, l'abandonna, et se retira à Menin pour en renforcer la foible garnison[4]. Ce sage parti que le duc de Vendôme proposoit auroit confondu les espérances ennemies ; mais, bien loin de saisir une idée si juste en hâtant la marche des troupes, la malheureuse cabale du duc de Bourgogne, ne se faisant aucun scrupule de trahir la religion et la patrie, en décida tout autrement, et persuada au généralissime, par des discours lâches et foibles, de ne passer l'Escaut que le lendemain sur les sept heures du matin, trompant ainsi ce prince en voulant lui plaire par une manœuvre fausse. Mais c'est l'ordinaire des esprits opiniâtres de se roidir dans leur première détermination contre l'évidence de la raison même, et de ne démordre que lorsqu'il n'est plus temps de le faire.

« Le duc de Vendôme, justement offensé du peu de cas qu'on faisoit de ses sentiments, fut réduit à la nécessité d'obéir et de faire céder

1. Comparez l'exposé fait ci-dessus, p. 18-19, par notre auteur.
2. Autre copie dans 14178, fol. 216 v°.
3. Comparez un fragment de rédaction dans 14178, fol. 19.
4. Comparez la lettre de M. de Vendôme à Saint-Frémond, 10 juillet, reproduite par Pelet dans les *Mémoires militaires*, p. 33-34.

ses lumières au commandement supérieur, et à supporter le moins impatiemment qu'il lui fut possible ce qu'il ne pouvoit empêcher.

« Le prince Eugène et Marlborough, instruits de tout, voulant profiter du beau jeu qu'on leur donnoit, passèrent ce même jour la Dendre sans aucune opposition, à Grammont et à Acren, près de Lessines, gagnèrent une marche sur le duc de Bourgogne, et se hâtèrent pour secourir Audenarde, où ils jetèrent un régiment de dragons et de l'infanterie. Chemerault, lieutenant général, que le duc de Bourgogne avoit détaché avec trois mille hommes, ne put l'empêcher, par l'avantage que les autres avoient sur lui.

« Le retardement de la marche de l'armée de France et le peu de diligence qu'on apporta à la construction des ponts sur l'Escaut à Gavre firent perdre un temps précieux et de la dernière conséquence. Rien ne donne plus d'avantage à un ennemi contre l'autre que la division des chefs. C'est pour empêcher ce désordre que les empires les plus sagement gouvernés ont toujours estimé qu'il n'étoit pas à propos qu'il y eût deux généraux dans les troupes, et qu'on obéît toujours à un seul, conformément aux lois ordinaires de la guerre. Sans cela, la jalousie les divise, l'un approuvant un conseil, et l'autre le rejetant ou le méprisant. Une armée en bon ordre doit être semblable au corps humain, dont tous les membres sont joints et unis au chef par des ressorts et des nerfs invisibles, qui lui donnent moyen de les mouvoir comme bon lui semble. De même, si on veut éviter la confusion et le désordre, il ne faut qu'un général qui donne tous les ordres, et qui fasse mouvoir toutes les troupes comme il le juge à propos.

« Le marquis de Biron eut ordre d'aller investir Audenarde avec le corps de réserve qu'il commandoit, et de se retrancher dans les débouchés de la place; mais le duc de Bourgogne ignoroit la marche des ennemis, ne croyant pas qu'ils y arriveroient devant lui. Les François avancèrent jusqu'au moulin de Mooregem, où ils firent l'alignement de leur armée. Biron ne fut pas plus tôt à la vue d'Audenarde, qu'il aperçut que ses ennemis en sortoient et se rangeoient en bataille sous cette place. Il dépêcha au duc de Bourgogne pour lui donner avis que l'armée ennemie descendoit la hauteur de Maeter et de Volkegem et se hâtoit de passer l'Escaut dans Audenarde et à Bellerem, à un quart de lieue sous cette place. Le généralissime se rendit sur les hauteurs d'Audenarde, et son armée acheva de passer l'Escaut sur les trois heures après midi, partie à Gavre et partie à Gand. Elle fut rangée en bataille à mesure que les troupes arrivoient. On ne reconnut qu'après coup de quelle importance il eût été d'avoir passé la veille l'Escaut : les ennemis ne se seroient pas déterminés à passer cette rivière, que l'armée de France auroit eue devant elle. Cependant il n'y avoit encore qu'une partie de celle des alliés de passée : le duc de Vendôme représenta, à dix heures du matin, de ne pas perdre l'occasion de défaire les troupes ennemies au passage de l'Escaut; certainement on les eût taillées en pièces dans l'embarras et la précipitation de ce passage, et ajoutez à cela que leur pont même se rompit, et qu'il fallut du temps pour le raccommoder. Il eut le malheur de se trouver seul de son sentiment. Son avis ne fut pas mieux écouté quand il insista à ne pas quitter les hauteurs d'Audenarde, d'où il auroit été facile de foudroyer les ennemis. Le duc de Vendôme ne fut pas traversé lorsqu'il prit trente compagnies de grenadiers pour s'emparer des haies et des chemins creux qui règnent le long de la place, et qui séparoient les deux armées. Comme il avoit été poster lui-même ces grenadiers, il aperçut qu'à mesure que les troupes ennemies passoient sur leur droite, le prince Eugène et Marlborough les étendoient sur cette aile le long de la plaine joignant l'Escaut, et leur faisoient occuper les endroits les plus coupés et les plus avantageux qui se trouvoient à portée de leurs débouchés : ce qui obligea la réserve de Biron de quitter cette plaine et de repasser les défilés et les haies. Le duc de Vendôme fit alors placer dix pièces de canon à la chapelle au-dessus de Huysse, qui commande la plaine, et fit faire un si grand feu de cette batterie, qu'il obligea les troupes ennemies de se retirer avec quelque espèce de désordre vers Audenarde.

Combat d'Audenarde, le 11 juillet.

« Les alliés ayant achevé de passer l'Escaut, ils occupèrent bientôt les défilés d'Asper et une espèce d'amphithéâtre composé de haies, de ravines et de watergans[1]. Ce fut dans ces mêmes postes quasi impraticables, où il étoit difficile de juger de la supériorité des troupes, que les personnes qui avoient la confiance du duc de Bourgogne lui conseillèrent de faire attaquer les ennemis.

« Grimaldi, maréchal de camp dans les troupes d'Espagne, neveu du gouverneur de Mons, eut ordre du généralissime de commencer l'action à quatre heures après midi, à l'insu du duc de Vendôme, avec la brigade du Roi, qui se trouva séparée des autres. Elle chargea d'abord les troupes de Brandebourg et d'Hanovre avec tant de vigueur, malgré l'avantage de leur situation, qu'elle les ébranla au milieu d'une grêle de balles.

« Le duc de Vendôme, qui ne s'attendoit nullement à cette entreprise, et qui souhaitoit que l'armée entière fût arrivée, n'oublia rien pour saisir des premiers la victoire ; il envoya promptement Genet[2], son lieutenant des gardes et premier aide de camp, porter l'ordre à l'infanterie de l'aile gauche de s'ébranler et d'attaquer. Cet ordre néanmoins fut inutile, parce que d'O, Gamaches et autres firent entendre au duc de Bourgogne qu'il y avoit un ravin et des marais dangereux à franchir, quoique le duc de Vendôme y eût passé, peut-être une

1. Les récits du combat se suivent plus facilement sur la carte belge au 1/20000e que sur celle des *Mémoires militaires*. On peut consulter aussi les plans du temps, tels que celui du *Theatrum Europæum*.

2. Lisez : *Janet*.

heure auparavant, accompagné du comte d'Évreux, général de la cavalerie, qui conduisoit trente escadrons.

« La brigade du Roi chargeoit toujours à la droite l'infanterie qui lui étoit opposée; mais, trouvant des troupes soutenues de plusieurs lignes qui la débordoient de toutes parts, il lui fallut céder au grand nombre, et le peu de confiance que cette brigade avoit dans le maréchal de camp génois n'y contribua pas peu, disons mieux, l'empêcha de braver les feux. La brigade de Picardie donna en même temps sur les troupes qui lui faisoient front. Elle combattit des Suisses, qui se trouvèrent sans résistance, et qui abandonnèrent leur poste; Picardie les poursuivit de haie en haie jusqu'à l'entrée de la plaine qui joint le glacis d'Audenarde, où s'étendoit une des extrémités. L'ennemi, fin et vigilant, qui ne s'alarmoit ni de ses désavantages, ni de ses desseins assez souvent échoués, tâcha d'enlever la brigade de Picardie, qui s'étoit un peu trop avancée; mais le duc de Vendôme, qui voyoit partout, pénétrant d'abord ce projet habilement concerté, observa que cette brigade alloit être enveloppée par un endroit où il y avoit un terrain couvert de haies vives et des watergans, que les ennemis pourroient occuper : ainsi, il envoya ses ordres au prince de Montbazon, qui commandoit Picardie, de se retirer et de gagner ce terrain, où ils se rangèrent en bataille, et furent en même temps appuyés par la maison du Roi. Dans ce moment, le duc de Vendôme, comme un impétueux et assuré vainqueur, par une marche aussi fière que diligente, fut se mettre à la tête de cette brigade, étonnée. L'intrépidité du prince produisit un si bon effet, qu'il n'y eut point d'officier, ni de soldat, qui ne se fît gloire de suivre ce général. La vigueur avec laquelle il attaqua un corps de troupes de Danemark et de Hesse-Cassel les épouvanta si fort, qu'elles furent repoussées des premières haies. La valeur de l'infanterie françoise ne parut jamais avec tant d'avantage que dans cette attaque, où le duc de Vendôme fut sourd à toutes les instances qu'on lui faisoit de ne pas tant s'exposer : il se tint toujours, l'épée à la main, au milieu des dangers, animant les soldats par ses cris, par ses gestes, mais tellement par son exemple, que les Danois et les Hessiens furent chassés de haie en haie, de ravine en ravine, de watergan en watergan, jusque dans la plaine où s'étendoit leur cavalerie. Si, dans ces heureux moments, le duc de Vendôme eût été soutenu comme il s'y attendoit, les alliés étoient abattus, leurs drapeaux enlevés, les François au comble de la gloire, et le soleil auroit éclairé la défaite entière de l'infanterie ennemie, car jamais général n'inspira tant de zèle et de courage à ses soldats, qui, par un esprit d'enchantement, ne croyoient rien plus d'impossible en voyant Vendôme donner le spectacle d'un brillant héroïsme.

« La cavalerie de France étoit en bataille, et ne pouvoit aller à la charge ni à la droite, ni à la gauche, à raison des défilés et des coupures qui l'empêchoient de se former. Elle s'étendoit jusqu'à l'Escaut, près d'Asper. On voyoit leurs chevaux frémir d'ardeur, tournant la tête de côté et d'autre, secouer la bride qu'on leur tenoit haute, et faire retentir la terre sous leurs pieds au son des trompettes et des timbales. Cependant la gendarmerie tomba si à propos sur quinze escadrons des alliés qui vouloient charger quelques bataillons françois en plaine, qu'elle en renversa et tailla en pièces une partie, repoussant le reste jusque dans leurs lignes. Peu de temps après que le duc de Vendôme eut quitté la brigade de Picardie pour passer à celle de Piémont, le prince de Montbazon chargea encore quatre fois l'infanterie des alliés : on eut beau lui présenter des troupes fraîches et aguerries; il renversa tout ce qui lui fut opposé, et revint avec deux drapeaux, brûlant d'ardeur pour un combat décisif. Le duc de Vendôme, s'étant rendu à la tête de Piémont, trouva à cheval, au centre de cette brigade, le colonel de Chartres, qui la commandoit. Ce prince lui adressa ces paroles : « Arpajon, voilà de l'infanterie dans ces haies; il l'en faut « chasser. » Ce brigadier lui répondit : « Je promets sur ma vie à « Votre Altesse, que, malgré leur gros front et le crochet qu'ils font « pour déborder mes gens par la gauche, ils ne resteront derrière ces « haies qu'autant de temps qu'il faudra pour faire leurs décharges. » Alors, Arpajon, commençant de s'ébranler, dit aux bataillons de sa brigade : « Mes amis, vous venez d'entendre ce que M. le duc de « Vendôme vient de dire! » Les soldats lui crièrent : « C'est notre « père! » A ces paroles, Arpajon fit mettre le fusil sur le bras gauche, la baïonnette au bout, et marcha lentement jusqu'à près de la demi-portée de fusil, d'où les ennemis firent leurs décharges, que Piémont et Chartres soutinrent sans se rompre, malgré les morts qui tomboient des rangs. Et tout à coup leurs tambours battirent la charge, et cette brigade passa à travers les ronces et les épines avec une ardeur incroyable, enfonce les bataillons allemands à bout touchant, et, à coup de baïonnettes, les chasse entièrement, quoique supérieurs, des watergans et des haies qu'ils bordoient, laissant le terrain qu'ils venoient de perdre jonché de morts et de blessés[1].

« Artagnan-Montesquiou, lieutenant général, le chevalier de Luxembourg, maréchal de camp, se signalèrent extrêmement à toutes ces furieuses charges, sous les yeux du duc de Vendôme, par les preuves qu'ils donnèrent de leur valeur et de leur fermeté naturelle, ainsi que d'Arpajon et Fervacques-Bullion, colonel de Piémont; le maréchal de camp et le brigadier y reçurent d'heureuses blessures[2]. Cependant les troupes ennemies, secourues par de nouveaux renforts, se rallièrent dans la plaine, et le prince Eugène les fit retourner à la charge pour

1. Le rapport de d'Arpajon lui-même est au Dépôt de la guerre, vol. 2080, n° 134.

2. Le *Mercure* d'août (Supplément, p. 294-319) signala, comme s'étant particulièrement distingués, outre les officiers qui viennent d'être cités : Gondrin, Beauvau, Uzès, Monneins, Nangis, le chevalier de Broglie, qui, à dix-neuf ans, perdit un bras, et Cambronne, dont il sera parlé à la page suivante.

reprendre leurs postes. La brigade de Piémont, n'étant appuyée par aucune autre infanterie, fit, tambour battant, une évolution, avec autant d'ordre que d'audace, pour border les haies qu'elle venoit de gagner avec tant de gloire, et ne cessa de faire feu sur l'infanterie ennemie, qui ne put s'en approcher qu'à la portée de fusil. Cette brigade se maintint dans ce terrain jusqu'à la retraite, avec une invincible fermeté.

« Dès que le prince Eugène eut remarqué que le duc de Bourgogne persistoit à soutenir le combat seulement par trente bataillons de la droite, et qu'il ne restoit plus de troupes entre Mooregem et le centre, il fit couler une colonne de cavalerie le long des chemins creux, entre la droite de l'infanterie et la gauche de la cavalerie, pour charger quelques escadrons qui gardoient le duc de Bourgogne, le duc de Berry et le Prétendant à la couronne d'Angleterre. Cette manœuvre imprévue causa une espèce de désordre ; les princes coururent un grand risque d'être tués ou enlevés[1]. Ils furent redevables de leur conservation à l'ordre que le duc de Vendôme donna à la Vierrue de prendre deux brigades de cavalerie, qui accoururent et repoussèrent l'ennemi : après quoi, le duc généralissime, son frère et le Prétendant retournèrent au moulin de Mooregem. Comme le génie militaire portoit successivement le duc de Vendôme vers les sept brigades, qui donnèrent avec beaucoup de vigueur, il fut témoin du courage et de l'adresse de Cambronne, lieutenant-colonel du régiment d'infanterie de Lorraine, qui amena trois fois à la charge le bataillon qu'il commandoit, tua quatre hommes de sa main, qui paroissoient acharnés sur lui, et ôta la vie à un jeune officier allemand, avec un drapeau qu'il venoit d'enlever. Il défendit encore ce drapeau avec tant de vigueur, contre quelques soldats anglois, que le duc de Vendôme, ravi de cette belle action, promit d'en rendre compte à la cour, lui qui ne pouvoit y oublier des actions louables et éclatantes.

« Ce guerrier infatigable, écumant comme un lion, courut à la gauche de la brigade de Piémont, où étoit son régiment d'infanterie. Il chargea avec tant de fureur et d'impétuosité les Suisses à la solde d'Hollande, qu'ils ne purent résister à de si violentes attaques. Ils furent chassés à la troisième charge et de leurs haies et de leurs lignes ; la brigade de Vendôme débusqua ensuite les gardes bleues d'Hollande des lieux où ils se croyoient en sûreté. Le duc de Vendôme, toujours au milieu des coups, eut, à cette attaque, deux valets de chambre tués à ses côtés, et Gennet[2], son lieutenant des gardes. Il conserva cependant cette présence d'esprit qui ne l'abandonnoit jamais, et qui paroissoit surtout dans les périls évidents.

« Le duc de Vendôme, n'ayant pas été soutenu dans cette vive attaque, non plus que dans les autres, ajoutez à cela l'épuisement des forces où les charges précédentes avoient réduit les soldats, ne

1. *Mercure* supplémentaire, p. 310-317. — 2. Janet, comme p. 555.

voulut pas s'opiniâtrer davantage à attaquer le régiment des gardes à pied de la reine d'Angleterre, posté dans un terrain entrecoupé d'une infinité de haies et de fossés, et où il auroit eu à faire à quatre contre un. Enfin la nuit vint séparer les combattants, qui ne cessèrent de tirer que lorsqu'ils ne purent plus se reconnoitre. Voilà, au juste, de quelle manière le combat d'Audenarde finit. Le duc de Vendôme eut la gloire d'en sortir invincible avec tous ceux qui combattirent sous ses ordres, et ce général auroit perdu mille fois la vie, si le Dieu de Josué, qui le réservoit à des choses plus glorieuses, ne la lui avoit miraculeusement conservée dans cette affaire, que je ne mets point au rang des batailles, puisqu'il n'y eut que sept brigades d'infanterie et quelques escadrons de la droite des François qui donnèrent contre soixante bataillons aguerris de l'armée des alliés, et tout le reste de la cavalerie n'eut point de part à cette action.

« Les François n'eurent que quinze cents hommes tués ou blessés. Ximenez, colonel de Royal-Roussillon infanterie, et le sieur de la Bretesche furent du nombre des morts. Biron, lieutenant général, le duc de Saint-Aignan et le comte d'Ancenis, mestres de camp de cavalerie, furent faits prisonniers. Les alliés y perdirent mille hommes, avec deux mille cinq cents blessés : un major général, neuf colonels et brigadiers furent du nombre des premiers. D'Owerkerke-Nassau, général des troupes d'Hollande, dont le grand âge n'avoit point affoibli l'esprit ni le courage, ordonna, tant dans l'infanterie que dans la cavalerie, de battre la retraite et sonner le guet à la françoise, et d'appeler par leurs noms les régiments qui avoient combattu à leur droite. Cet artifice lui réussit si bien, qu'il fit deux mille trois cents prisonniers, y compris ceux que le brigadier du Portail enleva du côté du Pont-de-Pierre, comme ils fuyoient à Tournay.

« Le duc de Vendôme, s'étant rendu après l'action auprès du duc de Bourgogne, qu'il trouva fort rêveur et mécontent de ce qui venoit de se passer, tâcha de dissiper son chagrin. Il lui dit que la gloire de cette journée auroit pleinement répondu à l'attente où l'on étoit de ses talents, s'il ne se fût laissé entraîner aux conseils d'une foule d'adulateurs, gens dont l'insuffisance avoit toujours paru, et se manifesteroit de nouveau dans les occasions décisives, qui, pour l'exemple, méritoient d'être dégradés des armes et de noblesse, et qui, tôt ou tard, verroient succéder ses mépris à la confiance dont il les avoit honorés. Je ne rapporterai pas, et je laisse à deviner au lecteur les expressions vives que l'ardeur de son zèle pour l'État lui suggéra dans les reproches dont il accabla les auteurs de ces pernicieux conseils. Les princes sont si souvent aveuglés dans leurs favoris, qu'ils sont les derniers à s'apercevoir qu'ils les trahissent, et souvent lorsqu'il n'est plus temps de se garantir de leurs perfidies. Ils ne laissèrent pas de conseiller encore au duc de Bourgogne et au duc de Berry de se retirer à Gand pour y prendre des chevaux de poste, et de là se rendre à Ypres. Le duc de Vendôme s'opposa à la retraite, qu'il fut conclu qu'on feroit de nuit. Il ne lui servit de rien de représenter que c'étoit faire aux ennemis un honneur auquel ils ne s'attendoient pas; mais son sentiment ne fut pas écouté. Le duc généralissime, ayant fait retirer l'armée de France hors du champ de bataille, dans une plaine à une lieue d'Audenarde, ordonna la retraite. A minuit, on monta à cheval avec une étonnante précipitation, et les princes gagnèrent Gand avec la cavalerie.

« Le duc de Vendôme fit l'arrière-garde avec l'infanterie, qui traversa sur deux colonnes une grande forêt. Le prince Eugène et Marlborough, s'étant aperçus le 12, au point du jour, de cette retraite, firent attaquer la brigade de Navarre, qui fermoit la colonne où étoit l'artillerie. Comme c'étoit à l'entrée d'un défilé très difficile, les grenadiers ennemis ne purent venir en grand nombre. Le duc de Vendôme fit faire d'abord volte-face; dix compagnies de grenadiers et tout le reste de l'arrière-garde firent un si grand feu sur eux, qu'ils furent forcés de se retirer avec perte de plus de trois cents hommes, et l'infanterie continua sa marche tranquillement.

« Le duc de Vendôme, au sortir de la forêt, prit les devants, et arriva sur les neuf heures du matin à Gand, où tout étoit dans la dernière consternation. Dès qu'il eut abordé le duc de Bourgogne, il ne put s'empêcher de lui dire : « Eh bien! Monseigneur, si « Henri IV avoit fait ce qu'on vient d'exécuter, le Roi mon maître « seroit-il sur le trône, et vous-même, où seriez-vous? Ne vous « avois-je pas averti que le désordre, qui est inévitable dans une « retraite de nuit, donneroit lieu à un quart de l'armée de gagner « nos places? » En effet, les uns se retirèrent à Tournay, Lille, Mons et Ypres; en un mot, il y manquoit dans l'armée, y compris la perte et les prisonniers du combat d'Audenarde, vingt-six mille hommes. Cependant la présence du duc de Vendôme rassura tout, et, contre l'avis de tous les officiers généraux, qui vouloient qu'on fût joindre les troupes que le maréchal de Berwick amenoit de la Moselle, quoiqu'il fût à trente lieues de là, n'étant arrivé, par Givet, sur l'Escaut, que le 17, entre Mortagne et Condé, observant fidèlement ce qui avoit été concerté par M. de M. (Mme de Maintenon), qui l'avoit fait nommer pour commander cette armée afin d'avoir un homme sur qui elle pût compter pour entretenir ses secrètes intrigues. Le génie militaire du duc de Vendôme fit rentrer, par sa fermeté naturelle, tous les officiers généraux en eux-mêmes, et reconnoitre leur terrain. Il posta donc l'armée entre la Lys et le canal qui règne entre Gand et Bruges. Si l'opinion contraire eût prévalu, on perdoit ces deux places, l'on exposoit l'armée de France à une entière défaite, et l'on mettoit ce royaume à un doigt de sa perte. Le quartier général fut établi au château de Lovendegem. Les reproches de n'avoir pas défendu la Dendre, du retardement du passage de l'Escaut à Gavre, du combat d'Audenarde et de la retraite nocturne ne pourroient retomber sur le duc de Vendôme; un esprit de droiture qui dominoit ce prince, incapable de flatterie et que nulle considération ne pouvoit le porter à trahir ses sentiments, ce qu'il devoit à sa propre gloire ne lui permit pas de rien dissimuler au Roi son maître; il lui développa tout par les deux lettres qu'on va rapporter :

« A Gand, le 12 juillet 1708[1].

« Sire,

« L'armée de Votre Majesté donna hier le plus gros combat d'infan« terie qu'on ait vu depuis longtemps. Les troupes y ont fait leur « devoir, et surtout la maison de Votre Majesté et la gendarmerie. « Je ne ferai aucun détail à Votre Majesté; M. le duc de Bourgogne « l'informe de tout. J'aurai seulement l'honneur de lui dire que les « ennemis n'auroient eu aucun avantage, sans celui que nous avons « bien voulu leur donner en nous retirant. Je m'y suis opposé très « longtemps; mais M. le duc de Bourgogne l'a desiré d'une manière qu'il « m'a fallu céder. Nous avons gagné du terrain sur l'ennemi, nous « n'avons perdu ni artillerie, ni bagages, ni drapeaux, ni étendards, et « nous avons pris un drapeau, un étendard et une paire de timbales. « Voilà, Sire, au vrai, ce qui s'est passé; mais je suis inconsolable, « car, pendant une heure, j'ai vu l'affaire gagnée, et, si j'avois été « soutenu comme je devois l'être, elle eût été complète. Le baron « Pallavicin a été pendant toute l'action à la tête de l'infanterie, et « tout le monde rendra compte à Votre Majesté de ce qu'il y a fait. « C'est moi qui l'ai engagé dans votre service : ainsi, je supplie in« stamment Votre Majesté de lui donner de quoi vivre. Il s'en présente « une occasion, sans qu'il en coûte rien à Votre Majesté, par la mort « de M. Ximenez, en lui donnant son régiment pour lui aider à sub« sister avec sa famille et l'encourager de servir aussi utilement qu'il « fait toutes les fois que l'occasion s'en présente. M. le maréchal « de Matignon et MM. d'Artagnan, de Luxembourg, d'Albergotti, de « Gassion et de Souternon, ainsi que MM. de Guiche, d'Arpajon et « de Montbazon, se sont très exposés, sans oublier M. d'Arpajon, qui « commandoit la brigade de Piémont et s'y est comporté avec toute « la vivacité possible[2]. En un mot, Votre Majesté a été très bien servie « par tous ces Messieurs, et M. le prince de Rohan, avec les gen« darmes et les chevau-légers, a défait entièrement deux escadrons des « ennemis. Je rendrai compte au premier jour de notre perte à « Votre Majesté; mais j'ose lui dire que je crois celle des ennemis « plus grande que la nôtre[3].

1. Original autographe dans le vol. Guerre 2081, n° 75; autre copie dans le ms. Fr. 14 178, fol. 217. J'ai dit plus haut, p. 534, que, des deux lettres qui vont suivre, la seconde doit être considérée comme écrite la première.

2. Dans l'original autographe : « MM. d'Artagnan, de Luxembourg, d'Albergotti, de Gassion et de Souternon, ainsi que MM. de Guiche, d'Arpajon et de Montbazon, se sont très exposés [*ms. 14178* : et surtout le marquis d'Arpajon, qui étoit le brigadier qui commandoit la brigade de Piémont]. »

3. Ms. 14 178 et original autographe : « Je ne puis m'empêcher, en finissant, de faire encore souvenir Votre Majesté du baron Pallavicin. »

« Je suis avec le plus profond respect, Sire, de Votre Majesté le « très humble et très obéissant serviteur.

« Louis de Vendôme. »

« Sire,

« A Gand, le 12 juillet 1708[1].

« J'arrive ici dans ce moment et ayant fait heureusement l'arrière-« garde de l'armée. Je viens de terminer une action dont M. le duc « de Bourgogne, à qui rien n'échappe, vous rend compte, et qui lui « fait autant d'honneur, par les preuves de valeur qu'il y a données, « que de confusion à MM. de G.... et d'....[2], ce vil amas de guerriers « qui abusent de sa confiance, qu'ils ont surprise. Je ne veux pas « charger leurs intentions, que je crois bonnes ; mais je ne dois pas « taire à Votre Majesté avec quel travers[3], ni avec quelle roideur ils « ont résisté à mes avis tous contraires à ce qui s'est passé, soit pour « attaquer les ennemis devant Audenarde, soit pour se retirer, et que « j'ai soutenu la gloire de Votre Majesté et celle de la nation jusqu'à « porter mon zèle au delà des bornes du respect que je dois à Mes-« seigneurs les princes vos petits-fils. Comme je me trouve à présent « inutile[4] avec gens qui ne défèrent en rien à mon rang, ni à mon « expérience, qui me priment[5] dans les occasions essentielles, j'ose la « supplier très humblement de trouver bon que je me retire[6]. Accor-« dez-moi cette grâce, je vous en conjure, afin d'épargner à un ancien « général de vos armées la honte de n'y être plus en sa place, et d'en « occuper une qui ne me fait que le triste témoin du peu de succès « de vos armes, sur lequel le public, ni la postérité même, ne me « feroit grâce ni justice après la confiance dont vous m'aviez honoré « depuis si longtemps, et que je ne dois jamais commettre pour « votre gloire, ni pour la mienne, si je puis me compter pour quel-« que chose. J'attendrai les ordres de Votre Majesté avec la soumis-« sion fidèle et respectueuse que vous doit

« Louis de Vendôme. »

« Dès que le Roi eut reçu le paquet du duc de Vendôme et lu sa dépêche, la seconde lettre parut faire plus d'impression sur l'esprit du monarque, à cause de la permission que le duc de Vendôme demandoit de se retirer. Louis XIV prit dans le moment la sage résolution d'assembler le conseil suprême. « Messieurs, leur dit-il, je n'ai d'autre « parti à prendre, dans la conjoncture présente des affaires de Flan-« dre, que de rappeler le duc de Bourgogne, ou d'accorder au duc de « Vendôme le retour qu'il me demande. Le duc de Bourgogne est un

1. Copie dans le ms. 14178, fol. 219. J'ai indiqué ci-dessus, p. 533, où se trouvent d'autres copies et le texte imprimé en 1787. L'original manque.

2. Le texte imprimé et la copie de Cangé ont aussi des points, tandis que le texte retrouvé par Me Toppin à Volonne porte en toutes lettres : « MM. le maréchal de Matignon, le comte de Gamaches et le marquis d'O. »

3. Ms. 14178 et texte Cangé : « ils ont pensé. »

4. Texte imprimé de 1787 : « au service de Votre Majesté. »

5. *Ibidem* : « croisent ». — 6. Ms. 14178 : « pour ne plus servir. »

« jeune homme qui n'a point d'expérience, et M. de Vendôme est un « général consommé dans l'art de la guerre, chéri des troupes et respecté des ennemis. Il y a paru évidemment tant qu'on l'a laissé « faire. Il convient mieux à l'état des affaires de Flandres de rappeler « le duc de Bourgogne et laisser le duc de Vendôme en chef, avec le « choix des officiers généraux qu'il jugera à propos de garder. »

« Il n'y eut personne, dans le Conseil, de deux avis sur une délibération aussi importante ; mais la Maintenon avertit aussitôt la duchesse de Bourgogne de ce qui venoit d'être délibéré pour le rappel du généralissime son époux. Il est toujours très dangereux à un roi de faire part d'un secret important à une femme, surtout lorsqu'elle n'est pas née avec un génie noble et éminent comme les Isabelles d'Espagne et d'Angleterre. La foiblesse qui étoit naturelle à la première, la jalousie et d'autres passions la faisoient toujours agir contre la gloire du monarque et les intérêts de l'Etat. La duchesse de Bourgogne ne perdit pas de temps pour venir chez la favorite, qu'elle appeloit *sa tante*, où étoit le Roi. Elle se jeta à ses pieds, lui embrassa les genoux, et lui dit : « Ah ! mon papa, « M. de Bourgogne est déshonoré, si vous le rappelez. » Enfin les caresses de cette jeune princesse, qui fondoit en larmes, touchèrent le Roi, qui, par une foiblesse qui n'est guère pardonnable, changea de sentiment. On convint, dans ce conseil secret, qu'on écriroit au duc de Vendôme une lettre pour l'adoucir, et une autre au duc de Bourgogne pour ne rien faire à l'avenir sans l'avis du duc de Vendôme.

« Le salut ou la ruine de l'État dépendoit de suivre la première résolution. Qu'il faut de lumières et de pénétration pour bien démêler les secrets ressorts qui font parler ceux qui nous donnent leurs conseils ! Un prince est exposé à de grands malheurs en suivant un mauvais conseil ; il est heureux lorsqu'il est lui-même l'arbitre souverain de ses États, et assez éclairé pour discerner qui sont ceux dont il peut se servir comme d'instruments de sa royale prudence dans le gouvernement de son royaume, ou pour représenter la grandeur d'une nation à la tête des armées. Ce n'est pas une des moindres affaires qu'aient les princes, que de résister aux brigues que l'on forme contre leurs meilleurs serviteurs qui sont parvenus au commandement des troupes par leur mérite. Charles VI et Louis XII, rois de France, pour empêcher le cours des funestes cabales que les Reines leurs épouses tramoient contre l'État, suivirent l'exemple mémorable que nous admirons dans l'histoire des empereurs Honorius et Nicéphore au sujet de la conduite de Placidia et de [Martine[1]].

« Louis XIV crut assez faire pour sa gloire et celle de son État que d'écrire la lettre suivante au duc de Vendôme sur le combat d'Aude narde[2] :

1. Ci-après, p. 592.

2. Le général Pelet a publié (p. 399-400) la lettre du même jour au duc de Bourgogne, où le Roi s'exprimait ainsi : « La confusion dans la retraite a été grande, et je suis bien fâché que la première occasion dans laquelle

« A Fontainebleau, le 16 juillet 1708[1].

« Mon cousin, j'ai reçu les deux lettres que vous m'avez écrites « du 12, de Gand, par le courrier que vous m'avez dépêché. Comme « il n'y a point de remède au combat qui s'est donné le 11 devant « Audenarde, et que j'ai lieu de croire que votre zèle est toujours « le même pour mon service, qui peut avoir souffert de ce que le « concert n'a pas été aussi entier entre le duc de Bourgogne et vous « qu'il devroit être, et que les ennemis ont profité de l'incertitude « dans laquelle on a été pendant plusieurs jours sur les différents « partis qu'il y auroit à prendre, ce qui leur a donné lieu de dérober « une marche à l'armée que le duc de Bourgogne commande, et qu'é- « tant informés de la situation dans laquelle il étoit, ils ont marché « pour venir combattre le duc de Bourgogne. Si on avoit fait marcher « dès la veille vis-à-vis d'Audenarde une partie des troupes qui ont « combattu, les ennemis n'auroient jamais osé passer cette rivière de- « vant elles. Vous savez que leur infanterie est ce qu'ils ont de meil- « leur, et que, étant soutenue de plusieurs lignes, protégée par des « haies et des fossés, en pays fort difficile et fort coupé, ma cavalerie « ne pouvant agir, mon armée n'étant pas même toute assemblée, et « l'objet de cette campagne étant assez avantageux en conservant ce « que vous veniez de prendre, il eût été plus convenable à mes intérêts « de ne pas s'exposer à un événement dont les suites ne pouvoient « être que très fâcheuses, ou du moins très douteuses. Quoique celles « de mes troupes qui ont combattu s'y soient portées avec une grande « valeur, il est toujours bien fâcheux de voir les généraux obligés par « leur présence à soutenir leur courage, et tant de braves gens, « dont vous me rendez compte, exposés dans une affaire dont l'évé- « nement ne pouvoit être que très douteux. J'apprends de différents « endroits que le désordre qui est inévitable dans une retraite de « nuit a donné lieu à un grand nombre d'officiers, soldats et cavaliers « de se retirer à Ypres, Tournay et plusieurs autres lieux. Le duc de « Bourgogne mande que Biron est entre les mains des ennemis, dont « je suis bien fâché, avec le duc de Saint-Aignan et le marquis d'An- « cenis, et avec quantité d'autres. Le poste que vous avez déterminé

vous vous êtes trouvé n'ait pas eu un événement plus heureux. Il ne faut pas perdre courage; vous devez même rassurer les officiers et les troupes par vos discours et votre bonne contenance. C'est dans de pareilles conjonctures que ceux qui sont au-dessus des autres doivent les ramener par leur exemple. Il y aura différentes occasions où vous serez obligé de prendre votre parti de vous-même; ne faites rien qu'après une mûre délibération, et n'oubliez rien des moyens praticables pour être informé des mouvements des ennemis. » Pas un mot des discussions, ni du duc de Vendôme, si ce n'est qu'on envoie un double du mémoire de Chamlay.

1. Copie, avec la date du 23, dans le ms. 14 178, fol. 12 v° et fol. 220. L'original manque à Chantilly, et la minute, vol. Guerre 2075, fol. 150-151, présente des différences importantes, de même, d'ailleurs, que les copies du ms. 14 178. Il y a eu mélange avec la lettre réellement datée du 23.

« de prendre derrière le canal de Bruges met mon armée en sûreté et » conserve la conquête de Gand et de Bruges. Je mande au duc de « Bourgogne que, pour éviter à l'avenir les inconvénients passés, il « doit délibérer avec vous sur ce que vous auriez à faire. Je lui recom- « mande d'avoir pour vous tous les égards que vous vous attirez par « la manière dont vous vous exposez en toutes occasions; je lui mande « surtout d'avoir en vous toute la confiance que vous méritez par « votre zèle et votre bonne volonté pour la gloire de mes armes, pour « la sienne, et pour celle de la nation, et enfin par l'expérience que « vous donne le long temps que vous êtes à la tête de mes armées[1], qui « n'ont jamais eu aucun échec pendant que vous les avez commandées « en chef. Enfin, vous devez agir uniquement l'un et l'autre dans la « vue de mon service. Vous savez l'importance dont il est que le « concert et l'intelligence durent jusqu'à la fin. Les ennemis ne peu- « vent rien faire de considérable sans établir auparavant des entrepôts « à portée des villes qu'ils voudroient attaquer. Ils sont obligés de « faire venir leurs convois de Bruxelles et leur grosse artillerie de « Maëstricht. Si on les empêche de passer, ils se trouveront, dans la « suite, obligés de quitter le pays où ils sont. J'apprends que l'on « veut faire passer à Audenarde une partie des dépôts qui étoient à « Ath, et l'autre qui doit venir de Bruxelles est un des articles qui « demandent une attention plus particulière. Je n'ai pu refuser au se- « cond fils de Ximenez le régiment Royal-Roussillon; son père m'avoit « trop bien servi, et, son frère aîné ayant été tué à la tête, c'est une « justice que je dois à cette famille. S'il se trouve d'autres occasions « de faire du bien au baron Pallavicin, qui se porte partout avec « beaucoup de fermeté, et dont vous avez lieu d'être content, je me « souviendrai de lui dans la distribution que je ferai des grâces qui « pourront lui convenir. Et, la présente n'étant pour autre fin, etc.

« LOUIS. « CHAMILLART. »

Lettre du ministre de la guerre sur la même affaire[2].

« A Fontainebleau, ce 16 juillet 1708.

« J'ai reçu, Monseigneur, les deux lettres que vous m'avez fait » l'honneur de m'écrire les 12 et 14. Je comprends aisément votre « état et votre vive douleur. S'il m'étoit permis, Monseigneur, de vous « ouvrir mon cœur, je prendrois la liberté de vous dire que le Roi a « été presque aussi affligé de la manière dont vous lui avez écrit, que « de la perte qu'il a faite dans la journée du 11. Je n'oserois conter[3]

1. Ces sept dernières lignes se retrouvent dans une lettre du 25 septembre.
2. Copie dans 14178, fol. 19 et 20. Ce texte est tout différent, surtout au point de vue des détails personnels et intimes, de la minute de Chamillart, Guerre 2075, 2e partie, fol. 59, et de la copie Guerre 2081, n° 127. On peut comparer la lettre autographe du 18 reproduite ci-après, p. 693.
3. *Entrer*, dans 14178, fol. 19, et *conter*, dans 14173.

« par la faute de qui la marche à Gavre a été retardée, le passage de « l'Escaut, et pourquoi la gauche n'a pas soutenu la droite; mais « aux maux passés il n'y a plus de remède. Le plus grand de tous « ceux qui pourroient arriver, et le plus préjudiciable pour le ser- « vice du Roi, ce seroit de voir continuer l'éloignement qui paroit « être entre Mgr le duc de Bourgogne et vous. Il n'est pas temps de « songer à demander votre retraite; vous ne devez être occupé que « des moyens de tirer Mgr le duc de Bourgogne de l'état où il est, « de faire échouer les desseins des ennemis, et de continuer, par votre « fermeté naturelle et vos sages conseils, à procurer au Royaume une « paix durable dont il a tant de besoin. C'est ainsi qu'un homme qui « vous est véritablement attaché doit vous parler; vous auriez lieu de « me le reprocher, si j'en usois autrement. Je crois bien que, dans une « pareille occasion, les personnes précieuses dont vous êtes en quelque « façon responsable à l'État deviennent une surcharge pour un géné- « ral, et qu'il y a bien des choses, en même temps, qui exigent et ses « ordres et sa présence. J'avoue que vous vous trouvez dans une « fâcheuse conjoncture, où vous aurez besoin de tout votre courage, « non seulement pour soutenir par vos discours ceux qui paroissent « l'avoir perdu, mais même pour faire de nouvelles dispositions. Ne « ménagez ni les officiers généraux qui inspirent trop de crainte, pour « les troupes (*lacune*). Le combat d'Audenarde, par lui-même, fait « honneur à la nation. Quoique les ennemis ne soient pas demeurés « maîtres du champ de bataille qu'après la retraite de l'armée, il « paroît tant d'avantage de leur côté, qu'il eût été à desirer que vous « eussiez été moins exposé et que quantité d'officiers généraux et « particuliers, imitant votre exemple, ne se trouvassent pas entre « les mains des ennemis, ou blessés considérablement. Henri, que j'ai « questionné sur ce qui vous regarde personnellement, et les risques « que vous avez courus, et sans cuirasse, m'a fait trembler : c'est un « miracle que vous soyez sorti du milieu du feu que vous avez essuyé « à la tête de l'infanterie sans avoir été blessé[1]. Le Roi avoit com- « mencé à respirer par la prise de Gand et de Bruges, et S. M. croyoit « que le reste de cette campagne répondroit à d'aussi heureux com- « mencements. Si vous pouvez conserver cette place, c'est le salut de « cette campagne. Vous ne sauriez rien desirer au delà de ce que le « Roi mande à Mgr le duc de Bourgogne sur le concert qui doit être « entre lui et vous, et la confiance qu'il doit y avoir. Les termes dont « vous vous servez dans votre lettre m'autorisent à vous parler libre- « ment, et je ne puis m'empêcher, à cette occasion, de vous dire que « vous devez vous faire honneur d'instruire au métier de la guerre « Mgr le duc de Bourgogne, qui, par lui-même, n'auroit d'autre supé- « rieur que le Roi, si S. M. ne vous l'avoit pas confié. M. le maréchal « de Berwick et les troupes qu'il amène, au nombre de trente-quatre

1. Cette phrase manque dans 14178 et dans Guerre 2081. Les *Mémoires de Sourches*, p. 170, parlent d'une autre course du valet de chambre Henri.

« bataillons et soixante escadrons, doivent entrer dans les dispositions « que vous ferez, soit pour occuper une partie de celles des ennemis, « pour protéger la frontière de Flandres, ou pour vous joindre quand « Mgr le duc de Bourgogne et vous le jugerez à propos. S. M., qui veut « vous conserver les prérogatives qu'elle vous a données sur Messieurs « les maréchaux de France, a ordonné au maréchal de Berwick de « prendre l'ordre de vous le jour de sa jonction. Elle a été bien aise « de lui confier pour la suite la personne de Mgr le duc de Bourgogne; « c'est un avantage pour vous, s'il y a quelque action, de n'en être ni « chargé, ni embarrassé. Vous devez avoir reçu la réponse du Roi sur « ce qui regarde le chevalier de Retz[1]. Le comte de Gacé n'a point été « trop content de n'avoir pas été fait brigadier; mais le Roi ne veut « point se relâcher de la résolution que S. M. a prise de ne plus « avancer les officiers qui seront choisis pour apporter de bonnes nou- « velles. Les généraux qui leur veulent du bien leur donnent occasion « de se faire connoître; ils en tirent toujours quelque avantage dans « la suite, et le Roi ne regarde point comme une récompense due à « leur course l'élévation d'un grade supérieur à celui qu'ils ont. Je « suis bien fâché qu'ils ne se soient pas dit d'avance tout ce que le Roi « pense sur cela, et que S. M. a répété elle-même tant de fois. Vous « trouverez des occasions à procurer des grâces au chevalier de Retz.

« Je suis, avec un profond respect, etc.

« CHAMILLART[2]. »

1. Encore *Rais*.

2. On s'étonne que Bellerive n'ait pas reproduit la lettre que Vendôme écrivit en réponse au Roi le 19, et que Pelet a donnée (ci-dessus, p. 186-187, note). Dans celle-là, plus que dans celle du 12, toutes les fautes sont hardiment rejetées sur le duc de Bourgogne. C'est ce prince, soutenu ou inspiré par Puységur, qui a fait marcher l'armée à l'insu de Vendôme, lequel se reposait de « trente heures passées à cheval avec la colique. » « J'allai, dit-il, manger un morceau chez moi, et il étoit soleil levé quand je me couchai. A dix heures du matin, M. de Puiguion, qui étoit de jour, me vint dire que Mgr le duc de Bourgogne et toute l'armée étoient marchés à quatre heures du matin.... Voilà au vrai ce qui s'est passé. Cette marche précipitée a été résolue à mon insu entre Mgr le duc de Bourgogne et M. de Puységur. » C'est encore le même Puységur qui a fait camper l'armée à Gavre, au lieu de se retrancher devant Audenarde : « Cela s'est trouvé totalement faux, puisque les ennemis avoient déjà passé à neuf heures du matin un assez bon nombre de troupes, dans le temps qu'une bonne partie de notre armée étoit encore à Gavre; à l'égard de l'Escaut, nous ne pouvions pas le passer plus tôt, puisque nos ponts n'ont été achevés qu'à quatre heures du matin. » Quant à la journée même du 11, c'est Puységur qui est encore responsable de tout : il a empêché le général de prendre sur la gauche, « à cause d'un ruisseau impraticable, » puis sur la droite, « à cause d'un ruisseau et d'un marais, » ruisseau et marais qui n'ont pas le moins du monde arrêté la cavalerie ennemie. De même, dans le courant de l'action, M. de Vendôme eût voulu que les deux gauches d'infanterie et de cavalerie fussent portées par le duc de Bourgogne sur la droite de la cavalerie ennemie. « Mais il se trouva des gens qui lui dirent qu'il y avoit un ruisseau difficile à passer, que

« Voici un nouvel ordre qui commence et un tissu d'intrigues qu'il nous faut développer dans la destination du maréchal de Berwick pour être auprès du duc de Bourgogne. C'étoit sans doute un artifice et un manège secret des puissances de la cour, qui étoient bien aises d'avoir à leur disposition ce maréchal, et, pour l'attirer davantage dans ce parti, on lui écrivit, et de l'armée et de Fontainebleau, que le duc de Vendôme avoit demandé à se retirer, que lui alloit se trouver à la tête des affaires de Flandres et en possession de la confiance du duc de Bourgogne, qui, n'aimant que les gens dévots, se conduiroit par ses idées. L'appât de la fortune et la crainte de déplaire aux puissances secrètes de la cour qui avoient formé la cabale pour désunir le duc de Bourgogne d'avec le duc de Vendôme et faire, par ce moyen, échouer les projets du dernier[1]. Berwick n'eut pas honte de prendre un parti si contraire à la gloire du Roi et de la nation françoise; il passa par-dessus toutes ces considérations, qu'un million d'autres auroient eues en horreur, et ne s'y seroient jamais livrés. Tous les bons patriotes attachés par leur inclination et par leurs sentiments à la gloire de l'État tremblèrent de frayeur voyant que l'on confioit la personne du duc de Bourgogne à un Anglois créature de la dame favorite, et qui, dans le cœur, haïssoit les François, d'ailleurs neveu de Marlborough : c'est tout dire; ce seul endroit devoit l'exclure de cette destination. Il y avoit dans l'armée de France des officiers généraux plus capables que Berwick de conseiller le duc de Bourgogne sur les partis qu'il auroit à prendre pour l'exécution des projets du duc de Vendôme. On verra dans la suite que Berwick fut cause des funestes malheurs qui arrivèrent en Flandres, par les mauvais conseils qu'il donna au duc de Bourgogne et

la gauche étoit dans un bon poste, et qu'il falloit se retrancher. Mgr le duc de Bourgogne se rendit avec grand peine, car je sais qu'il dit : « Que « dira M. de Vendôme, quand il saura que je me retranche, au lieu de « charger? » Je ne sais point ceux qui ont donné ce pernicieux conseil; mais je sais bien que les ennemis eux-même conviennent qu'ils étoient battus, si notre gauche les eût attaqués. » Comptant toujours sur les mouvements de cette gauche, Vendôme a soutenu le combat jusqu'à la nuit, et c'est alors que les troupes, enveloppées de toutes parts, ont « fait cette grande dissipation. » Et il continue ainsi : « Je ne pouvois pas deviner que cinquante bataillons et près de cent quatre-vingts escadrons, des meilleurs de cette armée, se contenteroient de nous voir combattre pendant six heures, et regarderoient cela comme on regarde l'opéra des troisièmes loges. Mgr le duc de Bourgogne me rendra justice, et il est convenu avec moi qu'il avoit tort de n'avoir pas suivi son premier mouvement, et de s'être rendu à de mauvais conseils.... Je prends à témoin de tout ce que j'avance toute l'armée, depuis M. le maréchal de Matignon jusqu'au dernier subalterne. » Enfin il conclut : « Si les affaires vont bien, comme je l'espère, toute la gloire sera pour Mgr le duc de Bourgogne; mais, si, par hasard, elles alloient mal, je supplie Votre Majesté de ne m'en pas donner tout le blâme, puisqu'elle voit bien que mes sentiments ne sont pas toujours suivis. » Le Roi répondit le 23 : Guerre 2075, fol. 155; ms. Fr. 14178, fol. 12 v°.

1. Phrase non terminée.

les irrésolutions qu'il lui inspira dans des événements qui devoient décider du sort de la paix et faire échouer les desseins de l'armée ennemie. Il amena enfin le renfort de la Moselle le 19 juillet, et vint camper à Mortagne sur l'Escaut, entre Condé et Tournay. Mais que fit-on là? Le duc de Vendôme n'ayant pu obtenir son retour, on ne doit pas s'étonner que, ce général étant contraint de rester en Flandres sans aucune autorité, l'irrésolution, l'insuffisance, jointes à la malice artificieuse des personnes qui composoient le conseil du duc de Bourgogne, aient ouvert un nouveau champ aux triomphes de l'armée des alliés.

« Le roi catholique ne tarda pas à marquer au duc de Vendôme la joie que lui causa la prise de la capitale de ses Pays-Bas, par la lettre ci-dessous, dont S. M. Cath. l'honora à l'occasion de cet événement :

« Au Buen-Retire, ce 23 juillet 1708.

« Mon cousin, j'ai reçu avec bien du plaisir la lettre que vous m'avez « écrite par don Michel de Grimaldi pour me donner part de la prise « de la ville et du château de Gand et de la ville de Bruges. Ce glo- « rieux événement me cause toute la satisfaction que mérite son impor- « tance, aussi bien que la nouvelle que j'ai eue en même temps que « les ennemis avoient abandonné Courtray, ce que vous ne saviez pas « apparemment encore quand vous m'avez écrit. Vous pouvez juger « combien je suis sensible à la gloire que mon frère s'est acquise en « cette occasion, et combien je vous suis obligé de la part que vous y « avez eue. J'espère que vous viendrez encore à bout d'Audenarde, « et je vois avec plaisir les assurances que vous me donnez que Marl- « borough ni le prince Eugène n'empêcheront pas de la prendre. Je « ne crois pas que l'arrivée de ce dernier vous fasse beaucoup de peine, « car vous le connoissez, et il sait ce que c'est que d'avoir à faire à « vous. Vous me ferez plaisir de témoigner de ma part à ceux qui ont « contribué à des événements si importants que je serai fort aise de « trouver des occasions de leur donner des marques de ma reconnois- « sance, et d'être toujours bien persuadé de l'estime et de l'amitié que « j'ai pour vous.

« Sur ce, je prie Dieu qu'il vous ait, mon cousin, en sa sainte et « digne garde.

« PHILIPPE. »

« Le prince Eugène et Marlborough ne restèrent pas dans l'inaction depuis leur victoire d'Audenarde. Ils passèrent la Lys, firent combler les lignes de Comines, s'emparèrent du fort, où il y avoit cent hommes, et se rendirent ensuite maîtres de Warneton, poste important entre Lille et Ypres. Il se tint un conseil de guerre où tous les officiers généraux de l'armée des alliés se trouvèrent, et, après bien des délibérations, il fut résolu d'entreprendre le siège de Lille. Cette entreprise paroissoit autant impossible que téméraire à toute l'Europe, car, outre qu'il falloit que toutes choses se tirassent d'Hollande, quel risque ne devoient point courir les convois qui ne pouvoient être envoyés à leur armée que par Ostende et Bruxelles? Et ne devoient-ils pas attendre d'être taillés en pièces par l'armée de France, si supérieure à celle des alliés? Le prince Eugène et Marlborough ne balancèrent point à prendre leur parti dès qu'ils furent assurés qu'on ne leur opposoit plus ni l'expérience, ni les conseils, ni la valeur du duc de Vendôme, qui leur avoit été si redoutable. Alors ils ne négligèrent rien, et ils mirent tout en usage pour assembler un gros train d'artillerie, qu'ils firent venir de Maëstricht à Bruxelles sans que le maréchal de Berwick, campé à Mortagne, fit la moindre tentative pour l'enlever. L'ennemi fit venir pour cet effet des chevaux, tant de leur pays que de la Flandre françoise, et tous leurs officiers eurent ordre d'en envoyer à proportion qu'ils en avoient dans leur équipage; ils engagèrent un nombre infini de paysans à servir de pionniers, et tout abonda à Bruxelles, où l'on assembla toute l'artillerie, qui fut conduite à Menin, et ensuite devant Lille, qu'on investit le 5 d'août. Cette ville fut bâtie en 1007 par Baudouin IV, comte de Flandres, fermée de murailles par Baudouin V, conquise personnellement par Louis XIV en 1667, et régulièrement fortifiée par ce monarque, qui en fit la capitale de la Flandre françoise; il y fit bâtir la forte citadelle flanquée de cinq bastions royaux avec des doubles fossés, que la Deûle remplit d'eau, et plusieurs demi-lunes.

. . . .

« Comme je n'entre dans le détail des événements qu'autant que le duc de Vendôme y a quelque part, je ne m'attache point à la suite de ce siège. Le prince Eugène avoit déjà envoyé dix-huit cents chevaux dans l'Artois pour le mettre sous contribution; ils vinrent brûler quelques maisons d'un des faubourgs d'Arras et dans plusieurs autres endroits de cette province, de laquelle ils amenoient un grand nombre de bestiaux et plusieurs otages, lorsque les habitants de Richebourg, se sentant soutenus par quelque cavalerie qui arriva à leur secours, prirent les armes et les chargèrent si à propos, qu'ils les obligèrent à relâcher une partie des otages et du butin qu'ils avoient fait, après en avoir tué un grand nombre; mais, quelques jours après, ils vinrent brûler le village de Richebourg, et le comte de Tilly marcha avec seize bataillons et six pièces de canon : il s'avança jusqu'à Lens, d'où menaçant de mettre tout à feu et à sang si, dans vingt-quatre heures, toute la province d'Artois ne se soumettoit à la contribution, pour laquelle ils demandèrent dix-sept cent mille livres, dont ils se firent payer partie en argent et partie en grains pour la subsistance de leur armée, ces premiers mouvements des ennemis portèrent la terreur jusqu'en Picardie, et ne causèrent pas peu d'inquiétude à Louis XIV, qui eût desiré que le duc de Bourgogne eût fait des mouvements pour déterminer ses ennemis à faire rejoindre leur détachement; on n'en fit aucun, et l'Artois fut mis en contribution. Je ne puis passer sous silence le zèle et la bonne volonté d'un illustre guerrier. Le chevalier de Luxembourg, maréchal de camp, lieutenant général de la Flandre, s'étoit déjà offert au duc de Vendôme pour s'aller jeter dans Lille pour signaler son courage dans la défense de cette place; le duc de Vendôme, qui avoit informé la cour du dessein de cet officier, en reçut la lettre suivante :

« A Fontainebleau, ce 4 août 1708[1].

« J'ai reçu, Monseigneur, la lettre que vous m'avez fait l'honneur « de m'écrire le 23 du mois passé; j'en ai rendu compte au Roi, et de « la permission que demande M. le chevalier de Luxembourg de s'en « aller à Lille. Le Roi a loué sa bonne volonté; mais, apparemment, « il ne savoit en ce temps-là que M. le maréchal de Boufflers y étoit. « S. M. n'a pas moins besoin de lui à l'armée que dans Lille; j'y met- « trai une condition de mon chef, que vous trouverez bon, qui est « celle de se faire respecter davantage par les coups de mousquet « qu'il n'a fait à la dernière affaire d'Audenarde.

« Quelque avantage que la contribution que M. le chevalier de « Rosen établira dans l'île de Cadsand puisse produire, elle n'est pas « comparable au préjudice que les sujets du Roi souffrent du voisinage « de deux armées auxquelles rien ne peut s'opposer; mais on ne sau- « roit trop promptement exciter la clameur des peuples de l'ancienne « domination d'Hollande : c'est le seul moyen d'empêcher les incendies « et le pillage des troupes ennemies, qui sont soutenues par le corps « qui est à Lens et qui sert à faire des détachements proportionnés « aux occasions qu'ils veulent faire. J'ai lieu de croire que les habi- « tants de l'île de Cadsand et les peuples de la Zélande, par les « plaintes qu'ils feront, obligeront les États-Généraux à rendre plus « supportables les conditions accordées à l'Artois. Jusqu'à ce qu'elles « soient changées, Mgr le duc de Bourgogne ne doit se relâcher en « rien du traitement que les ennemis ont fait aux sujets du Roi.

« L'abbé Alberoni, par un excès de zèle pour vous, s'est donné car- « rière sur une matière bien délicate. Il a écrit au sieur Ponthon, un « de ses amis; sa lettre est devenue publique, et on a pris soin d'en « distribuer un grand nombre de copies. Il a oublié la part que Mgr le « duc de Bourgogne pouvoit y avoir. Permettez-moi de vous dire que « vous ne sauriez trop lui défendre, pour l'avenir, d'entrer en détail « par lettres sur des pareilles matières. Il n'y a ni petits, ni grands « qui n'aient des copies de sa lettre. Je suis sûr que vous ne l'approu- « verez pas. J'ai lu au Roi celle que vous m'avez fait l'honneur de « m'écrire à ce sujet[2]. S. M. est bien persuadée que vous n'avez eu « aucune part à tout ce qui s'est répandu à Paris et à la cour; elle « connoit la droiture de vos intentions, elle se promet que le concert « qui semble se fortifier entre Mgr le duc de Bourgogne et vous, dont « il s'explique dans sa lettre à S. M. de manière à n'en pouvoir douter, « deviendra dans la suite très utile à son service. Je ne ferai point « réponse à l'abbé Alberoni. Sa lettre a trop fait de bruit pour n'être

1. Cette lettre n'a été retrouvée ni en minute ni en original; le ms. 14178 ne contient (fol. 20) que les neuf premières lignes du paragraphe sur Alberoni.

2. Non retrouvée. Voyez ci-après, p. 675.

« pas fâché de l'avoir écrite. Je ne réponds point en détail aux dis-
« cours qui ont été tenus sur le sieur Janet; ceux qui en sont capables
« servent bien mal leurs maîtres. Je suis avec un profond respect, etc.

« CHAMILLART. »

« Les princes ne doivent jamais faire des actions, et surtout à la guerre, qu'on puisse leur reprocher; mais, quand ils se sont oubliés, ils ne doivent pas rejeter leurs propres fautes sur les autres pour se disculper envers le public. Ils sont à tous moments exposés à la censure de ceux qui ne se croient pas obligés de les ménager là-dessus. Cependant le duc de Vendôme jugea à propos de faire partir l'abbé Alberoni dans une chaise de poste pour aller à la cour. Étant arrivé à Paris, il fut descendre à l'hôtel de Vendôme, faubourg Saint-Germain, fort près de celui du duc d'Albe, ambassadeur extraordinaire d'Espagne, qui venoit d'arriver de Fontainebleau. Il fit d'abord offrir ses services à l'abbé Alberoni, qui fut le remercier et lui montra la lettre qu'il avoit écrite à Chamillart pour avoir audience du Roi, lui marquant qu'il étoit venu pour se justifier sur la lettre qu'il avoit écrite à un de ses amis à l'occasion du combat d'Audenarde. Le lendemain, le ministre, étant venu à Paris, répondit de vive voix à l'abbé Alberoni qu'il en avoit parlé au Roi, que S. M. ne trouvoit rien à redire à sa lettre, mais que, pour l'audience particulière qu'il demandoit, elle n'étoit point nécessaire pour ce sujet; qu'il la lui procureroit, si c'étoit pour d'autres choses. Enfin, l'abbé Alberoni, fort content d'avoir paru, s'en retourna rejoindre le duc de Vendôme après avoir reçu mille et mille acclamations du public, qui s'étoit rendu en foule devant son hôtel pour le voir partir.

« Il fut plus sensible aux démonstrations publiques, qui retomboient sur le duc de Vendôme, qu'à la perte qu'il venoit de faire de la pension de deux mille écus que ce prince lui avoit fait donner après son retour d'Italie, sur la cassette du Roi, qui la lui ôta. On feroit un volume de toutes les lettres que les officiers et les soldats de l'armée de Flandre écrivirent à la gloire du duc de Vendôme, sur le combat d'Audenarde, tant à Paris que dans les provinces. Je me contenterai de rapporter celle que l'abbé Alberoni écrivit au sieur Ponthon[1] :

« De Lovendegem, le 24 juillet 1708[2].

« Laissez, Monsieur, votre désolation à part, et n'ayez pas le foible
« du commun de votre nation, qui, au moindre malheur qui lui

1. Ce texte, celui auquel Chamillart vient de faire allusion, et que notre auteur a reproduit intégralement ci-dessus, p. 205-208, se trouve aussi dans les copies du ms. 11247, fol. 124, et dans un volume de Gaignières égaré à la bibliothèque de l'Arsenal, ms. 3329, fol. 6. Il parut, sur le moment même, dans la *Gazette d'Amsterdam*, nº LXIII. Les différentes versions offrent des variantes : le texte de Bellerive étant le moins bon, j'y substitue celui de la *Gazette d'Amsterdam*.

2. Ce même jour, le duc de Vendôme adressa au Roi ses propositions

« arrive, croit que tout est perdu. Je commence par vous dire que « tous les discours qu'on tient, et que vous me marquez, sont faux, « et que M. de Vendôme s'en moque.

« A l'égard des trois marches qu'il s'est laissé dérober pour n'avoir « pas défendu la Dendre, tout le monde sait que M. de Vendôme vou- « loit la défendre, et que, après trois jours de contestation, il a fallu « se rendre aux sentiments de ceux qui, pour éviter le combat, opi- « noient de passer l'Escaut. Cependant c'est alors qu'ils ont été obligés « de reconnoître ce que S. A. leur avoit prédit en leur disant que, « toutes les fois qu'ils marqueroient à M. le prince Eugène de vouloir « éviter un engagement, il les y obligeroit malgré eux.

« Quant à ce qu'on dit que S. A. devoit attaquer la tête qui devoit « passer l'Escaut, il avoit bien mieux pensé; car, d'abord qu'il reçut « avis par M. de Biron qu'une partie de l'armée ennemie avoit passé, « il voulut l'attaquer pendant qu'il voyoit la poussière des colonnes « de ladite armée, qui étoient au delà de la rivière à une demi-lieue « d'Audenarde. Mais il se trouva seul de son sentiment, et il ne fut « point écouté. C'étoit à dix heures du matin. A quatre heures après « midi, on ordonna à M. Grimaldi, maréchal de camp des armées de « S. M. Cath., d'attaquer, à l'insu de M. de Vendôme, qui pourtant, « voyant l'attaque faite, dit qu'il falloit la soutenir. Pour cet effet, il « ordonna à M. Janet, son aide de camp, de porter l'ordre à la gauche « afin qu'on attaquât; mais, en retournant, il fut tué. Cet ordre ne « fut pas exécuté, par un mauvais conseil qui fut donné au duc de « Bourgogne en lui disant qu'il y avoit un ravin et un marais impra- « ticable; cependant M. de Vendôme, accompagné de M. le comte « d'Évreux, y avoit passé une heure auparavant.

« Pour ce qui regarde la retraite, M. de Vendôme opina de ne la « point faire; mais, comme il n'y avoit de ce sentiment que lui et « M. le comte d'Évreux, il fallut céder encore. A peine eut-il dit à « M. le duc de Bourgogne que l'armée n'avoit qu'à se retirer, que « tout le monde monta à cheval, et, avec une précipitation étonnante, « chacun gagna Gand. Il y en eut même qui conseillèrent aux princes « de partir en poste de Gand pour gagner Ypres. M. de Vendôme, « qui fut obligé une grande partie du temps de faire l'arrière-garde « avec ses aides de camp, n'y arriva que vers les neuf heures du « matin, et sur-le-champ il prit la résolution ferme de mettre « l'armée derrière le canal qui est entre Gand et Bruges, et cela « malgré l'avis de tous les officiers généraux, qui l'ont même persé- « cuté trois jours durant de l'abandonner, disant qu'il falloit tâcher « de joindre M. le duc de Berwick. Une telle fermeté a sauvé l'armée « du Roi et le Royaume; car l'épouvante qui étoit dans l'armée « auroit causé un esclandre bien pire que celui de Ramillies, au lieu

sur trois points : 1° s'avancer sur Bruxelles; 2° assiéger Audenarde; 3° marcher avec les deux armées au secours de Lille (*Mémoires militaires*, p. 45-46).

« que M. de Vendôme, se mettant derrière le canal, a soutenu Gand « et Bruges, qui est le point essentiel ; et, par là, il a rassuré les « esprits, redonné la confiance aux troupes, et donné lieu aux « officiers de se reconnoître, et en même temps de connoître le ter- « rain. Enfin il a mis les ennemis dans l'inaction, et, si jamais ils « attaquent quelques-unes de nos places fortes, comme Ypres, Lille, « Mons ou Tournay, M. de Vendôme prendra Audenarde et se rendra « maître de l'Escaut, et les ennemis seront fort embarrassés[1].

« Voilà, M. Ponthon[2], la pure vérité, la même que M. le duc de « Vendôme a écrite au Roi[3], et que vous pouvez débiter sur mon « compte : je suis Romain, c'est-à-dire d'une race qui a dit la vérité « du temps du vieux et impudique Tibère, *in civitate omnium gnara et « nihil reticente*, dit notre Tacite. Permettez-moi de vous dire, avant « de finir ma lettre, que je n'aurois pas cru que votre nation fût « capable d'oublier toutes les merveilles qu'a faites ce grand homme « en Espagne et dans mon pays, dont le nom sera immortel et toujours « révéré : *Injuriarum et beneficiorum immemores*. Mais ce généreux « prince est fort tranquille, sachant qu'il n'a rien à se reprocher, et « que, pendant qu'il a suivi son sentiment, il a toujours bien fait.

« Je suis, Monsieur,

« Votre.... « L'ABBÉ ALBERONI. »

« Le siège de Lille fut un coup si pénétrant pour Louis XIV, qu'il adressa ses ordres positifs au généralissime de l'armée de Flandres, son petit-fils, pour assembler toutes ses forces, aller combattre ses ennemis, et leur faire connoître qu'il étoit en état de s'opposer à leurs entreprises, telles qu'elles fussent, et qu'une défensive, que proposoit le maréchal de Berwick, étoit plus préjudiciable à sa gloire et aux intérêts de son État, que le sort d'une bataille, dont le monarque vit la nécessité indispensable qu'il y avoit de la donner.

Lettre de Louis XIV au duc de Bourgogne pour sauver Lille.

« A Fontainebleau, ce 19 août 1708[4].

« J'ai reçu ce matin, par le retour du courrier que vous m'avez « dépêché, la lettre que vous m'avez écrite du 17, par laquelle vous

1. Ici, la copie de Bellerive donne cette phrase : « Or, voyez quelles places ; et vous n'avez qu'à voir la carte pour voir combien les ennemis seront embarrassés. » Comparez ci-dessus, p. 208, le texte de Saint-Simon.
2. La *Gazette d'Amsterdam* a supprimé ici le nom du destinataire, comme d'ailleurs notre auteur.
3. Elle a supprimé aussi ce qui suit.
4. L'auteur des *Mémoires militaires* n'a donné que la substance de cette lettre, et point du tout les suivantes. La copie du Dépôt, vol. 2082, n° 216, n'a de commun avec notre texte que le dernier alinéa ; dans la minute, de la main de Chamillart, vol. 2075, fol. 49-51, à partir de notre douzième ligne, et jusqu'au haut de notre page 577, le texte est absolument différent.

« vous rapportez à ce que le duc de Vendôme écrit au sieur de Bernières « pour le lieu de votre jonction avec le maréchal de Berwick. Il me « paroît que vous n'êtes pas de même avis sur le temps de votre départ, « qu'il voudroit différer jusqu'à ce que le canon eût battu pendant huit « jours la ville de Lille ; il suppose qu'avec les troupes qu'il y a dedans, « en faisant une défense ordinaire elle doit tenir du moins trois se- « maines, et que vous aurez encore du temps pour faire vos disposi- « tions après avoir laissé émousser l'infanterie ennemie dans les diffé- « rentes attaques qu'elle fera. Quoique je sois persuadé, comme le « duc de Vendôme, que l'on ne doit point se presser, et que le moyen « le plus sûr de réussir dans le dessein de secourir Lille, c'est de « laisser à l'infanterie ennemie le loisir de s'affoiblir, peut-être même « de se rebuter, la proposition que fait le maréchal de Berwick, par « la lettre qu'il vous a écrite du 12, est si peu convenable dans la « conjoncture présente, que je regarderai comme un mal tout ce qui « pourroit retarder la réunion entière de mes forces et la marche de « votre armée pour vous rapprocher de ma frontière, mettre mes « places en sûreté, et secourir Lille. Si les ennemis s'en rendoient « maîtres, rien ne les empêcheroit de se porter plus avant. Tout cela « bien examiné, je ne vois rien de mieux à faire que ce que je vous « ai mandé par mes précédentes, que je vous répète encore par « celle-ci, afin que vous preniez ensemble des mesures justes pour « l'exécution. Mon intention est donc qu'aussitôt ma lettre reçue, « vous disposiez toutes mes troupes, à l'exception de celles que vous « laisserez à Gand et à Bruges, pour vous rapprocher de la place « assiégée. Le maréchal de Boufflers ne vous laissera rien à desirer « sur ce qui a rapport à Lille, le temps de la secourir, et l'en- « droit par où vous pouvez le faire plus commodément. Je me remets « à tout ce qu'il vous aura fait savoir et aux résolutions que vous « prendrez avec le duc de Vendôme. C'est à vous à vous déterminer « sur le tout avec lui, en prenant les mesures les plus convenables « pour ne pas perdre le fruit de l'importante conquête de Gand et de « Bruges, mais, en même temps, en cherchant le moyen de réunir « mes forces et de mettre ma frontière en sûreté par la protection « que vous lui donnerez lorsque l'armée que vous commandez ne sera « plus séparée du maréchal de Berwick par celle des ennemis. Vous « connoissez leurs forces. Ils avoient sous le commandement du duc « de Marlborough cent vingt bataillons et cent soixante-treize esca- « drons avant la jonction du prince Eugène, qui a amené avec lui « trente-sept bataillons et soixante-six escadrons : le tout ensemble « fera, ce me semble, cent quarante-neuf bataillons et deux cent « trente-neuf escadrons. Ils ont envoyé quatre bataillons à Anvers, « huit à (*un blanc*), huit autres qu'ils ont sous Bruxelles, avec neuf « escadrons ; ils sont obligés d'augmenter la garnison d'Audenarde et « celle d'Ath, même d'augmenter le corps qui est sous Bruxelles : en « sorte que l'on peut compter qu'il leur restera, tant pour faire le

« siège de Lille que pour l'armée d'observation, cent vingt-quatre « bataillons et deux cent vingt escadrons. L'armée que vous com- « mandez étoit composée, au commencement de la campagne, de « cent trente et un bataillons et deux cent soixante escadrons. Le « maréchal de Berwick a amené en Flandres trente-quatre bataillons « et soixante-cinq escadrons. La défense de Lille et l'augmentation « des garnisons qui sont à portée de l'armée ennemie consommera au « moins quinze bataillons et douze escadrons, et vous ne sauriez « moins laisser, pour la conservation de Gand et de Bruges, non « compris ce qui ne sera point habillé, armé ni monté, de vingt « bataillons et quinze escadrons. Cette déduction, faite à ne se point « tromper soi-même, vous laissera à peu près le même nombre « d'infanterie qu'aux ennemis. La différence est si peu considérable « de part et d'autre, que je regarderois comme un médiocre avantage « celui que vous pourrez prendre sur eux par la supériorité des « troupes; mais ce qui vous en doit donner un grand, c'est la facilité « que vous avez à réunir toutes vos forces, et la nécessité dans « laquelle ils se trouvent de les partager pour entretenir le siège de « Lille en même temps qu'ils seront forcés à combattre; ou du moins, « s'ils rassemblent toutes leurs troupes, la garnison de Lille, qui est « très nombreuse, étant avertie des mouvements que vous ferez, « profitera des moments et détruira tous les ouvrages que les enne- « mis auront faits. Ils seront même très embarrassés pour mettre « leur artillerie, leurs munitions de guerre et les vivres en sûreté. « Il n'y a pas un moment à perdre, et je vous ordonne de vous « rendre au plus tard devant Lille dans les derniers jours de ce « mois. J'en donne avis au maréchal de Boufflers, afin qu'il vous « fasse savoir le véritable état auquel il se trouvera, et que, s'il « n'étoit pas pressé, vous soyez en état de profiter du temps qu'il « vous donnera pour prendre vos avantages. Vous connoissez l'impor- « tance de l'affaire qui est entre vos mains; il y va de votre gloire et « du salut de l'État de la conduire à une heureuse fin. J'ai tout lieu « d'espérer que vous n'oublierez rien de tout ce que je dois attendre « de vous pour en sortir honorablement, après que vous aurez bien « concerté avec le duc de Vendôme toutes les dispositions, et vous « chercherez à vous servir avec avantage de la belle et nombreuse « cavalerie qui est à vos ordres. Si vous obligez les ennemis, comme « il y a tout lieu de l'espérer, par un glorieux succès, à lever le siège « de Lille après avoir bien perdu du monde, ou par une retraite « précipitée, vous trouverez pour lors de grandes facilités à vous « rendre maître de l'Escaut et de la Lys, et d'ôter, pour le reste de « cette guerre, aux ennemis, l'espérance de rentrer dans Gand : ce qui « pourroit procurer un acheminement à la paix après laquelle tous « mes peuples respirent.

« Vous direz au marquis d'Arpajon que je ne puis consentir qu'il « marche avec l'armée, et que je lui sais gré de sa bonne volonté;

« je suis bien aise qu'il ait été choisi pour commander l'infanterie « dans Gand sous les ordres du comte de la Motte.

« J'ai[1] appris que vous étiez environné, le jour de l'affaire d'Audenarde, et dans tout le temps de l'action, d'un très grand nombre de « personnes de tous caractères, que le duc de Berry et le chevalier « de Saint-Georges ne vous quittèrent pas. Il étoit difficile de prévoir « qu'il dût y avoir un combat ce jour-là; mais, comme il y a bien de « l'apparence qu'il y aura une bataille au commencement du mois « prochain[2], il me semble qu'il vous convient de vous séparer du duc « de Berry et du chevalier de Saint-Georges, en leur donnant des gens « de confiance auprès d'eux, qui ne les quittent pas, et qui, sans trop « les exposer, leur fassent voir tout ce que des personnes de leur « naissance et de courage doivent connoître par eux-mêmes en pareille « occasion. Vous ne garderez auprès de vous que les gens qui y doivent être, et vous me manderez, tant pour ce qui vous regarde que « ce qui a rapport au duc de Berry et au chevalier de Saint-Georges, « ce que vous croirez le plus convenable.

« LOUIS. »

« Les ordres précis du Roi, le bruit du gros canon que le prince Eugène faisoit devant Lille, et que l'Escaut faisoit retentir jusqu'aux vitres du château de Lovendegem, obligèrent enfin le duc de Bourgogne à lever son camp le 27 août, pour marcher au secours de Lille, ayant laissé douze bataillons dans Gand et six dans Bruges, avec quelques escadrons[3]. L'armée de France fut camper à Melle, sur l'Escaut, ensuite à Ninove, à quatre lieues de Melle. Le 30, pendant qu'elle étoit en marche, celle du maréchal de Berwick fit sa jonction dans la grande plaine qui règne entre Grammont et Lessines. Le lendemain, toute l'armée fut camper dans celle de Leuze.

Lettre du duc de Vendôme au Roi, sur la jonction des deux armées[4].

« Du camp de Ninove, le 29 août 1708.

« Sire,

« Notre jonction avec M. le maréchal de Berwick se seroit faite « aujourd'hui, si cela avoit été nécessaire. Elle se fera demain au « camp de Lessines. Les ennemis sont toujours dans leur camp de « Wattripont, et n'ont point songé à nous troubler en rien. Je crois « que cette nouvelle fera quelque plaisir à Votre Majesté. Nous allons « marcher à Tournay le plus diligemment qu'il nous sera possible.

1. Ce dernier alinéa se retrouve seul dans la minute, vol. Guerre 2075, fol. 51, et dans la copie de cette minute, vol. 2082, n° 216.

2. Guerre, vol. 2075, fol. 161 v°, et 2082, n° 216 : « Qu'il pourroit y avoir une bataille avant la fin de la campagne. »

3. Voyez ci-après, p. 693-694, une lettre de Chamillart, 22 août.

4. Autre copie dans 14 178, fol. 1 v°; manque dans Guerre 2082.

« Je ne m'étendrai pas davantage sur ce que nous allons fa re, car les « lettres de M. le duc de Bourgogne sont si justes et si bien détaillées, « que je ne ferois qu'ennuyer Votre Majesté par de mauvaises répéti- « tions. Ainsi je me contenterai de lui dire que cette armée marche « au secours de Lille avec une volonté qui me fait jeter des larmes « de joie, et, avec le corps de cavalerie que nous avons, il n'est pas « possible d'être battu. Je suis avec le plus profond respect, etc.

« Louis de Vendôme. »

« On s'aperçut bientôt que le maréchal de Berwick étoit à la tête de la cabale, par la froideur qui se passa entre lui et le duc de Vendôme, puisqu'après en avoir reçu l'ordre, il affecta de ne pas rendre visite au général. Chacun s'en étonna et fut scandalisé.

« Le 1er septembre, l'armée arriva à Tournay. Elle passa l'Escaut au-dessus et au-dessous, et dans la ville. Le duc de Vendôme en informa le Roi par un courrier qui lui porta la lettre suivante[1] :

« Sire,

« Mgr le duc de Bourgogne est arrivé ici deux heures avant l'armée. « On travaille à présent aux ponts, et demain, de grand matin, nous « nous mettrons en marche pour aller à Cysoing, en nous étendant du « côté de Pont-à-Marcq, et nous verrons dans quelle situation se « mettront les ennemis, et nous reconnoîtrons de près le terrain, pour « voir les avantages que nous pourrons prendre sur eux. Notre artil- « lerie de Douay nous joindra après-demain, qui, je crois, nous sera « d'une grande utilité. Votre Majesté peut s'assurer que je n'oublierai « rien, de mon côté, de tout ce qui pourra contribuer à sa satisfaction. « Tout le monde se porte à cette affaire ici de la meilleure volonté « du monde, et je suis persuadé que Votre Majesté aura lieu d'être « contente de nos services. M. le maréchal de Boufflers a écrit ce « matin un billet à Mgr le duc de Bourgogne, par lequel il lui marque « que les ennemis sont encore à cinquante toises du chemin cou- « vert; ainsi nous sommes arrivés assez tôt. Je suis, etc.

« Louis de Vendôme. »

Lettre du Roi au duc de Vendôme, pour secourir Lille[2].

« De Versailles, le 2 septembre 1708.

« Mon cousin, les signaux que le maréchal de Boufflers a fait faire « la nuit du 31 au 1er de ce mois, et tout ce qui me revient de la « manière dont la ville de Lille est endommagée, quoiqu'il n'y ait « encore aucun ouvrage pris, et qu'il paroisse même que les ennemis, « qui avoient voulu attaquer le chemin couvert la nuit du 30 au 31, « en aient été repoussés, me donne de justes inquiétudes sur les pré-

1. Original à la Guerre, vol. 2083, n° 1; copie dans 14 178, fol. 225.

2. Original à Chantilly, S XVI, fol. 70; minute, Guerre 2075, fol. 167, et copie, ms. 14 178, fol. 225 v°. Les treize dernières lignes manquent.

« cautions qui seront à prendre pour vous donner tous les avantages « que vous trouveriez dans un pays ouvert, si vous aviez le temps de « choisir un terrain le plus convenable pour vous approcher de Lille. « Le maréchal de Boufflers, étant averti que vous êtes à portée de le « secourir, fera les derniers efforts pour vous donner le temps d'arriver : « vous ne sauriez lui faire passer de vos nouvelles par trop d'endroits « différents, et en recevoir trop souvent des siennes. Je vous recom- « mande la personne du duc de Berry et celle du chevalier de Saint- « Georges. J'ai mandé au duc de Bourgogne de faire choix de quelques « officiers de confiance qui ne le quittent point, s'il se passe une « action. J'attendrai avec bien de l'impatience des nouvelles de ce « grand événement. J'ai lieu de croire que vous ne perdrez pas un « moment pour secourir Lille. Je mande au duc de Bourgogne de vous « communiquer la lettre que je lui écris, par laquelle je lui faisois « savoir mes dernières intentions; vous vous y conformerez en tout ce « qui pourra s'exécuter de votre part. La conjoncture est trop impor- « tante pour différer davantage à prendre un parti dont les suites ne « sauroient être dangereuses, si l'affaire est bien conduite. J'espère « que la suite de vos mouvements ne sera pas moins heureuse que les « commencements. Vous savez l'importance dont il est d'arrêter le « cours des progrès du prince Eugène ; s'il réussissoit à Lille, rien ne « lui paroîtroit difficile dans la suite. La bonne volonté des troupes, « excitées par ceux qui seront témoins de la manière dont elles « agiront, me donne lieu de tout espérer. Enfin le salut de l'État et la « gloire du duc de Bourgogne sont entre vos mains.

« LOUIS.

« CHAMILLART. »

Lettre du ministre au duc de Vendôme, sur le même sujet[1].

« A Versailles, ce 2 septembre 1708.

« Monseigneur,

« J'ai reçu la lettre que vous m'avez fait l'honneur de m'écrire le 31 « du mois passé. Vous êtes au moment du plus grand événement qui « soit arrivé depuis longtemps dans l'Europe. Les commencements sont « si heureux, qu'il y a lieu d'espérer que la fin couronnera l'œuvre. « Si la France joue gros jeu, les ennemis ne risquent guère moins « qu'elle : il pourroit arriver, s'ils étoient battus, tant d'obstacles à « leur retraite, que non seulement ils perdroient en un jour tous les « avantages des précédentes campagnes, j'en excepte pourtant la pré- « cédente, qui vous fait tant d'honneur, les ennemis auroient peine à « retenir les peuples d'Hollande, qui souffrent impatiemment le déran- « gement de leur commerce et les sommes immenses qu'il en coûte à « leur État. Il y a peu de gens qui aient des raisons plus fortes que

1. Copie dans Fr. 14178, fol. 11. La minute de Guerre 2075, 2e partie, fol. 76, n'est point semblable. Manque à Chantilly.

« moi de s'y intéresser véritablement. Il n'est pas possible de passer « un jour tranquille jusqu'à ce que vous tiriez le Roi d'inquiétude, et « que S. M. apprenne que Mgr le duc de Bourgogne vous doit la con- « servation de Lille. Elle attend de vos coups heureux et hardis que « l'esprit et le courage de Mgr le duc de Bourgogne seront toujours « de votre sentiment. Il n'y a rien qui puisse donner de plus grandes « espérances pour parvenir à une paix prochaine et glorieuse. Je n'ose « m'abandonner à des idées si flatteuses pour la conjoncture dans « laquelle la France se trouve; je me contenterai de faire des vœux « pour votre conservation, celle des princes, et pour un succès favo- « rable. Je suis avec un profond respect, etc.[1]. « CHAMILLART. »

« L'armée de France passa, le 4, sans opposition la Marcq, où étoient appuyées les lignes de celle qui faisoit le siège de Lille, et le campement des François arriva sur les neuf heures du matin à Mons-en-Puelle, village et château en la châtellenie de Lille.

« La vérité étant une vertu si respectable, on ne pourroit, sans la trahir honteusement, dérober à la postérité un trait dont la noirceur et la malignité eussent été punies de mort chez les Romains, ou sous le ministère d'un cardinal de Richelieu. Le voici tel qu'il se passa. Les personnes qui composoient la cabale contre le duc de Vendôme osèrent entreprendre de lui couper de trois lieues sa marche de Tournay à Mons-en-Puelle; mais, pour y réussir, il s'agissoit de gagner Moté, capitaine des guides, homme intelligent pour les marches des armées. Une longue expérience lui avoit donné une connoissance assez exacte de la Flandres; quoiqu'il ne fût revêtu que de cette commission, il faisoit cependant, par son habileté dans les castramétations ou campements, les fonctions de quartier-maître, que les François appellent maréchal des logis général. Le sieur de[2] , qui exerçoit cette dernière charge, n'en avoit que le nom. Celui-ci, de concert avec les malintentionnés contre l'Etat, sut si bien persuader ledit Moté, qu'il réussit dans son dessein, croyant déranger les belles dispositions du duc de Vendôme pour attaquer l'armée ennemie devant Lille. Ce prince, s'en étant aperçu en arrivant à Mons-en-Puelle, fit venir le capitaine des guides devant le duc de Bourgogne et lui dit, en le prenant à la cravate, qu'il le feroit pendre, s'il n'avouoit pourquoi il n'avoit pas tenu la route qu'il lui avoit ordonné. Moté, craignant le supplice dont on le menaçoit, avoua que le sieur de[3] lui avoit fait faire cette manœuvre, et que, de son côté, il n'y avoit eu aucune mauvaise intention pour le service du Roi.

« Le duc de Vendôme avoit déjà fait avancer Artagnan-Montesquiou, lieutenant général fait l'année suivante maréchal de France, avec sept brigades d'infanterie de tête. Le chevalier de Luxembourg, maréchal de camp, qui faisoit l'avant-garde avec les grenadiers, avoit ordre

1. Ces onze dernières lignes sont conformes aux textes de la Guerre.
2 et 3. Nom laissé en blanc. C'est Puységur.

d'attaquer le premier poste avancé de l'armée ennemie, retranché au village de Pont-à-Marcq; mais les troupes angloises l'abandonnèrent avec précipitation au bruit des tambours, des trompettes, des huées des soldats et des généreux hennissements des chevaux de l'armée de France, ainsi que le château d'Aigremont, qu'elles tentèrent en vain de reprendre quelques jours après. Bcquet, capitaine d'infanterie dans Isenghien, eut la gloire de le conserver avec cinquante hommes contre douze cents d'infanterie angloise, qui, outre un grand nombre de blessés, y perdirent cent cinquante hommes, l'officier général qui les commandoit et sept autres officiers.

« Le duc de Vendôme avoit disposé toutes choses pour fondre le lendemain 5 sur l'armée ennemie. Tous les soldats lui demandoient le combat, et n'attendoient que le premier ordre pour entrer dans la plaine de Lille et faire lever le siège. Le chevalier de Luxembourg, maréchal de camp, dont le duc de Vendôme estimoit la hardiesse et le courage, devoit commander tous les grenadiers. Les ennemis, ne doutant point qu'on les vint attaquer, avoient déjà fait charger leur artillerie, leurs bagages. On voyoit du haut des clochers que tout étoit en agitation dans le camp ennemi. Les transfuges qui venoient se rendre dans celui des François assuroient tous que la consternation régnoit parmi les troupes.

« Le prince Eugène, sans sortir des lignes, comme un habile général ne manque pas de faire quand il veut avoir la gloire d'emporter une place qu'il a déjà attaquée, demanda à Marlborough, qui l'avoit joint avec l'armée d'observation forte de quarante mille hommes, de suspendre de cinq ou six heures la levée du siège, jugeant bien que, si les troupes n'attaquoient point pendant cet intervalle, le duc de Vendôme n'étoit pas le maître, qu'il n'y auroit point de combat, qu'il réduiroit cette place. Les alliés, pleins de confiance, avoient cru sûrement placer le riche trésor de leur armée dans la ferme d'Isenghien, seigneurie dépendante et qui relève de l'abbaye royale de Saint-Quentin; c'est un noble bénéfice que Louis XIV avoit donné en [1693][1] à l'abbé Bignon, ce génie sublime que la France chérit, que le Sénat et le Parnasse admirent, et que toutes les nations respectent comme le Père des lettres. Un nommé Voilard, se trouvant alors fermier d'Isenghien, s'imagina pouvoir attraper la précieuse caisse d'or et d'argent mise en dépôt dans son domaine, qui est environné de larges fossés remplis d'eau, et où l'on ne sauroit entrer que par des ponts-levis. Que fait donc le concierge habile? Il va, durant une nuit obscure, scier les piliers de ces ponts-levis, qu'il prétendoit abattre dans le moment que l'armée de France entreroit dans la plaine de Lille, comme tout le monde l'attendoit. Quel bonheur pour un mortel, si l'affaire eût réussi!

« Le duc de Vendôme, étonné de voir s'évanouir tout à coup dans la plupart des généraux de l'armée cette ferme résolution d'attaquer en

1. Date laissée en blanc.

arrivant, ne manqua de représenter au généralissime et au duc de Berry, son frère, qu'il falloit profiter de l'ardeur de plus de cent mille combattants qui tous demandoient à hauts cris qu'on les fît marcher aux ennemis; qu'il ne falloit pas laisser échapper une si belle occasion de venger l'honneur de la France; qu'il ne falloit presque qu'un instant pour changer la face des affaires. Cependant le duc de Bourgogne s'en tint à l'avis qui s'opposoit à l'attaque. Le maréchal de Berwick, lui qu'on croyoit, sur tous, devoir être retenu par les lois de la religion à cause de cette profession publique qu'il faisoit d'être dévot, et par celles de l'honneur et de la reconnoissance des bienfaits qu'il avoit reçus du Roi et de son établissement en France, et surtout par le serment de fidélité de maréchal de France et de gouverneur du Limousin; toutes ces inviolables considérations faisoient espérer à toute l'armée que l'amour de la gloire, l'intérêt de l'État et la réputation du duc de Bourgogne lui seroient plus chers que la perte de toute faveur, et qu'il conseilleroit au généralissime de laisser agir le duc de Vendôme dans un événement aussi décisif, d'où dépendoit la gloire du Roi et le repos de ses peuples. Tout cela ne fut pas capable de toucher ce maréchal. Il fut le premier de cette funeste cabale à donner des conseils timides au duc de Bourgogne, et l'on ose avancer que, sans lui seul, le généralissime auroit passé par-dessus les avis contraires des marquis d'O, de Gamaches et de[1] : en sorte que, plein de courage, il auroit suivi l'intrépide audace du duc de Vendôme pour combattre les ennemis; mais notre Anglois aima mieux trahir son devoir et sa conscience que de déplaire à la duchesse de Bourgogne et de perdre les bonnes grâces de la Maintenon, qui, par ses manœuvres artificieuses et rusées, le protégeoit à la cour au milieu de laquelle il prétendoit demeurer seul. Le duc de Vendôme s'écrioit inutilement : « Sera-t-il dit qu'on ne fasse pas lever le siège de Lille avec une armée « composée de troupes d'élite? Quoi! nous serons les spectateurs « froids et languissants de la perte d'une ville capitale de la Flandre « françoise, la première conquête du Roi mon maître? La défaite des « ennemis nous est d'autant plus sûre, que Boufflers attend impatiem« ment de seconder notre entreprise. » Puis, tournant la tête, ce digne héritier de la valeur d'Henri IV ajouta, en frappant la terre de Mons-en-Puelle : « Voyez, et souvenez-vous, Monseigneur! c'est ici « qu'un fameux combat couvrit de gloire Philippe le Bel, et, guère « loin d'ici, le champ de bataille de Bouvines, où il y avoit aussi un « duc de Bourgogne, Eudes. L'ennemi n'a pas ici l'avantage des « doubles haies et des watergans d'Audenarde, et, comme il n'est rien « qui nous empêche d'agir avec toutes nos forces, il ne sauroit nous « échapper dans cette vaste plaine. »

« On se contenta d'admirer cet esprit de ressource et les coups subits qui, dans un dérangement d'affaires, lui découvroient soudainement le

1. Encore Puységur.

seul moyen d'en réparer le désavantage. Le conseil du duc de Bourgogne fit résoudre de dépêcher un courrier à la cour pour recevoir les derniers ordres du Roi. Ceux qui conseillent les princes se rendent coupables d'un crime capital lorsque, par une honteuse politique, ils conforment leurs avis plutôt aux idées et à la passion qu'aux intérêts de l'État et à l'avantage de celui qui leur demande conseil. C'est là ce qu'on appelle le comble de la scélératesse. Il n'y a que des personnes d'une fidélité inviolable et d'une expérience consommée qui parlent toujours d'une manière conforme à leurs lumières supérieures. En un mot, celui qui est chargé de donner des conseils et de faire des représentations ne doit ni flatter, ni dissimuler.

« Le duc de Vendôme, par les mouvements de son zèle et de son attachement sans réserve pour la gloire du Roi, celle de la nation et la réputation du duc de Bourgogne, représenta au généralissime que ce courrier à la cour étoit inutile; que la nouvelle la plus agréable au Roi et à toute la France seroit d'apprendre la défaite des ennemis et la levée du siège de Lille; qu'il ne falloit pas garder des ménagements hors de saison, et que c'étoit une occasion qui ne permettoit pas de délibérer; qu'il avoit des ordres positifs là-dessus; qu'il ne seroit plus temps d'attaquer les ennemis après le retour du courrier, et que les Allemands savoient trop bien remuer la terre pour ne pas se retrancher pendant ce temps-là.

« C'est l'effet d'une politique consommée de pouvoir distinguer ceux qui ne pensent qu'à la gloire du prince et de la patrie dans les conseils qu'ils donnent, d'avec ceux qui ne songent qu'à la détruire par des conseils malins et intéressés. Quand les princes n'ont pas ce discernement, ils sont exposés à faire des fautes irréparables. En effet, le prince Eugène, d'une activité merveilleuse et d'une surprenante pénétration, avec laquelle il perçoit les desseins qu'il avoit à déconcerter, voyant qu'il ne s'étoit pas trompé dans ses prétendues conjectures, fit décharger ses munitions, son artillerie, ses vivres pendant la nuit, et, tout le lendemain 6, fit élever des retranchements de douze pieds de largeur et sept de profondeur, à une lieue d'étendue, sur toute la crête de la plaine. Ces retranchements, en forme de fer à cheval, étoient tels que, de quelque côté qu'on se fût présenté pour les attaquer, l'armée des alliés pouvoit charger les François en flanc. Le duc de Vendôme, voulant du moins mettre à couvert sa propre gloire ne pouvant conserver celle de la France, exposa ses véritables sentiments, pour mettre la vérité dans tout son jour, par la lettre suivante qu'il adressa au Roi par un courrier[1] :

1. Copie dans 14 178, fol. 2. L'original autographe (Guerre 2082, n° 28), daté de quatre heures, a été publié par Pelet. Voyez ci-dessus, p. 305-307.

« Du camp de Mons-en-Pévèle, le 6 septembre 1708,
à six heures du matin.

« Sire,

« La lenteur avec laquelle les ennemis poussent le siège de Lille a « obligé Mgr le duc de Bourgogne de dépêcher un courrier à Votre « Majesté pour recevoir ses derniers ordres et lui représenter la situa- « tion dans laquelle sont les ennemis. Ils sont placés dans la plaine de « Lille ; leur droite, près de Templemar, est appuyée à un marais, et « leur gauche à Péronne, fermée par la Marcq. Il y a sur leur gauche « un chemin creux qui la couvre pendant un demi-quart de lieue, et, « sur leur droite, un autre chemin creux, qui la couvre en partie ; « l'entre-deux est une plaine unie qui dure près d'une lieue et demie. « Pour nous, nous sommes ici, à Mons-en-Pevèle, vis-à-vis du centre « des ennemis ; nous sommes maîtres de la Marcq, et tous nos che- « mins sont faits pour nous porter sur huit colonnes à Seclin ; notre « débouché est sûr, et rien ne peut nous empêcher de porter notre « gauche dans une belle plaine à la hauteur de la droite des ennemis, « et, quoiqu'il fût praticable d'attaquer les ennemis par le centre « dont je viens de parler à Votre Majesté, qui dure une lieue et demie, « cependant je trouve plus à propos de nous étendre auparavant vis- « à-vis de leur droite, d'y porter tout notre gros canon, et, à la « faveur de ce feu, éloigner les ennemis et nous rendre maîtres de ce « chemin creux, que nous rendrons, en y travaillant, praticable en peu « de temps pour la cavalerie. Nous ne risquons rien, Sire, à cette « manœuvre, étant les maîtres de n'en prendre qu'autant qu'il nous « plaît, et, si cela ne réussissoit pas, ce que j'ai cependant bien de la « peine à croire, nous serons toujours en état d'attaquer l'intervalle « d'une lieue et demie, qui est partout une belle plaine, à la réserve « du village d'Entiers, où les ennemis ont fait quelques batteries qu'il « nous sera aisé de détruire avec notre gros canon. Enfin il s'en faut « beaucoup que cette affaire soit impraticable ; elle eût été bien plus « difficile, s'il eût fallu passer la Marcq devant les ennemis, ou les « attaquer dans des bons retranchements. Cependant la plupart des « officiers généraux ont jeté des doutes dans l'esprit de Mgr le duc de « Bourgogne, et c'est ce qui l'oblige d'envoyer ce courrier à Votre Ma- « jesté. Depuis hier au soir, je l'ai trouvé tout à fait changé[1]. Cependant « rien n'est plus préjudiciable aux intérêts de Votre Majesté. Je ne puis « m'empêcher de lui dire que la plupart des officiers généraux de cette « armée ne se soucient point de perdre Lille, ni de la gloire de « Mgr le duc de Bourgogne, ni de celle de la nation[2]. Il est bien « triste et bien douloureux pour moi, qui ai l'honneur d'être un « ancien général de vos armées, de voir que M. le maréchal de Ber- « wick soit la principale cause que nous n'ayons pas attaqué les

1. Ici, trois lignes de l'autographe ont été absolument biffées, à n'en pouvoir rien lire.

2. Dans l'autographe : « et des armées de Votre Majesté. »

« ennemis en arrivant ici. Il prétend mettre à couvert son honneur « sous le voile apparent de n'avoir aucun commandement dans cette « armée, et parce qu'il est étranger; j'ose assurer, Sire, à Votre « Majesté que c'est cet Anglois refugié en France, où il est venu « chercher fortune, qui dispose de l'esprit de Mgr le duc de Bourgogne, avec MM. d'O, de Gamaches et de [1]. Ce que je vois me « fait saigner le cœur. Cependant ce sont les mêmes gens qui séduisent l'esprit de Mgr le duc de Bourgogne, et en qui il a toute confiance. Depuis le brigadier jusqu'aux soldats, la bonne volonté est « au-dessus de tout; mais, parmi les officiers généraux, cela n'est pas « de même. Je ne dis pas qu'il n'y en ait quelques-uns qui pensent « comme il faut; mais le grand nombre l'emporte. En finissant ma « lettre, j'apprends que les ennemis commencent à se retrancher : ce « qui marque qu'ils ne trouvent pas leur poste si bon que la plupart « de ces Messieurs l'ont trouvé; mais, comme il est important de ne « leur pas donner du temps de s'accommoder, il est de la dernière « importance que Votre Majesté nous envoie ses derniers ordres en « toute diligence, quoique ceux qu'elle avoit déjà adressés à Mgr le « duc de Bourgogne et à moi fussent des plus formels[2]. J'ose encore « lui ajouter que, si nous nous retirons sans rien faire, l'armée sera « entièrement découragée, et je ne doute pas que cela ne cause une « grande désertion. Je suis, etc.

« LOUIS DE VENDÔME. »

« L'ordre que le courrier apporta étoit aussi précis que tous les précédents que le duc généralissime avoit reçus; mais l'armée ennemie étoit retranchée d'une manière à l'épreuve du canon, par la grande quantité d'arbres et de fascines enchaînés et enlacés les uns sur les autres, ajoutez à cela une infinité de puits que l'ennemi avoit fait creuser de distance en distance dans la plaine, qu'on ne pouvoit plus entreprendre cette attaque sans s'exposer à voir périr jusqu'au dernier soldat. Le duc de Vendôme étoit inconsolable du temps qu'on avoit donné aux ennemis de rendre l'attaque impossible : ce qui doit servir d'une belle leçon à ceux qui, par leur incertitude, ne sachant quel parti prendre, laissent échapper des occasions qu'on ne retrouve jamais.

Lettre du Roi au duc de Bourgogne[3].

« A Versailles, le 7 septembre 1708.

« Votre lettre du 6, que je viens de recevoir par le courrier du « duc de Vendôme, ne m'a pas moins étonné que surpris, et, après

1. Puységur. — Ces neuf dernières lignes manquent dans l'autographe, et, par conséquent, dans le texte de Pelet.

2. Ces deux lignes, depuis *diligence*, manquent dans l'autographe, comme dans la copie de 14178.

3. Minute de la main de Chamillart, dans le volume Guerre 2075, fol. 75, avec des variantes de style; autre copie de Bellerive dans Fr. 14178, fol. 10 v°.

« l'avoir lue, et toutes les raisons qui y sont contenues, je ne trouve « pas qu'il y ait d'autre parti à prendre que d'obliger les ennemis à « lever le siège de Lille[1]. Je vois les suites d'un succès malheureux, « si vous ne les forcez pas à se retirer. Je vous ai déjà mandé tout « ce que vous auriez à faire dans cette occasion. Il ne sauroit rien « arriver de plus embarrassant pour la suite, ni de plus déshonorant « pour vous, que de vous être approché de Lille avec une aussi puis- « sante armée que celle[2] que vous commandez, pour avoir la honte « et la douleur de la voir prendre par les ennemis. Mon intention est « qu'après avoir pris toutes les meilleures mesures que vous pourrez, « vous employiez tous les moyens les plus praticables pour dégager « Lille. Il n'y a point d'autre parti à prendre après avoir remis toute « votre confiance dans le Seigneur dieu des armées. J'espère que sa « divine bonté donnera sa bénédiction à mes armes.

« LOUIS. »

Réponse du Roi au duc de Vendôme[3].

« A Versailles, le 7 septembre 1708.

« Mon cousin, vous verrez, par la copie de la lettre que j'écris au « duc de Bourgogne que vous trouverez ci-jointe, qu'il n'y a point « d'autre parti à prendre que celui de secourir Lille et d'obliger les « ennemis à abandonner cette entreprise. S'ils vous obligent à en « venir à une action pour cela, ce que j'attends de vous, c'est de le « faire avec précaution et de prendre des mesures assez justes pour « que l'armée du duc de Bourgogne se pût retirer sous Douay, si « elle n'avoit pas l'avantage sur celle des ennemis[4]. Je crois que vous « ménagerez toutes choses avec la prudence qui est nécessaire dans « une conjoncture aussi importante que celle où vous vous trouvez. « Faites en sorte que le maréchal de Boufflers soit averti bien à « propos du moment que vous prendrez pour attaquer les ennemis, « afin qu'il en profite de son côté autant que la force de sa garnison « pourra lui permettre[5]. Sur ce, je prie Dieu, etc.[6].

« LOUIS. »

1. Dans les minutes de la Guerre, il y a ici ce membre de phrase : « après un combat, s'ils prennent la résolution de commettre leur armée au sort d'une bataille. »

2. « Avec l'armée. »

3. Guerre, vol. 2075, fol. 168, et 2083, n° 35; copie dans 14178, fol. 229 v°.

4. Guerre 2075 : « On appréhende un peu trop votre confiance sur les choses difficiles ou douteuses; pour moi, je veux croire qu'il suffit que je vous y fasse faire attention pour que vous ménagiez toutes choses avec la prudence, etc. »

5. Cette fin est différente dans les minutes.

6. Au reçu d'un nouveau courrier, le 9, le Roi répète encore, à onze heures et demie du soir : « Je persiste à vouloir que l'on secoure cette place et que l'on fasse ce qui sera humainement possible pour y parvenir. Chamillart vous l'a encore dit de ma part. Faites tout ce que vous pourrez

« Toute l'Europe, attentive à l'événement si attendu du siège de Lille, croyoit que Louis XIV, dans une pareille conjoncture, auroit quitté, pour ainsi dire, son foyer et ses dieux pénates pour se rendre *incognito* à Tournay le 1er septembre, se mettre à la tête de son armée avec le duc de Vendôme, et dégager par un combat sa première conquête. L'exemple domestique étoit bon à suivre, car Henri le Grand, son invincible aïeul, n'eut pas plus tôt appris que Vélasque, connétable d'Espagne, gouverneur du Milanois, étoit descendu des Alpes et entré en Bourgogne à la tête d'une armée, que ce monarque s'y rendit comme un tourbillon, le chassa de son royaume après avoir remporté sur le rebelle Mayenne, à la tête de quinze cents chevaux, le fameux combat de Fontaine-Françoise, où ce parfait modèle des rois et des héros montra de nouveau combien sa présence donnoit de force à ses armes, et qu'elle seule étoit capable de vaincre avec peu des siens. Il n'y a point d'obligation si juste dans le monde, pour un Roi, que celle de prévoir ou d'arrêter le commencement d'un malheur dont ses peuples sont menacés : Dieu ne les établit sur eux que pour veiller à leur conservation et à tout ce qui regarde leur bien.

« Chamillart, ministre confident, se rendit par ordre du Roi à l'armée de Flandre, [pour] y retenir le duc de Vendôme. Ce prince l'amena à la batterie pour reconnoître le camp des ennemis : ce qu'il fit avec des lunettes d'approche. Cela obligea le duc de Vendôme de dire qu'il avoit beau observer et mirer, qu'il n'en étoit pas de l'état présent de cette armée comme d'une bille de billard. Le ministre eut la honte de se voir huer et siffler par tous les soldats et les curieux qui étoient à cette batterie. Il fut ensuite au clocher de Seclin, pour observer sans danger le camp ennemi ; il y reçut le même affront qu'on lui avoit fait à la batterie, tant l'officier et le soldat méprisoient Chamillart, qui n'avoit pas plus d'habileté pour la guerre que pour les finances.

Réponse du duc de Vendôme à la lettre du Roi[1].

« Du camp de Pont-à-Marcq, le 13 septembre 1708.

« Sire,

« Je ne parlerai point à Votre Majesté du déplaisir que j'ai du « temps que nous avons perdu, lequel m'a privé pendant quelques « jours de l'honneur d'écrire à Votre Majesté. L'arrivée de M. de Chamillart a contribué à faire durer mon silence, par le compte exact « que je sais qu'il rendoit deux fois par jour à Votre Majesté de tout « ce qui se passe ici. Je m'en remets même à celui qu'il a l'honneur « de lui rendre aujourd'hui des retranchements des ennemis, qui est « si juste, que je ne pourrois répéter que les mêmes paroles. Enfin,

pour y parvenir. Rien ne vous sera plus glorieux, ni plus avantageux au bien de l'État. »

1. L'original autographe est à la Guerre, vol. 2083, n° 49.

« Sire, l'affaire est devenue des plus difficiles, pour ne pas dire impra-
« ticable. Peut-être en nous servant de notre gros canon dans un
« endroit que j'ai reconnu, pourrions-nous la rendre un peu plus pra-
« ticable; mais le mauvais esprit que M. le maréchal de Berwick et
« quelques autres officiers généraux qui possèdent la confiance de
« Mgr le duc de Bourgogne[1] ont répandu dans toute l'armée, sans en
« excepter les officiers particuliers et les soldats, est au point qu'il
« n'y a personne que cela ne doive faire trembler. Votre Majesté con-
« noît mon zèle et ma bonne volonté; mais je croirois la trahir, si je
« lui disois que j'espère de réussir en attaquant les ennemis. J'ajoute
« encore qu'en différant, le poste deviendra encore meilleur. Ainsi je
« ne balance point de dire, en bon et fidèle sujet comme je suis, et
« d'assurer à Votre Majesté, vu toutes les circonstances susdites, tant
« du poste des ennemis que du mauvais esprit qui est répandu dans
« l'armée, qu'il n'y a aucun moyen pour sauver Lille qu'on ne doive
« tenter plutôt que d'en venir présentement à une action; car la
« chose est venue à un point que je ne répondrois pas que les soldats
« voulussent me suivre. Je pleure des larmes de sang de voir tout ce
« que je vois depuis huit jours, et, si Votre Majesté ne fait des exem-
« ples sur cela à la tête de ses armées[2], elle ne sera jamais bien
« servie, et nous deviendrons l'objet du mépris de tous les étrangers[3].
« Je sais que la plupart des officiers généraux[4] sont déchaînés contre
« moi parce que je trouve à redire à leurs discours et que j'en ai
« parlé un peu fortement; mais je ne m'en soucie guère, par le géné-
« reux mépris dont j'honore ces gens-là[5], car je n'aurai jamais de
« ménagement pour personne quand il s'agira des intérêts de Votre
« Majesté, de la gloire de la nation et de la réputation de Mgr le
« duc de Bourgogne[6]; mais il seroit bon qu'elle leur imposât silence
« à l'avenir.

« Je suis avec le plus profond respect, etc.

« Louis de Vendôme. »

« Après ce récit exact et naturel que le duc de Vendôme venoit de faire au Roi, chacun pensoit bien que la foudre alloit partir, qu'il y auroit exemple d'une juste sévérité, et que le prudent monarque s'appliqueroit à effacer la honte ou la flétrissure dont les iniques conseillers du duc de Bourgogne s'efforçoient à toute heure de couvrir ses armes : il s'agissoit d'arrêter le cours d'une factieuse cabale, de mesurer les châtiments au mérite des coupables, et de retenir par la crainte les

1. Le nom de Berwick n'est pas prononcé dans l'original, et les dix derniers mots manquent.
2. Ces six derniers mots manquent dans l'original.
3. Ces onze derniers mots manquent.
4. Ces trois derniers mots manquent.
5. Ces dix derniers mots manquent.
6. Ces treize derniers mots manquent.

esprits remuants. Athènes, Lacédémone, Rome et Carthage auroient-elles pardonné les criants excès que Louis XIV, trop indulgent, veut quasi oublier, et sur lesquels il passe l'éponge, puisqu'il se contente d'écrire de sa main au duc de Vendôme la lettre suivante[1]?

« A Versailles, ce vendredi au soir 14 septembre 1708.

« Mon cousin, je suis plus fâché que vous, s'il est possible, de tout « ce que vous me mandez, tant de l'état où sont les ennemis, que de « ce que vous me dites de mon armée[2]. Je vous plains, et me plains « moi-même d'être si mal servi. Il faut essayer de mettre les choses « sur un autre pied pour sortir le moins mal que nous pourrons du « fâcheux état où nous sommes. Faites-y de votre mieux, par l'intérêt « que vous prenez au bien de l'État et par l'amitié que vous avez pour « moi; soyez assuré que la mienne est toujours la même, et telle que « vous pouvez la desirer. Vous verrez, par ce que je mande à Chamillart, que je me remets entièrement au duc de Bourgogne et à vous « de tous les partis que vous pourrez prendre. Surtout ne perdez pas « de temps. « LOUIS. »

Ici (fol. 204) se trouve sur deux feuillets séparés une lettre précédemment transcrite dans les feuillets 199 v° et 200 comme émanée et signée du maréchal Catinat, quoique précédée de ce court préambule : « Un illustre magistrat dont le nom, la capacité, la droiture et l'intégrité seront toujours révérés se crut obligé de découvrir l'étendue et la vivacité de son zèle sur le siège de Lille, par la lettre suivante.... » Dans cette première copie, la lettre était datée du 12 septembre. Ici, elle est précédée de cet autre préambule, d'une écriture très postérieure : « Copie d'une lettre de M. de H. à M. de Vendôme, du 14 septembre 1708. Cette lettre n'est pas dans les *Mémoires*. On l'a placée à sa date dans le cahier C[3] de la guerre de Flandres, où elle n'est point disparate. » Selon toute apparence c'est un texte factice, apocryphe, remanié à plusieurs reprises pour les besoins de la cause, et dont nos folios 204 à 211 ne représenteraient que le brouillon primitif. L'auteur n'en peut donc être que Bellerive lui-même, et non Catinat, ni Harlay. Pour bien faire, si la place ne manquait ici, il faudrait indiquer toutes les variantes et remaniements que porte le texte que nous reproduisons.

« Monseigneur,

« Je ne saurois exprimer à quel point je ressens l'honneur que Votre « Altesse daigne me faire de se souvenir de moi dans le tumulte des « armes, par la lettre qu'elle m'a écrite de sa main de Tournay pour « me faire part de la suite de sa marche. Votre manœuvre ne peut

1. Ms. 14178, fol. 231 v°. Manque à la Guerre comme à Chantilly.
2. Ms. 14178 : « Pour châtier, il faut savoir les coupables et connoître et savoir la vérité de leurs fautes. »

« être plus méthodique, ni plus solide, après la jonction, de marcher « hardiment droit à l'ennemi. Le fruit de cette hardiesse étoit tout « frais ; il falloit en profiter. La promptitude que l'on apporte à pré- « venir un ennemi donne toujours un grand avantage ; car, à la « guerre, l'audace fait ordinairement le succès. Comme mon âme est « à Dieu, et mon cœur à l'État et à votre gloire personnelle, je ne « pourrois rester sans crime dans ma retraite, si je différois un plus « long temps à marquer à Votre Altesse combien je suis touché du « personnage de farceur que tous les coquins qui obsèdent M. le duc « de Bourgogne lui font jouer par leurs vues particulières. Tout le « monde vous plaint, Monseigneur. On étoit persuadé de vaincre, si « on vous eût laissé faire ; on crie tout haut dans Paris que c'est un « coup de *nos poltrons*, comme on les appelle. On n'attribuera jamais « à Votre Altesse les mauvais succès ; car on sait que l'occasion de « donner étoit à propos lorsque Votre Altesse le vouloit : les ennemis « n'étoient pas encore fixés, les Hessiens ne les avoient pas joints, et « ils n'étoient point encore retranchés et postés comme ils sont à « présent. Je sais que le Roi sent votre cœur, votre expérience et le « poids de votre nom dans le monde. Il vouloit la bataille, étoit de « votre avis ; il a même dépêché M. de Chamillart, son ministre confi « dent, pour vous retenir à l'armée, inquiet qu'il ne vous trouvât en « chemin, pour vous ramener au commandement. Il est certain, Mon- « seigneur, que vous devez à la confiance qu'il a en vous, puisqu'il « vous met les ordres en main et qu'il mande à M. le duc de Bour- « gogne son petit-fils de suivre vos avis. Vous[1] voilà sur le terrain « de la bataille de Mons-en-Puelle, devant Cassel, guère loin de celle « de Bouvines, où il y avoit aussi[2] un duc de Bourgogne. Tous les « gens de bien et d'honneur sont surpris que le maréchal de Berwick « soit à la tête des négatifs. L'on a des lettres de l'armée bien cir- « constanciées qu'il s'oppose en tout à Votre Altesse. Le sort de « la France est bien déplorable que sa gloire et son salut dépendent « de la volonté d'un Anglois réfugié dans son sein [et[3] neveu de Marl- « borough. Ce maréchal s'est à jamais déshonoré de s'être livré par « sa criminelle complaisance aux auteurs de la cabale, qui est bien « plus contre le Roi et la nation que contre vous-même. C'est l'étoile « des bons généraux d'avoir affaire dans leurs armées plus que contre « l'ennemi.] Votre Altesse vint à bout de n'avoir point le duc de Sa- « voie en Lombardie, ensuite de laisser à Milan Vaudémont son gou- « verneur ; on vous a vu, par là, triomphant pendant quatre ans. En « Flandre, on vous a voulu d'abord soulever un prince le plus doux, « l'électeur de Bavière. L'exemple d'avoir vu le roi d'Espagne con- « tent de s'en retourner dans son royaume couvert des lauriers que « vous lui aviez fait moissonner nous flattoit que nos maîtres directs

1. Cette phrase manque dans l'autre texte, fol. 200.
2. Ajouté en surcharge ici : « Eude (duc de B...). » Voy. ci-dessus, p. 590.
3. Les lignes mises entre crochets manquent dans l'autre texte.

« le seroient davantage. J'apprends au juste que M. le duc de Bourgogne « seroit toujours de votre parti; mais, pour le petit et mauvais esprit du « maréchal de Berwick et du reste du conciliabule[1] : *Sabinorum potentie* « *quis resistet?* Je[2] suis bien fâché que toutes ces cabales et toutes ces « trames se soient ourdies ici. La zizanie dans les cours, et surtout « dans les armées, dans les conjonctures les plus décisives, ne valent « rien ; je dirai toujours qu'il n'y a de grands hommes dans les États « sans guerre intestine, que c'est là la belle victoire. Oh ! si j'étois à « votre place[3] ! On ne peut mieux comprendre comme les flatteurs « sont les assassins des princes, peste qui est bien plus à craindre « pour eux que les armes de leurs ennemis, que d'entendre jusqu'aux « faiseurs de broquettes, d'aiguilles, et jusqu'au moindre ambulant. « C'est contre les flatteurs et les conseils, et non pas contre les Marl- « boroughs, qu'il faut des compagnies, des régiments de gardes. Pour- « quoi ne pas laisser faire le duc de Vendôme ? Je souffre de vous « voir le témoin des tristes suites de ces mauvais conseils, qu'on doit « comparer à ces flambeaux que les pirates allument sur les rochers, « qui, sous l'apparence d'un phare, font échouer les navires qui les « approchent et mettent en proie tout ce qui est dedans. M. le duc de « Bourgogne peut-il oublier que c'est vous dont le Roi s'est servi jus- « qu'à présent, comme Dieu fait du soleil, pour dissiper tous les « orages qui avoient paru, et que, la seule bataille d'Almanza que le « maréchal de Berwick ait jamais donnée encore, contre las Minas et « Galloway ou Ruvigny, les deux couronnes en sont redevables au « courage de Bidal d'Asfeld et à celui de Bésiade d'Avaray, qui réta- « blirent, à la tête de la seconde ligne, le désordre et la confusion de « la droite où le maréchal de Berwick étoit ? Devroit-il oublier encore « que, l'année dernière, le maréchal osa écrire à la cour, pour plaire à « Mme de Maintenon, d'ordonner à M. le duc d'Orléans de lever le « siège de Lerida ? Ce prince fit cependant tomber à ses pieds ces « redoutables remparts qui avoient été l'écueil du comte d'Harcourt « et du prince de Condé, et le même jour que S. A. R. reçut « l'ordre d'abandonner une si glorieuse entreprise. Si on s'arrête à la « prise et à la ruine de la forteresse de Nice par ledit maréchal, ne « fut-ce pas vous, Monseigneur, qui lui en ouvrîtes le chemin en bat- « tant et en dissipant l'armée de l'Empereur autant de fois que la « valeur du prince Eugène osa tenter, en 1705, de s'ouvrir un pas- « sage pour secourir le duc de Savoie et lui sauver Nice, Montmélian « et Turin ? Je ne suis pas en peine que vous n'imaginiez encore des « projets dignes d'un homme tel que vous pour sauver Lille, si on « vous laisse faire, et que vous ne procuriez une bonne paix si néces-

1. Premier texte : « mais pour les petits esprits de MM. de Berwick, d'O, Gamaches et [Puységur], qui composent le conciliabule.... »
2. Les soixante-dix-sept lignes qui suivent n'en font que vingt-deux dans le premier texte.
3. Cette exclamation est en interligne.

« saire à ce royaume. J'aurois[1] cru que le Roi, dans une conjoncture « aussi décisive, auroit quitté, pour ainsi dire, son foyer et ses dieux « pénates, se seroit rendu *incognito* à Tournay le 1er septembre, et se « seroit mis avec vous à la tête de son armée, pour aller combattre « les ennemis et dégager sa première conquête. L'exemple d'Henri le « Grand, son invincible aïeul, étoit bon à suivre, car il n'eut pas plus « tôt appris que Vélasque, connétable d'Espagne, étoit entré en Bour- « gogne, qu'il s'y rendit *incognito*, le défit et le chassa du Royaume; « et, au siège de la Fère, étant monté sur un prunier, on vint lui « dire que l'archiduc Léopold paroissoit à la tête de son armée : il « descendit aussitôt de l'arbre, et fut au-devant de son ennemi, qui se « retira et n'osa rien tenter, car un roi est obligé de se souvenir que « son État n'est pas tant à lui comme il est à son État, et que ce « qui touche le bien de son peuple lui doit être plus considérable que « toute autre chose. Or, s'il doit préférer le bien public à soi-même, « qui le peut blâmer de préférer le salut de son État à la satisfaction « de deux ou trois personnes, en comparaison de plusieurs millions « d'hommes dont un roi a la conduite, et dont il doit répondre de- « vant l'arbitre souverain de nos destinées, qui ne l'a établi sur eux « que pour veiller à tout ce qui regarde leur bien? Il n'y a point « d'obligation si juste, ni de considération si grande dans le monde, « qui l'exempte de prévoir le commencement ou d'arrêter le cours « d'un malheur dont ses peuples sont menacés. Les armes de ce « royaume eussent triomphé partout depuis le commencement de « cette guerre, si les femmes ne se fussent mêlées d'affaires secrètes, « et si on en eût usé envers elles comme firent les empereurs Hono- « rius et Nicéphore au sujet de la conduite de Placidia et de Martine, « et dont deux de nos rois de France, Charles VI et Louis XII, sui- « virent un si bel exemple pour empêcher le cours des funestes « cabales que les Reines leurs épouses tramoient contre l'État[2]. Les « fleurs de l'Égypte, toujours trempées et chargées de vapeurs du « Nil, ne jettent pas les agréables odeurs qu'elles font sentir dans « les autres pays. De même, les conseils des femmes sont incapables « d'en produire de généreux, si elles ne sont conduites par ceux des « grands hommes. Il suffit de dire qu'au jugement de Dieu même « parlant par la bouche d'Isaïe, le gouvernement des femmes est une « des malédictions dont il afflige quelquefois les peuples, et que, dans « les vers des Sibylles, l'empire d'une femme passera pour un des « indices du bouleversement universel de tout ce grand univers[3]. Il « s'est répandu un bruit dans Paris, que je crois très faux, que

1. Bellerive a fait rentrer les quinze lignes qui suivent dans sa propre narration : ci-dessus, p. 586-587.

2. Ces cinq dernières lignes sont rentrées encore dans le texte de la narration, p. 563.

3. Ici finit le passage, depuis la page 591, note 2, qui manque dans le premier texte de la lettre.

M. d'Avaux étoit parti pour se joindre à M. de Chamillart pour la paix, que le pensionnaire Heinsius étoit arrivé au camp des ennemis. Bien plus, on dit aussi qu'Helvétius, médecin hollandois, est aussi parti pour troisième plénipotentiaire, d'autant plus que son plus grand savoir est contre le dévoiement[1]. On raisonne beaucoup sur ce que Votre Altesse étoit sortie du Conseil, et que le maréchal de Berwick, revenant après, en fit de même; et mille contes là-dessus, néanmoins tous à l'honneur de Votre Altesse et à la honte de cet Anglois. Il a beau faire avec sa dévotion, il n'échappera jamais à la punition de Dieu, qui semble avoir des pieds de laine pour châtier les mortels, mais, quand le temps prescrit par les décrets de la divine sagesse est arrivé, il lance ses traits sur les têtes criminelles, et d'une manière éclatante, s'étant toujours montré le protecteur de l'innocence et le père vengeur de l'ingratitude et de la perfidie. Les curés de Paris ont un nouvel ordre du cardinal de Noailles pour renforcer les prières sur ce que l'on croit une action du moment à l'autre. Pour moi, je n'en crois rien, n'ayant pas voulu la donner quand Votre Altesse l'a proposé. Tout concouroit alors à remporter la victoire la plus décisive dont on eût entendu parler. C'est la *Rapsodie* de Lully qu'on va jouer au lieu de *Thétis*. Je crois que vous aurez à votre retour à la cour un couple de beaux jours; mais gare après le croc-en-jambe[2]! Enfin, si Lille se perd, il n'y aura nullement de votre faute, et cela ne servira qu'à faire briller Votre Altesse et le maréchal de Boufflers. J'appréhende bien que, si, l'année prochaine, il n'y a cent mille hommes commandés par vous seul sur la Méhaigne, que les ennemis ne prennent Mons et Tournay, ces forts bastions de l'Europe, et n'arrachent à la barbe de tout autre général cette barrière que nous tenons encore entre nos mains, et que votre sagesse et votre audace a su conserver[3]. Au reste, j'oubliois de vous dire que je ne doute pas que vous ne soyez touché des progrès que le duc de Savoie vient de faire en Dauphiné contre le maréchal de Villars, qui s'est laissé si bien duper, par la perte de la Pérouse, d'Exilles et de Fenestrelle. Cela nous fait connoître dans tout son jour ce que vaut ce maréchal, et que ce n'est que le pur hasard qui l'a mis au monde, puisqu'il n'a su s'opposer à tout ce que les ennemis ont fait, et dans une province dont il est originaire[4]. Vous vous apercevrez sans doute, par une aussi longue lettre, que ce n'est plus le[5] p. p. . . . .

. . . .

1. Dans le manuscrit, *dévouement*.

2. Phrase manquant dans le premier texte.

3. Au lieu des six dernières lignes, le premier texte porte : « Je ne suis pas en peine que vous n'imaginiez encore des projets dignes d'un homme tel que vous, pour sauver cette place, si on vous laisse faire. »

4. Premier texte : « La Pérouse, Exilles et Fenestrelle, qui viennent de montrer ce grand maréchal tout entier à l'Europe. »

5. Ici, une ligne recouverte d'encre; mais les deux *p.p.* que l'on distingue

« mais un philosophe chrétien, un bon patricien, à qui le cœur « crève de voir tout ce qui se passe en Flandres sans vous témoigner « bien au long la part sensible que j'y prends[1], et vous faire connoître mes véritables sentiments à cet égard. Faites-moi la grâce et la justice d'être toujours persuadé que personne au monde n'est, avec un « plus inviolable et respectueux attachement,

« De Votre Altesse,

« Le très humble et très obéissant serviteur. « DE H.

« Ce 11 septembre 1708. »

« Le prince Eugène continua à battre la ville avec la même vigueur, et le duc de Bourgogne fit décamper son armée de Pont-à-Marcq et de Mons-en-Puelle, repassa la Marcq, et s'avança jusqu'à Orcq. Le duc de Vendôme avoit d'abord été d'opinion de demeurer dans ce camp; mais il changea par le défaut de fourrage. De plus, il eût fallu une attention continuelle pour empêcher les convois des ennemis de passer. Ainsi le service du Roi l'obligea de se rendre au sentiment de repasser l'Escaut : ce que le duc de Bourgogne fit le 17. Le quartier général fut établi à l'abbaye du Saussois; on détacha seize escadrons et dix-neuf bataillons, sous le commandement du comte de Hautefort, lieutenant général, pour aller sur les hauteurs d'Audenarde, en deçà de l'Escaut à l'égard des François, afin d'observer les convois qui en pourroient sortir. Souternon, neveu du P. de la Chaise, commandoit un autre camp à Pottes-Escanaffles, le comte de Coigny, général des dragons, un autre à Chevires.

« Le duc de Bourgogne fit travailler à des lignes inaccessibles le long de l'Escaut, pour s'opposer, après la prise de Lille, à la retraite de l'armée ennemie. Celle de France bordoit cette rivière depuis Gavre. près d'Audenarde, jusqu'auprès de Tournay. On peut avancer que, de mémoire d'homme, on ne vit des lignes plus régulièrement fortifiées, et principalement dans les endroits où l'armée ennemie pouvoit tenter le passage de cette rivière. Dans cette situation, il n'y avoit qu'à s'opposer aux convois des ennemis pour les faire échouer dans la téméraire entreprise du siège de Lille et leur former tous les embarras qui sembloient être contre eux. Il n'étoit pas permis de penser que l'ennemi pût séparer son armée devant celle du duc de Bourgogne sans courir risque d'en perdre une partie.

« Le duc de Vendôme ne perdoit point l'espérance de tenter quelque action d'éclat pour sauver Lille : son dessein étoit de se rapprocher de cette place par la plaine, de profiter de l'éloignement de l'armée d'observation commandée par Marlborough, et d'envoyer trois mille

récrits après coup sont certainement les initiales de *premier président.* Dans le premier texte il y a un simple blanc, où les mêmes initiales ont été également effacées.

1. Premier texte : « mais un philosophe bon citoyen qui ne peut retenir son zèle par vous marquer bien au long, de vous à moi s'il vous plaît, la part sensible, » etc.

hommes pour raser une partie de leurs lignes pendant que le duc de Bourgogne, secondé par la garnison, s'avanceroit diligemment pour tomber sur le prince Eugène ; mais, la cour et le duc de Bourgogne regardant comme un point capital de couper les convois aux ennemis et toute communication avec Ostende et Bruxelles, l'avis du duc de Vendôme ne fut pas suivi. On rapportera plus bas la lettre du Roi au duc de Vendôme pour suivre ce dernier projet.

« Cependant le duc de Bourgogne sembloit ne pas vouloir rester dans l'inaction à la tête d'une si nombreuse armée. Il résolut d'attaquer Bruxelles et de profiter de la foiblesse de la garnison pour se rendre maître de cette place : ce qui devoit être un coup mortel pour l'ennemi ; mais le duc généralissime changea de sentiment sur l'avis que la flotte d'Angleterre alloit débarquer le renfort destiné pour le Portugal, Marlborough ayant déterminé la reine Anne à ne pas refuser ce secours à la fâcheuse situation où se trouvoit l'armée des alliés devant Lille. Le chevalier Byng reçut ordre de débarquer à Ostende les sept mille hommes destinés pour le Portugal sous les ordres du général Earle, avec un commandement positif de disposer de tout à la volonté de Marlborough. Le duc de Vendôme ne fut pas du sentiment d'abandonner l'entreprise de Bruxelles. S'il eût été le maître de disposer des troupes, il eût fait occuper le passage du canal de Nieuport, du fort Leffingue et du bourg d'Oudenbourg, pour empêcher Marlborough de s'en saisir. Le général anglois détacha un gros corps de troupes pour cette expédition. L'ennemi voulut reprendre le fort de Plassendal ; mais l'inondation l'empêcha de l'exécuter. Quelque diligence que firent les troupes qui devoient faire le siège de Bruxelles sous les ordres de Puiguion, lieutenant général, pour se rendre à Bruges, elles n'arrivèrent qu'après coup, non plus que les deux régiments de dragons qui joignirent des hauteurs d'Audenarde le comte de la Motte-Houdancourt.

Lettre du Roi au duc de Vendôme pour rompre aux ennemis leur communication avec Ostende[1].

« A Versailles, ce 25 septembre 1708.

« Mon cousin, j'ai reçu votre lettre du 23 de ce mois, par laquelle « je vois que le duc de Bourgogne s'est déterminé à remettre à un « autre temps l'entreprise sur Bruxelles, et qu'il a donné les ordres « nécessaires à Puiguion pour faire marcher en diligence du côté de « Gand et de Bruges le corps qui étoit destiné pour attaquer ladite « place. J'appréhende bien que les ennemis ne le préviennent et « qu'avant que le comte de la Motte ait un nombre de troupes suffi- « sant pour empêcher en tout ou partie le convoi qu'ils ont dessein « de tirer d'Ostende, ils ne trouvent des facilités à le faire passer.

1. Original à Chantilly, S XVI, fol. 191 ; copie partielle dans 14178, fol. 14. La minute de Guerre 2075, fol. 171, et 2083, n° 136, est très différente de notre texte. — Comparez ci-après, p. 694-695, deux lettres de Chamillart.

« Je ne saurois trop m'étonner de a rapidité de leurs mouvements « et de leur persévérance à continuer un siège qui, sans se flatter, « peut leur coûter la perte d'une bonne partie de leur armée, s'ils « sont obligés de lever le siège, ce qui dépend uniquement des « secours qu'ils tirent par la mer; et, comme la voie d'Ostende est « éloignée, difficile par elle-même, et impraticable, en quelque façon, « par les inondations, vous ne devez pas moins être occupé de leur « ôter toute communication de ce côté-là que de celui de Bruxelles. « Le maréchal de Boufflers mérite bien que l'on fasse l'impossible « pour tirer avantage de la défense qu'il fait, dont les ennemis ne « doivent pas être moins surpris que j'ai lieu d'en être content[1]. Je ne « saurois assez vous recommander de vous renfermer uniquement « dans le seul objet d'ôter aux ennemis tous moyens de tirer des « munitions de guerre soit par mer ou par terre, et, en même temps, « de les inquiéter pour leurs fourrages et leurs subsistances. Je ne « suis point d'avis que vous repreniez les premières idées de faire « lever le siège de Lille par un combat, et ce que Chamillart m'a dit « de votre part, pour vous rapprocher de la plaine de Lille après « avoir fait raser une partie des retranchements que le duc de Marl- « borough avoit fait faire, me paroît trop incertain pour hasarder, dans « le doute du succès, de laisser passer les convois que les ennemis « avoient préparés, et dont ils ont un si grand besoin[2]. J'espère que, « par ce que je mande au duc de Bourgogne, il n'aura pas moins « d'égard à tout ce que vous lui proposerez pour le bien de mon « service que le maréchal de Berwick aura de déférence pour vos « sentiments, ce que je lui ordonne dans des termes qui lui en font « connoître l'utilité. Il me paroît, par ce qu'il mande à Chamillart, « qu'il en est persuadé. Et, la présente n'étant pour autre fin, etc.

« LOUIS. « CHAMILLART. »

« Le duc de Gramont, pair de France, qui avoit rempli l'ambassade d'Espagne et qui se trouvoit sur cette frontière, dont il étoit gouverneur, étoit trop bon ami du duc de Vendôme pour ne pas lui marquer la part qu'il prenoit à ce qui venoit de se passer pour le siège de Lille. On ne sera pas fâché de voir la lettre qu'il écrivit à ce sujet au duc de Vendôme[3] :

« De Bayonne, le 18 septembre 1708.

« Voici la quatrième lettre que je me donne l'honneur de vous écrire « depuis que vous êtes à l'armée; mais au diable le mot de réponse « que j'ai reçu de vous! Je n'en sais pas trop la raison, puisque mon « cœur n'a pas changé pour vous et que ma vivacité pour tout ce qui « vous touche va du moins de pair avec les personnes qui conseillent « si bien M. le duc de Bourgogne et qui défèrent[4] en tout à vos senti- « ments et vous servent en tous lieux à souhait. En voilà suffisamment

1. Manquent six lignes de l'original. — 2. Toute la fin diffère de l'original.
3. Autre copie dans 14 178, fol. 24 v°.
4. Ms. 14 178 : « avec celle de plusieurs personnes qui défèrent. »

« pour vous. Ce que j'aurai seulement l'honneur de vous dire, c'est « que, si le duc de Gramont, quoique suranné et vieillot, eût été au« près de M. le duc de Vendôme, vous ne l'eussiez pas trouvé d'avis « contraire au vôtre pour attaquer l'ennemi au passage de la rivière de « la Marcq, qui se trouvoit asséchée, parce qu'il n'y avoit que cela de « bon à faire et de temps à prendre. Il n'y a rien aussi qui n'y paroisse « vu l'état d'incertitude où l'on se trouve maintenant et ce qui vous « pend à l'oreille pour la perte de Lille, que je crois infaillible, si on « ne la secourt en battant les ennemis, ce qui sera une chose rare et « si singulière, et de laquelle nous ressentirons dans la suite les cuisants « effets, si le bon Dieu ne se met un peu de la partie en notre faveur. « Je n'aurois jamais cru que le maréchal de Berwick eût été capable « de faire un personnage si déshonorant pour lui et si préjudiciable à « la gloire des armes du Roi[1]. J'attends avec bien de l'impatience le « dénouement du voyage de M. de Chamillart. Je serai à Paris dans le « 20 d'octobre, et je me fais un grand plaisir d'avance de vous em« brasser à Anet et de vous y renouveler les assurances de mon respect « et de mon tendre attachement pour vous, lequel durera autant que « ma vie de quel côté que le vent puisse venter, car vous savez bien « que les gens qui ont le cœur fait comme je l'ai ne changent jamais.

« Le duc de Gramont. »

« L'expérience et les vues d'un grand capitaine ne paroissent jamais avec tant d'évidence, à la guerre, que dans les affaires embrouillées. Le duc de Vendôme, infini dans ses expédients, vif pour reconnoître les hommes, et juste pour les mettre en usage, imagina de faire entrer dans Lille deux mille chevaux, persuadé que le maréchal de Boufflers feroit un bon usage de ce secours, et lui donner l'espérance d'être délivré. Le sentiment de la cour sur le secours destiné pour Lille fut bien différent de la façon de penser du duc de Vendôme. Le ministre de la guerre lui avoit marqué, le 25 : « Je doute, par ce que vous « avez vu vous-même sur les propositions que j'avois faites à M. le « maréchal de Boufflers, que vous puissiez faire entrer les troupes « que vous avez dessein de lui envoyer. » Le duc de Vendôme, sans s'arrêter aux timides réflexions de Chamillart, fit reconnoître par des gens sûrs tous les passages jusqu'au Pont-à-Vendin, entre Lille et Tournay, où étoit la tête de la ligne de circonvallation du prince Eugène, et, lorsque le duc de Vendôme fut informé de tout à un buisson près, il proposa son projet au duc généralissime, qui, en cette occasion, ne rejeta pas son avis; mais, pour le succès d'une action aussi hardie, il falloit un homme déterminé et fidèle, d'une réputation et d'une confiance établies de longue main parmi les troupes, pour l'exécuter par la ruse ou par la force. Pour cet effet, le duc de Vendôme jeta les yeux sur un généreux guerrier qu'il regardoit comme la perle des officiers généraux, et qui avoit su mériter sa haute estime par les

1. Cette phrase manque dans 14178.

belles actions qu'il avoit faites sous ses ordres en Lombardie, en Piémont, et, en dernier lieu, à Audenarde. Le chevalier de Luxembourg, maréchal de camp, fut donc celui que le duc de Vendôme jugea digne de pénétrer dans Lille, desirant lui procurer par le succès de cette entreprise le grade de lieutenant général. Quoique ce projet fût bien concerté, et qu'il parût que rien ne devoit empêcher à le faire réussir, cependant, pour une plus sûre exécution, il falloit un officier entendu, qui parlât bon allemand et hollandois, pour être à la tête du détachement avec le chevalier de Luxembourg. Le duc de Vendôme, connoissant par lui-même le mérite du baron de Sandrasky, Silésien de nation, mestre de camp et lieutenant-colonel du régiment de cavalerie de Courcillon, reçut ordre de marcher pour exécuter ceux du chevalier de Luxembourg. Le père de ce baron avoit eu un régiment de cavalerie allemande au service de Louis XIV, et le fils avoit quitté les armes de l'Empereur, depuis l'élévation de Philippe V sur le trône d'Espagne, pour s'attacher au service de S. M. Cath., où ne s'y trouvant pas, au commencement de la guerre, de régiment vacant en Flandre, le marquis de Bedmar, à qui Sandrasky appartenoit par sa mère, de la maison de la Cueva, le fit entrer à celui de France. Le chevalier de Luxembourg choisit deux mille chevaux d'élite de la cavalerie qu'il commandoit à Douay. Chaque cavalier ou dragon fut chargé de porter un fusil avec cinquante livres de poudre, mise par ordre du chevalier de Luxembourg dans un double sac enveloppé dans le manteau en forme de valise, et quantité de pierres à fusil, si nécessaires à la garnison de Lille. Cet officier général eut la précaution de prendre deux compagnies de grenadiers de la garnison de Douay et de les faire monter en croupe, pour les jeter des deux côtés du fossé de la chaussée qui conduit à la porte des Malades, ou dans les haies, afin qu'à la faveur de ce feu, il pût écarter tout ce qui oseroit s'opposer à son entrée dans Lille, et, au cas qu'il fût repoussé, ces deux compagnies de grenadiers lui assurassent sa retraite. L'attention du chevalier de Luxembourg ne se borna pas là : il eut encore la prévoyance de faire mettre des cavaliers allemands à la tête et au centre de son détachement, pour qu'aucun ne parlât qu'allemand. Tout étant ainsi disposé, le chevalier de Luxembourg sortit de Douay la nuit du 29 au 30 septembre. A peine fut-il à une volée de canon de cette place, qu'il forma son détachement, pour voir si le nombre étoit complet. Ayant vu qu'aucun cavalier, dragon et grenadier ne manquoit, il crut ne devoir pas leur cacher le dessein qu'il devoit exécuter : « Allons, mes amis, leur dit-il sur-le-« champ, il est nécessaire d'entrer dans Lille, et il n'est pas néces-« saire d'en revenir; il faut nous sacrifier pour la gloire de la patrie « et secourir nos compagnons d'armes. Je vous recommande le silence « jusqu'à ce que nous ayons passé la tête de la ligne de circonval-« lation. » Ils répondirent tous qu'ils étoient prêts de perdre la vie, s'il le falloit, pour exécuter ce qu'il leur ordonneroit. Le chevalier de Luxembourg se présenta à dix heures à la première garde de la ligne de circonvallation, composée de cent chevaux. La vedette cria : *Wer da?*[1] ou « Qui vive? » Sandrasky répondit : « Hollande. » On continua de marcher au Pont-à-Vendin, à peu de distance de là ; on n'eut pas de peine à persuader le major ennemi qui commandoit dans ce poste quatre cents hommes d'infanterie que c'étoit un détachement de leur armée qui venoit de Bruxelles porter de la poudre aux assiégeants. Là-dessus, le major laissa passer le détachement, et s'entretint avec le baron de Sandrasky, pendant que le chevalier de Luxembourg continuoit sa marche sur la chaussée à la tête de son détachement. Sandrasky faisoit presser la marche, et n'adressoit la parole qu'aux cavaliers qui parloient allemand, qui avoient le mot du guet de même que tous les autres, assurant le major qu'ils avoient été poursuivis par quatre mille chevaux de l'armée de France. Ce stratagème auroit eu toute son étendue, sans l'imprudence d'un capitaine françois du régiment de cavalerie de Touroutte, qui, oubliant l'ordre donné au sortir de Douay, cria de l'arrière-garde : « Serre, serre! » Ce langage dessilla les yeux de la garde de cavalerie, ainsi que de celle du Pont-à-Vendin, et leur fit connoître à tous le change qu'ils venoient de prendre. Alors Sandrasky, monté, comme disent les bonnes gens, comme un Saint-Georges, donne un coup d'éperon à son cheval, part comme un éclair, et rejoint le chevalier de Luxembourg, qui entra avec seize cents chevaux, par la porte des Malades, dans Lille, aux acclamations des troupes et des citoyens. Les détachements des régiments de cavalerie Touroutte et Tarneau, qui étoient à l'arrière-garde, ne purent passer, non plus que les deux compagnies de grenadiers, par un accident imprévu, le feu ayant pris à trois sacs de poudre qui n'étoient pas bien attachés, le chemin se trouvant rempli de corps et de chevaux qui périrent par la mollesse et l'inattention des cavaliers françois de l'arrière-garde, qui, craignant de se mouiller par la pluie qui survint, prirent leurs manteaux. La garde avancée fut porter l'alarme dans l'armée du prince Eugène, où tous les piquets de la cavalerie montèrent à cheval et accoururent au Pont-à-Vendin. Le lieutenant général de jour y arriva le premier, s'adressa au major le pistolet à la main, et lui dit : « Ah! coquin, tu t'es laissé surprendre à la tête de « l'armée! » et lui brûla la tête. Le capitaine de cavalerie de la garde avancée en avoit déjà fait autant à sa vedette.

« Le succès d'une action si mémorable fit voir clairement la grandeur d'âme et la sagesse des conseils du duc de Vendôme, puisque, si la cour lui eût permis d'entrer dans la plaine pour sauver Lille par un combat, comme il l'avoit proposé une seconde fois, son projet auroit réussi sans la timidité, ou plutôt la foiblesse du ministre de la guerre, conduit dans ses fonctions par une jalouse favorite qui en remuoit les ressorts, et qui sans cesse en rendoit les événements douteux ou incertains, suivant son caprice et selon ses bizarres idées.

1. Il a écrit : *Vardau.*

Jamais État s'est-il soutenu par des semblables appuis, ou par des lois si pliantes? Au contraire, la valeur, l'héroïsme et la magnanimité ont toujours fait la gloire et le triomphe des empires, dont la ruine et la décadence est une suite naturelle des variations et de la crainte.

« Le prince Eugène, manquant de tout, ne pouvoit continuer le siège de Lille qu'à la faveur des convois qui lui devoient venir d'Ostende. Marlborough, campé à Rousselaere avec l'armée d'observation, ne perdit pas de temps après avoir fait occuper Leffingue et les autres postes dont on a parlé plus haut. Il fit faire des ponts sur le canal de Nieuport, où passèrent cinq cents chariots vides que le prince Eugène avoit envoyés de devant Lille, escortés par quatre cents chevaux, pour aller à Ostende charger les munitions de guerre et de bouche que la flotte d'Angleterre y avoit débarquées. Marlborough détacha le chevalier Webb, maréchal de camp anglois, et le comte de Nassau-Vondenbourg, avec sept mille hommes, pour conduire devant Lille ce convoi. Le comte de la Motte-Houdancourt, lieutenant général, qui commandoit vingt-cinq mille hommes des troupes de France et d'Espagne du côté de Bruges, reçut ordre du duc de Bourgogne de marcher pour s'opposer au passage de ce convoi. Le 28 septembre, il l'attaqua après-midi à Wynendaele, entre Kenem et Kokelaer, à deux lieues de Dixmude. Le combat fut rude et opiniâtre; Webb et Nassau repoussèrent trois fois les attaques de la Motte, le terrain que celui-ci occupoit n'étant nullement propre pour battre les ennemis, dont l'infanterie n'étoit que sur deux lignes, et celle de France et d'Espagne sur quatre. Il y avoit deux bois qui appuyoient la droite et la gauche des ennemis, et les couvroient en quelque façon. Les François et les Espagnols avoient à essuyer le feu par le front d'une partie de l'infanterie ennemie dont ces bois étoient garnis, soutenue seulement par cinq cents chevaux. Il n'y avoit qu'à marcher la baïonnette au bout du fusil, sans tirer. On l'eût sans doute enfoncée par la grande supériorité, pendant qu'une partie de la cavalerie et des dragons auroit barré la plaine par les derrières des bois : on les auroit entièrement défaits; mais le comte de la Motte-Houdancourt, élevé dès sa jeunesse dans la cavalerie, étoit moins à blâmer que le maréchal de Berwick, que le duc de Bourgogne y avoit envoyé la veille, qui lui marqua les postes qu'il devoit occuper. Il ne faut jamais avoir entendu le comte de la Motte rendre compte de cette affaire au duc de Vendôme pour ignorer le service que le maréchal de Berwick rendit en cette occasion, soit par intrigue, ou par insuffisance. La Motte le pressa même de rester: il s'en excusa, lui disant qu'il avoit ordre du duc de Bourgogne de le rejoindre le même jour 27, au camp du Saussois, et qu'indépendamment de cet ordre, il ne voudroit pas le priver de gagner le bâton de maréchal de France[1]. Pendant le combat de Wynendaele, le convoi ennemi marchoit bien loin de son infanterie par une autre route, défilant à la file, escorté seulement par (*lacune*).

1. Ci-dessus, p. 353, note 6.

« Le comte de la Motte fut forcé de se retirer après avoir eu trois mille hommes tués ou mis hors de combat. Grimaldi, brigadier de dragons, Pantoja, colonel d'infanterie, et le [beau-]fils du comte de Bergeyck, tous trois au service d'Espagne, furent du nombre des morts, la principale perte étant tombée sur les troupes du roi catholique. Celle des alliés fut très médiocre : ils n'eurent que neuf cents hommes tués ou blessés. Le succès de cette expédition auroit sans doute été tout différent, si le duc de Bourgogne en eût voulu remettre la conduite au duc de Vendôme, qui la demanda instamment. Il dépêcha sur-le-champ un courrier à la cour pour y apporter la nouvelle de cette triste et humiliante aventure. Le ministre confident lui fit la réponse ci-dessous[1] :

« A Versailles, ce 2 octobre 1708.

« Monseigneur, il me semble qu'aucun de vos gens ne doit jamais « être chargé de mauvaises nouvelles; celle du passage du convoi, « arrivée presque en même temps que l'entrée de M. le chevalier de « Luxembourg dans Lille, me désole. S'il y avoit porté avec lui deux « cents milliers de poudre, j'espérerois que M. le maréchal de Boufflers « sortiroit en triomphe; si Lille se perd, je n'ose rien voir qui me « donne quelque consolation. Vous serez content, Monseigneur : le « chevalier de Luxembourg est lieutenant général; il y a longtemps « qu'il le mérite, et l'occasion étoit bien favorable. S. M. est très « satisfaite qu'il ait exécuté aussi heureusement le projet que vous « aviez formé de faire pénétrer des troupes dans Lille. Ne nous rebutez « pas, Monseigneur, par l'amitié que vous avez pour le Roi et par « votre attachement pour l'État. Au nom de Dieu! livrez-vous de « nouveau à un projet, pour la fin de cette campagne, qui nous « dédommage de tous les malheurs qu'elle nous a causés. Il y a « encore de la matière suffisamment; mais il faut se conduire avec « précaution et votre audace naturelle. Je vous demande mille par« dons, si je vous parle avec cette liberté, que je n'ose prendre que « parce que vous l'avez permis.

« J'ai l'honneur d'être, etc.

« CHAMILLART. »

« Le duc de Vendôme, que tant de refus devoient avoir rebuté, et qui vouloit, à quelque prix que ce fût, servir sa patrie, en quelque manière malgré elle-même, proposa au duc généralissime l'exécution d'un projet qu'il avoit formé de prendre Leffingue pour empêcher qu'il ne passât plus aucun convoi d'Ostende devant Lille. Le duc de Bourgogne y ayant enfin consenti, le duc de Vendôme se rendit à Bruges au commencement d'octobre, avec un gros détachement de l'armée; il fit faire des inondations et s'empara de plusieurs postes. Marlborough s'avança, le 9 octobre, jusqu'aux bruyères de Joushout;

1. Cette lettre ne se trouve ni dans les volumes Guerre 2075 et 2083, ni à Chantilly; mais il y a à Chantilly une lettre du Roi de même date.

mais les sages dispositions que le duc de Vendôme avoit faites l'obligèrent de s'en retourner à son camp de Rousselaere. Le duc de Vendôme remarqua que, malgré l'inondation qu'il avoit fait faire pour submerger les environs d'Ostende, l'ennemi ne laissoit pas de conserver le poste de Slype et de Leffingue, où il y avoit des troupes retranchées pour couper aux François la communication de Gand et de Bruges avec Nieuport et faire un dépôt dans ce dernier lieu de toutes leurs munitions de guerre et de bouche, qu'ils tiroient d'Ostende, et d'où ils les faisoient passer à l'armée qui faisoit le siège de Lille. Le siège de cette place et l'échec de Wynendaele tenoit si fort à cœur au Roi, qu'il écrivit au duc de Bourgogne la lettre qu'on va rapporter ci-dessous, pour animer son petit-fils à entreprendre quelque action qui pût laver tout ce qui s'étoit passé depuis le 11 juillet. Le monarque, jugeant que le bien de son service demandoit que le duc de Vendôme fût instruit de ses véritables sentiments, avoit l'attention de lui adresser copie de toutes ses lettres au duc de Bourgogne :

« A Versailles, ce 8 octobre 1708[1].

« J'ai lu le projet de dispositions que vous croyez qu'il faudra faire « pour finir la campagne lorsque Lille sera pris ou manqué. Je ne « saurois me résoudre encore à prendre aucune résolution en suppo- « sant la perte de cette importante place, qu'il auroit été facile de « conserver, si l'on avoit traversé les convois des ennemis, particu- « lièrement le dernier. Il y avoit sous le commandement du comte de « la Motte plus de troupes qu'il n'en falloit pour cela. Les meilleures « sont arrivées si tard, qu'elles lui ont été inutiles, et la précipitation « avec laquelle il a marché ne lui a pas permis de s'instruire de la « véritable force des ennemis, du nombre des troupes qu'ils avoient, « et de leurs dispositions[2]. S'il est vrai, comme on le dit hautement « dans l'armée du prince Eugène, que le dernier convoi qui est arrivé « n'ait pas apporté des munitions suffisantes pour assiéger Lille, et « que d'ailleurs les magasins de Menin et d'Audenarde soient épuisés, « vous devez faire les derniers efforts, soit par vous ou par le duc de « Vendôme, lui concertant vos mouvements, pour empêcher à l'avenir « la communication d'Ostende. Si le comte de la Motte avoit fait « occuper Leffingue incontinent après qu'il s'est établi à Oudenbourg, « il n'y auroit rien plus à craindre de ce côté-là. On a donné aux « ennemis le temps de s'y fortifier et retrancher; ils n'en perdent « aucun pour profiter de tous les partis qui leur sont avantageux, et « je prévois qu'ils feront encore passer des convois par Slype, si « vous ne leur donnez pas lieu d'appréhender quelque mouvement « de votre armée en deçà de l'Escaut. Pour leur donner une juste « inquiétude sur cela sans vous exposer, vous devez faire faire des

1. Vol. Guerre 2075, fol. 99, et 2083, n° 222; ms. 14 178, fol. 32. Nous avons à Chantilly une lettre à M. de Vendôme, du même jour, qui manque à la Guerre.
2. Sept lignes manquent ici

« ponts sur l'Escaut à Pottes et Escanaffles, en prenant les précautions « nécessaires pour en assurer la tête par des redoutes et des retran- « chements. En les faisant replier la nuit de votre côté, il n'y aura rien « à craindre; mais du moins leur donnerez-vous lieu d'appréhender, « s'ils faisoient approcher une partie de l'armée du duc de Marlbo- « rough du côté d'Ostende, que vous ne marchassiez diligemment à « eux en passant l'Escaut sur les ponts que vous auriez faits et la Lys « à Harlebeke, ou en vous avançant diligemment du côté de Lille, si ce « qu'ils auroient laissé pour soutenir le siège étoit inférieur à l'armée « qui vous reste. Je ne vous donne point d'ordre positif sur ce que « vous avez à faire dans les différents cas qui se présenteront : c'est « à vous à les concerter avec le duc de Vendôme; mais il est de votre « gloire et de votre honneur de ne pas demeurer dans l'inaction der- « rière l'Escaut, et de faire tout ce qui sera humainement possible « pour ôter à l'avenir aux ennemis tous les moyens de faire repasser « des convois, soit pendant le temps que le siège de Lille durera, ou « même après la prise de ladite ville, si malheureusement elle venoit « à se perdre.

« LOUIS. »

« La gloire des hautes entreprises dépend de la fin, et non du commencement. Un prince ne sera jamais craint de l'ennemi, s'il ne témoigne une forte résolution de surmonter tout ce qui le choquera. L'habile pilote ne s'épouvante pas dans le fort de la tempête, et n'abandonne pas le timon à l'approche de quelque orage, et ne laisse pas de conduire son navire jusqu'au port, et un grand capitaine ne renonce jamais à ses premières vues pour les difficultés dont il sera traversé; mais, animant son courage et réveillant tous les sentiments de sa magnanimité, il conduira ses grands desseins jusqu'à l'effet qu'il s'est proposé, sachant que tout cède enfin à celui qui témoigne une constance héroïque dans les malheurs. La chose la plus forte dans la nature est sans doute la nécessité, parce qu'elle surmonte toutes choses : elle a un empire plus absolu, dans les armes, que la raison même; mais elle sert d'excuse aux plus grandes fautes, elle est quelquefois assez favorable pour porter les princes à la victoire, en les obligeant de faire un effort pour l'obtenir lorsqu'ils l'espéroient le moins. Le duc de Vendôme, persuadé que cette raison et les lois de la magnanimité, qui étoit le mobile de toutes ses actions, ne lui permettoient pas de renoncer à la grandeur de ses premières idées, chercha de nouveau à les remplir jusqu'au dernier point; la gloire de Louis XIV, celle de la nation et la réputation du duc de Bourgogne lui étoient trop chères pour laisser prendre au prince Eugène et à Marlborough l'avantage de cette langueur qui sembloit paroître dans l'armée de France, mais qui ne régnoit que dans les cœurs de ceux qui obsédoient le duc de Bourgogne. Vendôme proposa au généralissime un projet qui répondoit à sa grandeur d'âme, pour vaincre infailliblement les ennemis de sa patrie, afin de ne pas leur laisser la liberté de faire servir, par la prise de Lille, le duc de Bourgogne d'objet à leurs triomphes. Pour le prévenir, il adressa la lettre suivante au généralissime[1] :

« De Bruges, ce 12 octobre 1708.

« Monseigneur, il me revient tant de nouvelles différentes depuis « hier, que je ne puis m'empêcher d'avoir quelque inquiétude. Les « uns assurent que le duc d'Hanovre et l'électeur de Saxe ont passé « à travers l'inondation avec dix cavaliers et sont allés à Ostende. « Sur cela, le bruit court que les ennemis feront passer des poudres « par des cavaliers ; d'autres disent qu'ils peuvent mener des muni- « tions de guerre en bateaux, et en les chargeant et déchargeant plu- « sieurs fois sur les chariots. Tout cela me paroît bien difficile ; mais, « comme cela n'est pas impossible, et qu'on m'assure que Mylord Marl- « borough marche à Tourout, avec toute son armée, ne voudriez-vous « pas, Monseigneur, vous mettre l'esprit tout à fait en repos en m'en- « voyant trente bataillons et quarante escadrons? Avec ce renfort, je « serai en état de combattre Marlborough avec avantage pendant que, « de votre côté, vous marcherez secrètement pour attaquer le prince « Eugène. Il me semble qu'il n'y a pas grand chose à appréhender « pour l'Escaut. La pluie qu'il fait depuis trois jours doit avoir rendu « les chemins impraticables, et, pourvu que le débouché d'Audenarde « soit bien gardé, il me semble que cela suffit, et que le reste peut se « soutenir avec peu de troupes. J'ai cru que je devois vous communi- « quer ce que je pense, pour n'avoir pas à me faire un reproche qui « me déshonoreroit à jamais, si j'oubliois rien de ce qui peut contribuer « à faire lever le siège de Lille pour remplir les intentions du Roi et « l'attente de la nation, et même de toute l'Europe[2]. Après cela, c'est « à vous, Monseigneur, à me donner vos ordres : je les exécuterai « le mieux qu'il me sera possible ; je réponds que le succès est sûr, et « tous ceux qui vous mettront en question ce que je vous propose vous « trahiront[3]. Puisque vous le souhaitez, Monseigneur, je vous dirai ce « que je pense sur la lettre que vous avez écrite au Roi le 5 de ce « mois, dont vous m'avez fait l'honneur de m'adresser copie. Tout ce « que je puis vous dire en gros à présent, c'est qu'il faut garder Gand « et Bruges comme la prunelle de l'œil, et que, la ville de Lille prise « ou non, il faut toujours disposer vos troupes de la même manière.

« Je suis très respectueusent, etc.

« Louis de Vendôme. »

« Il est temps de revenir aux opérations du duc de Vendôme pour couper toute communication d'Ostende avec l'armée qui faisoit le siège de Lille et empêcher qu'il ne passât aucun convoi sur les inondations.

« Pour le succès de ce projet, le duc de Vendôme résolut de s'em-

1. Copie dans le ms. 14 178, fol. 242 v°, avec quelques différences.
2. Le ms. 14 178 ne porte que : « et à suivre les intentions du Roi. »
3. Ce dernier membre de phrase manque dans 14 178.

parer de Leffingue. Il fit embarquer des grenadiers sur quarante barques dans lesquelles on mit quelques canons de fer, aux ordres des partisans Dubois et Aubry. Dans le même temps il fit marcher cinquante compagnies de grenadiers et mille dragons pour les soutenir, sous les ordres du marquis de Puiguion, lieutenant général. Ces deux partisans eurent quelque peine à pénétrer sur le flanc de la digue où les ennemis faisoient passer leurs convois, l'eau n'étant pas assez haute pour porter leurs barques; mais les grenadiers, à force de bras, les retiroient de la terre pour les remettre sur la grande eau. Ils se placèrent par ce moyen dans un endroit d'où ils voyoient à revers le chemin par où les alliés passoient. Ce chemin ayant sur les flancs quelques maisons garnies d'infanterie, les grenadiers, pour déposter les troupes ennemies, firent d'abord, de dessus les barques, grand feu de mousqueterie et de canon; mais, comme ces maisons étoient environnées d'eau, et qu'il y en avoit une autre défendue par quatre cents hommes, Dubois et Aubry firent battre les maisons à boulets rouges. Ce feu obligea les ennemis à se jeter dans l'inondation, où ils eurent de l'eau jusqu'à la ceinture. Les grenadiers et les dragons les accompagnèrent à coups de fusil; ils avancèrent vers ces maisons, d'où l'on vit le chemin par où les ennemis faisoient passer leurs convois. Il étoit si rempli de boulets, de bombes et de chariots renversés, qui embarrassoient le passage, qu'on eût dit les débris d'un convoi qui venoit d'être battu. Le duc de Vendôme avoit envoyé ordre à Dunkerque pour embarquer sur des galiotes, du côté de Nieuport, les troupes des galères, qui, s'étant jointes, sous les ordres du commandeur de Langeron, aux premières barques, et flanquant à droite et à gauche cette digue, firent sur les ennemis un feu continuel de canon. Le duc de Vendôme, s'étant porté sur les lieux pour faire réussir l'expédition de Leffingue, reconnut que le parti le plus sûr étoit de l'attaquer. Le fort ne pouvoit être emporté d'emblée, à cause que l'inondation assuroit la droite des ennemis ainsi que le canal assuroit leur gauche; ils avoient d'ailleurs onze bataillons anglois campés sur les dunes d'Ostende. Sur ces entrefaites, le sieur de Montroux, maréchal de camp, que le duc de Vendôme avoit détaché dans le Furnenbach pour tomber sur deux régiments de l'armée de Marlborough qui enlevoient des grains près de Furnes, surprit à Hondschote deux escadrons de Lottum et le régiment d'infanterie du prince Albert de Brandebourg, frère du roi de Prusse, avec celui de Gronau, qui vannoient des grains. Ils se mirent d'abord en état de vouloir faire quelque résistance; mais la vivacité avec laquelle Montroux les attaqua les contraignit de mettre bas les armes après leur avoir tué deux cents hommes, et de se rendre prisonniers de guerre avec deux colonels, deux lieutenants-colonels et trente capitaines ou officiers subalternes, tous des troupes de Brandebourg.

« Le duc de Vendôme, brûlant d'impatience d'exécuter le projet qu'il avoit formé pour combattre Marlborough, fut étonné que le duc généralissime eût laissé mettre en question la proposition qu'il lui en avoit faite le 12. Le duc de Vendôme n'attribuoit tous les doutes qu'on mettoit dans l'esprit du duc de Bourgogne qu'au maréchal de Berwick et aux sieurs de Gamaches et d'O, qui l'obsédoient. Cependant le duc généralissime ne put s'empêcher de s'expliquer avec le duc de Vendôme par la lettre suivante, qu'il lui écrivit de sa main, et qu'un courrier lui porta de sa part[1] :

« Du camp du Saussois, le 13 octobre 1708.

« Je vois les fruits de vos bonnes dispositions qui commencent, et « je m'attends à en voir bientôt la fin. Il me paroît que l'on ne peut « prendre des mesures plus justes que celles que vous prenez pour « empêcher les ennemis de tirer un second convoi d'Ostende, et qu'ils « auront bien de la peine à y réussir. C'est un grand coup s'il ne leur « peut plus rien passer. Je ne doute pas que vous n'y réussissiez, et « que vous n'ayez par là la gloire de sauver Lille au Roi ; c'est ce que « je souhaite de tout mon cœur, et que j'espère voir entre ci et peu « de jours. Je commence d'espérer, Monsieur, que nous verrons peut-« être les ennemis absolument rebutés, car, s'ils n'ont pas de quoi « prendre Lille, ils ne peuvent pousser le siège encore loin, et j'écris « toujours à M. le maréchal de Boufflers de le prolonger jusqu'à la « dernière extrémité. Dès que j'ai lu votre lettre, avec celle pour « M. de Chamillart, j'ai été absolument de votre avis sur le projet que « vous y proposez, et rien n'est meilleur à faire. J'appuierai certai-« nement votre proposition, et je ne doute pas que le Roi n'y entre. « Il me paroît qu'on ne peut pas faire autre chose, et qu'il faut, comme « vous le dites, s'y prendre incessamment. J'ai eu plusieurs avis, con-« formes à ceux qui vous sont venus, que les ennemis ont dessein « de passer un convoi au travers des inondations, et j'ai écrit à « MM. de Fourbin et de Langeron afin qu'ils traversent cette navigation « autant qu'ils pourront. Sur ce que vous me mandez de vous envoyer « trente bataillons et quarante escadrons, je doute, avec ce que vous « serez obligé de laisser dans le nouveau polder et le gros corps de « cavalerie de Marlborough, je doute, dis-je, que vous soyez en état de « marcher pour le combattre. On a fait une proposition par laquelle, « sans songer davantage à la défense de l'Escaut, et envoyant un petit « corps derrière l'Escarpe, je passerois tout d'un coup l'Escaut à Pottes « et à Berchem, et marcherois droit à Deynze, avec toute l'armée, « pour y passer la Lys, pendant que, vous marchant derrière le canal « jusqu'à Bellem, nous nous joindrions derrière le ruisseau de Poul-« ques, pour ensuite marcher droit à Marlborough, à qui je ne doute « pas que nous ne fissions repasser la Lys ; et, par conséquent, ils ne « tireroient plus de convois d'Ostende, ni de l'Écluse. Il est vrai que « l'Escaut ne seroit plus gardé ; mais, s'ils manquoient de munitions

1. Copie dans 14178, fol. 243 v°, avec deux lignes de début en plus ; à comparer avec la copie fournie par Vendôme lui-même, où manquent les dix-huit premières lignes et les douze dernières : Guerre 2083, n° 275.

pour ne pas prendre Lille avec ce qu'ils en ont présentement, peut-être seroient-ils obligés de lever le siège avant que d'avoir retiré un nouveau convoi de Bruxelles. Nous-mêmes pourrions nous mettre entre la Lys et l'Escaut, marcher toujours à eux, et, pendant tous ces mouvements, les convois seroient fort retardés, et les mauvais temps arriveroient. Il est vrai que ce projet est un peu long, et je croirois bien que, pendant tout ce temps, Lille vînt à se perdre. Si vous êtes de ce sentiment néanmoins, mandez-le-moi, et vos dispositions pour l'exécuter, afin qu'ayant fait les miennes, je puisse marcher au plus tôt et trouver du pain, soit à Gand, soit à Bruges, pour soixante bataillons et cent trente escadrons que j'emmènerois avec moi. Je pense bien, comme vous, qu'il est d'une extrême conséquence de conserver Gand et Bruges, et que, si nous sommes assez malheureux pour perdre Lille, il faut du moins songer à le reprendre pendant l'hiver. Je ne saurois encore assez vous répéter, Monsieur, combien j'ai été frappé de votre projet, et combien j'espère que le Roi y entrera, et qu'il réussira. Vous me ferez plaisir de me renvoyer Puységur pour qu'il m'explique vos vues pour la suite de la campagne de quelque manière que les choses puissent tourner, afin que je prenne les mesures qui conviendront de ce côté-ci pendant que vous prenez si bien celles du côté où vous êtes présentement. Je voudrois qu'il se rencontrât des occasions où je pusse rendre service au Roi par quelque chose de glorieux, et ma joie seroit parfaite si vous y aviez une part principale, comme cela seroit certainement. Soyez bien persuadé, Monsieur, de l'estime particulière que j'ai pour vous.

« LOUIS. »

« Le duc de Bourgogne forma un projet, avec le maréchal de Berwick, qui auroit fort embarrassé les ennemis, s'il eût réussi. On l'espéroit d'autant plus que l'armée ennemie n'y pouvoit porter aucun obstacle dans son exécution, puisqu'il ne s'agissoit pas ni de stratagème, ni de feinte pour donner le change à l'ennemi, comme on avoit fait dans le projet de Gand. Je vais ici rapporter la lettre du duc de Bourgogne au duc de Vendôme, à qui il rend compte de cette entreprise, sans rien changer à ses dispositions, ni à la diction de sa lettre[1] :

« Au camp du Saussois, ce 17 octobre 1708.

« J'ai reçu, Monsieur, vos lettres du 15 et du 16, par lesquelles il paroît que les ennemis n'ont pas tiré grand chose par eau. J'espère que, quelque petit que peut être ce transport, vous l'interromprez tout à fait cette nuit, et que votre entreprise réussira. Nous en avions formé une de notre côté. Des charpentiers sortis d'Ath avoient offert d'introduire les troupes du Roi par les souterrains

1. Copie dans le ms. 14 178, fol. 245 v°. L'original de cette lettre figure dans les *Collections du baron de Stassart*, p. 51-52, avec quelques variantes.

« dans cette place, en levant doucement les portes et les barrières. « Artagnan étoit chargé d'exécuter cette affaire la nuit dernière. Les « charpentiers avoient déjà ouvert les barrières du chemin couvert et « de la demi-lune, et jeté un pont sur la Dender pour gagner le sou- « terrain; mais, deux mille quatre cents hommes de pied et huit cents « chevaux qui étoient partis hier de l'armée pour joindre Artagnan, « qui amenoit six cents hommes de Mons, n'étant arrivés que lorsque « le jour alloit paroître, et le plus difficile de la besogne étant encore « à faire, et ayant perdu du temps, il n'a pas jugé à propos de la « pousser plus loin, et est revenu au camp avec ses troupes, sans qu'il « ait paru que les ennemis se soient aperçus de rien. Je voudrois « bien que les ennemis fussent en situation que l'on pût exécuter le « projet que vous me proposiez dans votre lettre du 8 et du 15; mais « Marlborough ne m'en donneroit jamais le temps, et ses postes « avancés se replieroient assurément sur son armée. Il a des troupes « étendues jusqu'à Menin, et il y a deux jours qu'ayant fait avancer « mille chevaux jusqu'à Pont-à-Tressin pour pousser les partis qui « venoient trop près de Tournay, l'alarme fut jusqu'à l'armée, et dix- « huit brigades eurent ordre de marcher, parce que l'on crut que « c'étoit la tête de l'armée qui marchoit pour attaquer le prince « Eugène. Ainsi je courrois risque d'être battu, si Marlborough venoit « avec toute son armée, et je perdrois l'avantage des postes où je « suis, et ne m'y pourrois rétablir qu'avec une extrême difficulté « pour y subsister, car je perdrois une grande partie des fourrages « que j'y ai aussi, surtout au camp devant Audenarde. Il y a quelques « jours que je n'ai eu de lettres du maréchal de Boufflers; mais « deux colonels, dont l'un est le fils de Dopff, qui ont été pris hier « au soir, par un partisan de Tournay, entre Lille et Menin, disent « que l'on ne peut venir à bout de saigner le fossé, et le feu de « canon est très médiocre aujourd'hui. Quoique le Roi ne soit point « entré dans la première proposition que vous lui avez faite de « tirer des troupes d'Allemagne en les remplaçant par d'autres venues « de Dauphiné, je lui en ai récrit encore; car rien n'est plus impor- « tant, étant d'une nécessité absolue de reprendre Lille avant la « campagne prochaine, si nous avons le malheur de perdre cette « ville, comme je l'appréhende infiniment[1].

« Louis. »

« Le duc de Vendôme ne pouvant vaincre ni l'incertitude, ni la timidité que ceux qui obsédoient le duc de Bourgogne lui mettoient dans le cœur et dans l'esprit pour l'empêcher d'exécuter le nouveau projet qu'il avoit formé de sauver Lille, il pensa que, pour lever tous ces obstacles, le parti le plus court étoit de dépêcher un courrier au Roi pour lui exposer la situation des ennemis et supplier le monarque d'envoyer ses ordres au duc de Bourgogne pour combattre les deux armées ennemies.

1. Cette lettre comporte une dizaine de lignes de plus dans le ms. 14178.

Lettre du duc de Vendôme au Roi[1].

« De Bruges, le 17 octobre 1708.

« J'apprends dans ce moment, par une lettre de Mgr le duc de « Bourgogne, qu'il a fait passer une lettre à M. le maréchal de Boufflers, par laquelle Votre Majesté lui ordonne de prendre son parti « comme il le jugera à propos. La perte de Lille me paroît d'une si « grande conséquence, que j'ai pris sur moi de supplier Mgr le duc de « Bourgogne de mander à M. le maréchal de Boufflers de tenir jusqu'à « la dernière extrémité. Voici la saison qui s'avance, les mauvais temps « qui viennent, et, par tout ce qui me revient des ennemis, ils désespèrent de prendre la place. Il est bien cruel de leur en faire un « présent dans le temps que leur armée est prête à périr. Si nous « perdons cette place, je vois d'avance les conditions onéreuses de « paix que les ennemis imposeront à Votre Majesté, et que les Anglois, « vos plus implacables ennemis, vous forceront de raser Dunkerque et « de leur céder l'île de Saint-Christophe, et que les Hollandois voudront aussi avoir une barrière des meilleures places que vous occupez[2]. Ayez donc la bonté, Sire, d'ordonner à M. le maréchal de Boufflers de pousser la défense le plus loin qu'il pourra[3] en faisant des coupures dans la ville et des retranchements derrière les brèches, mines et contremines, afin qu'il nous donne le temps de le délivrer. Il ne peut plus rien passer aux ennemis, et je réponds sur ma tête à Votre Majesté que, avant qu'il soit peu de jours, nous serons maîtres de Leffingue. Je ne vois pas pourquoi désespérer quand nos affaires sont en meilleur état qu'elles n'ont encore été. Toute l'armée de Marlborough est aux environs d'ici, séparée en plusieurs corps. J'ai offert à Mgr le duc de Bourgogne, s'il veut rassembler toutes ses forces à marcher au prince Eugène, que j'attaquerois en même temps tous les corps séparés qui sont autour d'ici, et que j'amuserois l'armée de Marlborough, de manière qu'il auroit le temps de battre le prince Eugène avec avantage. Il est de la grandeur de Votre Majesté, de la gloire de Mgr le duc de Bourgogne, et de celle de la nation, de ne pas perdre Lille sans donner un signe de vie, surtout « lorsque nous savons que les ennemis ont perdu plus de vingt-cinq « mille hommes de la tête de leur infanterie, sans compter les malades « et les blessés. Après toutes ces bonnes raisons, j'ajouterai encore à « Votre Majesté que nous serons fort embarrassés à soutenir la guerre « quand Lille sera perdu, et qu'il est bien plus aisé, à présent, de « l'empêcher d'être pris que de le reprendre pendant l'hiver. Il pleut « continuellement : ainsi, si nous persévérons, il faudra que l'armée « ennemie périsse. J'espère que Votre Majesté trouvera les raisons

1. Copie dans 14 178, fol. 4. Cette lettre manque dans Guerre 2083.
2. Ms. 14 178 : « Si nous perdons cette place, j'avoue que je ne suis pas assez habile pour soutenir la guerre en Flandre avec honneur. »
3. La suite de la phrase manque dans 14 178.

« pour faire ce mouvement si fortes, qu'elle les approuvera, et, outre « cela, j'ose lui répéter encore que la gloire de vos armes et la répu « tation de Mgr le duc de Bourgogne y sont également intéressées.

« L'acharnement que les ennemis marquent à se rendre maîtres de « Lille m'a obligé à dépêcher un courrier à Mgr le duc de Bourgogne, « qu'il faut au plus tôt rassembler toutes nos forces et obliger Marlbo- « rough à se retirer d'où il est. J'envoie à Votre Majesté la copie de ma « lettre, à laquelle je me remets. Cette démarche est encore plus néces- « saire la ville de Lille perdue, que lorsqu'elle ne l'est pas; ainsi, selon « mon sens, il n'y a pas à balancer à s'y déterminer. Il n'y a nul prépa- « ratif de convoi à Bruxelles, et tout leur canon et munitions de guerre « qui y étoient ont été transportés à Anvers, au Sas-de-Gand et à « l'Écluse[1]. En finissant ma lettre, je ne puis m'empêcher de dire à « Votre Majesté que l'affaire que je propose depuis le commencement « de ce mois seroit déjà finie, si mes sentiment avoient été suivis; « mais M. le maréchal de Berwick et MM. d'O et de Gamaches [*un* « *blanc*], qui séduisent Mgr le duc de Bourgogne, sont causes de ses « irrésolutions. Cependant j'espère qu'après que Votre Majesté aura « lu ma lettre, elle adressera des ordres positifs à Mgr le duc de « Bourgogne pour combattre les ennemis. Les colonels, les mestres « de camp, les officiers et tous les soldats sont de la meilleure « volonté du monde. Vous savez, Sire, que ce n'est pas tant le « nombre des soldats qui fait gagner les victoires que la hardiesse et « la valeur; car les troupes ont toujours presque plus d'audace en « attaquant l'ennemi qu'en le soutenant. Je supplie Votre Majesté de « vouloir me pardonner si j'ose encore prendre la liberté de la faire « souvenir que le choix que fit la nation françoise de l'illustre Hugues « Capet, chef de votre auguste sang, pour lui déférer la couronne, « demande, en cette occasion, que Mgr le duc de Bourgogne, qui le « représente à la tête de l'armée de Flandres, combatte ses ennemis. « Je suis très respectueusement, etc.

« Louis de Vendôme. »

« Le 18 octobre, le duc de Vendôme reçut un trompette de Mylord Marlborough pour lui demander un passeport pour transporter le corps du baron d'Owerkerke-Nassau, général des Hollandois, mort le même jour au camp de Rousselaere, dans un âge avancé. Son rare mérite, sa capacité et son expérience dans l'art de la guerre, où il s'étoit acquis beaucoup de réputation, le firent généralement regretter. Le duc de Vendôme, qui le connoissoit depuis longtemps et qui avoit pour lui une estime particulière, en fit cet éloge : il accorda sur-le-champ le passeport; le corps du défunt passa à Gand et fut transféré à Owerkerke.

« Le dernier projet du duc de Vendôme fit une si forte impression sur l'esprit de Louis XIV, qu'il adressa ses ordres positifs au duc de

1. Le texte de 14 178 s'arrête ici.

Bourgogne pour l'exécuter sans délai, et dont le monarque envoya copie au duc de Vendôme dans la réponse qu'on va lire[1] :

« A Versailles, ce 20 octobre 1708.

« Mon cousin, la copie ci-jointe de la lettre que j'écris au duc de « Bourgogne ne vous laissera rien ignorer des résolutions que j'ai « prises incontinent après l'arrivée de votre courrier. Je vous envoie « aussi un état des troupes que j'estime qui doivent composer l'armée « lorsqu'elle sera jointe, parce que je les connois pour être les meil- « leures et pour avoir toujours fait leur devoir dans les occasions où « elles se sont trouvées, et que la plupart des autres sont trop foibles, « ou nécessaires pour empêcher les convois de passer pendant que « vous serez occupé du soin de combattre le duc de Marlborough, ou « du moins que vous l'obligerez à prendre le parti de se retirer du « côté de Lille. S'il n'avoit rien passé aux ennemis depuis que l'inon- « dation est formée, ils ne pourroient continuer le siège de cette « place[2]. Lorsque le duc de Bourgogne vous joindra, je vous recom- « mande d'exhorter tous les officiers et les soldats à faire leur devoir « en cette occasion, dans laquelle ils ont à leur tête le duc de Bour- « gogne, le duc de Berry et le roi d'Angleterre, et qui intéresse si « fort l'honneur de la nation. Sur ce, je prie Dieu, etc.

« LOUIS. »

Lettre du ministre de la guerre au duc de Vendôme[3].

« A Versailles, ce 20 octobre 1708.

« Vous verrez, Monseigneur, que le Roi a pris promptement sa « résolution sur la lettre que vous avez écrite à S. M. Si Mgr le duc « de Bourgogne avoit chargé votre courrier de quelqu'une de ses let- « tres, et qu'il eût voulu faire savoir son sentiment à S. M., elle lui « auroit écrit avec une confiance plus entière qu'elle ne fait[4]. Je vous « promets un secret inviolable sur ce que vous m'avez fait l'honneur « de me mander. Le Roi vous rend la justice que vous méritez, et « S. M. a dit tout haut, après avoir lu votre lettre : « Ah! pour le « duc de Vendôme, c'est toujours lui-même[5]. » Je suis avec un très « profond respect, etc. « CHAMILLART. »

1. Vol. Guerre 2075, fol. 174, et 2083, n° 290; ms. Fr. 14 178, fol. 5-6, avec la lettre du ministre et copie de la lettre au duc de Bourgogne.

2. Il y a ici une lacune, que comblent les autres textes : « Le temps qu'il fait ici depuis vingt-quatre heures seroit bien contraire à l'exécution du projet que je vous envoie. Je dois vous faire observer que l'article de la lettre du duc de Bourgogne qui regarde le mouvement des troupes qui sont dans l'Artois et du côté de Douay ne doit pas être indifférent en cas que la ville de Lille se défende encore. »

3. Guerre 2075, 2e partie, fol. 83, et 2083, n° 291 ; original à Chantilly.

4. Ici, un blanc, qui se comble par ces lignes de la minute et de l'original : « quoique S. M. soit persuadée qu'il n'a pas changé de sentiment depuis la lettre qu'elle lui a écrite le 13 de ce mois. »

5. Il n'y a rien de cette phrase dans les autres textes.

Lettre du Roi au duc de Bourgogne pour combattre ses ennemis[1].

« A Versailles, ce 20 octobre 1708.

« J'ai reçu ce matin une lettre du duc de Vendôme, avec la copie « de celle qu'il vous a écrite du 18, par laquelle il vous mande qu'après « avoir bien réfléchi sur la situation des ennemis, leur obstination à « demeurer devant Lille, les amas de grains et de fourrages qu'ils font « aux environs, et les projets d'établissements qu'ils se proposent pour « soutenir leur conquête pendant cet hiver en se communiquant avec « le Brabant par Audenarde, il ne voit rien de meilleur à faire dans la « conjoncture présente, soit que la ville de Lille ait capitulé ou non, « que d'exécuter le projet de vous joindre à lui, avec la meilleure « partie de vos forces, pour marcher au duc de Marlborough. Il me « demande d'approuver ce projet et de vous envoyer mes ordres pour « vous avancer à Deynze avec le plus grand nombre de troupes que « vous pourrez rassembler. Vous lui mandâtes, par votre lettre du 13, « que vous iriez le joindre avec soixante bataillons et cent trente esca- « drons ; que, les vingt bataillons qui vous resteroient, avec la cavalerie « la moins en état de fatiguer, vous les feriez passer sur la Scarpe « pour couvrir les frontières de France et de Picardie. Vous m'écri- « vites la même chose. Il me parut, en lisant votre lettre, que cette « proposition étoit difficile dans son exécution, dont je m'expliquai « par la réponse que je vous fis, et ce qui m'y détermina entièrement, « ce fut le détachement que vous vouliez faire pour envoyer sur la « Scarpe. J'avois peine à me persuader qu'ayant dessein de vous ap- « procher de l'armée du duc de Marlborough pour la combattre, il fût « convenable de diminuer vos forces, d'ouvrir la communication de « Bruxelles par l'Escaut, et de laisser encore le chemin d'Ostende « libre, n'étant pas possible d'avoir une armée du moins aussi forte « que celle des ennemis indépendamment de toutes les troupes dont « vous auriez eu besoin pour empêcher les convois de passer. Je « n'aurois pas changé de sentiment, si, contre mes espérances, je ne « voyois que mes ennemis ont trouvé depuis ce temps-là les moyens « de tirer des munitions de différents endroits et de continuer le siège « avec tant de furie, qu'il me semble qu'il n'y a point de meilleur « parti à prendre que d'obliger dès à présent le duc de Marlborough « à repasser la Lys, se rapprocher de l'armée du prince Eugène, ou « lui donner bataille. Le pays qu'il occupe est serré. Si le siège n'avoit « pas fait périr la tête de l'infanterie et ce qu'il y avoit de meilleur « dans les deux armées des alliés, ils pourroient avoir des avantages « que leur cavalerie ne prendra certainement pas sur la mienne ; mais, « en l'état où ils sont, il n'y a rien à risquer. Soit que vous les atta- « quiez, ou qu'ils se retirent, l'un et l'autre vous sera avantageux. Ma « gloire, celle de la nation, et votre propre réputation demandent que « vous ne laissiez point prendre Lille sans vous y opposer de tout votre

1. Ms. 14 178, fol. 252 v°. Manque à la Guerre ; copie à Chantilly, fol. 244.

« pouvoir, ou du moins que, si la ville étoit prise, vous rendiez cette « conquête plus embarrassante pour les ennemis qu'elle ne pourra « leur être utile, si vous ne leur donnez pas le temps de s'y établir, « et si vous leur ôtez en même temps les moyens d'y subsister. N'ap- « préhendez pas qu'ils entrent en Picardie, ni en Artois, tant que « vous serez à la tête d'une armée assez forte pour les suivre, et qu'ils « auront pour objet le siège de Lille, en cas qu'il dure encore, ou la « ville à conserver, si elle s'étoit rendue. Mon intention est donc que, « sans perdre un moment, incontinent après l'arrivée de ce courrier, « vous fassiez vos dispositions pour vous joindre au duc de Vendôme, « pour agir ensuite de la manière que vous trouverez la plus com- « mode pour vous rapprocher de l'armée du duc de Marlborough, le « combattre, s'il vous attend, ou l'obliger de repasser la Lys. Pour « agir avec plus de confiance dans cette importante occasion, vous « ne devez mettre ensemble que les troupes qui ont depuis longtemps « donné des preuves de leur courage et de leur fermeté. J'ai fait faire « un état, tant de l'infanterie que de la cavalerie, dont il me paroît « que vous devez composer votre armée ; ce n'est pas la quantité des « troupes, mais la qualité et la manière de les faire agir partout où « il est besoin, de les animer par des bons exemples, qui décident des « événements d'une bataille[1]. Il y en aura plus que vous n'en pour- « rez employer, si les ennemis vous attendent, et les autres, qu'il me « semble que vous devez destiner pour garder l'Escaut, Gand, Bruges, « Oudenbourg et le canal de Leffingue, vous mettront en repos sur « les convois, qui ne pourront passer d'aucun côté. Vous pourriez aussi « envoyer des ordres au comte de Lille, pour tenir dans un mouve- « ment continuel les troupes du siège aussitôt que vous aurez passé « la Lys, afin d'obliger le prince Eugène à se tenir en force et lui « ôter les moyens d'envoyer des troupes à l'armée du duc de Marlbo- « rough, comme il faisoit dans le temps qu'elle étoit campée et retran- « chée dans la plaine de Lille.

« J'envoie au duc de Vendôme copie de la lettre que je vous écris. « Je lui mande que je vous laisse, et à lui, la liberté de changer ce « que vous jugerez à propos pour le plus ou le moins de troupes par « rapport à ce que j'ai fait ; mais ce que je desire, c'est que vous agis- « siez avec vivacité, que vous preniez les mesures les plus justes pour « que le secret soit gardé, et que vous n'écoutiez aucune représenta- « tion ni explication sur l'ordre que je vous donne, que rien ne vous « doit empêcher d'exécuter, que ce que vous-même, avec le duc de « Vendôme[2], trouveriez impossible lorsque l'armée sera assemblée. « Si le duc de Marlborough, contre toute apparence, s'avançoit à « Deynze pour vous empêcher de passer la Lys, je ne doute point « qu'en ce cas vous ne preniez le parti de marcher droit à Lille.

1. Dans la copie de Chantilly : « mais la qualité, qui décide des événements d'une bataille. »

2. Ici, dans la copie, une demi-ligne a été laissée en blanc ou grattée.

« Vous le pourriez faire avec d'autant plus de facilité, que j'ai lieu de « croire que vous auriez à choisir après avoir passé l'Escaut, et que « vous serez bien averti des mouvements que l'armée du duc de Marl- « borough fera. Et, ma présente, etc.

« LOUIS. »

« Le duc de Vendôme étoit au comble de ses souhaits que le Roi eût approuvé son projet. Le duc généralissime lui écrivit la lettre suivante, du camp du Saussois, le 21 octobre 1708, comme s'il eût le dessein de l'exécuter[1] :

« Vous avez reçu, Monsieur, la copie de la lettre que le Roi m'écrit; « voici le précis de la manière que je crois qu'il faut exécuter ce qu'il « m'ordonne. Le 24, les troupes qui seront vers Tournay seront entre « Bertzlem et Audenarde; le lendemain, l'armée passera l'Escaut à « Gavre, et s'avancera à moitié chemin de Gavre à Deynze, vers Cruys- « hautem; le 26, elle passera la Lys à Deynze, pour aller camper entre « Winke et Ursel. Il seroit à propos que, le 25, que mon armée passera « l'Escaut, votre corps soit auprès de Nivelles, et que vous envoyiez « occuper Deynze. Il me paroît, Monsieur, que les affaires prennent « une bonne forme du côté de la mer, et que l'on doit espérer avec « raison de ne plus voir rien passer aux ennemis. J'en informerai in- « cessamment le maréchal de Boufflers. L'amiral Dubois fait des mer- « veilles, et je souhaite que les troupes qui attaquent Leffingue sous « vos ordres soient aussi heureuses que lui, et que cette expédition « finisse bientôt. C'est un poste dont il est important de chasser les « ennemis pour avoir une communication pendant l'hiver avec Bruges. « J'ai parlé à M. de Bernières sur ce que vous m'avez marqué pour « de l'argent; il en arrive ces jours-ci une voiture, dont on vous fera « aussitôt passer une partie. Rien n'est certainement plus essentiel que « de faire payer régulièrement les troupes, surtout dans des temps « comme ceux-ci. J'aurai un grand plaisir de vous revoir, pour vous « assurer de la parfaite estime que j'ai pour vous.

« LOUIS. »

« Le maréchal de Boufflers ne demandoit pas mieux, ainsi que toute la garnison de Lille, de pousser la défense jusqu'à la dernière extrémité, pour remplir l'attente du duc de Vendôme et donner le temps à l'armée de France de combattre Marlborough et le prince Eugène pour dégager Lille; mais le duc de Bourgogne envoya ordre au maréchal de Boufflers qu'il pouvoit capituler[2]. Là-dessus, il assembla le 22 les principaux officiers de sa garnison, pour délibérer ce qu'on devoit faire. Les ennemis battant en brèche le même jour le corps de

1. Copie dans 14 178, fol. 273 v°.
2. Le Roi lui avait fait ordonner par Chamillart (lettre du 19 : Chantilly, S XVI, fol. 239) de ne plus admettre, quoi que dît M. de Vendôme, qu'on défendît à Boufflers de se retirer dans la citadelle.

la place, il fut résolu par le conseil unanime de battre la chamade : ce qui fut exécuté à quatre heures après midi, après avoir tenu soixante-deux jours de tranchée ouverte et donné plus de temps au duc de Bourgogne qu'il n'en falloit pour dégager Lille, qui fit une des plus vigoureuses résistances dont on ait entendu parler. La capitulation fut signée le lendemain 23, par le prince Eugène et le maréchal de Boufflers, aux conditions les plus honorables, et qui conservoient l'intérêt de chacun[1]. Le duc de Bourgogne donna avis au duc de Vendôme de la reddition de Lille par la lettre suivante, qu'il lui écrivit de sa main, du camp du Saussois, à six heures du soir :

« 23 octobre 1708.

« Il n'est que trop sûr, Monsieur, que Lille a commencé à capituler « hier à quatre heures du soir; on n'y tire plus. Il y a apparence que « l'on sera convenu aujourd'hui des articles, et que la capitulation « sera signée. C'est un grand malheur; mais il ne faut pas s'en laisser « abattre. Je ne ferai point de mouvement que je n'aie reçu de « nouveaux ordres du Roi, ou que je n'y voie une nécessité pressante : « auquel cas je vous en avertirai.

« Louis. »

« On s'attend de voir le succès de Leffingue. Je vais finir cette glorieuse expédition[2].

« Les difficultés que le duc de Vendôme trouva à s'en rendre maître le déterminèrent d'attaquer ce poste par tranchées. On commença, la nuit du 20, à déboucher quelques travaux d'une batterie que le duc de Vendôme avoit ordonnée pour tirer sur les travailleurs ennemis. Il eut la prévoyance de faire avancer des troupes pour s'opposer au secours qui auroit pu venir aux assiégés du camp des Dunes. La disposition étant ainsi ordonnée, on attaqua le village par les derrières, c'est-à-dire du côté d'Ostende, et les troupes marchèrent la nuit du 24, qui fut pluvieuse et obscure, à travers une infinité de fossés, où l'on ne put établir des ponts qu'avec des fascines. On déroba si bien la marche aux ennemis, qu'on arriva sur eux le 25, au point du jour, sans qu'ils s'en aperçussent. Ils avoient porté toute leur attention du côté de Bruges, pour s'opposer aux travaux que le duc de Vendôme avoit ordonné de faire de ce côté-là pour leur faire accroire que c'étoit sa seule attaque. Pendant qu'on exécutoit les ordres qu'il avoit donnés au marquis de Puiguion, lieutenant général, en faisant beaucoup de bruit du côté de la tranchée et un grand feu des batteries, on arriva derrière le fort et le village de Leffingue. Les grenadiers s'approchèrent de la place par deux endroits opposés à l'attaque, ayant de l'eau jusqu'à l'estomac, forcèrent les retranchements de ce côté-là, après avoir passé cinquante hommes au fil de l'épée, et s'avancèrent

1. Nous avons dans 14178, fol. 278, la lettre de Boufflers au prince, du 23.
2. Ci-dessus, p. 605.

en même temps vers les batteries sur la chaussée : quinze cents hommes d'infanterie, dont les deux tiers étoient Anglois, et le reste Hollandois, qui défendoient Leffingue, se voyant si vivement assaillis, furent obligés de mettre bas les armes et de se rendre à discrétion avec un colonel, deux lieutenants-colonels, trente-deux capitaines et quarante-cinq subalternes. On trouva dans Leffingue des sommes considérables destinées à payer les arrérages des troupes à la solde des Hollandois, avec six pièces de canon, deux milliers de poudre et beaucoup d'autres munitions de guerre et de bouche. Le duc de Vendôme, dans cette belle expédition qu'il fit, n'eut que quatre-vingt-neuf hommes tués ou blessés. Il dépêcha le chevalier de Retz, un de ses aides de camp, pour en apporter la nouvelle à la cour : le Roi le gratifia de la commission de colonel réformé d'infanterie ; mais, quelque grande que fût la satisfaction que le duc de Vendôme avoit de ce dernier succès, il étoit inconsolable de la perte de Lille, regrettant le présent qu'on en avoit fait aux ennemis et qu'il eût été si aisé de sauver, et de détruire leur armée, sans les mauvais conseils que le maréchal de Berwick, favori de la précieuse dame, donnoit à toute heure au duc de Bourgogne.

« La reddition de la ville de Lille servit de prétexte à la cour de France pour ne pas exécuter le dernier projet du duc de Vendôme, le duc de Bourgogne l'ayant déterminée de s'en tenir à la défense de l'Escaut, et le duc de Vendôme reçut ordre d'assurer la communication de Gand, de Bruges et de Leffingue avec Nieuport[1].

« Le duc de Bourgogne sachant le juste éloignement que le duc de Vendôme avoit pour [*un blanc*], lieutenant général, il crut avec raison ne pouvoir lui envoyer personne de meilleur, et qui lui fût plus agréable, que Contades, major général de l'armée, qu'il choisit pour parler à fonds au duc de Vendôme après avoir été parfaitement instruit de ce que le généralissime pensoit.

« Les plaintes continuelles que le duc de Vendôme avoit faites à la cour de la conduite de Berwick déterminèrent enfin le Roi de rappeler ce maréchal[2] ; mais ce ne fut toutefois qu'après la reddition de Lille, les puissances qui l'avoient fait agir n'en ayant plus besoin parce que les choses étoient dans l'état que l'on desiroit[3]. Cependant, la favorite voulant avoir auprès du duc de Bourgogne une personne qui agit comme elle le souhaitoit et qui fût entièrement dévouée à ses lâches intérêts, elle fit proposer par Chamillart Ravend de Saint-Frémond, lieutenant général, sa créature, qui étoit son homme secret dans les armées, et même qui laissa passer le canal Blanc, en 1701[4], et l'Adige, à la Badia, en 1706, au prince Eugène[5].

1. Lettre du duc de Bourgogne datée du 25, dans la vente d'autographes faite par Étienne Charavay le 23 mars 1888, n° 25.
2. Bellerive ne parle pas de la venue de Chamillart.
3. Lettre du 13 novembre : Chantilly, fol. 254 ; ms. 14178, fol. 257.
4. Voyez notre tome IX, p. 52-53.
5. Ici, Bellerive a placé la lettre du Roi, 17 novembre, annonçant le

. . . .

« Il partit pour l'Alsace après avoir essuyé de la part des soldats les huées les plus injurieuses. Il n'osoit se montrer dans les troupes, et on ne peut s'empêcher de dire à cette occasion que tout le monde s'attendoit que le Prétendant à la couronne d'Angleterre auroit dû l'empêcher de donner les mauvais conseils au duc de Bourgogne; mais le jeune prince, peu sensible à la gloire du Roi et de la nation françoise, n'eut ni la fermeté, ni l'élévation d'esprit pour agir de la manière qu'il lui convenoit, et qui lui eût fait tant d'honneur. Aussi sa présence n'attira pas grande foule de transfuges anglois. Le Souverain-Pontife fut beaucoup plus attentif aux intérêts de la France que le Prétendant : il fit avertir Louis XIV par son nonce Cusani, après la retraite de Pont-à-Marcq, qu'il étoit trahi dans son armée de Flandres; mais la dame Maintenon et la duchesse de Bourgogne saisirent si bien son esprit, qu'il ne fut point frappé d'un avis de cette importance, et donné par le père commun de tous les fidèles.

Lettre du ministre de la guerre sur le même sujet[1].

« A Versailles, ce 16 novembre 1708.

« Ce sera votre faute, Monseigneur, si Patte-de-Velours[2] se trouve embarrassé entre Mgr le duc de Bourgogne et vous. J'avoue que la négative me fait de la peine[3], et je vois que le service du Roi a souffert un préjudice considérable. Vous ne quitterez plus Mgr le duc de Bourgogne.

« Faites agir utilement Messieurs les lieutenants généraux partout où vous ne pourrez pas être, et, pour le peu de temps qu'il vous reste à faire la guerre cette campagne, faites voir que les ennemis ont eu trop de confiance de s'engager au milieu des places du Roi. S. M. a bien voulu accorder au sieur de Beaumont, premier capitaine de grenadiers du Royal, la croix de Saint-Louis que vous m'avez demandée pour lui.

« Laissez M. de Chéladet en Artois; il y est très nécessaire. Le Roi approuve l'entreprise de Bruxelles; ne la négligez pas.

« Je suis, etc.

« CHAMILLART. »

rappel de M. de Berwick, puis une suite de feuillets qualifiés de renvois, mais qui sont, pour la plupart, rentrés dans le texte. L'original de la lettre du 17 est à Chantilly, fol. 266.

1. Copie dans 14 178, fol. 16 et 258 v°. Manque à Chantilly, ainsi qu'au Dépôt, vol. 2084, où nous avons deux lettres de Chamillart, mais du 12 et du 17, et une du Roi, du 17.

2. Ms. 14 178 : « ou, pour dire, M. de Saint-Frémond. »

3. *Ibidem* : « que la négative de M. le maréchal de Berwick m'a fait de la peine. »

Réponse du duc de Vendôme au Roi sur le rappel du maréchal de Berwick[1].

« Du camp du Saussois, le 19 novembre 1708.

« Sire,

« Je reçus hier la lettre que Votre Majesté m'a fait l'honneur de « m'écrire. Je suis bien aise qu'elle se soit enfin déterminée à rappe- « ler le maréchal de Berwick. Plût à Dieu que vous l'eussiez renvoyé « dès le mois d'août en Alsace! Lille seroit encore à nous. J'en « jette toujours des larmes de sang comme le premier jour. Je vais « donner tous mes soins pour que Votre Majesté soit contente de la « fin de cette campagne, et pour fermer aux ennemis le passage de « l'Escaut et des canaux, et les traverser dans leurs subsistances. « Pour cet effet, on a rendu les travaux d'Audenarde bien meilleurs « qu'ils n'étoient; on a commencé à les palissader. On a travaillé aussi « à former les inondations. M. de Chéladet a déjà commencé, de son « côté, à brûler des fourrages de ceux qui sont plus à portée de « l'ennemi, et il continuera tant qu'il en trouvera. Sur ce qu'il a « mandé que les troupes ennemies s'étendoient vers Cassel et dans « les lieux les plus abondants de l'Artois dont ils pourroient tirer des « substances pour longtemps, et que, n'ayant point assez d'infanterie « dans un pays aussi coupé, il ne pouvoit leur porter aucun obstacle, « Mgr le duc de Bourgogne a jugé à propos de lui envoyer huit « bataillons et six escadrons; mais, pour cette diminution, la garde « de l'Escaut ne sera pas fort affoiblie, et, dans la situation étendue « dans laquelle sont les ennemis, il est impossible qu'ils puissent « tenter le passage de cette rivière à moins de leur livrer, sans que « les troupes qui sont sur le canal de Bruges aient le temps de nous « joindre : de sorte, Sire, que nous ne risquons rien. Le comte de « Bergeyck écrivit hier à Mgr le duc de Bourgogne pour lui proposer « une entreprise sur Bruxelles. Si mon avis avoit été suivi, nous « serions déjà maîtres de cette place, ce qui auroit donné le coup « mortel à l'ennemi. Les ordres sont donnés pour agir le plus tôt « qu'il sera possible. Si cela réussit, ce seroit un grand coup. Il « paroît, par la lettre du comte de Bergeyck, qu'il en a bonne espé- « rance; il compte beaucoup sur la présence de l'Électeur. J'espère « que ma goutte me permettra d'aller faire ma cour demain à Mgr le « duc de Bourgogne. L'attaque a été violente pour un commencement. « Je suis avec le plus profond respect, etc.

« Louis de Vendôme. »

« La ville de Lille entre les mains du prince Eugène ne servit qu'à redoubler le courage du duc de Vendôme pour combattre l'ennemi et reprendre cette importante ville. Les ressources qu'il trouvoit dans la fécondité de son génie lui firent former un projet sur la raison et sur l'expérience. Il demanda au Roi de lui laisser exécuter ce

1. Lettre non retrouvée en original. On en a une du Roi du même jour.

noble dessein, qu'il adressa au monarque par un courrier; je vais le rapporter tout au long[1] :

« Du camp du Saussois, ce 22 novembre 1708[2].

« Sire,

« Après avoir réfléchi sur l'état présent de nos affaires et sur la « situation étendue dans laquelle est l'ennemi, j'ai formé un projet, « lequel, s'il réussit, produira de grands effets, et, s'il ne réussit « point, n'entraînera aucuns inconvénients; mais, avant que de l'ex- « pliquer à Votre Majesté, je crois devoir auparavant lui rendre « compte de la position de l'ennemi[3]. . . . .

« Il est certain que, si nous les laissons faire, ils hiverneront en ce « pays et s'y établiront de manière que les choses qui sont à présent « faciles deviendront impraticables au printemps prochain. Ce seroit « même se flatter que de compter de reprendre Lille la campagne « prochaine; car ils ne manqueront pas de tirer une ligne depuis la « Bassée jusqu'à la Lys, et, pour lors, il sera totalement impossible « d'attaquer Lille. Ainsi, nous n'aurons jamais plus beau qu'à pré- « sent pour entreprendre quelque chose, puisque nous avons affaire « à une mauvaise armée dont l'infanterie est découragée, et qui est, « de plus, considérablement affoiblie par de gros détachements, de « sorte que ce qui reste dans les lignes n'est pas en état de faire une « longue résistance. Les gens sûrs, et capables de bien examiner les « choses, que j'ai envoyés reconnoitre, rapportent tous que ces lignes « sont en très mauvais état et très mal gardées. De plus, M. Dolet, « lieutenant de Roi à Tournay, à qui j'en ai parlé, et qui est mieux « informé que personne, m'a assuré que, si nous y marchions, les « ennemis ne tiendroient pas un moment. Je compte donc de rassem- « bler six-vingts de nos escadrons d'élite et quarante de nos meil- « leurs bataillons. Cela se fera sans dégarnir Audenarde et sans tou- « cher aux troupes qui sont aux ordres du comte de la Motte; et ce « qu'il y a de meilleur, c'est qu'en marchant à l'entrée de la nuit, « nous attaquerons les lignes avant le jour, de sorte qu'il y a lieu de « croire que les ennemis ne seront point avertis, car Votre Majesté « sait que, la plupart du temps, la longueur des préparatifs donne le « temps à l'ennemi de se précautionner et fait qu'il est sur les gardes. « La veille du jour destiné pour l'attaque, M. de Chéladet, qui sera « averti, rassemblera toutes ses forces, avec quelques pièces de batte- « rie, et se présentera après midi devant la Bassée. M. le comte de « la Motte, qui sera averti aussi, avec sa cavalerie, les dragons et un « corps de grenadiers, s'approchera le plus près qu'il pourra de l'ar- « mée de Marlborough, afin de l'occuper; mais j'espère que notre

1. Copie dans 14178, fol. 7 v° et 8, et fol. 270-273. La minute est dans le ms. Fr. 11246, fol. 46, et l'original chiffré dans le volume Guerre 2084, n° 94. Pelet l'a publié.

2. Ce début manque dans le texte des *Mémoires militaires*, p. 139-141.

« affaire sera faite avant que Marlborough en soit averti, et, si nous « avons le temps d'occuper les retranchements des ennemis du côté « de Pont-de-Marcq, qui est sur le grand chemin de Menin, il lui sera « impossible de nous forcer entre la Lys et l'Escaut. Je ne désespère « pas aussi qu'en profitant de l'occasion, nous ne passions la Deûle et « ne nous rendions maîtres du pont de Deûlemont et de ceux du Quesnoy, de Wambrechies et de Marquette, auquel cas jamais Marlborough ne pourroit approcher de Lille; et, si par hasard nous ne « pouvions pas passer la Deûle assez tôt pour occuper tous les passages, en envoyant un corps de troupes passer sur des ponts que « nous pourrons faire avec nos pontons deux lieues au-dessus de Haubourdin, nous mettrions les troupes qui sont à la Bassée entre M. de « Chéladet et nous, et en viendrions par conséquent facilement à « bout. Ainsi le pis qui nous peut arriver, c'est de battre toutes « les troupes qui sont entre Lille et Pont-à-Tressin, et de faire abandonner aux ennemis la Bassée et les postes qu'ils ont sur la Lys, « sans lesquels leur armée ne peut subsister. Je mets les choses « au pis, car il peut arriver que cela nous fera reprendre la ville « de Lille. On fera, à tout hasard, tenir prêt à Douay un convoi de « munitions de guerre et de bouche pour jeter dans la citadelle, si « nous en avons le temps. Le comte de la Motte aura ordre de se « régler sur les mouvements des ennemis, et, en cas qu'ils passent la « Lys, il marchera par sa gauche pour donner la main à Audenarde, « et, s'ils marchent à Menin en remontant la Lys, il les suivra toujours à une certaine portée, de manière qu'il se puisse retirer, s'ils « revenoient sur lui.

« Voilà, Sire, mon projet, que je crois sûr autant qu'on peut l'être « d'une affaire de guerre dont on juge par les circonstances. J'espère « que Votre Majesté l'approuvera. Sans cela, je lui réponds dès à présent, quoi qu'on lui puisse faire espérer, que Lille ne rentrera « sous sa domination que par un traité de paix[1] qui ne pourra être « qu'onéreux à la nation. La situation étendue dans laquelle sont les « ennemis est forcée ; car, sans cela, ils ne pourroient pas subsister : « de sorte qu'il y a lieu d'espérer qu'ils ne la changeront pas avant « que nous ayons reçu les ordres de Votre Majesté par le retour de ce « courrier, et que j'attendrai avec la dernière impatience. Je suis « avec le plus profond respect, Sire, etc.

« Louis de Vendôme »

« Il sembloit que Louis XIV fût aussi jaloux de voir un grand homme à la tête de ses armées qu'il auroit eu sujet de l'être à celle d'une armée ennemie. Ce monarque connoissoit, à la vérité, le nom des places et des rivières de Flandre; mais il n'étoit pas né avec un génie

1. La suite manque dans l'original, où il y a un court post-scriptum autographe. Les neuf premiers mots qui suivent manquent dans la copie de 14178.

assez étendu pour former un projet héroïque, ni assez de fermeté pour le laisser exécuter. Le duc de Vendôme, étonné de voir qu'on eût mis en doute, et que l'on hésitât sur une si noble entreprise, se sentit vivement frappé. On lui fit naître des obstacles imaginaires, et très indignes d'un sage conseil. Tantôt on lui alléguoit que, les chemins étant mauvais et rompus, ce mouvement fatigueroit trop la cavalerie; tantôt on se figuroit que le prince Eugène, à force de retranchements et de travaux, feroit languir les troupes de France. Il eût fallu un Barbezieux pour fixer de si chancelantes résolutions et pour rassurer les timides. Les princes manquent souvent de bonnes occasions parce qu'ils ne veulent pas suivre les conseils salutaires qu'on leur donne, comme s'ils avoient du dépit que quelqu'un fût plus éclairé qu'eux.

« Pendant que le prince Eugène continuoit le siège de la citadelle de Lille, où il avoit ouvert la tranchée le 28 octobre, l'électeur de Bavière assembla un corps de troupes de quatorze à quinze mille hommes tirés des places frontières et des détachements de l'armée, dans le dessein de faire le siège de Bruxelles et s'emparer de cette importante place; mais ce projet fut formé trop tard pour en espérer un prompt succès. L'Électeur, étant arrivé le 22 novembre devant la place, envoya le lendemain un trompette sommer le commandant de se rendre, l'assurant que, sur la moindre résistance, il n'y auroit aucune capitulation à attendre pour lui, ni pour sa garnison. Le commandant fit la réponse qu'on va lire[1].

. . . .

« Sur cette réponse, l'électeur de Bavière fit ouvrir la tranchée devant cette place la nuit du 24 au 25, entre les deux portes de Louvain et de Namur, et les batteries commencèrent à tirer le 26, à neuf heures du matin. Les assiégeants, après plusieurs attaques, se logèrent sur la contrescarpe. Le baron de Reede et Van den Bourg, députés des États-Généraux, envoyèrent courrier sur courrier à Mylord Marlborough et au comte de Tilly, pour les appeler au secours de la place. Cette entreprise ne permit pas au prince Eugène de continuer en personne le siège de la citadelle de Lille, où ayant laissé un corps d'infanterie et de cavalerie pour la garde de la ville, avec ordre de ne faire les approches de la citadelle qu'à la sape, ce général marcha ensuite, à la tête de cinquante escadrons et soixante-neuf bataillons, vers Helchin, au-dessus du Pont-de-Pierre, pour favoriser le passage de l'Escaut à Marlborough. Nous avons observé que les François gardoient cette rivière avec des lignes, ou pour mieux dire des forteresses, depuis le camp sous Tournay jusqu'au-dessus d'Audenarde; il falloit que l'armée des alliés la passât en présence de l'armée de France. L'extrait suivant du comte Schlick, commissaire général des troupes de l'Empereur dans cette armée, fera remarquer la situation des deux armées : « La bravoure du prince Eugène et de Marlborough coûtera cher aux

1. Cette réponse est dans toutes les gazettes du temps.

« alliés ; car, si les François gardent bien l'Escaut, l'Empire en sera « ébranlé. » En effet, l'armée ennemie ne pouvoit le passer sans s'exposer à une défaite générale, ou à être faite prisonnière. Elle avoit eu trente mille hommes tués, estropiés ou blessés devant Lille et la citadelle. Toute l'Europe, ignorant ce que la France faisoit contre elle-même, étoit attentive à la fin de cette entreprise, et partout le plus grand nombre des paris étoient que l'armée ennemie ne passeroit pas. Marlborough envoya, le 22 et le 23, son artillerie et les bagages à Menin, et, le surlendemain, il décampa de Rousselaere, avec cent escadrons et cinquante bataillons, pour aller passer la Lys à Harlebeke, où sa cavalerie ne put arriver que le lendemain, à sept heures du matin, à cause des mauvais chemins; cependant il continua sa marche sur les quatre heures après midi. Tout le reste fut employé à la construction des ponts, qui se firent avec autant de bruit que si on les eût établis sous le canon de quelque place. Un officier irlandois, aide de camp de don Pedro Zuñiga, maréchal de camp espagnol, vint avertir Souternon, lieutenant général françois, du grand bruit qu'on entendoit, et qu'assurément les ennemis jetoient des ponts. Il répondit que c'étoient les gens du pays qui retiroient leurs bestiaux et leurs effets dans les villages. Cet Irlandois lui répliqua qu'il entendoit parfaitement l'anglois, et qu'il avoit ouï que les soldats ennemis disoient qu'il falloit se presser pour que les ponts fussent achevés avant le jour.

« Mylord Marlborough et le comte de Tilly, à la faveur d'un brouillard épais, se présentèrent le 28 à Kerckove, vis-à-vis de Berchem et Pottes-Escanaffles, où commandoit Souternon, et passèrent l'Escaut. Ils marchèrent ensuite au poste de Berchem, que les François occupoient. Le comte de Lottum se rendit aussi maître du poste de Gavre. Les ennemis passèrent l'Escaut dans ces deux endroits, au-dessus et au-dessous d'Audenarde, sans nulle opposition. Ils n'en craignoient point, sachant ce qu'il se passoit. En effet, le canon avoit été retiré la veille du camp de Souternon, et, comme, le même jour, le duc de Vendôme en faisoit des reproches cruels à Souternon, jusque-là qu'on lui vit jeter des larmes d'indignation et de colère et arracher les boutons de son habit, Souternon se justifia hautement en lui montrant les ordres qu'il en avoit reçus la veille du duc de Bourgogne.

« Le prince Eugène, informé que Marlborough étoit maître de l'Escaut à Kerckove, fit d'abord défiler les troupes qu'il commandoit de ce côté-là, où elles passèrent aussi cette rivière. Les ennemis marchèrent ensuite au camp du marquis de Hautefort, sur les hauteurs d'Audenarde, d'où il se retira en homme de guerre jusqu'à Mons. Marlborough avoit fait avancer cinq mille chevaux des premières troupes qui passèrent l'Escaut, pour couper la retraite à l'électeur de Bavière, ou pour l'amuser jusqu'à ce que toute l'armée eût pu passer. L'Électeur, ne voyant aucune apparence de se rendre maître de Bruxelles, avoit déjà pris le parti de s'en retourner à Mons, lorsque l'exprès dépêché par le duc de Vendôme lui apprit qu'on avoit laissé passer l'Escaut aux ennemis et traverser le camp des François sans qu'il se fût tiré un coup de part ni d'autre, et qu'ils marchoient avec une extrême diligence pour l'envelopper. Cette surprenante nouvelle lui fit si précipitamment hâter la levée du siège, de crainte de tomber entre les mains des ennemis, qu'il abandonna six pièces de gros canon et onze de différents calibres, la plupart mal enclouées, avec quelques chariots de munitions. Cette entreprise lui coûta quatorze à quinze cents hommes tués ou blessés. Le colonel Beaufermé fut du nombre des premiers.

« Pendant la marche de Marlborough, le gouverneur d'Ath avoit détaché quatre cents hommes d'élite de sa garnison, qui surprirent Saint-Ghislain près Mons; mais d'Albergotti, lieutenant général, reçut ordre du duc généralissime d'y marcher avec tous ses grenadiers, un détachement de cavalerie et six pièces de canon. Il fut d'abord repris, et les quatre cents hommes ennemis faits prisonniers de guerre. Marlborough, ayant appris la levée du siège de Bruxelles, s'arrêta à Alost, et le prince Eugène retourna, triomphant des François trahis, pour continuer le siège de la citadelle[1].

Lettre du duc de Vendôme au Roi[2].

« De Tournay, le 28 novembre 1708.

« Sire,

« C'est avec le plus extrême déplaisir que j'ai l'honneur d'écrire à

1. Le 28, de Marly, Chamillart écrivit cette lettre non autographe à M. de Vendôme (Chantilly, S XVI, fol. 286) : « Il y a bien de l'apparence, Monseigneur, que nous sommes au moment de la crise, et rien n'est plus affligeant, dans une conjoncture comme celle où nous nous trouvons, d'apprendre que votre santé est toujours languissante, qu'à peine la goutte vous a quitté, que la néphrétique vous prend. J'ai grand regret que vous ne puissiez pas exécuter le projet que vous aviez envoyé au Roi. Je vous supplie de ne le point perdre de vue, car je ne saurois me persuader que le duc de Marlborough pense sérieusement à passer l'Escaut, et, sans être bien obstiné, je ne saurois me départir de l'opinion dans laquelle je suis que tous les mouvements qu'il fait, aussi bien que le prince Eugène, n'ont d'autre objet que celui de tirer des munitions par le canal qui va de Gand à Bruges. Il est bien difficile, dans une aussi grande étendue de pays que celle que vous avez à garder, qu'il ne trouve moyen de dérober quelque passage; mais, en prenant le parti qu'il a pris, il vous a entièrement éloigné de votre objet, et je ne vois aucun moyen de vous en rapprocher. L'entreprise de Bruxelles est des plus mal concertées. Elle ne pouvoit être imaginée qu'avec le concours de la bourgeoisie, et je ne conçois pas comment il est possible qu'avec le petit nombre de troupes que l'Électeur a avec lui, il puisse faire un siège dans les formes. J'appréhende bien qu'il n'en vienne pas à son honneur, et que ce mouvement ne fasse un dérangement qui influe sur tout le reste.... »

2. Copie dans le ms. 14178, fol. 29 v°, avec des différences de texte. L'original autographe (Guerre, vol. 2084, n° 141) ne porte pas les huit premiers mots. Il est précédé de la lettre du duc de Bourgogne à son grand-père et d'un billet autographe du même prince à Chamillart.

« Votre Majesté pour lui apprendre que les ennemis passèrent hier « l'Escaut auprès de Kerckove. Votre Majesté verra, par la lettre de « M. de Souternon que j'ai l'honneur de lui envoyer, qu'il étoit averti « de leur marche. On lui avoit envoyé le 26[1] le marquis de Nan- « gis, maréchal de camp, avec neuf bataillons, pour le fortifier ; mais, « pour les tenir plus près d'Audenarde, il les avoit envoyés jusqu'à « Petteghem, et, lorsque M. de Nangis a voulu venir à son secours, « il a trouvé les ennemis entre lui et M. de Souternon. Je suis bien « aise de faire tout ce détail à Votre Majesté pour lui faire voir qu'il « n'y a point de ma faute. J'aurois bien encore fait marcher la bri- « gade des gardes et celle de Picardie, qui composent treize bons « bataillons, qui étoient très inutiles au camp du Saussois ; mais la « personne des princes assujettit à de certaines choses qui ne laissent « pas quelquefois de causer de grands préjudices, comme Votre Ma- « jesté le voit dans cette occasion. Du reste, vous savez bien, Sire, « que je n'ai point été d'avis de garder l'Escaut, et que je voulois « rassembler toutes nos forces et marcher de l'autre côté de la Lys. « Nous eussions ôté aux ennemis, non seulement les fourrages qu'ils « ont tirés de Rousselaere, où ils ont été six semaines, mais aussi tous « ceux qu'ils ont fait porter dans Menin. Ils n'auroient rien eu du « Furnenbach, et le prince Eugène n'auroit rien tiré par la Lys comme « il a fait. J'avois encore proposé de combattre Marlborough pendant « que Mgr le duc de Bourgogne marcheroit pour attaquer le prince « Eugène, comme il nous étoit si aisé de lui faire abandonner l'entre- « prise de Lille. En dernier lieu, je proposai à Votre Majesté de mar- « cher pour attaquer les lignes ; mais elle ne l'a pas jugé à propos. « Enfin, quand on auroit fait une capitulation avec l'ennemi, depuis le « 10 juillet jusqu'à présent, pour leur laisser faire tout ce qui s'est « passé, on ne l'auroit pas gardée plus religieusement[2]. Je ne puis me « dispenser de faire souvenir Votre Majesté de tout ceci pour lui faire « voir que[3] tous mes avis [depuis la prise de Gand et de Bruges] « n'ont pas été suivis ; [M. de Chamillart en est témoin ainsi que toute « l'armée].

« L'électeur de Bavière, indépendamment du passage de l'Escaut, « avoit pris le parti de lever le siège de Bruxelles[4]. Mgr le duc de « Bourgogne a résolu de se porter avec toutes ses forces à la Bassée ; « en attendant, il y envoie M. de Villiers, maréchal de camp, avec la « brigade de Champagne et douze escadrons, pour fortifier le comte « de Sézanne, qui y est avec la brigade d'Alsace. Ce poste est de la « dernière conséquence. Il faudra le perfectionner au plus tôt, et

1. Ms. 14178 : « à cet indigne malheureux, deux jours auparavant. »

2. Cette phrase manque dans l'original autographe, ainsi que les mots placés ensuite entre crochets. Les huit dernières lignes manquent dans la copie de 14178.

3. Ici un renvoi intercalé, qu'on trouvera plus loin, p. 626.

4. Ici manquent dix lignes de l'autographe et de la copie de 14178.

« tirer de là à la Lys une ligne pour couvrir l'Artois. Lorsque les « ennemis ne tireront plus rien du pays au delà de la Lys, du Furnenbach et de l'Artois, je crois qu'il leur sera bien difficile de pouvoir hiverner en ce pays, et la ligne que je propose, non seulement « couvrira l'Artois, mais aussi nous mettra en état d'approcher de « Lille. Ainsi le poste de la Bassée devient très important, et il sera « aisé à soutenir par le moyen de toutes les places qui en sont à « portée[1].

« Notre infanterie part demain[2] pour aller camper à Saint-Amand; « elle ira à Douay en trois jours. On laisse ici le chevalier du Rosel « et le comte de Lille avec neuf escadrons, et trois à Condé, pour traverser autant qu'il pourra les convois des ennemis; je vais envoyer « ordre au comte de la Motte d'en faire autant. Je crois que c'est tout « ce qu'on peut faire de mieux jusques à la séparation de l'armée. « Mgr le duc de Bourgogne est d'opinion de la séparer au plus tôt. « Pour moi, je ne puis être du même sentiment, et je crois qu'il faut « auparavant achever de fortifier la Bassée, reprendre Saint-Ghislain, « et commencer notre ligne de la Bassée jusqu'à la Lys. Si j'étois ici « seul, je trouverois bien le moyen de faire tout cela, et de mettre « cependant les troupes à leur aise de manière qu'elles ne souffriroient point; mais la personne des princes nous assujettit à nous « tenir bien plus ensemble que nous ne ferions, s'ils n'y étoient pas. « J'ajouterai de plus qu'il me semble qu'il faut profiter du temps que « les ennemis sont occupés à la citadelle de Lille pour reprendre « Saint-Ghislain et mettre la Bassée en état de défense, qui sont, « selon mon sens, deux choses absolument indispensables[3]. Je crois « même qu'il convient, avant de nous séparer, d'attendre ce que « deviendra l'armée ennemie. Il faut qu'elle prenne des postes dans « le pays pour y passer l'hiver. C'est là la véritable décision de « la campagne. Il y a encore une raison plus forte pour différer la « séparation de notre armée, qui est que je suis sûr, par ce qui me « revient de tous côtés, qu'aussitôt après la reddition de la citadelle « de Lille, les ennemis songeront à se rendre maîtres de Gand et « de Bruges. On fait marcher vingt bataillons, de ceux qui doivent « hiverner en Artois, à Ypres, Furnes, Bergues, et à Nieuport, pour « être à portée de se rendre diligemment sur le canal en cas de « besoin. Les autres bataillons qui doivent hiverner depuis la Meuse « jusqu'à Douay seront répandus dans les villages entre Douay et la « Bassée, et la cavalerie sera répandue dans toutes les places de l'Artois et à Valenciennes, en état de se rassembler, en cas de besoin, « en peu de temps. Messeigneurs les princes attendront à Arras le

1. Ici finit l'autographe. La suite est une autre lettre du lendemain 29.
2. Dans l'original du 29 : « est partie ce matin. »
3. Ici manque un paragraphe de l'autographe du 29. La page qui va suivre est prise dans une troisième lettre, dont l'original autographe, du 5 décembre, porte le nº 194.

« dénouement de tout ceci, car il me semble qu'après avoir attendu « jusqu'à présent, il convient, pour la gloire de vos armes et leur « réputation, qu'ils poussent l'affaire à bout. Quant à moi, lorsque « j'aurai reçu les ordres de Mgr le duc de Bourgogne à Arras, je « compte de me rendre diligemment à Gand. J'ose répondre sur ma « tête que le projet des ennemis sera rompu lorsqu'ils verront l'atten- « tion que nous avons pour Gand et Bruges; mais, si nous séparions « à présent l'armée, et si nous ne faisions pas voir aux ennemis des « forces considérables prêtes à se porter sur le canal, il n'y a pas à « douter qu'ils se rendroient maîtres de ces deux importantes places. « Le comte de Bergeyck en est dans une alarme terrible; mais il sera « fort rassuré lorsqu'il saura le parti que nous avons pris. Mylord « Marlborough est avec son armée à Vetter, entre Gand et Alost. « J'ose encore répéter que celui qui tiendra la campagne fera la loi à « l'autre de telle manière qu'il voudra[1]. Votre Majesté ordonnera sur « tout cela ce qui lui plaira; mais, si elle prend le parti de rappeler « les princes, je la supplie de rappeler en même temps les officiers « généraux qui ne sont pas destinés pour servir l'hiver. Cela nous « soulagera pour nos subsistances, et c'est de plus grande consé- « quence que Votre Majesté ne croit.

« J'apprends[2] que l'Électeur est arrivé à Mons avec toutes les trou- « pes. Le marquis de Hautefort doit y être aussi arrivé. Un cavalier « de Royal-Roussillon qui s'est sauvé des prisons d'Audenarde m'a dit « que le marquis de Nangis, se voyant attaqué par la cavalerie et les « dragons des ennemis, a fait rassembler les neuf bataillons, et, par « son feu, a éloigné les ennemis, et que, voyant que l'infanterie « ennemie s'approchoit de lui, il a gagné un bois, qu'il a bordé avec « ses troupes, et que les ennemis, voyant cette ferme contenance, se « sont retirés.

« Je suis avec le plus profond respect, etc.

« LOUIS DE VENDÔME. »

Note à intercaler.

« Malgré l'avantageuse situation que l'armée de France paroissoit avoir, néanmoins le duc de Vendôme ne fut jamais d'avis de garder l'Escaut. Il voulut prendre une position qui fût digne de lui. Son sentiment étoit d'aller de l'autre côté de la Lys, pour ôter au prince Eugène toute espérance de tirer aucune subsistance, tant par cette rivière que de Rousselaere et du Furnenbach, dont il fit des magasins à Menin. Si le sentiment du duc de Vendôme eût été suivi, l'armée qui faisoit le siège de Lille se seroit vue bientôt réduite à la honteuse nécessité d'abandonner cette téméraire entreprise; mais la cour, le duc de Bourgogne et son Conseil s'opiniâtrèrent toujours à garder l'Escaut. Comme les

1. Cette phrase manque dans 14178, et la suite n'est plus du 5.
2. Ici recommence le texte du 29.

habiles gens ont plus de plaisir à considérer un général d'armée dans une affaire de conduite que dans les plus éclatantes actions, j'ai cru que la postérité ne me sauroit pas mauvais gré de faire connoître la différence du génie des uns et des autres pour la conservation de la ville de Lille. »

Second renvoi sur le salut de la place assiégée.[1]

« Extrait d'une lettre du duc de Vendôme à un de ses amis à la fin de la campagne de Lille. Il faut donner de la vivacité aux plaintes qu'il fait de ce que ses avis n'ont point été suivis :

« ... Du reste, vous savez bien, Monsieur, que je n'ai jamais été « d'avis de garder l'Escaut, et que je voulois rassembler toutes nos « forces pour marcher de l'autre côté de la Lys. Nous eussions ôté « aux ennemis non seulement les fourrages qu'ils ont tirés de la plaine « de Rousselaere, où ils ont été six semaines, mais aussi tous ceux « qu'ils ont fait porter dans Menin; ils n'auroient rien eu du Furnenbach, et le prince Eugène auroit inutilement campé sur la Lys. « J'avois encore proposé de combattre Marlborough pendant que M. le « duc de Bourgogne marcheroit pour attaquer le prince Eugène, pour « lui faire abandonner l'entreprise de Lille. En dernier lieu, j'avois « proposé de marcher pour attaquer les lignes; mais, sur les exposés « de M. le duc de Bourgogne, on ne l'a pas jugé à propos. Tous ceux « qui l'ont obsédé pendant la campagne ont été plus jaloux de l'honneur de mes sentiments que de la gloire de son action, plus ennemis de soi-même que de l'armée des confédérés; on les eût pris pour « les généraux de cette armée, et ils m'ont regardé comme l'ennemi « commun. Enfin, quand on auroit une capitulation avec l'ennemi « depuis la prise de Gand, on ne l'auroit point observée plus régulièrement. Je ne puis me dispenser de vous faire souvenir de tout « ceci, afin que vous voyiez clairement que mes avis depuis la prise « de Gand n'ont pas été suivis. M. de Chamillart en est témoin, ainsi « que toute l'armée, où je n'ai resté, depuis le combat d'Audenarde, « que parce que le Roi me l'a ordonné. »

Lettre du Roi au duc de Vendôme[1].

« A Versailles, ce 3 décembre 1708.

« Mon cousin, vous verrez, par la copie de la lettre que j'écris au « duc de Bourgogne[2], les dernières résolutions que j'ai prises sur la « lettre qu'il m'a écrite et celle que j'ai reçue de vous.

« Mon intention est que vous vous y conformiez entièrement;

1. Copie dans 14178, fol. 207 v°; la minute, de la main de Chamillart, est à la Guerre, vol. 2075, fol. 183, et l'original à Chantilly, S XVI, fol. 297.

2. Une copie de la lettre au duc de Bourgogne est dans le volume Guerre 2084, n° 180, et la minute, de la main de Chamillart, dans le volume 2075, fol. 131.

« j'attendrai des nouvelles du comte de la Motte, et du projet qu'il « aura fait avec le sieur le Blanc, pour prendre un dernier parti sur « ce qui a rapport à Gand et à Bruges[1]. Il est bien important d'établir « promptement de grosses garnisons dans Tournay, Mons, Condé et « autres lieux qui sont à portée pour traverser les convois des enne- « mis, ce qui doit faire présentement leur principal objet. J'ai lieu de « croire qu'avant qu'il soit peu de jours, vous aurez fini tout ce qui « vous restera à faire pour l'exécution de mes ordres, et que vous « vous rendrez auprès de moi peu de jours après l'arrivée du duc de « Bourgogne, ne voulant point, sous quelque prétexte que ce puisse « être, que vous passiez présentement à Gand. Et, la présente, etc.

« LOUIS. « CHAMILLART. »

Lettre du ministre de la guerre au duc de Vendôme[2].

« A Versailles, ce 3 décembre 1708.

« J'envoie, Monseigneur, par ordre du Roi, ceux qui sont néces- « saires à Mgr le duc de Bourgogne pour la séparation de l'armée, « lorsque lui et vous jugerez à propos de faire marcher les troupes « dans les quartiers qui leur sont destinés. Je dois vous dire que « vous ne sauriez vous y déterminer trop promptement.

« S. M. vous fait savoir, en vous donnant part de ce qu'elle mande « à Mgr le duc de Bourgogne, qu'elle ne desire point que vous passiez « à Gand, son intention étant que vous vous rendiez ici peu de jours « après lui. Rien ne convient moins que de continuer la guerre pen- « dant l'hiver par un froid qui commence à se faire sentir, et qui cau- « seroit sans doute beaucoup de rhumes et de fluxions. [*Ms. 14178 :* « Il se répand ici un bruit que vous attendrez le départ de Mgr le duc « de Bourgogne à séparer l'armée, et que vous avez dessein d'exécuter « un projet lorsque vous serez seul.] Quand vous serez de retour, ne « parlez point au Roi de ce qui s'est passé pendant la campagne : « elle est trop affligeante pour en rappeler le souvenir. Je proposerai « volontiers au Roi d'employer cet hiver le baron de Sandrasky, « mestre de camp au régiment de cavalerie de Courcillon, comme « vous le souhaitez, et je verrai où l'on pourra le placer[3]. J'ai l'hon- « neur d'être, etc.

« CHAMILLART[4]. »

. . . .

1. Manque ici une douzaine de lignes.

2. Autre copie dans 14178, fol. 267. Manque à Chantilly et à la Guerre.

3. Cette dernière phrase n'est pas dans 14178.

4. Ensuite vient une lettre du Roi, mal datée du 3, au lieu du 7, dont la minute se trouve à la Guerre, vol. 2075, n° 132, et 2084, n° 205, l'original à Chantilly, fol. 301, après celui de la lettre du 3, et une copie dans le ms. Fr. 10267, fol. 51. Comme elle a été publiée dans les *Mémoires militaires*, p. 153-154, nous ne la reproduisons point. La minute de la lettre que Vendôme avait écrite le 4 est dans le ms. Fr. 11246, fol. 24.

« Le maréchal de Boufflers, étant informé du passage de l'Escaut, de la levée du siège de Bruxelles, et que le duc de Bourgogne s'étoit retiré au delà de l'Escarpe, capitula le 9 décembre. La garnison sortit le lendemain par la brèche de la citadelle, avec tous les honneurs que méritoit une aussi belle et si opiniâtre résistance, et fut conduite à Douay.

« Les Hollandois avoient fait des reproches continuels, pendant la campagne, à Marlborough, de s'être laissé enlever Gand et Bruges. Après la reddition de la citadelle de Lille, le général anglois s'occupa à ravitailler toutes les places des alliés entre l'Escaut et la Lys. Il laissa pour la garde de la ville et citadelle de Lille vingt bataillons et trente escadrons, avec un corps d'observation sous les ordres du comte de Nassau-Weilbourg, et le comte d'Athlone cantonné le long de la Dendre pour la sûreté des convois. Le générat Lottum étoit posté avec un gros corps entre le haut Escaut et la Lys, le prince d'Hesse-Cassel depuis cette dernière rivière jusqu'au canal de Bruges et celui du Sas-de-Gand, le duc de Wirtemberg entre le canal et le bas Escaut, et le comte de Tilly entre le haut et le bas de cette rivière.

« Il ne faut pas être surpris de l'étendue dans laquelle l'ennemi osa mettre ses troupes, ne voyant plus d'armée de France en campagne : le duc de Bourgogne l'avoit déjà distribuée dans les quartiers d'hiver après avoir fini une triste campagne dont les commencements avoient donné des espérances bien différentes des suites qu'elle eut. Il partit d'Arras, avec le duc de Berry son frère, le 9 décembre, et arrivèrent le 11 à Versailles, après avoir été insultés par la populace à la porte Saint-Honoré.

« Le duc de Vendôme quitta malgré lui la Flandre le 14. Il traversa Paris aux acclamations des peuples, et se rendit à la cour le 15. Le Roi le reçut, à son ordinaire, gracieusement. Le monarque rentra dans son cabinet, où il eut une longue conférence tête à tête avec le duc de Vendôme, sur les causes et les sources des malheurs de cette campagne. Le duc de Vendôme se plaignant qu'on avoit rendu ses projets et son expérience inutiles : « Eh! mon cousin, lui répondit « Louis XIV, je suis plus à plaindre que vous. Vous conservez votre « gloire dans tout son entier, et je perds beaucoup de la mienne. »

« Quoique le Roi l'assurât plusieurs fois qu'il n'auroit pas de plus grand plaisir, ainsi que le Dauphin son fils, de le voir souvent, cependant, deux jours après, la cabale fit un dernier effort pour lui faire quitter la cour. Le Dauphin ne voulut pas se charger de cette basse commission, non plus que d'autres seigneurs qui respectoient le duc de Vendôme; mais Blouin, premier valet de chambre du Roi et gouverneur de Versailles, qui étoit ami particulier de ce prince, eut ordre de lui dire de se retirer à Anet. Il lui fit ce compliment à l'oreille, dans le temps qu'il jouoit chez lui. La main finie, le duc de Vendôme quitta le jeu et fut prendre congé du Roi, qui lui dit, en lui tendant la main :

« Vous prenez le bon parti. Je ne vous conseille point de venir fré-
« quemment à la cour, parce que vous y avez des ennemis que je ne
« veux pas chagriner, auxquels il vous seroit dangereux de résister; »
et, si je l'ose dire, par qui ce prince se laissoit quasi dominer. Chamillart, qui étoit dans la confidence du monarque, ne lui parloit que des choses que sa favorite agréoit. Il ne faut pas s'étonner des malheurs qui arrivoient à la France, et qui ternirent beaucoup l'éclat de sa gloire. Mais quoi! Être trop facile à écouter, trop prompt à croire, trop rigoureux à exiger, c'étoit le naturel du souverain, et ce furent aussi les écueils contre lesquels la faveur du duc de Vendôme fit naufrage[1]. »

1. Ici commence la partie de la narration de Bellerive qu'il fit imprimer en 1714.

———

VII

LE COMTE DE LIONNE[1].

(Fragment inédit de Saint-Simon[2].)

« 1671. M. DE LIONNE, fils du ministre et secrétaire d'État si illustre en ce genre mort à soixante ans, 1er septembre de cette année 1671. Le fils ne ressembloit en rien au père, qui, désespérant qu'il pût lui succéder dans son importante charge, obtint celle de maître de la garde-robe. Il ne fut seulement pas propre à la faire, et la garda un grand nombre d'années sans jamais mettre le pied à la cour, non pas même lorsqu'il étoit en année. Enfin M. de Louvois, qui vouloit dédommager son second fils de ce qu'il ne l'avoit pas jugé propre à succéder à l'aîné quand il lui fit ôter sa survivance pour la donner à Barbezieux, son troisième fils, fit ordonner, quelque temps après, à Lionne de se défaire, et Souvré acheta sa charge. M. de Lionne passa une vie obscure sur un banc aux Tuileries l'été, et l'hiver dans un café, avec des nouvellistes, sans voir qui que ce fût, et mourut ainsi en 1708, laissant un seul fils[3], mort colonel et brigadier d'infanterie tandis que Monsieur le Duc étoit premier ministre, dont il étoit une espèce de favori. C'étoit un homme extrêmement bien fait, très adroit en toutes sortes d'exercices du corps, de la valeur, et estimé, mais qui, jusqu'à l'autorité de Monsieur le Duc, avoit mené une vie obscure, et avoit épousé la servante d'un cabaret de Phaltzbourg, qui, dans la crainte des suites, eut grand peine à y consentir. Elle avoit bien prévu. L'amour passé, il vit toute sa sottise, l'abandonna, mais[4] ne put venir à bout de faire casser le mariage. Il n'y a point eu d'enfants. Il se trouve que c'est une personne qui a de l'esprit, de la conduite, et des sentiments fort au-dessus de sa condition, et qui vit très retirée et très estimée dans une communauté à Paris, à Saint-Joseph, veuve depuis plusieurs années[5]. »

1. Ci-dessus, p. 371.
2. Extrait des MAÎTRES DE LA GARDE-ROBE, vol. *France* 200, fol. 185 v°.
3. Tome XII, p. 41.
4. Cette conjonction est en interligne, au-dessus d'un *et* biffé.
5. Ce dernier membre de phrase a été ajouté après coup, le mari étant mort en 1731.

VIII

LE COMTE DE FIESQUE[1].

(Fragment inédit de Saint-Simon[2].)

« Le comte DE FIESQUE, chevalier d'honneur de la reine Louise femme d'Henri III, mort retiré auprès d'elle, à Moulins, en 1578, à soixante-dix ans. Sa maison est si connue, et les divers hommes illustres qu'elle a produits depuis cinq cents ans, qu'on se bornera ici à dire que ce comte de Fiesque étoit fils puîné, et que, d'un père établi en France et d'une la Rovère, qui le maria à une Serroni, très proche parente de la Reine mère par sa mère, Médicis comme cette reine, le fils unique de ce mariage épousa une le Veneur, fille du comte de Tillières, chevalier du Saint-Esprit. Elle fut dame d'atour de Madame femme de Gaston, et gouvernante de Mademoiselle sa fille, si connue sous le nom de Mademoiselle ou Mlle de Montpensier, morte fille en 1693. Le comte de Fiesque fut tué au siège de Montauban en 1621. Le fils de celui-là fut père du comte de Fiesque si connu par son esprit, par ses amis, par son persévérant célibat, et par les trois cent mille francs que Louis XIV lui fit payer par les Génois après le bombardement de Gênes. On feroit un livre sur les dits et faits de sa mère, sœur de père de la duchesse d'Arpajon et du comte de Beuvron père du maréchal d'Harcourt, qui fut toute sa vie intimement attachée à Mademoiselle. Le comte de Fiesque mourut le dernier de sa maison en France, 18 septembre 1708, à soixante et un ans. »

1. Ci-dessus, p. 414, note 7.
2. *Chevaliers du Saint-Esprit* (vol. *France* 189), fol. 65 v°

IX

LES CONFLANS SAINT-REMY[1].

(Fragment inédit de Saint-Simon[2].)

« La branche de Conflans Saint-Remy n'a rien eu dans ses quatre premières générations qui se puisse remarquer. Michel II de Conflans, second marquis de Saint-Remy, eut la terre de Songeons, près Beauvais, en mariage d'une Carvoisin, d'une noblesse ordinaire, et il eut celle de Puiseux, aussi près de Beauvais, de sa femme, fille de François Daguesseau, maître des comptes, père de M. Daguesseau mort conseiller d'État et au conseil royal des finances, et grand-père du chancelier Daguesseau. Il mourut à soixante-dix-neuf ans, en 1712, et sa femme en 1721. Ils avoient été mariés en 1667. De ce mariage une Mme de Lannion, morte sans enfants, et trois fils, le marquis d'Armentières, le chevalier de Conflans et le marquis de Conflans, tous trois extrêmement pauvres et obscurs, et les deux cadets avec beaucoup d'esprit et de lecture.

« M. d'Armentières, étant dans les petits emplois militaires, se battit en duel avec le fils de Raffetot mort lieutenant général; et ont passé près de vingt ans chacun dans une citadelle. Au sortir de là, et ne sachant que devenir, il épousa, 11 janvier 1709, Diane-Gabrielle de Jussac, qui n'avoit pas grand chose, mais pour avoir où se retirer et de la protection. Jussac, père de sa femme, étoit un gentilhomme très simple et pauvre, qui avoit épousé Mlle de Saint-Just, de même étoffe et fortune. Elle avoit été domestique, fille et mariée, de la première duchesse de Saint-Simon, qui, par confiance, la mit auprès de la duchesse de Brissac, sa fille, à son mariage. »

1. Ci-dessus, p. 440.
2. *Chevaliers du Saint-Esprit* (vol. *France* 189), fol. 93, article du vicomte D'OULCHY. Une notice beaucoup plus considérable, sur la maison de Conflans, se trouve dans les ALLIANCES DIRECTES DE SEIGNEURS FRANÇOIS AVEC DES FILLES DU SANG DE NOS ROIS, vol. *France* 199, fol. 64 v° et 65.

X

LETTRES DE LA PRINCESSE DES URSINS AU DUC DE NOAILLES[1].

I

« Au Buen-Retiro, le 17 août 1708.

« Je connois trop bien, Monsieur, votre véritable attachement pour nos rois, pour douter de la joie que vous avez eue de l'importante conquête de Tortose, et de l'affliction que vous avez ressentie de la malheureuse affaire de Flandres, qui nous peut jeter dans des disgrâces à quoi l'on ne peut penser sans mourir de douleur.

« Mme de Maintenon me mande, Monsieur, que Messeigneurs les princes ont été exposés pendant plus d'une heure à être faits prisonniers ; jugez, je vous supplie, ce que c'eût été pour la France, et ce qu'il en eût coûté au roi d'Espagne, dont la situation n'est déjà que trop incertaine ! Il sembloit cependant que les deux places que Mgr le duc d'Orléans a réduites à l'obéissance de S. M. lui assuroient l'Espagne, en réduisant l'Archiduc dans une petite partie de la Catalogne, où il paroît que les ennemis, en perdant l'espérance de pouvoir conquérir ce pays-ci, se devroient lasser de l'assister pour ne rien faire de ce qu'ils s'étoient proposé ; mais, dans le temps que nous commencions à respirer, il nous vient tout d'un coup des choses à quoi nous ne nous attendions point, qui nous rejettent dans de nouvelles craintes. Les lettres que je reçus hier de Fontainebleau ne me rassurent point, car l'on m'écrit qu'on croit qu'il y aura une bataille parce que le Roi a ordonné que l'on secoure la place que les ennemis voudroient assiéger, et qu'on ne le peut faire sans en venir aux mains. On prétend que notre armée ne demande pas mieux, et qu'elle n'est nullement découragée du désavantage qu'elle eut dans le combat de l'infanterie. Malgré cette bonne volonté, Monsieur, je ne sais ce que je ne donnerois point pour qu'on n'en vînt pas à une action, et je crois que vous en seriez aussi aise que moi. Comme vous êtes informé apparemment mieux que personne de tous les détails de ces côtés-là, je croirois inutile que je me donnasse l'honneur de vous en parler.

« Madame votre tante est dans l'admiration de tout ce qu'a fait Mgr le duc de Bourgogne, ou plutôt de ce qu'il auroit fait, s'il eût été maître de prendre des résolutions, ayant toujours voulu tout ce qui auroit été de meilleur. J'ai pris tout le soin que je devois de le

1. Dépôt des affaires étrangères, vol. *Espagne, mémoires et documents*, 125. Voyez ci-dessus, p. 386, note 2. Millot a publié une lettre du duc de Bourgogne à M. de Noailles, octobre 1708, dans les *Mémoires de Noailles*, Appendice, p. 409-410.

publier en cette cour, où il étoit déjà venu des relations contraires et comme si c'eût été la faute de ce prince, quand son avis a toujours été bon quoique peu suivi. Il y a, en vérité, Monsieur, une fatalité bien grande dans la plupart de tous les fâcheux événements que nous avons eus, et nous nous sommes souvent fait du mal par notre faute. Notre nation se lasse trop de la guerre, et il suffit presque que les officiers deviennent dans les grades où ils aspirent, pour ne se plus soucier de servir leur roi et leur patrie. On peut ajouter à cela une humeur aigre et des tracasseries qui brouillent tout et perdent la plupart des affaires. Mgr le duc d'Orléans éprouve, je crois, une partie de ceci, puisque l'on prétend qu'on n'est pas toujours de même sentiment que lui; cependant, comme il n'en mande rien à LL. MM., et que je ne le sais pas non plus par S. A. R., je me flatte que ce n'a pas été si grand chose que quelques gens l'ont mandé à Madrid, et qu'elle saura remettre le calme dans les esprits de quelques officiers généraux, si nécessaire pour le service[1]. J'appréhende fort, Monsieur, que ni elle ni vous ne puissiez agir comme vous le voudriez, à cause du peu de force que vous avez par celles qu'on vous a ôtées et par ce que M. le chevalier d'Asfeld a dans le royaume de Valence pour faire le siège de Denia.

« Je viens, dans ce moment, de recevoir des nouvelles d'Agramonte, qui portent qu'il pourroit bien y avoir une action contre M. de Stahremberg. J'en serois fâchée, étant aussi peu supérieurs que nous le sommes sur lui; cependant, comme S. A. R. sait toujours bien prendre son parti, on doit croire qu'elle ne hasardera rien que d'à propos.

« Au reste, mon cher neveu, je m'ennuie fort de vous savoir dans l'inaction où l'on vous a forcé de demeurer malgré vous. Je suis persuadée que vous serviriez très utilement partout où vous seriez employé, et c'est grand dommage que vos talents se trouvent ensevelis dans Collioure ou dans Perpignan. Le roi et la reine en tombent d'accord, vous rendant toute la justice que vous méritez, et le faisant avec plaisir.

« LL. MM. et le Prince se portent très bien. J'ai eu un choléra-morbus assez violent pendant les grandes chaleurs, qui m'avoit un peu abattue. Je m'en porte assez bien présentement; mais je me porterois encore bien mieux, si la campagne de Flandres finissoit à l'avantage de Mgr le duc de Bourgogne : les inquiétudes donnent trop de bile, et la mienne a souvent occasion d'être échauffée. Si nous pouvions espérer une paix telle que vous et moi la desirons, nous serions trop heureux; mais, pour rendre mon bonheur parfait et pouvoir me dédommager de mes chagrins passés, il faudroit une conversation aussi gaie et aussi aimable que la vôtre. Faites-moi donc l'honneur de me promettre qu'en ce cas vous viendrez un jour nous revoir. Nous ne songerons plus alors qu'à vous bien recevoir et à

1. Voyez ci-dessus, p. 162.

vous procurer des amusements. En attendant, mon cher neveu, honorez de la continuation de votre amitié la personne du monde qui vous est le plus véritablement attachée.

« La princesse des Ursins. »

II

« Au Buen-Retiro, le 9 septembre 1708[1].

« Je reçus avant-hier, Monsieur, les deux lettres que vous m'avez fait l'honneur de m'écrire. Je voudrois bien que votre cœur ne vous trompât point quand il vous dit que, si l'on donne une bataille en Flandres, et que nous commencions à attaquer les ennemis, nous remporterons la victoire. On assure que toutes nos troupes montrent une grande envie de réparer le passé, et que Mgr le duc de Bourgogne et M. le duc de Vendôme sont d'accord sur la manière dont ils agiront. Je ne doute pas qu'on ne vous ait mandé aussi la même chose du même endroit. Quoique cela puisse beaucoup contribuer au bien, je ne laisse pas d'être dans une furieuse inquiétude; mais comment peut-on n'en pas avoir pour un événement dont les suites peuvent devenir si bonnes ou si terribles? C'est dans cette occasion, Monsieur, que je pardonne à Mme de Maintenon d'être agitée. Aussi fait-elle son devoir à merveille; car il n'y a point de malheurs qui ne se présentent à son imagination, quoiqu'incertains, et elle croiroit en être quitte à bon marché, s'il n'en arrivoit que la moitié. Ce qui est de certain, c'est que nous jouons un très gros jeu, et que nous avons grand besoin que Dieu nous protège. Il vient de nous donner une marque de sa bonté qui étoit bien nécessaire, en faisant arriver la flotte des Indes, que M. Ducasse a conduite au port du Passage. On en a été ravi, comme vous pouvez croire, à notre cour. Je ne suis pas surprise que le maréchal de Villars soit furieux contre le gouverneur d'Exilles, l'action qu'il a faite étant infâme et très préjudiciable aux desseins qu'il avoit. Je crois que vous n'êtes pas moins honteux que moi, mon cher neveu, quand un François s'attire le mépris des honnêtes gens, et que les ennemis en profitent. Si M. le duc de Savoie ne fait rien de plus que ce que vous me faites l'honneur de me marquer qu'il pourra faire cette campagne, nous en serons quittes à bon marché, car il me semble qu'on appréhendoit que S. A. n'en fît davantage. Mgr le duc d'Orléans vous fait part, je crois, de ses projets : c'est ce qui m'empêchera d'avoir l'honneur de vous parler de ce qui en peut venir à ma connoissance. Je voudrois fort que, lorsqu'il n'y aura plus rien à faire en Dauphiné, l'on détachât des troupes pour grossir celles que vous commandez. J'ai toujours dans la tête que vous en feriez un usage merveilleux et qu'il faudroit presser si fort l'Archiduc qu'il fût réduit, dans Barcelone, à n'avoir plus d'autre consolation

1. Une lettre du même jour, à la maréchale, est comprise dans le recueil Geffroy.

que celle de voir téter l'Archiduchesse, qu'on prétend qui a quatorze nourrices. Nous nous étions flattés d'en avoir besoin dans huit mois pour un infant, parce que l'on croyoit la reine grosse; mais il est survenu certaines marques qui, présentement, nous laissent dans l'incertitude. A tout hasard, S. M. a gardé le lit neuf jours. Je n'ai garde de manquer, Monsieur, de lui témoigner, aussi bien qu'au roi, le sensible plaisir que vous aurez si Mgr le duc de Bourgogne gagne une bataille, et je n'aurai certainement pas de peine à leur faire comprendre à quel point vous desirez leur bonheur, puisque LL. MM. vous rendent justice et vous aiment effectivement. Vous m'en pouvez croire sur ma parole : je ne vous tromperai jamais, et je serai toujours la plus sincère de vos amis et de vos très obéissantes servantes.

« LA PRINCESSE DES URSINS. »

III

« Au Buen-Retiro, le 22e septembre 1708[1].

« Il étoit très nécessaire, Monsieur, que vous informassiez M. Amelot des avis que vous avez reçus contre un sujet de S. M. C., puisqu'il est d'une grande conséquence d'y mettre ordre, et, si j'en suis crue, on n'y perdra pas un moment. Nous ne voyons que trop d'exemples de trahisons, et que l'extrême clémence du roi d'Espagne n'a servi qu'à donner de la témérité et à faire révolter les pays qu'il a perdus. Nous en avons une preuve évidente par la révolte entière de la Sardaigne. Jamais gens n'ont été plus infâmes que ceux de cette île, n'ayant pas fait la moindre résistance à une petite troupe de miquelets et troupes réglées qui sont venus pour leur donner la loi. Nous en apprîmes hier la triste nouvelle, et que le marquis de la Jamaïque avoit été conduit à Valence. Quoique la liberté soit chère, je ne sais, Monsieur, s'il n'eût point été plus avantageux pour lui d'être traité avec plus de rigueur de l'amiral Leake et du comte de Cifuentès[2]. Ce marquis prétend que c'est la division qui s'est trouvée entre ce général de mer et l'autre qui est cause qu'on ne l'a pas conduit à Barcelone. Il mande au roi que le nouveau grand d'Espagne que S. M. avoit fait dans ce royaume, frère de Cifuentès, a été un des premiers à l'abandonner et à aller à Barcelone reconnoître l'Archiduc pour son maître. Peut-on rien ajouter à cette ingratitude et cette lâcheté! Tout ceci est venu dans un temps où nous n'avions pas besoin de nouvelles peines; nous en avons assez par la crainte où nous sommes de ce qui se doit passer en Flandres, et ce qui augmente encore ma juste inquiétude, Monsieur, c'est de savoir la mésintelligence des généraux, qui a donné le moyen à Mylord Marlborough de se retrancher fortement et de rendre les attaques de Mgr le duc de Bourgogne bien plus périlleuses que s'il eût commencé une action d'abord qu'il a été devant Lille[3]. On m'écrit

1. Voyez ci-dessus, p. 170, note 4, et ci-après, p. 653.
2. Nommé vice-roi par les alliés. — 3. Ci-dessus, p. 366, fin de note.

là-dessus des détails qui me mettent au désespoir, car il paroît que l'on s'attire exprès les malheurs qui nous arrivent, par des haines, de l'envie et toute sorte de mauvais procédés qui déshonorent notre nation autant qu'elles sont contre la gloire du Roi. Je veux pourtant espérer que, le jour que cette grande action se sera passée, l'ancienne vertu se sera réveillée, et que chacun agira comme il devra.

« A tout moment, nous pouvons attendre le courrier de Versailles qui nous en éclaircira.

« J'ai déjà eu l'honneur de vous écrire qu'il y avoit apparence que la reine étoit grosse; nos soupçons augmentent fort. S. M. auroit besoin de joie dans un tel état. Rien ne seroit plus propre à lui en causer qu'une bataille gagnée; mais, Monsieur, tout est dans la main de Dieu.

« Je voudrois fort que la campagne fût bientôt finie du côté de M. le duc de Savoie et qu'on pût vous renvoyer ces troupes; car j'ai une grande confiance en votre savoir-faire et en votre zèle. M. le maréchal de Boufflers fait la plus belle défense du monde, et fait tout ce qu'il faut pour donner le temps qu'on secoure cette place. Mme de Maintenon lui donne toutes les louanges qu'il mérite.

« La reine m'ordonne de vous dire qu'elle voudroit que vous eussiez un aussi joli enfant qu'est Mgr le prince des Asturies, dont elle est charmée, et avec beaucoup de raison. Vous pouvez juger par ce souhait que vous n'êtes pas mal dans l'esprit de S. M. Faites-moi l'honneur, je vous supplie, de me croire absolument à vous.

« La princesse des Ursins. »

IV

« Au Buen-Retiro, le 22e octobre 1708[1].

« Quelle cruelle chose, Monsieur, pour une amie comme moi, d'avoir à vous faire un aussi triste compliment que celui que j'ai l'honneur de vous faire sur la perte que vous avez faite[2]! Je la ressens, je vous assure, par tous les endroits qui doivent me la rendre infiniment sensible. M. le maréchal de Noailles m'avoit toujours honorée d'une bonté particulière, dont j'avois reçu des preuves essentielles; Madame votre mère n'a pas été moins vive sur tout ce qui m'a regardée. Mme de Maintenon est touchée fortement de la mort de son meilleur ami, et je ne puis douter que votre cœur ne soit pénétré d'une douleur extrême. Je vous assure, Monsieur, que je ne puis y faire réflexion sans souffrir dans le mien tout ce que la reconnoissance et l'amitié la plus sincère et la plus forte peut produire. Faites-moi donc, Monsieur, l'honneur de croire que mes sentiments pour vous et pour tout ce qui vous appartient sont parfaits, et que vous n'aurez jamais personne qui

1. Une lettre du même jour, à la maréchale, est comprise dans le recuei Geffroy.
2. Ci-dessus, p. 385, fin de note.

vous honore davantage, ni qui vous soit plus attachée que votre très humble et très obéissante servante

« La princesse des Ursins.

« J'ai l'honneur de joindre à cette lettre celle que le roi vous écrit. »

V

« Au Buen-Retiro, le 29e octobre 1708.

« Rien n'est plus cruel, Monsieur, que d'apprendre la mort d'un père qu'on aime chèrement, quand on ne s'attend point à sa perte[1]. J'ai éprouvé par moi-même quelle a dû être votre surprise et votre douleur, ayant su celle du mien par une lettre qu'on m'écrivoit pour m'en faire compliment : j'en fus si saisie, que j'en fus prête à en mourir. Ainsi, Monsieur, je vous plains par toute sorte d'endroits, et je me plains aussi infiniment de me voir privée d'un ami généreux, aussi bon qu'il avoit de vertu, et qui m'avoit toujours honorée de mille marques de son amitié. Le roi et la reine le regrettent très fort; ils le croyoient attaché à leurs personnes comme toute votre maison, et vous en particulier, et LL. MM. entrent très véritablement dans votre peine.

« J'ai eu l'honneur, Monsieur, de vous envoyer une lettre du roi, le dernier ordinaire, qu'il vous écrit sur ce triste sujet. Je vous en renvoie une aujourd'hui de la reine, qu'elle a voulu faire de sa main, et, comme il lui est venu une fluxion aux yeux depuis sa grossesse, elle a retardé jusqu'à cette heure pour chercher quelque moment où elle s'en trouvât un peu mieux. Vous voyez, Monsieur, par ce que j'ai l'honneur de vous dire, les sentiments d'estime que LL. MM. ont pour vous. Pour moi, je me flatte que vous connoissez les miens, et que vous me regardez, mon cher neveu, comme une personne qui vous est entièrement dévouée, et qui ne cessera jamais de vous honorer plus qu'aucune de celles que vous croyez le plus à vous.

« La princesse des Ursins.

« .... Madame votre tante.... m'a fait une relation de l'affliction où est Mme la maréchale de Noailles, et toutes Mesdames vos sœurs, si terrible que j'en suis pénétrée, et je regrette infiniment de ne pouvoir être auprès de Madame votre mère.... Nous attendons les nouvelles du siège de Lille avec autant de crainte que d'impatience, car l'on nous insinue adroitement que le sort de LL. MM. Cath. dépend du succès qu'il aura. Qui pourroit jamais se figurer, Monsieur, qu'une armée de cent mille hommes eût laissé celle des ennemis, quoiqu'inférieure, maîtresse de nous donner la loi? Il faut tâcher de chasser ce souvenir comme une mauvaise pensée, puisqu'il n'est pas permis de s'y arrêter sans craindre de faire de mauvais jugements, et il vaut mieux se soumettre à tout.... »

1. Ci-dessus, p. 385.

XI

LETTRES ET MÉMOIRES DU DUC DU MAINE[1].

I

Au duc de Bourgogne[2].

« 9 juillet 1708.

« Quel commencement de campagne, Monseigneur! J'en suis dans une exultation dont l'honneur que j'ai d'être bien connu de vous vous assurera de reste, car tout se rencontre ici pour les bons François, et pour ceux qui vous sont attachés par autant d'endroits que je le suis. Vous connoissez ma sensibilité et ma vivacité; jugez donc de ma joie, je vous en supplie, et ne me demandez pas de l'exprimer : j'y échouerois. Il n'y manqueroit rien, si je pouvois de plus près être témoin de votre gloire, et si je pouvois y avoir quelque part. Je me dis, dans ces moments qui enivrent et qui portent à la tête, que je pourrois peut-être vous être bon à quelque chose, et, quand je soutiens assez bien les fatigues de nos chasses pour n'être point las quand j'en reviens, je me dis encore que je suis bien sain pour être aux invalides; mais il faut chasser tout cela comme mauvaises pensées, je le sais, Monseigneur. Mais, comme le signe de la croix ne fait point cet office, je suis en doute si ces suggestions me viennent du démon; c'est ce qui m'encourage à vous en faire l'aveu. Accoutumé à vos bontés comme je le suis, je m'émancipe hardiment; les jours de triomphe, il est permis de tout dire : le propre de la vertu est d'épanouir les cœurs et de les attirer. Pardonnez-moi donc l'ardeur avec laquelle le mien suit le vôtre, et la naïve insolence avec laquelle j'ose vous en faire l'aveu. Je trouve cependant, Monseigneur, que vous péchez contre les règles, et que vous commencez votre roman par où il devroit finir, en le commençant par les conquêtes qui ne sont d'ordinaire que les fruits qu'on recueille des batailles; mais, patience! la bataille viendra, chose certaine, et couronnera les conquêtes. Qu'importe que Pascal soit devant ou Pascal soit derrière; nous vous trouverons toujours le même, et Dieu avec vous. »

1. Extraits du second des registres communiqués par Monsieur le Comte de Paris.

2. Ci-dessus, p. 174, note 7. Comparez la lettre de félicitation du roi d'Espagne, ci-dessus, p. 569.

II

Au duc de Bourgogne[1].

« A Fontainebleau, ce 16 juillet 1708.

« Je voudrois bien, Monseigneur, pouvoir me dispenser de vous marquer combien je suis pénétré de ce qui vient de se passer, quoiqu'il s'en faille de beaucoup que je raisonne à la françoise et que je croie tout perdu; car, permettez-moi d'avoir l'honneur de vous le dire, je pense absolument comme vous sur la conjoncture présente, et j'espère encore que tout ira bien pourvu qu'on ne joue point piqué. Mon respect, mon attachement pour votre personne, et ma reconnoissance des bontés dont vous m'honorez, Monseigneur, me serviront de garants auprès de vous du serrement de cœur que tout ceci me donne, tant par rapport à la cause commune que par rapport à vous[2]. »

III

Au duc de Bourgogne[3].

« A Fontainebleau, le 16 août 1708.

« Permettez-moi, Monseigneur, de ne pas retenir enfermés en moi-même les ardents souhaits que je fais pour la prospérité de vos armes à la veille de la plus violente crise où l'État se soit jamais trouvé; vous en sentez mieux qu'un autre toutes les conséquences, et je ne doute pas que vous ne recherchiez sans cesse dans votre cœur et dans votre esprit tout ce qui peut faire triompher notre nation et vous couvrir en même temps de gloire. Vous n'avez que faire d'être animé; mais, au nom de Dieu! songez que le propre des vertus est d'éviter les extrémités, et que, dans de certains moments, le trop de précipitation est aussi dangereux que le trop de lenteur le peut être en d'autres. Vous me croiriez absolument insensé, Monseigneur, d'avoir l'honneur de vous écrire comme je fais, si je ne vous disois que c'est quasi par un ordre de Mme de Maintenon que je prends la liberté de vous mander ce que je pense. Tolérez donc, je vous supplie, avec votre bonté ordinaire, encore un mot de raisonnement, ou, pour mieux dire, une explication un peu plus étendue des deux mots que j'ai dits ci-dessus. Il me semble que, dans la résolution où est le Roi de vous faire secourir Lille, vous ne sauriez marcher trop diligemment, laissant l'Escaut sur votre droite pour vous mettre en état, après votre jonction avec le duc de Barwic, de repasser cette rivière à Tournay; car, outre que c'est par le côté de notre pays qu'il faut secourir Lille, ne vous y trompez pas, en laissant du temps aux ennemis ils pourroient être accommodés de façon à ne pas appréhender votre arrivée; mais il me

1. Ci-dessus, p. 198.
2. Le 19, il adresse très brièvement ses condoléances à Vendôme.
3. Ci-dessus, p. 242, note 2.

paroît que c'est après le passage de la rivière que vous ne sauriez vous approcher de l'ennemi avec trop de précaution, afin que vos soldats soient toujours en force, et que, si les ennemis, importunés de votre voisinage, veulent vous attaquer, ils vous trouvent bien dur à écorcher et en état de les miner petit à petit. Je me démontre qu'avec une telle conduite, une armée comme la vôtre, animée de votre présence et de vos discours, ne fera que de bonne besogne. Je dis de vos discours, Monseigneur, car les hommes aiment qu'on leur parle, et les François en ont plus besoin que les autres nations ; ainsi il faut parler aux officiers et aux soldats pour les mettre au fait, et leur dire ce qu'on demande d'eux. A grands seigneurs peu de paroles, et gens comme vous n'ont que faire de grands discours ; pourvu que l'armée connoisse au vrai l'importance de la conjoncture et les suites terribles de l'action, cela suffit. Si elle est heureuse pour vous, comme je n'en veux point douter, poursuivez vivement la victoire ; sinon, Monseigneur, ayant le cul à votre pays et étant au milieu de vos places, les ennemis ne pourront aller loin, et Lille se soutiendra peut-être assez par ses propres forces pour rebuter l'ennemi. Enfin, Monseigneur, pour finir un assez mauvais raisonnement, et qui moralement ne sera bon qu'à vous ennuyer, il est certain ou que les ennemis, pour avoir toutes leurs forces réunies, vous attendront proche de Lille, auquel cas vous aurez l'avantage de les contraindre extrêmement, de les fatiguer, de relever le courage des assiégés et de harceler assez les ennemis pour parvenir à leur battre quelque quartier, ou que Marlborough, divisant ses forces, marchera au devant de vous, et c'est en cette occasion qu'il sera bon de réfléchir que, pendant une telle séparation, le siège ne peut aller vite, et qu'en amusant les ennemis, on les feroit périr peut-être avec plus de certitude qu'en s'exposant prématurément à une action dont ils marqueroient tant d'envie. *Dixi*. Pardonnez, Monseigneur, mon insolence et mes sottises ; je ne prétends pas avoir rien dit de bien raffiné, et je sais d'ailleurs que, communément parlant, il faut être sur les lieux pour donner de bons conseils. J'y volerois de tout mon cœur, si je croyois pouvoir vous y être utile, et je justifierois au moins par mon sang, s'il en étoit besoin, la liberté avec laquelle j'ai osé, dans cette lettre, vous découvrir mes sentiments. »

IV

Au duc de Vendôme.

« Le 16 septembre 1708.

« Quoique je pusse croire, Monsieur, n'ayant eu aucun signe de vie de vous dans toutes ces violentes conjonctures, que vous avez oublié et notre amitié et combien de liens la resserrent, vous ne sauriez trouver mauvais que je vous témoigne à présent la part sincère que j'ai prise à vos peines. Je vous connois trop pour ne les avoir pas vues de plus près que vous ne pensez, et, par conséquent, pour ne vous avoir pas plaint. Le public, qui est en France impitoyable et inconsidéré, a paru ne se point démentir sur votre sujet. Bon François comme vous êtes, ce ne sera point une consolation pour vous; mais c'en est au moins une espèce pour vos amis. Mme la duchesse du Maine est aussi, je vous assure, bien vive sur votre chapitre. »

V

Au duc de Bourgogne[1].

« A Versailles, ce 28 septembre 1708.

« Je ne puis, Monseigneur, vous rendre trop de très humbles actions de grâces de la bonté avec laquelle vous daignez recevoir les lettres que je prends la liberté de vous écrire; je suis honteux souvent de la régularité avec laquelle vous voulez bien y répondre, et, quelque honneur et quelque joie que me donnent les marques de votre souvenir, il me vient quelquefois dans la tête que c'est une manière honnête dont vous vous servez pour me montrer que j'abuse de la permission que vous m'avez laissée de vous renouveler de temps en temps les assurances de mon profond respect et dévouement. Ne songez donc point, s'il vous plaît, Monseigneur, à m'honorer par des réponses, à moins que vous n'ayez bien du loisir de reste : ce qui, moralement parlant, ne doit pas être présentement que vos troupes et vos attentions sont si divisées, et que les succès de vos dispositions doivent être d'une nature si grave et si intéressante, qu'il me paroît difficile de les attendre sans émotion. Nous avons appris avec un extrême plaisir que les eaux de Nieuport avoient fait leur devoir; je ne doute pas que le comte de la Motte n'ait aussi rempli le sien : ainsi, l'on peut se laisser aller à la douce espérance que les ennemis n'auront plus aucune sorte de commerce avec leur pays et, par conséquent, ne prendront point Lille, s'il n'y manque de rien. Et tout cela mène insensiblement à trouver que leur armée, étant enfermée comme elle l'est, et manquant de tout, doit périr infailliblement, ou petit à petit, ou en tentant un coup de désespoir, car elle est vraisemblablement perdue, si elle passe l'Escaut devant vous; d'un autre côté, elle ne trouvera pas mieux son compte, si elle veut se retirer par Damme, parce que vous pourrez y être aussitôt qu'eux, et vous opposer avec avantage au passage des canaux; et enfin, si elle hasardoit de prendre sa route par le Cambrésis, il faudroit toujours, de nécessité, qu'après une marche où elle auroit beaucoup souffert, elle vînt défiler devant vous, qui, ayant coupé droit à Condé, seriez posté à merveille, l'Honneau devant vous, et votre gauche à portée des bois de Mormal, si mieux n'aimiez, après avoir fait déborder les eaux de la Haine jusqu'à Saint-Ghislain pour empêcher qu'on ne vous en dérobe le passage au-dessous, revenir par Mons et vous placer sur la Trouille parallèlement

1. Ci-dessus, p. 355, note 3.

à nos vieilles lignes. En vérité, Monseigneur, quand je réfléchis sur la situation présente de l'armée des ennemis, je ne doute pas que Dieu ne l'ait conduit là, par sa providence, pour vous faciliter la gloire d'un dénouement magnifique et pour vous faire triompher en un jour du prince Eugène et de Marlborough. Oui, il semble en effet que Dieu les veut livrer entre vos mains avec toutes les troupes qui font l'unique soutien de tous les alliés. Des gens qui sont si fiers dans les prospérités inespérées et non méritées doivent certainement être confondus par un prince qui, rassemblant en lui toutes les vertus, est occupé sans cesse de la présence de son Créateur et de servir ce divin maître comme il veut être servi par ceux qu'il a fait naître pour commander aux autres. *Fiat, fiat,* Monseigneur, *et quam cito.* Au plus tôt une victoire complète, et le pardon de mes trop longues lettres. Où en serois-je, si je ne comptois que les bontés dont vous m'honorez sont infatigables? »

VI

Mémoire présenté au Roi, à Marly, le 8 novembre 1708[1].

« De même que, pour l'ordinaire, c'est un grand mérite de savoir se taire, il me semble qu'il y auroit presque du crime à garder le silence dans la conjoncture qui attire présentement l'attention de toute l'Europe, et que ceux dont on laisse engourdir les bras dans le repos doivent au moins faire agir leur esprit, pour n'être pas des membres dans l'État absolument inutiles. C'est donc cette considération qui m'ouvre aujourd'hui la bouche et qui m'encourage à rédiger mes pensées par écrit pour les offrir au Roi, dont la bonté m'est tellement connue, que je ne craindrai point de dire des vérités peut-être avec plus de franchise que S. M. n'a coutume de les entendre.

« Quoique la citadelle de Lille ne soit point encore au pouvoir des ennemis, et qu'on ne puisse pas dire par conséquent que Lille soit absolument pris, la perte totale en est au moins si vraisemblable, qu'il est, je crois, permis de la regarder comme faite, sans craindre de passer pour voir plus noir qu'un autre. Or, j'avoue que je ne puis m'accoutumer à voir Lille en des mains étrangères, et que j'en trouve les suites assommantes. Oui, tout ce que cela présente d'abord confusément à l'esprit m'assomme, et il m'a fallu du temps pour sortir de ma léthargie, et pour me retracer en détail les diverses forces du coup qui m'a frappé. La première circonstance, et celle qui perce le plus avant dans mon cœur, est de n'avoir point mis d'obstacle à la conquête d'une telle place; la seconde est que, les ennemis étant maîtres de Lille, ils sont en état d'avoir une grosse armée continuellement sur nous, et prête à tout moment de nous porter des coups mortels, qu'ils la feront subsister à nos dépens, et que, nous obligeant par sa position à placer toutes nos troupes dans notre pays (dont la frontière est déjà

1. Ci-dessus, p. 451, note 4.

ruinée), nous aurons encore le malheur de les voir en danger partout où elles seront, le nombre des places que le Roi a à garder le contraignant à diviser ses forces en beaucoup d'endroits, dont les communications se trouveront allongées. Je m'explique. Puisqu'on a Gand, il ne faut point l'abandonner : il faut donc des troupes assez considérablement pour soutenir par elles-mêmes un premier effort dans toute l'étendue de pays qui est depuis cette place jusqu'à Leffingue, et pour résister d'ailleurs aux jalousies qu'on peut leur donner par leurs derrières. De plus, il est nécessaire d'avoir dans Nieuport et dans Furnes (qui sont des lieux très malsains) des garnisons assez fortes pour garder de leur côté la communication de Leffingue. De plus, il est indispensable d'avoir un gros corps dans Dunkerque et dans Ypres, qui sont les places d'armes de leurs cantons, et dont la force dépend uniquement du nombre de troupes qu'on y mettra. De plus, il faut que les places maritimes derrière Dunkerque soient garnies aussi bien que celles qui se rencontrent dans le plat pays. De plus, Arras demande une grande attention. De plus, Douay ne sauroit être trop farci, aussi bien que Tournay, ces deux places ayant à faire la guerre sans relâche. Et enfin, pour ne pas négliger le corps en prenant seulement des précautions pour la tête, il n'est pas possible de se dispenser de garder soigneusement la Somme. Toutes ces considérations ne me permettent pas d'aller, pour guérir le mal, ailleurs qu'à la source du mal, qui est trop évidente pour s'y pouvoir tromper. Il en faut couper la racine, et, dans les grands maux, employer les grands remèdes. C'est Lille qui nous tuera ; eh bien ! il faut le reprendre. Cela est difficile, j'en conviens ; mais certainement c'est tout ce qu'il y a de meilleur et de plus aisé à faire, et voici comme je voudrois y parvenir.

« Nous avons appris des ennemis qu'il ne faut point une supériorité considérable de forces pour entreprendre le siège de Lille, et ils nous ont montré les postes qu'il sera nécessaire d'occuper ; ils ont fait davantage, car nous en trouverons par eux les retranchements tracés, et ne pourrons nous empêcher de les admirer sans faire un aveu public de notre ignominie, puisqu'ils ont été assez bons pour nous effrayer et pour nous arrêter tout court. Cependant je voudrois que le Roi, pour rendre l'événement moins douteux, ajoutât la force à tous les avantages que le terrain lui pourroit fournir, et il me semble que les troupes de la frontière d'Italie et celles de l'armée d'Alsace pourroient augmenter celles de Flandres de cinquante bataillons et de quelques régiments de dragons.

« Ceci va, je crois, paroître bizarre ; mais c'est tout à l'heure que je pense qu'il faudroit se disposer pour faire au plus tôt l'entreprise, et j'espère que, par la suite, je sauverai le ridicule apparent de cette proposition.

« Premièrement, si la saison est rude pour un siège, le voisinage de nos places et de notre pays fournit une infinité de commodités et sauve tout d'un coup les difficultés et les embarras des convois, qui, outre qu'ils n'auront pas loin à venir, pourront être aisément voiturés par bateaux.

« Secondement, ce n'est que dans le temps que les neiges ferment les Alpes, et que les entreprises lointaines sont impraticables, qu'on peut sans risque dégarnir les frontières d'où je propose de tirer du secours; et je dirai en cet endroit qu'en se servant des rivières pour le transport des troupes venant de Dauphiné et des autres provinces contiguës, le trajet n'aura rien de si effrayant, une telle marche n'étant point sujette aux inconvénients ordinaires, c'est-à-dire à la fatigue, à la perte des équipages et à la diminution des bataillons.

« En troisième lieu, les magasins de vivres, de fourrages et de munitions de guerre se feront pendant que les troupes marcheront.

« En quatrième lieu, les ennemis (qui, quoiqu'il semble qu'on les croie présentement d'une espèce particulière, ne sont pourtant que des hommes, et même des hommes que nous avons méprisés et battus quarante ans durant) n'auront point eu le loisir de se reposer, ni de s'enfler le cœur en réfléchissant sur leur victoire, et ils prendront bientôt leur première crainte, quand ils nous verront reprendre notre première audace.

« En cinquième lieu, quelles réparations auront-ils pu faire aux attaques? Quelle artillerie auront-ils pour se défendre? Et quelles subsistances auront-ils pour les troupes, si l'on prend de justes mesures pour que notre pays ne leur fournisse rien? Je dirai plus : quand même ils auroient ce qu'il leur faut présentement, il seroit consommé dans six semaines.

« En sixième lieu, les troupes, encore animées et piquées, voleroient à cette entreprise, qui flatteroit le génie de la nation, et qui leur conviendroit bien davantage que d'envisager de loin un gros siège à la suite d'un quartier d'hiver aussi triste et aussi hasardeux que doit être celui des bords de l'Escaut.

« En un mot, je vois tout lieu de croire que, si le Roi sépare à présent son armée, il y retrouveroit au mois de mars une diminution infinie. Je le démontrerois facilement; mais S. M. sait mieux que moi ce qui s'en va de sergents et de soldats avec les officiers de semestre, combien il en déserte dans un hiver, et combien les longues et continuelles gardes et fatigues en cette saison en font tomber de malades. De plus, nos Suisses, dont la foiblesse est extrême, ne pourroient pas encore être rétablis. Les ennemis, au contraire, seront considérablement fortifiés, les Allemands courant toujours avec empressement aux lieux où ils envisagent un butin considérable à faire.

« Voilà toutes les raisons qui me font proposer de ne point attendre au printemps à reprendre Lille, et j'en ai déduit tous les moyens qui se sont présentés à mon imagination. Sortons au plus tôt de notre violente situation, et, si j'ose le dire, de l'opprobre de nos voisins. Le Roi doit à l'Europe, à son peuple, à lui-même, une chose d'éclat, dont je ne doute pas que la paix ne suivît l'heureux événement, et qui du moins, après avoir coûté quelque peine jusqu'à la fin de janvier, laisseroit jouir les troupes d'une parfaite tranquillité jusqu'à la fin de juin.

« On pourra m'objecter que les secours que je fais venir d'Alsace et de Dauphiné seront bien affoiblis. Je m'y attends; mais il n'est pas impossible de leur faire trouver des recrues en Flandres. Quant à la fatigue, outre que, se servant des rivières, elle ne sera pas trop outrée, les troupes ne sont faites que pour servir, et ne pourront jamais servir plus utilement. J'ai oublié de marquer qu'il faudroit armer toute la Picardie et l'Artois pour garder la Somme et les lieux et passages fort reculés, afin que les troupes n'eussent point de petits soins qui partageassent leur attention, et que leur unique objet fût la prise de Lille. En effet, il y va du tout, et je demande, avant d'être traité de fol ou de téméraire, qu'on examine si les autres partis auxquels on pourroit se déterminer sont plus sûrs et de plus facile exécution que celui-ci.

« Il me reste encore une chose à dire, qui est essentielle à mon projet : c'est qu'il me paroît indispensable d'animer les troupes d'un nouvel esprit (autrement, on pourroit craindre que, n'ayant pu secourir Lille, elles ne pussent le reprendre), et de tâcher de remettre dans l'armée la discipline, l'émulation, l'activité et la vigilance; car c'est avec ces qualités que les Grecs et les Romains ont été tour à tour les maîtres du monde, et c'est en les perdant qu'ils ont été anéantis. La seule présence du Roi sembleroit pouvoir opérer un tel changement; elle entraîneroit tous les grands de l'État, et S. M., loin d'être embarrassée de leur nombre, en feroit des aides de camp qui essayeroient, pour ainsi dire, à multiplier ses regards par leur affection et leur vivacité. Mais à Dieu ne plaise que des jours si précieux et si nécessaires soient exposés par mes conseils ! Nos inquiétudes nous transporteroient hors de nous-mêmes, et nous perdrions quasi la vie toutes les fois que la sienne seroit en danger. Ce n'est donc point à l'armée où je proposerois que le Roi se transportât : il suffiroit, pour embraser ses sujets d'un nouveau zèle, qu'il s'avançât jusqu'à Compiègne, ou, au plus, jusqu'à Péronne. Il auroit les nouvelles avec plus de diligence et de précision, et ses ordres seroient plus absolus; la vérité seroit plus connue, et la proximité du premier mobile redoubleroit sans aucun doute l'activité de toutes les parties.

« C'est ici la fin de mon mémoire, que j'ai abrégé tout autant qu'il m'a été possible, et qui auroit été mieux construit, si j'avois pu y mettre plus de temps. J'ose le présenter au Roi, qui ne le trouvera pas peut-être absolument insensé; l'unique grâce que je prends la liberté de demander est que S. M. veuille bien commencer par le lire bas : après quoi, elle en fera tel usage qu'il lui plaira. Je le lui sacrifie du meilleur de mon cœur, m'estimant trop heureux, si, m'acquittant à son égard de tous les engagements que me dictent le sang, la vénération et la reconnoissance, je pouvois ne lui être pas toujours entièrement inutile. »

VII

Addition au mémoire.

« L'honneur que le Roi m'a fait de lire le mémoire que j'ai pris la liberté de lui présenter, et la bonté avec laquelle il a bien voulu m'en parler en m'ordonnant d'écrire encore quelque chose pour remédier aux difficultés que je pourrois me faire sur l'exécution de mon premier projet, me font reprendre la plume, plus par une aveugle obéissance que par une trop bonne opinion de mes lumières.

« Je commencerai toujours par avancer qu'on ne sauroit procéder avec trop de diligence à tout ce qui est nécessaire pour refaire le siège de Lille, qu'il faut travailler sans perdre de temps aux amas de munitions de guerre et de bouche dont nous aurons besoin pour cette entreprise, et que les ordres pour faire marcher des troupes en Flandres doivent être envoyés aujourd'hui plutôt que demain.

« Entrons à présent dans une plus grande discussion. L'entreprise de garder en même temps le canal de Bruges et l'Escaut, et de soutenir tout l'hiver les postes que l'on occupe à présent, me paroît hasardeuse et sujette à de grands inconvénients; cependant, comme elle peut nous mener à de grandes choses, examinons s'il n'y auroit point de moyen d'en tirer le bon sans s'exposer au mauvais.

« Remarquons premièrement qu'il est impossible de raisonner utilement lorsque ce ne sont que de faux principes qui font la base de notre raisonnement, et convenons ensuite que, pour ne pas perdre des paroles, on doit rechercher la vérité plutôt que l'agréable.

« Il est très bon, à mon avis, de garder le canal et l'Escaut pour empêcher que les ennemis ne tirent commodément, journellement et en détail, toutes sortes de secours de chez eux, et principalement des munitions de guerre; mais il est certain, d'un autre côté, que, si les ennemis se trouvent pressés de subsistances, il faudra de nécessité qu'ils fassent un effort pour en chercher, ou pour soulager d'une partie de leurs troupes les lieux qu'ils occupent, et que, par conséquent, le parti qu'il semble que l'on a pris les obligera, s'ils n'osent songer à nous forcer du côté de leur pays, d'essayer de faire une irruption en France, sur la frontière de laquelle il n'y a rien qui puisse s'opposer aux efforts brusques d'une médiocre armée. A la vérité, ils ne pénétreroient pas sans risque, et la retraite seroit délicate; mais on ne peut trop éloigner de chez soi son ennemi. L'objet principal ne doit donc pas être de prendre trop l'affirmative pour empêcher les ennemis de repasser chez eux, s'ils s'y présentoient, non seulement parce que, suivant les apparences, on n'en sortiroit pas à son honneur, mais encore parce que ce seroit hasarder de déranger ce projet du siège de Lille, sur lequel rien ne doit faire prendre le change. Ainsi je voudrois que ce ne fût que contre les convois et les petits partis qu'on gardât l'Escaut, et que, si une armée vouloit passer, on ne s'obstinât pas à l'arrêter; qu'on se contentât d'avoir attention à ne point recevoir d'échec, qu'on vînt masquer l'Escaut vis-à-vis des postes que nous occupons à présent, et qu'on formât aussitôt le siège de Lille, en diminuant le nombre des bataillons qui sont derrière le canal, et qui n'auroient plus guère à craindre.

« Mon sentiment est donc, pour le réduire en peu de mots, que, ne pouvant compter les ennemis enfermés tant qu'ils ne le sont pas par le côté de notre pays, il ne faut entreprendre de garder l'Escaut que conditionnellement, puisque le mieux qui nous puisse arriver est que l'armée des ennemis s'affoiblisse, pourvu que nous soyons en état d'en profiter assez brusquement pour ne leur pas donner le loisir de nous revenir tomber sur le corps avec des forces plus fraîches et plus considérables. Enfin c'est dans cette conjoncture, ou jamais, qu'il faut, comme on dit, tirer sur le temps et être prêt à exécuter d'un moment à l'autre ce qui se présentera de bon à faire, ce qu'on ne peut absolument prévoir. Ainsi, je conclurois qu'il faut hâter tous les préparatifs, et surtout la marche des troupes qu'on tirera des provinces éloignées.

« J'ose dire encore qu'il ne convient nullement que les princes restent présentement à l'armée, leur présence, pour ce qu'il peut y avoir à faire jusqu'au siège de Lille, n'y étant point utile pour les affaires générales, ni agréable ni honorable pour eux, et leur absence, au contraire, pouvant donner à penser que les projets (supposé qu'on en ait) ne seront point prématurés.

« On dira que mon insolence augmente tous les jours; mais mon cœur est trop pur sur les matières que je traite pour en retenir les mouvements. Je ne saurois taire que je crois de toute nécessité de ne laisser qu'un chef en Flandres, la diversité de sentiments entre deux généraux admirables produisant plus de mal que n'en pourroit faire un médiocre capitaine qui seroit seul. Les deux qui y servent sont trop honnêtes gens foncièrement pour songer à triompher de leurs querelles particulières aux dépens de l'État, et je m'assure que celui qui sera rappelé ou envoyé ailleurs n'en aura point de peine, et saura bien dans son cœur que la scène ne pouvoit rester comme elle étoit.

« Avant que de finir ce mémoire, je dois encore faire une supposition, et la voici. Que feroit-on, si l'armée des ennemis demeuroit où elle est? Oh! pour cela, je n'emploierai pas beaucoup de discours : il faudra rassembler toutes nos forces, qui seront presque de moitié plus considérables que celles des ennemis; il faudra en faire deux armées qui agissent toujours de concert, et qui ne s'éloignent guère; il faudra avoir des outils pour se retrancher suivant les occasions, et du courage pour reprendre notre bien. Dans cette situation, il ne faudroit quasi rien laisser du côté de Gand, et les deux armées pourroient être de cent quatre-vingts bataillons. Quant à la cavalerie, je ne saurois en définir le nombre. Une puissance si formidable ne serviroit-elle qu'à nous consommer? Est-il raisonnable que les bouches ruinent le Roi, et que les bras ne s'emploient pas à le défendre? Non, non, loin de nous une telle idée: faisons retomber sur les ennemis les maux dont ils menacent nos têtes, étouffons leurs menaces, renversons leurs projets, écrasons leurs forces, et que le bruit de leur chute se fasse entendre à l'autre bout de la terre! »

VIII

A M. Chamillart.

« A Versailles, le 16 novembre 1708.

« Voici le mémoire, Monsieur, que, ces jours passés, je promis de vous envoyer[1]; ayez la bonté de ne le communiquer à personne, et de ne faire même aucun semblant d'en avoir de connoissance, si le Roi vous en parloit, me croyant obligé à cette précaution parce que, S. M. m'ayant fort demandé si je ne m'en étois ouvert à qui que ce fût, je l'ai assurée que non. Soyez persuadé aussi, je vous supplie, que, quoique je n'aie pas trop bonne opinion de ma production, je ne vous regarde point comme le ministre de la guerre lorsque je vous la confie, mais comme mon ancien ami, sur lequel je compte avec beaucoup de solidité. Je me flatte, Monsieur, que cette idée que j'ai de vous ne vous offensera pas.

« Vous trouverez, à la fin de mon addition au premier mémoire, que je parle de ce qu'on pourroit faire à mon avis, si l'armée des ennemis s'obstinoit à demeurer où elle est : j'en ai marqué mon sentiment, non pas pour montrer qu'il seroit facile de surmonter cet obstacle, mais pour faire voir qu'il ne le faut pas regarder comme insurmontable; et, en effet, si vous voulez réfléchir sur ce que les ennemis exécutent, vous le trouverez bien plus probablement impossible que tout ce que je propose. D'ailleurs, un mémoire qui ne prévoit qu'un cas n'est pas d'une grande utilité, et, quand on voit qu'on fait tous ses efforts pour, avec de grands risques, enfermer une armée, il semble que la pensée la plus favorable qu'on en puisse concevoir est qu'on vienne à bout de son dessein, et que l'armée qu'on veut empêcher de sortir se trouve renfermée; car, à moins de cela, il faudroit conclure nécessairement qu'on a tablé sur de faux principes, et que l'apparence du desir d'enfermer les ennemis n'aura servi qu'à leur laisser la facilité de faire des amas de fourrage, parce que, loin de les inquiéter avec vos troupes, vous les avez employées à un usage où l'on ne voudroit pas qu'elles pussent réussir, et que, d'un autre côté, on a fait sonner si haut le dessein de les enfermer, qu'encore que nous fussions bien aises que les ennemis repassassent, ce nous sera pourtant, dans le public, un nouveau sujet de dérision, de la même parure que ce que nous voyons depuis trois mois. Enfin, Monsieur, la situation générale est bien triste, et celle des troupes qui enferment les ennemis bien périlleuse, car je crains fort qu'avec le temps il ne s'amasse assez d'ennemis dans nos

1. Le mémoire du 8, avec l'Addition.

derrières pour venir attaquer nos postes par le revers, en concertant leurs mouvements avec ceux du prince Eugène.

« Après tout cela, il me reste encore une inquiétude, et j'en frémis (bien que je sache que les ennemis ont plus de poudre qu'il ne leur en faut pour prendre la citadelle de Lille) : c'est qu'ils songent à faire passer un nouveau convoi entre Nieuport et Furnes, le faisant couler jusque-là par-dessus l'Estran ; et l'on dit même qu'on n'est pas en état de s'y opposer. Au nom de Dieu! soulagez-moi de cette peine. »

IX

A Mme de Maintenon.

« A Versailles, le 16 novembre 1708.

« J'ai reçu, Madame, le billet que vous m'avez fait l'honneur de m'écrire, et, après vous avoir remerciée de la bonté que vous y faites paroître pour moi dans le commencement, permettez-moi de passer à l'article de mes mémoires. Je suis ravi que vous les ayez trouvés nets, car, sur de telles matières (où ce sont les choses, et non les mots, qui doivent attirer l'attention), il me semble que la louange de l'éloquence est celle qu'on doit le moins rechercher. Il est pourtant vrai que, n'ayant point encore le cœur abattu par toutes nos disgrâces, j'ai été bien aise de le relever aussi aux autres par les dernières phrases de mon mémoire, qui ne font pourtant qu'exposer pathétiquement mes véritables sentiments[1].... »

On trouvera ci-après, p. 695-696, deux autres lettres importantes qui n'ont pu prendre place ici.

1. La suite est conforme à la lettre à Chamillart qui précède.

XII

LETTRES DE M. AMELOT A M. DESMARETZ[1]

I

« A Madrid, le 3 septembre 1708.

« Vous aurez déjà su, Monsieur, que la flotte de la Nouvelle-Espagne est arrivée heureusement au port du Passage sous l'escorte de M. Ducasse, commandant l'escadre du Roi qui sortit des ports de France pour la Havane au mois d'octobre de l'année dernière[2]. Vous jugerez aisément que cette nouvelle a causé ici beaucoup de joie. Le roi d'Espagne cependant ne sera pas aussi riche que nous l'avions espéré. Ce qui vient pour son compte, par les soins de M. le duc d'Alburquerque, ne passera pas huit cent mille écus; l'indult a été réglé à un million d'écus, y compris la dépense de l'escadre de S. M., qu'il faut rembourser, comme de raison : ainsi il n'en restera pas plus de cinq cent mille écus au profit de S. M. Cath. Les intéressés au chargement de la flotte doivent encore payer ce qui est dû aux officiers et matelots des vaisseaux de la flotte qui appartiennent à S. M. Cath. Ils prétendent que ce chargement ne passe pas la valeur de huit millions d'écus; mais l'on croit que cela va bien jusqu'à dix, d'autres disent jusqu'à douze. Tout le monde convient que, vu l'abattement et la langueur où le commerce d'Espagne est réduit depuis si longtemps, il n'étoit presque pas possible d'en tirer davantage. Si les galions arrivent bientôt, comme on s'en flatte, avec le même bonheur[3], le roi d'Espagne sera plus en état de soutenir la guerre la campagne prochaine, en cas que la paix ne se fasse pas cet hiver.

« Le roi d'Espagne a formé une junte pour travailler aux affaires de la marine, et chercher les moyens d'établir la navigation aux Indes suivant l'idée du nouveau règlement dont le projet a été dressé par M. Mesnager. M. le duc de Veraguas est nommé président de cette junte. Il étoit absolument nécessaire que le roi d'Espagne fît cette démarche, non seulement parce que c'est son véritable intérêt, mais encore afin de détruire l'impression, qui n'a été que trop répandue, que ce riche commerce ne se feroit dorénavant que par les vaisseaux françois.... »

1. Six lettres extraites de la correspondance de cet ambassadeur conservée dans les Papiers du Contrôle général, carton G^7 1093.

2. Ci-dessus, p. 340, note.

3. Feu M. Chéruel avait publié dans l'Appendice du tome VI de son édition de 1856, p. 462-464, quelques lettres d'Amelot et du roi Philippe au duc d'Orléans, relatives, non à l'arrivée de la flotte, mais à celle des galions dont il s'agit ici, et que l'on crut perdus au mois de septembre 1708. Les

II

« A Madrid, ce 24 septembre 1708.

« L'incertitude, Monsieur, où l'on étoit sur la Sardaigne[1] n'a été que trop éclaircie par l'arrivée du marquis de Jamaïque à Valence. La Sardaigne s'est perdue, comme plusieurs autres États de la monarchie d'Espagne, par la trahison et l'infidélité générale de la noblesse et du peuple, à la réserve de trois ou quatre personnes qui ont suiv' le vice-roi. Le comte de Monte-Santo et le marquis de Villasor, son beau-père, qui venoient d'être honorés de la grandesse, et le comte de San-Antonio ont été du nombre des traîtres, et ont passé à Barcelone, pour y rendre leurs hommages à l'Archiduc, aussitôt après la réduction de Caller[2]. L'amiral Leake parut le 11e d'août, après midi, devant cette ville. Il envoya aussitôt sommer le marquis de Jamaïque de se rendre, et de remettre le royaume à l'obéissance de l'Archiduc. Le marquis, pour se donner le temps, à ce qu'il écrit, de faire venir les milices, auxquelles il avoit ordonné de se rendre à Caller, dit qu'il ne pouvoit répondre que le lendemain. Les magistrats et la noblesse vinrent aussitôt au palais, pour presser le vice-roi de capituler : il refusa de le faire, et témoigna vouloir se défendre jusqu'à l'extrémité. La nuit, sur les onze heures, l'amiral Leake fit jeter quelques bombes, qui mirent le désordre et la confusion dans la ville. Le matin du jour suivant, les portes et les bastions se trouvèrent abandonnés de ceux qui devoient les défendre. Les ennemis firent un débarquement de quatre cents hommes du régiment de Clariana, catalan. Le peuple ouvrit les portes pour les recevoir, et le marquis de Jamaïque, qui, se voyant abandonné de tout le monde, s'étoit retiré dans le palais, se trouva prisonnier peu de temps après, et gardé à vue par un officier et quatre soldats. Il envoya alors son secrétaire à l'amiral Leake, pour lui faire des propositions, et, entr'autres, pour demander qu'il lui fût permis de se retirer à Alguer, qui est la place la plus forte de l'île, ce qui lui fut refusé. Il prit ensuite le parti de passer en personne à bord de l'Amiral ; il y demeura quatre jours, et obtint enfin la capitulation dont je joins ici copie. Le marquis de Jamaïque mande qu'elle n'a été signée que le 19 août, quoiqu'elle soit datée du 13, parce que le général anglois l'a voulu ainsi.

« Voilà, en substance, Monsieur, ce que contiennent les dépêches du marquis de Jamaïque, qui a été débarqué au port de Valence

originaux de ces lettres ont péri, avec le reste des papiers du duc de Noailles, dans l'incendie de la bibliothèque du Louvre en 1871.

1. Ci-dessus, p. 170, note 4. Comparez, outre la lettre de Mme des Ursins reproduite ci-dessus, p. 635, deux autres lettres au duc de Noailles conservées au Dépôt des affaires étrangères, vol. 125 d'*Espagne, mémoires et documents*, fol. 119-126, et une lettre du duc de Noailles, vol. *Espagne* 181, fol. 257.

2. Cagliari.

le 15 de ce mois, par un vaisseau de guerre anglois. Ce vaisseau, avec quelques autres, a escorté jusqu'à Barcelone un convoi de blés de Sardaigne que les ennemis ont fait charger aussitôt qu'ils ont été maîtres de cette île, et l'amiral Leake avoit mis en même temps à la voile avec le reste de sa flotte, pour aller, à ce qu'on croit, attaquer Port-Mahon. Le marquis de Jamaïque mande encore que la Sardaigne entière s'est soumise, et qu'on l'a appris avant son départ, par le retour des courriers qui avoient été dépêchés à toutes les villes et places du royaume. Quoiqu'on sût assez que la Sardaigne n'étoit pas en état de faire une grande défense, par l'impossibilité où le roi d'Espagne s'est trouvé de la pourvoir de toutes les choses nécessaires, on ne peut s'empêcher d'être surpris d'une infidélité et d'une défection aussi prompte et aussi générale[1].

« L'armée d'Estramadure, Monsieur, est assemblée du 15 de ce mois à Talavera. On ne sait point encore en quel endroit le marquis de Bay aura marché, ses dernières lettres étant du même jour 15; son dessein étoit d'entrer dans le pays ennemi. M. le chevalier d'Asfeld est toujours dans l'attente du renfort d'infanterie que Mgr le duc d'Orléans doit lui envoyer, ce qui suspend les opérations contre Denia. On continue au port du Passage à décharger les effets de la flotte, et à régler toutes les affaires qui en dépendent, par les soins et sous la direction de don Pedro Navarette. On a voulu dire que cette flotte étoit riche de dix-sept, de vingt, et jusqu'à trente millions d'écus; mais ce sont des exagérations qu'on fait toujours à l'arrivée des flottes et des galions, et les gens instruits de l'état du commerce de la Nouvelle-Espagne savent bien que cela n'est pas possible. Il est certain que cela ne passe pas dix à onze millions d'écus, y compris ce qui est venu pour le compte du roi d'Espagne, ou pour le conseil des Indes et les tribunaux qui en dépendent. La répartition de l'indult et des autres dépenses, que les intéressés doivent payer, a été réglée entre eux à quatorze pour cent.

« On m'a assuré, Monsieur, que les vaisseaux de l'escadre du Roi qui ont été renvoyés en France par M. Ducasse avant que la flotte de la Nouvelle-Espagne entrât dans le port du Passage, ont chargé en secret, aux Indes, l'argent et les autres effets appartenant aux François, qu'on prétend qui se montent à huit cent mille écus, et peut-être plus. Cela donneroit ici un juste sujet de plainte, si la chose y étoit sue, comme elle le sera sans doute dans peu de temps. Il me semble qu'il seroit de la justice du Roi d'obliger les propriétaires de cet argent et de ces effets à contribuer de même que les Espagnols pour les be-

1. Par une lettre précédente, du 10, on voit que le marquis de la Jamaïque avait demandé si instamment à revenir en Espagne, soit pour raison de santé, soit par peur de ne pouvoir défendre la Sardaigne, que le duc de Linarès avait été désigné pour le remplacer, et Amelot comptait beaucoup sur ce nouveau vice-roi, tandis que Mme des Ursins défendait ou excusait l'ancien.

soins pressants de S. M. Cath. Ce seroit un petit secours pour le roi d'Espagne ; mais, ce qui est plus important, cela serviroit à établir la bonne foi, qui ne se trouve nullement dans ces chargements en fraude. Je me donne l'honneur d'en écrire au Roi, et je suis persuadé que les motifs de la proposition que je fais seront de votre goût.

« Je suis avec respect, etc. »

III

« A Madrid, le 1er octobre 1708.

« J'ai reçu, Monsieur, la lettre que vous m'avez fait l'honneur de m'écrire le 15 du mois passé.

« On reçut hier des lettres de don Francisco Falco, qui commande à Minorque sous les ordres de don Leonardo d'Avila[1]. Ces lettres, qui sont du 14 et du 16 de septembre, portent que la flotte de l'amiral Leake avait paru le 5 à la vue de l'île, au nombre de trente-cinq voiles, qui avoient été jointes ensuite par quinze autres et par deux galères ; que la ville de Mahon s'étoit soulevée, et que les habitants en étoient sortis pour s'aller joindre aux ennemis qui avoient débarqué des troupes à une lieue du château de Saint-Philippe, et que toute l'île avoit suivi ce mauvais exemple à la réserve du château de Fornells et de Ciudadela, où don Francisco de Falco fait sa résidence, et où il promet de se défendre jusqu'à l'extrémité. On espère que le château de Saint-Philippe pourra se défendre, ayant pour gouverneur un homme ferme et d'une fidélité éprouvée, avec un bataillon des troupes de la marine de France commandé par M. de la Jonquière, outre la garnison ordinaire.

« M. le marquis de Bay a marché, le 21 du mois passé, avec l'armée qu'il commande, pour entrer dans le pays ennemi du côté de Villaviciosa, ce qui n'a d'objet que d'y subsister quelques jours aux dépens des Portugais, dont l'armée n'étoit pas encore assemblée....

« Je suis avec respect, etc. »

IV

« A Madrid, le 15 octobre 1708.

« Je me suis acquitté, Monsieur, de l'ordre du Roi que vous m'avez donné par votre lettre du 24 septembre en faveur des négociants françois intéressés dans la flotte arrivée au port du Passage, qui demandent la liberté de faire venir en droiture en France l'argent qui leur appartient dans cette flotte, en payant l'indult et les autres frais à proportion de leur intérêt. Vous savez, Monsieur, que la sortie de l'argent est rigoureusement défendue par les lois d'Espagne, qui, depuis longtemps, à la vérité, ont été très mal observées. Il y a eu une

1. Ci-dessus, p. 170.

pareille permission donnée sous le règne de Charles II, à condition de payer trois pour cent. Comme le droit étoit trop fort, cela n'eut point alors d'exécution. Sur les représentations que j'ai faites au roi d'Espagne, ce prince a bien voulu accorder aux négociants françois ce qu'ils demandent, à condition de payer un pour cent seulement, et de rapporter certificat authentique qui assure que l'argent a été conduit en France et remis aux propriétaires françois. J'avois pensé, pour plus grande sûreté, et pour empêcher qu'il n'y eût de collusion avec les marchands de nations ennemies, d'obliger les intéressés de rapporter certificat comme leur argent aura été remis aux hôtels des monnoies de France, ce qui seroit un bénéfice pour le Roi; mais je n'ai pas voulu le proposer sans savoir auparavant si vous le jugez convenable, pouvant y avoir des raisons de commerce, soit de Levant ou autres, qui s'opposent à l'exécution de cette idée. Aussitôt que j'aurai votre réponse là-dessus, l'ordre sera expédié.

« J'ai reçu aussi, Monsieur, les deux lettres que vous m'avez fait l'honneur de m'écrire le 30 septembre et le 1er de ce mois. Je n'ai pas eu de peine à obtenir du roi d'Espagne les ordres que vous jugez nécessaires pour empêcher qu'une partie des richesses venues par la flotte ne passe aux ennemis par les vaisseaux, espagnols ou neutres, qui portent des laines et autres fruits du pays en Angleterre et en Hollande avec les passeports du roi d'Espagne visés par l'ambassadeur du Roi. Vous pouvez compter que ces ordres seront incessamment dans les ports de Biscaye et de Guipuscoa, et que les premiers navires qui en partiront pour les pays ennemis avec des fruits d'Espagne seront exactement visités. Pour ce qui est de suspendre la remise des passeports, qui me sont présentés pour les viser, cela ne me sera pas difficile, et je le ferai pendant quelque temps sans marquer d'affectation.

« Je suis avec respect, etc. »

V

« A Madrid, ce 22 octobre 1708.

« J'ai eu l'honneur, Monsieur, de vous informer par mes dernières lettres de ce qui s'étoit passé dans l'île de Minorque, et que les habitants de la ville de Mahon sortirent d'eux-mêmes pour se joindre aux ennemis dès qu'ils virent paroître une escadre angloise. On avoit lieu de croire que le château de Saint-Philippe, qui est bon, qui avoit une garnison de mille hommes, dont un bataillon françois composoit la moitié, et qui ne manquoit de rien, quoique l'abondance n'y fût pas entière, feroit quelque résistance. On a appris cependant, par des lettres de Carthagène du 13, que Saint-Philippe s'étoit perdu de la manière du monde la plus honteuse. Les ennemis, qui n'avoient débar-

1. Le 8 octobre, Amelot avait annoncé qu'il était impossible d'y faire passer des secours.

qué que trois mille hommes, s'étant rendus maîtres du faubourg, où il y avoit beaucoup de familles établies, le gouverneur, don Leonardo d'Avila, ne sut autre chose que de faire entrer dans le château plus de deux mille femmes ou enfants qui habitoient le faubourg. Il assembla le lendemain le conseil de guerre, et, quoiqu'il n'y eût pas encore un coup de canon tiré contre le château, ni une bombe jetée, ni une attaque formée, il proposa de capituler : ce qui fut approuvé tout d'une voix, même par les officiers françois, qui donnèrent leur avis par écrit. Le commandant anglois a observé exactement la capitulation à l'égard des Espagnols, mais nullement à l'égard des François, qu'il a retenus sur le prétexte, très mal fondé, de représailles de ce qui s'est pratiqué avec la garnison de Xativa. Le roi d'Espagne a été très touché de cette perte, et il a envoyé ordre d'arrêter don Leonardo d'Avila et de lui faire faire son procès.... »

VI

« A Madrid, le 29 octobre 1708.

« J'ai reçu, Monsieur, la lettre que vous m'avez fait l'honneur de m'écrire le 12 de ce mois. Elle m'apprend que le Roi, sur mes représentations, a donné ordre de faire faire une recherche exacte des matières d'argent que l'escadre de M. Ducasse peut avoir portées en France après avoir escorté la flotte de la Nouvelle-Espagne, et elle m'explique les réflexions que vous avez faites sur la proposition de lever sur ces fonds, au profit du roi d'Espagne, la même contribution ou indult que S. M. Cath. a tiré de ce qui est entré au port du Passage.

« Il est vrai, Monsieur, qu'il est difficile de parvenir à connoître au juste la quantité des matières que ces vaisseaux ont chargées aux Indes et apportées dans nos ports, puisque, certainement, les intéressés n'auront rien oublié pour les mettre à couvert. Il est également certain que, dans les vaisseaux de guerre, on ne fait point un état des chargements comme dans les vaisseaux marchands, surtout en pareille occasion ; mais, de ma part, tout ce que j'ai pu faire a été d'écrire aussitôt que j'ai été informé de la fraude, dans l'incertitude si les vaisseaux ne seroient pas arrivés dans les ports de France et n'auroient pas déchargé leurs richesses avant que mes lettres eussent pu produire quelque effet. Du reste, vous jugez bien que je ne demande pas l'impossible.

« A l'égard de ce que les François sont peinés de voir qu'après les efforts immenses qu'ils font tous les jours pour soutenir la monarchie d'Espagne, les Espagnols veulent encore leur ôter le foible profit qu'ils ont pu faire aux Indes par la vente de leurs marchandises, permettez-moi de vous dire, Monsieur, que personne n'a plus travaillé que moi à favoriser le commerce de France aux Indes, en apaisant avec grand soin, et même en étouffant, pour ainsi dire, les clameurs qui se sont élevées perpétuellement contre ce commerce, mais qu'il ne s'agit point, en ceci, de l'avantage des Espagnols, que je ne songe nullement à les gracieuser, et qu'il n'est ni juste, ni honorable que des officiers du Roi manquent aux paroles données solennellement par S. M. qu'il ne seroit rien chargé sur ses vaisseaux en fraude des droits du roi son petit-fils. Cela n'est pas propre certainement à établir la bonne foi de notre nation, et à lui attirer la confiance des Espagnols. Ces fraudes, qu'on pardonneroit à peine aux marchands, ne produisent rien au Roi directement, et ôtent beaucoup au roi d'Espagne. Le Roi m'a envoyé ici pour travailler aux affaires de ce prince, qu'il veut maintenir sur le trône : on ne le peut, comme vous savez, qu'en faisant entrer des fonds dans les coffres par des moyens légitimes ; ainsi je crois servir le Roi lorsque je m'efforce de mettre le roi son petit-fils en état de se défendre.

« Je me souviens parfaitement, Monsieur, de ce que j'ai eu l'honneur de vous proposer au retour de la frégate *l'Aurore*, et je vous supplie aussi de vous souvenir que je fus le premier à vous représenter, incontinent après, les inconvénients que je trouvois moi-même à exécuter ce qui avoit été demandé; mais il me paroît que le cas d'aujourd'hui est bien différent. L'escadre de M. Ducasse a été envoyée en suite d'un accord fait entre les deux rois, pour assurer le retour de la flotte du Mexique en Espagne, à condition de ne rien charger que sur les vaisseaux espagnols, et de laisser visiter ceux de l'escadre à son retour en Espagne. Les frais de cette escadre ont été payés en entier par S. M. Cath. Tous les officiers, l'intendant et le commissaire ont eu des gratifications, et M. Ducasse a touché vingt-deux mille piastres pendant son voyage, qui a duré dix mois. Qu'après cela, on ne fasse point de scrupule de tromper le roi d'Espagne, et de le frustrer d'une partie de la ressource qu'il attendoit depuis si longtemps pour remédier à des besoins pressants, vous êtes trop équitable, Monsieur, pour approuver une pareille conduite, et pour ne pas convenir qu'étant chargé, comme je suis, du fardeau des affaires de S. M. Cath., je dois chercher à lui procurer quelque soulagement par une voie aussi légitime. Cependant, si, après vous avoir supplié de regarder l'affaire par les endroits que j'ai l'honneur de vous expliquer, vous trouvez que mes raisons ne sont pas bonnes, je croirai que je me suis trompé[1].... »

1. Le 5 novembre, il propose de réduire l'indult à dix pour cent au lieu de quatorze, en faisant observer que ce prélèvement restera en France pour payer les frais d'une nouvelle escorte.

ADDITIONS ET CORRECTIONS

Page 22, note 10. Ajoutez cette note : « M. de Vendôme fit faire une tentative par Chamillart, croyant que le temps aurait effacé ou diminué le juste ressentiment du Roi; Chamillart lui répondit une première fois, le 5 mars 1708 (ms. Fr. 14173, fol. 132) : « Vous savez, « Monseigneur, que l'éloignement du Roi pour le retour de M. le Grand « Prieur auprès de S. M. n'est pas l'effet des mauvais offices qui lui « ont été rendus, mais la suite de la conduite qu'il a tenue, dont S. M. « vous a parlé en différentes occasions. Le profond respect que j'ai « pour vous m'a déterminé, sans écouter les mouvements intérieurs « qui m'auroient dû retenir à rendre compte à S. M. de la lettre que « vous m'avez fait l'honneur de m'écrire, et de celle de M. le Grand « Prieur qui y étoit jointe. J'ai rempli ma mission sans succès; vous « n'en serez pas surpris : les premières impressions ne se détruisent « qu'avec le temps, et en prenant des précautions. Trouvez bon que je « ne m'explique pas davantage par celle-ci. Je vous supplie de différer « à répondre jusqu'à vendredi à la lettre de M. le Grand Prieur; il « sera peu touché de venir en France sans pouvoir saluer S. M. C'est « tout ce que je vois pour lui, et, pour vous, Monseigneur, une amitié « telle que vous pouvez la desirer de S. M., qui est plus fâchée de « vous refuser que vous ne le serez de l'apprendre par les termes dont « ce refus est accompagné. »

« Le prince ayant réitéré ses instances trois jours plus tard (Esnault, *Michel Chamillart*, tome II, p. 186-187), il reçut cette réponse plus catégorique (ms. Fr. 14178, fol. 45, 17 mars) : « Les conditions du « retour de M. le Grand Prieur devroient être oubliées pendant que « vous êtes occupé à faire les honneurs d'Anet à Mgr le Dauphin et « à toute la compagnie qui l'a suivi. Il sera mieux en France que « dans les pays étrangers. Le Roi voudroit bien qu'il fût hors de portée « d'être tenté de venir à Paris ou à Versailles, et vous feriez grand « plaisir à S. M. de lui donner du goût pour la Touraine ou le Vermandois. Ce que je crois avoir aperçu à n'en pouvoir douter, c'est que « S. M. voudroit bien qu'il ne s'approchât pas de la cour plus de « quarante ou cinquante lieues. Le Roi me commande de vous dire « que vous n'ignorez pas que M. le Grand Prieur s'est exilé de lui-« même, et que S. M. n'oubliera jamais l'action indigne qu'il vous fit « à la mémorable bataille de Cassano, et que vous avez trop de bonté « pour vouloir vous intéresser encore pour un frère qui s'est rendu si « indigne de votre estime et de votre amitié, ainsi que d'aucune atten-

« tion à son égard de la part de S. M. Vous me dédommagerez quand « il vous plaira, Monseigneur, de la commission désagréable dont je « me suis acquitté parce que vous l'avez desiré, et parce que rien « n'est au-dessus de ma soumission et du dévouement que j'ai pour « vous. Mon fils, qui est présent, avoit grande envie d'être le porteur « de ma lettre, et de vous aller faire un défi au billard, ou du moins « d'augmenter le nombre de ceux qui sont de vos parties de guerre. « Je suis, etc. »

Page 35, note 2. Ajoutez cette note : « A la fin de décembre 1703, alors que Samuel Bernard déclarait être en avance de cinq millions, Chamillart lui en demanda six autres pour 1704, ce qui, avec cinq millions de change, eût fait un découvert total de dix-neuf millions, et même de vingt-trois, en comptant cinq millions « de vieux. » Or, le Contrôle général ne pouvait promettre de rembourser que petit à petit et en assignations sur le produit très aléatoire des nouvelles créations d'offices ou sur les aliénations de droits mises en recouvrement. En 1707, pour l'année 1708 à venir, Bernard se faisait fort d'avancer trois ou quatre millions par mois, mais à condition d'être couvert en bons effets, et faisait observer à Chamillart qu'aucun homme n'eût été capable de faire venir tant d'argent comptant sur les places de Paris ou de Lyon, alors que ni receveurs généraux ni traitants n'en trouvaient nulle part. (Papiers du Contrôle général, G^7 1120.) »

Page 38, fin de note. On fit cette chanson en 1706 (ms. Fr. 12 693, p. 417) :

Pour commencer, le comte de Sagonne,
Jadis maçon, depuis surintendant,
Peut vous donner, plus qu'aucune personne,
Dix millions, au moins, d'argent comptant.

Reprenez-lui ses terres, ses domaines;
Reprenez-lui ses comtés, ses châteaux :
Vous en paierez deux mille capitaines,
Ou tout au moins vingt de vos généraux.

C'est votre bien, vous pouvez le reprendre.
A maçonner l'on gagne son écu.
S'il ne le veut, Sire, faites-le pendre,
Car, aussi bien, n'a-t-il que trop vécu.

Qu'il prenne en main son oiseau, sa truelle;
Il fait fort bien des murs et des cloisons,
Et, pour le voir encor sur une échelle,
Ordonnez-lui de briqter vos maisons.

Il fera voir dans ce bel équipage
Le gros Mansart crotté comme un barbet;
S'il peut tomber d'un quatrième étage,
Il sauvera sa tête du gibet.

Page 39, note 2. Je crois devoir de nouveau signaler la notice publiée en 1805 par l'érudit Jean Duchesne, conservateur du Cabinet des estampes, sur le second Mansart. Il y est parlé de la parenté de Jules Hardouin avec le premier Mansart — parenté affirmée et consacrée par le texte même des lettres de noblesse de 1682, — de la construction de la chapelle, de celle du pont de Moulins, des indices de poison relevés en 1708, des critiques suscitées par les mauvaises proportions du château de Versailles, etc.

Page 45, fin de note. M. de Nolhac vient d'aborder les temps du second Mansart dans un article de la *Gazette des beaux-arts*, 1er janvier 1902.

Page 46, fin de note. On peut se rappeler (notre tome VI, p. 351) que Pomponne est mort presque subitement pour avoir mangé trop de veau froid et de pêches.

Ibidem, note 5. Il se présentera une autre occasion de revenir sur la ferme des postes et sur les deux familles qui la détinrent jusqu'en 1738. J'en vais résumer en quelques pages la « mécanique[1]. »

L'autorité royale y est représentée par un surintendant, qui ne possède que la commission de cette ancienne charge, et par un bureau du Conseil, qui juge les contestations, procès et litiges. La surintendance, confiée d'abord au ministre Claude le Peletier, puis à Pomponne, avec quelque dix mille écus d'appointements, est, depuis la mort de ce dernier, entre les mains de son gendre et successeur Torcy[2].

Malgré cette présence d'un surintendant, la poste est une administration parfaitement autonome, sous forme de ferme, et elle présente une particularité unique en tant que ferme : depuis sa création en 1672, elle reste entre les mains de deux familles, qui, derrière l'adjudicataire en nom, véritable « homme de paille, » qu'il s'appelle Lazare Patin ou Jean Coulombier, se font renouveler le bail de six en six ans, échappent à toute concurrence et compétition, par conséquent évitent toute surenchère, et, par les deux chefs ou par leurs proches parents, occupent tous les bureaux et toutes les directions de l'immense machine sous l'autorité de ces chefs, pourvus de commissions de contrôleurs généraux et directeurs des postes et relais de France, perçoivent les bénéfices sans aucun contrôle, à l'abri de tous regards indiscrets, et se les répartissent sans que personne en puisse rien connaître. Ces bénéfices doivent être immenses, puisque le fermage annuel n'a été élevé que bien péniblement, en 1705, à trois millions trois cent mille livres, et qu'il retombera même à trois millions au renouvellement de 1710.

Les deux familles qui détiennent un si splendide apanage, et qui le conserveront intact jusqu'en 1738, sont les Rouillé et les Pajot ; Saint-Simon parlera bientôt d'elles, et le commentateur aura alors à faire son œuvre. En 1708, le représentant de la famille Rouillé, troisième

1. J'ai déjà été obligé, dans le tome IV, p. 508, de remettre à une date indéterminée la notice spéciale qui eût pu prendre là sa place.

2. Nos tomes III, p. 142, IV, p. 268 et 274, VI, p. 351. Torcy ne touchait ni gages ni appointements; mais le Roi lui abandonnait une part de cent vingt mille livres sur chaque nouveau bail.

contrôleur général de ce nom, est Louis-Rollin Rouillé, maître des requêtes, gendre du premier médecin d'Aquin et comte de Jouy par son mariage; il passera le contrôle, en 1711, à son fils, qui sera plus tard ministre sous Louis XV. Son collègue, aussi son beau-frère, car les deux familles ne manquent aucune occasion de s'allier entre elles et de fortifier ainsi la cohésion de la ferme, est le deuxième du nom, et s'appelle Léon Pajot, créé comte d'Onsenbray depuis quelque temps. Il va mourir le 28 octobre 1708, ayant dirigé la ferme pendant vingt-deux ans, après avoir fait son apprentissage dans les services inférieurs. Tout un état-major de frères et de fils les seconde.

On conçoit que cette situation absolument unique de deux familles se perpétuant de génération en génération, et accumulant ou répartissant entre leurs différents rameaux les millions de bénéfices qui leur revenaient certainement chaque année, devait susciter l'inimitié, l'envie, et provoquer des compétitions acharnées; mais le crédit de la raison sociale Rouillé et Pajot devait encore rester inébranlable pendant trente ans, alors que, de toute évidence, en acceptant les propositions qui essayaient de se produire à chaque renouvellement de bail, le gouvernement royal eût pu augmenter ses propres bénéfices dans des proportions considérables, puisque l'usage et le besoin de correspondances régulières, soit dans l'intérieur de la France, soit avec les pays étrangers, se développaient chaque jour. Pour écarter les importuns, le ministre répond que le Roi voit un avantage incomparable à maintenir ces deux dynasties oligarchiques qui regardent la ferme comme leur patrimoine et la traitent en conséquence, les uns à la direction centrale, où conseillers au Parlement et maîtres des requêtes donnent l'exemple du travail assidu, les autres dans les directions principales de la province, chaque coïntéressé recevant de confiance sa part d'intérêt, mais s'employant de son mieux à développer la facilité des correspondances ou à multiplier les relations de pays à pays, comme les la Tour et Taxis l'avaient fait dans toute l'étendue de la monarchie austro-espagnole. Saint-Simon expliquera plus tard qu'il y avait une autre considération d'ordre politique, à savoir l'intérêt capital que Louis XIV et son ministre des affaires étrangères, commis pour cette raison à la surintendance des postes, avaient à éviter que leur cabinet noir [1], cette « clef du secret des puissances et des familles, » ne fût ouvert à des yeux nouveaux et moins discrets. C'est pour ce motif que défense sera faite, à la mort de Pajot, de mettre les scellés sur ses papiers.

Tout cela est exposé dans le placet suivant, qui fut présenté à Desmaretz très peu de temps après la mort de Mansart [2] :

1. Voyez l'article que j'ai donné sur *le Secret de la poste*, dans *l'Annuaire-Bulletin de la Société de l'Histoire de France*, année 1890.

2. Papiers du Contrôle général, G^7 1301. A signaler dans ce même carton, en 1705, un avis de la marquise d'O pour la création d'offices de directeurs des postes, etc.

« La ferme des postes est depuis plus de cinquante ans entre les mains de MM. Pajot et Rouillé.

« Il paroît qu'ils ont profité, pour ne pas dire abusé, de l'habitude que le Roi a eue de se servir d'eux, et que, s'étant persuadé que S. M. n'auroit jamais pour d'autres la confiance qu'il leur avoit accordée, ils pouvoient se soustraire à la loi commune de toutes les fermes, qui sont susceptibles d'enchères dans le renouvellement des baux, en sorte qu'ils ont toujours mis le prix qu'ils ont voulu à leur ferme, aucun contrôleur général n'ayant pu les contregager par des enchères étrangères, dans la prévention où il étoit que le Roi ne voudroit point confier les secrets qui passent devant leurs yeux à une compagnie de gens inconnus à S. M.

« Il est à présumer que le Roi restera toujours dans ces sentiments; cependant, sans rien déranger de ce qui s'est pratiqué jusques à présent, Monseigneur peut recevoir une enchère de cent cinquante mille livres sur cette ferme, sans que MM. Rouillé et Pajot osent s'en plaindre.

« MM. Pajot et Rouillé ont eu à eux seuls la ferme générale, dont le bail est prêt à expirer. Lorsqu'ils renouvelèrent leur bail, du temps de M. de Pontchartrain, ils mirent un prix au bureau de Paris, et un autre aux provinces. Ils ont réservé le bureau de Paris pour eux seuls. A l'égard des provinces, qui n'ont rien de commun avec le bureau de Paris, ils ne se sont point souciés de porter le prix de la sous-ferme à plus haut que l'évaluation, parce qu'ils y ont pris un fort gros intérêt, et, le surplus, ils l'ont partagé également dans leurs familles.

« Dans le courant du bail, M. Pajot, qui étoit à proprement dire l'âme de cette affaire, est venu à mourir, et il ne reste plus que M. Rouillé pour caution du bail, dont la santé et l'esprit sont si fort baissés, qu'il est à craindre qu'il n'aille pas loin.

« En sorte qu'il ne reste plus que le fils de M. Pajot[1], qui a obtenu la place de son père, très jeune homme, dont les mœurs et la conduite ne sont point au-dessus de son âge; et, si ledit sieur Rouillé vient à mourir, n'ayant personne dans sa famille pour le remplacer, toute cette affaire, que le Roi regarde comme capitale, sera conduite par un jeune homme qui n'a accoutumé de prendre conseil que de ses caprices.

« Pour ne point tomber dans cet inconvénient, on croit que Monseigneur[2], sans se découvrir, pourroit renouveler le bail avec lesdits sieurs Rouillé et Pajot aux conditions les plus avantageuses, et, lorsque tout sera convenu, dire à ces Messieurs que le Roi juge à propos de leur donner un associé pour remplacer le défunt afin que, la mort avenant de quelqu'un, le Roi puisse être sûr que cette affaire sera régie toujours par le même esprit, et que, pour ne point laisser entrer de division dans cette compagnie, le Roi s'est déterminé à prendre un associé dans leur famille, qui est le sieur Pajot, cousin germain du défunt,

1. M. d'Onsenbray.
2. Le contrôleur général.

grand audiencier de France, qui a toujours été dans les postes, et qui est actuellement dans la sous-ferme des provinces.

« Pour mériter la grâce qu'il demande, il donnera sa soumission particulière à Monseigneur de faire une enchère de cent cinquante mille livres sur les sous-fermes, pourvu que Monseigneur veuille dire que le Roi prétend qu'elles soient publiées aux enchères. »

Desmaretz fit répondre laconiquement : « Qu'ils s'accommodent. »

Comme on approchait de l'époque du renouvellement du bail, les propositions affluaient déjà : ainsi, le 16 avril 1708, un sieur Dubois avait offert de faire, par lui-même ou par une compagnie, le débit des emplois de receveurs et de contrôleurs, érigés en titre d'office. Mais une plus importante affaire, celle-là patronnée par Mansart, eût pu porter un coup direct, terrible, à l'association Pajot et Rouillé. Elle émanait d'un banquier fort actif du nom de Pélissier, très connu dans les bureaux et bien vu du duc de Bourgogne. Le surintendant avait fait agréer, le 24 mars 1708, l'offre déjà ancienne de ce précurseur de Jean Law, d'établir une Banque générale privilégiée, au capital de cinquante millions, qui rayonnerait dans toute la France et par laquelle les fonds seraient fournis là où le Roi en aurait besoin, même à l'étranger. Pélissier se faisait fort de négocier partout ainsi les lettres de change, billets d'État, etc., d'augmenter de trois millions la ferme ou les sous-fermes des postes, de rétablir la charge de surintendant général des postes et relais sur le pied d'un million, en avançant cette somme au titulaire, ou prenant la subrogation à ses droits pour deux cent mille livres, et il promettait de soulager le public des surtaxes irrégulières et illégales dont les fermiers actuels l'accablaient[1]. Le danger parut si imminent aux Pajot et Rouillé, qu'ils firent offrir une somme de cinq cent mille livres à Mansart pour qu'il retirât son patronage, qui, naturellement, lui aurait valu de gros profits en retour d'un appui tout-puissant[2]. Deux jours plus tard, Mansart mourut. Voilà donc à peu près la confirmation de la première partie du récit de Saint-Simon; mais, ensuite, devons-nous accepter la légende d'empoisonnement? Je me contenterai de signaler, dans la correspondance de Madame[3], une lettre bien postérieure, du 2 mai 1716, où elle donne cette tout autre version, pour l'édification de la princesse Louise : « Beaucoup de gens prétendent que Mme de Maintenon a fait empoisonner ce pauvre Mansart. On dit qu'elle avait découvert que Mansart voulait, le même jour, montrer au Roi des papiers qui auraient prouvé combien cette femme s'était procuré d'argent sur les postes sans que le Roi en eût connaissance. Le Roi n'a, de sa vie, rien su de cette aventure, ni de celle de Louvois. »

1. On peut voir ces abus dans un mémoire du 30 novembre 1691 : G^7 694.

2. Arch. nat., F^{10} 1002 et G^7 435 et 716; *Correspondance des Contrôleurs généraux*, tome III, n° 277 note, et p. 636-639. Un intermédiaire devait, en outre, fournir à Mansart une pendule précieuse valant dix mille écus.

3. Recueil Brunet, tome I, p. 230.

De l'invraisemblable nous tombons dans l'absurde, qui n'était pas pour déplaire à Madame; Saint-Simon, ayant pu lui entendre raconter cette monstruosité au Palais-Royal, n'a osé la suivre jusqu'au bout.

Mansart mort, l'affaire Pélissier fut transférée au marquis de Livry, autre lanceur de propositions; mais elle n'aboutit ni pour la Banque, ni pour les postes. Celles-ci furent encore l'objectif de divers spéculateurs : ainsi, le 11 juillet, un nommé Bonneau propose, pour mettre fin aux surtaxes exorbitantes et illégales de MM. Rouillé et Pajot, de créer des contrôleurs des postes[1]; plus tard encore, le 10 décembre 1708, l'homme d'affaires Rochon se présente, avec une compagnie, pour prendre la ferme[2]. Rouillé et Pajot se débarrassèrent de ces concurrents, et ils obtinrent encore un huitième bail de six ans, qui fut signé le 24 septembre 1709, pour partir du 31 décembre suivant. Cette fois, ils entendaient ne pas dépasser le chiffre de trois millions, se fondant sur ce que la misère générale ralentissait toutes les affaires, et que la France venait de perdre des villes importantes comme commerce, Lille et Menin dans les Flandres, Landau sur le Rhin, etc.

Du côté des bâtiments aussi, la succession de Mansart était à peine ouverte, que d'autres donneurs d'avis et faiseurs de propositions reparurent avec des projets qui avaient été écartés jusque-là. Il y en eut au moins deux. Le lendemain même de sa mort, le 12 mai, un nommé Robert, qui, dix-huit mois auparavant, avait offert de se charger d'une création de contrôleurs héréditaires de la construction des bâtiments et fortifications, en dehors des maisons royales, pour remédier aux malfaçons et à l'inexécution des devis et marchés des architectes[3], écrivit à Desmaretz[4] :

« Je prends la liberté de représenter à Sa Grandeur que la mort inopinée de M. Mansart lève à présent l'obstacle qui a suspendu jusques à présent la proposition qui a été faite pour ériger en titre d'office toutes les commissions de la surintendance des bâtiments du Roi, dont j'ai eu l'honneur de remettre à Sa Grandeur, il y a plus d'un an, le mémoire, avec les états des commis employés. Et, comme il pourroit arriver que Sa Grandeur n'en seroit pas mémoratif, je prends la liberté de la faire ressouvenir que, suivant mon projet, on pourroit tirer plus de quatre millions de ces charges, en créant celle de la surintendance aussi en titre d'office, comme elle a déjà été proposée, sans que S. M. soit tenue de faire aucune augmentation de fonds dans ses états pour les gages de ses nouveaux officiers, parce qu'ils sont faits annuellement

1. Papiers du Contrôle général, G^7 711. Il offrait de payer quatre millions en bloc, avec remise d'un sixième pour lui et prélèvement de deux sols pour livre sur la vente des offices à créer.

2. G^7 565 et 1301.

3. Papiers du Contrôle général, G^7 707, 10 décembre 1706. On calculait qu'il se dépensait annuellement une douzaine de millions en constructions nouvelles.

4. G^7 711.

pour payer les appointements de ceux qui exercent actuellement ces mêmes emplois. De sorte que, si Sa Grandeur le juge à propos, elle pourroit pressentir S. M. avant qu'elle dispose de ce poste important, si elle veut en tirer les avantages qu'elle peut espérer de cette création. »

Le même jour, ou le lendemain, un nommé Cuvilliers, appuyé par le tout-puissant Monmerqué, présenta ou représenta un projet d'érection en titre d'office de tous les emplois de la surintendance des bâtiments du Roi, à l'exception de la surintendance. Il offrait d'en prendre le débit pour trois millions. Cette proposition avait déjà été rejetée plusieurs fois, parce que le Roi ne voulait pas « voir de nouveaux visages dans ses bâtiments, » et surtout parce qu'on parlait également de mettre la surintendance en titre d'office, comme l'étaient déjà les charges d'intendants, de contrôleurs et de trésoriers. C'est pour ne point susciter l'hostilité de Mansart que l'auteur, non seulement avait renoncé à cette partie de son projet, mais en disposait le reste de façon qu'aucune charge ne pût être achetée et remplie qu'avec l'agrément du surintendant. Le Roi, ayant eu connaissance de la proposition par Desmaretz, ne jugea pas à propos d'en faire usage[1]. Par une autre proposition jointe au dossier précédent, on voit que la meilleure partie de tous les gros emplois en commission étaient occupés par des parents de Mansart.

Page 61, ligne 6. On peut signaler un cas analogue de tolérance indulgente qui s'était produit à la suite de l'affaire des Poisons. Mme Dreux, qui tenait à la haute magistrature, mais avait été condamnée par contumace au bannissement, obtint cependant la permission de rester à Paris avec son mari. Quelques années plus tard, certaines familles protestantes furent tolérées temporairement dans la capitale ou en France, malgré la révocation de l'édit de Nantes.

Ibidem, note 5. Voyez la *Correspondance des Contrôleurs généraux*, tome III, n° 173.

Page 76, note 2. Les deux lettres suivantes sont des derniers temps de la vie de la comtesse de Gramont. La première était adressée à la duchesse de Beauvillier, et fut transmise par celle-ci au contrôleur général Desmaretz; la seconde fut écrite, six semaines plus tard, à Desmaretz lui-même (Papiers du Contrôle général, $G^7 543^2$ et 563). Voici la première, datée du 23 février 1708 :

« Vous serez étonnée, Madame, de recevoir une lettre de moi après un si long silence; mais souvenez-vous, s'il vous plaît, de ma longue maladie, et de l'état où je suis, qui ne me permet pas de sortir, ni de me montrer, et trouvez bon que je m'adresse à vous dans l'obligation où je suis de procurer du bien à un homme que j'estime et qui mérite mes soins dans ce changement. C'est M. d'Ausnay (?), qui vous rendra cette lettre, pour qui je demande votre protection. Il faut un gentilhomme à M. Desmaretz qui soit intelligent et honnête homme. Celui

1. Papiers du Contrôle général, G^7 711, 14 mai 1708.

que je vous propose est tel ; je le connois depuis plusieurs années. Il a épousé une petite personne que vous avez vue auprès de moi sous le nom du *Petit-Violon*, qui est un peu ma parente. J'espère, Madame, que cela vous portera à me faire ce plaisir. J'attends avec impatience le retour de ma liberté pour rentrer dans mes droits auprès de vous, et de vous marquer que rien au monde ne peut m'ôter le souvenir du temps heureux où je vous voyois plus souvent, et que je suis, comme alors, plus que personne du monde, votre très humble et très obéissante servante. LA COMTESSE DE GRAMONT. »

La seconde est du 7 avril :

« J'ai espéré, Monsieur, que je me porterois assez bien pour avoir l'honneur de vous aller voir, et Mme Desmaretz : mais, comme mon mal augmente toujours, je me trouve obligée de vous dire sans préambule que j'ai toujours reçu ma pension dans le mois d'avril, hors l'année passée, que je tombai bien malade après la mort de M. le comte de Gramont, et que, M. Chamillart m'ayant témoigné qu'il n'étoit pas en état de me payer mes douze mille livres tout à la fois, je la reçus en trois ou quatre payements. C'est à vous, Monsieur, à voir comment vous en voudrez user, car je m'accommoderai de tout ce que vous jugerez à propos. Je ne sais point me tourmenter, et les autres, sur ce qui me regarde, et je connois assez votre réputation pour être persuadée que vous n'abuserez pas de cette déclaration. Vous voulez bien, Monsieur, que je joigne à cette lettre un petit mémoire sur ce qu'il s'est passé à l'égard de la capitation de M. le comte de Gramont. Je suis, Monsieur, avec toute l'estime qui vous est due, votre très humble et très obéissante servante. LA COMTESSE DE GRAMONT. »

Page 76, note 7. L'extraordinaire des guerres, plutôt que *de la guerre*, comme Saint-Simon l'a écrit ici[1], était le service des fonds des corps réguliers de l'armée moderne substitués aux anciennes compagnies d'ordonnance et aux légions dans la seconde partie du seizième siècle, tandis que l'on appelait « ordinaire des guerres » le service de la gendarmerie et des corps beaucoup moins considérables qui avaient subsisté de l'armée primitive[2].

1. Cette dernière dénomination entraînerait une confusion avec la caisse spéciale de réserve, dite « caisse de l'extraordinaire, » créée par Louvois, alimentée surtout par les contributions qu'on tirait des pays ennemis, et où l'on trouva quelque dix-huit millions à la mort du ministre; une seule incursion de Boufflers dans le pays de Vaës venait d'y faire entrer dix-huit cent mille livres (Rousset, *Histoire de Louvois*, tome IV, p. 443-446; *Dangeau*, tome III, p. 387-388).

2. Voyez un mémoire de 1642-43 dans le livre du comte de Luçay sur *les Secrétaires d'État*, p. 46, note 3. Comparez Jean Hennequin, *le Guidon général des finances* (1601), fol. 190-194, un livre tout récent (1901) de M. Henri de Jouvencel : *le Contrôleur général des finances sous l'ancien régime*, p. 312-319, et l'*Histoire de l'infanterie en France*, par M. Belhomme (1890), tome I, p. 338-340. C'est en 1553 qu'avaient été créées les quatre

L'administration de chaque trésorerie était assez compliquée, si l'on en juge par un état, dressé en 1726[1], des frais des deux titulaires d'alors, et où le personnel comprend : un caissier général, un commis à la caisse, deux porteurs, trois commis pour les recouvrements, les envois et les remplacements, et deux commis en sous-ordre, un commis pour les comptes, sept autres commis. Le bureau particulier du trésorier se compose de trois commis et d'un teneur de livres, avec deux commis en sous-ordre. L'article seul des commis principaux dans les provinces et des commis particuliers dans les places de guerre monte à cent trente mille livres[2], les frais de voiture à quatre-vingt mille livres, les frais des comptes à pareille somme.

Au total, les frais des deux années d'exercice et hors d'exercice montaient à près de quatre cent mille livres, en mettant les maniements sur un pied moyen de trente millions.

En outre, le trésorier était responsable de ses commis et de tous ses comptes. Si les frais de remise des fonds excédaient l'allocation réglementaire, ou si un campement extraordinaire de troupes entraînait l'établissement de nouveaux commis, la dépense retombait encore à la charge du trésorier. Un règlement pour la tenue de registres-journaux fut rendu le 8 janvier 1724, sans doute d'après les indications de Paris-Duverney.

Sous les ministres Louvois et Barbezieux, il n'y avait eu que deux charges de trésorier général, exerçant alternativement d'année en année, avec une taxation de quatre deniers pour livre sur la totalité des dépenses militaires[3]. En 1701, on en créa une troisième, qui subsista jusqu'en 1717; ces charges de trésorier se payèrent à raison de treize cent mille livres la première, pour M. de Montargis, douze cent cinquante mille la deuxième, douze cent mille la troisième. Dans cette même année 1701, en août, un commis fut chargé du contrôle des emprunts à l'aide desquels le trésorier en exercice alimentait sa caisse.

La direction du service, transférée pour un temps du Contrôle général à la Guerre, revint au Contrôle, et c'est pourquoi, en janvier 1708, nous avons vu Chamillart, avant même de quitter les finances, remettre l'extraordinaire à son futur successeur Desmaretz.

premières charges de trésorier; elles furent rendues alternatives, c'est-à-dire dédoublées, dès 1554, et rendues triennales en 1568. La correspondance des trésoriers du temps de Louis XIV avec Pontchartrain, Chamillart et Desmaretz, de 1695 à 1715, remplit les cartons G^7 1774-1788 des Papiers du Contrôle général.

1. Papiers du Contrôle général, G^7 735, dossier envoyé par le ministre le Blanc.

2. Il y eut une proposition, en 1709, d'ériger ces commis en titre d'office (G^7 716).

3. Louvois leur faisait faire le service des fortifications et de l'artillerie; aussi l'une des charges se vendit-elle deux millions deux cent mille livres en 1685.

Un si grand maniement de fonds[1] pouvait entraîner des abus et des malversations infinies ; c'est pourquoi, en 1695, Monsieur avait provoqué une revision des comptes, que le Roi confia à une commission spéciale d'intendants des finances présidée par Daguesseau père[2].

La comptabilité des commis, comme recette ou comme dépense, était très minutieuse et d'une vérification difficile : aussi Louvois, qui connaissait tout ou voulait tout savoir par lui-même, tenait beaucoup à ce que les intendants lui envoyassent régulièrement des états de caisse. « Mettez-vous dans l'esprit, écrivait-il à M. de Bagnols[3], que les commis de l'extraordinaire ne cherchent qu'à tromper, et qu'ils en trouvent le moyen quand ils ne vous rendent point leurs comptes à la fin de chaque mois ; faites-les mettre en prison quand ils ne vous les rendront pas : je vous en donne toute liberté. » Le chevalier de Quincy, dans ses *Mémoires*[4], cite des exemples de friponnerie et d'usure. On voit, dans la correspondance de l'intendant de Flandre, qui était chargé de fournir les fonds de l'armée du duc de Bourgogne en 1708, qu'un simple commis résidant à Ypres se trouva en mesure d'avancer près de trois cent mille livres, qu'il fut très difficile de lui rembourser plus tard[5].

Pour faciliter les opérations, l'extraordinaire avait émis des billets en si grande quantité, et le discrédit en était si grand au commencement de la même année 1708, qu'il fallut les convertir en rentes sur la Ville.

Ce système de trésorerie subsista jusqu'à la fin de l'ancien régime, et, suivant l'*Encyclopédie méthodique des finances*, on évaluait alors les bénéfices annuels du trésorier de l'extraordinaire à un million en temps ordinaire, treize cent mille livres en temps de guerre.

Page 91, note 4. Louis XIV n'avait pas moins de dix aides de camp dans la campagne de 1672 : cinq furent tués ou blessés dès le début. En règle générale, on ne prenait que des brigadiers pour cet emploi, et il parut étonnant, en 1692, que le prince d'Elbeuf, maréchal de camp, le sollicitât. Ils mangeaient à la table royale. Au début de la campagne, ils tiraient au sort leur ordre de service de vingt-quatre heures. L'aide de camp de jour, aux sièges, allait suivre le travail des tranchées, pour en venir rendre compte. Au sortir d'emploi, le Roi leur faisait une pension viagère de deux mille écus. Les commandants d'armées ou de corps détachés avaient aussi des aides de camp. On en désignait huit pour Monseigneur, six pour son fils le duc de Bourgogne. (Pellisson, *Lettres historiques*, tome I, p. 192-193 ; le P. Daniel, *Milice françoise*, tome II, p. 85 ; *Mémoires de Feuquière*, tome I, p. 141 ; *Journal de Dangeau*, tomes I, p. 9-10, III, p. 304, IV, p. 76, VIII, p. 393, XII,

1. Il dépassa quatre-vingt-cinq millions en 1707.

2. *Dangeau*, tome V, p. 312. Monsieur comptait en tirer un million de droit d'avis.

3. *Histoire de Louvois*, tome IV, p. 444. — 4. Tome III, p. 55-56.

5. Dépôt de la guerre, vol. 2086 ; *Bulletin du Comité des travaux historiques*, année 1900, p. 333-334.

p. 130, 354 et 359; *Mémoires de Sourches*, tomes III, p. 374, IV, p. 24, et XI, p. 284 et 287; *Mémoires de Luynes*, tome IX, p. 164; Voltaire, *Supplément au Siècle de Louis XIV*, éd. Beuchot, tome XX, p. 517.) Le brevet d'un de ceux qui avaient été attachés au duc de Bourgogne en 1702 vient d'être publié dans l'*Histoire de la maison de Seyssel*, tome II, p. 145-147, et j'ai indiqué ci-dessus (p. 441, note 8) un brevet d'aide de camp du duc d'Orléans en Espagne. Selon Feuquière, les aides de camp de généraux recevaient trois cents livres par mois et quinze rations par jour.

Page 111, note 4. La mère de la mariée écrivit au contrôleur général cette lettre autographe (Arch. nat., G^7 543[1]), que je reproduis fidèlement :

« a paris se 21 juin.

« je croirois manquer a se que je dois monsieur si je ne uous a prenois pas que nous auons sines les articles du mariage de ma fille, je say se que je uous dois sur sela mr le duc daumon est depositerre des articles juscasseque lon ait enregitres au parlement de bretagne la suptitution que mr de rohan fait a mr le p^ce^ de leon insy sela durera ancore quec jours je vous prie monsieur destre bien persuadée de ma reconessanse coy que je ne man uantes pas je ne loubliray jamais estant plus que personne du monde vostres umples et obeisante seruante. DE LAUAL DUCHESSE DE ROQUELAURE. »

Page 114, note 3. Le président Hénault s'exprime ainsi dans ses *Mémoires*, p. 107-108 : « La passion de M. de Léon ne pouvoit pas s'affoiblir par le changement de la figure de Madame sa femme : aussi l'aima-t-il jusqu'au dernier moment de sa vie. Il acheta les Bruyères de M. le duc de Lorge, et consacra ces lieux, « les premiers témoins de « son bonheur, » par des embellissements qui, joints à la situation, en firent un séjour charmant. Cette aventure romanesque continua de l'être par la singularité dont le mari et la femme vécurent ensemble. Jamais on ne les vit un moment d'accord : M. de Léon étoit violent, et Mme de Léon de la plus grande pétulance. Ils ne pouvoient vivre que d'industrie, et leur maison, où tout Paris abondoit, et qui assurément avoit le plus grand air du monde par la compagnie dont elle étoit remplie, étoit fondée sur quinze mille livres de rente, tout au plus, dont ils jouissoient. Il y a bien loin de là à cent mille francs au moins qu'il leur auroit fallu pour leur dépense ; car ils ne se refusoient rien dans aucun genre. Toute la matinée se passoit entre eux à en chercher les moyens. Il falloit amuser quelques marchands, en embarquer d'autres, fournir des inventions au cuisinier pour faire de rien quelque chose, caresser le maître d'hôtel pour l'engager à tirer des fournisseurs sur sa parole. Le mari et la femme étoient remplis d'expédients, sur lesquels ils ne s'accordoient pas ; on les entendoit disputer avec la plus grande violence de toutes les maisons voisines. Les cris des marchands s'y joignoient. Enfin cette maison étoit pleine d'orages dont on auroit craint d'approcher. Point du tout : à six heures du soir, tout cessoit.

La cour, pleine de créanciers le matin, se remplissoit de carrosses l'après-dîner; on soupoit gaiement, et on jouoit toute la nuit. Ce ne seroit jamais fait, si je voulois raconter les scènes différentes qui se succédoient. Un soir d'hiver, le chevalier de Rohan, voyant le poële fort éclairé, et sachant qu'il n'y avoit pas de bois dans la maison, entra en grand soupçon : il approcha la main du poële, qui étoit gelé, et découvrit qu'il n'y avoit qu'une lampe. Cependant cette maison, telle que je la peins, a subsisté pendant plus de vingt ans. On comprend quelle chère on y faisoit : nous y avons vécu tout un carême, M. d'Argenson et moi, de beurre de Bretagne, et, s'il y avoit quelque morceau passable, M. de Léon s'en emparoit. Avec cela, on n'en sortoit pas : M. de Léon étoit un homme d'humeur; mais il avoit de l'agrément dans l'esprit; Mme de Léon étoit infiniment aimable par sa gaieté et par l'âme qu'elle mettoit en tout. Jamais leur maison n'étoit assez remplie. J'ai vu arriver aux Bruyères dix, quinze personnes à souper. Je me souviens qu'un samedi au soir, que nous y étions, M. de Coigny, M. d'Argenson et moi, nous allâmes à la cuisine ; nous y trouvâmes un petit souper d'assez bonne mine, et assez grand pour sept ou huit personnes. Il étoit neuf heures sonnées, et nous nous croyions en sûreté. Point du tout : en moins d'un quart d'heure, il nous survint douze personnes, qui mirent la disette dans la maison. »

Page 122, note 1. Comme le dit notre auteur, les *Mémoires pour servir à l'histoire de Louis XIV*, dont il avait une édition d'Utrecht, 1727, en un volume in-12 (*Catalogue*, n° 788), et dont il s'est servi souvent, jusqu'à les copier textuellement (nos tomes V, p. 285, X, p. 41, XII, p. 82, XIII, p. 306), se présentent sous forme de « lambeaux » ou fragments décousus, datant de temps différents, et encore une partie paraît-elle avoir été perdue : voyez l'édition de 1888, par feu M. de Lescure, les *Mémoires du marquis d'Argenson*, éd. Janet, tome I, p. 74-79, et les Papiers de ce marquis à la bibliothèque de l'Arsenal, ms. 3186. Leur vogue fut grande et immédiate, puisque douze tirages au moins, ou reproductions différentes, parurent en Hollande dans la seule année 1727. Remarquons que le cinquième livre, sur l'année 1686, a été rédigé en forme de journal parce que l'abbé avait eu, comme notre auteur, communication du manuscrit de Dangeau, et y avait pris copie de certains articles pour cette époque, mais sans s'en cacher comme le fit plus tard Saint-Simon. On peut conclure aussi de ce qu'il dit presque en commençant, tome I, p. 9 et 10, que sa prétention, après avoir écrit quelques pages dès sa première jeunesse, fut de faire concurrence au travail entrepris sur le règne de Louis XIV par les historiographes officiels Racine et Boileau. Comme autres ouvrages, nous avons de lui une *Histoire de l'Église* (1703), une *Histoire de Philippe de Valois et du roi Jean* (1689), une *Histoire de Charles V*, et ces livres figuraient en 1755, ainsi que les *Mémoires*, ou que le *Voyage de Siam*, dans la bibliothèque de Saint-Simon.

Page 130, note 2. J'ai déjà indiqué, soit dans le tome I, p. 225, soit dans le tome X, p. 115-116, beaucoup de témoignages de cette gratitude « impétueuse, » pour me servir d'une expression du duc de Luynes, et l'on a vu dans le dernier endroit avec quelle ardeur notre duc s'offrit pour faire la notice de son roi bien-aimé dans l'*Histoire métallique*, sans d'ailleurs aboutir à rien qu'à faire refuser le « thème » inspiré de sa « juste reconnoissance. » On verra, en 1711, la lettre palpitante qu'il écrivit au chancelier de Pontchartrain deux jours avant de se rendre à l'anniversaire de cette année-là. Il y a encore, dans sa relation de l'affaire du Pas-de-Suse (notre tome I, p. 495), un passage où il trouve moyen de dire que, ne pouvant supporter l'importance attribuée à l'humiliation du doge de Gênes en 1685, en regard de l'oubli du châtiment que Louis XIII avait infligé au duc de Savoie en 1629, il commanda à Coypel un tableau commémoratif de ce dernier fait d'armes. Dans le *Discours sur la vie et les écrits de Saint-Simon*, récompensé en 1854 par l'Académie française, feu M. Amédée Lefèvre-Pontalis a rapporté (p. 111), d'après les souvenirs du général de Saint-Simon, ce fait intéressant et touchant que notre duc entretenait un luminaire devant le buste de Louis le Juste, dans la chapelle de la Ferté, comme la Feuillade, à Paris, devant la statue de Louis le Grand. Enfin nous trouvons dans le catalogue de ses livres dressé en 1755, sous le n° 52, un exemplaire des *Parva christianæ pietatis officia per christianissimum regem Ludovicum XIII*, imprimés en 1653 à l'Imprimerie royale, à côté de l'édition de 1701 de son *Histoire* par Michel le Vassor, des *Triomphes de Louis le Juste* par le P. Nicolaï, avec les figures de J. Waldor (1649), du poème de Th. Billon : *Sibylla gallica*, avec figures (1624), du *Codicille de Louis XIII* (1643). Mais le plus important et le plus éclatant de tous les témoignages de sa pieuse gratitude est ce *Parallèle des trois premiers rois Bourbons* que nous ne possédons que depuis 1880, et qui ouvre magistralement la série des *Écrits inédits de Saint-Simon*. Œuvre de ses derniers jours, tout y est concerté et combiné, souvent sans souci de la justesse des appréciations et des conclusions, pour hausser la figure de Louis XIII et son règne bien au-dessus des figures et des règnes de son père et de son fils. — Le tableau de Coypel ne fut pas le seul témoignage de ce genre demandé par Saint-Simon à la peinture. Pour lui, son peintre ordinaire, Pierre Cavin, qui travaillait aussi au compte du chancelier Pontchartrain (tome VI, p. 575), faisant, en 1719, une copie du portrait du duc Claude, par Mignard, en habit de duc et pair, y plaça une petite effigie de Louis XIII d'après Champaigne; le même peignit en 1721 deux grands portraits en pied de Louis XIII armé, du prix de quatre cents livres chaque, et un buste de cinquante livres, et encore, en 1732, un Louis XIII à cheval devant le siège de la Rochelle (*Nouvelles archives de l'Art français*, années 1872, p. 314-315, et 1873, p. 349-355). Lorsque Saint-Simon mourut, on voit, par le livre de Baschet, qu'il ne se trouva pas moins de douze portraits de Louis XIII à la Ferté, un autre dans le cabinet de Paris, un encore dans le tiroir secret des reliques, et une miniature à côté de celles de la mère et de la femme de notre duc. Son ami Luynes a donc pu dire (*Mémoires*, tome IV, p. 446) : « M. de Saint-Simon n'a pas un appartement, à la ville, à la cour, à la campagne, où il n'y ait le portrait de Louis XIII. » Cela nous rappelle qu'en 1898 on a vu figurer à l'exposition de Mme la vicomtesse de Janzé un Louis XIII entre Charlemagne et Henri IV attribué par le catalogue à Philippe de Champaigne.

Page 172, note 5. Ajoutez cette note : « François-Eustache Marion, comte de Druy, fils de celui qui a été nommé dans notre tome I, p. 277, débuta comme aide de camp en 1672, fut fait mestre de camp du régiment de son beau-frère du Montal en 1678, acheta une enseigne aux gardes du corps en 1687, passa brigadier de cavalerie en 1691, lieutenant de sa compagnie des gardes du corps en 1693 et visiteur de la cavalerie, maréchal de camp en 1696, lieutenant général en 1702, et eut le commandement de Luxembourg en mai 1706. Il mourra le 9 février 1712, étant premier lieutenant depuis 1702, et âgé de soixante-six ans environ. Il a été déjà qualifié de « très galant homme » dans la notice Du Montal (tome III, p. 413). »

Page 176, note 7. L'académicien Regnier-Desmarais, très lié avec le contrôleur général, lui écrivait, le 8 juillet 1708 (Papiers du Contrôle général, G7 563) : « Les bons succès de l'État au dehors sont si avantageux aux affaires du dedans, qu'il faut, Monsieur, se réjouir doublement avec vous de celle de Gand, par l'intérêt que votre cœur et votre place vous y font prendre. Les grandes raisons du changement fait dans le commandement de l'armée de Flandre commencent à se développer, et l'on ne peut plus douter que, quand le Roi montroit les jardins de Marly au comte de Bergeyck, il ne dessignât dès lors le plan de ce qui vient d'être exécuté. Je voudrois m'être trouvé parmi les ennemis à l'arrivée de cette nouvelle, pour être témoin de leur étonnement et de leur surprise dans le temps qu'ils croyoient tenir toutes choses en échec par la marche du prince Eugène. Ici, l'événement a paru si grand, que les gens les plus sensés et les mieux intentionnés ont été assez longtemps sans en pouvoir rien croire. Quelles suites ne peut-on point se promettre dans toutes les grandes villes de Flandre, qui ne peuvent manquer d'être dans la même disposition que Gand après avoir éprouvé combien elles ont perdu à changer de gouvernement ! Mais, Monsieur, si je me laissois aller à mon zèle sur tout ce qu'il me fait espérer, j'abuserois trop d'un temps aussi précieux que le vôtre. Je suis, avec toute sorte d'attachement et de respect, votre très humble et très obéissant serviteur. Regnier-Desmarais. »

Page 188, note 4. Voici comment le maréchal de Matignon, étant au camp de Lovendegem le 12 juillet, rendit compte du combat à Chamillart (Guerre, vol. 2081, n° 77) :

« Je n'ai que le temps de vous mander par ce courrier que, hier, Mgr le duc de Bourgogne étant sur la hauteur de Gavre, à midi, où il faisoit construire trois ponts pour passer la droite de son armée, et trois autres ponts à Gand, il sut par M. de Biron, qui avoit marché avec la réserve et le campement du côté d'Oudenarde, que les ennemis paroissoient en colonnes d'infanterie et de cavalerie descendant sur l'Escaut. Je montai à cheval dans le moment, pour m'y porter, et on fit avancer avec une grande diligence et passer toutes les troupes. Je joignis M. de Biron à quatre lieues de là, sur une hauteur, vis-à-vis Oudenarde, au moulin de Goyck. Je trouvai que les ennemis passoient sur le pont d'Oudenarde, pour se rendre maîtres de la hauteur. Je mis les troupes en bataille vis-à-vis d'eux, pour les faire charger; mais ils n'avancèrent pas assez, et se retirèrent pour se jeter sur leur droite à des ponts qu'ils avoient demi-faits à une petite portée au-dessous d'Oudenarde. J'en envoyai avertir M. de Vendôme, qui disposoit ses troupes. Je lui reportai toute l'infanterie que j'avois, ne laissant à M. de Biron que son corps de cavalerie, et je marchai avec M. de Vendôme, ayant laissé un peu derrière mon infanterie. Les ennemis avoient jeté toute leur infanterie par ces ponts au-dessous d'Oudenarde, et nous nous avançâmes, avec environ vingt bataillons sur une ligne, et une autre qui suivoit, mais encore un peu éloignée. Nous fîmes attaquer tout ce que nous trouvâmes d'infanterie devant nous déjà postés. Ce fut un grand feu de part et d'autre. Ils plièrent un peu, et je crus que nous finirions l'affaire; mais ils étoient sur plusieurs lignes, et se remirent, faisant un grand feu, et les nôtres plièrent. Nous les remenâmes plusieurs fois à la charge, et fîmes venir de nouveaux bataillons. Le combat dura de la même force jusques à la nuit pendant six heures. Je crois que M. de Vendôme mandera au Roi qu'il n'en a guère vu qui ait plus duré. Ils étoient trop bien postés pour les chasser, et en grand nombre, car je suis assuré qu'ils étoient plus de soixante bataillons, et occupoient un grand terrain. Des escadrons de gendarmerie qui soutenoient notre infanterie nous furent d'une grande utilité, soutinrent un grand feu longtemps, et firent au delà de tout ce que je pourrois vous exprimer. Je ne puis vous dire que du bien de toute l'infanterie que je fis charger, le régiment du Roi, le régiment de Piémont, Picardie, Poitou, et beaucoup d'autres. Mgr le duc de Bourgogne voyoit tout ce qui se passoit, avec Mgr le duc de Berry et le chevalier de Saint-Georges, et donnoit ses ordres partout. A la nuit, on retira les troupes pour faire une nouvelle disposition. Toutes les troupes qui avoient souffert étoient si fatiguées, dispersées et hors de combat, que Mgr le duc de Bourgogne jugea à propos de ne pas s'engager à un nouveau combat le lendemain, etc. » *En marge :* « La réception, et que j'ai tant d'affaires, que je ne puis pas plus faire réponse. »

Page 239, fin de note. Dans un fragment additionnel dont la place n'est pas positivement indiquée (ms. Fr. 14173, fol. 243 v°), Bellerive raconte ce qui suit : « La duchesse de Bourgogne n'oublioit rien pour soulever le généralissime son époux contre le duc de Vendôme. Elle lui adressoit les chansons et les vaudevilles qu'on faisoit à Paris à la gloire du duc de Vendôme, qui n'étoient pas honorables à celle du duc de Bourgogne. Il s'en trouva un jour si offensé, qu'il en eut une insomnie, qui l'obligea de se lever au point du jour et d'appeler un officier de marque qui se promenoit dans le jardin de l'abbaye du Saussois, auquel il découvrit avec confiance le chagrin qu'il avoit d'apprendre ce qu'on débitoit sur son compte à Paris, et lui demanda ce qu'il pensoit là-dessus. Ce gentilhomme, rempli d'honneur, lui répondit franchement : « Voulez-vous, Monseigneur, faire cesser tous ces mau-« vais discours? Éloignez de votre personne le maréchal de Berwick, « d'O et de Gamaches; attachez-vous uniquement à M. le duc de Ven-« dôme, et laissez-le agir. »

Page 243, note 5. J'ai cherché en vain, et à la Guerre, et aux Affaires étrangères, soit le texte de la lettre d'Alberoni, soit celle que le duc de Vendôme se crut obligé d'écrire pour sa propre décharge, et n'ai trouvé (Guerre, vol. 2075, 2e partie, fol. 70 v°) que ce post-scriptum d'une réponse de Chamillart, 10 août : « Je ne ferai point de réponse à l'abbé Alberoni. Sa lettre a trop fait de bruit pour n'être pas fâché qu'il l'ait écrite. J'ai lu au Roi celle que vous m'avez fait l'honneur de m'écrire à ce sujet. S. M. est bien persuadée que vous n'avez eu aucune part à tout ce qui s'en répand à Paris et à la cour. Elle connoît la droiture de vos intentions; elle se promet que le concert qui semble se fortifier entre Mgr le duc de Bourgogne et vous, dont il s'explique dans sa lettre à S. M. de manière à n'en pouvoir douter, deviendra dans la suite très utile à son service. » Comparez le texte Bellerive, ci-dessus, p. 571-572.

Page 271, note 6. Ce fut le nonce extraordinaire Salviati qui prononça le nom du prince de Conti à défaut du maréchal de Berwick, et consulta le Pape. Louis XIV lui-même en écrivit, le 13 septembre, au cardinal Gualterio : « Je voudrois bien le voir à la tête d'une ligue des princes d'Italie et généralissime de toutes leurs troupes, car il ne me paroît pas que le simple titre de général de la Sainte-Église soit fort à desirer pour lui. » (Affaires étrangères, vol. *Rome* 492, fol. 121.)

Page 272, note 6. Mlle de Montpensier dit (*Mémoires*, tome II, p. 128) que l'affaire du 4 juillet 1652 fut « le coup de massue du parti. »

Page 274, note 1. Ajoutez : « Augustin Cusani, d'origine milanaise, né le 20 octobre 1655, nommé archevêque d'Amasie et nonce à Venise en 1696, nonce ordinaire à Paris le 17 mai 1706, fit son entrée le 21 octobre 1708, s'en alla comme évêque de Pavie le 24 novembre 1711, eut un chapeau de cardinal le 18 mai 1712, la légation de Bologne en 1714, se démit de son évêché le 9 août 1724, et mourut le 28 décembre 1730. Nous le verrons dans le prochain volume négocier pour la formation de la ligue italienne. »

Page 277, note 5. Le conflit vint du retrait de l'accord que le Pape avait consenti le 14 décembre 1706 pour les quartiers d'hiver des troupes impériales dans le duchés de Parme et de Plaisance. Clément XI l'ayant révoqué, sur les instances du clergé, par une bulle très violente du 17 juin 1707, insuffisamment atténuée par un bref plus conciliant du 2 juin 1708, l'Empereur riposta, le 26 de ce dernier mois, par une contre-déclaration interdisant au duc de Parme de reconnaître d'autre suzerain que lui-même et que son frère l'Archiduc, en tant que possesseur du Milanais. Déjà, fin mai, les Allemands, entrés en Ferrarais au nom du duc de Modène, s'étaient emparés de Comacchio et des environs de Ferrare, où ils bloquaient le cardinal-légat Casoni[1]. C'est en forme de protestation, presque de déclaration de guerre, avec refus de s'entendre sur la cession de Comacchio, que le Pape lança son bref du 16 juillet et procéda à des armements en règle; nous avons, à ce sujet, un mémoire important de l'abbé de Pomponne (Affaires étrangères, vol. *Rome* 485, fol. 153-162). L'Empereur riposta par un manifeste dont le sens était qu'il revendiquait la suzeraineté de tous les États d'Italie et n'en laisserait la jouissance aux divers princes que de pure grâce, à charge de prendre son investiture; le sacré collège répondit par son décret du 12 août.

Page 292, note 1. Ajoutez cette note : « Tous les documents que l'on possède semblent marquer au contraire que, les rôles se trouvant subitement intervertis, le duc de Vendôme ne demanda qu'à donner satisfaction aux ordres réitérés du Roi. Ainsi, le 29 août, de Ninove, il disait s'en rapporter pour le détail aux lettres « si justes » du duc de Bourgogne, et concluait ainsi : « Cette armée marche au secours de Lille « avec une volonté qui lui fait répandre des larmes de joie, et, avec le « corps de cavalerie que nous avons, il n'est pas possible d'être battu. » Puis, le 1er septembre, de Tournay : « On n'oubliera rien de tout ce « qui pourra contribuer à la satisfaction de Votre Majesté ; tout le « monde se porte à cette affaire-ci de la meilleure volonté du monde. » Mais, la jonction à peine faite, cette entente disparut, sans doute par suite de l'appui que Berwick apportait au parti de l'abstention qui prévalait autour du jeune prince; il s'ensuivit des flottements, puis, finalement, une retraite derrière la Marcq, au moment où non seulement la cour de Versailles, mais l'Europe entière, dans une émouvante anxiété, s'attendaient à voir jouer sur une seule carte, comme l'ambassadeur de Venise l'écrivait le 31 août, la couronne d'Espagne et le sort même de la France, ouverte à l'invasion. Boufflers avait absolument compté sur ce secours, puisque, le 22 août, il adressait à son collègue Berwick ces paroles mémorables : « Philippe Auguste et Philippe le Bel ont gagné « chacun une fameuse bataille, le premier à Pont-à-Bouvines, et le « second à Mons-en-Puelle. J'espère que Mgr le duc de Bourgogne y en « gagnera une troisième, non moins grande et non moins mémorable[2]. » Tous les témoignages recueillis par le lieutenant Sautai dans la correspondance des officiers de rang intermédiaire ou supérieur, comme d'Ar-

1. Recueil de Lamberty, tome V, p. 82-88; Ottieri, *Istoria delle guerre*, p. 67-90 et 107-111; *Theatrum Europæum*, p. 218-222; *Gazette*, p. 297, 307, 308 et 322; Rousset, *Histoire du cardinal Alberoni* (1719), p. 20-54; *Journal de Verdun*, août 1708, p. 104-108; *Feldzüge des Prinzen Eugen*, p. 191-199.

2. Bellerive (ci-dessus, p. 582 et 590) a placé les mêmes paroles dans la bouche de M. de Vendôme et sous la plume du premier président Harlay.

tagnan, d'Affry, Saint-Hilaire, Godefroy d'Aumont, etc., s'accordent avec ceux mêmes de l'armée ennemie pour proclamer que l'action était possible et l'affaire gagnable au lendemain de la jonction, avant que les généraux alliés eussent pu se reconnaître et se fortifier dans un camp retranché ; c'était aussi l'opinion de Villars, qui écrivait du fond de la Savoie à Mme de Maintenon (*Villars d'après sa correspondance*, tome I, p. 307 ; copie dans les Papiers du duc du Maine, Guerre 2108, n° 73) : « Il faut donner une bataille pour sauver Lille ; la gloire « des armes, celle de la nation nous y obligent plus que tout. » Dans les lettres de Mme de Maintenon à la princesse des Ursins, on voit que l'inaction persistante consternait la cour, qui reprochait à M. de Vendôme de considérer le siège comme une simple feinte pour attirer le duc de Bourgogne sur un terrain défavorable. C'est sur Berwick que l'on comptait pour concilier tout le monde et faire obtempérer aux ordres exprès du Roi. « Depuis que nous avons su nos troupes à portée « de Lille, disait le 9 septembre Mme de Maintenon (recueil Bossange, « p. 315), nous n'avons plus vécu. Je ne puis vous exprimer l'agitation « de notre chère princesse et toutes les prières qu'elle fait et fait faire « jour et nuit. Tout le monde a l'intérêt général et l'intérêt particulier. « Je ne vois que pleurer, trembler, gémir, et tout ce qui m'environne « est encore plus inquiet que moi ; le Roi seul est ferme à vouloir « le combat pour le secours de Lille et pour l'honneur de notre nation. » Mais on peut croire que la prudence trop connue de Berwick, jointe aux avis timorés de l'entourage du jeune prince, décida celui-ci à sauvegarder sa responsabilité en demandant encore, le 6 septembre, un ordre positif de son grand-père, alors que cet ordre avait été donné aussi formel que possible. Il exposa donc, soit au Roi, soit à Mme de Maintenon, soit au duc de Beauvillier, que l'ennemi était maintenant inabordable quoi qu'en pût penser la présomptueuse confiance de M. de Vendôme. Le même jour, ce dernier et le maréchal de Berwick, chacun dans son sens, écrivaient des lettres qui, réunies dans la publication du général Pelet, dans celle du marquis de Vogüé, dans celle du lieutenant Sautai, ou dans le texte de Bellerive (ci-dessus, p. 583-585), ne permettent pas de douter que Saint-Simon ait interverti les rôles ici. D'ailleurs, huit jours plus tard, le 14 septembre, au milieu de ses dévotions, le duc de Bourgogne, se reconnaissant coupable, écrivit à Beauvillier : « Pour les discours, on dira ce que l'on voudra ; mais « j'ai cru devoir faire et écrire ce que j'ai fait et écrit, dans une ma- « tière d'une telle conséquence. Je me reproche seulement lâcheté, « timidité, négligence en beaucoup d'occasions, dont je demande bien « pardon à Dieu. Il est constant que tout ce temps-ci a été rude pour « moi.... » Il s'excusa de même auprès de Fénelon, mais sans convaincre le prélat, sans désarmer non plus l'opinion publique, qui se rangea résolument du côté de Vendôme, comme on le voit dans la *Vie* même du prince par Proyart, éd. 1782, tome I, p. 234. Quant au maréchal de Berwick, le ministre fit aussi retomber sur lui bien des responsabilités, peut-être même les plus lourdes. Le 3 octobre suivant, il lui écrivait (*Mémoires militaires*, tome VIII, p. 465) : « Il n'est pas naturel « qu'étant maître des places et du pays avec une armée du moins égale « à celle des ennemis, ils fassent passer tous leurs convois et prennent « Lille sans que Mgr le duc de Bourgogne leur forme aucun obstacle. Le public, peu charitable, disait-il, en attribue la « cause au peu « d'union qui est entre M. de Vendôme et vous. Je voudrois que vous « eussiez déjà trouvé l'occasion de le désabuser. » Mme de Maintenon, aussi, déplorait cette situation inextricable : « M. le duc de Vendôme « est presque toujours seul de son avis ; M. le duc de Bourgogne prend « celui de M. le maréchal de Berwick et de la plupart des officiers « généraux, et tout cela fait un fort mauvais effet » (lettre du 23 septembre, dans le recueil Bossange, tome I, p. 322). En outre, on voit, dans la correspondance du jeune prince avec Beauvillier, que celui-ci avait envoyé, le 22 août, une véritable consultation militaire, à laquelle le prince répondit le 25. »

Page 296, note 3. Voici quelques-uns des vers reproduits dans le *Nouveau Siècle*, tome III, p. 272-274 :

Quand on propose d'attaquer,
Bourgogne ne veut point tâter.
« Les chrétiens, dit-il, sont trop chers
Pour les envoyer aux enfers. »

Quoi! vous tremblez, prince dont l'origine
Dans l'avenir au trône vous destine!
. . . .
Aux ennemis, donnez la discipline;
Faites-leur voir une humeur plus mutine,
Car, sans cela, que vous serez honteux
Quand votre Roi, fier et majestueux,
Vous dira haut, et non à la sourdine :
« Quoi! vous tremblez! »

Fénélon ne ménageait pas les reproches à son élève. « Le public, lui écrivait-il,... croit que vous avez une dévotion sombre, timide, scrupuleuse, et qui n'est pas assez proportionnée à votre place, que vous ne savez pas assez prendre une certaine autorité modérée, mais décisive, sans blesser la soumission inviolable que vous devez aux intentions du Roi. C'est ce que je ne fais que vous rapporter d'une façon purement historique. » (*Correspondance*, tome I, p. 243.) Et un peu plus tard (p. 268, 25 octobre) : « On dit que vous vous ressentez de l'éducation qu'on vous a donnée, que vous avez une dévotion foible, timide et scrupuleuse sur des bagatelles, pendant que vous négligez l'essentiel pour soutenir la grandeur de votre rang et la gloire des armes du Roi. On ajoute que vous êtes amusé, inappliqué, irrésolu; que vous n'aimez qu'une vie particulière et obscure; que votre goût vous éloigne des gens qui ont de l'élévation et de l'audace; que vous vous accoutumez mieux de donner votre confiance à des esprits foibles et craintifs qui ne peuvent vous donner que des conseils déshonorants. On assure que vous ne voulez jamais rien hasarder, ni engager aucun combat, sans une pleine sûreté que votre armée sera victorieuse, et que cette recherche d'une sûreté impossible vous fait temporiser et perdre les plus importantes occasions.... On dit même que vos maximes scrupuleuses vont jusqu'à ralentir votre zèle pour la conservation des conquêtes du Roi.... »

Page 298, note 3. Armand de Mormès de Saint-Hilaire, fils de celui qui fut frappé à Sasbach en même temps que Turenne et qui mourut en 1680, était né le 19 juillet 1651, avait eu la survivance de son père, comme lieutenant général de l'artillerie de Flandre, en 1665, était passé brigadier en 1693, maréchal de camp en 1702, lieutenant général en 1704, commandeur de l'ordre de Saint-Louis en 1707. Nous le verrons entrer en 1715 au conseil de guerre et recevoir une grand'croix en 1717. Nommé gouverneur de Belle-Isle en 1726, il se démit de l'artillerie, et mourut le 24 novembre 1740. C'est l'auteur des *Mémoires* publiés en 1766, en quatre petits volumes, et que nous avons souvent cités ou reproduits ci-dessus. Filleul de M. de la Meilleraye, il avait professé la religion protestante comme son père, et ne s'était converti qu'après la mort de celui-ci, et même après la Révocation, en janvier 1686.

Page 300, note 5. Le duc de Beauvillier écrivit, le 19 août, à son ami l'évêque d'Alet (dossier déjà cité) la lettre suivante :

« Monsieur, je crois que la situation des affaires générales demande un renouvellement de prières pour la religion, l'État, le Roi, et particulièrement pour Mgr le duc de Bourgogne, qui se trouve à la tête de l'armée du Roi dans une conjoncture très importante de toutes manières et digne de tous les vœux des gens de bien. Je vous prie, Monsieur, d'agréer que je donne cet avis à votre piété pour exciter vos prières et celles de votre diocèse. Il faut espérer que Dieu protégera la bonne cause et les bonnes dispositions avec lesquelles elle est soutenue. Je suis, etc. Je vous prie de ne point faire connoître que ce soit moi qui vous aie écrit sur cela. »

Page 312, fin de note. Le d'Aubigny de Mme des Ursins écrivait de Madrid, le 8 octobre, au duc de Gramont : « Ce que nous apprenons ici sur l'esprit de discorde qui règne partout en France passe toute exagération. Je ne sais si c'est une charité qu'on prête à Mme la duchesse de Guiche et à Mme la maréchale de Boufflers ; mais l'on prétend que ces deux belles-sœurs se sont brouillées, l'une sollicitant pour que l'on secoure Lille, et l'autre faisant son possible pour l'empêcher. Les femmes ont toujours eu leurs maris à la guerre ; cependant il me paroît nouveau qu'elles raisonnent sur les entreprises. Autrefois, il me semble, elles s'affligeoient et se réjouissoient seulement, selon les bons ou mauvais succès. »

Page 332, ligne 1. Il est parlé de « mouches tuées à tas » dans le Chansonnier, ms. Fr. 12 694, p. 363.

Page 334, fin de note. Ajoutez : « Fénelon lui-même transmit à son élève ces plaintes du public (*Correspondance*, tome I, p. 255) : « Votre confesseur est trop souvent enfermé avec vous; il se mêle de « vous parler de la guerre, et, quand on l'accusa de vous avoir con- « seillé de ne rien hasarder sur la Marcq, il écrivit au P. de la Chaise « pour faire savoir au Roi qu'il étoit allé reconnoître le terrain et « l'état des ennemis, qu'il avoit été d'avis qu'on les attaquât, et qu'il « avoit trouvé qu'il étoit honteux de ne le pas faire. » Suivent (p. 260-261) les conseils les plus pratiques pour justifier la vraie piété aux yeux des critiques et des libertins. »

Page 336, note 2. Voyez ci-dessus, p. 674-675, l'addition à la page 239.

Page 340, note 7. En prévision de l'arrivée de la flotte des Indes, les grands armateurs malouins la Chipaudière-Magon et la Lande-Magon avaient conseillé au nouveau contrôleur général d'offrir un bon prix des matières qui arriveraient pour le compte de particuliers, et, sur la première nouvelle de l'entrée au Passage, deux autres hommes de la finance, Melon et Bachelier de Gentes, engagèrent de même à donner du marc d'argent un peu plus que le prix de trente-trois livres que les Monnaies en payaient alors; mais Desmaretz répondit, le 12 septembre, que, sur sa proposition, qui agréait aux propriétaires de matières métalliques, le Roi avait décidé de faire cesser la fabrication des pièces de 10 s. et de 20 s., pour laquelle il ne donnait plus trente-trois livres du marc, mais seulement trente livres dix-sept sous, et de prendre et rembourser les matières et piastres apportées par la flotte titre pour titre, poids pour poids, en gardant à son compte les frais du travail (or, par marc : 1,15 s.; argent : 15 s.) Une déclaration fut promulguée en conséquence, et Philippe V fit en vain protester contre cette mesure, qui détournait les matières de leur destination primitive pour l'Espagne. Les cartons G⁷ 1429 et 1430 du Contrôle général, la correspondance des intendants et celle de M. Amelot avec Desmaretz (ci-dessus, appendice XII) contiennent des documents relatifs à cette opération, qui fut considérée comme très heureuse pour la France. Voici ce qu'en disent les *Mémoires de Sourches* (p. 167) : « Aussitôt qu'on avoit su la nouvelle de l'arrivée de la flotte du Mexique, Desmaretz étoit allé trouver le Roi, et lui avoit dit qu'il avoit un beau moyen de faire passer dans son royaume toute la richesse de cette flotte, et, le Roi lui ayant demandé quel étoit ce moyen, il lui avoit dit que c'étoit de renoncer à tous les droits domaniaux et seigneuriaux qu'il pouvoit prétendre sur les entrées de tout ce qui étoit sur cette flotte, et même de faire fabriquer à ses dépens la monnoie qui lui en reviendroit, et il avoit ajouté qu'à la vérité il lui en coûteroit quelque chose, mais que cette petite perte seroit bien compensée d'ailleurs. Le Roi avoit goûté cette proposition, et il avoit sur-le-champ donné ordre à Desmaretz pour la faire exécuter. (*En note :* Cela lui attira mille louanges de tout le monde, et avec raison.) »

Page 364, note 7. Au lendemain de la capitulation, le chevalier de Luxembourg, qui avais pris une part si active au secours et à la défense (ci-dessus, p. 348), adressa au contrôleur général cette lettre autographe (Papiers du Contrôle général, G⁷ 564, 24 octobre) :

« Je vous fais monsieur mon compliment tres sincere sur la gloire que messieurs vos enfant ont aquis pendant cette glorieuse deffense et aussi sur choses qui estoient moins sur qui est leur conseruation et bonne sente car la blessures de m^r le baron na serui qua luy rendre le tein plus frais il vous mendera le detail du siege quil peut mieux faire que persone en labsence de m^r de Maillebois qui est en otage ie men repose sur luy mais comme il peut nauoir point le plan des attaques iay lhonneur de vous lenuoyer ie vous suplie de le faire passer a mon frere quand vous en auray pris une copie ou que vous seray las de le voir nous sommes icy dans une grande consternation destre oblige a nous rendre m^r le m^al de boufiers a pousse sa deffense au plus loin et la gloire quil a aquis dans se siege au plus grand point ou elle peut aller et plus on scaura quelle marques de valeur de sagesse de bonne conduite daplication a plaire a rendre iustice a sa garnison a suporter la peine et des petits chagrin les heumeurs de quelque persone avec quelle zele pour le roy il a agit sur toutes les choses depuis les plus petites jusquau plus grandes on lestimera parfaitement il a tire des secours de toutes les facons quautre que luy neut pas tire cest a lestime que les ennemis en ont consu que nous deuons la bonne capitulation quils nous ont accorde car ils estoit en estat de nous donner un assaut des la nuit qui a suiui la chamade comme de longtemp ie ne seray en estat de vous escrire iose dauence vous suplier monsieur de vouloir maider pour le payement des appointements de ma charge m^r de montbron estoit paye en Flandre sans billet de monois il depend de vous de trouuer les moyens et les expedients pour continuer a me donner des marques de vos bontes vous scaues que ie nay plus que cette charge pour viures que si ce secour me menquois il fauderois perir ainsy ie me repose sur vos bontes ordinaire et vous assure monsieur dune reconnoisence et dun attachement esternel auec lesquels iay lhonneur destre votre tres humble et tres hobbeisant seruiteur. Le ch^r de Luxembourg. »

Page 366, note 3. Voyez la *Correspondance des Contrôleurs généraux*, tome III, n° 222. La lettre suivante, que le maréchal adressa à Desmaretz le 18 janvier 1709, de Douay, où nous le verrons aller par ordre du Roi, est accompagnée de pièces et d'un état des prêteurs qui l'avaient aidé pendant le siège de Lille (Papiers du Contrôle général, G⁷ 543) :

« Je me donne l'honneur, Monsieur, de vous envoyer ci-joint une lettre que M. de Saint-Martin, ci-devant commissaire-ordonnateur à Lille, m'a envoyée pour vous. Quoique je ne doute pas qu'il ne vous mande à peu près les mêmes choses qu'à moi au sujet des sommes qui ont été fournies pendant le siège de Lille, sur mes billets, pour le service du Roi, je ne laisse pas de joindre ici une copie de la lettre qu'il m'a écrite et une du mémoire qu'il m'a envoyé. Je sais la peine où vous êtes pour fournir présentement les sommes nécessaires et indispensables, non seulement pour mettre les armées du Roi en état d'agir, mais encore pour la solde et réparations des troupes, choses qui doivent être préférées à tout, puisque de là dépend le succès de la guerre ou de la paix; cependant, si, sans préjudicier à ces secours si pressants pour les troupes et les armées, vous pouviez, Monsieur, mettre quelque chose à part pour acquitter des dettes aussi privilégiées que celles auxquelles je suis obligé pour la défense de Lille, dont certainement la durée a sauvé à l'État des pertes infiniment plus considérables que celles que l'on a souffertes, quoique très grandes, et auxquelles dettes ma parole et mon honneur sont engagés aussi bien que le service du Roi, je vous en serois très redevable. C'est tout ce que j'aurai l'honneur, Monsieur, de vous dire sur cela, pour ne vous pas importuner. Je connois votre zèle pour le service du Roi et votre équité; je compte en particulier sur l'honneur de vos bontés pour moi. Vous m'avez promis, avant mon départ de la cour, que vous feriez tous les efforts possibles pour dégager ma parole : ainsi, je suis sûr que vous aurez la bonté de faire tout ce qui sera humainement praticable pour cela[1].... »

Page 375, note 6. Nous trouvons cette lettre de Jarzé au duc de Noailles, sans date, dans les Papiers du Contrôle général, G⁷ 602 :

« Si je ne consultois que les mouvements de ma reconnoissance, Monsieur, vous recevriez à tous moments des remerciements de ma part. Je dois les modérer par discrétion; mais, puisque vous voulez bien être mon ange tutélaire, je ne dois pas aussi m'éloigner sans prendre congé de vous. Je vais pour un mois à des chaumières qui me restent du renversement de la fortune de mon grand-père et de la ruine de sa maison. M. Galabin y eût mis le comble, si votre main secourable ne m'avoit garanti de ses mauvais desseins. Je trouverai le chevalier de Cominges dans mon voisinage; il est assez apprivoisé chez moi pour y venir passer quelques jours. Comme vous serez, Monsieur, le sujet de nos conversations, et qu'on pourroit ne vous les pas rendre fidèlement, j'aime mieux vous apprendre moi-même que je lui dirai que je ne puis être fâché présentement d'avoir eu une aussi mauvaise affaire que celle d'où vous avez la bonté de me tirer, puisqu'elle m'a donné occasion de connoitre vos estimables et aimables qualités, et les excellents principes de gouvernement dans lesquels vous êtes. « Il s'est prêté à mon affaire, lui dirai-je, comme s'il n'avoit « pas dans la tête toutes celles de l'État. Le travail continuel où il est « ne cause pas la moindre altération à son humeur, qui est toujours

1. Voyez *le Siège de Lille*, p. 171-172, 236, 339-343, 387 et 423-427. Dans une lettre de Saint-Martin, 15 janvier 1709 (Guerre, vol. 2149, nᵒˢ 117-118), nous avons le compte exact des emprunts de Boufflers aux particuliers, montant à près de cinq cent mille livres. Le trésorier de l'extraordinaire Durey de Sauroy et Bourvallais payèrent. Nous trouvons aussi, au mois de juin, le payement des emprunts faits par les frères Paris pour le duc de Bourgogne, et, au 27 juillet, les avances faites par M. de Bergeyck. (Arch. nat., G⁷ 1783.)

« égale pour ceux qui ont affaire à lui. » Je ne me récrierai pas sur cet article autant que je devrois, ni que je ferois avec un autre; mais j'ajouterai : « Les égards que M. le duc de Noailles a pour les gens de « condition doivent lui attirer les cœurs de toute la noblesse, et, comme « elle ne doit pas avoir oublié ce qu'elle a essuyé de ceux qui l'ont « précédé, elle doit bien sentir son bonheur de l'avoir à la tête des « affaires. Pour moi, dirai-je encore, j'espère que nous verrons en lui « un second Maximilien de Béthune. Ce grand homme d'État, en pre- « nant l'administration des finances, fit une tournée dans le Royaume « pour en connoître la véritable situation d'alors. M. le duc de Noailles « ne peut l'imiter en ce point; mais l'amitié que j'ai conçue pour lui « (car, dans ces conversations familières, on n'étudie pas les termes, « on parle de l'abondance du cœur) me fera toujours desirer qu'il ait « des mémoires fidèles de l'état présent des provinces. Il ne les tirera « pas des gens préposés pour cela : ils ont été, sous le règne passé, « accoutumés à cacher toujours la vérité, et, si on en excepte un très « petit nombre, la plupart font des séjours de plusieurs années dans « un pays sans en avoir aucune des notions qui seroient nécessaires « pour le bien gouverner. L'ardeur qu'il m'a inspirée pour la prospérité « de son ministère m'a fait mettre sur le papier mes idées sur cette « matière; mais, si je lui marquois de l'empressement dans cette occa- « sion, il me confondroit peut-être avec les amis de sa place qui veu- « lent se mêler d'affaires, et moi, je ne le suis que de sa personne, et « ne veux me mêler de rien que par rapport à lui. » Voilà, Monsieur, ce dont j'ai le cœur plein, et ce que je dirai au chevalier, qui vous est fidèlement attaché. Mais, quelque confiance que j'aie en lui, je ne lui dirai pas que vous avez poussé la générosité à mon égard jusques à engager S. A. R. à me faire changer mes billets d'État contre des contrats sur Bretagne qui pourront se trouver parmi les effets de ces fières colonnes de l'État, ce qu'elle a eu la bonté de me confirmer elle-même. Voilà ce que je lui célerai, et ce qui m'attache inviolablement à vous par les liens de la plus vive reconnoissance. JARZÉ.

« J'ose vous supplier, Monsieur, de me faire savoir par M. Clautrier si vous avez vu ma lettre. »

Page 386, note 4. Ajoutez cette notice :

« Bénigne d'Auvergne, seigneur de Saint-Mars, né en 1626, servit dès l'âge de douze ans (*Archives de la Bastille*, tome III, p. 183). Fils d'un officier aux ordres du marquis de Persan, il entra aux mousquetaires de la première compagnie en 1650, y devint de degré en degré maréchal des logis (1664), eut le commandement du donjon de Pignerol, avec une compagnie franche, et le gouvernement des forts de la Pérouse, en Savoie, de l'Écluse, en Bresse, et du Campen, en Hollande, en 1665, comme récompense d'avoir veillé à la garde de Foucquet depuis l'année précédente, se maria alors avec une Damorezan qui était sœur de la femme du tout-puissant du Fresnoy, obtint ainsi, en 1666, la succession d'un sien oncle comme bailli-châtelain, gouverneur, etc., de la ville et du bailliage de Sens, puis des lettres d'anoblissement en janvier 1674 (Arch. nat., X 1A 8672, fol. 228), passa sous-lieutenant des mousquetaires en 1679, reçut en septembre 1680 le commandement par intérim de la citadelle de Pignerol, en avril 1681 le gouvernement de cette citadelle, et en mai celui du château d'Exilles, en janvier 1687 le gouvernement des îles Saint-Honorat et Sainte-Marguerite, en janvier 1688 une pension de trois mille livres, en 1692 les grand bailliage et châtellenie de la grosse tour de Sens, fut rappelé de ses îles, pour prendre le gouvernement de la Bastille, le 28 septembre 1698 (Arch. nat., O 1 42, fol. 198, 203 et 210), et obtint que sa pension fût portée à cinq mille livres le 9 juin 1699 (Arch. nat., O 1 43, fol. 168). Le point de départ de toute cette grande fortune fut sa vigilance à garder les personnages importants que Louvois lui avait confiés, Foucquet, Lauzun, le Masque de fer, et aussi la bonne administration de chacune des maisons fortes occupées successivement par lui (*Sourches*, tomes II, p. 5, VI, p. 46 et 163, VII, p. 136). Voyez les pièces du Cabinet des titres, série des *Dossiers bleus*, vol. 45, dossier 1011, et série des *Pièces originales*, vol. 149, dossier 3000, *le Masque de fer*, par Th. Jung, p. 125 et suivantes, *la Bastille*, par M. Bournon, p. 90-91, etc.

De sa femme, morte aux îles Sainte-Marguerite, il avait eu deux fils, successivement pourvus de la survivance du bailliage de Sens, mais qui moururent avant lui, l'un colonel des dragons Colonel-général, tué à Nerwinde, l'autre sous-lieutenant des gendarmes d'Anjou, et il put ainsi léguer sa fortune au maître des cérémonies Desgranges, ou plutôt à la femme de celui-ci, qui était sa maîtresse au su de tout le monde, et dont une fille avait été mariée en 1699 avec son dernier fils. Celui-ci mourut des suites de blessures reçues à la bataille de Spire, en novembre 1703. Des factums sur la succession de ce fils sont dans les mss. Clairambault 1105, fol. 51, et 1148, fol. 60. Dans ses diverses fonctions de geôlier, Saint-Mars avait fait une fortune considérable, dont on peut trouver quelque détail dans *le Masque de fer*, p. 129 et suivantes.

Page 397, note 3. Le mariage nouveau du comte de Marsan avec Mme de Seignelay, conclu grâce aux Matignon, et notamment à l'évêque de Lisieux, qui donna deux mille livres de rente avec l'hôtel de la Rocheguyon dans la rue des Bons-Enfants, et grâce à l'appui de Cavoye et du président de Lamoignon (Arch. nat., Y 267, fol. 151, contrat du 20 février 1696), fit grand bruit, d'autant que la mariée était encore belle et de grande mine, tandis que la première comtesse avait toujours été aussi laide et maussade que riche, et que, avant elle, la maréchale d'Aumont ressemblait à une vraie sorcière (*Dangeau*, tome V, p. 366 et 369; *Sourches*, tome V, p. 101, 109 et 111 ; *Mémoires de Mademoiselle*, tome IV, p. 516-517 ; *Lettres de Mme de Sévigné*, tome X, p. 354, 364, 368, 379, etc.). Cette seconde comtesse de Marsan mourut en couche au bout de trois ou quatre années, n'ayant que trente-huit ans, et son mari, « qu'elle tenoit de court, demeura riche usufruitier d'une partie de ses biens » (notre tome VI, p. 425-426).

L'aîné des enfants dont parle Saint-Simon était Charles-Louis de Lorraine, dit le prince de Pons, né le 19 novembre 1696, que nous verrons épouser une Roquelaure en 1714, et qui fut chevalier des ordres du Roi en 1724, brigadier en 1734, maréchal de camp en 1738, lieutenant général en 1744, et mourut le 3 novembre 1755; le nom de Marsan fut continué par son fils aîné. Le second était Jacques-Henri, dit le chevalier de Lorraine, puis le prince de Lixin, né le 24 mars 1698, reçu à Malte le 1er mars 1715, mestre de camp de cavalerie en 1719, brigadier en 1734, et qui devint grand maître de la maison du duc de Lorraine en 1721, chevalier des ordres en 1728. Celui-là fut tué devant le pont de Philipsbourg le 2 juin 1734, sans laisser d'enfants de son mariage de 1721 avec une Beauvau-Craon. En outre, il y avait eu une fille, nommée Marie-Thérèse, dont la naissance coûta la vie à Mme de Marsan, et qui mourut elle-même au bout de neuf jours, le 16 décembre 1699. A l'instigation du Parlement, le Roi refusa de faire pourvoir par cette cour à la tutelle des deux fils comme s'ils eussent été enfants d'un vrai prince (Arch. nat., O 1 43, fol. 420 v°, 9 décembre 1699).

M. de Marsan avait servi dans la guerre de Hollande comme enseigne de mousquetaires, puis comme aide de camp. Dans la guerre suivante, il alla rejoindre en volontaire l'armée du duc de Duras, et ensuite celle du maréchal de Luxembourg, 1689 et 1692 : aussi eut-il l'insigne honneur d'être reçu seul chevalier de Saint-Louis en 1694 (*Sourches*, tome VIII, p. 341). Mais, comme d'autres Lorrains, il était surtout grand amateur de courses de chevaux et de chasse à courre (*Dangeau*, tomes I, p. 61, VI, p. 257, et VIII, p. 90).

Page 398, note 3. Paul Poisson de Bourvallais, que les encyclopédies et biographies générales mentionnent comme le « parfait modèle du traitant, » n'a d'article suffisant ni dans les unes ni dans les autres. La notice que Dreux du Radier lui avait consacrée dans ses *Récréations historiques* de 1767 (tome II, p. 34-44), et qui a passé de là dans les *Mélanges de Boisjourdain*, tome III, p. 456-467 (1807), est cependant intéressante, sans toutefois rien justifier ni infirmer de ce que les libelles du temps, à commencer par *le Pluton maltôtier* et *les Partisans démasqués*, disent de ses origines infimes et ignobles. Fils d'un paysan des environs de Rennes, il avait été sans doute laquais comme tant d'autres de ses semblables selon les pamphlétaires, entra ensuite chez le financier Thévenin que nous connaissons, puis fut facteur chez un marchand de bois nommé Bonnet, retourna, comme huissier, en Bretagne, d'où M. de Pontchartrain, alors présidant le parlement de Rennes, l'emmena à Paris comme piqueur aux travaux du pont Royal, l'intéressa dans plusieurs traités, enfin le maria, déjà un peu riche, avec Suzanne Guyhou, une femme de chambre de la marquise de Sourches dont il était peut-être l'amant[1].

1. C'est à Bourbon que, selon une des pièces satiriques de la Régence,

C'est alors, sans doute, que l'ancien laquais prit le surnom de Bourvallais, qui a au moins, pour nous, l'avantage de le distinguer d'un autre Paul Poisson célèbre aussi à sa manière, comme comédien (1658-1755). Il eut alors des armoiries parlantes : un poisson d'argent et une tête de loup d'or, prétendit même se rattacher à deux bonnes maisons bretonnes du nom de Poisson [1], et, pour plus de sûreté, se fit revêtir d'une charge anoblissante de secrétaire du Roi, le 30 juillet 1695. Il se qualifiait sieur ou seigneur de Bourvallais, et sa femme dame de Lognes, Mandinet et Bois-l'Archer; mais sa seule réputation eût suffi à le faire mettre au premier rang des traitants et partisans portés alors au pinacle. Mme Dunoyer écrivait vers ce temps [2] : « C'est M. de Pontchartrain qui a mis ces gens-là sur le pied qu'ils sont. Aussi a-t-il eu sa part de la haine publique. Il a surtout accordé une protection toute particulière à un nommé Bourvallais, qui est l'horreur du genre humain. Vous pourrez avoir vu son nom sur votre route, car il est écrit dans tous les cabarets à côté de celui de Pilot Bouffi, et je connois des gens qui l'ont lu jusqu'à Constantinople. Ce Bourvallais a porté ici la mandille; ses ennemis prétendent même qu'il a été valet de bourreau [3], et ce qu'il y a de sûr, c'est que son carrosse éclabousse à présent les ducs et pairs, et qu'il a un hôtel magnifique dans la rue du Boulois, au voisinage de la statue de la place des Victoires. »

La conscience publique espéra un instant qu'il serait englobé dans la chute du banqueroutier la Noue (1701-1705) ; mais, quoique décrété et interrogé, il s'en tira sain et sauf, tandis que l'autre montait au pilori [4]. C'est alors l'apogée de son insolente fortune : ses quinze seigneuries couvrent une partie de la Brie [5], sans parler de celles que sa femme

Mme de Pontchartrain aurait fait ce mariage. Malgré l'origine de la femme, le nom du mari n'apparaît pas dans le journal attribué à M. de Sourches.

1. Il y eut une information, où M. de Sourches fut appelé à déposer.

2. *Lettres*, tome I, lettre XXX, p. 361.

3. Gaignières ou Clairambault, dans le commentaire de leur Chansonnier (ms. Fr. 12692, p. 247-248), rapportent aussi qu'on le disait fils du bourreau de Laval, qu'en tout cas, les caricaturistes le représentaient en bourreau sur les murs, et que Pilot, dit *le Bouffi*, était un usurier de Mantes.

4. Papiers du Contrôle général, G⁷431, 8 avril 1702; *Correspondance des Contrôleurs généraux*, tome II, n° 324, note; Chansonnier, mss. Fr. 12692, p. 244, 247-248, et 12693, p. 275 :

> De financiers jadis laquais
> Ainsi la fortune se joue;
> Je vous montre aujourd'hui la Noue,
> Vous verrez bientôt Bourvallais.

Anquetil a recueilli dans sa *Galerie de l'ancienne cour* (éd. 1788, tome III, p. 186-188) une anecdote bien caractéristique.

5. A la fin de 1706, il acheta des religieux de Saint-Martin-des-Champs la seigneurie et les bois de Noisy-le-Grand (Arch. nat., O¹ 50, fol. 199; *Correspondance des Contrôleurs*, tome III, n° 271). Une partie du prix de vente fut affectée à la construction de la fontaine du Vert-Bois, selon Piganiol.

possède dans le Maine[1]; il compte ses charges à la douzaine; il fait bâtir par Bullet de Chamblain, à Champs, sur la Marne, un magnifique château qui passera plus tard à la princesse de Conti et au duc de la Vallière; il transporte sa résidence de ville à la place de Vendôme, dans la belle maison du fermier général Alexandre Luillier[2], et y entasse des trésors d'argenterie, des meubles précieux, une trentaine de chevaux anglais, des livres qu'il achetait à la toise, disait-on[3], tout le train d'une fortune qu'on évaluait sans invraisemblance à quelque quinze millions, déposés pour plus de sûreté à Genève, à Venise, etc.[4]. La dernière charge dont il se fit pourvoir fut, en 1710, celle de secrétaire ordinaire du Conseil et garde de ses archives et minutes. Les autres secrétaires s'opposaient à ce qu'il devînt leur collègue : il offrit à Desmaretz six cent mille livres, et fut pourvu[5]; mais l'opinion publique n'en continua pas moins à le traiter comme le pire des maltôtiers[6], et elle finit par avoir pleine satisfaction sous la Régence, lors de la poursuite générale des traitants. Nous le verrons alors, malgré la protection du président de Mesmes et de son propre gendre Simiane, emprisonné à la Bastille, puis à la Conciergerie, dépouillé en apparence de tous ses biens, taxé à la somme énorme de quatre millions et demi, expulsé, ainsi que sa femme, du château de Champs, de leurs terres de Brie et de la maison de la place de Vendôme, où la Chancellerie, par un retour des choses, s'installera avec Daguesseau; mais la fortune lui reviendra grâce à l'appui du garde des sceaux d'Argenson, il se tirera d'affaire en abandonnant une partie de son avoir, se fera réhabiliter en forme, et mourra paisiblement le 6 février 1719, dans un hôtel de la place des Victoires, avec la réputation d'avoir été un des plus riches et des plus habiles financiers du temps[7].

Page 401, note 2. En juin 1682, M. de Marsan s'était attiré une disgrâce passagère pour les « débauches ultramontaines » enseignées au comte de Vermandois ou à Monseigneur lui-même. Son père, sollicitant alors le pardon pour lui, reçut du Roi cette réponse, « qu'il avoit aimé et estimé M. de Marsan, mais qu'il ne pouvoit plus le regarder qu'avec horreur, et que c'étoit un monstre. » Aussi, le 21 décembre suivant, le Roi, quoique approuvant le mariage avec Mme d'Albret, refusa de signer leur contrat, dont nous avons une copie dans le registre du

1. En septembre 1707, elle y obtint tous droits de justice (O^1 51, fol. 212).
2. Boislisle, *la Place des Victoires et la place de Vendôme*, p. 185-187.
3. Gayot de Pitaval, *Saillies d'esprit*, p. 264.
4. *Journal de Buvat*, tome I, p. 126, 127, 129 et 131.
5. Papiers du Contrôle général, G^7 1841; *Correspondance de la marquise de Balleroy*, tome I, p. 42, février 1710.
6. En 1713, un nommé Langlois, ayant inscrit sur un registre de loterie publique une devise insolente pour Bourvallais, fut poursuivi et enfermé au secret dans la prison du For-l'Évêque (*Rapports de police de d'Argenson*, publiés par M. Cottin, p. 329; *Correspondance des Contrôleurs*, tome III, nº 1429).
7. Suite des *Mémoires*, tomes XIV, p. 118, XV, p. 362, etc.

Châtelet coté Y 243, fol. 200, et M. de Marsan fut avisé, le soir même des noces, que son épouse perdait la place et le logement de dame du palais ; toutefois, il put reparaître à la cour quelques jours plus tard (*Gazette de Leyde*, 5 et 7 janvier 1683 ; *Mémoires de Sourches*, tome I, p. 130 et 163-164 ; *Lettres de Mme de Sévigné*, tome VII, p. 203-204 ; *Correspondance de Bussy-Rabutin*, tome V, p. 326, 327, 330 et 331). Les commentateurs des *Caractères de Jean de la Bruyère* (éd. Servois, tome I, p. 265 et 501-503) ont appliqué à ce mariage la phrase du moraliste : « Épouser une veuve, en bon françois, signifie faire sa fortune ; il n'opère pas toujours ce qu'il signifie. » Cependant M. de Marsan, qui n'avait alors qu'une pension de neuf mille livres du Roi et celle de dix ou douze mille sur l'évêché de Cahors, trouvait chez Mme d'Albret soixante mille livres de rente, et elle lui en laissa quarante mille livres (les baronnies de Miossens, Coarraze, Lestel, etc.), sans que les héritiers naturels en pussent rien reprendre (*Dangeau*, tome IV, p. 241 ; *Sourches*, tome IV, p. 345 ; Arch. nat., M 260, mémoire imprimé de 1777).

Page 413, note 3. C'est le Roi lui-même qui avait demandé à Marie d'Este et obtenu la nomination de son fils le Prétendant pour l'abbé de Polignac. Aussitôt, le 16 septembre, il donna des ordres en conséquence au cardinal de la Trémoïlle et à Tessé, puis, le jour suivant, écrivit à l'abbé lui-même, en lui envoyant une lettre de Jacques Stuart pour le Pape, qu'il s'estimait heureux de pouvoir lui offrir cette compensation pour avoir refusé la nomination de Pologne (Affaires étrangères, vol. *Rome* 492, fol. 184-188). Les réponses de l'abbé au Roi, à Torcy et à Jacques Stuart, du 29 septembre et du 20 octobre, sont dans les volumes *Rome* 492, fol. 366 et 371, et 493, fol. 90, 155 et 156. Tessé accepta volontiers de travailler pour cette candidature auprès du Pape. « Nous y ferons ce que Robin fit en danse, » écrivait-il le 19 octobre (vol. 493, fol. 80), et il adressa une première lettre au Pape le 14 novembre. Quand il quitta Rome, l'affaire était en bonne voie (vol. 495, fol. 24, 32, 84, 162, etc.); mais nous ne la verrons aboutir qu'après les négociations de 1713 pour la paix.

Page 414, note 4. On trouve tous les détails de l'incident de 1708 dans la correspondance diplomatique conservée aux Affaires étrangères, vol. *Turquie* 42 et 44. Le prétendu aga du capitan-pacha n'était qu'un simple chiaoux nommé Bahry Mehemed, et il fut désavoué. D'ailleurs, Ferriol avait des torts, et il reçut du Roi et du ministre des objurgations assez dures.

Page 424, note 5. L'affaire des époux Langlade fit grand bruit, comme on le voit dans les journaux du temps et jusque dans les *Caractères*[1] ; mais, faute de s'être reporté aux documents originaux, ou simplement au recueil si bien connu des *Causes célèbres*, qui lui a consacré un long article de plus de cent cinquante pages[2], elle n'a pas été

1. Au chapitre De quelques usages, éd. Servois, tome II, p. 189 et 401. Comparez le livre d'Allaire, tome II, p. 172-173.
2. Éd. 1738, tome I, p. 481-649.

tirée au clair pour les lecteurs. Langlade n'avait aucun rapport avec le personnage de même nom, ancien secrétaire du duc de Bouillon, qui fut l'ami des Sévigné et des Grignan, le familier des Louvois, des la Rochefoucauld, et mourut vers 1680 du chagrin de n'avoir point eu l'honneur de recevoir le ministre en Poitou, ainsi que Gourville le raconte. Le nôtre s'appelait Laurent Guillemot, écuyer, sieur de Langlade, et sa femme Marguerite de Saint-Martin. Quoique Langlade fût tout juste un petit gentilhomme, ses qualités agréables l'avaient fait admettre chez les personnes du plus haut rang, et il menait un assez joli train dans ce monde, avec sept ou huit mille livres de rente. Il habitait la même maison que les Montgommery dans la rue Royale, eux au rez-de-chaussée et au premier étage, lui au second et au troisième. C'est dans la nuit du 22 au 23 septembre 1687 qu'une somme de dix mille écus environ fut dérobée chez les Montgommery, en leur absence[1], et ils firent arrêter Langlade, sa femme, ses gens, au moment où il revenait de souper avec les abbés de Villars et de Fleury chez la présidente Robert, après une visite chez le marquis de Villars et chez Mme de Leuville. Le Châtelet, à l'instigation du lieutenant criminel Deffita, ayant déclaré coupables les deux époux le 19 janvier 1688, et le Parlement ayant prononcé sur leur appel le 19 février suivant, Langlade fut condamné aux galères pour neuf ans et à trois mille livres d'amende, après application à la question ordinaire et extraordinaire, sa femme au bannissement pour neuf ans, tous deux conjointement à la restitution de vingt-cinq mille six cent soixante-treize livres et d'un collier de perles de quatre mille livres, plus trois mille livres de réparation.

Le récit des *Mémoires de Sourches*, à la date du 7 février 1688 (tome II, p. 137-138), est aussi exact que circonstancié : « M. et Mme de Montgommery.... envoyèrent querir le lieutenant criminel d'Effiat, lequel, ayant vu l'état des choses, et se doutant que Langlade et sa femme étoient les auteurs de ce vol, les fit mener prisonniers au Châtelet avec quelques-uns de leurs domestiques et ceux de Montgommery. L'instruction du procès dura longtemps à faire, et l'on ne sauroit croire combien de gens de considération (*en note :* Entre autres, Messieurs de la maison de Gramont et tous leurs amis, qui firent des efforts extrêmes pour le sauver, quoique le Roi eût dit qu'il s'étonnoit comment des gens de qualité vouloient solliciter pour un homme accusé d'avoir volé des gens de condition) s'employèrent pour sauver Langlade, qui avoit prêté de l'argent à bien des gens de la cour. Il prit le lieutenant criminel à partie, et, sur cette prise à partie, le Parlement jugea à propos d'évoquer à lui tout le procès. On nomma pour rapporteur M. le Nain, conseiller de la grande chambre, lequel ayant continué l'instruction et fait le rapport du procès à la Tournelle, où présidoit M. le président Molé, très habile homme et très bon juge, la Cour ordonna que Langlade seroit appliqué à la question ordinaire et extraordinaire, *manentibus indiciis*, c'est-à-dire se réservant de juger la chose tout

1. Ils avaient voulu emmener les Langlade à leur terre de Villebouzin.

de nouveau en cas qu'il n'avoueroit rien à la question. On différa quelques jours de la lui donner, à cause du grand froid, pendant lequel les médecins assuroient que, si on lui faisoit avaler une si grande quantité d'eau, il en mourroit infailliblement; mais enfin on se lassa d'attendre, et on lui donna la question ordinaire et extraordinaire, qu'il souffrit constamment sans rien avouer. Le lendemain, il fut jugé définitivement, et fut condamné aux galères pour neuf ans, sa femme à un bannissement pour le même temps, et l'un et l'autre solidairement à restituer à M. de Montgommery tout ce qu'ils lui avoient volé, et en tous les dépens du procès. Les courtisans, ignorants des formes de la justice et affectionnés d'ailleurs pour Langlade, frondèrent extrêmement cet arrêt; mais tous les gens sages et éclairés l'approuvèrent et le regardèrent comme une grande marque de la bonne justice du Parlement, et ils eurent la satisfaction de voir que le Roi fut de leur avis. »

Expédié avec la chaîne des galériens, Langlade mourut dans leur hôpital de Marseille le 4 mars 1689. Ses anciens amis n'avaient pas perdu l'espoir de le faire réhabiliter : aussi, lorsque, en décembre 1690, les vrais coupables, dont un prêtre manceau, aumônier des Montgommery[1], que le Châtelet avait oublié d'interroger en 1687, se furent reconnus pour les auteurs du vol et eurent été exécutés, on obtint que la veuve de l'infortuné Langlade, toujours détenue au For-l'Évêque, fût remise en liberté. Aussitôt, une requête en revision fut admise par le conseil privé, et les lettres en conséquence expédiées le 5 mai, le mémoire de moyens produit le 9 juillet[2]. Les Montgommery avaient offert une réparation transactionnelle; mais la veuve demandait qu'ils fissent élever un monument expiatoire. Le célèbre avocat Secousse plaida pour elle, et Tartarin pour les défendeurs; M. de Lamoignon prononça le réquisitoire, et, enfin, par arrêt du 27 juin 1693, la Cour, grand'chambre et Tournelle réunies, déchargea la mémoire de Langlade, donna l'absolution à sa veuve, déclara les procédures de 1688 « injurieuses, tortionnaires et déraisonnables, » ordonna que les écrous des prisonniers innocents seraient « biffés et rasés, » que les représentants de Langlade, c'est-à-dire sa fille Constance, qui devait avoir quelque dix ans, reprendraient la jouissance de tous les biens saisis sur lui, que les Montgommery restitueraient la valeur des meubles et effets vendus depuis 1688, entre autres cinq années du revenu du greffe de la Bourse de Bayonne, six mille livres d'une obligation souscrite en 1680 par le duc et la du-

1. Les Montgommery jouaient de malheur, s'il est vrai, comme le raconte l'historien du drame des Poisons, qu'ils eussent eu jadis pour aumônier l'affreux abbé Guibourg, et que celui-ci eût célébré chez eux, à Villebouzin, en 1673, la première « messe noire » demandée par Mme de Montespan.

2. Cabinet des titres, *Dossiers bleus*, vol. 340, dossier 8758, fol. 2-37. Comparez le *Journal de Dangeau*, tome III, p. 266, et la *Correspondance de Bussy*, tome VI, p. 430.

chesse de Gramont, etc.[1]. Comme notre auteur le raconte, une quête ou souscription fut faite dans le monde où Langlade avait été si aimé et couru; sa fille en reçut plus de cent mille livres, et elle put épouser un conseiller au Parlement nommé Lunel des Essars.

Page 433, note 1, ajoutez cette note : « La légende a déjà été examinée et commentée dans notre tome IV, p. 287, et notre auteur y a fait depuis plusieurs nouvelles allusions (tomes IX, p. 73 et 225, et XI, p. 262). Dans la notice CARIGNAN (p. 283), il s'excusait de la rapporter sur ce que « la chose avoit été publique par toute l'Europe, et d'une « notoriété reconnue. » Cela est vrai : avec leur facilité ordinaire, et que j'ai déjà eu occasion de signaler (tome XIII, p. 592), les cours ennemies de l'Autriche ne manquaient pas d'expliquer ainsi par le crime, par l'empoisonnement, les événements favorables au saint-empire qui venaient à se produire inopinément et dans des circonstances dramatiques. Il est certain que plusieurs générations successives ont accusé Mansfeld d'avoir administré un poison, quel qu'il fût, à la reine Marie-Louise, et que la même accusation pesa sur la comtesse de Soissons, principale complice. Voici pourtant un article des *Mémoires de Sourches* (tome III, p. 39-40) à citer comme mieux raisonné : « Le 20 de « février, on eut à Versailles la nouvelle de la mort de la reine d'Espagne, « laquelle n'avoit été malade que trois jours, et, comme elle avoit porté « hautement le roi son mari à conserver l'union avec la France, on ne « manqua pas de dire que la politique espagnole avoit pris le parti de « l'empoisonner; on ajoutoit même que cette princesse, ayant mangé « du lait après une promenade, avoit reconnu tout d'un coup qu'elle « étoit empoisonnée, et qu'elle n'en avoit point été surprise, ayant « mandé depuis longtemps à Monsieur qu'il lui envoyât du contre- « poison, lequel étoit malheureusement arrivé trois jours trop tard. « (*En note :* Le courrier qui apportoit la nouvelle de sa mort trouva à « trois journées de Madrid celui qui apportait le contrepoison.) Mais il « seroit dangereux de raisonner ainsi sur toutes les morts précipitées, « et, comme les jeunes personnes meurent aussi souvent que les vieilles, « il est fort possible que la mort de cette princesse ait été purement « naturelle. Ce qui est de certain, c'est qu'elle témoigna toute la piété « et toute la fermeté imaginable et pendant sa maladie, et à sa mort : « ce qui obligea M. de Rebenac, ambassadeur de France, de mander « au Roi qu'elle étoit morte à l'égard de Dieu comme une religieuse, « et à l'égard du monde comme une héroïne. » Quoique des écrivains modernes aient continué de croire à l'empoisonnement comme jadis Saint-Simon ou ses amis Louville et Luynes, comme le cardinal de Fleury ou les Noailles, il en est aussi, comme Amédée Renée et Chéruel, qui, discutant notre récit, le plus circonstancié de tous, et y opposant les pièces diplomatiques, officielles et secrètes, par exemple la corres-

1. Arch. nat., registres du Parlement, X^{1A} 473, et collection Rondonneau, AD III, nos 32-34.

pondance de l'ambassadeur Rebenac avec Louis XIV lui-même, ont bien trouvé des soupçons de poison, et des noms d'Espagnols comme Oropesa, Lira, la duchesse d'Alburquerque, qui ne pouvaient pardonner à Marie-Louise sa politique française, mais non celui de la comtesse de Soissons, qui n'avait rien à gagner à une révolution de palais, tout au contraire. Enfin Saint-Simon dit ici que l'empoisonneuse ne perdit pas un instant pour s'échapper, et ailleurs (*Écrits inédits*, p. 283) qu' « elle disparut peu de jours après, s'enfuit vers la mer, s'embarqua, et gagna comme elle put une terre moins ennemie. » Or, on voit dans la *Correspondance de Bussy*, tome VI, p. 211 et 249, que c'est seulement quatre mois plus tard (la reine était morte le 12 février), en mai, que la Comtesse eut ordre de sortir de Madrid dans six jours, du royaume dans quinze, et cela pour le motif qu'elle jouait trop gros jeu. Les conclusions de Renée, de Chéruel, etc., ont été adoptées par M. le marquis de Vogüé dans son Introduction aux *Mémoires de la cour d'Espagne*, p. LXV-LXVIII, par feu M. Legrelle, dans *la Diplomatie française et la succession d'Espagne*, 2e édition, tome I, p. 356, 361, 364, 622-631, et par Lucien Perey, dans *Marie Mancini Colonna*, p. 454-463. »

Page 448, note 1. On trouvera quelques renseignements sur le rôle des deux fils de Desmaretz et de leurs régiments dans la *Correspondance des Contrôleurs généraux*, tome III, n° 200.

Page 451, note 1. Ajoutez ces vers du Chansonnier (ms. Fr. 12 694, p. 191) :

De ce surprenant départ
Je pénètre le mystère :
Tu vas porter, Chamillart,
Des volants et des billards.

Page 480, note 7. Boufflers écrivit de Douay, le 15 décembre 1708, au contrôleur général Desmaretz (Arch. nat., G7 543) : « J'ai reçu, Monsieur, par le courrier qui m'a été dépêché de la cour, la lettre que vous m'avez fait l'honneur de m'écrire le 13 de ce mois, dont je ne puis vous rendre assez de très humbles grâces, et de toutes les marques de bontés dont elle est remplie pour moi ; je vous supplie, Monsieur, d'être bien persuadé de ma parfaite reconnoissance. Je n'ai pas été moins touché que vous, Monsieur, et je l'ai été encore plus, s'il se peut, de l'injuste loi qu'il m'a fallu subir en laissant Monsieur votre fils pour un des otages. Les ennemis s'y sont opiniâtrés, quelques instances que j'aie pu faire pour les engager à se contenter de M. de Saint-Martin sans exiger outre cela un maréchal de camp et un brigadier, ou, en voulant un brigadier, de consentir que c'en fût un autre que M. le marquis de Maillebois. Il n'a pas été possible de les obliger à s'en relâcher. Soyez très persuadé, Monsieur, que, par rapport à vous, que j'honore infiniment, et par rapport à M. le marquis de Maillebois, qui est tout rempli de valeur et de mérite, et dont je suis tout à fait ami et serviteur, il n'y a rien que je n'aie fait pour nous éviter, à lui et à moi, ce sujet de peine, et qu'en toutes occasions, dans les choses qui seront de mon pouvoir, vous reconnoîtrez toujours que je suis avec beaucoup de vérité et d'attachement, Monsieur, votre très humble et très obéissant serviteur. LE MARÉCHAL-DUC DE BOUFFLERS.

« J'ai appris, Monsieur, avec bien de la joie que le Roi vous a déclaré ministre il y a déjà quelque temps ; je ne l'ai su qu'hier par M. le baron de Châteauneuf, votre second fils. Agréez, Monsieur, que je vous en fasse mon très humble et très sincère compliment, et que je vous assure que personne ne s'intéresse plus que moi à tout ce qui vous touche et à tout ce qui sera de votre satisfaction.

« Vous voulez bien me permettre d'assurer ici Mme Desmaretz de la même chose, et de mes très humbles respects. »

Page 485, note 4. Les provisions du père furent expédiées le 18 décembre, celles du fils le 26.

Page 565, note 1. Je veux ajouter ici quelques-unes des lettres de Chamillart, bien authentiques celles-là, qui existent à Chantilly (ci-dessus, p. 541), autographes presque toutes, et de caractère intime. La première est écrite de Fontainebleau, le 18 juillet 1708 (Chantilly, S XVI, fol. 81) : « S'il m'étoit permis, Monseigneur, de vous ouvrir mon cœur, je prendrois la liberté de vous dire que le Roi a été presque aussi affligé de la manière dont vous lui avez écrit que de la perte qu'il a faite dans la journée du 11. S. M. s'étoit persuadé qu'elle étoit à peu près égale, et que toute son armée, après la retraite, se trouvoit ensemble. Vous jugerez mieux que moi, par ce qui en est revenu depuis, et ce que S. M. en apprend tous les jours, de la dissipation des troupes, du grand nombre d'officiers et soldats faits prisonniers à Audenarde, de ce qui en est revenu à Ypres, Lille et Tournay, de l'effet qu'un pareil désordre peut produire. Pour vous tirer de l'embarras où vous êtes, il faut de la fermeté et une attention continuelle à suivre et profiter, s'il se peut, des mouvements des ennemis. Ils vous rendroient volontiers quelque autre place pour Gand ; si vous pouvez le conserver, c'est le salut de cette campagne. La moindre faute seroit terrible devant des ennemis qui ont des armées formidables ; ne ménagez ni les officiers généraux qui inspirent trop de crainte, ni les troupes qui ont mal fait leur devoir. Il faut, à la guerre, une confiance raisonnable accompagnée de fermeté. Vous avez assez de cavalerie pour envoyer des partis dehors, et bien de bons officiers qui seront toujours prêts à se distinguer. M. de Bergeyck peut être d'une grande utilité : il sait mieux qu'un autre ce qui se peut faire, et ses conseils vous seront salutaires, si vous en voulez faire usage. Peut-être que mon zèle me porte plus loin que je ne devrois aller ; je croirois vous manquer si j'en usois autrement. Je suis, etc. »

Page 577, note 3. Chamillart écrivit de Fontainebleau, le 22 août 1708, cette lettre autographe au duc de Vendôme (Chantilly, S XVI, fol. 153) : « Vous verrez, Monseigneur, par la lettre de M. le Blanc, que les ennemis se pressent de prendre Lille. Rien n'est comparable à leur vivacité ; si vous ne vous dépêchez, vous pourriez arriver trop tard. Ne croyez pas que le prince Eugène ait entrepris le siège de Lille pour le faire durer deux mois. Il sera levé avant le 10 de septembre, ou il en sera le maître avant le 15. Mais, sans entrer dans cette discussion, qui n'attend, pour être décidée, que l'approche de l'armée de Mgr le duc de Bourgogne, trouvez bon que je vous dise que le maréchal de Barwick n'est pas rendu sur la matière dont la dernière lettre que vous m'avez fait l'honneur de m'écrire traitoit amplement, et S. M., qui veut vous conserver les avantages qu'elle vous a donnés en lui ordonnant de prendre l'ordre de vous le jour de la jonction, a été bien aise de lui confier pour la suite la personne de Mgr le duc de Bourgogne. C'est un avantage pour vous, s'il y a quelque action, de n'en être ni chargé ni embarrassé. Si, de part et d'autre, vous voulez donner quelque attention à ce qui peut vous faire plaisir, et à ce qui peut le soutenir, il est aisé de le faire. La conjoncture veut que l'on s'oublie soi-même : vous êtes trop occupé de ce qui regarde le Roi et l'intérêt de l'État pour faire le moindre embarras dans l'arrangement qui doit suivre les ordres de S. M. et l'exécution de ses intentions. Pour moi, Monseigneur, je voudrois pouvoir m'accabler sous le poids, épargner au Roi toutes les peines qu'il a, et qu'il n'y en eût que pour moi. Je suis, etc. »

Page 597. Chamillart écrivit de Versailles, le 19 septembre 1708, cette lettre autographe au duc de Vendôme (Chantilly, S XVI, fol. 187) : « Vous verrez, Monseigneur, une réponse du Roi pleine de bonté; mais, en même temps, vous ne trouverez pas ce que vous croyez qui vous étoit dû : il y a des distinctions qui ne sauroient être communes avec les maîtres ; je suis persuadé que S. M. vous accordera toujours volontiers les autres. Vous me faites l'honneur de me mander, par votre lettre du 18, que l'armée est placée de manière qu'il est impossible aux ennemis de passer l'Escaut. Ils n'oublieront rien pour s'ouvrir la voie d'Ostende, et pour vous donner de l'inquiétude sur Gand et Bruges. Ils auront de la peine à se porter jusque-là, avec l'armée d'observation : vous auriez si peu de chemin à faire pour vous rapprocher de Lille, que j'espérerois vous y voir incontinent après que l'armée du duc de Marlborough s'en seroit éloignée. Il me semble que le concert étoit assez grand quand je me suis éloigné de vous; permettez-moi de vous en demander des nouvelles de temps à autre. M. de Chamlay a fort bien soutenu la plaisanterie de Mme Blanchard. Je n'aurai pas de sitôt de pareilles occasions d'en faire, ni de souper aussi longtemps que je faisois chez vous. Si vous prenez Bruxelles et le convoi, en conservant Lille, Gand et Bruges, vous aurez une ample matière de vous dépiquer de n'avoir pas battu les ennemis dans la plaine de Lille. Je suis, etc. »

Dans une autre lettre du 22 (*ibidem*, fol. 190), il s'exprimait ainsi : « ....Permettez-moi de vous demander, Monseigneur, si mon voyage a produit l'effet que je me suis proposé et si le concert est bien rétabli. Vous aimez trop le Roi et l'État pour n'être pas persuadé de l'utilité dont il peut être. J'ai laissé M. le maréchal de Barwick dans les sentiments d'y contribuer en tout ce qui dépendra de lui. Je regrette quelquefois les soupers que j'ai faits chez vous. Il n'y a point ici de longe de veau comme celle du camp de Mons-en-Pévèle. Si le siège de Lille est levé, je vous en ferai manger de même à l'Étang ou à Marly.... »

Page 602. Chamillart adressa à M. de Vendôme cette lettre autographe, datée de Marly le 8 octobre (Chantilly, S XVI, fol. 213) : « Je ne saurois croire, Monseigneur, qu'il passe aucun convoi d'Ostende pour l'armée ennemie tant que vous en serez à portée ; mais je vois en même temps que, pour qu'il ne reste aucun doute, il faut que vous soyez aidé, et qu'une armée derrière l'Escaut, sans ponts ni communication, n'empêchera pas le duc de Marlborough de s'avancer avec une partie de la sienne pour vous combattre, s'il n'est retenu par celle de Mgr le duc de Bourgogne. J'écris sur cela à M. le maréchal de Barwick comme vous le pouvez desirer. Si je puis faire davantage, mandez-le moi, et je vous obéirai. Je m'en vais à Compiègne voir l'Électeur ; je n'y coucherai pas. Il veut m'entretenir pour la campagne prochaine. Quelle différence si les ennemis étoient obligés de se retirer sans être les maîtres de Lille ! M. le duc de Gramont m'a adressé du tabac pour vous, qu'il assure être excellent : dans les occupations les plus sérieuses, il faut des amusements. Écrivez au Roi, ou à moi, si vous ne voulez pas le faire directement à S. M., et mandez-moi, avec la confiance dont vous m'avez honoré jusques à présent, tout ce que vous pensez sur la fin de la campagne. Je crois que je voudrois être encore auprès de vous, au hasard de disputer et de vous fâcher. Peut-être trouverez-vous que je pense noblement et courageusement ; mais je voudrois agir de même, et la léthargie seroit plus dangereuse pour moi que le Purgatoire. Je suis, etc. »

Page 642. Voici encore deux lettres du duc du Maine sur la mort de son fils (p. 339). La première, datée de Versailles le 6 septembre, est adressée à Mme de Maintenon : « Je trouvai hier au soir sur ma table, Madame, en arrivant ici, la lettre que vous avez eu la bonté de m'écrire pour me marquer la part que vous prenez à ma peine. Soyez persuadée, je vous supplie, que de trouver en vous de tels sentiments dans les occasions est la chose du monde qui peut le plus contribuer à ma consolation, et permettez-moi de vous avouer (pour vous prouver combien, aujourd'hui, je la cherchois en votre sensibilité) que je tâchois même de la trouver dans votre silence, me disant que j'avois grand tort de pleurer un de mes enfants, qui n'auroit pu manquer d'être malheureux ici-bas puisqu'il vous étoit indifférent. Mais, Madame, ne songeons plus à celui-ci. Son sort est digne d'envie ; les autres doivent être présentement l'objet de mes inquiétudes : n'oubliez pas, je vous supplie, pendant leur vie, qu'ils sont mes enfants, et que, quelque idée qu'on ait de mes biens, ils seroient, sans des grâces du Roi, de très petits seigneurs ; car je ne crois pas que ma discrétion outrée à n'oser demander pour eux ce que je vois donner à gens qui n'ont pas l'honneur de tenir à S. M. de plus près qu'eux, doive leur faire tort. L'émotion que causent présentement les affaires publiques m'a fait reparoître ici dès que j'ai cru pouvoir être maître de mon visage, et m'a même extrêmement distrait dans mes maux particuliers. Mme la duchesse du Maine, je vous assure, ne se montre pas moins bonne françoise. Dieu veuille, Madame, bénir nos armes et nos bons desseins! Excusez, s'il vous plaît, les ratures de ma lettre, aussi bien que la franchise avec laquelle me fait parler, Madame, la tendresse que j'ai toujours eue pour vous. »

La seconde, du 12 septembre, est adressée au duc de Guiche :

« Il y a trop longtemps, Monsieur, que nous sommes amis pour que je doute de la sensibilité avec laquelle vous partagez mes peines; je suis cependant très reconnoissant de la part que vous me témoignez y prendre à l'occasion de la perte que je viens de faire de mon troisième fils. J'aime certainement beaucoup mes enfants; mais la crise dans laquelle l'État se trouve depuis un mois a bien distrait mes chagrins domestiques. Vous ne sauriez ignorer la juste agitation où est la cour et la ville; jugez de ce que j'en ai pour ma part, bon françois comme vous me connoissez, attaché au Roi autant que je dois l'être, et aimant M. le duc de Bourgogne comme je fais. Je n'ose plus parler de guerre, car le système en est apparemment absolument changé. Quoi donc? le Roi veut depuis six semaines que l'on secoure Lille, il ne perd pas un moment cet objet-là de vue, et, quand on est sur le nez des ennemis, on consulte de nouveau, et on leur donne le temps de se rendre inexpugnables! Pouvoit-on s'attendre à trouver une besogne facile? Pouvoit-on douter qu'avec du loisir les obstacles ne fussent plus grands? Ou du moins, prévoyant les difficultés d'une action décisive étant une fois sorti de derrière votre canal, falloit-il s'endormir sur les convois. Ma foi! si cela ne faisoit mourir de douleur, cela feroit mourir de rire, y ajoutant que, depuis huit jours que vous êtes quasi en présence, c'est tout au plus d'aujourd'hui que le Roi sait la véritable situation des ennemis. Franchement, quand je vois tout cela, j'en ai le cœur percé, n'en prévoyant que trop bien les suites. Lorsque je parle si franchement, je sais à qui je m'adresse, et je compte sur vos bontés. Je suis au désespoir, Monsieur, de ne pouvoir me retenir. »

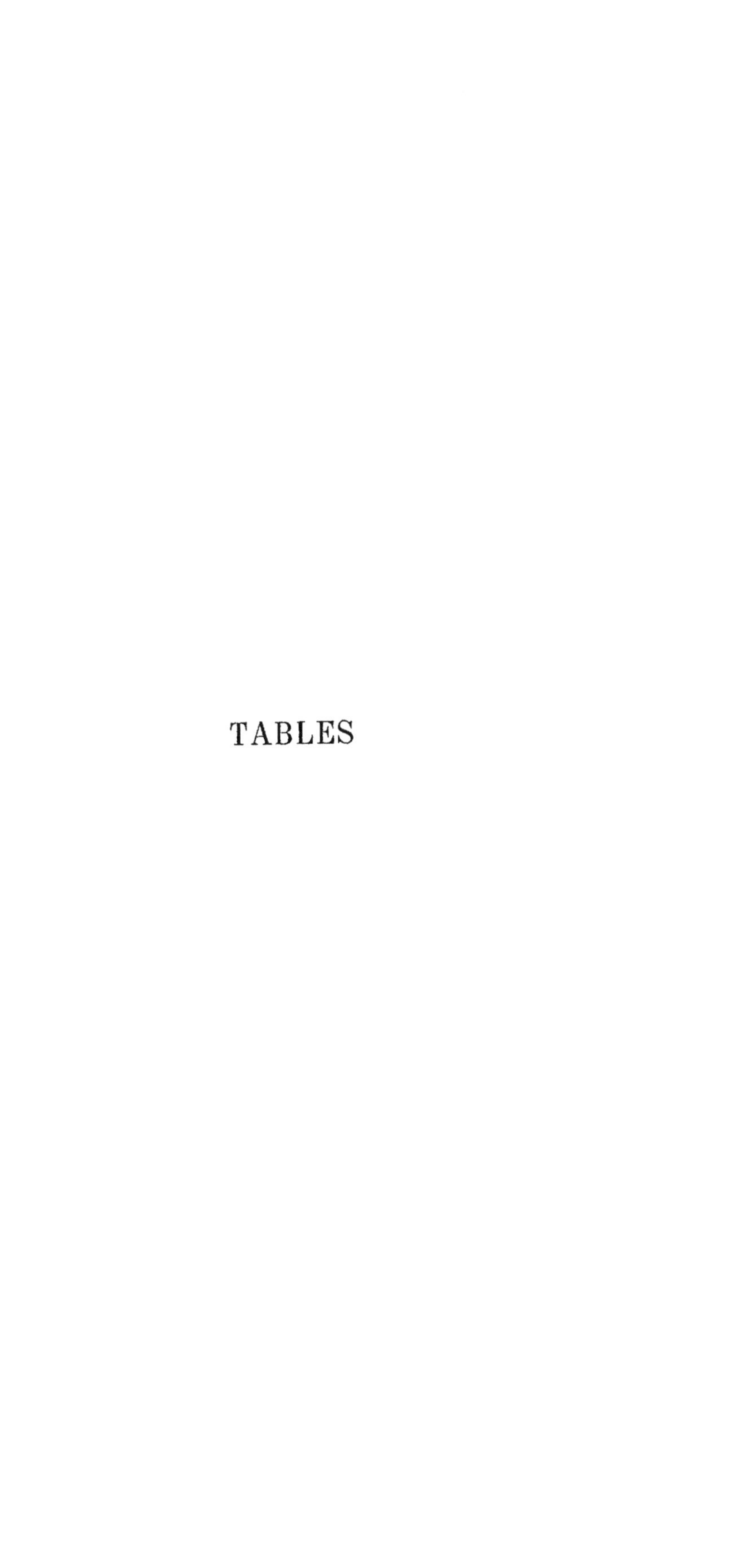

TABLES

I

TABLE DES SOMMAIRES

QUI SONT EN MARGE DU MANUSCRIT AUTOGRAPHE.

Fin de 1708.

II

TABLE ALPHABÉTIQUE

DES NOMS PROPRES

ET DES MOTS OU LOCUTIONS ANNOTÉS DANS LES *MÉMOIRES*

N. B. Nous donnons en italique l'orthographe de Saint-Simon, lorsqu'elle diffère de celle que nous avons adoptée.

Le chiffre de la page où se trouve la note principale relative à chaque mot est marqué d'un astérisque.

L'indication (Add.) renvoie aux Additions et Corrections.

A

C

F

G

H

I

J

L

M

N

O

P

S

U

V

W-X-Y-Z

III

TABLE DE L'APPENDICE

PREMIÈRE PARTIE

ADDITIONS DE SAINT-SIMON AU *JOURNAL DE DANGEAU*.

(Les chiffres placés entre parenthèses renvoient au passage des *Mémoires* qui correspond à l'Addition.)

SECONDE PARTIE

TABLE DES MATIÈRES

CONTENUES DANS LE SEIZIÈME VOLUME.

FIN DU TOME SEIZIÈME.

PARIS — IMPRIMERIE LAHURE
Rue de Fleurus, 9

www.ingramcontent.com/pod-product-compliance
Ingram Content Group UK Ltd.
Pitfield, Milton Keynes, MK11 3LW, UK
UKHW020147250726
13967UKWH00002B/917